Neurosurgery
Tricks of the Trade
Cranial

Remi Nader
Cristian Gragnaniello
Scott C. Berta
Abdulrahman J. Sabbagh
Michael L. Levy

神经外科手术技巧

颅脑手术

〔美〕雷米·纳德
〔澳〕克里斯琴·格拉纳涅洛
主　编　〔美〕斯科特·C. 贝尔塔
〔沙特〕阿卜杜尔拉赫曼·J. 萨巴格
〔美〕迈克尔·L. 利维

主　译　黄　楹　任贺成

天津出版传媒集团
天津科技翻译出版有限公司

著作权合同登记号:图字:02-2014-437

图书在版编目(CIP)数据

　　神经外科手术技巧. 颅脑手术／(美)雷米·纳德
(Remi Nader)等主编；黄楹,任贺成主译.—天津:
天津科技翻译出版有限公司,2020.5
　　书名原文:Neurosurgery Tricks of the Trade:
Cranial
　　ISBN 978-7-5433-3975-0

　　Ⅰ.①神… Ⅱ.①雷… ②黄… ③任… Ⅲ.①颅脑损
伤-神经外科手术 Ⅳ.①R651

　　中国版本图书馆 CIP 数据核字(2019)第 207203 号

中文简体字版权属天津科技翻译出版有限公司。

授权单位:Thieme Medical Publishers,Inc.
出　　　版:天津科技翻译出版有限公司
出 版 人:刘子媛
地　　　址:天津市南开区白堤路 244 号
邮政编码:300192
电　　　话:(022)87894896
传　　　真:(022)87895650
网　　　址:www.tsttpc.com
印　　　刷:山东临沂新华印刷物流集团有限责任公司
发　　　行:全国新华书店
版本记录:889mm×1194mm　16 开本　52 印张　700 千字
　　　　　2020 年 5 月第 1 版　2020 年 5 月第 1 次印刷
　　　　　定价:298.00 元

(如发现印装问题,可与出版社调换)

译者名单

主　译　黄　楹　任贺成

译　者（按照姓氏汉语拼音排序）

戴科芳　冯珂珂　高　欣　何宇豪　贾　强　金卫蓬

亢建民　李　冰　李贞伟　梁思泉　刘佳雨　刘晓民

马　琳　马全锋　马宇翔　孙　梅　王　冠　王　宏

王焕宇　王世波　王仕勤　王玉波　王玉明　魏　铭

尹　龙　尹绍雅　于明圣

主编简介

Remi Nader, MD, CM, FRCS(C), FACS, FAANS
President
Texas Center for Neurosciences PLLC
Beaumont, Texas

Adjunct Clinical Professor, William Carey University
Clinical Assistant Professor of Neurosurgery, Tulane University
Clinical Associate Professor of Neurosurgery, University of Texas Medical Branch
Galveston, Texas

Cristian Gragnaniello, MD, PhD, MSurg, MAdvSurg, FICS
Macquarie Neurosurgery
Australian School of Advanced Medicine, Macquarie University
Sydney, New South Wales, Australia

Honorary Senior Lecturer
School of Rural Medicine
University of New England
Armidale, New South Wales, Australia

Scott C. Berta, MD
Neurosurgeon, Minimally Invasive Surgery
President, Berta Spine Institute
Redding, California

Assistant Clinical Professor
UC Davis Medical Center
Davis, California

Abdulrahman J. Sabbagh, MBBS, FRCSC
Neurosurgeon, National Neurosciences Institute
Director, Postgraduate and Scholarship Administration, King Fahad Medical City
Assistant Professor of Neurosurgery, King Saud bin Abdulaziz University for Health Sciences
Riyadh, Saudi Arabia

Michael L. Levy, MD, PhD, FACS, FAANS
Professor and Head
Rady Children's Hospital Division of Pediatric Neurosurgery
University of California–San Diego Department of Neurosurgery
San Diego, California

编者名单

Reham AbdulMonem Mohamed, MD, MSc, MBBCh
Assistant Consultant, Radiation Oncology Department
King Fahad Medical City
Associate Professor, Radiation Oncology Department
National Cancer Institute, Cairo University
Riyadh, Saudi Arabia

Adib A. Abla, MD
Department of Neurological Surgery
Barrow Neurological Institute
Phoenix, Arizona

Emad T. Aboud, MD
Neurosurgeon
Arkansas Neurosciences Institute
Little Rock, Arkansas

Amal Abou-Hamden
Staff Neurosurgeon
Department of Neurosurgery
Royal Adelaide Hospital, Women's and Children's Hospital
Adelaide, South Australia, Australia

Badih A. Adada, MD, FACS, FRCSC
Associate Professor of Neurosurgery
Department of Surgery
American University of Beirut
Beirut, Lebanon

John Adler, Jr., MD
Dorothy and T.K. Chan Professor of Neurosurgery
Stanford University
Stanford, California

Siviero Agazzi
Associate Professor
Department of Neurosurgery
University of South Florida
Tampa, Florida

Sumit K. Agrawal, MD, FRCSC
Assistant Professor
Department of Otolaryngology–Head and Neck Surgery
Western University
London, Ontario, Canada

Abdulrazag Ajlan, MD
Clinical Instructor, Neurosurgery
Stanford University
Stanford, California

Ahmad Yahya Abdullah Al Jefri
Neurosurgery Resident
National Neuroscience Institute, King Fahad Medical City
Riyadh, Saudi Arabia

Faisal A. Al Otaibi
Consultant Neurosurgeon
King Faisal Specialist Hospital and Research Center
Riyadh, Saudi Arabia

Amal Saleh Al Yahya, MD
Neurosurgery Resident
National Neurosciences Institute, King Fahad Medical City
Riyadh, Saudi Arabia

Mahmoud Abduljabbar Al Yamany, MD, MHA, FRCS, AMBNS
Chairman
Department of Neurosurgery
King Fahad Medical City
Riyadh, Saudi Arabia

Abdulmajeed Al-Ahmari, MD, MBBS
Neurosurgery Resident
National Neurosciences Institute, King Fahad Medical City
Riyadh, Saudi Arabia

Abdullah Al-Amro, MD
CEO and Consultant Radiation Oncology
King Fahad Medical City
Riyadh, Saudi Arabia

Rosalinda Albanese, MD
Department of Neurosurgery
University of Naples
Naples, Italy

Felipe Albuquerque, MD
Assistant Director
Endovascular Neurosurgery
Barrow Neurological Institute
Phoenix, Arizona

Hosam Al-Jehani, MBBS, MSc, FRCSC
Department of Neurosurgery
Dammam University
Al-Khobar, Saudi Arabia

Department of Neurology and Neurosurgery
Montreal Neurological Institute and Hospital, McGill University
Montreal, Quebec, Canada

Ali Aljuzair
Prince Sultan Military Medical City
Riyadh, Saudi Arabia

Mohammad Alkutbi, MD
Department of Neurology and Neurosurgery
Montreal Neurological Institute and Hospital, McGill University
Montreal, Quebec, Canada

Ossama Al-Mefty, MD, FACS
Director of Skull Base Surgery
Brigham and Women's Hospital, Harvard School of Medicine
Boston, Massachusetts

Mohammad Almubaslat, MD
Endovascular Surgical Neuroradiology Fellowship Program
Methodist Hospital, Goodman Campbell Brain and Spine
Indianapolis, Indiana

Fahmi Al-Senani
Subspecialty Consultant Neurologist and Interventional
Vascular Neurologist
Neurology Department
National Neurosciences Institute, King Fahad Medical City
Riyadh, Saudi Arabia

Tamer Altay, MD
Ankara Neurosurgery Center
Ankara, Turkey

Jorge E. Alvernia, MD
Neurosurgeon
Neurosurgery Department
Glenwood Brain and Spine
West Monroe, Louisiana

Chiazo S. Amene, MD
Division of Neurosurgery
University of California–San Diego Medical Center
San Diego, California

Sepideh Amin-Hanjani, MD, FAANS, FACS, FAHA
Professor, Residency Program Director, and Co-Director
Department of Neurosurgery
University of Illinois at Chicago
Chicago, Illinois

Kazunori Arita, MD, PhD
Chairman and Professor
Department of Neurosurgery
Graduate School of Medical and Dental Sciences, Kagoshima
University
Kagoshima, Japan

Eric Arnaud, MD
Department of Plastic and Craniofacial Surgery
Necker Children's Hospital
Paris, France

William W. Ashley, Jr., MD, PhD, MBA
Assistant Professor of Neurological Surgery and Radiology
Loyola University Medical Center
Maywood, Illinois

Ramsey Ashour, MD
Department of Neurosurgery
Jackson Health System
Miami, Florida

Morad Askari, MD
Department of Neurosurgery
Jackson Health System
Miami, Florida

Nazih Assaad, MD
Australian School of Advanced Medicine, Macquarie University
Sydney, New South Wales, Australia

Jeffrey D. Atkinson, MD
Pediatric Neurosurgeon
Montreal Children's Hospital
McGill University Health Centre
Montreal, Quebec, Canada

Nasir Raza Awan, FCPS
Associate Professor
Department of Neurosurgery
Sharif Medical and Dental College
Lahore, Pakistan

Ali A. Baaj, MD
Assistant Professor and Director
Spine Program, Division of Neurosurgery
University of Arizona
Tucson, Arizona

Saleh S. Baeesa, MBChB, FRCSC, FAANS
Associate Professor of Neurosurgery
King Abdulaziz University Hospital
Jeddah, Saudi Arabia

Gordon H. Baltuch, MD
Professor
Department of Neurosurgery
Perelman School of Medicine at the University of Pennsylvania
Philadelphia, Pennsylvania

Anirban Deep Banerjee, MBBS, MCh Neurosurgery
Institute of Neurosciences
Apollo Gleneagles Hospitals
Kolkata, India

David Stuart Baskin, MD
Professor and Program Director
Department of Neurosurgery
Methodist Neurological Institute
Houston, Texas

Yasser Sayed Bayoumi, MD
Consultant Radiation Oncology
Prince Sultan Haematology Oncology Center, Radiation
Oncology Department
King Fahad Medical City
National Cancer Institute, Cairo University
Riyadh, Saudi Arabia

Alexandra D. Beier, DO
Assistant Professor of Neurosurgery and Pediatrics
Division of Neurosurgery
University of Florida–HSC Jacksonville
Jacksonville, Florida

Djamila Kafoufi Benderbous, MD
Pediatric Neurosurgeon
El Galaa Military Hospital
Heliopolis, Cairo, Egypt

Vladimír Beneš, MD
Head of Department
Department of Neurosurgery
1st School of Medicine, Charles University, Central Military
Hospital
Prague, Czech Republic

Scott C. Berta, MD
Neurosurgeon, Minimally Invasive Surgery
President, Berta Spine Institute
Redding, California

Assistant Clinical Professor
UC Davis Medical Center
Davis, California

Frederico Biglioli, MD
Department of Maxillo-Facial Surgery
San Paolo Hospital, University of Milano
Milano, Italy

Mashary Binnahil, MD
National Guard Hospital, King Abdulaziz Medical City
Riyadh, Saudi Arabia

Peter Black, MD, PhD
Neurosurgeon-in-Chief
Department of Neurosurgery
Boston Children's Hospital
Boston, Massachusetts

Nicola Boari, MD
Department of Neurosurgery
San Raffaele Scientific Institute, Vita-Salute University
Milan, Italy

Michel W. Bojanowski, MD
Neurosurgeon
Department of Neurosurgery
University of Montreal Hospital Centre
Montreal, Quebec, Canada

Cuong J. Bui
Associate Professor
Department of Neurosurgery
Ochsner Health System, Tulane University
New Orleans, Louisiana

M. Ross Bullock, MD, PhD
Department of Neurosurgery
University of Miami Miller School of Medicine
Miami, Florida

Kim J. Burchiel, MD, FACS
Chairman
Department of Neurological Surgery
Oregon Health & Science University
Portland, Oregon

James Byrne
Professor
Nuffield Department of Surgical Sciences
University of Oxford
Oxford, England, United Kingdom

Jonathan D. Carlson, MD, PhD
Neurosurgeon
Inland Neurosurgery and Spine Associates
Spokane, Washington

Ricardo Carrau, MD
Otolaryngology-Head and Neck Surgery
Ohio State University Medical Center
Columbus, Ohio

Feres Chaddad, MD, PhD
Neurosurgeon
Instituto Ciencias Neurologicas
San Paolo, Brazil

Steven D. Chang, MD
Robert C. and Jeannette Powell Professor
Department of Neurosurgery
Stanford University School of Medicine
Stanford, California

Kevin Chao, MD
Neurosurgery Department
Stanford Hospital
Stanford, California

Fady Charbel, MD
Professor
University of Illinois at Chicago
Chicago, Illinois

Mikhail F. Chernov, MD
Assistant Professor
Faculty of Advanced Techno-Surgery and Department of
Neurosurgery
Tokyo Women's Medical University
Tokyo, Japan

Samuel H. Cheshier, MD, PhD
Assistant Professor of Neurosurgery and Pediatric Neurosurgery
Stanford University School of Medicine and Lucile Packard
Children's Hospital at Stanford
Stanford, California

Justin Charles Clark
Department of Neurosurgery
Barrow Neurological Institute, St. Joseph's Hospital and
Medical Center
Phoenix, Arizona

Hans Clusmann, MD
Professor of Neurosurgery and Director
Department of Neurosurgery
Aachen University Hospital
Aachen, Germany

Steve Cohen, MD, FACS
Clinical Professor, Department of Plastic Surgery
University of California–San Diego
Director, Department of Craniofacial Surgery
Rady Children's Hospital
San Diego, California

Patrick Connolly, MD
Associate Professor, Program Director
Department of Neurosurgery
Temple University
Philadelphia, Pennsylvania

Jerone Coppens
Assistant Professor
Center for Cerebrovascular and Skull Base Surgery
Saint Louis School of Medicine
St. Louis, Missouri

Cotello Costagliola, MD
Neurosurgeon
Department of Neurosurgery
San Giovanni Hospital
Rome, Italy

William Couldwell, MD, PhD
Professor and Chairman
Department of Neurosurgery
University of Utah School of Medicine
Salt Lake City, Utah

Ruben Dammers, MD, PhD
Erasmus MC and Sophia Children's Hospital
Rotterdam, Netherlands

Moise Danielpour, MD
Director and Assistant Professor
Pediatric Neurosurgery
Cedars-Sinai Medical Center
Los Angeles, California

Houssein A. Darwish, MD
Division of Neurosurgery
American University of Beirut Medical Center
Beirut, Lebanon

Andrew Davidson, MBBS, MS, FRACS
Clinical Senior Lecturer, Neurosurgery
Australian School of Advanced Medicine, Macquarie University
Sydney, New South Wales, Australia

Arthur L. Day
Professor and Program Director
Department of Neurosurgery
University of Texas–Houston
Houston, Texas

Evandro de Oliveira, MD, PhD
Director
Instituto de Ciencias Neurologicas
Sao Paulo, Brazil

Johnny Delashaw, MD
Professor and Chairman
Department of Neurological Surgery
University of California–Irvine
Irvine, California

Ernst Delwel, MD
Neurosurgeon
Erasmus University Medical Center
Rotterdam, Netherlands

Daniel J. Denis, MD-MSc
Neurosurgeon
Department of Neurosurgery
University of Montreal Hospital Centre
Montreal, Quebec, Canada

Leo F. S. Ditzel Filho, MD
Department of Neurological Surgery
The Ohio State University
Columbus, Ohio

Agustin Dorantes-Argandar, MD
Arkansas Neuroscience Institute
Little Rock, Arkansas

Hugo Leonardo Dória-Netto
Instituto de Ciencias Neurologicas
San Paolo, Brazil

Katharine Drummond, MD
Associate Professor
Department of Neurosurgery
Melbourne Hospital, University of Melbourne
Melbourne, Victoria, Australia

Hugues Duffau, MD, PhD
Professor and Chairman
Department of Neurosurgery
Gui de Chaulic Hospital, Montpellier University Medical Center
Montpellier, France

Kristine Dziurzynski, MD
Skull Base Neurosurgery Fellow
Department of Neurological Surgery
Oregon Health & Science University
Portland, Oregon

Christopher Eddleman, MD, PhD
Assistant Instructor
Department of Neurological Surgery and Radiology
UT Southwestern Medical Center
Dallas, Texas

Abdurrahim Abdalla Elashaal, MD, FRCS, FRCSC
Neurosurgeon
Division of Neurosurgery
St. Michael's Hospital, University of Toronto
Toronto, Ontario, Canada

Samer ElBabaa, MD
Assistant Professor
Department of Neurosurgery
Saint Louis University School of Medicine
St. Louis, Missouri

Essam A. Elgamal, FRCEd, FRCS (SN)
Consultant Pediatric Neurosurgeon
Division of Neurosurgery
Shaikh Khalifa Medical City
Abu Dhabi, United Arab Emirates

Mohamed Samy Elhammady, MD
Assistant Professor
Department of Neurological Surgery
University of Miami, Cerebrovascular and Endovascular Surgery
Lois Pope Life Center
Miami, Florida

Khaled El-Sayed, MD
Professor of Oral and Maxillofacial Surgery
Al-Azhar University
Cairo, Egypt

Sherif Elwatidy, FRCS (SN), MD
Professor of Neurosurgery and Program Director
College of Medicine, King Saud University
Riyadh, Saudi Arabia

Haim Ezer, MD
Neurosurgeon
Department of Neurosurgery
Western Galilee Hospital
Nahariya, Israel

Jean-Pierre Farmer, MD, CM, FRCS (C), DABPNS
Professor and Dorothy Williams Chair
Department of Pediatric Surgery
McGill University Health Centre
Montreal, Quebec, Canada

José Maria de Campos Filho
Neurosurgeon
Instituto de Ciencias Neurologicas
San Paulo, Brazil

Maurizio Fornari, MD
Neurosurgery Department
Humanitas Clinical and Research Center
Rozzano, Italy

Ioannis P. Fouyas, PhD, FRCS (SN)
Consultant Neurosurgeon
Department of Clinical Neuroscience
Western General Hospital
Edinburgh, Scotland, United Kingdom

William D. Freeman, MD
Associate Professor of Neurology
Department of Neurology
Mayo Clinic
Jacksonville, Florida

Chikashi Fukaya, MD, PhD
Department of Neurological Surgery
Nihon University School of Medicine
Tokyo, Japan

John Fuller, MD
Department of Neurosurgery
Macquarie University Clinic
Sydney, New South Wales, Australia

Filippo Gagliardi, MD
Department of Neurosurgery
San Raffaele Scientific Institute, Vita-Salute University
Milan, Italy

Pasquale Gallo, MD
Department of Neurological Surgery
University Hospital of Verona
Verona, Italy

Mario Ganau, MD, MSBM, PhD
Department of Neurosurgery
University Hospital Cattinara
Trieste, Italy

Jaime Gasco Tamarit, MD
Assistant Professor of Neurosurgery
Division of Neurosurgery
University of Texas Medical Branch
Galveston, Texas

Bernard George, MD
Professor, Head of the Department of Neurosurgery
Department of Neurosurgery
Neurosurgery Hospital Lariboisiere
Paris, France

Alexandra J. Golby, MD
Associate Professor of Surgery and Radiology
Harvard Medical School, Brigham and Women's Hospital
Boston, Massachusetts

David D. Gonda, MD
Division of Neurosurgery
University of California–San Diego Medical Center
San Diego, California

Pankaj Gore, MD
Neurological Surgery Division
The Oregon Clinic
Portland, Oregon

Takeo Goto, MD
Assistant Professor
Department of Neurosurgery
Osaka City University Graduate School of Medicine
Osaka, Japan

Benoît Goulet, MD, MSc, CSPQ, FRCSC, DABNS
Neurosurgeon, Director of Spine Program, and Assistant Professor
Department of Neurosurgery
McGill University
Montreal, Quebec, Canada

M. Sean Grady, MD
Chairman and Charles Harrison Frazier Professor
Department of Neurosurgery
Perelman School of Medicine at the University of Pennsylvania
Philadelphia, Pennsylvania

Cristian Gragnaniello, MD, PhD, MSurg, MAdvSurg, FICS
Department of Neurosurgery
Australian School of Advanced Medicine, Macquarie University
Sydney, New South Wales, Australia

Honorary Senior Lecturer
School of Rural Medicine
University of New England
Armidale, New South Wales, Australia

Ronald Grondin, MD, MSc, FRCSC
Pediatric Neurosurgery
Nationwide Children's Hospital and Ohio State University
Columbus, Ohio

Robert Grossman, MD
Professor
Department of Neurosurgery
The Methodist Hospital
Houston, Texas

Bulent Guclu
Neurosurgeon
Ministry of Health
Lutti Kirdor Kurtol Research and Training Hospital
Istanbul, Turkey

Zachary D. Guss
Johns Hopkins School of Medicine
Baltimore, Maryland

Raphael Guzman, MD
Assistant Professor
Department of Neurosurgery and Pediatric Neurosurgery
Stanford University Medical Center
Stanford, California

Ryosuke Hanaya, MD, PhD
Department of Neurosurgery
Graduate School of Medical and Dental Sciences, Kagoshima University
Kagoshima, Japan

Ricardo A. Hanel, MD, PhD
Director
Mayo Clinic
Jacksonville, Florida

Wendy Hara
Clinical Assistant Professor
Department of Radiation Oncology
Stanford University
Stanford, California

Leo Harris, PA
Jackson Memorial Hospital
University of Miami
Miami, Florida

Griffith Harsh IV, MD
Professor and Vice Chairman
Department of Neurosurgery
Stanford University School of Medicine
Stanford, California

Zoheir Hassan
National Neurological Institution
King Fahad Medical City
Riyadh, Saudi Arabia

Wael Hassaneen, MD, PhD
Department of Neurological Surgery
Loyola University Chicago Stritch School of Medicine
Maywood, Illinois

Lara Hathout, MD
Department of Radiation Oncology
University of Montreal Hospital Centre
Montreal, Quebec, Canada

Adam Hebb, MD
Assistant Professor
Neurological Surgery Department
University of Washington Medicine
Seattle, Washington

Stephen Hentschel, MD, FRCSC
Head of Neurosurgery
Division of Neurosurgery
Vancouver Island Health Authority
Victoria, British Columbia, Canada

Joaquin A. Hidalgo, MD
Department of Neurosurgery
The University of Mississippi Medical Center
Jackson, Mississippi

Mohammed Homoud, MD
Consultant Pediatric and Complex Spine Neurological Surgeon
Director of Neurosurgery Division, Clinical Neuroscience
Department
Riyadh Military Hospital
Riyadh, Saudi Arabia

Tomokatsu Hori, MD
Professor
Department of Neurosurgery
Tokyo Women's Medical University and Moriyama
Memorial Hospital
Tokyo, Japan

Gregory Howes, DO
Neurosurgeon
Riverhills Neuroscience
Cincinnati, Ohio

Robert Jackler, MD
Professor, Otolaryngology
Department of Neurosurgery
Stanford University School of Medicine
Stanford, California

Jonathan R. Jagid, MD
Associate Professor of Clinical Neurological Surgery
Neurology, Orthopaedics and Rehabilitation
University of Miami Health System
Miami, Florida

Vijayakumar Javalkar, MD
Department of Neurology
LSU Health Sciences Center Shreveport
Shreveport, Louisiana

Bowen Jiang, MD
Stanford School of Medicine
Stanford, California

Reuben D Johnson, LLB, Dphil, MC ChB, FRCS (Neuro. Surg)
Senior Lecturer in Neurosurgery
University of Otago
Dunedin, New Zealand

Ashish Jonathan, MD
Royal Adelaide Hospital
Adelaide, South Australia, Australia

Julius July, MD, PhD, MHSc
Senior Lecturer and Staff Neurosurgeon
Department of Surgery
Neuroscience Center Siloam Hospital Lippo Village
Tangerang, Indonesia

Henry Jung, MD
Division of Neurosurgery
Stanford Hospital and Clinics
Stanford, California

Paulo Abdo de Seixo Kadri, MD
Assistant Professor of Neurosurgery
Director of Neurosurgery Hospital Geral El Kadri
Federal University of Mato Grosso do Sul
Campo Grande, Brazil

Victor Kairouz
Department of Medicine
University at Buffalo
Buffalo, New York

Maziyar A. Kalani, MD
Department of Neurological Surgery
Stanford University Medical Center
Stanford, California

M. Yashar S. Kalani, MD, PhD
Division of Neurological Surgery
Barrow Neurological Institute
Phoenix, Arizona

George Karam
Department of Neurosurgery
American University of Beirut Medical Center
Beirut, Lebanon

Amin Kassam, MD, FRCSC
Division Head
Department of Surgery
University of Ottawa
Ottawa, Ontario, Canada

Yoichi Katayama, MD, PhD
Department of Neurological Surgery
Nihon University School of Medicine
Tokyo, Japan

Takeshi Kawase, MD
Honorary Professor
Department of Neurosurgery
Keio University
Tokyo, Japan

Andrew S. Kaye, MD
James Stewart Professor of Surgery, Department of Surgery
The University of Melbourne
Director, Department of Neurosurgery
The Royal Melbourne Hospital
Parkville, Victoria, Australia

Daniel F. Kelly, MD
Director
Brain Tumor Center
John Wayne Cancer Institute
Santa Monica, California

Richard Kerr, MD
Consultant Neurosurgeon
Oxford University Hospitals Trust, John Radcliffe Hospital
Oxford, England, United Kingdom

Stavros Koustais, MD
Macquarie Neurosurgery
Australian School of Advanced Medicine, Macquarie University
Sydney, New South Wales, Australia

Ali Krisht, MD, FACS
Director
Arkansas Neuroscience Institute
St. Vincent Health System and Catholic Health Initiatives
Little Rock, Arkansas

Shivanand P. Lad, MD, PhD
Assistant Professor
Division of Neurosurgery
Duke University Medical Center
Durham, North Carolina

Leon Lai, MD
Scholar
Department of Neurosurgery
Australian School of Advanced Medicine, Macquarie University
Sydney, New South Wales, Australia

Giovanni Lasio, MD
Head Pituitary and Skull Base Unit
Department of Neurosurgery
Humanitas Clinical and Research Center
Rozzano, Italy

Edward R. Laws, Jr., MD, FACS
Department of Neurosurgery
Brigham and Women's Hospital
Boston, Massachusetts

Michael T. Lawton, MD
Professor, Residence of Neurological Surgery
Chief, Cerebrovascular and Skull Base Surgery Programs
University of California–San Francisco
San Francisco, California

Richard Leblanc, MD
Professor
Department of Neurology and Neurosurgery
Montreal Neurological Institute and Hospital
McGill University
Montreal, Quebec, Canada

Sun Ik Lee
Neurosurgery Department
Tulane-Oschner
New Orleans, Louisiana

Marco Lee, MD, PhD, FRCS
Assistant Professor
Department of Neurosurgery
Stanford University School of Medicine
Stanford, California

Nicholas B. Levine, MD
Assistant Professor, Department of Neurosurgery
Director, Microsurgical and Endoscopic Laboratory
UT MD Anderson Cancer Center
Houston, Texas

Michael L. Levy, MD, PhD
Professor and Head
Rady Children's Hospital Division of Pediatric Neurosurgery
University of California–San Diego Department of Neurosurgery
San Diego, California

Gordon Li, MD
Assistant Professor
Neurosurgery
Stanford University Hospital
Stanford, California

Michael Lim, MD
Assistant Professor of Neurosurgery and Oncology
Department of Neurosurgery
The Johns Hopkins Hospital
Baltimore, Maryland

Ken Lindsay
Consultant Neurosurgeon
Department of Neurosurgery
Southern General Hospital
Glasgow, Scotland, United Kingdom

Daniel C. Lu, MD, PhD
Assistant Professor of Neurosurgery and Orthopedic Surgery
Department of Neurosurgery
University of California–Los Angeles
Los Angeles, California

Alfred Lüppert, MD
Department of Clinical Neuroscience
Center for Molecular Medicine, Karolinsica Institute
Stockholm, Sweden

Gustavo Luzardo, MD, FAANS
Assistant Professor of Neurosurgery
Endovascular Neurosurgery
University of Mississippi Medical Center
Jackson, Mississippi

Catherine Maurice, MD
Neurology Department
University of Montreal
Montreal, Quebec, Canada

Nnenna Mbabuike, MD
Department of Neurosurgery
Tulane University School of Medicine
New Orleans, Louisiana

Cameron G. McDougall, MD
Chief
Endovascular Neurosurgery
Barrow Neurological Institute
Phoenix, Arizona

Nancy McLaughlin, MD, PhD
Physician
Department of Neurological Surgery
University of California–Los Angeles
Los Angeles, California

Miguel Melgar, MD, PhD
Associate Professor, Director
Department of Neurosurgery
Tulane University School of Medicine
New Orleans, Louisiana

Hal Meltzer, MD
HS Professor of Surgery (Neurosurgery)
University of California–San Diego
Neurosurgical Director of Craniofacial Program
Rady Children's Hospital
San Diego, California

Jayant Menon, MD
Department of Neurosurgery
University of California–San Diego Medical Center
San Diego, California

Paolo Merciadri, MD
Neurosurgeon
Department of Neurosurgery
San Martino University Hospital
Genoa, Italy

John M. K. Mislow (deceased), MD, PhD
Department of Neurosurgery
Brigham and Women's Hospital, Children's Hospital and Brown University
Boston, Massachusetts

Ashkan Monfared, MD
Director, Otology and Neurotology
Assistant Professor, Surgery and Neurosurgery
George Washington University
Washington, DC

Jose-Luis Montes, MD
Pediatric Neurosurgery
Montreal Children's Hospital, McGill University Health Centre
Montreal, Quebec, Canada

Jacques J. Morcos, MD, FRCS (Eng), FRCS (Ed)
Professor of Clinical Neurosurgery
Department of Neurosurgery and Otolatyngology
University of Miami
Miami, Florida

Michael Kerin Morgan, MD
Professor
Vice President, Health and Medical Development
Macquarie University
North Ryde, New South Wales, Australia

Kouzo Moritake, MD, PhD
Director
Kameoka Shimizu Hospital
Kyoto, Japan

Pietro Mortini, MD
Department of Neurosurgery
San Raffaele Scientific Institute, Vita-Salute University
Milan, Italy

Carmine Mottolese
Chief of Pediatric Neurosurgery Service
Centre Hospitalier Universitaire de Lyon
Lyon, France

Robert Moumdjian, MD
Neurosurgeon
Department of Neurosurgery
University of Montreal Hospital Centre
Montreal, Quebec, Canada

J. Alan Muns, MD
Division of Neurosurgery
University of Texas Medical Branch
Galveston, Texas

Yoshihiro Muragaki, MD
Professor
Faculty of Advanced Techno-Surgery and Department of Neurosurgery
Tokyo Women's Medical University
Tokyo, Japan

Charles Murphy
Tulane University School of Medicine
New Orleans, Louisiana

Remi Nader, MD, CM, DRCS (C), FACS, FAANS
President
Texas Center for Neurosciences PLLC
Beaumont, Texas

Adjunct Clinical Professor, William Carey University
Clinical Assistant Professor of Neurosurgery, Tulane University
Clinical Associate Professor of Neurosurgery, University of Texas Medical Branch
Galveston, Texas

Marc-Elie Nader, MD
University of Montreal Hospital Centre
Montreal, Quebec, Canada

Ali Nader-Sepahi
Consultant Neurosurgeon
Wessex Neurological Centre
Southampton, England, United Kingdom

Peter Nakaji, MD, FACS, FAANS
Professor of Neurosurgery and Director
Division of Neurological Surgery
Barrow Neurological Institute
Phoenix, Arizona

Anil Nanda, MD, MPH, FACS
Professor and Chairman
Department of Neurosurgery
LSU Health Sciences Center Shreveport
Shreveport, Louisiana

Ganesalingam Narenthiran
Consultant
Department of Neurosurgery
Wessex Neurological Centre
University Hospital Southampton
Southampton, England, United Kingdom

Affiliate Assistant Professor
Department of Neurological Surgery
University of Washington
Seattle, Washington

Pamela New, MD
Associate Professor
Department of Clinical Neurosurgery, Neuro-Oncology
Methodist Neurological Institute
Houston, Texas

Ioannis Nikolaidis
University of Montreal Hospital Centre
Montreal, Quebec, Canada

Ryo Nishikawa, MD
Department of Neuro-Oncology/Neurosurgery
International Medical Center, Saitama Medical University
Saitama-ken, Japan

Kenji Ohata, MD
Professor and Chairman
Department of Neurosurgery
Osaka City University Graduate School of Medicine
Osaka, Japan

Yasser Ismail Orz, MD
Professor, Consultant Neurosurgeon, and Neurovascular Program
Director
National Neurosciences Institute, King Fahad Medical City
Riyadh, Saudi Arabia

Sanmugarajah Paramasvaran, MD
Consultant Neurosurgeon
UKM Medical Center
Kuala Lumpur, Malaysia

Min S. Park, MD, LCDR MC USN
Staff Neurosurgeon
Naval Medical Center San Diego
San Diego, California

Joel T. Patterson, MD
Associate Professor
Division of Neurosurgery
University of Texas Medical Branch
Galveston, Texas

Arjun V. Pendharkar, BS, MS
Department of Neurosurgery
Stanford University School of Medicine
Stanford, California

Paola Peretta, MD
Chief of Pediatric Neurosurgery Service
Department of Plastic Surgery, Department of Pediatric
Neurosurgery
Regina Margherita Children's Hospital
Turin, Italy

Minh Trang Pham
Resident
Department of Neurology
Notre Dame Hospital
Montreal, Quebec, Canada

Craig Pinkoski, MD
Clinical Neurological Sciences
Western University
London, Ontario, Canada

Daniel M. Prevedello, MD
Associate Professor
Department of Neurological Surgery
The Ohio State University Medical Center
Columbus, Ohio

Michael R. Raber, MD
Department of Neurosurgery
Brigham and Women's Hospital, Boston Children's Hospital
Harvard Medical School
Boston, Massachusetts

Ralph Rahme, MD
Instructor
Department of Neurological Surgery
University of Louisville
Louisville, Kentucky

Tiit Rähn
Department of Neurosurgery
Karolinksa University Hospital
Solna, Sweden

Ali Raja, MD, MSc, FAANS
Attending Neurosurgeon
Arkansas Neuroscience Institute
Little Rock, Arkansas

Nathan J. Ranalli, MD
Assistant Professor of Neurosurgery and Pediatrics
Division of Pediatric Neurological Surgery
University of Florida Health Science Center–Jacksonville
Jacksonville, Florida

Leonardo Rangel-Castillia, MD
The Methodist Neurological Institute
The Methodist Hospital
Houston, Texas

Peter A. Rasmussen, MD
Director
Cerebrovascular Center
Cleveland Clinic
Cleveland, Ohio

David Roberge, MD
Assistant Professor
Department of Oncology
McGill University Health Centre
Montreal, Quebec, Canada

Abdulrahman J. Sabbagh, MBBS, FRCSC
Neurosurgeon, National Neurosciences Institute
Director, Postgraduate and Scholarship Administration, King Fahad
Medical City
Assistant Professor of Neurosurgery, King Saud bin Abdulaziz
University for Health Sciences
Riyadh, Saudi Arabia

Alejandro Santillan, MD
Department of General Surgery
Mount Sinai Medical Center
Miami, Florida

Krishna B. Satyan, MD
Neurosurgeon
Center for Neuro and Spine
Akron, Ohio

Raymond Sawaya, MD
Professor and Chairman
Department of Neurosurgery
The University of Texas MD Anderson Cancer Center
Houston, Texas

Christina Sayama, MD
Department of Neurosurgery
University of Utah School of Medicine
Salt Lake City, Utah

Anne Schmitt
Department of Neurosurgery
John Radcliffe Hospital
Oxford, England, United Kingdom

Felix Scholtes, MD, PhD
Department of Neurosurgery
University of Liege
Liege, Belgium

Johannes Schramm, MD
Professor of Neurosurgery and Retired Chairman
Department of Neurosurgery
University of Bonn
Bonn, Germany

Francesca Secci
Department of Neurosurgery
San Martino University Hospital
Genoa, Italy

Nathan R. Selden, MD, PhD, FACS, FAAP
Professor
Department of Neurological Surgery
Oregon Health & Science University
Portland, Oregon

Robin Sellar, MD
Head of Neuroradiology
Division of Clinical Neurosciences
Western General Hospital
Edinburgh, Scotland, United Kingdom

Mohammed Shamji, MD, PhD, FRCSC
Staff Neurosurgeon and Assistant Professor
Toronto Western Hospital, University of Toronto
Toronto, Ontario, Canada

Sunjay V. Sharma, MD
Division of Neurosurgery
University of Toronto
Toronto, Ontario, Canada

Adnan A. Siddiqui, MD, PhD
Associate Professor of Neurosurgery and Radiology
Department of Neurosurgery
University at Buffalo
Buffalo, New York

Francesco Signorelli, MD
Professor of Neurosurgery
Department of Neurosurgery
University Magna Graecia of Catanzaro
Hôpital Neurologique Pierre Wertheimer
Lyon, France

Daniel L. Silbergeld, MD, FAANS, FACS
Arthur A. Ward, Jr, Professor
Department of Neurological Surgery
University of Washington School of Medicine
Seattle, Washington

Emile Simon, MD
Department of Pediatric Neurosurgery
Hôpital Neurologique Pierre Wertheimer
Hospices Civils de Lyon
Lyon, France

John Sinclair, MD, BSc, FRCSC
Assistant Professor
Division of Neurosurgery
University of Ottawa
Ottawa, Ontario, Canada

Marc Sindou, BSc, MD, FRCSC
Professor of Neurosurgery
Department of Neurosurgery
University of Ottawa
Ottawa, Ontario, Canada

Manish Singh, MD
Department of Neurosurgery
Tulane University
New Orleans, Louisiana

Lahbib Soualmi
Director
Neurosciences Center
King Fahad Medical City
Riyadh, Saudi Arabia

Robert F. Spetzler, MD FACS
Director
Division of Neurological Surgery
Barrow Neurological Institute
Phoenix, Arizona

Gary K. Steinberg, MD, PhD
Director, Stanford Institute for Neuro-Innovation and
Translational Neurosciences
Chairman, Department of Neurosurgery
Stanford University School of Medicine
Stanford, California

Michael F. Stiefel, MD, PhD
Chief, Neurovascular Surgery
Westchester Medical Center
Director, Neurovascular Institute
New York Medical College
Valhalla, New York

Marcus Stoodley
Professor
Australian School of Advanced Medicine,
Macquarie University
Sydney, New South Wales, Australia

Tarek Phillip Sunna, MD
Division of Neurosurgery
American University of Beirut Medical Center
Beirut, Lebanon

Narayana K. Swamy, MD
VA Medical Center
University of Mississippi Medical Center
Jackson, Mississippi

Wardan Almir Tamer, MD
Chief of Neurosurgery
Neurosurgery Department
National Hama Hospital
Hama, Syria

Rabih G. Tawk, MD
Assistant Professor
Mayo Clinic Florida
Jacksonville, Florida

Charles Teo, MBBS, FRACS
Director, Neurosurgeon
The Center for Minimally Invasive Neurosurgery
The Prince of Wales Private Hospital
Randwick, New South Wales, Australia

Jaime Torres-Corzo, MD
Director
Department of Neurosurgery
University of San Luis Potosi Medical School
San Luis Potosi, Mexico

Victor C-K Tse, MD, PhD
Associate Professor and Academic Chief in Neurosurgery
Stanford University
Stanford, California

Ali Hassoun Turkmani, MD
Neurosurgery/Neuroendovascular Surgery Department
University of Texas at Houston
Houston, Texas

Mark M. Urata, MD, DDS
Head of Plastic Surgery
Children's Hospital at Los Angeles
Los Angeles, California

Edison P. Valle-Giler, MD
Neurosurgery Department
Tulane University School of Medicine
New Orleans, Louisiana

Harry van Loveren, MD
Professor and Chairman
Department of Neurosurgery and Brain Repair
University of South Florida
Miami, Florida

Eka Wahjoepramono, MD, PhD
Professor and Chairman
Department of Neurosurgery
University of Pelita Harapan
Tangerang, Indonesia

Huan Wang, MD
Assistant Professor of Neurosurgery
University of Illinois College of Medicine at Urbana-Champaign
Urbana, Illinois

Alexander G. Weil, MD
Department of Surgery, Division of Neurosurgery
Notre Dame Hospital, University of Montreal Hospital Centre
Montreal, Quebec, Canada

Babu G. Welch, MD, FAANS
Associate Professor of Neurosurgery and Radiology
Cerebrovascular and Endovascular Neurosurgery
University of Texas Southwestern Medical Center
Dallas, Texas

Philip M. White, MD
Professor of Interventional and Diagnostic Neuroradiology
Newcastle University
Newcastle Upon Tyne, England, United Kingdom

Johnny Wong, PhD
Australian School of Advanced Medicine, Macquarie University
Sydney, Australia

Takamitsu Yamamoto, MD, PhD
Professor
Department of Neurological Surgery
Nihon University School of Medicine
Tokyo, Japan

Sung-Joo Yuh
Division of Neurosurgery
The Ottawa Hospital
Ottawa, Ontario, Canada

Yesaja Yunus
Assistant Professor
Department of Neurosurgery
University of Pelita Harapan
Tangerang, Indonesia

Zsolt Zador, MD
Department of Neurosurgery, Manchester Skull Base Unit
North Western Deanery
Manchester, England, United Kingdom

Yi Jonathan Zhang
Assistant Professor
Methodist Neurological Institute
Houston, Texas

特约编辑

神经胶质瘤

Sujit S. Prabhu, MD
Professor
Department of Neurosurgery
University of Texas MD Anderson Cancer Center
Houston, Texas

血管内介入技术

Christopher Eddleman, MD, PhD
Assistant Instructor
Department of Neurological Surgery and Radiology
UT Southwestern Medical Center
Dallas, Texas

功能神经外科

Gordon H. Baltuch, MD
Professor
Department of Neurosurgery
Perelman School of Medicine at the University of Pennsylvania
Philadelphia, Pennsylvania

Patrick Connolly, MD
Associate Professor and Program Director
Department of Neurosurgery
Temple University
Philadelphia, Pennsylvania

审读人
后颅窝和小脑桥脑角肿瘤

Marc-Elie Nader, MD
University of Montreal Hospital Centre
Montreal, Quebec, Canada

中文版前言

手术是医生解除患者病痛的一种重要方式,经常能起到立竿见影的效果。手术相关的专业书籍对医生的成长进步和多学科相互融合了解至关重要。众多的专业书籍或以介绍神经外科疾病的临床特点为主,或重点探讨手术的关键部分和复杂手术的操作技巧,或关注于某一具体疾病或亚专业的手术,而一步一步详细全面地介绍各种神经外科颅脑手术的专业书籍为数不多。

雷米·纳德等专家组织编写的 *Neurosurgery Tricks of the Trade:Cranial* 一书,以神经外科颅脑手术为重点,几乎涵盖了所有神经外科疾病的颅脑手术;框架结构条理清晰、简单明了、插图丰富,便于理解和记忆,同时有助于针对性地查找和阅读;内容全面翔实、重点突出,对手术的具体步骤及其相关内容(手术指征、术后管理和疾病预后等)进行了符合时代节奏的、详细的介绍,同时对手术的重点难点、相关风险及其规避和处理方法等进行了重点探讨。此书非常适合各级医生,特别是年轻医生阅读和查询。为此,我们翻译了这本《神经外科手术技巧:颅脑手术》并推荐给大家,希望读者能从中获益。

由于时间仓促和译者水平有限,译文中肯定存在一些错误或欠妥之处,敬请批评指正。

感谢雷米·纳德等编者的无私分享,感谢译者和编辑们的辛苦工作!本书全部由天津市环湖医院神经外科的医生和研究生在繁重的日常工作之余,逐字逐句翻译推敲而成,饱含辛劳,在此更要致以特别感谢!

黄 楹

献 词

致我已故的祖父,艾伯特·N.纳德。

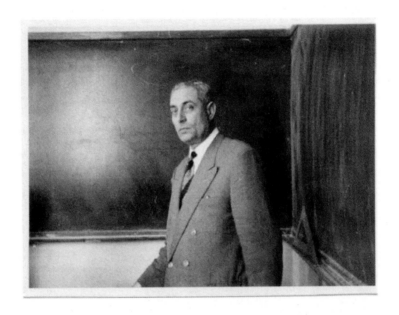

当一个人从自己的理性之光中获得必要的真理之时,即为其智力成熟之刻。

（引自纳德·AN.《穆塔兹拉的哲学体系》(第2版),黎巴嫩贝鲁特的达尔马切里克萨里出版社出版,1984:243。）

雷米·纳德

序 言

　　目前，市面上缺乏针对临床神经外科医生的、有关治疗决策和手术详细步骤的指导性书籍，如本书的书名所述，本书的目的正基于此。《神经外科手术技巧：颅脑手术》由来自26个国家的专家编写而成，对于神经外科住院医生、低年资医生是十分宝贵的资料。恭喜雷米·纳德博士获得了260多名编者的帮助，所有人遵循统一的编写格式，使读者能够快速锁定感兴趣的领域。

　　本书将成为所有神经外科医生案头上常备参考书，神经外科临床工作中的常见问题都将从中得到很好的解答。

Robert F. Spetzler, MD

神经外科主任

Barrow 神经病学研究所

菲尼克斯.亚利桑那

前 言

随着神经外科领域的不断发展,我们可以找到一些探讨手术细节、手术结果和疾病预后等的技术性书籍。然而,却鲜有书籍通过简明扼要的形式,一步一步地介绍某个具体手术的步骤,以便于初学者理解手术方法,在手术中灵活运用手术技巧。因此,亟需一本将手术过程分解开、按清晰的步骤详细介绍手术方法的教科书。

本书的目的是尽可能按统一标准将手术相关内容划分为不同的部分,结构化地详细介绍颅脑神经外科手术,如患者的选择、手术准备、关键步骤,以及手术的潜在风险和并发症等。但是,在撰写和编辑过程中,我们很快发现,对于神经外科患者,病变的病理性质和病变的位置,对手术入路的选择和最佳治疗方案的决策同等重要。例如,对于颞叶的病变而言,颞叶血肿,可通过翼点开颅处理;颞叶的高级别胶质瘤,可先行立体定向活检,然后进行立体定向放射外科治疗;而颞叶的动脉瘤(如指向侧方的床突旁动脉瘤),可能需经颅-眶-颧颅底入路处理,或行血管内弹簧圈栓塞。对于位置完全相同的这3类病变,至少存在5种完全不同的治疗方法。

编写的早期我们意识到,神经外科医生面对的全部问题很难被简单、一致地归类。有时,需要对病理生理和治疗方案进行探讨;有时,又要对同一疾病可能适用的三四种不同入路进行讨论;而有些手术却很容易以标准的方式系统地介绍。出于这个原因,我们设计了两种组织框架编写书中的章节:根据探讨的主题不同,有些章节的编写基于入路,有些章节基于病变。章节编写框架如图所示:

本书的每一章都按照上述的两种组织框架中的一种进行编写。所有章节都包含图中所示的部分,目的是将手术相关的问题以标准的模式组织起来。当然,这也必然会使一些章节显得些许冗长。但是,我们相信这将有助于读者强化记忆重要的关键概念。为了便于参考,章节标题后面用符号Ⓐ(Approach-based,基于入路)或Ⓟ(Pathology-based,基于病变)来标记其编写的组织框架模式。

在本书中,对约150种神经外科疾病和(或)手术的具体手术和治疗方法进行了简明扼要的拆分整理,在相应的章节中分别进行讨论。我们尽可能地将相似的章节组合为不同的部分。例如,在颅内肿瘤部分,有专门的章节讨论入路,如"脑室内肿瘤"(讨论各种脑室入路);还有专门的章节讨论病变,如"胶质瘤"(更关注胶质瘤的类型而非切除的手术入路)。本书包含850幅黑-红双色调高品质原创插图,展示一些手术和治疗的关键步骤,进一步增加了内容的丰富性。

基于入路的章节

1.导言和背景
- 替代方法
- 目的
- 优点
- 适应证
- 禁忌证

2.手术细节和准备
- 术前计划和特殊设备
- 专家建议/点评
- 手术的关键步骤
- 规避/损伤/风险
- 抢救与补救

3.结果和术后过程
- 术后注意事项
- 并发症

基于病变的章节

1.导言和背景
- 定义、病理生理学和流行病学
- 临床表现
- 诊断和影像
- 治疗方案和备选方法
- 所选手术方法的目的和优点
- 适应证
- 禁忌证

2.手术细节和准备
- 术前计划和特殊设备
- 专家建议/点评
- 手术的关键步骤
- 规避/损伤/风险
- 抢救与补救

3.结果和术后过程
- 术后注意事项
- 并发症
- 结果和预后

我们邀请了许多颅脑神经外科不同领域的世界专家,分享他们的建议和点评,介绍他们如何进行某一特定手术。汇聚了来自6大洲、26个国家的260多名编者以及众多不同领域的专家,本书内容丰富、简练且凝聚精华。所有章节都由两三位神经外科医生审校(通讯作者、主编或一两个编辑)。

鉴于简洁、一致的编写框架,本书中的手术方法还收录于Thieme在线平台,即Thieme eNeurosurgery(包含神经外科所有手术的数据库)。我们相信这个多媒体教学平台是未来神经外科教育的主要方式。我们希望读者能够理解我们的努力,分享我们的愿景,享受品读本书的过程。

雷米·纳德

MD, CM, FR(SCC), FACS, FAANS

致 谢

感谢 *Spine Surgery:Tricks of the Trade* 的主编 Alex Vaccaro 博士,本书的编写受到他的启发。

我们还要衷心感谢首席医学插画师 Tony Pazos 的不懈努力和坚定不移的热情,以及为完成大量插画工作所进行的众多周末电话会议。同时,如果没有项目组中途加入的医学插画师 lkumi Kayama 的帮助,插画工作不可能完成。她不仅帮助完成了插画工作,而且还设计了精美的封面。

工作量如此巨大的项目,如果没有充满热情的编者,是不可能完成的。我们对来自世界各地的章节作者和编辑们的贡献表示感谢,同时感激他们在项目的进展过程中时刻保持的耐心。

最后,如果没有整个 Thieme 团队的执着,特别是执行主编 Kay Conerly,以及临床部主任 Michael Wachinger 博士,编辑人员 Genevieve Kim、Christine Crigler、Yasmine Kasi 和 Tess Timoshin,整个项目是不可能完成的。

从个人层面,我们要感谢以下人员:

我的妻子 Candis、我的父母和外祖母 Joseph 和 Eleonore、我的祖母 Honeine 和外祖母 Micheline, 他们提供了很多帮助、爱和支持, 我的神经外科领域的导师, 包括 M. Gazi Yasargil 教授、Ossama Al-Mefty 教授、Haring Nauta 教授和 Jinho Kim 教授,是他们一直启发我从事这项工作。

——Remi Nader

我的母亲 Anna Bruna 是所有人中最闪亮的一位。

——Cristian Gragnaniello

感谢我的妻子 Donna 和儿子 Drake Samson Berta 长期的支持和理解。

——Scott Berta

感谢我美丽的妻子 Alaa,我漂亮的孩子 Leen、Jafar、Omar、Oways 和 Wafaa,我无私的父母 Jafar 和 Wafa 无条件的爱和支持,我的国家也给予了我很多,我的恩师,还有我的学生。

——Abdulrahman J. Sabbagh

我的妻子 Karen,她让所有事都成为可能。

——Michael L. Levy

缩略语

A 杏仁核/动脉瘤/水管/星点

ABC 气道,呼吸,循环

AE 弓形隆起

AC 前连合/蛛网膜囊肿

AC-PC 前连合–后连合

ACA 大脑前动脉

ACH 前脉络膜动脉

ACOM 前交通动脉

ACP 前床突

ACT 激活凝血时间

ACTH 促肾上腺皮质激素

ACV 大脑前静脉

AD 常染色体显性遗传

ADC 表观扩散系数

AEP 听觉诱发电位

AF 前囟

AH 前角

AICA 小脑前下动脉

AIDS 获得性免疫缺陷综合征

AL 腋窝线

AMS 急性严重卒中

AOVM 血管造影显示隐匿性血管畸形

AP 正位

AR 常染色体隐性

ARR 绝对风险降低

ASA 阿司匹林/美国麻醉医师协会

ASDH 急性硬膜下血肿

ASITN 美国介入和治疗神经放射学协会

atm 大气

ATRT 非典型畸胎样横纹肌样瘤

AV 角静脉/动静脉

AVF 动静脉瘘

AVM 动静脉畸形

BA 基底动脉

BAER 脑干听觉诱发反应

BCNU 双氯亚硝基脲

bFGF 碱性成纤维细胞生长因子

BP 血压

BRS 血液回流系统

BSAEP 脑干听觉诱发电位

BTO 球囊测试闭塞

BUN 血尿素氮

C 颈椎/交叉/Clival 线/耳蜗

CA 颈动脉/脑水管

CAO 颈动脉闭塞

CAS 颈动脉支架术

CBA 脑气囊血管成形术

CBC 全血计数

CBF 脑血流量

CBV 脑血量

CC 胼胝体

CCA 颈总动脉

CCF 颈动脉海绵窦瘘

CCM 脑海绵状血管畸形

CCNST 中枢神经系统肿瘤

CD 颈椎硬脑膜/Clival 硬脑膜

Ce 小脑

CFA 颈动脉内膜切除术

ChA 脉络膜动脉

Ch 鼻后孔

CL 尾循环

CN 中枢神经细胞瘤/脑神经

CM 胼胝体动脉/毛细血管畸形/胆汁性脑膜瘤海绵状血管畸形

CMA 胼胝体动脉

CNS 中枢神经系统

CO 开颅概述

COSS 颈动脉闭塞手术研究

COZ 颅眶颧

CP 脉络丛

CPA 小脑脑桥角

CPC 脉络丛癌

CPP 脑灌注压/脉络丛乳头状瘤
CPT 脉络丛肿瘤
CREST 颈动脉血运重建术与动脉内膜切除术
　　　　支架试验
CrL 颅环
CRP C-反应蛋白
CS 海绵窦/冠状缝合/颅骨切除带
CSDH 慢性硬膜下血肿
CSF 脑脊液
CSM 海绵窦脑膜瘤
CT 小脑扁桃体/计算机断层扫描
CTA 计算机断层血管造影/血管造影/动脉造影
CTV 临床目标量
CUSA Cavitron超声波手术抽吸器
CVP 中心静脉压
D 小脑坡/齿状核/漏/硬脑膜
DAI 弥漫性轴索损伤
DAVF 硬脑膜动静脉瘘
DBS 深层脑刺激
DC 减压性颅骨切除术
DCC 结直肠癌切除
DDR 远端硬膜环
DF 硬膜瓣
DG 二齿槽
DI 尿崩症/硬膜切开
DIC 弥散性血管内凝血/凝血病
DII 引流障碍指数
DIND 迟发型缺血性神经缺陷
DM 硬脑膜
DMSO 二甲基亚砜
DR 硬膜环
DREZ 椎根进入区
ORR 数字重建X线片
DS 鞍膈/间脑综合征/背部蝶鞍
DSA 数字减影血管造影/血管造影
DTI 弥散张量成像技术/引流区域指数
DVH 剂量体积直方图
DVMC 三叉神经减压
DVT 深静脉/静脉血栓形成
DWI 弥散加权图像/成像
DWM Dandy-Walker畸形
E 水肿/室管膜瘤
EA 弓状隆凸

EAC 外耳道/硬膜外前路/床突
EAS 脑-动脉贴敷术
ECA 颈外动脉
ECG 心电图
EC-IC 颅外-颅内/外部颈动脉-内部颈动脉
ECM 细胞外基质
ECoG 皮层成像
EDAS 脑-硬膜-动脉贴敷术
EDAMS 脑-硬膜-动脉-肌贴敷术
EDH 硬膜外血肿
EDS 脑-硬膜贴敷术
EEA 内镜鼻内入路
EEG 脑电图
EGF 表皮生长因子
EGS 脑-帽状腱膜贴敷术
EICAB 外部-内部颈动脉旁路
EJV 颈外静脉
ELISA 酶联免疫吸附试验
ELITE 极外侧经髁经颈静脉结节暴露
EMA 上皮膜抗原
EMG 肌电图/肌电信号
EMR 诱发运动反应
EMS 脑-肌贴敷术
ENB 嗅神经母细胞瘤
ENT 耳鼻喉
EOR 切除范围
EPD 栓塞保护装置
ESP 内镜隔膜透析
ESR 红细胞沉降率
ET 咽鼓管
ETV 内镜下第三脑室造口术
EV 导静脉
EVAS 症状性严重颈动脉狭窄患者的动脉内膜
　　　　切除术与血管成形术
EVD 脑室外引流
EVN 室旁神经细胞瘤
F 镰/叶/穹隆
FC 面部丘陵
FDA 美国食品药品管理局
FDG 氟脱氧葡萄糖
FFP 新鲜冷冻血浆
FGFR 成纤维细胞生长因子受体
FISH 荧光原位杂交

FL 绒球小叶
FLAIR 液体衰减反转恢复
FM 枕骨大孔
FMD 纤维肌性发育不良
FMM 枕骨大脑膜瘤
FMT 枕骨大孔肿瘤
FN 面神经
fMRI 功能磁共振成像
FO 卵圆孔
FoM 第四脑室正中孔
FOM 室间孔
FP 额极动脉
FRT 分次放疗
FS 棘孔
FSH 尿促卵泡素
G 纱布垫/眉间
GBM 胶质母细胞瘤
GCS 格拉斯哥昏迷量表
GFAP 胶质纤维酸性蛋白染色
Gg 加塞氏神经节/膝状神经节
GH 生长激素
GIA 巨大的颅内动脉瘤
GIIP Ⅱ级胶质瘤
GK-SRS 伽马刀立体定向放射外科
GNAS G蛋白基因
GOS 格拉斯哥成果量表
Gp 苍白球
GPA 岩大动脉
GPe 苍白球外侧核
GPi 苍白球内侧核
GPN 岩大神经
GRE 梯度回波序列
GSPN 岩浅大神经
GSW 枪伤
GTN 甘油三酸酯
GTR 全去除/全切除
H 血管网状细胞瘤/海马体/低血流
HBOT 高压氧治疗
HC 舌下神经管
H&E 苏木精-伊红染色
hFSRT 大分割立体定向放射治疗
HIV 人类免疫缺陷病毒
hTERT 端粒酶逆转录酶

IA 丘脑间粘合
lAC 内耳道
lAM 内耳道
IAT 动脉内溶栓
IC 下斜坡/下丘/内囊
ICA 颈内动脉
ICG 吲哚菁绿
ICH 脑出血
ICP下 小脑下脚/颅内压
ICU 重症监护病房
ICV 大脑内静脉注射
ID 内径
IF 下方三角
IGF-1 胰岛素生长因子-1
IH 下角
IJV 颈内静脉
IOA 眶内动脉
IOM 下斜肌
ION 眶下神经
IOV 眼上静脉
IMA 上颌内动脉
IMV 下髓帆
INR 国际标准化比率
IP 下脚
IOUS 术中超声
IPG 植入式脉冲发生器
IPH 脑实质内血肿
IPS 岩下窦
ISS 下矢状窦
IV 静脉内
IVH 脑室内出血
IVUS 血管内超声
JB 颈静脉球
JF 颈静脉孔
JT 颈静脉结节
JV 颈静脉
KPS 卡诺夫斯基评分
L 迷路
IA 豆纹动脉
IA-SRS 基于直线加速器的立体定向放射外科
LBP 左骨板
LC 头最长肌/斜坡
UNAC 直线加速器

LMA 喉罩
IDW 外侧眶壁
LP 腰椎穿刺
LPM 翼外肌
LPP 翼外板
Lr 侧隐窝
LS 肩胛提肌
LSC 外侧半规管
LV 左心室
M 髓质/脑膜瘤/运动皮层
MA 上颌动脉
MAE 听神经
MAP 平均动脉压
MC Meckel 腔/中斜坡
MCA 大脑中动脉
MCAA 大脑中动脉动脉瘤
MCP 中间联合点/小脑中脚
MCS 运动皮层刺激
MEP 运动诱发电位
MFD 中颅窝硬脑膜
MLS 中线移位
MM 发病率和死亡率
MMA 脑膜中动脉
MPL 中瞳线
MPM 翼内肌
MPP 内侧翼板
MR 智力低下
MRA 磁共振血管造影/血管造影/磁共振动脉造影/动脉造影
MRI 磁共振成像
mRS 改良 Rankin 量表
MRV 磁共振静脉造影/静脉造影
MT 乳突尖
MTGI 颞中回切口
MTLE 内侧颞叶癫痫
MTX 甲氨蝶呤
MV 兆伏
MVD 微血管减压术
N 结节
NAA N-乙酰天冬氨酸盐
NBCA 氰基丙烯酸正丁酯
NCC 神经囊尾蚴病
NF 神经纤维瘤/神经丝

NF1 神经纤维瘤病 1 型
NF2 神经纤维瘤病 2 型
NICU 神经重症监护病房
NIHSS 美国国立卫生研究院卒中量表
NPO 无进食
NS 鼻中隔
O 闩/橄榄/眶
OA 枕动脉/眼动脉
OC 枕骨髁/视交叉
OCD 强迫症
OCR 内侧视神经颈内动脉隐窝
OD 少突胶质细胞瘤
OEF 氧馏分提取
OF 眼眶底
OGM 嗅沟脑膜瘤
ON 视神经
OPG 视神经胶质瘤
OPHG 视神经通路-下丘脑胶质瘤
OR 手术室
OS 总生存率
OTA 枕叶经小脑入路
OZ 眶颧
P 豆状核/椎体
P1 大脑后动脉(第 1 段)
PA 后前
PAEC Parodi 抗栓导管
PAES Parodi 抗栓系统
PC 后连合/桥前池
PCA 岩斜角/大脑后动脉
PCNSL 原发性中枢神经系统淋巴瘤
PCOM 后交通动脉
PCP 后床突
PCr/Cr 磷酸肌酸/肌酸
PD 帕金森病
PE 肺栓塞
PEB Parodi 外部气囊
PEEK 聚醚醚酮
PEEP 呼气末正压
PEG 经皮内镜下胃造瘘术
pEntry 入口点
PerA 胼胝体周动脉
PET 正电子发射断层扫描
PF 后囟

PFD 后颅窝硬脑膜

PFS 无进展生存

PG 脑下垂体/翼腭神经节

PH 灰质后角

PICA 后小脑下动脉

PICC 中心静脉置管

Pl 丘脑枕

PMMA 聚甲基丙烯酸甲酯

PMN 多形核白细胞

PNA 肽核酸

PNET 原始神经外胚层肿瘤

PPE 筛板的垂直板

PPG 翼腭神经节

PPN 脚桥核

PRBC 悬浮红细胞

PRL 催乳素

PSC 后半规管

PT 凝血酶原时间

PTEN 磷酸酶与张力

PTFE 聚四氟乙烯

PTT 部分凝血活酶时间

PTV 计划靶体积

PU 豆状核壳

QALY 质量调整生存年数

R 根

RAH 回返动脉

RBP 右侧骨板

RF 射频

RM 腹大肌

Rm 腹小肌

RT 放射疗法/放疗/残余肿瘤包块

rtPA 重组组织型纤溶酶原激活物

S 柄

SAH 蛛网膜下隙出血

SBP 收缩压

SBRT 立体定向放疗

SC 头夹肌/上斜坡

SCA 小脑上动脉

SCM 胸锁乳突肌

SCP 小脑上脚

SCV 大脑上静脉

SD 蝶鞍硬脑膜

SDE 硬膜下积脓

SDH 硬膜下血肿

SF 鞍底/鞍上三角

SHa 垂体上动脉

SI 皮肤切口

SIADH 抗利尿激素分泌异常综合征

sICH 特发性脑内出血

SIS 上腔静脉窦

SM 半棘肌/Spetzler-Martin/胸锁乳突肌

SMT 道上结节

SMV 上髓帆

SO 眶上动脉和静脉

SOB 眶上嵴

SOF 眶上裂

SOM 上斜肌

SOV 眼上静脉

SP 透明隔

Sp 蝶骨/上脚

SPECT 单光子发射计算机断层扫描

SPL 岩上线

SPS 岩上窦/SurgiPlanx 系统

SPV 岩上静脉

SRS 立体定向放射外科治疗

SS 乙状窦/矢状窦

SSC 上半规管

SSEP 体感诱发电位

SSS 上矢状窦

SSV 侧裂浅表静脉

ST 皮下隧道

STA 颞浅动脉

STL 颞浅线

STN 丘脑底核/核

STR 次全移除/次全切除

StS 直窦

SV 隔静脉/侧裂静脉

SVV 蚓上静脉

T 幕骨/丘脑/窦汇/肿瘤

TB 结核病

TBI 创伤性脑损伤

TCD 经颅多普勒

Te 脉络组织

TF 颞筋膜

TGF 转化生长因子

TIA 短暂性脑缺血发作颅脑损伤/动脉瘤

TIMI 心肌梗死溶栓治疗

TM 颞肌/小脑幕脑膜瘤

TMTPA 上颌窦翼点入路

TN 三叉神经痛

TP 横突/三角丛

tPA 组织纤溶酶原激活物

TO 扁桃体

TREZ 三叉神经根入路区

TS 横窦/鞍结节

TSH 促甲状腺激素

TSM 鞍结节脑膜瘤

TSV 丘纹静脉

U 悬雍垂

UA 尿分析

UC 上斜坡

US 超声波

V 蚓/犁骨

VA 有关(或连接)脑室与心房的/椎动脉

VAS 视觉模拟评分

VB 椎动脉底静脉转流术

VBJ 椎基底动脉交界处

VEGF 血管内皮生长因子

VEP 视觉诱发电位

VFD 视野缺损

VG Galen 静脉

VGAM Galen 静脉畸形

VHL Von-Hippel-Lindau 综合征(家族性视网膜及中枢神经系统血管瘤病)

VIM 腹侧中间体

VL Labbe 静脉

VN 翼管神经

VNS 迷走神经刺激

VOA 腹侧前部

VOP 腹侧后部

VP 有关(或连接)脑室与腹膜的

VPS 脑室腹腔分流术

VT 迷走神经三角

WBC 白细胞

WBRT 全脑放疗

WHO 世界卫生组织

WMT 白质纤维束成像

Za 颧弓

ZN 颧神经

ZOF 颧骨眶骨折

目　录

第 1 部分
常用的先进颅脑手术入路

前颅窝与凸面

第**1**章

凸面与矢状窦旁入路 Ⓐ

Remi Nader, Cotello Costagliola, Cristian Gragnaniello

■ 导言和背景

替代方法

- 入路取决于病变的位置,包括内镜入路(用于小而深的脑室内病变)、额下或经蝶入路(用于鞍旁病变)。
- 非手术方法(依据病变性质不同)包括放疗、栓塞、连续 MRI 监测随访。

目的

- 手术显露凸面及矢状窦旁区域。
- 利于颅顶及硬膜的重建。
- 保护脑实质及动静脉结构。

优点

- 幕上表浅病变的理想选择。
- 此入路为大多数神经外科医生所熟悉。
- 对于占位性病变(如肿瘤)可快速解决占位效应及相关症状。
- 为生长缓慢的病变(如脑膜瘤)提供较大的全切治愈的机会。

适应证

- 此入路适用于沿凸面、表浅生长,矢状窦旁的病变,包括肿瘤、动脉瘤、血管畸形及颅骨病变。

- 也适用于经皮质或胼胝体的入路处理深部病变,如脑室肿瘤或血管畸形。

禁忌证

- 患者不宜手术或拒绝手术。
- 偶然发现的,无症状无占位效应的良性病变。

■ 手术细节和准备

术前计划和特殊设备

- 术前影像学检查应包括 MRI 及 MRV(静脉成像),对于累及硬脑膜静脉窦及血管病变,如动静脉畸形,应行数字减影血管造影(DSA)。对于冠状缝后的病变,功能检查[如功能 MRI(fMRI)]可能有帮助。
- 导航系统对于精准定位、减小骨窗及安全接近硬膜窦非常有用。单独或联合使用术中超声,可得到实时影像。
- 实施累及硬膜窦的开颅手术时,要应用所有避免空气栓塞的预防措施,以及一旦气栓发生时的急救措施,包括经食管多普勒、中央静脉置管以便回抽气栓。
- 体感诱发电位(SSEP)及运动诱发电位(MEP)的监测对于脑功能区病变非常重要。

专家建议/点评

- 手术入路必须根据病变个性化设计。设计时,术

3

者应考虑到头皮和硬脑膜的血供及神经支配。

·在评估上矢状窦附近病变时，术者应根据术前血管造影资料仔细评估窦的通畅性，以及是否存在需要保留的对侧吻合血管。

手术的关键步骤

头部以三点式头架适度固定，确保头架远离皮肤切口，为术者提供最佳的操作舒适度。头部固定的位置应使病变位置处于最高点，最好与地面平行。

如果使用影像导航设备，头架应于手术开始时注册。患者术区备皮后，冠状缝、中线等重要解剖标志应当予以确认。然后借助神经外科导航系统设计手术切口，以便涵盖并显露整个病灶。作者偏好尽可能使用线性切口。双冠状或3/4 Sutar切口常用于矢状窦旁病变。某些情况下，需要行U形切口，特别是对于后部贴近中线的病变。切口标注后，头皮以局部麻醉药物浸润，如1%利多卡因(图1.1)。

额叶病变：可依据病变与中线距离分为两部分。对于距中线4 cm以内的病变以Mayfeild三点式头架固定后，患者头部可以取中立位或略转向对侧。切口从颧弓上方延伸至前发迹处，如果病变靠前，切口可稍向下延伸至额头，恰低于"美人尖"。若病变距中线>4cm，同

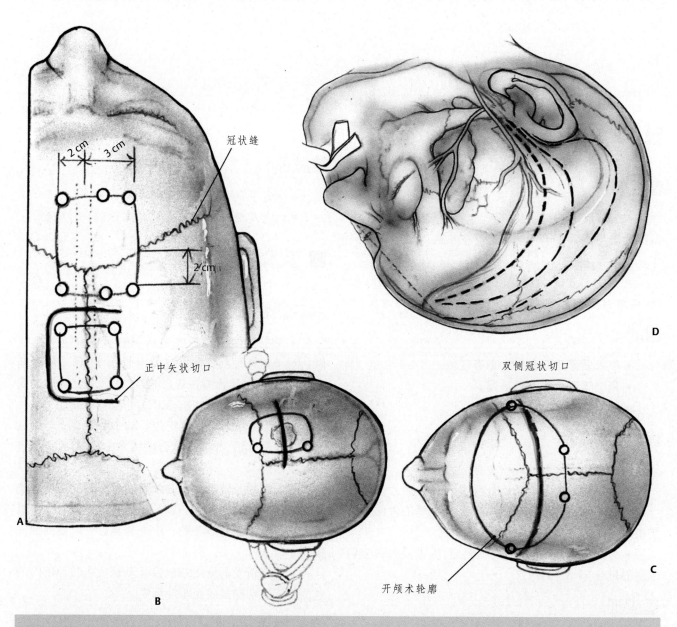

图1.1　切口的位置取决于下方病变的位置。(A)后矢状窦旁肿物的U形切口及骨窗；跨冠状缝矢状窦旁开颅的骨窗与骨孔位置。(B)小型额部凸面病变的切口与骨窗。(C)双侧及中线额部病变的双冠状切口和骨窗。(D)翼点入路。

侧垫肩,头部向对侧转动 60°。切口基本相同,沿切口局部麻醉药浸润,起自耳上颧弓,沿前额向前。

颞叶病变:对于累及颞叶前半部的病变,头部向病变对侧旋转约 90°,头部与地面保持平行。当病变向中线延伸贴近大脑脚位于钩回之上时,头部应向地面弯曲 10°。切口起自颧弓,恰于耳廓上方,向前发际线延伸。病变累及颞叶后半部时,头部位置不变,切口从颧弓向上,然后向后至耳廓后方,呈马蹄形。

顶枕叶病变:当病变累及顶叶侧面或下半部时,可用横跨耳顶部为基底的马蹄形切口暴露。如果病变累及中线或顶叶上半部,或位于扣带回后部时,患者应取仰卧位,头部前屈 45°。切口起自运动皮层几厘米沿中线向后,然后朝向耳顶部,使皮瓣朝向前方。骨瓣通常要暴露 Rolandic 皮质。当病变主要累及枕叶时,患者取侧卧位,头向下转至鼻尖几乎指地(作者偏爱此体位,因为便于麻醉师在必要时处理气管插管)。手臂吊离手术台以悬带固定,胸下垫软垫,防止臂丛受压。切口应被设计为马蹄形,沿中线向上,然后侧向基底位于窦汇,终止于耳后。

皮肤切口深至骨膜或颞肌筋膜。皮瓣以拉钩或巾钳连接无菌橡皮筋,牵拉固定。然后切开颞肌,以骨膜剥离子剥离抬起,用拉钩或巾钳牵拉固定于术野外。病灶外钻孔确定开颅范围,此步骤可在神经导航下进行。注意避免在上矢状窦表面钻孔,而是在窦两侧钻孔,用 Penfield #1 或 #3 剥离子将下方的窦和硬膜与骨瓣分离后,再连通两侧的骨孔。使用高速气钻或电钻打孔。随后用高速铣刀连通所有骨孔,跨窦两处骨孔在取下骨瓣前最后连通。

使用标准的小圆磨钻孔磨开骨质,可避免铣刀顶

部护套跨过,然后用 Penfield #1 解剖骨膜剥离子从骨内板剥离硬脑膜,逐渐抬高骨瓣。一旦暴露出矢状窦,用可吸收性明胶海绵(Gelfoamn™,Pfizer Inc.,New York,NY)或可吸收氧化纤维素止血材料(Surgicern™,Johnson & Johnson Inc. New Brunswick,NJ)加带线棉片覆盖连通。剪开硬膜前,沿硬膜周缘悬吊硬膜。使用最小号的高速直磨钻头,沿骨窗缘对角打孔,然后使用 4-0 Nurolon 缝线缝穿 1~2 mm 硬膜,将硬脑膜固定于骨缘的骨孔(图 1.2)。骨缘以骨蜡封闭止血。

当骨瓣横跨上矢状窦时,应分两步开颅。第一步,抬起病患侧距上矢状窦约 1cm 的骨瓣。第二步,先从颅骨分离窦上硬膜抬起骨瓣,直至完全分离,移除骨瓣。这样可以在直视下操作,有利于保护邻近静脉结构,更好地控制窦。

在神经导航或超声引导下,在病变位置打开硬脑膜。若病变邻近中线位置,可 U 型剪开硬膜,硬膜基底位于矢状窦。对于更外侧的病灶,沿病变中心可十字形切开并延伸至该病边缘。打开硬脑膜时,可沿暴露的硬膜中心预先留置一根 4-0 Nurolon 缝线(穿过硬膜中层),并向上牵拉硬膜,以 #15 刀片切开硬膜全层。再使用 Metzenbaum 剪刀向两侧延伸切口,在剪刀和脑组织之间垫一个小棉片(1cm×1cm),以避免下方的脑组织损伤。硬膜打开后,以 4-0 Nurolon 缝线悬吊固定。至此,浅表的病灶可被识别。对于较深在的病灶,关键是确定到达病灶的最短路径,同时避开大脑功能区。这需要通过仔细研究术前影像学资料,以及使用术中神经导航和超声来解决。

通常使用标准的显微手术技术切除肿瘤,包括先行瘤内减容,然后将浅部或囊壁从脑表面分离。若是脑

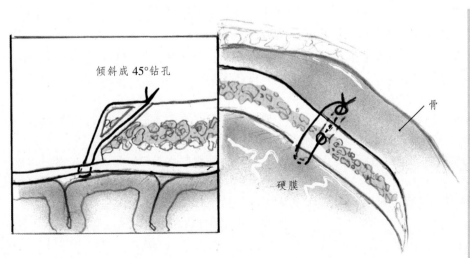

倾斜成 45°钻孔

骨

硬膜

图 1.2 硬膜悬吊的细节。手术视角示一沿骨窗缘悬吊硬膜。(插图)硬脑膜悬吊线的横断面视图,小心不要损伤大脑皮层。注意与骨缘成 45°角的线孔。

膜瘤,应该在瘤内减容前电凝阻断肿瘤的硬脑膜血供。术者必须注意肿瘤-脑组织间的蛛网膜界面以避免损伤脑组织,但肿瘤较大时,此界面可能被破坏。超声吸引器是瘤内减容的重要工具。(关于肿瘤切除的细节在后面的章节中讨论,涉及特定的肿瘤病理学。)

动静脉畸形(AVM)病例中,开颅的骨窗范围必须大于同等大小肿瘤的骨窗,因为 AVM 巢既不能牵拉也不能行巢内减积;此外,表面的静脉可能限制 AVM 底部的显露。要特别注意开颅时不要撕裂硬脑膜,同时要注意分析动脉造影结果,了解颈外动脉供血情况,以防抬起骨瓣时大量出血。通过冲洗或使用显微剥离子(如 Rhoton 剥离子)分开硬脑膜和动脉间的细小粘连。(有关 AVM 切除的细节将在后面专门的血管病变章节讨论。)

病灶切除后,应当使用双极电凝和止血材料充分止血,如可吸收的氧化纤维素止血纱布(Surgicel™)或微原纤维胶原蛋白(Avitene™,Davol Inc.,Warwick,RI)。关颅前,应用生理盐水冲洗干净 Avitene™。临时升高血压以检查止血效果。以 4-0 尼龙线连续缝合,水密关闭硬脑膜(尽可能);也可以使用帽状腱膜瓣或人工硬膜材料辅助修补硬膜。骨瓣通常使用钛钉板系统复位固定。经骨瓣上的两个小骨孔行硬脑膜中央悬吊。有时需行颅骨成形术(例如,需要切除肿瘤侵袭的颅骨)。然后使用 2-0 Vicryl 线间断缝合颞肌筋膜,帽状腱膜以 3-0 Vicryl 线间断内埋缝合,皮肤使用皮钉对合或以 3-0 尼龙线连续缝合。伤口覆盖敷料。麻醉状态下移除 Mayfield 三点式头架,然后在控制血压的状态下复苏患者(按计划)。

规避/损伤/风险

摆置患者的头部位置时,关键是调整头部位置使脑组织因重力作用远离病灶。

- 注意骨瓣要足够大,特别是当肿瘤与旁中央小叶相邻时,以避免损伤功能重要的感觉和运动皮质。
- 多点、短间距的四周悬吊硬膜,以避免硬膜外血肿。
- 在悬吊或缝合硬膜时,应该看清下方的脑组织和表浅静脉结构,以免损伤脑表面,尤其是存在脑水肿时。
- 保留皮层静脉对预防脑水肿及术后并发症至关重要。
- 关颅前,注意仔细止血,可避免硬膜下血肿和脑实质内血肿。

- 关颅和还纳骨瓣时,应该注意美容效果。最好避免在额部和眶上部等较为明显的部位遗留骨缺损。
- 缝合皮肤时,皮缘应外翻并尽可能地对位整齐。通常在切皮之前沿切口垂直地划几条对位线,有助于整齐对位。

抢救与补救

- 应及时处理上矢状窦损伤。最好是缝合修补窦裂口,而不是填塞窦腔。这可能需要一个骨膜补片。有关静脉损伤的更多细节将在"脑静脉和硬脑膜窦"入路中讨论。
- 在某些情况下,尽管在细致的止血方面做出了很大努力,但肌肉或头皮的静脉血可能会持续渗出。可能需要放置一个肌肉或帽状腱膜下引流管,如 Blake 或 Jackson-Pratt 引流管,并在术后保留 1~2 天。这也有助于避免硬膜外血肿。

■ 结果和术后过程

术后注意事项

- 术后,患者在重症监护室密切观察。根据病情,可能从 24 小时到几天。医生每小时进行神经系统检查。
- 必须监测生命体征、肺功能、血液指标和体液平衡。
- 头部抬高 20°~30°,类固醇激素降阶梯治疗持续 1 周或度过水肿高峰期。
- 使患者尽早活动,以减少深静脉血栓形成的风险。
- 术后短期内复查计算机断层(CT)扫描或 MRI,特别是术后 24 小时内,以评估病变切除效果,以及术后血肿或脑积水。
- 应根据指征持续使用抗惊厥药物。没有癫痫病史的患者可在 1 周内停药。如果有癫痫病史,患者可能需要应用抗惊厥药物 1 年或更长时间。
- 通常给予抗生素至术后 24 小时。如果放置外引流,延长抗生素使用直到拔出外引流。
- 最初的头部敷料保持 24~48 小时。然后每天更换,观察伤口是否有感染迹象或脑脊液(CSF)渗出。指导患者术后保持切口干燥至少 1 周。
- 如果手术在非 CSF 漏相关区,可以在 7~10 天后拆除缝合线或皮钉。

并发症

● 静脉血栓形成、实质内血肿和脑水肿可能导致局部或弥漫性颅内压(ICP)增高、神经功能障碍和脑疝。因此,神经功能恶化需行急诊 CT 扫描进行评估以明确病因。

● 骨瓣或伤口感染、脑膜炎、脓肿。

● 癫痫。

● 脑脊液漏或假性脑膜膨出。

● 脑梗死。

● 使用同种异体硬膜材料或钉板系统导致的炎症反应。

● 容貌缺陷。

参考文献

[1] Lovick DS, Maxwell RE. Parasagittal and falcine meningioma surgery. In: Schmidek H, Sweet W, eds. Schmidek & Sweet Operative Neurosurgical Techniques Indications, Methods and Results. Philadelphia, PA: Saunders; 2000: 733–744

[2] Bruce JN. Convexity and parasagittal approaches. In: Connolly ES, McKhann II GM, Huang J et al, eds. Fundamentals of Operative Techniques in Neurosurgery. 2nd ed. New York: Thieme Medical Publishing; 2010: 33–36

[3] Al-Mefty O. Meningiomas of the cranial vault. In: Al-Mefty O, ed. Operative Atlas of Meningiomas. Philadelphia, PA: Lippincott-Raven; 1998:383–450

[4] Komotar R, Starke RM, Otten ML. Surgical treatment of cortical arteriovenous malformations. In: Connolly ES, McKhann II GM, Huang J et al, eds. Fundamentals of Operative Techniques in Neurosurgery. 2nd ed. New York: Thieme Medical Publishing; 2010:138–143

[5] Black PM, Morokoff AP, Zauberman J. Surgery for extra-axial tumors of the cerebral convexity and midline. Neurosurgery 2008;62:SHC1115–SHC1123

[6] Berger MS, Hadjipanayis CG. Surgery of intrinsic cerebral tumors. Neurosurgery 2007;61:SHC279–SHC305

第 2 章
翼点入路 Ⓐ

Marco lee, Gary K, Steinberg

■ 导言和背景

替代方法

- 翼点入路也称为额颞开颅,切除蝶骨大翼。
- 额下或颞下开颅,双额开颅。
- 内镜或经蝶窦入路,切除鞍区占位。

目的

- 显露外侧裂病变,额叶、颞叶、前、中颅窝,Willis环,海绵窦,中脑,眼眶,眶上裂,某些鞍区/鞍上病变。

优点

- 适用范围广,神经外科医生比较熟悉。

适应证

- 大部分前循环和一些后循环动脉瘤[眼动脉瘤、后交通动脉瘤、颈内动脉(ICA)瘤、大脑中动脉瘤、前交通动脉瘤和少数基底动脉尖动脉瘤]。
- 前颅窝或中颅窝、海绵状和鞍旁病变(如鞍结节脑膜瘤、蝶骨嵴脑膜瘤、海绵窦脑膜瘤、颅咽管瘤、胶质瘤)。

禁忌证

- 翼点入路无法安全到达、需要过度牵拉功能区脑组织(尤其在优势半球)的肿瘤或动脉瘤等病变,如某些中线或颅底病变,低位的后循环动脉瘤等。这些病变可能需要更扩大的入路,如经眶颧入路或经岩骨入路。
- 患者的全身和局部条件不适合开颅手术,如全身性内科疾病和高龄,手术部位局部的头皮或颅骨感染。

■ 手术细节和准备

术前计划和特殊设备

解剖学

- 显露的解剖结构包括额叶前外侧部、颞叶前部和外侧裂,牵拉脑组织,分离(或不分)外侧裂,可容易地显露 Willis 环、视神经、动眼神经、垂体柄和海绵窦。

常规准备

- 相关的术前影像学检查、实验室检查。
- 引起颅内压增高的麻醉药物、抗癫痫药物,根据指征应用抗生素。

体位和准备

- 患者取仰卧位,三钉头架固定头部,双钉末端通常位于术侧。注意确保头架的双钉末端远离皮肤切口,并且头夹两个侧臂的末端都处于相似的高度,以便需要时连接牵开器。
- 病变的类型决定头部旋转的角度,进一步决定是否抬高同侧肩部，以减轻颈部扭曲及其导致的颈内静脉阻塞。对于大多数普通动脉瘤，作者倾向头部只向对侧旋转 15°，这样无须垫肩。对于肿瘤，根据大小和位置不同，头部可旋转 15°~60°。

• 头顶向后倾斜朝向地面，直至颧骨（忽略鼻子，因为这会随着旋转的程度而变化）处于术野的最高点，这是非常重要的。

• 应抬高上半身，通常为 15°，确保头部高于心脏，以利于静脉回流。

专家建议/点评

• 一旦 Mayfield 颅钉和头架锁死固定，应避免再改变患者身体的位置，这一点很重要。患者不应进一步屈曲或向上倾斜，因为有使患者颈部和颈椎承受张力过大的风险。唯一可以安全改变的体位是 Trendelenburg 位或反 Trendelenburg 位。

手术的关键步骤

皮瓣（图2.1）

切口起自颧弓根部，大约在耳屏水平，于发际内弧形延伸至中线。通常，作者喜欢美观的切口，更靠近耳屏，位于颞浅动脉（STA）后方。然而，如果考虑颅内外搭桥，保留 STA 的后支或前支，对应的切口位于耳屏前 1cm 或耳屏处。内侧切口经常跨中线 1~2cm，以便进一步向下牵开皮瓣。对于秃发患者，切口延伸至接近假想发际线的位置，通常为前额向水平方向弯曲之处，所以正面看患者时，切口不太明显。

于上升段皮肤切口的深面切开颞肌，颞肌通常与皮瓣一起，从下方的颞骨分离并翻起，以免损伤面神经额支。但是，有时单独翻开颞肌是有利的或必要的，如行眶颧入路时。颞肌用骨膜剥离子分离，用双极电凝止血，以减少颞肌萎缩。

如果单独翻开颞肌，头皮先从后方开始，自颞浅筋膜分离，再沿前下方向前进。颞肌上部沿颞上线显露，沿此线下方切开颞肌形成一条肌筋膜袖，这将有助于关颅时缝合颞肌。头皮继续分离将暴露含有面神经额支的脂肪垫（图 2.2）。一旦看见脂肪垫，平行肌纤维的走行方向切开颞肌筋膜（所有层）并从肌肉分离。筋膜、脂肪垫和内含的神经与头皮一起翻开。然后剩下颞肌可向下、后方翻起和牵拉。头皮和肌肉以"鱼钩"牵开固定。

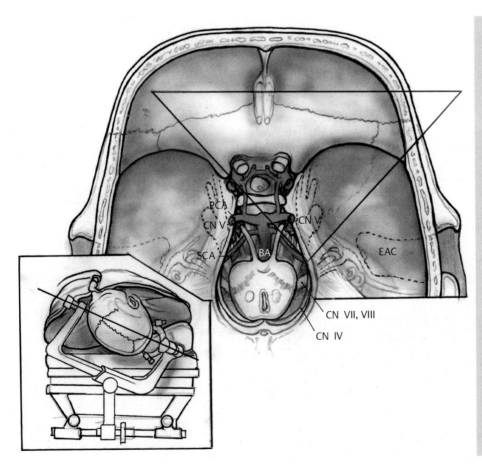

图 2.1　翼点入路可以到达的大概区域（标准翼点开颅可暴露的范围以三角形标识）。（插图）头部位置，根据病变不同旋转的程度不同。注意头部过伸使颧凸处于最高点。CN，脑神经；SCA，小脑上动脉；PC，大脑后动脉；BA，基底动脉；EAC，外耳道。

骨瓣

于眶缘后方、颞上线前面的"关键孔"处钻孔，之所以称之为"关键孔"，是因为它是进入前颅窝、中颅窝和眼眶的关键，精确定位及钻孔的方向决定进入哪一部分。大多数病例中，应避免进入眼眶，除非行眶颧入路(图 2.3)。

另一个骨孔位于所显露区域的最下方，恰位于颧弓根上方。第三骨孔沿着颞上线，位于关键孔的后方。骨瓣的大小决定第三骨孔向后的位置，而骨瓣的大小是由疾病决定的。通常，对于大多数动脉瘤来说，第三孔位于"关键孔"后面 1~2cm 或可省略，因为大多数动脉瘤手术沿着蝶骨大翼向前方进入。对于大脑中动脉瘤，骨窗和第三孔更靠后方一些，以显露更多的外侧裂。

使用合适的器械(如 Penfield #3)从颅骨上分离硬脑膜。用铣刀切开骨瓣，始于关键孔，尽可能靠近眶缘向中线前进。骨窗前缘越低，对额叶的牵拉越轻。中线侧的切开范围同样取决于病变和手术显露的需要。除前交通动脉瘤外，大多数动脉瘤的骨窗无须超过关键孔内侧 2cm。对于大肿瘤，骨窗内侧可能需要延至近中线处。然后，铣刀转向后下方，连接其他骨孔。

最后连通颧弓根上方的骨孔至关键孔，因为此段横跨脑膜中动脉，可能会有汹涌的出血。切口起自颧弓根，开始向下，然后向前。蝶骨嵴会阻碍铣刀继续前进。

有几种方法被应用于切断此处至关键孔的最后骨桥(蝶骨大翼)。作者喜欢移除铣刀护板，使用裸钻头在蝶骨上开槽。槽底骨质足够薄时，使用骨膜剥离子抬起骨瓣，沿着槽折断骨瓣。小心地将游离的骨瓣从下面的硬脑膜分离并取下。然后，沿骨窗缘钻小孔用于硬膜悬吊。必要时，用咬骨钳进一步切除颞骨至中颅窝底。

从蝶骨嵴钝性分离硬膜。使用可塑形的脑压板或合适的抽吸器头牵开硬膜，眶上裂方向磨除蝶骨嵴。磨除的深度和范围取决于病变的性质。可继续向深部磨除，行硬膜外前床突切除。随着磨除范围扩大，移入显微镜更换更小的金刚钻头。偶尔会损伤眶顶露出眶骨膜。虽无严重后果，但应注意其位置，尽量少地暴露眶骨膜。

硬膜打开

对于大多数需要翼点开颅的病变，弧形切开硬膜，基底朝向下方。对于较大的肿瘤，需要更多地后方显露，可十字形切开硬膜。然后将硬膜瓣缝合到周围的肌肉或头皮。

关颅

硬膜通常以 4-0 尼龙线水密缝合。硬膜周围悬吊于骨窗缘的小孔，如果需要，穿骨瓣行硬膜中央悬吊，以防硬膜外血肿。骨瓣复位，用钛板和螺钉固定。通常，如果骨孔位于颞线上方，为了美观可以使用骨孔填塞

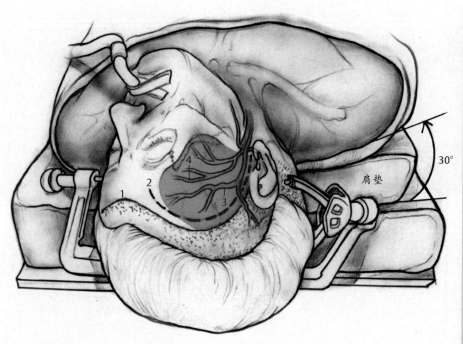

图 2.2　1. 剃除发际线后切口处的头发；2.颞肌切口；3.颞浅动脉分支；4.面神经额支。

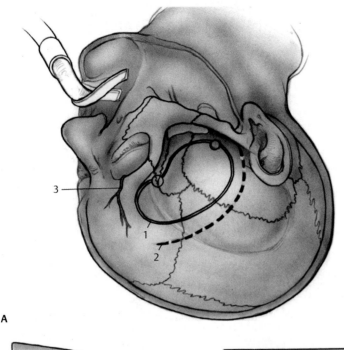

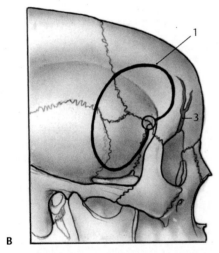

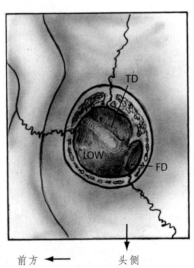

前方 ←　　　头侧 ↓

图 2.3　(A,B) 开颅术的侧面观。根据病变情况,骨窗大小不同。1. 骨窗的轮廓,显示关键孔和颞下骨孔;2. 皮肤切口;3. 眶上神经位于骨窗额部的内侧。(C) 关键孔扩大视图,显示如果需要可同时进入额(F)、颞(T) 和眶内(O)。如果需要,可调整钻孔角度,避免入眶。LOW,眶外侧壁;TD,颞部硬膜;FD,额部硬膜。

材料封闭;或者使用 3 个小钛板。如果颞骨下部有骨缺损,可用钛网和(或)羟基磷灰石重建。

　　然后用 3-0 Vicryl 线缝合颞肌和筋膜。帽状腱膜用 3-0 Vicryl 线间断缝合,头皮用钉皮器对合。

规避/损伤/风险

　　● 在耳屏附近切开时要小心,避免过于向后,因为可能会损伤外耳道。

　　● 筋膜下或筋膜间分离颞肌筋膜(如上所述),可避免损伤面神经额支。

　　● 用骨膜剥离子抬起骨瓣时要小心,以防对侧骨缘嵌入脑组织。

　　● 磨除蝶骨嵴尤其在深部及前床突周围时,必须小心,因为视神经和 ICA 就在附近的硬膜内。

　　● 要注意,骨窗越靠后,越容易暴露重要的功能结构,如运动区和 Labbé 静脉,这些结构可能因不必要的暴露而无意间损伤。

抢救与补救

　　● 如果脑膜中动脉意外损伤或出血,电凝硬膜上的动脉,用骨蜡封闭动脉起源处的骨缘。

　　● 如果关键孔不能以标准的圆柱形钻头打开,则可以使用圆形的切削钻,小心磨除至硬脑膜显露。

　　● 如果骨窗较大,脑组织暴露过多,可用外裹聚对苯二甲酸乙二醇酯纱布（Telfa™,Kendall Healthcare Covidien,Dublin,Ireland）的可吸收棉条或者可吸收性明胶海绵（Gelfoam™,Pfizer,New York,NY）或胶原海绵（Bicol™,Johnson & Johnson,New Brunswick,NJ）覆盖保护,以避免对皮层表面不经意的损伤。

■ 结果和术后过程

术后注意事项

- 患者需在重症监护室进行监护。
- 术后可行计算机断层扫描（CT）检查,以评估是否存在血肿、脑水肿、气颅或其他可能的并发症。
- 观察头部敷料,注意引流情况或脑脊液（CSF）渗漏的迹象。

并发症

- 面神经额支损伤。
- 颞浅动脉损伤或电凝。
- 脑组织过度牵拉导致神经功能损伤。

- 由于颞肌萎缩和颞窝骨质切除导致的容貌缺陷。
- 意外进入鼻旁窦造成的脑脊液瘘或假性脑膜突出。
- 其他并发症包括出血、感染、脑挫伤和癫痫。

参考文献

[1] Yasargil MG. Operative approach–interfascial pterional (frontotemporosphenoidal) craniotomy. In: Yasargil MG, ed. Microneurosurgery. Stuttgart: Georg Thieme Verlag; 1984: 215–233

[2] Figueiredo EG, Oliveira AM, Plese JP, Teixeira MJ. Perspective of the frontolateral craniotomies. Arq Neuropsiquiatr 2010;68:430–432

[3] Aydin IH, Takci E, Kadioglu HH, Kayaoglu CR, Tüzün Y. Pitfalls in the pterional approach to the parasellar area (review). Minim Invasive Neurosurg 1995;38:146–152

[4] Figueiredo EG, Deshmukh P, Zabramski JM, Preul MC, Crawford NR, Spetzler RF. The pterional-transsylvian approach: an analytical study. Neurosurgery 2006;59:263–269

[5] Vishteh AG, Marciano FF, David CA, Baskin JJ, Spetzler RF. The pterional approach. Operat Tech Neurosurg 1998;1:39–49

[6] Yasargil MG, Antic J, Laciga R, Jain KK, Hodosh RM, Smith RD. Microsurgical pterional approach to aneurysms of the basilar bifurcation. Surg Neurol 1976;6:83–91

[7] Yasargil MG, Fox JL. The microsurgical approach to intracranial aneurysms. Surg Neurol 1975;3:7–14

[8] Yaşargil MG, Reichman MV, Kubik S. Preservation of the frontotemporal branch of the facial nerve using the interfascial temporalis flap for pterional craniotomy. Technical article. J Neurosurg 1987;67:463–466

第3章
单额和双额开颅术 Ⓐ

Zoheir Hassan, Mashary Binnahil, Abdulrohman J. Sabbagh

■ 导言和背景

- 1885 年,Francesco Durante 首先描述了额下和经额入路,用于切除嗅沟脑膜瘤。
- Charles H. Frazier(1913)也描述了类似的硬膜外入路。为了到达垂体及其邻近区域,尽量减少额叶过度牵拉导致的严重并发症,他切除了眶上缘和眶顶。
- Harvey Cushing 首次经额下入路全切鞍结节脑膜瘤。

替代方法

- 扩大的额下入路,如:
  - 颅–眶入路。
  - 颅–眶–翼点入路。
  - 扩大额下入路。
  - 经基底入路。
- 翼点入路。

目的

- 最大限度地显露病变,扩大操作空间和尽可能完全切除病变,同时尽量减少脑组织牵拉,降低致残、致死率。

优点

- 此入路为额底、前颅窝和眶周、鞍旁/鞍上病变提供了理想的手术通路,同时最大限度地减少组织牵拉和最大限度地增加两侧显露。
- 经额下入路可显露的解剖结构,见表3.1。

适应证

- 额叶切除、额叶肿瘤、创伤(血肿清除)。
- 大型垂体肿瘤,尤其是向鞍上生长的。
- 第三脑室前部病变(经皮质入路切除胶样囊肿)。
- 前循环动脉瘤(胼周、胼缘)。
- 颅咽管瘤。
- 嗅沟、蝶骨平台和鞍结节脑膜瘤。
- 下丘脑肿瘤。
- 脑脊液(CSF)漏修补。

表 3.1 通过额下入路的解剖学结构

同侧	中线	对侧
眶顶	鸡冠	眶顶
前床突	嗅沟	前床突
后床突	蝶骨平面	额叶底部
海绵窦顶壁和侧壁	鞍结节	CN Ⅰ、CN Ⅱ、CN Ⅲ
额叶底部	终板	ICA、眼动脉
直回	第三脑室前部	
CN Ⅰ、CN Ⅱ、CN Ⅲ	垂体柄	
ICA、眼动脉		

参考自 Perneczky 等。CN,脑神经;ICA,颈内动脉。

13

禁忌证

• 禁忌证与解剖结构和入路对病变的显露程度有关。联合其他入路或改良入路,如经基底入路,此入路可能能够到达更多的位置。

• 肿瘤血行转移可能是大部分手术的相对禁忌证。

• 某些情况下,高级别恶性肿瘤侵犯双侧眼眶、视神经及视交叉可为禁忌证。

• 更适合放射治疗和(或)化疗的病变。

• 存在合并症不适合外科手术的患者。

■ 手术细节和准备

术前计划和特殊设备

• 仔细阅读影像:计算机断层扫描(CT)和磁共振成像(MRI)。

• 确定需要单侧还是双侧入路。

• 充分的术前规划与合适的体位可以减少目标区域暴露不足的风险。

• 手术设备包括 Mayfield 头架、手术显微镜、细尖双极电凝、高速颅钻和自动牵开器。

专家建议/点评

• 可行单侧入路时,应选择非优势半球侧。

• 原则上,如果可以选择,右利手的术者应该选择右额入路,左利手的术者选择左额入路[正如 1960 年 Poppen 所建议(1929 年 Cushing 和 Eisenhardt 报道)]。

手术的关键步骤

患者取仰卧位。头部固定于三钉头架(Mayfield),并高于心脏水平,以利于静脉回流。头顶向下倾斜15°,颈部略展,使额叶在重力作用下经最小的牵拉即可离开颅底。这样为术者提供了一个舒适的工作位置,并可显露整个前颅底。如行单侧入路,头部向对侧旋转20°,如需双侧显露,头部应固定于正中位。

双侧额下开颅时,冠状切口始于颧弓上耳屏前1cm处,延至头顶前囟处,再继续延长到对侧(图3.1A)。

皮瓣以多个拉钩牵拉固定。单侧额下开颅时,切口需从同侧耳屏延伸到对侧颞上线(即四分之三 Sutar 切口)。头皮包括骨膜,从颅骨锐性分离。骨膜应用湿润的

海绵覆盖保护,作为有血运的带蒂骨膜瓣,后期需要时可用于硬脑膜修补和额窦封闭。颞肌纵行劈开,并根据侧方骨孔的位置牵开固定。

取下游离骨瓣行单额或双额开颅(图3.1B)。单额开颅时,骨孔位于额骨颧骨根部后方,额颧缝上方1cm。此关键孔的位置可避免进入眼眶。此孔足够低时,抬起硬膜可确认前颅窝底的位置;如果需要,可用咬骨钳向前去除多余的骨质。此骨孔的重要性在于可达到侧方前颅窝。另一个骨孔位于中线处,尽可能向前、向下,通常使用儿童型钻头,在额窦上开一小孔。单额入路时,第三个骨孔位于前两孔中间,眶缘上方5cm。双额入路时,需要在双侧关键孔及眉间中线处钻孔,还需在眉间上方5cm处矢状窦上方或附近钻单孔或成对两孔。这一步骤可使用神经导航,以避开上矢状窦和(或)额窦。

然后游离硬膜,准备取下骨瓣。分离中线处矢状窦上的硬脑膜时要特别小心。用铣刀切开取下骨瓣。只要眶内容物未受累,无须切除眶顶。尽可能低地向下扩展骨窗非常关键,以免眶上区域的骨质残留,从而影响手术视野。如果额窦开放,要将其黏膜剥除,并以颞肌和浸有庆大霉素的明胶海绵(Gelfoam™,Pfizer Inc.,New York,NY)或取自腹部的脂肪填塞。

单额开颅时,硬膜切开时先于骨窗低位横形切开,再于外侧端弧形拐向后方。这种切开方式保留了汇入上矢状窦的额叶静脉,并可充分显露前颅窝。双额入路时,硬膜双侧切开。可能需要双重结扎并离断上矢状窦近端(图3.1 C-F)。从鸡冠上离断大脑镰,逐渐牵开额叶。打开基底池释放脑脊液。

以常规方式关颅。使用 4-0 尼龙线(Nurolon™,Ethicon Inc.,Somerville,NJ)水密缝合硬脑膜。如果发现有硬膜缺损或额窦开放,可使用带蒂骨膜瓣沿脑底面铺放以闭合缺损,然后将硬膜缝于骨膜。可覆一薄层纤维蛋白胶以便于水密封闭。四周悬吊硬膜,并穿骨瓣行硬膜中央悬吊,以防硬膜外血肿。

骨瓣复位以钛板及螺钉固定,颞肌及其筋膜用 3-0 Vicryl 线缝合,帽状腱膜用 3-0 Vicryl 线间断埋结缝合,钉皮器对合头皮。

规避/损伤/风险

• 过度牵拉额叶,导致水肿和(或)损伤。

• 范围局限,不能经多路径分离肿瘤。

• 侵犯至颅外(眶和上鼻道)的肿瘤,单侧通过此入路不能充分显露。

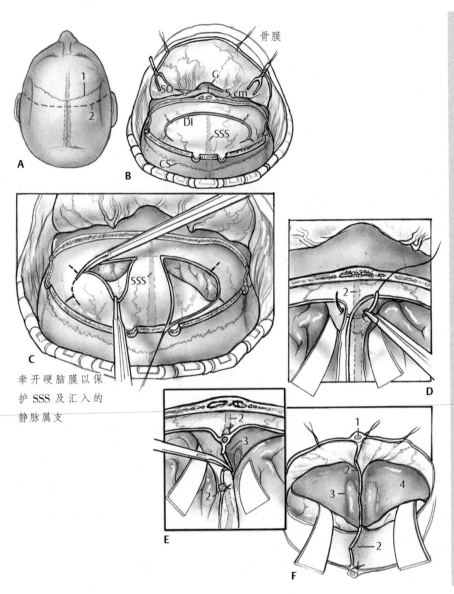

牵开硬脑膜以保护 SSS 及汇入的静脉属支

图 3.1 　(A)双侧额下开颅的手术切口:起自颧弓上耳屏前 1cm 延至头顶前囟处,再到对侧(2)。预留骨膜瓣(1)。(B)双额开颅示意图:翻起骨膜瓣并保留,在双侧关键孔及眉间中线处钻孔,在眉间上方 5cm 处矢状窦上方或附近钻单孔或成对两孔。连接骨孔成型骨瓣,然后取下。硬膜切口以红线显示。(C)硬膜先于低位横形切开,再于外侧端弧形拐向后方。(D)显示上矢状窦近端双重结扎。1.硬脑膜;2.上矢状窦。(E)离断上矢状窦近端。1.硬脑膜;2.上矢状窦;3.大脑镰。(F)将大脑镰于鸡冠处离断,并逐步牵拉额叶。1.上矢状窦;2.大脑镰;3.自鸡冠上离断的大脑镰;4.前颅窝硬膜。SO,眶上动脉和静脉;G,眉间;CS,冠状缝;DI,硬膜切口;SSS,上矢状窦。

• 肿瘤侵犯至鞍上和鞍旁区域时,经此入路会有以下局限:

  ○ 术野更深。

  ○ 无法充分控制此区域的重要血管。

  ○ 可能在病变显露后才能辨识神经血管结构。

  ○ 不能早期发现肿瘤与脑组织的界面,特别是在下丘脑周围。

• 前置交叉可能会阻碍显露鞍旁肿瘤。

• 这些限制催生了各种经典双额/额下入路的改良式式,包括:颅-眶入路、颅-眶-翼点入路、扩大额下入路和基底入路。

抢救与补救

• 如果硬膜切开时沿上矢状窦有小的撕裂,可用

可吸收性明胶海绵(Gelfoam™)压迫止血。

• 如有必要,上矢状窦的前 1/3 可结扎和离断,几乎没有静脉梗死的风险。

• 如果额窦开放,推荐使用一套单独的器械剥离窦腔内黏膜,以免污染术野。然后使用骨蜡、带蒂骨膜瓣、肌肉或腹部脂肪联合封闭窦腔,避免术后脑脊液漏。

• 眶壁贯通可能需要重建。

■ 结果和术后过程

术后注意事项

• 可给予少量类固醇激素以减少牵拉导致的术后

额叶水肿。
- 抗癫痫药物可持续使用预防癫痫发生。
- 整个住院治疗期间都要密切观察是否有脑脊液漏。
- 密切监测硬膜外或硬膜下血肿的征象也很重要。

并发症

- 如果切口皮肤太过向前,会损伤面神经上支。
- 开颅器械损伤上矢状窦。
- 汇入上矢状窦的桥静脉止血不充分。
- 损伤中线处的大脑前动脉。
- 止血充分导致硬膜下血肿或硬膜外血肿。
- 癫痫。
- 皮瓣或切口感染。
- 脑脊液漏。
- 嗅觉损伤。
- 额窦开放所致的感染。

参考文献

[1] Connelly ES, McKhann GM, Huang J, Choudhri TF. Intra- and extracranial procedures: frontal approach. In: Connelly ES, McKhann GM, Huang J, Choudhri TF, eds. Fundamentals of Operative Techniques in Neurosurgery. New York, NY: Thieme; 2002:276–286

[2] Samandouras G. Patient positioning and common approachs. In: Samandouras G, ed. The Neurosurgeon's Handbook. New York, NY: Oxford University Press; 2010:194–206

[3] Mohsenipour I, Goldhahn WE, Fischer J, Platzer W, Pomaroli A. Approaches to frontal base. In: Mohsenipour I, Goldhahn WE, Fischer J, Platzer W, Pomaroli A, eds. Atlas of Approaches in Neurosurgery. Stuttgart:Georg Thieme; 1994: 2–19

[4] Salcman M, Heros RC, Laws ER, Jr, Sonntag VKH. Olfactory groove meningioma. In: Salcman M, Heros RC, Laws ER, Jr, Sonntag, VKH, eds. Kempe's Operative Neurosurgery. 2nd ed. New York, NY: Springer; 2008: 95–100

[5] Perneczky A, Reisch R. Supraorbital approaches. In: Perneczky A, Reisch R, eds. Keyhole Approaches in Neurosurgery. New York, NY: Springer; 2008: 37–96

[6] Ojemann RG, Martuza RL. Surgical management of olfactory groove meningiomas. In: Schmidek HH, Roberts DW, eds. Schmidek and Sweet Operative Neurosurgical Techniques. Philadelphia, PA: Saunders Elsevier; 2006:207–214

[7] Bederson JB, Wilson CB. Olfactory Groove Meningioma. In: Rengachary SS, Wilkins RH, eds. AANS Neurosurgical Operative Atlas. Chicago, IL: AANS Publications; 1993:70–73

[8] Chi JH, Parsa AT, Berger MS, Kunwar S, McDermott MW. Extended bifrontal craniotomy for midline anterior fossa meningiomas: minimization of retraction-related edema and surgical outcomes. Neurosurgery 2006;59 Suppl 2: ONS426–ONS433, discussion ONS433–ONS434

[9] Acharya R, Shaya M, Kumar R, Caldito GC, Nanda A. Quantification of the advantages of the extended frontal approach to skull base. Skull Base 2004;14:133–142, discussion 141–142

[10] Day JD. Surgical approaches to suprasellar and parasellar tumors. Neurosurg Clin N Am 2003;14:109–122

[11] Cushing H, Eisenhardt L. Meningiomas arising from the tuberculum sellae, with syndrome of primary optic atrophy and bitemporal field defects combined with normal sella turcica in middle-aged person. Arch Ophthalmol 1929;1:1–41, 168–206

第 **4** 章

改良的单骨瓣眶颧开颅术 Ⓐ

Kristine Dziurzynski, Krishna B. Satyan, johnny Delashaw

■ 导言和背景

替代方法

- 标准的单骨瓣眶颧入路，标准或改良的双骨瓣眶颧入路，翼点、眶上、额下或双额入路。

目的

- 显露前、中颅底和颅底，额、颞、海绵窦和鞍区；并为后颅窝提供手术通路。

优点

- 增加显露角度和工作角度，同时减轻对脑组织的牵拉。

适应证

- 前循环和基底动脉尖动脉瘤，鞍区、海绵窦、颞叶内侧和额下区的病变。

禁忌证

- 累及眶顶的肿瘤，应使用双骨瓣眶颧入路或翼点入路。

■ 手术细节和准备

术前计划和特殊设备

- 相关的术前计划包括术前影像学（例如术中影像导航），实验室检查，选择不引起颅内压增高的麻醉药物。
- 患者取仰卧位，颈部伸展，头部根据病变情况旋转 30°~60°。
- 可用的器械设备应包括 Mayfield 头架及能与其连接的牵开器、颅钻、电凝、骨锤和骨撬，合适的动脉瘤夹或血管夹，显微镜和标准显微器械。
- 腹部或大腿消毒铺单，以备脂肪获取。

专家建议/点评

- 应避免过度牵拉头皮和脂肪垫，以防神经牵拉损伤。
- 取下骨瓣时应轻轻地抬起，避免用力过度，这样可以安全地折断眶顶。如果阻力太大，需按顺序重新检查切开的颅缝。
- 通常无须切除颧弓，除非需经颞下沿中颅窝底到达病变。
- 此手术需要熟悉铣刀的应用，最好由掌握颅底手术技术的医生进行。

手术的关键步骤

脑内病变的位置越深、越靠近中线,头部向对侧旋转的角度越小。切口起自颧弓下缘、耳屏前 1 cm,于发际内向上、向前延伸,至对侧瞳孔中线。应保留骨膜,可能需要用来修补额窦。

头皮切开后,用新手术刀片的刀腹沿疏松结缔组织层分离。沿着切口,采用平滑、连续的动作,以保留脂肪垫浅层和骨膜。一边向前轻拉头皮,一边向前分离。

一旦脂肪垫后缘的脂肪显露后,采用筋膜间分离技术将脂肪垫与头皮一起翻开。按照开始时的方式,继续分离并保留额骨骨膜,直至眶上缘,然后向前翻开骨膜。

到达眶上、外缘时,可见眶上神经,从其同名的切迹或孔穿出。因为此神经需与皮瓣一起向前翻开,需要铣刀打开眶上孔,然后轻柔地剥离眶骨膜。

分离颞肌时,需做 3 个切口。首先沿颞上线切开颞肌和筋膜,并预留 1~2cm 宽的肌筋膜袖。然后沿眶缘后方切开肌肉和筋膜,以便向下翻开肌肉。后方切口的位置取决于骨瓣的大小(图 4.1)。

颅骨至少需钻两个孔:一个在关键孔,另一个在颧弓根部。其他骨孔则由术者决定。关键孔开口向下延伸入蝶骨嵴,至额颧缝下方。从颧弓根处的骨孔开始,用带护板的铣刀朝眼眶延伸截骨,止于眶上神经稍外侧。快到达眶上缘时,钻头将被眶顶阻挡。然后,从颧骨根部向关键孔切开颅骨。接着,使用侧切钻头延伸第一个骨切口,切开眶上缘。从眼眶开始,向后小心切开直至与骨切口连通。于额颧缝下方,用侧切钻头从眶外侧缘向后切开连接关键孔。进行这些操作时,应该以脑压板保护眶骨膜。用骨撬在眶顶和眶外侧缘切口翘起并折断骨瓣(图 4.2)。

如果需要,可从硬膜外磨除床突。首先,从眶顶和蝶骨嵴分离硬脑膜。磨除蝶骨小翼,打开眶上裂(SOF)顶壁。在眶上裂顶端可见眶-脑膜联合,其内含动脉和静脉。可电凝切开眶-脑膜联合。然后,用金刚钻磨除视神经管顶壁。将床突磨成中空,仅剩一层薄壁,可用小咬骨钳去除。

规避/损伤/风险

• 风险包括眶上神经和面神经额支损伤,前床突骨折及暴力抬起骨瓣时视神经损伤,眶顶切除不当致眼球内陷,额窦开放,硬膜撕裂导致感染和脑脊液漏。

• 周围悬吊硬膜以防硬膜外血肿。

抢救与补救

• 沿着眶上缘切开颅骨时,可能会遇到额窦。通常,确保骨窗位于眶上切迹外侧可避开额窦。尽管如此,有时额窦仍可能被打开。此时应该完全剔除窦黏膜,以防形成黏液囊肿,以及可能的鼻窦炎和积脓症。如果额窦开口很大,可去除额窦后壁,将额窦颅骨化。然后,用腹部脂肪或肌肉和纤维蛋白胶来填充开放的额窦。由于有污染的风险,所有处理额窦使用过的器械均应更换。

■ 结果和术后过程

术后注意事项

• 患者应在重症监护室监测至少 24 小时。

• 术后应行计算机断层扫描(CT),以评估是否存在血肿、脑水肿、气颅或其他可能的并发症。

• 如果额窦有可疑的裂口,应行脑脊液漏的评估。

并发症

• 面神经额支损伤。

• 眶上神经损伤。

• 过度牵拉导致的眼眶和眼球内容物损伤。

• 因颞肌萎缩和颞窝骨质缺损导致的术后容貌缺陷(这可使用骨替代材料或钛网沿颞窝进行颅骨塑形来补救)。

• CSF 瘘或假性脑膜膨出:建议水密缝合硬膜。骨缘应涂抹蜡,特别是沿着床突和蝶骨区。骨膜瓣可用来帮助关闭硬脑膜。

• 其他并发症包括出血、感染、脑挫伤、癫痫和眼球内陷。

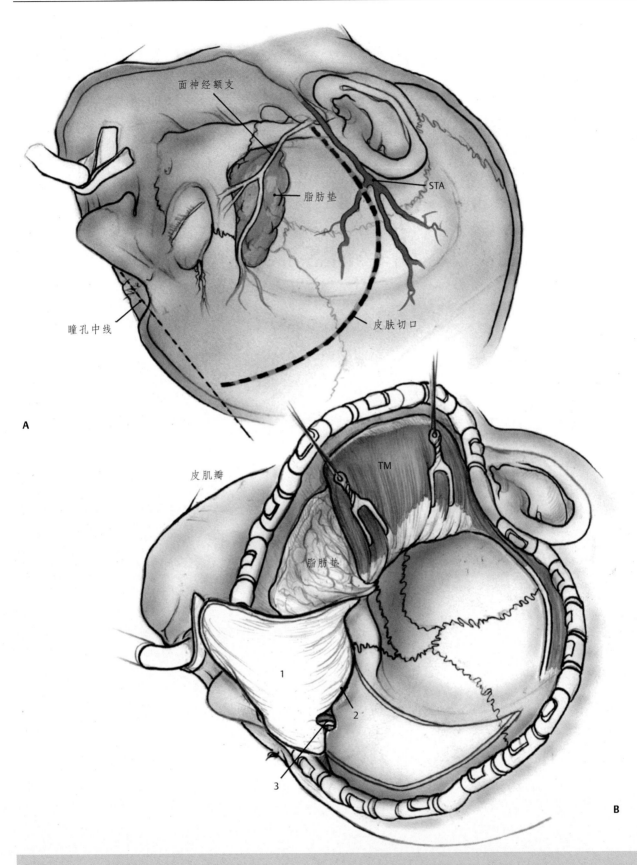

图 4.1　(A)示意图显示沿发际线到对侧瞳孔中线的切口。注意颞浅动脉(STA)和面神经额支的位置与切口的关系。(B)头皮翻开的层次,分离脂肪垫与其余的头皮一起翻开以保护面神经额支,颞肌(TM)向下翻开。1.翻开的骨膜;2.眼眶前缘;3.眶上孔(动脉和神经)。

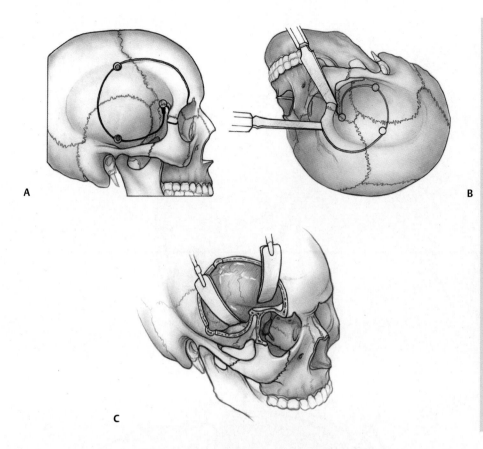

图 4.2　(A)钻孔和截骨的位置。注意关键孔延伸入蝶骨嵴。(B)放置骨撬折断骨瓣。(C)去除骨瓣后的情况。

参考文献

[1] Andaluz N, Van Loveren HR, Keller JT, Zuccarello M. Anatomic and clinical study of the orbitopterional approach to anterior communicating artery aneurysms. Neurosurgery 2003;52:1140–1148, discussion 1148–1149

[2] Coscarella E, Vishteh AG, Spetzler RF, Seoane E, Zabramski JM. Subfascial and submuscular methods of temporal muscle dissection and their relationship to the frontal branch of the facial nerve. Technical note. J Neurosurg 2000;92: 877–880

[3] Delashaw JB, Jr, Jane JA, Kassell NF, Luce C. Supraorbital craniotomy by fracture of the anterior orbital roof. Technical note. J Neurosurg 1993;79:615–618

[4] Noguchi A, Balasingam V, Shiokawa Y, McMenomey SO, Delashaw JB, Jr. Extradural anterior clinoidectomy. Technical note. J Neurosurg 2005;102:945–950

[5] Yaşargil MG, Reichman MV, Kubik S. Preservation of the frontotemporal branch of the facial nerve using the interfascial temporalis flap for pterional craniotomy. Technical article. J Neurosurg 1987;67:463–466

[6] Zabramski JM, Kiriş T, Sankhla SK, Cabiol J, Spetzler RF. Orbitozygomatic craniotomy. Technical note. J Neurosurg 1998;89:336–341

第 5 章

第三脑室的经纵裂-胼胝体-脉络膜裂入路Ⓐ

Michael L. Levy,Scott Berta

■ 导言和背景

替代方法

● 单侧额下、双额、经皮质、经蝶、颞下、经脑室和经穹隆入路。

目的

● 显露第三脑室前部的病变。

● 避免许多其他入路的相关风险,如记忆丧失、缄默症和癫痫。

优点

● 充分显露第三脑室,避免许多其他入路的相关风险,如记忆丧失、缄默症和癫痫。

● 到第三脑室的手术路径最短。

● 不侵犯皮质结构。

● 脑室很小时也可应用。

适应证

● 此入路有助于显露第三脑室前部的病变,包括从第三脑室延伸到侧脑室的病变:

　　○ 延伸至第三脑室内的肿瘤:胶质瘤、室管膜瘤、脉络丛乳头状瘤、脑膜瘤、颅咽管瘤等。

　　○ 胶样囊肿。

　　○ 某些血管畸形。

禁忌证

● 裂隙脑室。

● 广泛侵犯皮层的病变或肿瘤。

● 相对禁忌证:静脉解剖阻碍,相关桥静脉引流入上矢状窦。

■ 手术细节和准备

术前计划和特殊设备

● 常规术前实验室检查,全身麻醉药物(无颅内压增高的副作用)。

● 3/4 侧斜卧位或仰卧位、头部稍微弯曲。

● Mayfield 头架(及可连接的牵开系统)、神经手术显微镜、细尖双极电凝器。

● 术前脑磁共振成像(MRI)、神经导航。

● 术前血管检查:磁共振动脉或静脉成像(MRA 或 MRV)、计算机断层扫描血管成像(CTA)或常规血管造影。

● 心前区多普勒监测和中心静脉置管。

专家建议/点评

● 此入路通常由训练有素的、常常是受过颅底入路专业培训的神经外科医生实施。

● 详细的静脉解剖研究对于手术成功和避免风险至关重要。

手术的关键步骤

以前囟为中心约 5cm×5cm 范围剃发,消毒、铺单。取 U 形头皮切口,U 形的开口朝向外侧(图 5.1)。然后翻开皮瓣。保留骨膜很重要。接着用高速颅钻于四角钻 4 个孔,其中两孔直接位于矢状窦上方,因此要特别小心。或者钻 4 个孔,每侧两个,横跨矢状窦,用 Penfield 剥离子小心地从骨瓣上剥离矢状窦后,再连接骨孔。冠状缝前方骨瓣占 2/3,后方占 1/3。使用铣刀连通骨孔,做一个方形骨瓣。然后用 15 号刀片呈 U 形切开硬膜,U 形的开口朝内指向矢状窦,与皮瓣的方向相反。硬膜切口的两端接近但不损伤矢状窦非常关键。随时准备用棉条压迫窦止血。关颅时,这种皮瓣–硬膜瓣反向设计很重要,可以用骨膜覆盖修补硬膜缺损。此时置入手术显微镜。

接下来,于纵裂内两侧大脑半球分别放置小脑压板,并轻轻地牵拉。在放置牵开板之前,可以在术野前、

后界纵裂内塞入两个 1cm×3cm 大小的棉条卷,此操作有助于更好地显露和止血。此时,一边轻柔地钝性分离,一边逐渐推进脑压板,显露胼胝体(图 5.2)。胼胝体非常明显,是一个无血管的白色匀质结构。有一点需牢记,使用双极电凝止血时,其两个尖端的平面始终保持垂直于大脑前动脉,这样双极的两个尖端不会同时接触血管,避免损伤血管。止血满意后,沿胼胝体做一个约 1cm 的中线切口(图 5.3)。重要的一点是,要保持这个切口小于 2cm,以降低分离综合征的风险。

牵开器向深部推进,置入显微镜,以助于显露脉络膜。脉络膜显露后,可于丘脑和穹隆之间打开。可通过打开脉络带来分开脉络膜裂(图 5.4),脉络带是连接穹隆外侧缘和脉络丛内侧缘的结构。此入路的优点是无须像穹隆间入路那样分开穹隆,而穹隆切开可能与记忆丧失相关。应该指出的是,经脉络带打开脉络膜裂是非常危险的。脉络带连接脉络丛与丘脑,打开此区有损伤包括丘脑纹状体静脉在内的粗大静脉结构的风险。

适当地移位穹隆,显露第三脑室,以切除 Monro 孔至导水管之间的病变。如果切除病变时有出血,用温盐水冲洗有时可帮助止血。病变切除并止血满意后,可用

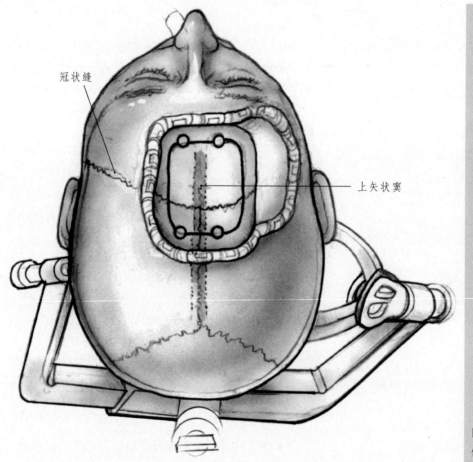

冠状缝

上矢状窦

图 5.1　皮瓣打开,在上矢状窦两侧钻孔。

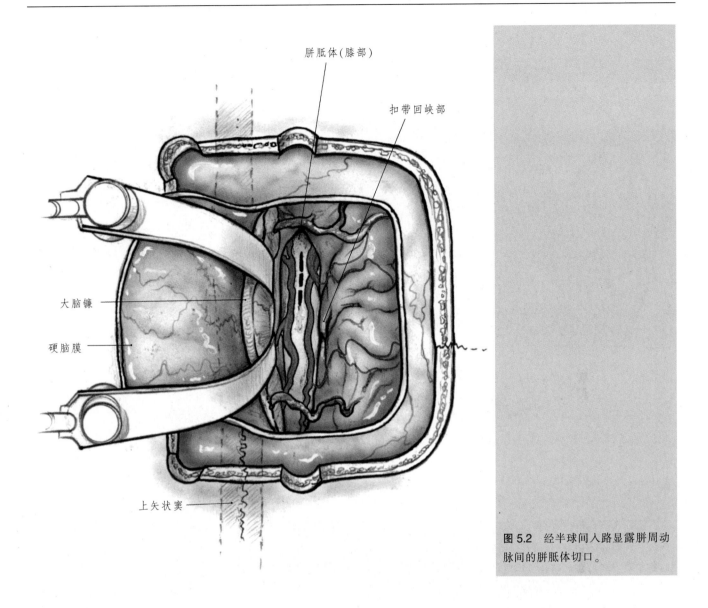

胼胝体(膝部)

扣带回峡部

大脑镰

硬脑膜

上矢状窦

图 5.2　经半球间入路显露胼周动脉间的胼胝体切口。

4.0 尼龙线(Nurolon™, Ethicon Inc., Somervllle, NJ)连续或间断缝合硬膜,并用骨膜瓣覆盖修补硬膜缺损。骨瓣复位,以微型钉板固定。然后以 2.0 Vicryl 线反向间断缝合皮瓣。最后可用钉皮器对合皮肤或使用 4.0 单丝(可吸收)缝合线连续皮内缝合并覆以皮胶。使用皮胶时,应小心不要让它触到仍有头发的皮区,因其几乎不可能去除。

规避/损伤/风险

- 在手术早期,有损伤矢状窦或大脑前动脉的风险。
- 在入路深处,有损伤丘脑及周围粗大静脉的风险,包括丘脑纹状体静脉。
- 胼胝体损伤导致分离综合征或缄默症的风险。

抢救与补救

- 如开颅时发生矢状窦撕裂,应用可吸收性明胶海绵(Gelfoani™, Pfizer Inc., New York, NY)和棉条盖在矢状窦上,压迫止血;应一直等到充分止血后再继续手术。如果硬膜撕裂较大,应该考虑用细线原位缝合修补。如果第三脑室内出现不可控的出血,应该尝试大量温水冲洗以促进止血。
- 如果怀疑空气栓塞,应尝试下列方法:冲洗术区;放低患者的头部,把患者置于 Trendelenburg 体位(头低脚高位)。经末端位于右心房的中心静脉导管抽吸。生理盐水冲洗术区并封闭所有窦开口也有帮助。麻醉师应密切监测患者的血流动力学和呼气末二氧化碳,以及早发现。

胼胝体水平

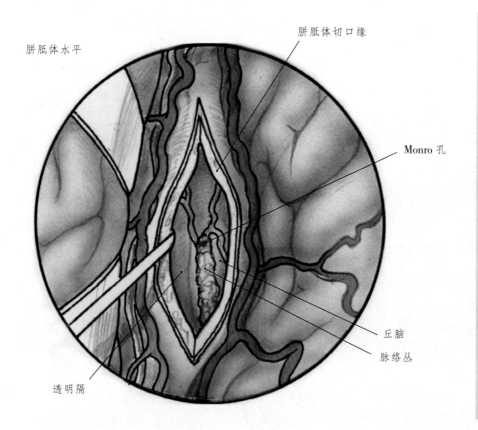

胼胝体切口缘

Monro 孔

丘脑

脉络丛

透明隔

图 5.3　进入右侧脑室，可见静脉结构和脑室壁。

尾状核

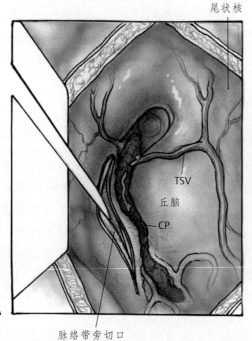

A

脉络带旁切口

TSV

丘脑

CP

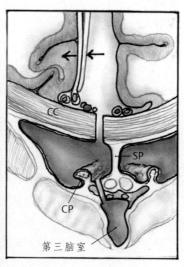

CC

SP

CP

第三脑室

B

图 5.4　(A)进入第三脑室的脉络带旁切口。(B)冠状位显示经胼胝体、穹隆旁、经 Monro 孔的手术路径。TSV, 丘脑纹状体静脉; CP, 脉络丛; CC, 胼胝体; SP, 透明隔。

■ 结果和术后过程

术后注意事项

　　● 术后患者应转入重症监护室行每小时神经功能检查,无论是否行脑室造瘘术(取决于减压是否充分)。

　　● 如果神经功能状态下降、怀疑脑积水或颅内出血,应该急诊行头颅 CT 检查。

　　● 因此,入路可快速改变脑室内脑脊液容量,有时术后可出现短暂癫痫发作。

并发症

　　● 脑室内出血。
　　● 迟发性脑积水。
　　● 术后颅内积气。
　　● 脑膜炎。
　　● 脑室炎。
　　● 癫痫发作。
　　● 脑水肿。
　　● 静脉梗死。
　　● 间脑综合征。
　　● 缄默症。
　　● 分离综合征。
　　● 记忆力障碍。

参考文献

[1] Appuzzo ML. Surgery of the Third Ventricle. 2nd ed. Philadelphia, PA: Williams & Wilkins; 1998:150–155

[2] Lozier AP, Bruce JN. Surgical approaches to posterior third ventricular tumors. Neurosurg Clin N Am 2003;14:527–545

[3] Jan M, Kakou M, Velut S. Neurochirurgie 1998;44 Suppl:133–137

[4] Bruce DA. Complications of third ventricle surgery. Pediatr Neurosurg 1991-1992–1992;17:325–330

[5] Villani RM, Tomei G. Transcallosal approach to tumors of the third ventricle. In: Schmidek HH, Roberts DW, eds. Schmidek and Sweet Operative Neurosurgical Techniques. Philadelphia, PA: Saunders Elsevier; 2006:772–785

[6] Wen HT, Mussi ACM, Rhoton AL, Jr, Oliveira E, Tedeschi H. Surgical approaches to lesions located in the lateral, third and the fourth ventricles. In: Sekhar LN, Fessler R, eds. Atlas of Neurosurgical Techniques: Brain. New York: Thieme Medical Publishing; 2006:507–546

第**6**章
眉弓入路 Ⓐ

Ponkoj Gore, Peter Nakoji, Charles Teo

■ 导言和背景

替代方法

- 采用标准额颞切口的额眶入路。

目的

- 通过"锁孔"骨窗显露额底区域:一个局限的、直接的颅骨开口,通过解剖通道到达相关的颅内病变。
- 这个入路强调减少脑组织牵拉,优化视野,减少组织损伤,改善容貌。
- 与标准方法相比,不牺牲手术效率和安全性。

优点

- 高度通用的入路,可以到达大部分前颅底区域、鞍上、海绵窦外侧、近段侧裂、Willis 环、额底和颞叶以及中脑腹侧。
- 软组织损伤最小,减少术后疼痛,恢复更快。
- 开颅只需钻一个孔,从而减少术后瘢痕,保持容貌外观。
- 尽量减少脑组织暴露,有助于硬脑膜和颅骨保护脑组织。

适应证

- 血管病,创伤,前颅底、鞍上区域、外侧海绵窦、近段外侧裂、Willis 环、额底和颞叶以及中脑腹侧的肿瘤性病变。

禁忌证

绝对的

- 需要完全切除的嗅沟病变。
- 硬膜基底的显露可能超过骨窗边界的浅表肿瘤。

相对的

- 额窦大的患者。
- 主体位于蝶骨大翼前方并延伸至中颅窝的病变,最好采用翼点开颅及其扩大入路,而不是额下入路。

■ 手术细节和准备

术前计划和特殊设备

- 影像学检查包括术前脑磁共振成像(MRI)和术前血管检查[MRA、计算机断层血管成像(CTA)或常规血管造影]。
- 需要的设备包括 Mayfield 头架、无框立体定位导航系统、神经手术显微镜、Colorado 针状单极电凝、0° 和 30°内镜(可选)和摆锯(可选)。
- 行常规的术前实验室检查。

专家建议/点评

- 与任何技术一样,外科医生的经验决定可以处理的病变的复杂程度。

- 与较大的额外侧开颅相比,此入路的主要局限在于狭窄的观察和工作角度,以及潜在的手术区域深部照明不足。作者使用内镜辅助技术来克服这些缺陷。0°内镜提供高倍放大和照明充分的视野。使用 30°内镜和带有角度的器械可以观察和处理显微镜视野之外的结构。

手术的关键步骤

患者取 20° Trendelenburg(头高脚低位)反向卧位,以便于静脉引流。颈伸 20°,使额叶靠重力下垂。头部向对侧旋转的角度取决于病变的位置。病变越靠近内侧,需要向对侧旋转的角度就越大。将 Lacri-Lube® 眼膏 (Allergan, Inc., Irvine, CA)施于同侧眼后,行暂时性眼睑缝合,以使在消毒时保护角膜和巩膜。无须剃头。

通过"眉弓切口"的入路有许多不同方式。作者倾向于在眉内最上缘做皮肤切口,以便骨窗向额顶扩大。眶上切迹通常可以通过皮肤触及,作为皮肤切口的内侧界限。切口外侧界至眉毛的外侧缘。如果需要的话,可向此点的外侧延伸 1cm。侧方暴露要充分,使能在

McCarty 孔处钻孔(图 6.1A)。向外侧延伸越多,临时或永久性额肌麻痹的风险就越大。

沿切口线切开额肌。颅骨骨膜 U 形(基底朝下)切开并翻起。皮肤切缘用鱼钩向上牵拉以充分暴露。颞肌切开暴露 McCarty 孔区域,钻孔显露额叶硬膜。如计划行单瓣的眶-额开颅,眶骨膜也应被骨孔显露(图 6.1A)。

眶上骨窗通常宽 2~3cm,高 1.5~2cm。最小的骨窗,必须能容纳完全打开的双极镊子。无框立体定向导航用于定位额窦,尽量不要开放额窦。高度气化、向外侧扩张的巨大额窦是此入路的相对禁忌。眶上切迹为开颅内下界。骨窗下界尽量低,平行于眶顶。

为了将眶缘包含于骨瓣,使用摆锯于骨窗内侧界和额颧缝上方内外两处切断眶上缘。经骨孔折断眶顶。无论哪种方式开颅,在硬膜打开之前减少硬膜外的眶顶骨峰是非常重要的。

U 形打开硬膜,瓣基朝下。不使用牵开器。近端外侧裂池、视交叉池、视神经-颈内动脉池、颈动脉 - 动眼神经池被广泛打开释放脑脊液,降低脑组织张力(图 6.1B)。后 3 个脑池是额下入路的主要工作通道。

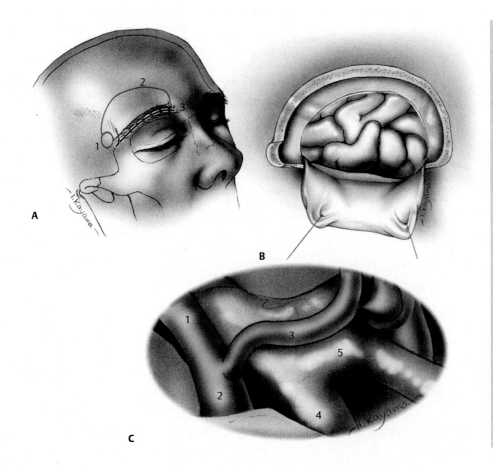

图 6.1　(A)经眉切口标准眉弓入路示意图。1. 钻孔位置(McCarthy 孔);2.开颅的范围;3.沿眉弓的切口。(B)眉弓入路显露范围。注意硬膜向下返折。暴露额叶底部。(C)广泛打开脑池后(右侧入路),将内镜置于适当的位置,确认相关的神经血管组织结构。1.大脑中动脉;2.颈内动脉;3.大脑前动脉;4.视神经;5.视交叉。

作者倾向于尽可能多地使用显微镜来分离蛛网膜和切除肿瘤。内镜辅助用于增加血管解剖的视野,充分显露神经血管结构,以及发现残余肿瘤。在视野的深处(如中脑),或视野边缘(如第三脑室内),可能主要依靠内镜来提供工作视野。

硬膜水密闭合,以防假性脑膜膨出。脱矿骨基质腻子可用于填充开颅骨缝以获得最佳美容效果。分层关颅。皮肤以 4-0 尼龙线皮下无结缝合。切口缘以非黏性有孔塑料薄膜敷料拉紧对合,如聚对苯二甲酸乙二醇酯伤口膜 (Telfa™, Kendall Healthcare-Covidien Inc.Dublin,Ireland)。

规避/损伤/风险

• 与现代显微镜相关的强大照明可能导致皮肤或眉毛灼伤。光线强度应限制在最大照明需要,光场应调整到只包括视野的直径范围。

• 此入路可能很难切除颅底受累的骨质和硬膜,打开视神经管也很困难,特别是处理肿瘤时(如蝶鞍脑膜瘤)。

抢救与补救

• 大型或巨大的肿瘤可能难以通过此入路切除。可先电凝切断肿瘤基底,然后逐层切除肿瘤的基底部。然后,可分块切除肿瘤,而无严重的脑组织牵拉和颅底结构损伤。

• 由于骨窗直径较小(15~20mm),常规的显微器械使用受限。在某些情况下,引入特殊的"锁孔"专用显微器械至关重要。

■ 结果和术后过程

术后注意事项

• 术后眼周围一定程度的肿胀很常见,但多不严重。单侧额肌麻痹常在前 2 周出现。

• 术后第 5 天拆除缝线。

• 患者应于重症监护病房监护至少 24 小时。

• 术后应进行 CT 扫描,以评估是否存在血肿、脑水肿、气颅或其他可能的并发症。

并发症

• 由于眶上神经和滑车上神经损伤引起的头皮麻木。

• 由于面神经额颞支的损伤而引起的额肌麻痹。

• 此入路额肌麻痹和眶上感觉减退的发生率分别为 5.5% 和 7.5%。

• 对某些肿瘤暴露不足。

• 额窦开放致痿,明显的皮肤瘢痕。

• 其他并发症可能包括脑脊液鼻漏、角膜损伤、外直肌麻痹、血肿、脑水肿和气颅。

参考文献

[1] Czirják S, Szeifert GT. Surgical experience with frontolateral keyhole craniotomy through a superciliary skin incision. Neurosurgery 2001;48:145–149, discussion 149–150

[2] Fernandes YB, Maitrot D, Kehrli P, Tella OI, Jr, Ramina R, Borges G. Supraorbital eyebrow approach to skull base lesions. Arq Neuropsiquiatr 2002;60 2-A:246–250

[3] Reisch R, Perneczky A, Filippi R. Surgical technique of the supraorbital keyhole craniotomy. Surg Neurol 2003;59:223–227

[4] Reisch R, Perneczky A. Ten-year experience with the supraorbital subfrontal approach through an eyebrow skin incision. Neurosurgery 2005;57 Suppl:242–255, discussion 242–255

[5] Shanno G, Maus M, Bilyk J et al. Image-guided transorbital roof craniotomy via a suprabrow approach: a surgical series of 72 patients. Neurosurgery 2001;48:559–567, discussion 567–568

[6] Zhang MZ, Wang L, Zhang W et al. The supraorbital keyhole approach with eyebrow incisions for treating lesions in the anterior fossa and sellar region. Chin Med J (Engl) 2004;117:323–326

中颅窝

第 7 章

颞部入路 Ⓐ

Jayant Menon, Michael L. Levy

■ 导言和背景

- 该入路用于显露颞叶中部、杏仁核、海马和颞叶前部。
- 也可以显露颞叶和侧脑室颞角前部的固有肿瘤。
- 创伤性的硬膜外血肿和颞极切除也可以通过这一入路完成。

替代方法

- 这一入路本身有些显露不足。通过扩大骨窗可容易地到达更多的区域。包括：
  ○ 经颧弓：低位颞下入路。
  ○ 经眶颧：眼眶肿物、中线肿物。
  ○ 扩大中颅窝：到达显露脑桥前中线部位的病灶。

目的

- 到达和显露整个颞叶和颞极。

优点

- 以最小的骨窗可以满意地处理许多不同的病变。
- 学习颞部入路为学习前、中颅窝手术入路提供基础。

适应证

- 固有肿瘤的切除：经颞部入路可切除完全位于颞叶、基底皮层的肿瘤。
- 癫痫外科：颞叶中部切除，杏仁核–海马回切除。
- 脑室内肿物：经皮层通道可达脑室颞角前部的肿物。
- 血管病：颞下入路可到达基底动脉干或者指向后方的基底动脉尖动脉瘤。
- 创伤：硬膜外血肿、硬膜下血肿、颞叶切除均可经颞部入路处理。

禁忌证(相对的)

- 某些超过颞窝界限的病变可能必须行更复杂的扩大入路，是简单经颞部入路的相对禁忌证。包括：
  ○ 病变扩展到侧裂以上，骨窗需更高(扩展为翼点入路)。
  ○ 病灶扩展入眼眶，可考虑眶上或下外侧壁切除。
  ○ 深部眶突或视神经肿瘤，如脑膜瘤或胶质瘤。中线病变，如鞍结节脑膜瘤、颅咽管瘤和各种前循环动脉瘤，可经颅眶入路到达，扩展颞部开颅为眶颧开颅。
  ○ 颞部开颅加眶外侧壁切除可处理眶前 2/3、视神经背侧或外下方的病变，而视神经内侧的病变除外。
  ○ 颞部入路可以扩展为额颞入路，如单骨瓣或者双骨瓣的眶颧入路,可达海绵窦或中线病变。详见"改良的单骨瓣眶颧入路"。

　　○ 中颅窝深部的病变,如内听道内(从底部到内耳孔)的病变,最好行中颅窝入路,以最大限度地保护听力。

　　○ 扩大中颅窝入路通过改良颞部入路可达桥小脑角 CPA 上部和脑桥前的斜坡。

　　○ 低位颞部病变可能经颧弓入路处理更好。

■ 手术细节和准备

术前计划和特殊设备

　　• 应根据病变特点和颅内压的评估结果,有计划地给予类固醇激素和静脉甘露醇(0.5~1g/kg)。

　　• 如患者需术中唤醒,则需面部保持清洁,头钉部位麻醉充分。

专家建议/点评

　　• 切口分两层解剖分离,可获带血管蒂的骨膜,用于关颅时修补复杂的硬脑膜缺损。

手术的关键步骤

　　关于体位,头部轻度过伸并旋转 30°~45°(图 7.1)。头钉固定于枕外隆凸和对侧额骨。根据手术目的可设计皮肤切口(图 7.2)。考虑深部显露达海绵窦或中颅窝时,可以设计更大的皮肤切口,即颞部开颅的扩展入路。

　　此时应完成立体定向神经导航的注册,以备随后术中应用。对于头皮的暴露,作者采用分两层分离的方法,用于扩大颅底入路,这一点接下来探讨。而对于常规颞部入路,单层分离即可满足(图 7.3)。分两层分离时,使用 10 号刀片或单极电凝(Colorado 头)严格从帽状腱膜下分离。保留帽状腱膜下疏松组织,附着于带血管的骨膜。帽状腱膜外侧半可与纤维结缔组织和颞浅脂肪垫一起翻开,以保留面神经额支。皮瓣外侧半继续向下翻开,显露颧弓、颧骨和眶外侧缘。应注意避免损伤后下方的颞下颌关节。

　　可能的话,注意保护颞浅动脉,可以减少术后颞肌的萎缩。必要时,该动脉也可用于血管搭桥。颞肌以单极电凝切开,深至骨膜。颞肌用骨膜剥离子从额颞部颅骨分离,必要时前方眶颞沟处的颞肌也可分离。颞肌牵

向后下方。于颞线下方 1cm 处,保留一条肌筋膜袖,用于关颅时肌肉缝合,以改善颞肌萎缩的外观。

　　关于开颅,多点钻孔适用于大骨瓣。关键孔处一孔、下方颞窝一孔和颞后部一孔可满足开颅需要。以铣刀(接高速液压钻或电钻)连通骨孔。骨窗向下尽量接近颧弓根部。此时,四周悬吊硬膜,以防术后硬膜外血肿。然后 C 形打开硬膜,注意不要损伤皮层静脉,如 Labbé 静脉或侧裂静脉。

　　辨识正常解剖结构后,即可切除肿瘤,清除硬膜下血肿或切除颞叶。将 Penfield 4 号剥离子前端置于颞极,向后测量 3.5cm 或止于一粗大皮层静脉。在颞叶切除术或肿瘤扩大切除术中,此界线以前、颞上沟以下的颞叶通常可以安全切除(根据个体化的功能解剖结构或者切除侧别可能会有变化,要考虑语言区位于左侧/优势半球)。详见"颞叶切除术"。

规避/损伤/风险

　　• 颞部开颅的下方和前方显露范围常常不被重视。

　　• 需确保行软组织间分离,这样皮瓣可充分翻向前方,满足开颅时中颅窝前方和下方的充分显露。

　　• 注意不要损伤侧裂静脉或颞叶后下方的 Labbé 静脉。

　　• 此外,术中必须意识到颞叶静脉向蝶顶窦引流。

　　• 靠颞叶侧电凝这些静脉,可避免牵拉回流入窦的静脉和随后的大量出血。

抢救与补救

　　进一步切除眶缘和(或)颧弓可更加开阔地显露深部病变,从而减少脑组织牵拉损伤。

■ 结果和术后过程

术后注意事项

　　• 注意要确保满意的美容效果,分两层打开以便于硬膜修补,颞线下方预留颞肌袖可增加良好美容效果的机会。

　　• 患者术后入重症监护室,检查神经功能和监测血压。

　　• 患者下床活动之前行 CT 扫描,作为术后的常规检查,评估是否有出血的可能。

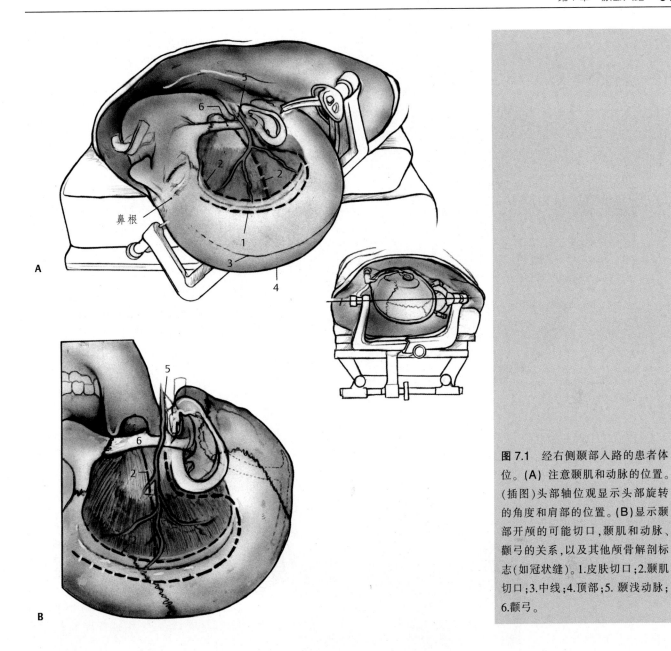

鼻根

A

B

图 7.1 经右侧颞部入路的患者体位。**(A)** 注意颞肌和动脉的位置。(插图)头部轴位观显示头部旋转的角度和肩部的位置。**(B)** 显示颞部开颅的可能切口,颞肌和动脉、颧弓的关系,以及其他颅骨解剖标志(如冠状缝)。1.皮肤切口;2.颞肌切口;3.中线;4.顶部;5.颞浅动脉;6.颧弓。

并发症

• 对于更加适合经扩大颅底入路处理的区域,应用此入路可能会引起并发症。

• 切除颞叶时,注意辨认并避开颞上回,从而避免造成优势半球语言区的损伤。

• 对于靠近语言区的病变可行清醒开颅手术。

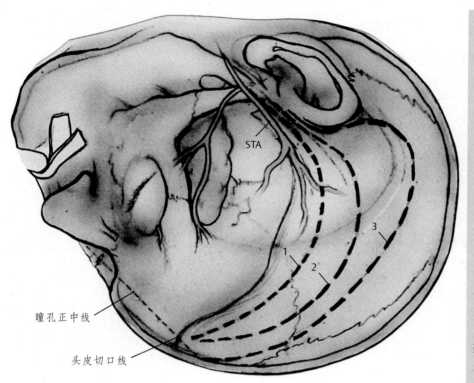

图 7.2 为了更大的颅底显露,各种额颞开颅的不同切口设计。注意头皮切口线与瞳孔正中线的关系。1.常规翼点入路切口;2.更大的额颞部切口线;3.扩大的额颞、眶底和中颅窝切口线。STA,颞浅动脉。

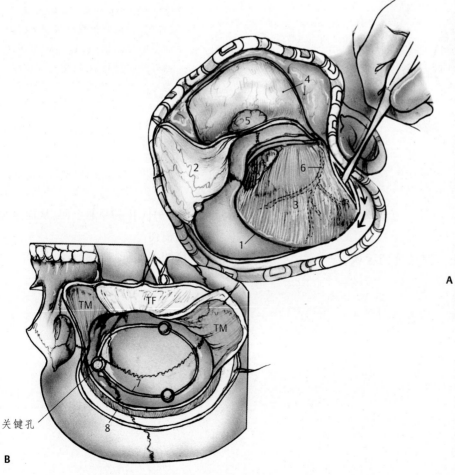

图 7.3 (A)帽状腱膜和骨膜两层打开法。这里显示骨膜剥离子顺肌肉纤维方向分离颞肌。(B)显示开颅范围和沿着关键孔、颞窝和颞上线的骨孔。1.颞上线;2.带血管的骨膜瓣和纤维结缔组织;3. 颞肌筋膜;4.皮肤、帽状腱膜和纤维结缔组织;5. 颞浅脂肪垫上半部;6.颞浅动脉;7.开颅轮廓;8.肌袖。TF,颞肌筋膜;TM,颞肌。

参考文献

[1] Rhoton AL, Jr. The temporal bone and transtemporal approaches. Neurosurgery 2000;47 Suppl:S211–S265

[2] Fukushima TMD. Manual of Skull Base Dissection. 3rd ed. Pittsburgh, PA: Af-Neurovideo Inc;1996

[3] Thudium MO, Campos AR, Urbach H, Clusmann H. The basal temporal approach for mesial temporal surgery: sparing the Meyer loop with navigated diffusion tensor tractography. Neurosurgery 2010;67 Suppl Operative: 385–390

[4] Wheatley BM. Selective amygdalohippocampectomy: the trans-middle temporal gyrus approach. Neurosurg Focus 2008;25:E4

[5] Tanaka T, Hashizume K. No Shinkei Geka 2003;31:737–746

[6] Helmstaedter C, Richter S, Röske S, Oltmanns F, Schramm J, Lehmann TN. Differential effects of temporal pole resection with amygdalohippocampectomy versus selective amygdalohippocampectomy on material-specific memory in patients with mesial temporal lobe epilepsy. Epilepsia 2008; 49:88–97

[7] Heros RC, Lee SH. The combined pterional/anterior temporal approach for aneurysms of the upper basilar complex: technical report. Neurosurgery 1993;33:244–250, discussion 250–251

第**8**章
颞下入路 Ⓐ

Kenji Ohato, Takeo Goto

■ 导言和背景

替代方法

- 幕上病变采用眶颧或翼点入路。
- 幕上和幕下病变采用经岩骨前入路。

目的

- 获得处理鞍上、鞍旁、大脑脚间、中脑外侧和幕下病变的手术通路,同时尽可能减少复杂的蛛网膜切开。

优点

- 通过简单的颞部开颅,可以提供中脑和脑桥腹侧或外侧的显露。
- 进一步的颧弓切除增加上方的显露,而岩骨前部的切除增加幕下的手术显露。

适应证

- 这种手术入路适用于中脑及脑桥前方或外侧的病变,例如基底动脉尖和基底动脉主干动脉瘤,以及小脑幕内侧缘脑膜瘤。

禁忌证

- 存在粗大的颞下静脉引流至颞部硬膜,阻碍病变的暴露。

■ 手术细节和准备

术前计划和特殊设备

- 术前脑部 MRI 扫描、神经导航、术前血管检查(MRA、CTA 及常规血管造影)。术前需要评估静脉引流方式。
- 推荐行腰椎引流降低脑组织张力。
- 常规术前实验室检查。
- Mayfield 头架、神经手术显微镜、细尖双极电凝。

专家建议/点评

- 该手术入路通常由训练良好的并可能是受过颅底手术入路培训的神经外科医师完成。

手术的关键步骤

患者取仰卧位或侧卧位,手术侧朝上。为了方便手术入路操作,患者头部向水平线下偏斜约 10°。同侧肩部垫高防止颈部过度扭转。标准颞下入路取以耳郭为中心的马蹄形切口,前部或扩大颞下入路取问号形切口(图 8.1)。皮瓣翻开后,颞肌用钝性皮钩向前方牵开。关键孔刚好位于颧弓根上方,行方形骨瓣开颅,注意骨瓣下缘位于中颅窝底水平。

硬膜分离并辨别以下结构:岩浅大神经、岩浅小神经、弓状突起、脑膜中动脉、三叉神经下颌支、卵圆孔和棘孔、Glasscock 和 Kawase 三角。

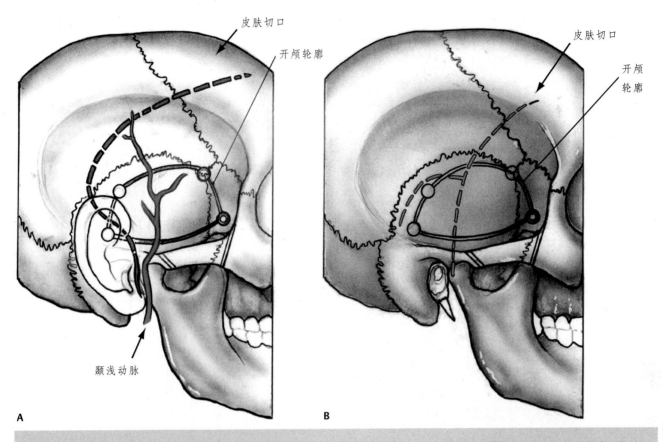

图 8.1　示意图显示标准颞下入路(A)和前方或扩展颞下手术入路(B)的皮肤切口及开颅轮廓。颞浅动脉和骨孔/开颅轮廓已标出。

颞部硬膜平行于中颅窝底切开,轻拉颞叶,仔细观察颞底部静脉。小的颞前桥静脉可以牺牲,但大的颞后部桥静脉和 Labbé 静脉需要保护,可以通过锐性分离静脉周围的蛛网膜使其松解游离。牵拉后部颞叶,直至小脑幕内侧缘可见。见到幕内侧缘后,向前移动牵开器至颞叶深部。通过进一步牵拉颞叶内侧,可以显露中脑外侧区域。锐性打开蛛网膜界面,辨认动眼神经、大脑脚、基底动脉、大脑后动脉及小脑上动脉。在滑车神经进入小脑幕缘的后方切开小脑幕,可以暴露幕下区域。

标准颞下手术入路可以提供的手术视野,包括从后床突上方 5mm 向下至三叉神经根部(图 8.2)。手术视野的上方扩展需联合经颧弓手术入路。获得低于三叉神经根的手术视野,需联合经岩骨前部(岩尖)手术入路。对于一些三叉神经的病变,适用经颞下空间的硬膜外中颅窝入路。

规避/损伤/风险

- 过度的颞叶牵拉可引起颞叶挫伤。

- 皮层静脉和 Labbé 静脉的损伤导致静脉压力增高,增加脑组织挫伤风险。显露 Labbé 静脉后,应用可吸收性明胶海绵覆盖(Gefoam™,Pfizer,New York,NY),全力保护。

- 精细的显微外科技术是保护这些静脉结构不可缺少的。

- 大脑后动脉(PCA)由于走行迂曲很难判断,可能会与小脑上动脉(SCA)混淆。追踪动脉至其起始部并辨认解剖标志,动眼神经走行于 PCA 和 SCA 之间,这是辨别及保护动脉和神经的关键点。

抢救与补救

- 即使使用微血管吻合技术,Labbé 静脉的损伤通常无法补救。因此,需要特别注意保护静脉结构。

- 如果不幸损伤大静脉,手术需要即刻停止。牵拉充血的颞叶脑组织会造成严重的挫伤性出血。

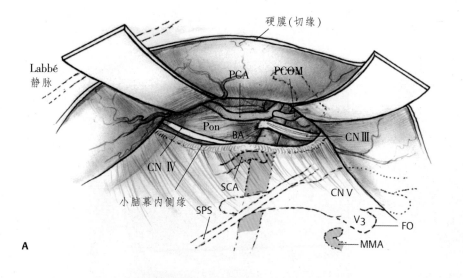

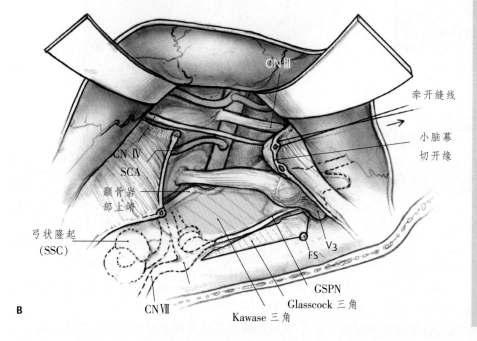

图 8.2　示意图显示颞下经小脑幕入路的手术区域。基底动脉尖区域可见 (A) 第 Ⅲ 和 Ⅳ 脑神经,抬高颞叶可见大脑后动脉及后交通动脉。小脑幕切开和进一步硬膜切开 (B) 可以充分显露基底动脉尖区域、Glasscock 和 Kawase 三角、岩浅大神经 (GSPN) 和岩浅小神经、弓状隆起 [半规管 (SSC)]、三叉神经下颌支、展神经、小脑上动脉 (SCA)、卵圆孔 (FO) 和棘孔 (FS)。阴影区域结构包括 Gasserian 半月神经节 (Gg)、岩上静脉 (SPS)、第 Ⅶ 脑神经。BA,基底动脉;MMA,脑膜中动脉;V₃,第 Ⅴ 脑神经的第三支 (三叉神经下颌支)。

■ 结果和术后过程

术后注意事项

● 极少数患者术后 3~4 天出现短暂遗忘性失语,并持续多天,但是没有颞叶水肿、梗死和挫伤影像学证据。

● 患者至少需要 24 小时的重症监护治疗。

● 术后需行 CT 扫描,判断是否存在血肿、脑水肿、颅内积气或其他潜在的并发症。

并发症

● Labbé 及其他皮层引流静脉损伤造成静脉梗死。

● 动脉损伤,包括大脑后动脉 (PCA)、后交通动脉 (PCOM) 或基底动脉穿支。

● 第 Ⅲ、Ⅳ (由于切开小脑幕时过于接近神经) 或 Ⅴ 脑神经损伤。

● 其他并发症包括脑脊液漏、血肿、颞叶水肿或牵拉损伤、颅内积气。

参考文献

[1] Ammerman JM, Lonser RR, Oldfield EH. Posterior subtemporal transtentorial approach to intraparenchymal lesions of the anteromedial region of the superior cerebellum. J Neurosurg 2005;103:783–788

[2] Ardeshiri A, Ardeshiri A, Wenger E, Holtmannspötter M, Winkler PA. Subtemporal approach to the tentorial incisura: normative morphometric data based on magnetic resonance imaging scans. Neurosurgery 2006;58 Suppl:ONS22–ONS28, discussion ONS22–ONS28

[3] Hernesnien J, Karatas A, Miemela M et al. Surgical techniques of terminal basilar and posterior cerebral artery aneurysms. In: Schmidek HH, Roberts DW, eds. Schmidek and Sweet Operative Neurosurgical Techniques. Philadelphia: Saunders Elsevier; 2006:1177–1191

[4] Yamamura A. Posterior cerebral artery and mid-basilar aneurysms. In: Sekhar LN, Fessler R, eds. Atlas of Neurosurgical Techniques: Brain. New York: Thieme Medical Publishing; 2006:173–180

[5] Tanriover N, Sanus GZ, Ulu MO et al. Middle fossa approach: microsurgical anatomy and surgical technique from the neurosurgical perspective. Surg Neurol 2009;71:586–596, discussion 596

[6] Goel A, Nadkarni T. Basal lateral subtemporal approach for trigeminal neurinomas: report of an experience with 18 cases. Acta Neurochir (Wien) 1999;141:711–719

第 9 章
前-后联合岩骨切除术 Ⓐ

Ali A. Baoj, Siviero Agazzi, Harry van Loveren

■ 导言和背景

替代方法

- 枕下开颅。
- 分期手术。
- 放射外科治疗。

目的

- 获得跨中后颅窝岩斜区肿瘤的手术通路。

优点

- 同时显露中后颅窝。
- 消除了小脑幕及部分岩骨的遮挡。
- 减少颞叶和小脑的牵拉。
- 无牵拉地暴露脑干(脑桥)的前外侧。
- 可以暴露内听道。
- 可以与其他手术入路联合使用，进一步增加手术显露。

适应证

- 位于岩骨尖部(中颅窝或后颅窝)的病变(血管、感染、肿瘤)或岩斜区域(后床突至颈静脉孔)的病变，可以通过岩骨前后切除联合入路暴露。
- 病变位于 ICA 内部及上部的暴露可行单独岩骨前部切除入路。

- 病变位于 ICA 下部及后部的暴露可行单独岩骨后部切除入路。
- 岩骨后部切除入路最低可达颈静脉结节。
- 通过这种入路可暴露的病变包括：岩斜脑膜瘤、三叉神经鞘瘤、岩骨肿瘤(胆固醇囊肿、胆脂瘤、脊索瘤)、听神经瘤、基底动脉瘤和脑干海绵状血管瘤。

禁忌证

- 绝对禁忌证：不能耐受大型手术或长时间麻醉的患者。
- 相对禁忌证：乳突气化不良或高位颈静脉球(冠状位上颈静脉球接近 IAC)的病例受限。岩骨后部切除入路在对侧乙状窦闭塞患者,手术风险增高。

■ 手术细节和准备

术前计划和特殊设备

- 增强 MRI 和(或)CT(颞骨薄扫)。
- 术前常规给予激素和抗炎药物。术前实验室检查。
- 手术显微镜、三钉固定头架和牵开系统、诱发电位监测、无框架导航技术。
- 前部岩骨切除术行术前腰大池引流便于颞叶牵拉。
- 术前放置监测探头和中心静脉置管。
- 术前消毒准备取脂肪的部位,关颅时可能使用。

专家建议/点评

- 预后与准确的病例选择有关,对于入路每一部分的暴露范围都有精确的理解是手术成功的关键。
- 手术的结果取决于确定肿瘤切除的合理目的(基于病情的自然病史、患者的生理功能和手术团队的经验)。
- 对寻找 ICA 多种方法的全面了解至关重要。后岩骨切除入路中乳突切除的内容由经验丰富的手术医师安全有效地完成,可为受过颅底训练的神经外科或耳鼻喉科医生。
- 推荐团队合作实施手术,不仅可以减少因术者疲劳引起的负面影响,还可以发挥多学科专家协作的优势。

手术的关键步骤

经岩骨入路(前后部岩骨切除联合入路)患者取仰卧位,头部旋转使矢状窦与地面几乎平行。需垫肩,或者老年患者选择侧卧位。

C 形皮肤切口,从颧弓根部,耳屏前方开始,围绕耳廓,距耳缘 5~6cm(三指宽),末端止于乳突尖下方。皮瓣翻向外耳道。颞肌单独翻开,以备关颅时应用。

完全的后部岩骨切除入路需要保护半规管,乙状窦暴露范围包括乙状窦后方 1cm 硬膜,横窦与乙状窦

交点,以及颞叶下部硬膜。平中颅窝底做颞部小骨窗。颞叶硬膜从后向前自中颅窝底剥离,暴露弓状隆起、岩浅大神经、棘孔、卵圆孔和骨性岩骨背。切断脑膜中动脉,磨除 Kawase 三角的骨质至岩下窦水平,注意保护耳蜗,磨除 IAC 顶壁(图 9.1)。

下一步是打开硬膜。平行于乙状窦切开乙状窦前硬膜,牵拉小脑半球。沿着颞叶切开颞下部硬膜,牵拉颞叶。颞部硬膜和后颅窝硬膜向岩上窦方向进一步切开,直到显露岩上窦或出现静脉出血。岩上窦使用钛夹双向夹闭并切断(图 9.2)。下一步,小脑幕暴露至小脑幕切迹并全部切开,完全切断小脑幕时注意辨别滑车神经(图 9.3)。注意避免损伤岩上窦主干。需要避免于小脑幕切迹后切开小脑幕,这可能引起严重的意识障碍。

此时,手术显露较小。沿横窦上方延长切开硬膜可使术区硬膜松解,注意保护 Labbé 静脉。这可后移横窦与乙状窦交界部,是增加显露的关键。此后,开始中颅窝的暴露。垂直于原硬膜切口,沿中颅窝底切开颞下硬膜直至岩上窦。后颅窝硬膜已经切开,岩上窦再次用钛夹双向夹闭并切开。三叉神经根部位于岩上窦的深面,小脑幕与岩骨的结合处,不要夹闭或切断。此时,再次经幕切迹切断小脑幕,注意保护进入小脑幕缘的滑车神经。注意之前的小脑幕切口不要过于靠后,此处的小脑幕切口不要过于靠前,太过靠前有损伤

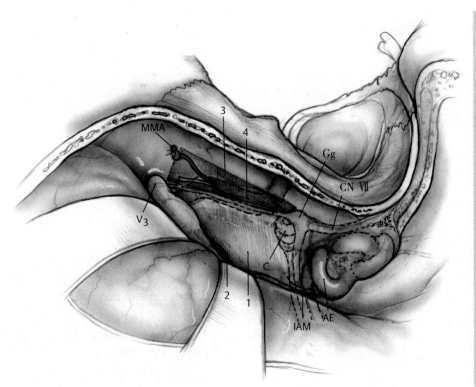

图 9.1　前部岩骨切除中,硬膜外颅底分离,暴露中颅窝内结构。1. Kawase 三角;2. 三叉神经压迹;3. Glasscock 三角;4. 颈内动脉岩骨段。V₃,三叉神经下颌支;MMA,脑膜中动脉;Gg,膝状神经节;AE,弓状隆起(前半规管);C,耳蜗;IAM,内听道;CN Ⅶ,第Ⅶ脑神经。

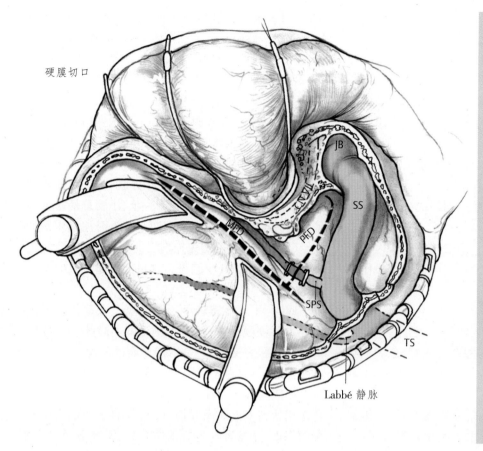

硬膜切口

Labbé 静脉

图 9.2　联合岩骨切除入路中硬膜切开方式。注意沿着中颅窝硬膜（MFD）水平切开，沿着后颅窝硬膜（PFD）切乙状窦前硬膜。双向结扎切断岩上静脉（SPS）。CN Ⅶ，第 Ⅶ 脑神经；JB，颈静脉球；SS，乙状窦；TS，横窦。

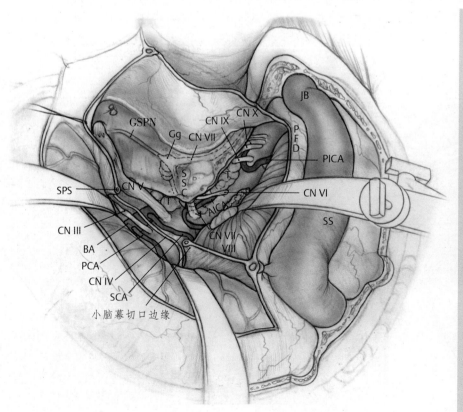

小脑幕切口边缘

图 9.3　联合岩骨切除入路硬膜内显露。注意小脑幕切开于滑车神经（CN Ⅳ）后方。CN，脑神经；JB，颈静脉球；SS，乙状窦；Gg，膝状神经节；GSPN，岩浅大神经；PICA，小脑后下动脉；PCA，大脑后动脉；BA，基底动脉；SCA，小脑上动脉；AICA，小脑前下动脉；SSC，半规管；SPS，岩上窦；PFD，后颅窝硬膜；T，肿瘤。

海绵窦的风险。

关颅

　　单纯的拉近缝合硬膜不可能达到水密闭合。术者需要依据个人经验有效地进行硬膜修补重建，还需要处理可能形成的假性脑膜膨出。一种封闭的方法是用骨蜡密封全部的气房，包括管周气房，用肌肉填塞无效腔，用合成材料修补重建硬膜并悬吊。另一种方法在手术开始时取骨膜用以最后封闭硬膜。用脂肪填塞消除乳突空腔。用自体骨或人工骨组织重建乳突骨皮质。颞部骨缺损用骨瓣和钛网重建。

　　作者术后通常不行持续腰大池引流。

规避/损伤/风险

　　• 需要保护静脉解剖结构（此入路特别需要保护 Labbé 静脉）。

　　• 应预料到肿瘤造成的脑神经移位。

　　• 小心避免动脉损伤，即便会导致肿瘤残留。脑干敏感脆弱，操作需要格外小心。

　　• 拔气管插管时，尽量避免严重的呛咳。

　　• 长时间手术的患者避免当天晚间拔管。

抢救与补救

　　• 如果出现静脉窦出血，应尽可能修补乙状窦并保持通畅。

　　• 对于海绵窦后部的静脉出血最佳的处理方法是不厌其烦地压迫止血（纤维蛋白胶可为很好的选择）。

　　• 大动脉损伤如需处理，最好是修补而非重建。

■ 结果和术后过程

术后注意事项

　　• 患者术后需在重症监护病房观察 24~72 小时。

　　• 可以用类固醇激素保护脑神经。

　　• 术后 MRI 检查评价手术切除程度。

　　• 围术期使用抗癫痫药物，尽管在没有明显颞叶损伤的患者中缺乏有效性的证据。

并发症

　　• 此手术术后最重要的并发症是形成假性脑膜膨出或脑脊液漏。大部分的假性脑膜膨出可以自行消失，所以应保守观察治疗。良好的密闭性头部乳突部位的包扎可以防止其形成。如影响患者康复，出现脑脊液漏，引起不能忍受的疼痛，需要探查和修补。作者一般不使用局部引流加包扎的处理方式，也没有发现临时腰大池引流有效。特别注意假性脑膜膨出可能是因脑积水所致。

　　• 其他并发症包括：听力丧失、脑膜炎、面神经瘫、静脉栓塞、空气栓塞、滑车神经瘫或颞叶牵拉引起的脑水肿。

参考文献

[1] Miller CG, van Loveren HR, Keller JT, Pensak M, el-Kalliny M, Tew JM, Jr. Transpetrosal approach: surgical anatomy and technique. Neurosurgery 1993;33: 461–469, discussion 469

[2] Al-Mefty O. Operative Atlas of Meningiomas. Philadelphia, PA: Lippincott-Raven Publishers; 1998:289–316

[3] Haddad G, Al-Mefty O. Approaches to petroclival tumors. In: Rengashary SS, Wilkins RH, eds. Neurosurgery. 2nd ed. New York: McGraw-Hill; 1996:1695–1706

[4] Barnett SL, D'Ambrosio AL, Agazzi S, van Loveren HR. Petroclival and upper clival meningiomas III: Combined anterior and posterior approach. In: Lee JH, ed. Meningiomas. Diagnosis, Treatment and Outcome. London: Springer-Verlag; 2008:425–432

[5] Ware ML, Pravdenkova S, Erkmen K, Al-Mefty O. Petroclival and upper clival meningiomas I: An overview of surgical approaches. In: Lee JH, ed. Meningiomas. Diagnosis, Treatment and Outcome. London: Springer-Verlag; 2008: 403–414

[6] Al-Mefty O, Fox JL, Smith RR. Petrosal approach for petroclival meningiomas. Neurosurgery 1988;22:510–517

[7] Abdel Aziz KM, Sanan A, van Loveren HR, Tew JM, Jr, Keller JT, Pensak ML. Petroclival meningiomas: predictive parameters for transpetrosal approaches. Neurosurgery 2000;47:139–150, discussion 150–152

第 **10** 章
经迷路入路 Ⓐ

Ashkan Monfared, Robert Jackler

■ 导言和背景

替代方法

• 到达内听道(IAC)和小脑脑桥角(CPA)的乙状窦后和中颅窝入路。

目的

• 到达内听道(IAC)和小脑脑桥角(CPA)。

优点

• 对小脑牵拉最小。
• 可以原位吻合重建面神经。
• 更多的侧方视野来暴露深凹入小脑和脑干或脑干前外侧的肿瘤(图 10.1)。

适应证

• 在内听道(IAC)和小脑脑桥角(CPA)的病变,例如前庭神经鞘瘤、脑膜瘤、表皮样囊肿等。
• 切除之前乙状窦后和中颅窝入路术后残余的肿瘤。

禁忌证

• 听力正常,从病理学来说这个肿瘤可以通过其他的手术入路保存听力。
• 手术涉及的耳朵是唯一有听力的。

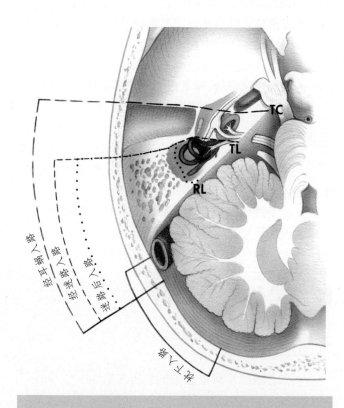

图 10.1 左侧岩骨的上方轴位观,骨到达小脑脑桥角的 4 种手术入路。(出版授权自 2009 年 Jackler. RK. 在 Thieme Medica 出版社出版的《颅底外科和神经耳科学图谱》。)

• 慢性中耳炎。
• 肿瘤延伸至迷走神经根入口下方。此手术入路对于脑干下部(延髓上部)和小脑后下动脉(PICA)近端的显露不够充分。

■ 手术细节和准备

术前计划和特殊设备

- 后颅窝的磁共振成像(MRI)平扫和增强扫描。
- 听力图。
- 术中神经监测。
- 手术显微镜、Apfelbaum 或类似的牵开器系统(持续牵拉固定通常不是必需的)、无框架引导技术。
- 做好取脂肪的准备。

专家建议/点评

- 岩骨切除需要专业训练以获得足够多的视野暴露。
- 掌握面神经的解剖对这个手术是必需的。
- 减压硬脑膜和乙状窦时,应提前预置中后颅窝牵开器,一旦乙状窦出血,可压迫止血。
- 应从后向前做骨质磨除,一旦出血,可放置牵开器压迫,手术医生可继续工作。

手术的关键步骤

取耳后沟向后 3cm 的曲线切口,切开乳突表面的软组织,翻起骨膜。行乳突皮质切除术,再切除后颅窝硬脑膜表面的骨质(乙状窦后至少 1cm)。然后切除中颅窝和乙状窦表面的骨质。切除乳突尖然后磨除二腹脊嵴内的骨质,沿骨膜向前辨认面神经降部。向下磨除骨质显露乙状窦至颈静脉球水平。

牵开后颅窝硬脑膜时,会遇到内淋巴囊,锐性切开其与内耳的连接,即前庭导水管。然后中、后颅窝同时放置牵开器(图 10.2)。沿各自的解剖路径切开外、后和上半规管行迷路切除术,注意 3 个半规管的末端壶腹部与面神经紧密相邻。

磨除内听道近端(内侧)的骨质。磨除内听道上方和下方骨质,内听道呈 270°显露。外侧(远端)暴露到前庭。值得注意的是,在横嵴的远端,面神经在接近膝状神经节时有个急转弯,此区骨质应被完整保留。接下来,沿着内听道和后颅窝打开硬脑膜,可清晰地看到第 V 至 X 脑神经(图 10.3)。

在肿瘤被完整切除之后,缺损以腹部的脂肪条填塞。它们被放置在硬膜缺口处,而不是小脑脑桥角深部。用柔软的牵开器按住脂肪条,在其表面再填入另一脂肪条而产生弹性作用。将邮票大小的颞肌筋膜放置在砧骨窝上,填入的腹部脂肪的弹性作用会使得颞肌筋膜黏在砧骨窝上。伤口被仔细地分层缝合以防脑脊液漏。

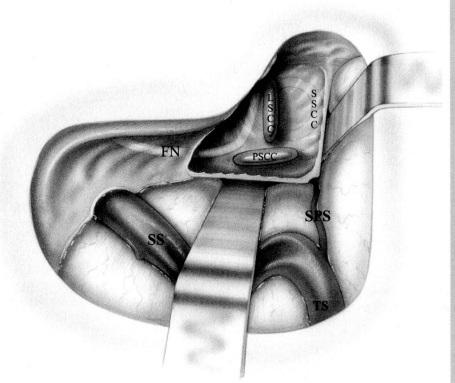

图 10.2　患者仰卧位,左侧乳突腔侧面观。中后颅窝和乙状窦表面的骨质已切除,牵开器在适当位置。在半规管的水平,中后颅窝各留下一层薄薄的骨壁,可以安全地用切削钻切除迷路,而避免损伤硬膜。SS,乙状窦;TS,横窦;SPS,岩上窦;SSCC,上半规管;PSCC,后半规管;LSCC,外半规管;FN,面神经。(经许可引自 2009 年由 Jackler,RK. 在 Thieme Medica 出版社出版的《颅底手术和神经耳科学图谱》。)

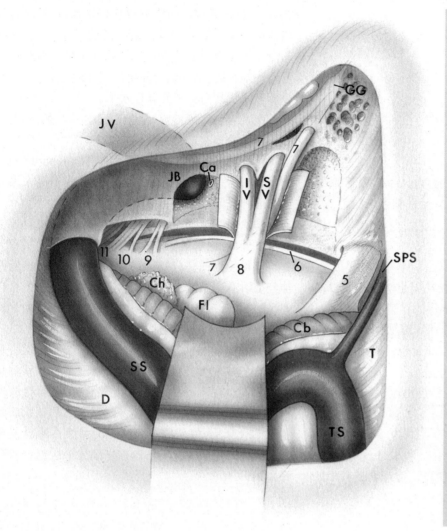

图 10.3 仰卧位患者,左小脑脑桥角区侧面观,硬膜已打开。第 V 至 XI 脑神经按顺序标出。SPS,岩上窦;T,小脑幕;TS,横窦;SS,乙状窦;D,后颅窝硬脑膜;Cb,小脑;FI,绒球;Ch,脉络丛;JB,颈静脉球;JV,颈静脉;GG,膝状神经节;Ca,耳蜗导水管孔;IV,前庭下神经;SV,前庭上神经;5-11,脑神经。(经许可引自 2009 年 Jackler,RK 在 Thieme Medical 出版社出版的《颅底手术和神经耳科学图谱》。)

规避/损伤/风险

• 应避免面神经的损伤,尤其是进行迷路切除(膝状神经节和面神经第二膝状体)时,应该是非常罕见的。

• 颈静脉球和乙状窦的损伤是另一风险。

• 少数患者砧骨窝封闭不充分可导致脑脊液鼻漏。

抢救与补救

• 面神经损伤:如果切除肿瘤时面神经的一部分被损伤,可用膝状节重建和修复。

• 持续性脑脊液漏:如果在采取保守措施,如乙酰唑胺、液体限制和腰椎引流后,脑脊液(CSF)漏仍然持续存在,则应封闭患者的中耳、咽鼓管和外耳道以阻止渗漏。

■ 结果和术后过程

术后注意事项

• 乳突敷料包扎 48~72 小时,以防止皮下积液。

• 患者术后第一晚应在监护室进行常规的神经监护。

• 应告诉患者注意无菌性脑膜炎和暂时性脑积水的症状和体征。提醒患者避免导致颅内压增高的动作(弯曲和伸展),以防发生脑脊液漏。

并发症

- 后颅窝血肿是一个可能的严重并发症，可能危及生命，需要立即干预。
- 由于出血或者水肿导致的脑积水也会危及生命。
- 其他的并发症包括：脑脊液漏、假性脑膜膨出、脑膜炎、面神经麻痹、静脉梗死、空气栓塞、小脑牵拉损伤和小脑前下动脉损伤所致的小脑梗死。

参考文献

[1] Jackler RK. Atlas of Skull Base Surgery and Neurotology. New York: Thieme Medical Publishing; 2009

[2] McElveen JT, Jr. The Translabyrinthine Approach to Cerebellopontine Angle Tumors. In: Rengashary SS, Wilkins RH. Neurosurgery. 2nd ed. New York: McGraw-Hill; 1996:1107–1113

[3] Sanna M, Saleh E, Panizza B, Russo A, Taibah A. Atlas of Acoustic Neurinoma Microsurgery. New York: Thieme Medical Publishing; 1998

[4] Becker SS, Jackler RK, Pitts LH. Cerebrospinal fluid leak after acoustic neuroma surgery: a comparison of the translabyrinthine, middle fossa, and retrosigmoid approaches. Otol Neurotol 2003;24:107–112

[5] Charpiot A, Tringali S, Zaouche S, Ferber-Viart C, Dubreuil C. Perioperative complications after translabyrinthine removal of large or giant vestibular schwannoma: Outcomes for 123 patients. Acta Otolaryngol 2010;130:1249–1255

[6] Roche PH, Pellet W, Moriyama T, Thomassin JM. Translabyrinthine approach for vestibular schwannomas: operative technique. Prog Neurol Surg 2008; 21:73–78

[7] Brackmann DE, Green JD, Jr. Translabyrinthine approach for acoustic tumor removal. 1992. Neurosurg Clin N Am 2008;19:251–264, vi

第**11**章
乙状窦前入路 Ⓐ

Maziyar A. Kalani, Shivand P. Lad, Griffith Harsh IV

■ 导言和背景

替代方法

- 乙状窦后入路、耳前颞上–颞下入路。

目的

- 获得到达基底动脉中段、椎基底动脉交界处、脑干前方、斜坡的手术通路。
- 更好地显露后颅窝的脑神经。

优点

- 距离岩斜区更近。
- 更广泛地显露前后颅窝及斜坡病变,因此相对于传统的枕下乙状窦后入路,利用更小的牵拉即能提供更充分的脑干腹侧显露。
- 避开了乙状窦,对小脑牵拉更小。

适应证

- 岩斜区肿瘤(如脑膜瘤、软骨肉瘤、脊索瘤)。
- 脑干前外侧和外侧病变(如海绵状血管畸形、椎基底系统动脉瘤或动静脉畸形)。
- 前庭蜗神经复合体肿瘤(如神经鞘瘤)。

禁忌证

- 向前方硬膜外侵袭的病变。

- 脑干后方病变。

■ 手术细节和准备

术前计划和特殊设备

- 术前影像(CT 及 MRI)判断病变位置及是否侵袭骨质。
- 术前实验室检查、胸部 X 线片、心电图及知情同意书。
- 公园长椅位或 3/4 的侧俯卧位,垫肩,头向病灶(或手术)对侧倾斜 40°~80°。
- Mayfield 头架(带可拆卸牵开系统)、神经手术显微镜、细小双极电凝装置。
- 术前头颅 MRI 扫描、神经导航、术前血管检查(磁共振动脉成像或静脉成像、CT 血管成像或常规血管造影)。
- 术前安置心前区多普勒探头和中心静脉置管。
- 为预防脑脊液(CSF)漏可行术中腰椎引流。
- 根据病变位置可考虑行电生理和脑神经监测。

专家建议/点评

- 乙状窦前 4 种不同改良入路的选择(迷路后、部分迷路、经迷路和经耳蜗)取决于患者的听力、病变的大小和前后位置(图 11.1B)。
- 术前存在听力的患者,可考虑迷路后入路。
- 如果听力功能受损,可考虑经迷路入路。

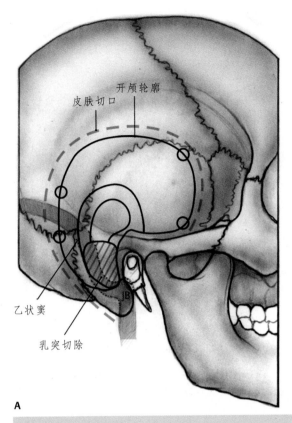

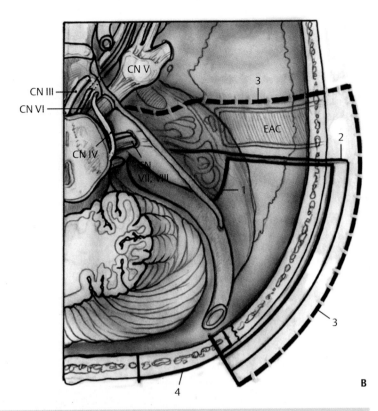

图 11.1 (A)皮肤切口和开颅轮廓的示意图,跨越乙状窦的钻孔位置,注意乳突切除范围。(B)颅骨切除的范围:1.迷路后入路;2.经迷路入路;3.经耳蜗入路;和(或)4.枕下入路,取决于患者的听力、病变的大小和前后位置。EAC,外耳道;JB,颈静脉球;CN,脑神经。

● 在这些病例,强烈推荐颅底外科医生与耳鼻喉科医生合作手术。

手术的关键步骤

患者可取公园长椅位,患侧朝上,或仰卧位垫肩,头向病变对侧倾斜 40°~80°,使乳突平行于地面。

马蹄形皮肤切口起自颧骨上方的颞部,延伸于耳上,然后在枕下区乳突内侧向下。皮瓣翻向前下至外耳道水平。颞肌翻向前方,乳突及枕下区的肌肉于骨膜下分离,推向下方。行颞部及枕下开颅,暴露横窦(图 11.1A)。

在迷路后入路,行保留迷路的乳突切除。从窦硬膜角到颈静脉球孤立乙状窦。向上方切除骨质显露中颅窝底和岩上窦。进一步显露骨迷路、乙状窦和岩上窦(Trautmann 三角)。

沿颞部骨窗的下缘剪开硬膜,注意保护 Labbé 静脉与横窦的汇合处。然后于 Trautmann 三角的乙状窦前方切开后颅窝硬脑膜。硬膜切口延伸通过岩上窦,与开始的颞下硬膜切口汇合。岩上窦用缝线结扎或电凝后切开。岩上窦离断后,从岩上窦至滑车神经小脑幕入口后方的小脑幕切迹切开小脑幕。需小心避免损伤中脑周围池中的滑车神经(图 11.2)。

上抬颞叶后部,小心向后牵拉乙状窦和小脑半球;注意保护 Labbé 静脉与横窦的汇合处。维持乙状窦血流通畅的需要限制了向上牵拉颞叶的幅度。如果静脉血管造影显示静脉经窦汇向对侧代偿引流充分,则可离断乙状窦以增加上方的暴露。

打开 Meckel 腔后可以无张力地松解三叉神经根。如果需要,可以磨除岩尖以暴露病变。

水密缝合硬脑膜是防止脑脊液漏的关键。可以使用移植修补材料来闭合硬脑膜,如采用局部获取的骨膜,并以纤维蛋白胶等硬膜密封剂加固。也可填入从腹部获取的脂肪,与骨蜡一起封闭乳突气房,以消除任何潜在的瘘口。

规避/损伤/风险

● 内侧有损伤第Ⅵ、Ⅶ~Ⅷ脑神经的风险。
● 外侧有损伤第Ⅴ、Ⅸ~Ⅺ脑神经的风险。

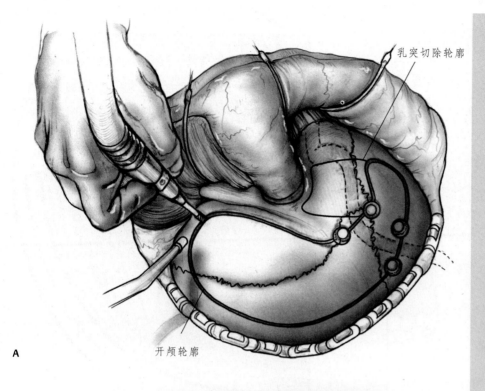

乳突切除轮廓

开颅轮廓

A

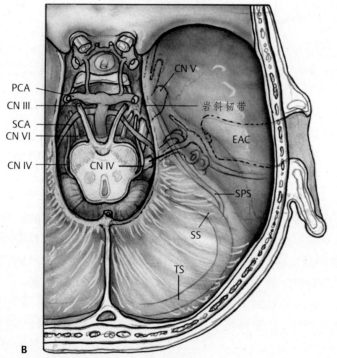

CN V

PCA

CN III

岩斜韧带

SCA

CN VI

EAC

CN IV

CN IV

SPS

SS

TS

B

图 11.2　(A)在开颅和乳突切除后,暴露乙状窦(SS)、岩上窦(SPS)和面神经岩骨段,之后再行硬脑膜显露和切开。(B)小脑幕切口的位置,在滑车神经进入小脑蒂的后方。1.迷路后入路;2.经迷路入路;3.经耳蜗入路;4.枕下入路。PCA,大脑后动脉;SCA,小脑上动脉;EAC,外耳道;CN,脑神经;TS,横窦。

• 滑车神经的损伤(切开小脑蒂时距离神经过近)。

• 优先选择锐性分离脑神经周围的蛛网膜,以避免过度牵拉及相关的神经损伤。

• 内听道、耳蜗或迷路损伤导致听力丧失的风险。需要保留听力的患者,应避免对中耳听小骨的操作。

抢救与补救

如果开颅时出现乙状窦撕裂,应使用可吸收性明胶海绵棉片填塞压迫止血,术者应等到止血充分后再继续后续操作。应将患者置于头低脚高位,在填塞明胶海绵棉片之前用液体充满术区，以减少空气栓塞的风险。如果窦裂口较大，可行原位修补。

■ 结果和术后过程

术后注意事项

- 术后患者应在重症监护室至少观察 24 小时。
- 术后行 CT 检查以评估是否有出血、脑水肿、气颅或其他并发症。
- 优势半球入路的术后言语和语言障碍需行卒中序列 MRI 以排除是优势侧颞叶的牵拉损伤或静脉梗死。

并发症

- 损伤 Labbé 静脉、优势乙状窦或横窦所致的相关静脉梗塞。

- 动脉损伤，包括椎动脉或基底动脉。
- 其他潜在并发症包括：颅内出血、空气栓塞、脑脊液漏、脑神经麻痹、闭锁综合征、失语症、记忆障碍、癫痫和感染。

参考文献

[1] Cantore G, Ciappetta P, Delfini R. Choice of neurosurgical approach in the treatment of cranial base lesions. Neurosurg Rev 1994;17:109–125

[2] Kawase T, Bertalanffy H, Otani M, Shiobara R, Toya S. Surgical approaches for vertebro-basilar trunk aneurysms located in the midline. Acta Neurochir (Wien) 1996;138:402–410

[3] Ketabchi SE, Taghikhani A. Pre-sigmoid sinus approach to petroclival meningioma. Acta Med Iran 1999;37:92–94

[4] Malis Ll. Surgical resection of tumors of the skull base. In: Wilkins RH, Rengachary SS, eds. Neurosurgery. Vol 1. New York: McGraw-Hill;1985:1011–1021

[5] Oiwa Y, Nakai K, Masaki Y et al. Presigmoid approach for cavernous angioma in the pons—technical note. Neurol Med Chir (Tokyo) 2002;42:91–96, discussion 97–98

[6] Tedeschi H, Rhoton AL, Jr. Lateral approaches to the petroclival region. Surg Neurol 1994;41:180–216

第 **12** 章
乙状窦后入路 Ⓐ

Leonardo Rangei-Castillia，David Stuart Baskin

■ 导言和背景

替代方法

- 颞下经岩前入路。
- 远外侧经髁入路。
- 经迷路入路。
- 经耳蜗入路。
- 乙状窦前入路。
- 中后颅窝联合入路。

目的

- 暴露小脑脑桥角和它包含的第 V 、Ⅶ、Ⅷ、Ⅸ、X 和 XI 脑神经。
- 暴露小脑上动脉、椎动脉、小脑前下动脉和小脑后下动脉。
- 暴露岩后区、岩斜区和斜坡区域。

优点

- 该方法能最简单地显露小脑脑桥角和侧斜坡。
- 如果需要幕上或颅颈交接区的显露，可以向上或向下伸展。

适应证

- 显露小脑脑桥角区及脑池。
- 显露第 V 、Ⅶ、Ⅸ、X 和 XI 脑神经治疗三叉神经痛、面肌痉挛和舌咽神经痛。
- 切除位于小脑脑桥角内(如听神经瘤)、岩骨区、下斜坡和枕骨大孔区的肿瘤。
- 显露小脑上动脉、小脑前下动脉、后下动脉和椎动脉动脉瘤。

禁忌证

- 不适合主体位于内听道前内侧的病变。
- 患者不能耐受长时间的手术。
- 手术部位有活动性感染。
- 对侧低位脑神经麻痹(视具体情况而定)。

■ 手术细节和准备

术前计划和特殊设备

- 放射学检查、计算机断层(CT)扫描(薄扫)和磁共振成像(MRI)以确定肿瘤的位置、大小，以及肿瘤与邻近结构(如脑干和包绕动脉)之间的关系。
- 可考虑术前血管内介入栓塞，尤其是巨大脑膜瘤。
- 在某些病例中，术中影像导航是有帮助的。
- 术中监测，如诱发电位，特别是面神经监测和脑干听觉诱发电位监测是有用的辅助手段。
- 使用加强型气管插管以防扭结，动脉和中心静脉置管。
- 多普勒监测空气栓塞。

- 手术器械包括:高速钻、长型双极电凝、显微手术器械和手术显微镜。
- 如果出现脑脊液漏,可行腰椎引流。
- 围术期可用抗生素,至术后 48 小时。
- 累及气房的扩大入路中,脂肪填塞有帮助。

专家建议/点评

- 内淋巴囊是停钻的重要骨标志物。
- 在小脑幕或附近操作时,应避免损伤第Ⅳ脑神经。可通过不断地观察小脑幕的两侧,并用棉片将其隔离来实现。
- 小脑上表面的引流静脉应及早电凝,以免后期出血。
- 权衡与肿瘤粘连的脑神经损伤的风险,必要时可次全切除肿瘤,保留神经完整,术后放射治疗。

手术的关键步骤

患者取 3/4 俯卧位、斜仰卧位或侧位,曲头并向对侧旋转。应注意颈部体位(不要过旋过屈)以避免颈静脉受压,进而影响静脉回流。

取乳突内侧 1~2cm、跨星点的直切口。星点是横窦与乙状窦交点的经典标志,但这种对应关系仅见于 60%~80% 的患者。此时神经导航可以帮助精确定位横窦与乙状窦交点,根据需要适当缩小骨瓣。乳突静脉出血很容易用骨蜡控制。

骨窗应显露横窦下缘、乙状窦后缘及枕鳞下部(图 12.1)。切开硬脑膜,用缝线向上方和侧方牵拉硬膜及乙状窦,提供了一个显露深部结构的开阔视野(图

12.2)。这就产生了一个与岩骨背侧面、小脑幕-岩骨嵴交界平行的手术通路。轻抬小脑,可见内听道后壁。

显微镜下,打开枕大池,释放脑脊液,降低小脑张力。这是手术的一个关键步骤,因为脑脊液释放可有效降低脑组织张力,在之后的手术过程中常常无须使用牵开器。张力降低满意后的重要步骤是从小脑幕分离小脑上表面,可电凝从小脑上表面引流至小脑幕的任何静脉。这一步可避免手术后期的静脉出血,这些出血可能非常烦人并难以控制,特别是静脉从其与小脑幕的连接处撕裂时。然后沿小脑幕与岩骨的交界向深部分离,根据需要,用显微剪剪开蛛网膜粘连,显露岩上静脉。在岩上静脉靠近小脑段(不要靠近窦)电凝切断该静脉。应在分离和切局部蛛网膜之前,辨认滑车神经。因为一旦蛛网膜回缩成条状,滑车神经可能很难分辨。然后可从近端到远端辨认低位脑神经及相邻动脉,接着是累及这些神经血管结构的疾病(图 12.3)。

- **三叉神经痛微血管减压(第Ⅴ脑神经):**最常见的情况是小脑上动脉(SCA)的一段压迫三叉神经(图 12.3)。SCA 形成一个凸向尾侧的血管襻,沿脑桥的侧方向下走行,通常的接触点位于神经的上面或上内侧面。需要探查神经的内侧隐窝寻找动脉襻。压迫部位取决于与小脑上动脉分支及三叉神经的关系。其他相关动脉包括小脑前下动脉(AICA)、小脑后下动脉(PICA)、基底动脉,少数情况下还有岩上静脉或其他静脉结构。将神经从蛛网膜游离至关重要,向头侧-尾侧、背侧-腹侧全方位探查,确保发现所有问题血管。
- **面肌痉挛微血管减压(第Ⅶ脑神经):**要显露面神经,第一骨孔和骨窗应位于星点稍下方。面神经于桥

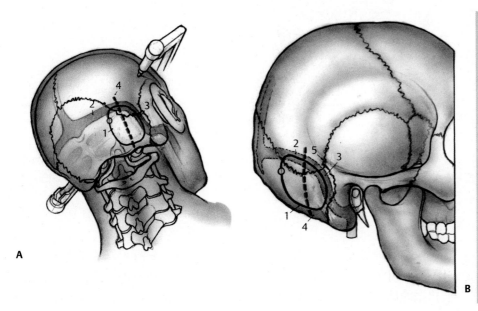

图 12.1　皮肤切口的位置和开颅轮廓。(A)显示最佳的头部位置和三点固定。(B)侧位观显示开颅显露横窦-乙状窦汇合处和星点的相对位置。1.开颅轮廓;2.横窦;3.乙状窦;4.皮肤切口;5.星点。

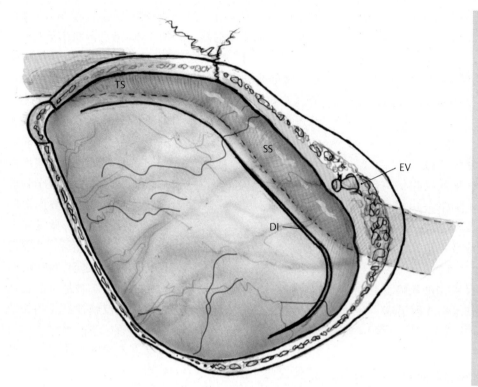

图 12.2 硬膜切开示意图,沿横窦和乙状窦留一窄条硬膜。TS,横窦;SS,矢状窦;EV,乳突导静脉;DI,硬膜切口。

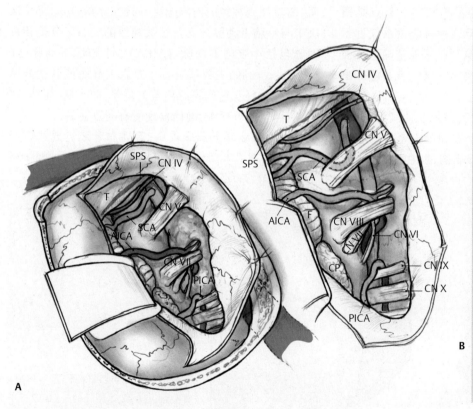

图 12.3 (A,B)小脑脑桥角及其下方的神经血管结构,注意脑神经及其与相邻动脉的关系(如小脑上动脉近段与第 V 脑神经的关系)。CN,脑神经;T,幕;SPS,岩上窦;F,球;CP,脉络丛;PICA,小脑后下动脉;AICA,小脑前下动脉;SCA,小脑上动脉。

延沟外侧端起自脑干,隐于第Ⅷ脑神经前方。面神经发出点距第Ⅷ脑神经起点 1~2mm、距第Ⅸ–Ⅹ–Ⅺ复合体神经根喙端 2~3mm。第四脑室外侧孔出来的脉络丛恰位于面神经起点的后下方。有时不得不从第Ⅸ脑神经后缘分离脉络丛,以显露面神经进入区。牵开脉络丛后,转向第Ⅸ脑神经上方,显露位于第Ⅷ脑神经前下方的面神经进入区。绒球恰位于面神经的后部,牵拉时需特别小心,因其可能附着于第Ⅷ脑神经。小脑前下动脉和小脑后下动脉是最常见的压迫面神经的动脉,其次是基底动脉和椎动脉。它们环绕脑干时,通常走行于第Ⅶ、Ⅷ脑神经下方。

● 前庭-蜗神经压迫微血管减压(第Ⅷ脑神经):第Ⅷ脑神经受压可引起耳鸣、听力丧失,平衡失调和眩晕。压迫点靠近 Obersteiner-Redlich 区(轴突由中枢髓鞘包裹)时会产生症状。压迫通常沿着神经走行,源于小脑前下动脉或小脑后下动脉。

● 舌咽神经痛微血管减压(第Ⅸ脑神经):舌咽神经痛并不常见。小脑后下动脉的近段穿过并扭曲第Ⅸ和第Ⅹ脑神经的根部。第Ⅸ与第Ⅹ神经根很难区分。有人主张切断第Ⅷ及第Ⅸ神经根上部一两个根丝,用以取代微血管减压术,因为过度分离有脑神经病变的风险,而神经根切断的治愈率可能更高。

尽管很少用到,该入路可进一步向上方扩大,于小脑幕侧方沿幕缘切开,上进入脚间池和颈动脉池。朝向幕切迹打开小脑幕时,须辨认第Ⅲ和第Ⅳ脑神经。道上结节构成内听道口的上唇,为了更好地显露上方三叉神经周围的神经血管复合体,可切除道上结节。可以进一步到达中颅窝后部的 Meckel 腔区域。

该入路可进一步向下方扩大,以显露小脑角区的低位病变。骨窗沿乙状窦向下延伸直至静脉孔。磨除骨质时,要记住乙状窦的垂直轨迹于末段改变,转向乳突腔内侧,终于颈静脉孔。乙状窦末端的骨质以金刚砂钻头磨除,显露整个乙状窦及其与颈静脉窦的交界处。常需行部分乳突后骨质切除,孤立整个乙状窦和颈静脉球。

内镜辅助技术可提供更宽、更广的视野,可达颅底中央和海绵窦后部。内镜乙状窦后入路可提供广阔的脑干侧面视野,是经斜坡入路中侧方的补充通路。有两条通道可到达这个区域:①小脑幕和三叉神经之间,可达脚间池的外侧;②三叉神经和面听神经复合体之间,可以看到展神经进入 Dollero 管和小脑前下动脉。

关颅

术区冲洗,硬膜缘以 4-0 丝线或 5-0 Prolene 线缝合。用骨蜡密封所有乳突气房很重要,以防术后脑脊液渗漏。应用组织密封胶填充硬脑膜外无效腔,尤其在有颅骨切除后。作者认为修补颅骨缺损是非常重要的,以防肌肉黏附于硬脑膜及其引起的头痛综合征。这通过使用刚性网状修补材料很容易实现。肌肉和筋膜以 2-0 可吸收 Vicryl 线分两层间断缝合。皮肤以钉皮器对合或 3-0 缝线垂直褥式缝合。如果气房广泛开放或内听道气房开放,脂肪填塞对确保修补完好非常有帮助。

规避/损伤/风险

● 空气栓塞导致循环不稳定是手术的一个主要并发症。因此,应该避免采用坐位。患者头部应处于心脏水平。

● 颅骨切除常累及乳突气房。气房开放需用骨蜡封闭以防脑脊液漏。

● 避免过度牵拉脑组织。可经脑池释放脑脊液,给予脱水药物,必要时,可切除小脑半球外侧 1/3。

● 为避免岩上静脉撕裂,应将其在远离横窦入口的位置电凝切断。

● 直接向内侧牵拉小脑可导致第Ⅷ脑神经的损伤。因此,最好向上内侧或下内侧牵拉。分离小脑上表面并朝向小脑幕和岩骨的交界处,是进入后颅窝上部的最好方法。到达内耳道或颈静脉孔的最好方法是轻拉绒球,然后小心分离蛛网膜。

● 应特别注意辨别和保护脑神经、脑干和动脉旁的蛛网膜层。

● 一旦脑神经确认,应加以保护,可用浸温的棉片遮挡保护。

● 打开内听道后壁可以避免损伤后半规管。

抢救与补救

● 如果横窦或乙状窦被损伤,可用棉片轻轻压迫止血。可用可吸收性明胶海绵(Gelfoam™,Pfizer Inc.,New York,NY)半塞入缺损。如果这种方法不起作用,下一步应在缺损上缝一块肌肉。术者不应试图以双极电凝,因为这可能扩大创口。

● 如果怀疑有空气栓塞,第一步是冲洗术区并将头部降至心脏水平。如果患者血流动力学不稳定,且对这些措施没有反应,则将患者从头架中取出,置于左侧头低脚高位。中心静脉置管直接吸引空气塞子是一种可以挽救生命的方法。

● 牵拉小脑过程中出现的意外出血通常与小脑表面至小脑幕的岩静脉拉伸和撕裂有关。如果出血呈动脉状,则应考虑内听道后方的小脑前下动脉的弧形分支在其穿硬膜处撕裂,显露此区并止血。

■ 结果和术后过程

术后注意事项

- 抗生素应持续应用 48 小时。
- 应该观察患者脑脊液漏,脑脊液可从皮肤、耳朵或鼻子漏出。如果发生这些情况,通常需要行腰椎引流。
- 根据脑干及小脑的出血和肿胀,监测脑积水。

并发症

- 血管损伤。
- 脑脊液漏(鼻漏和术区漏)。
- 脑膜炎。
- 小脑肿胀、出血、梗死、耳聋和小脑扁桃体下疝。
- 脑神经病变(第 IV 至 XI 脑神经)。
- 局部感染和伤口裂开。
- 血肿。

参考文献

[1] da Silva EB, Jr, Leal AG, Milano JB, da Silva LF, Jr, Clemente RS, Ramina R. Image-guided surgical planning using anatomical landmarks in the retrosigmoid approach. Acta Neurochir (Wien) 2010;152:905–910

[2] de Notaris M, Cavallo LM, Prats-Galino A et al. Endoscopic endonasal transclival approach and retrosigmoid approach to the clival and petroclival regions. Neurosurgery 2009;65 Suppl:42–50, discussion 50–52

[3] Hamasaki T, Morioka M, Nakamura H, Yano S, Hirai T, Kuratsu J. A 3-dimensional computed tomographic procedure for planning retrosigmoid craniotomy. Neurosurgery 2009;64 Suppl 2:241–245, discussion 245–246

[4] Kabil MS, Shahinian HK. A series of 112 fully endoscopic resections of vestibular schwannomas. Minim Invasive Neurosurg 2006;49:362–368

[5] Koerbel A, Kirschniak A, Ebner FH, Tatagiba M, Gharabaghi A. The retrosigmoid intradural suprameatal approach to posterior cavernous sinus: microsurgical anatomy. Eur J Surg Oncol 2009;35:368–372

[6] Raza SM, Quiñones-Hinojosa A. The extended retrosigmoid approach for neoplastic lesions in the posterior fossa: technique modification. Neurosurg Rev 2011;34:123–129

[7] Rhoton AL, Jr, Tedeschi H. Lateral approaches to the cerebellopontine angle and petroclival region (honored guest lecture). Clin Neurosurg 1994;41:517–545

[8] Samii M, Gerganov V, Samii A. Improved preservation of hearing and facial nerve function in vestibular schwannoma surgery via the retrosigmoid approach in a series of 200 patients. J Neurosurg 2006;105:527–535

[9] Sekula RF, Jr, Frederickson AM, Jannetta PJ, Quigley MR, Aziz KM, Arnone GD. Microvascular decompression for elderly patients with trigeminal neuralgia: a prospective study and systematic review with meta-analysis. J Neurosurg 2011;114:172–179

[10] Tanriover N, Abe H, Rhoton AL, Jr, Kawashima M, Sanus GZ, Akar Z. Microsurgical anatomy of the superior petrosal venous complex: new classifications and implications for subtemporal transtentorial and retrosigmoid suprameatal approaches. J Neurosurg 2007;106:1041–1050

[11] Tedeschi H, Rhoton AL, Jr. Lateral approaches to the petroclival region. Surg Neurol 1994;41:180–216

[12] Teo MK, Eljamel MS. Role of craniotomy repair in reducing postoperative headaches after a retrosigmoid approach. Neurosurgery 2010;67:1286–1291, discussion 1291–1292

第 13 章

枕下外侧开颅术 Ⓐ

Ioannis P. Fouyas, Marco Lee

■ 导言和背景

替代方法

● 经迷路岩骨切除术。

目的

● 暴露小脑半球外侧、脑干前外侧、岩骨背侧、颅颈交界区及高位颈髓。

优点

● 此入路是一些扩大入路的基础,如经髁入路、远外侧入路、极外侧入路及岩骨后入路。

● 此入路控制椎动脉(VA)。此外,必要时椎动脉可自椎动脉沟和 C1 横突孔游离。

● 与乙状窦后入路相比,此入路可到达颈静脉结节下方的病变。

● 轻微牵拉后,此入路还可到达脑干和小脑的外侧,甚至腹侧。

适应证

● 前庭神经、后组脑神经或 C2 神经根神经鞘瘤,岩斜区脑膜瘤,血管母细胞瘤,皮样/表皮样囊肿,脊索瘤软骨肉瘤,转移瘤,颈静脉球瘤,以及其他后颅窝肿瘤。

● 脑血管病(动脉瘤/动静脉畸形/海绵状血管瘤)如 VA 或 PICA 的动脉瘤。

禁忌证

● 患者因有严重医疗风险,不能耐受较长时间的全身麻醉。

■ 手术细节和准备

术前计划和特殊设备

● 术前详细的脑神经检查是必要的。

● Mayfield 头架固定颅骨。

● 使用中心静脉置管,颈静脉球水平的静脉测压,确保其不低于大气压能防止空气栓塞。心前区多普勒探头有助于监测空气栓塞。

● 磁共振静脉血管成像(MRV)有助于辨别优势侧乙状窦。

● 在严重的岩骨脑膜瘤病例中,血管造影有助于明确血供范围,也有助于确定联合岩骨后入路是否可阻断病灶的血供。

● 起源于颈静脉孔的病变,作者们考虑应用临时心脏起搏技术。

● 术中神经电生理检测[肌电图(EMG)、脑干听觉诱发电位(BSAEP)及体感诱发电位(SSEP)]对所有病变都有用,除非病灶非常小。

- 无框架立体定向影像导航。

专家建议/点评

- 常由训练有素的并受过颅底入路专业培训的神经外科医生实施此入路。
- 血管解剖的详细研究对避免风险及手术的成功是至关重要的,尤其是 VA 的走行,有许多变异。

手术的关键步骤

作者倾向于患者取侧斜卧位。胸部抬高 15°,头部屈曲至颈部肌肉张紧。用头架固定头部,保持中立位。取 J 形或"曲棍球棒"形切口,起自乳突根部,在横窦上方延伸到中线窦汇处,向下延伸到 C2 棘突水平 (图 13.1)。在上项线颈部肌肉附着处预留一条肌袖,以便

关闭切口。中线切口沿无血平面直至 C1 后结节和 C2 后弓。分层切开肌肉,以帮助定位(图 13.2)。首先,翻起胸锁乳突肌再向内下方翻开斜方肌和头夹肌,向下方翻起头最长肌和头半棘肌。如在后续手术过程中需要动脉移植或搭桥,则需暴露和保留枕动脉。VA 在枕下三角的底部,枕下三角由上斜肌、下斜肌及头后大直肌(上方和内侧)围成。C1 横突可作为定位 VA 的标志。

作者偏好先做枕骨骨瓣,然后用椎板咬骨钳打开枕骨大孔,用高速磨钻暴露乙状窦上部(图 13.3)。乳突气房总会打开,使用骨蜡仔细封闭。作者一般会移除 C1 后弓。如需磨除枕髁后部时,使用刮匙行骨膜下剥离可避免损伤 VA。

不可避免静脉出血,可用下述方法控制。当联合岩骨后入路时,可孤立乙状窦,偶尔也可切断(如果对侧

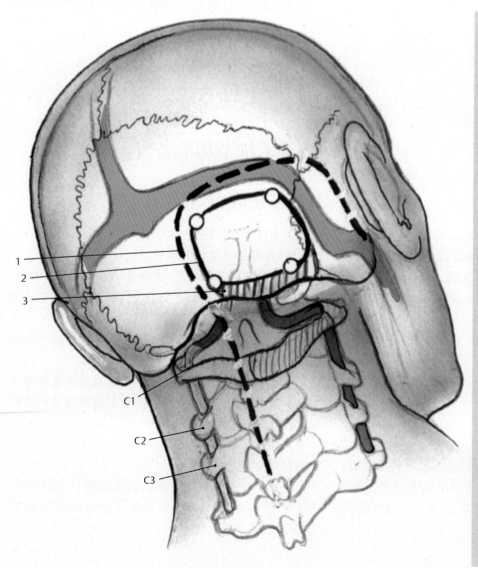

图 13.1 侧斜卧位和 J 形或"曲棍球棒"形切口及枕下区如图所示(1)。骨瓣边缘与横窦乙状窦交界的位置关系(2)。骨窗以下需切除的枕下区颅骨和 C1 后弓,如图阴影区所示(3)。

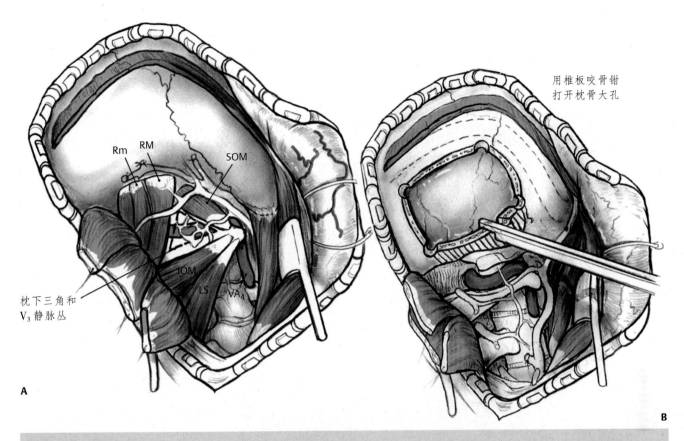

用椎板咬骨钳
打开枕骨大孔

枕下三角和
V₃静脉丛

图 13.2 (A)枕下三角及其内的椎动脉和C1横突。(B)铣下骨瓣后,枕下三角的肌肉翻向内侧,用Kerrison咬骨钳打开枕骨大孔显露VA。RM,头后大直肌;Rm,头后小直肌;SOM,头上斜肌;IOM,头下斜肌;LS,肩胛提肌;VA,椎动脉。

乙状窦优势或双侧呈均势)。永久闭塞静脉窦之前,应测量上游残端窦腔的压力,可在窦腔内置入蝶形针,连接测压表测压。如果需要,可移位VA。沿C1后弓骨膜下分离至横突孔,打开横突孔,移位VA并向其硬膜入口处追踪。

在枕大池水平打开硬膜,释放脑脊液(CSF),降低脑组织张力。硬膜垂直剪开,平行骨窗外缘向后外侧延伸。硬膜水密缝合,必要时,可用移植修补材料扩大修补。骨瓣用小钛板固定,颈部肌肉缝在预留的肌筋膜袖上。

规避/损伤/风险

• 此入路特有的风险之一就是在C1椎动脉沟水平损伤VA。仔细分析术前CT、MRI和血管造影对于避免损伤VA很有帮助。采用公园长椅位时,避免头部的旋转可降低VA损伤的风险。

• 分离枕骨大孔时,应自中线处开始。

• 在上方(枕骨下缘)和下方(C1后结节和C1后弓上缘)于骨膜下向外侧分离时,应仔细辨认并保护走

行多变的VA。

• 无须从静脉丛游离血管。VA应从近端向远端暴露,以保持近端可控制。

• 摆体位时,要特别注意避免臂丛的损伤。

抢救与补救

• 静脉出血主要来自枕骨导静脉,可用止血纱布压迫止血。必要时,可抬高患者头部(须确保局部静脉压不低于大气压)。

• 脑积水是常见的并发症,因此,作者偏好选择性于枕骨钻孔,为术后紧急引流CSF预留通路。

■ 结果和术后过程

术后注意事项

• 后组脑神经障碍:患者持续禁食(NPO:经口禁食),直到语言治疗师和(或)耳鼻喉医师(疑似后组脑神经障碍者)评估后再进食。患者咳嗽/咽反射减弱时,

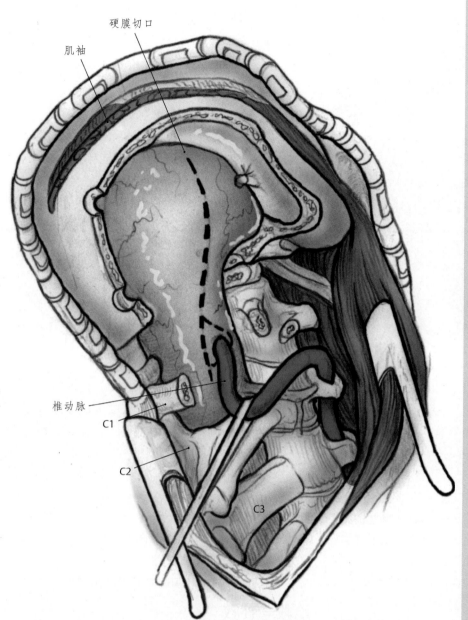

肌袖

硬膜切口

椎动脉

C1

C2

C3

图 13.3 暴露下至 C3 椎体水平。枕下开颅已完成,VA 已被暴露。采用曲线形硬膜切口,注意保留 VA 硬膜入口周围的硬膜。

术后保留气管插管直到患者气道。反射恢复再拔管。作者对气管切开的指证掌握很宽泛。

• 另外一个特殊的问题是术后脑脊液漏,作者选择腰大池引流治疗(有时术中进行置管),必要时行切口探查。

• 患者至少在 ICU 监护 24 小时。

• 术后行 CT 平扫评估是否存在后颅窝血肿、小脑水肿、脑积水和其他可能的并发症。

并发症

• VA 损伤造成脑干或小脑梗死。

• 后组脑神经损伤:面神经麻痹、听力障碍、前庭功能障碍、舌咽神经损伤及吞咽或言语困难。

• 脑脊液漏或假性脑膜膨出。

• 脑积水。

• 后颅窝血肿。

参考文献

[1] Tew JM, van Loveren HR, Keller JT, Eds. Atlas of Operative Microneurosurgery. Vol. 2. Philadelphia: WB Saunders; 2001

[2] Bertalanffy H, Benes L, Heinze S, Tirakotai W, Sure U. Surgical management of aneurysms of the vertebral and posterior inferior cerebellar artery complex. In Schmideck HH, Sweet WH, eds. Operative Neurosurgical Techniques. Philadelphia: WB Saunders; 2005:1209–1223

[3] Gharabaghi A, Rosahl SK, Feigl GC et al. Image-guided lateral suboccipital approach: part 2-impact on complication rates and operation times. Neurosurgery 2008;62 Suppl 1:24–29, discussion 29

[4] D'Ambrosio AL, Kreiter KT, Bush CA et al. Far lateral suboccipital approach for the treatment of proximal posteroinferior cerebellar artery aneurysms: surgical results and long-term outcome. Neurosurgery 2004;55:39–50, discussion 50–54

[5] Kawashima M, Tanriover N, Rhoton AL, Jr, Ulm AJ, Matsushima T. Comparison of the far lateral and extreme lateral variants of the atlanto-occipital transarticular approach to anterior extradural lesions of the craniovertebral junction. Neurosurgery 2003;53:662–674, discussion 674–675

第 **14** 章
颅颈交界区的远外侧与极远外侧入路Ⓐ

Miguel Melgar, Alejandro Santillan

■ 导言和背景

替代方法

- 后部中线入路。
- 外侧枕下入路。
- 经口入路。
- 扩大上颌切开入路。

目的

- 提供脑干和上颈部腹侧和腹外侧病变的切线位观。

优点

- 该入路联合椎动脉(VA)的控制和游离,使脑干前部显露更清晰,从而有利于手术的安全性和完全性。
- 可暴露斜坡下 1/3、枕骨大孔和上颈椎。
- 极远外侧入路减少了对脑干、小脑和上颈髓的牵拉,可显露下斜坡和枕骨大孔前方。

适应证

- 中轴骨疾病:寰枢椎旋转半脱位或寰枕脱位、成骨不全症。
- 硬膜内疾病:枕骨大孔脑膜瘤、表皮样肿瘤、胶质瘤、神经管原肠囊肿、神经鞘瘤、神经纤维瘤和血管母细胞瘤。
- 硬膜外疾病:脊索瘤、软骨瘤、软骨肉瘤、骨纤维发育不良、动脉瘤样骨囊肿、嗜酸性肉芽肿、尤文肉瘤、成骨细胞瘤、浆细胞瘤、先天性骨质畸形和孤立的转移瘤。
- 血管疾病:椎基底动脉系统动脉瘤、脑干海绵状血管瘤或动静脉畸形、延-颈连接处的硬脑膜动静脉瘘。
- 炎症疾病:类风湿性关节炎。

禁忌证

- 齿状突位于或移位至颈静脉球上方的病例,例如因扁平颅底、成骨不全或类风湿性关节炎所致的先天性颅底凹陷(在这些病例中,须采用前正中入路,如前方上颌切开,其改良术式,如单侧或双侧开颅上颌切开术)。
- 小肿瘤局限于中线或仅有少量侧方延伸的肿瘤可以通过前方中线入路较好地处理(如经鼻或经口内镜手术)。
- 预期寿命小于 3~6 个月的患者或有内科合并症禁忌手术的患者。

■ 手术细节和准备

术前计划和特殊设备

- 全面的神经检查包括下组脑神经功能。

- 放射学检查、平片和屈伸位计算机断层扫描(CT)、磁共振成像(MRI)、磁共振血管成像(MRA)、计算机断层血管成像(CTA)或常规脑血管造影。
- 在颈部畸形或不稳定的情况下，纤维镜下经鼻气管插管至关重要。
- 术前中心静脉和动脉置管。
- 摆置患者体位之前行腰穿脑脊液引流（用于硬膜内病变）。
- 术中神经生理学监测,如感觉诱发电位、直接运动功能和后组脑神经监测在摆置体位和手术中都非常有用。
- 其他手术辅助设备包括：无框立体定向神经导航、Mayfield三点固定头架、术中显微镜和显微剥离子、自动牵开器和吸引调节器。

专家建议/点评

- 深入了解颅椎交界处的解剖结构和VA的走行对于避免灾难性的并发症是至关重要的。
- 病变的大小、方向和扩展范围决定采取何种远外侧入路的改良术式（经髁、髁上和髁旁入路），或者需要联合入路。

手术的关键步骤

患者取侧腹卧位，头部固定于Mayfield支架。头部向病变对侧屈曲约30°，向前屈曲使颏部距胸骨1mm。

切口起自乳突，在胸锁乳突肌背侧呈弧形下降至C4水平（图14.1）。在极外侧入路，切口从耳后外耳道水平开始，向内向下延伸至C4水平，然后向前弯曲至胸锁乳突肌前缘。

逐层切开皮下组织、肌肉筋膜和脂肪层，深面为背肌，包括夹肌、半脊肌、头长肌、肩胛提肌和斜角肌。切开分离这些肌肉:从其外侧附着处离断每块肌肉,将它们向内侧和向下方移位,显露C1横突和更低的颈椎侧块。极外侧入路与远侧入路肌肉的暴露和游离方式不

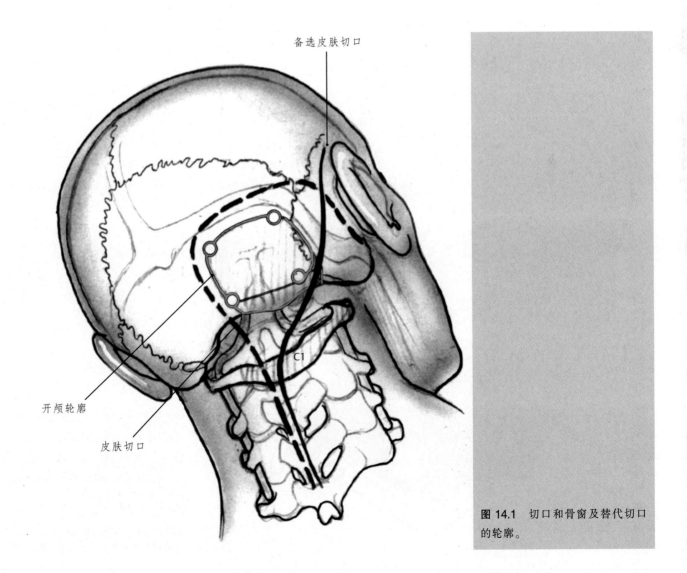

备选皮肤切口

C1

开颅轮廓

皮肤切口

图14.1 切口和骨窗及替代切口的轮廓。

同。

暴露同侧的 C2 椎板后弓后，可见 VA 与其周围的静脉丛，位于 C1 后弓外侧的动脉沟内，C2 神经根腹侧，下斜肌下缘尾侧(图 14.2)

用高速钻沿枕骨大孔做一个 1 cm 大小的枕下骨窗，骨窗要靠外侧直至枕髁，这一点非常重要。保护 VA，磨除枕髁后部。枕髁切除的范围取决于病变的确切位置(腹侧或腹外侧)、大小、病变性质、枕骨大孔的形状，以及 VA 与病变的关系。

在极远外侧入路，行乳突部分切除和乙状窦表面骨质切除，然后于乙状窦后约 3cm 做小骨窗。枕髁后部切除至颈静脉球。颈静脉结节是舌下神经管上方的骨性凸起，构成颈静脉孔的内侧边界。磨除朝向颈静脉球一侧的骨质孤立舌下神经管。要注意副神经的脊髓部分在进入颈静脉孔之前跨颈静脉结节走行。磨除颈静脉结节，再从硬脑膜上分离切除残余的骨质，最大限度地显露于脑干的腹侧。此外，用这种方法磨除 C1 和 C2

关节面。

用高速钻或咬骨钳切除 C1 后弓，磨开 C1 横突孔，骨膜下剥离椎板和侧块，把 VA 从 C1 动脉沟中分离出来，游离至硬脑膜入口处。

游离 VA 和骨质切除满意后，曲线形打开硬脑膜(图 14.3)。用缝线牵开硬膜边缘，辨认神经血管结构(图 14.4)。动脉可向后方移位并从病变上分离。病变切除后，硬脑膜很少能水密缝合，因此，可能使用硬脑膜移植物(骨膜或筋膜)，硬膜缺损覆以氧化纤维素(Surgicel™，Johnson & Johnson，New Brunswick，NJ) 和纤维蛋白胶(Tisseel™，Baxter，Deerfield，IL)。

规避/损伤/风险

● 预防脑脊液瘘和术后假性脑膜膨出：原位缝合或联合硬膜修补水密闭合硬膜，同时要仔细缝合肌肉和皮肤。在上项线预留一条肌肉"袖"，可减少术后皮下积液的发生。

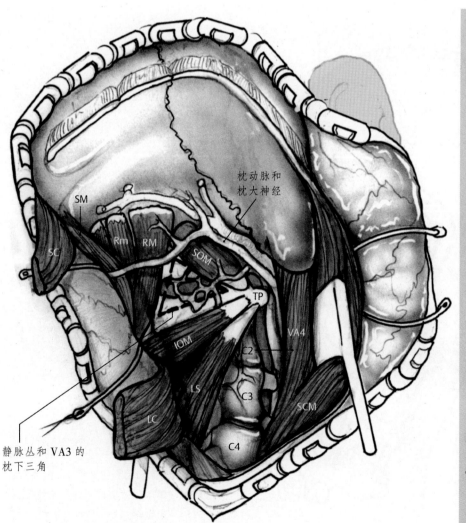

图 14.2　肌肉切开，暴露枕下三角，可见椎动脉。SOM，上斜肌；IOM，下斜肌；LS，肩胛提肌；SC，头夹肌；C，颈椎；SCM，胸锁乳突肌；TP，C1 横突；SM，半棘肌；RM，大直肌；Rm，小直肌；VA，椎动脉；LC，头最长肌；a & N，动脉和神经。

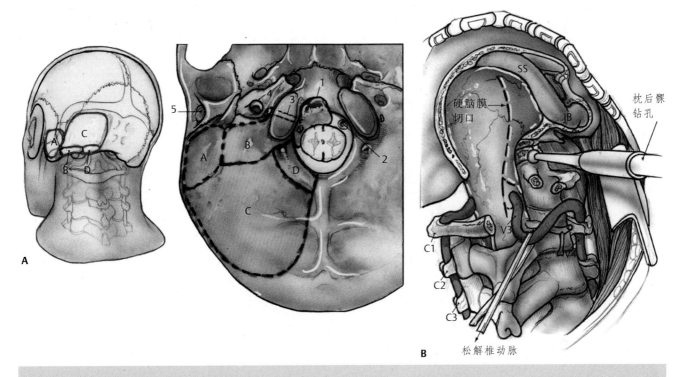

图 14.3　(A)远外侧和极远外侧入路的骨质切除和暴露的范围。A,乳突和颞骨鳞部；B,颞骨岩部；C,枕骨；D,髁窝。1.枕骨基底部；2.椎动脉；3.枕髁；4.颈动脉管；5.外耳道。(B)游离椎动脉。SS,乙状窦；JB,颈静脉球；V3,椎动脉第 3 段；V4,椎动脉第 4 段。

- 在 Cl 横突附近分离时，必须牢记副神经的走行。
- 使用氧化纤维素止血纱布压迫通常可以控制髁导静脉出血。
- 对于枕窦、边缘窦和脑膜后动脉的硬脑膜出血，使用止血夹和双极烧灼多可控制。持续出血的情况下，用 4-0 尼龙(Nurolon™,Ethicon,Somerville,NJ)缝合结扎可有效控制。
- 在极远侧入路，损伤风险最大的结构是Ⅸ-Ⅻ脑神经。

抢救与补救

- 在处理脊索瘤、软骨肉瘤和一些大的颈静脉球瘤等硬膜外肿瘤时，彻底切除需要磨除整个髁突，并经常进入颈静脉球和孔，有脑脊液漏(关颅不当)、后组脑神经功能障碍和解剖不稳(需枕颈融合)的风险。
- 在脊索瘤和软骨肉瘤，用金刚石磨钻磨除受累的骨质。

■ 结果和术后过程

术后注意事项

术后稳定性

- 由于原发疾病或由于骨质切除后医源性因素所致的关节不稳定,可能需要进行融合和固定。
- 关节不稳时,可用自体髂骨行单侧枕颈融合固定。移植骨通常沿着下枕骨的背外侧部至第一个完整的侧块(通常为C3),由钛板固定。然后,将海绵状的碎骨片置于下方以增强融合。

术后护理

- 骨融合后,头圈式夹固定是必不可少的。
- 患者常保留气管插管,直至可以完全评估后组脑神经功能。
- 在发生延髓或后组脑神经功能障碍的情况下,经皮胃造口和(或)气管切开可能需要保留几周时间。
- 为预防假性脑膜膨出和脑脊液漏,术后行腰椎

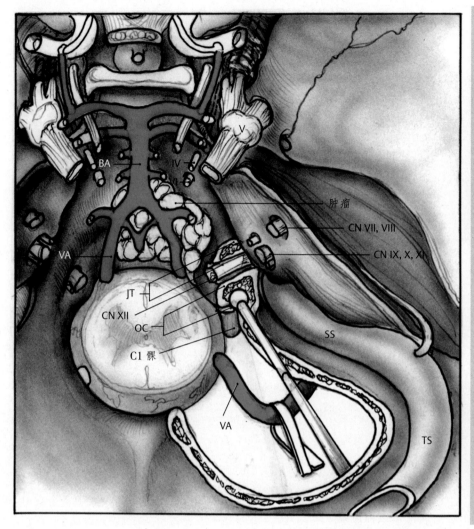

图 14.4　向后游离椎动脉和磨除枕髁以暴露脑干前方结构,包括基底动脉和椎动脉。CN,脑神经;OC,枕髁;TS,横窦;JT,颈静脉结节;BA,基底动脉;SS,乙状窦;VA,椎动脉。

引流设置在 10~15mL/h,保留 4~5 天。

并发症

- 椎动脉损伤:应尝试直接修复。如果对侧 VA 供血不足或缺失,使用隐静脉移植行端-端原位吻合可能是必要的。
- 椎静脉丛是手术中潜在并发症的来源。
- 神经根牵拉或动脉损伤可造成神经功能障碍。
- 静脉回流障碍引起的迟发性脊髓脑干症状。
- 可导致脑膜炎和假性脑膜膨出的脑脊液漏:考虑放置腰椎引流管。
- 拉伤后产生的 C2 神经根神经失用症,导致孤立性后部疼痛和麻木。
- 原发骨病或广泛骨质切除导致的颅颈部不稳的风险。

参考文献

[1] Karam YR, Menezes AH, Traynelis VC. Posterolateral approaches to the cranio-vertebral junction. Neurosurgery 2010;66 Suppl:135–140

[2] Lanzino G, Paolini S, Spetzler RF. Far-lateral approach to the craniocervical junction. Neurosurgery 2005;57 Suppl:367–371, discussion 367–371

[3] Margalit NS, Lesser JB, Singer M, Sen CN. Lateral approach to anterolateral tumors at the foramen magnum: factors determining surgical procedure. Neurosurgery 2005;56 Suppl:324–336, discussion 324–336

[4] Rhoton AL, Jr. The far-lateral approach and its transcondylar, supracondylar, and paracondylar extensions. Neurosurgery 2000;47 Suppl:S195–S209

[5] Sen CN, Sekhar LN. An extreme lateral approach to intradural lesions of the cervical spine and foramen magnum. Neurosurgery 1990;27:197–204

[6] Tuite GF, Crockard HA. Far lateral approach to the foramen magnum. In: Torrens M, Al-Mefty O, Kobayashi S, eds. Operative Skull Base Surgery. New York: Churchill Livingstone;1997:333–346

第 **15** 章

幕下枕下正中开颅术 Ⓐ

Jerone Coppens, Christina Sayama, William Couldwell

■ 导言和背景

替代方法

- 恶性肿瘤穿刺活检、放疗和化疗。
- 某些良性肿瘤的期待疗法。
- 后颅窝的其他手术入路。
- 立体定位放射外科。

目的

- 手术处理后颅窝中线或中线旁病变。
  - 后颅窝减压。
  - 治疗梗阻性脑积水。

优点

- 可全切中线或中线旁病变,并快速解决梗阻性脑积水。

适应证

- 处理后颅窝病变,包括:小脑半球、第四脑室、松果体区、脑干背侧外生型肿瘤或颅底病变。

禁忌证

- 不能耐受手术者。
- 后颅窝侧方病变。

■ 手术细节和准备

术前计划和特殊设备

- 术前增强磁共振成像、立体定向导航。
- 手术器械包括:手术显微镜、自动牵开系统、显微器械和高速颅钻。
- 累及脑干者,行诱发电位和脑电图监测;坐位或半坐位者,行中心静脉置管测压和心前区多普勒超声监测。

专家建议/点评

- 后颅窝中线和中线旁的原发或继发肿瘤选择枕下正中开颅术。此手术可采用俯卧位、侧卧位或坐位。
- 应最大限度地减少对正常结构的损伤,沿病变长轴进入。
- 对于第四脑室肿瘤,膜髓帆入路优于经小脑蚓入路。

手术的关键步骤

枕下开颅的关键步骤包括:摆置体位,目标区域开颅,处理病变,然后水密缝合硬脑膜。

枕下开颅患者可取俯卧位、坐位或侧卧位。除严重肥胖的患者,作者通常采用俯卧位,这样医生操作舒适,同时为术者和助手提供良好的视野。患者俯卧之前,先行头部三钉头固定。最佳的头部固定方式是最前面的头针位于右侧发际内颞上线水平,这样固定效果最稳定。应尽量避免头针置于颞骨鳞部。应保证 Mayfield 头架的水平杆能够旋至鼻骨上方,以便调整最佳体位。

患者俯卧于大单覆盖的橡胶辊筒上,注意受压点加垫保护。患者膝关节屈曲,然后牢牢地固定患者于手术床上,以防滑落。

应以束带和胶带固定患者,上肢顺于身体两侧借助床单固定。肩部也应以束带向下固定于床沿,以备轻轻地牵引,避免臂丛损伤。铺单之前,麻醉医生检查确保动静脉通路正常。最后有必要进一步调整 Mayfield 头架,以获最佳显露,同时避免颈部过度屈曲。

中线皮肤切口从 C2 棘突水平至枕外隆凸上 2cm。梗阻性脑积水患者铺单时,应预留经 Frazier 孔穿刺行脑室外引流的位置。

沿正中缝切开至颈筋膜,以减少出血。用单极向两侧剥离枕骨上的肌肉至上项线水平。恰当地使用两个后颅窝牵开器以获最佳视野。向下方分离显露的范围取决于病变的位置,可能无须枕骨大孔切开。

颅骨切开范围依据肿瘤的位置而定,也可根据立体定位导航设计。于小脑半球上方开始,避开静脉窦,行骨窗开颅(或在某些患者行骨瓣开颅)。钻孔至硬膜后,向上、下方继续切开颅骨(图 15.1)。颅骨切除也可使用咬骨钳来完成。应避免使用大咬骨钳,因其使用时会向下压迫脑组织。

硬膜悬吊后,Y 形打开。可能会遇到硬膜静脉湖,尤其在年轻患者的中线部位,静脉湖出血可以用止血夹或缝线缝扎控制。

然后,通过立体定向确定手术通路,对于内在性病变,可沿小脑小叶横形切开皮质进入小脑半球(图 15.2)。继续分离直至病变,轻拉小脑,可见病变全貌。用合适的方法处理病变(例如,肿瘤可先行瘤内切除,再切除其囊壁或边缘;或动静脉畸形从周围分离,整体切除)。组织移位会降低立体定向导航的可靠性。关闭前须充分止血。

严密缝合硬膜,以防脑脊液(CSF)漏。硬膜修补可能是必要的。也可用纤维蛋白胶加强硬膜修补,以达水密闭封。肌肉缝合前,应以 Valsalva 方法检测确认硬膜缝合的水密性。肌肉缝合后,应紧密地连续缝合筋膜及枕骨外隆凸上方的帽状腱膜,以防假性脑膜膨出。

规避/损伤/风险

- 体位摆放便于术者舒适地操作,有利于静脉回流,并使患者颈部处于相对自然的位置。颈部过度活动存在四肢瘫痪的风险。
- 术前充分了解静脉窦的位置,可降低其损伤的风险。
- 经蚓部入路有导致小脑性缄默症的风险,其他入路可能更合适(膜髓帆入路、经皮质入路)。

抢救与补救

- 静脉窦损伤时,应首先考虑修补而非牺牲静脉窦(作者常规使用 Prolene 线或单丝尼龙线直接修补静脉窦)。
- 硬脑膜打开时小脑过度肿胀,应予甘露醇和过度换气,并快速行瘤内减压。可打开枕大池释放脑脊液。也可以经 Frazier 点置管行脑室外引流。
- 骨窗开颅术中打开颅骨时,如估计有术后肿胀或脑水肿的风险,扩大骨窗、打开枕骨大孔可能是明智的。
- 如果怀疑空气栓塞,第一步是术区注水,把头部降低至心脏水平。如果患者的血流动力学不稳定,这些措施无效,则应将患者头部从头架中取出,采用左侧头高脚低位(反 Trendelenburg 体位)。经中心静脉直接抽吸空气栓子是一种可以挽救生命的方法。

■ 结果和术后过程

术后注意事项

- 患者术后立即于重症监护室行密切监护,观察血流动力变化和脑神经功能。
- 术后立即抬高患者的床头,以减少术后静脉出血和假性脑膜膨出的可能。
- 术后应采取适当措施,防止患者过度劳累;术后应控制血压。

并发症

- 静脉窦损伤,术后小脑性缄默症,假性脑膨出,脑神经麻痹,第四脑室底手术致心律失常,后颅窝血肿,感染,伤口裂开和脑脊液漏。

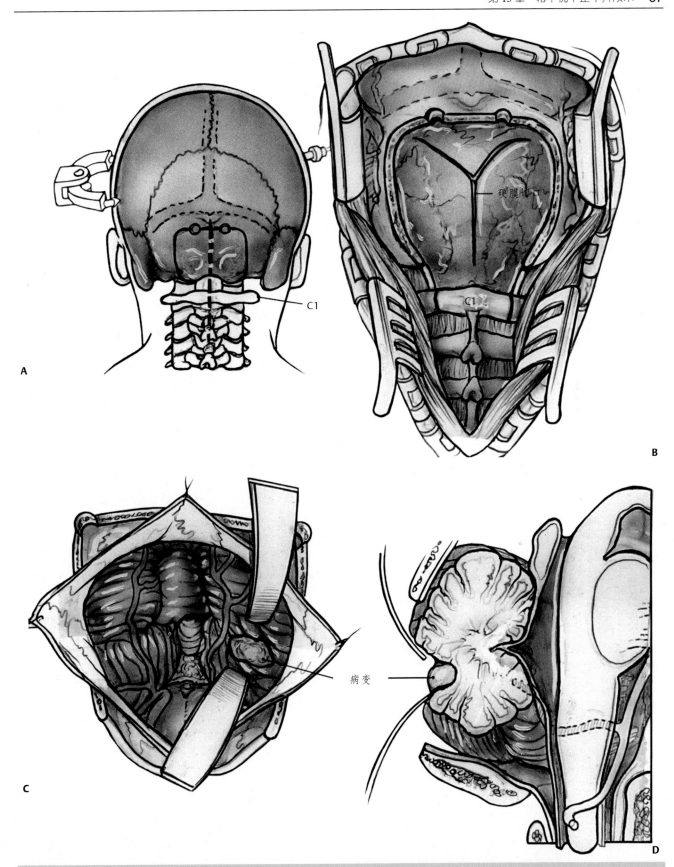

图 15.1　(A)示意图显示枕下中线入路的切口和颅骨切开范围。注意钻孔在小脑半球上方开始,避开静脉窦。(B)可用咬骨钳沿
C1 后弓完成骨切除。注意硬膜呈"Y"型打开。(C)示意图显示后颅窝外侧病变切除的手术视野。(D)示意图显示正中矢状面上后
颅窝中线旁病变的手术通路。

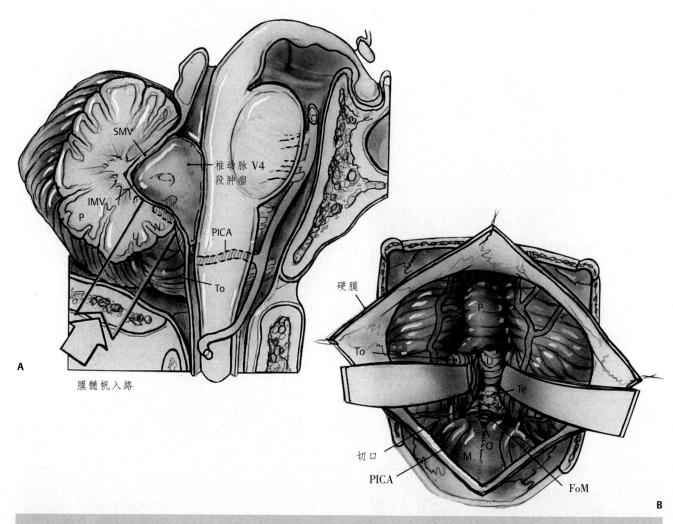

图 15.2 (A)示意图显示正中矢状面上后颅窝中线病变的手术通路。(B)通过分开双侧小脑半球,经膜髓帆入路显露第四脑室肿瘤。M,延髓;P,锥体;U,蚓垂;N,小结;To,扁桃体;Te,脉络组织;FoM, Magendie 孔(第四脑室正中孔);O,闩;SMV,上髓帆;IMV,下髓帆;PICA,小脑后下动脉;V4,椎动脉第四段。

参考文献

[1] Packer RJ, Schut L, Sutton LN, Bruce DA. Brain tumors of the posterior cranial fossa in infants and children. In: Winn HR, Youmans JR, eds. Youman's Neurological Surgery. 5th ed. Philadelphia, PA: WB Saunders; 2003: 3017

[2] Hoffman HJ. Infratentorial procedures, cerebellar astrocytoma. In Apuzzo MLJ (ed.), Brain Surgery: Complication Avoidance and Management. New York: Churchill Livingstone;1993:1813

[3] Petronio J, Walker ML. Posterior fossa tumors. In Rengachary S, Ellenbogen R, eds. Principles of Neurosurgery. 2nd ed. Philadelphia: Mosby; 2004:533

[4] Bullock MR, Chesnut R, Ghajar J et al. Surgical Management of Traumatic Brain Injury Author Group. Surgical management of posterior fossa mass lesions. Neurosurgery 2006;58 Suppl:S47–S55, discussion Si-iv

[5] Gurol ME, St Louis EK. Treatment of cerebellar masses. Curr Treat Options Neurol 2008;10:138–150

[6] Ribas GC, Rhoton AL, Jr, Cruz OR, Peace D. Suboccipital burr holes and craniectomies. Neurosurg Focus 2005;19:E1

第 **2** 部分
颅内肿瘤的神经外科

神经胶质瘤

第 **16** 章

胶质瘤切除术 Ⓟ

Wael Hassaneen, Raymond Sawaya

■ 导言和背景

定义、病理生理学和流行病学

- 弥漫浸润的星形细胞瘤是最常见的颅内肿瘤,占所有脑原发肿瘤的 60% 以上。根据世界卫生组织(WHO)的分级,这些肿瘤可分为 4 级:Ⅰ 级为毛细胞型星形细胞瘤,Ⅱ 级为弥漫性星形细胞瘤,Ⅲ 级为间变性星形细胞瘤,Ⅳ 级为胶质母细胞瘤。

- 胶质瘤的年发病率约为 6/100 000,男性比女性稍高。胶质瘤可以发生于中枢神经系统的任何部位,但主要位于大脑半球。它们的病理特点和临床行为多种多样,倾向于向更恶性的级别进展,甚至最终进展为胶质母细胞瘤。

- 主要的病理学特征包括:核异型性、多形性、有丝分裂活动增加、细胞增多、血管增生和坏死(最后这个特征是胶质母细胞瘤的特点)。

- 几种基因异常已经被证明和胶质瘤的进展有关系。关于这些异常的详细讨论,本文不予赘述。这些基因变化包括:TP53/MDM2/p21 通路的突变,p16/ p15/ CDK4/CDK6/RB 通路突变,表皮生长因子受体扩增,血小板源性生长因子过度表达,DCC 基因的表达,PTEN 突变,22 号染色体杂合性丢失,10 号染色体同源体丢失,19q 染色体等位基因的丢失,血管内皮生长因子受体过度表达。

临床表现

- 在低级别胶质瘤,癫痫是常见症状,感觉、视力、语言或运动等神经功能的细微改变可出现在早期低级别的胶质瘤患者中。此外,有些病例可能是偶然发现的,症状进展并不明显。

- 高级别胶质瘤的典型表现为逐步进展的神经功能障碍、癫痫、颅内压增高引起的症状和体征。这些症状可迅速进展。胶质母细胞瘤患者的临床病程较短,半数以上患者不足 3 个月,即患者上述症状一旦出现,便会迅速进展。

诊断和影像

- 在计算机断层扫描(CT)中,低级别星形细胞瘤通常表现为脑实质内边界不清的均匀低密度团块,无对比增强。在磁共振成像(MRI)扫描中,低级别胶质瘤的典型表现为 T1 加权像呈低信号,T2 加权像呈高信号。注射钆增强剂后,强化并不常见,若出现明显强化,则代表肿瘤的恶性转变。

- 高级别胶质瘤在 CT 上也表现为边界不清的团块。磁共振成像(MRI)上的典型表现为明显强化。环形强化伴中央坏死是胶质母细胞瘤的典型表现。肿瘤周围水肿伴占位效应在胶质母细胞瘤中也较常见。

治疗方案和备选方法

- 预测良好治疗效果的因素包括:年龄、功能状态

(KPS)评分、患者的一般身体情况、肿瘤病理、分子遗传学、肿瘤切除程度和肿瘤标记物 Ki-67 的表达。

● 治疗方法的选择应依据患者的临床表现，肿瘤位置和影像学表现，患者年龄和 KPS 评分，预计或已知的病理类型，以及患者的意愿。胶质瘤的治疗方案通常包括观察、外科干预、放射治疗、化学药物治疗、立体定向外科，以及以上各种治疗方法的组合。

● 外科手术在胶质瘤的作用包括：以诊断为目的的开放或立体定向活检，延长患者生存时间的肿瘤全切术，缓解颅内高压和改善神经功能的减瘤手术。

所选手术的目的和优点

目的

- 全切肿瘤。
- 保留和改善神经功能。

优点

- 可实现肿瘤全切。
- 可提供组织病理学诊断。
- 延长患者生存时间，改善神经功能。

适应证

- 各级别胶质瘤。

禁忌证

- 高治疗风险的患者。
- 无占位效应的弥漫浸润的胶质瘤。
- 语言和(或)运动等重要功能区直接受累。
- 位于丘脑和脑干的深部胶质瘤。
- 神经胶质瘤病。

■ 手术细节和准备

术前计划和特殊设备

- 术前头颅增强 MRI。
- 导航系统。
  - 术中超声。
  - 影像导航系统。
  - 术中磁共振成像。
- 皮层和皮层下定位技术。
- 位于或邻近功能区肿瘤的清醒开颅技术。
- 双极电凝。
- 手术显微镜。

专家建议/点评

- 小心打开硬脑膜，注意保护桥静脉。
- 应用术中导航系统辨认肿瘤边界，应用皮层定位和(或)清醒开颅技术辨别肿瘤和功能区的关系。
- 环周切除技术(即尽量沿肿瘤边缘切除的技术)。
- 整块切除，最好经脑沟进入。
- 经软脑膜下切除保护皮层静脉。
- 严密止血。

手术的关键步骤

手术体位应利于增加肿瘤的显露，同时确保患者舒适和安全。用 Mayfield 头架牢固地固定头部，三个固定点尽量远离切口，头夹的垂直臂保持与地面垂直。皮瓣依据肿瘤的位置和大小而定，要特别注意头皮的血供，特别是二次手术时。

钻孔的位置和数量取决于骨瓣与所有主要静脉窦的距离，例如在矢状窦旁，通常需要在矢状窦上或窦旁钻两个孔。如果骨瓣附近没有静脉窦，一个骨孔即可满足开颅需要。开颅时有一点很重要，要先朝远离静脉窦的方向切开颅骨，把静脉窦上方的骨质留到最后处理。硬膜打开后，可用术中超声探头确定肿瘤的位置及骨瓣暴露是否充分(图 16.1A)。

打开硬膜之前，要评估所有颅高压的征象，以确定是否需要抬高头部、降低呼气末 CO_2 分压。大多数情况下无须使用利尿剂。打开硬膜时要特别小心，注意保护可能黏附于硬膜内面的横行静脉。然后从解剖和功能上定位肿瘤和功能区 (某些病例)。皮层定位技术和(或)脑表面直接电刺激可帮助术者寻找到达深部肿瘤的手术通路(图 16.2A,B)。

皮层造瘘，从四周孤立切除区域，接着经脑实质向深部前进，直至肿瘤底部。切除较大和较深的肿瘤时，多功能自动牵开系统是有帮助且有必要的。沿肿瘤周围形成并保留一个胶质界面，有助于肿瘤整块切除。

肿瘤切除后，特别注意严密止血。水密缝合硬膜，必要时，可用骨膜或异体硬膜材料修补。余下的关颅步骤和其他开颅手术的步骤相同。

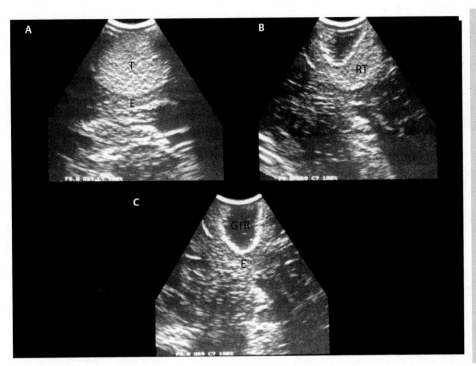

图 16.1 术中超声作为导航工具在胶质瘤全切中的作用：(A) 肿瘤切除前冠状位的术中超声图像显示高回声轴内病变，有明显边界 (T) 和周围水肿 (E)。(B) 术中超声图像显示残留的肿瘤 (RT)。(C) 肿瘤切除后的超声图像显示肿瘤全切 (GTR)。

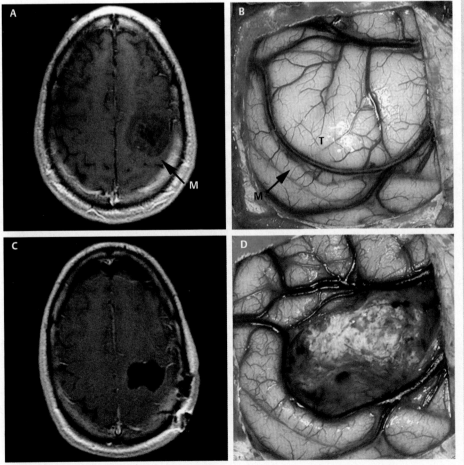

图 16.2 (A) 钆对比增强轴位磁共振 T1 加权像显示左侧额叶后部、运动皮层前部的病变 (M)。(★) (B) 术中剪开硬膜暴露皮层表面，显示一支较大的皮层静脉，病变位于其后，运动皮层 (M) 位于其前。(C) 术后钆对比增强磁共振 T1 加权像显示肿瘤全切。(D) 术中图片显示肿瘤整体切除之后留下的巨大空腔，皮层切口边缘整齐，切除病变基底干净。病变后方较大的皮层静脉被保留。T，肿瘤。

★ 此处彩图请扫码加入神经外科手术技巧交流群免费获取。书中标注 ★ 同此处。

规避/损伤/风险

● 由于分块切除所导致的肿瘤残余,可通过仔细研究术前影像学资料,在肿物切除前后应用术中神经导航和术中超声予以避免。

● 由于皮层和皮层下传导束损伤造成的神经功能受损,可通过术前功能 MRI 和弥散张量成像(DTI)加以避免。

● 如果肿瘤达脑室,为避免脑脊液漏,水密关闭硬膜是必不可少的。

抢救与补救

● 如果术中发生癫痫,可用冷水冲洗脑表面,并给患者应用抗癫痫药和苯二氮䓬类药物。

● 当行术中监测或皮层定位技术时,如果麻醉过深或患者体温较低,可获得假阴性结果。这些因素需要考虑并加以纠正。

■ 结果和术后过程

术后注意事项

● 需在手术室复苏患者,并进行神经系统评估。

● 无论在重症监护室还是在二级病房,术后第一晚都要密切观察患者。

● 术后 48 小时内行 MRI 扫描,评估肿瘤残余和术后并发症。

并发症

一般来说,胶质瘤开颅手术或其他肿瘤手术后会出现 3 种类型的并发症。

● 神经功能缺损:可能由神经结构的直接损伤,血管损伤引起局部脑梗死,或术后水肿引起的二次损伤引起。这些并发症在位于或邻近功能区的肿瘤更常见。

● 与伤口有关或局部并发症包括:伤口感染、血肿或脑脊液漏,这可能与手术技术不高和(或)由之前放疗、化疗造成的伤口愈合能力差有关。

● 系统性并发症:既可有轻度的感染、肺不张,还可以发生较严重的问题,如心肌梗死、深静脉血栓(DVT)引起的肺栓塞、脓毒血症和肺炎。相当数量的胶质母细胞瘤患者有发生下肢深静脉血栓的倾向。

结果和预后

经最佳的内科和外科治疗后,平均生存率如下:

● WHO II 级(低级别)胶质瘤所有就医者的总体中位生存期为 7~8 年。45 岁以下患者比 45 岁以上患者生存率高 2 倍。恶变病例的 5 年生存率平均为 50%(不同的研究显示生存率为 13%~66%)。

● 高级别胶质瘤患者的存活时间要短得多。WHO III 级胶质瘤(间变性星形细胞瘤)患者平均存活时间为两年。WHO IV 级胶质瘤(胶质母细胞瘤)患者平均生存时间为 14 个月。

参考文献

[1] Sawaya R. General principles of brain tumor surgery. In: Sekhar LN, Fessler RG, eds. Atlas of Neurosurgical Techniques. New York, NY: Thieme Medical Publishing; 2006:411–421

[2] Lacroix M, Abi-Said D, Fourney DR et al. A multivariate analysis of 416 patients with glioblastoma multiforme: prognosis, extent of resection, and survival. J Neurosurg 2001;95:190–198

[3] Kleihues P, Cavanee WK, eds. World Health Organization Classification of Tumours: Pathology and Genetics of Tumors of the Nervous System. New York, NY: Oxford University Press; 2000

[4] Ashby LS, Ryken TC. Management of malignant glioma: steady progress with multimodal approaches. Neurosurg Focus 2006;20:E3

[5] Kurimoto M, Asahi T, Shibata T et al. Safe removal of glioblastoma near the angular gyrus by awake surgery preserving calculation ability—case report. Neurol Med Chir (Tokyo) 2006;46:46–50

[6] Laws ER, Parney IF, Huang W et al. Glioma Outcomes Investigators. Survival following surgery and prognostic factors for recently diagnosed malignant glioma: data from the Glioma Outcomes Project. J Neurosurg 2003;99:467–473

[7] Morantz RA. Low grade astrocytoma. In: Rengachary SS, Wilkins RH, eds. Neurosurgery. 2nd ed. New York, NY: McGraw-Hill;1996:789–798

第 **17** 章
胶质母细胞瘤 Ⓟ

Gordon Li, Bowen Tiang, Michael Lim

■ 导言和背景

定义、病理生理学和流行病学

- 胶质母细胞瘤(GBM)是一种原发脑肿瘤,WHO分级为Ⅳ级,是最常见、且恶性程度最高的原发脑肿瘤,占所有颅内肿瘤的15%,占星形细胞瘤的50%~60%。

- 病理学上,胶质母细胞瘤(GBM)具有间变性、低分化和高度侵袭性的特点。胶质母细胞瘤可表现为原发性(如新生肿瘤)或继发性(如低级别星形细胞瘤恶变为GBM)。原发胶质母细胞瘤常有EFG(表皮生长)因子受体的突变和PTEN(10号染色体上磷酸酶和张力蛋白同源基因缺失)的缺失,而继发性胶质母细胞瘤P53突变更常见。

- 发病率为(2~3)/100 000。包括胶质母细胞瘤在内的所有胶质瘤,男性比女性多见,经常发生于50~70岁患者,但更年轻和更老者也可罹患胶质母细胞瘤。

临床表现

- 胶质母细胞瘤通常呈亚急性表现,约50%的患者临床病程为3个月,症状取决于肿瘤的位置和其对周围组织的浸润和(或)压迫。

- 患者经常表现为非特异性症状,包括头痛、运动功能障碍和癫痫。颅内压升高引起的全身性症状,如恶心、呕吐和认知功能障碍等也很常见。

- 胶质母细胞瘤可发生于中枢神经系统的任何部位,但最常发生于幕上,尤其是额叶和顶叶。局部病变可引起人格改变、偏瘫、视觉丧失和(或)失语症。

- 胶质母细胞瘤偶呈多发,可侵犯深部白质纤维束,越过胼胝体(蝶形胶质瘤)(图17.1)。

诊断和影像

- 计算机断层扫描(CT)表现为形状不规则的高密度或低密度病变。

- 在磁共振成像上(MRI)通常表现为边界不清的弥漫性病变。非强化时,T1加权像上呈低信号,T2加权像上呈高信号。增强后,T1加权像上表现为中心低信号伴周围厚壁强化环,而T2加权像可更好区分周围水肿。大约有4%的病例不强化。

- 正电子发射断层扫描((PET)、单光子计算机断层扫描(SPECT)结合磁共振成像(MRI)可用于诊断伴出血或放射坏死的GBM。

治疗方案和备选方法

- 外科切除。
- 放射治疗/放射外科。
- 化学药物治疗。
- 放、化疗结合(辅助)。
- 单纯活检、活检后放化疗、单纯放化疗、单纯放疗、单纯化疗和不治疗。
- 试验性治疗(免疫治疗、抗血管生成治疗、基因治疗等)。

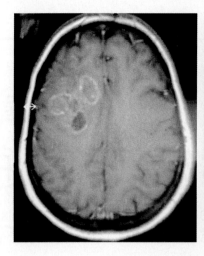
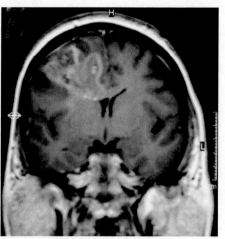

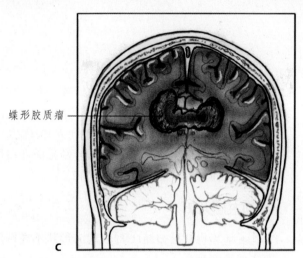

蝶形胶质瘤

图 17.1 T1 增强 MRI 上胶质母细胞瘤的典型表现(A)轴位和(B)冠状位。(C)蝶形胶质瘤。

• 当前的治疗方法不能完全治愈胶质母细胞瘤。最大范围的手术切除是年轻患者的首选治疗方法,可以缓解占位效应;但是由于肿瘤弥漫性地浸润到周围,仍会有相当数量的肿瘤残留。有时可术中置入含有卡莫司汀(或含有卡氮芥,BCNU)的聚苯丙生药片(GliadelIM, EisaiInc., Woodcliff Lake, NJ)。术后联合应用放疗和替莫唑胺是最有效的辅助治疗。对于 70 岁以上的患者,放、化疗常常是首要的治疗方法。胶质母细胞瘤有很高的复发倾向,此时经常会采用试验性治疗。

所选手术的目的和优点

目标

• 以最小的术后神经功能损伤,实现胶质母细胞瘤全切。

优点

• 全切肿瘤,以延长生存时间,改善生活质量。
• 肿瘤切除在减轻占位效应的同时, 还能够提供组织学诊断。
• 积极切除可减少肿瘤体积, 以增强辅助治疗的效果,如放、化疗等。

适应证

• 新发现的磁共振成像 (MRI) 呈环形强化的病变、怀疑患胶质母细胞瘤的患者。

禁忌证

• 跨中线病变,侵犯重要深部结构的病变(如丘脑、脑干等)。

- 高风险或高龄影响手术的患者。

■ 手术细节和准备

术前计划和特殊设备

- 常规术前实验室检查。
- 全身麻醉(无升高颅内压的副作用),某些情况下清醒开颅。
- 推荐使用 Mayfield 头架、神经外科手术显微镜、细尖双极、术中磁共振导航系统、术中超声和超声吸引器(CUSA)。

专家建议/点评

- 建议此手术在肿瘤患者较多的医疗中心、由神经外科医生实施。
- 如果准备进行诸如清醒开颅这样的手术,建议请专家麻醉并行神经检测。
- 设计手术时必须考虑到局部肿瘤复发、需要再次手术的可能性。

手术的关键步骤

使用三钉式头架固定患者头部时,要特别注意,这对立体定向导航非常重要。固定头部时,要确保术者的手能够在术区活动自如,并且能够自由放置脑牵开器。通常,作者建议使设计的手术入口位于术野的最高点,以便术者操作。患者身体和头部的位置应该避免心肺危害,并利于静脉回流。

术中导航可以指导切口的设计、骨瓣的设计、皮层切开的位置和肿瘤边界的确定。头皮切口可以是直线形、曲线形或 U 形,需要考虑肿瘤的充分暴露,皮瓣的血运,皮瓣可暴露的极限,脑内重要的血管结构,美观和伤口愈合。这些患者术后将接受放疗和化疗,放、化疗会延迟伤口愈合,增加脑脊液漏和感染的机会。此外,即使是全切肿瘤并辅以放、化疗,许多患者仍会出现局部复发,需要再次手术、重新打开头皮切口。

局部剃发,常规消毒铺巾。切开头皮,用电凝和(或)头皮夹止血。掀开皮瓣,如可能,尽量保留骨膜,如此可在关颅时增加一个含血管的屏障以预防感染。开颅的位置参考下列因素确定:肿瘤大小和位置,附近硬膜窦和鼻窦的位置,以及是否需要显露相邻的皮层结构(如需清醒开颅或皮层定位技术)。如需暴露静脉窦,如上矢状窦,需要备好止血材料,如可吸收性明胶海绵

(Gelfoam™, Pfizer, New York, NY)。取下骨瓣后,用双极电灼止血。作者建议将硬膜缘悬吊在骨缘,以防硬膜外出血。

打开硬膜之前,要注意脑组织对硬膜的张力。此外,术前计划时,可根据 MRI T2 加权像上的变化,评估脑组织肿胀的程度。如打开硬膜时怀疑有脑肿胀的风险,可给予呋塞米和甘露醇或加量应用。硬膜可"U"形或十字形打开。打开硬膜后可通过直视、术中超声和(或)影像导航定位肿瘤(图 17.2)。如果肿瘤位于表面,辨认其表面的边界并沿其边界分离。对于不在表面的肿瘤,常可分开脑沟或脑裂到达肿瘤;如果不行,则可电凝切开软膜-蛛网膜,经一个皮层通路到达肿瘤。

切除肿瘤时,常可采用瘤内减压和周围分离相结合的方法。如果肿瘤位置表浅并远离功能区,应采用从肿瘤周围分离切除的方法。此方法通常出血最少,并可整块切除。有时,瘤周水肿太严重,或肿瘤与功能区边界不清而不能采用此种方法,此时可采用肿瘤中心减瘤的方法。瘤内切除时估计会有出血,要备好棉片和棉球用以止血。尽管有侵袭性,恶性胶质瘤的边界通常不越过软脑膜。软脑膜下切除受累皮层可能有助于更完全的切除肿瘤。当肿瘤侵及皮层下白质、软脑膜边界消失时,肿瘤的侵袭性边界通常随短联络纤维到达下一个脑回。肿瘤切除后,可用双极电凝、可吸收氧化纤维止血纱布(Surgicel™, Johnson & Johnson, New

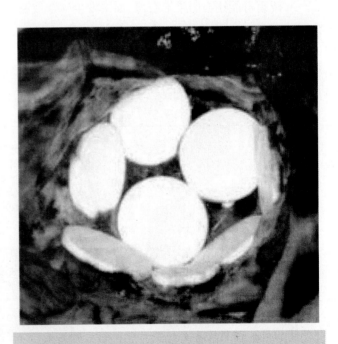

(★)**图 17.2**　肿瘤切除后,瘤腔内放入 Gliadel™(Eisai Inc., Woodcliff Lake, NJ)药片。

Brunswick, NJ)、明胶海绵(Gelfoam™, Pfizer, New York, NY)和棉片等止血。术腔可铺止血纱布(氧化纤维聚合物)。

目前有两种术中辅助疗法用于治疗 GBM。Gliadel™ 是可降解的生物药片,用于手术切除肿瘤后直接递送抗癌药物卡莫司汀(BCNU)到达脑肿瘤部位。术腔共可放 8 个生物药片(图 17.3)。球囊导管腔内近距离放射治疗 (Gliasite™ IsoRay, Houston, TX) 是一个在术腔辐射射线的方法。肿瘤切除后,将 Gliadel™ 球囊导管放入空腔内数天直至患者手术恢复。然后慢慢地注入含有 3-(125I)碘代-4-羟基苯磺酸钠(125I-HBS) 或 Iotrex™ (IsoRay, Houston, TX) 的液态放射源。Iotrex™ 辐射射线的周期为 1 周。放射线通过球囊作用于瘤腔壁,而此处恰是将来肿瘤最容易复发的部位。

规避/损伤/风险

• 根据肿瘤位置的不同, 有损伤周围功能区的风险,如语言/运动区、视觉皮层或丘脑/基底节。

抢救与补救

• 应注意避免进入深部重要结构。如果肿瘤邻近运动或感觉皮层,可使用术中皮层定位技术,体感诱发电位,直接皮层电刺激和(或)清醒开颅技术以便术中更好地界定这些区域。

• 硬膜可能还会因手术变薄,如果发生脑脊液漏,

需要放置腰椎引流。

■ 结果和术后过程

术后注意事项

• 术后患者需要在监护室密切监护, 每小时检查神经功能,控制血压。

• 患者也应该接受 24 小时的抗生素治疗,应用类固醇激素并逐渐减量。

• 术后 48 小时内行 MRI 检查。

• 功能康复可能会使一些患者获益。

并发症

• 脑脊液漏。
• 感染(局部)和伤口裂开。
• 软组织肿胀。
• 脑神经麻痹。
• 出血。
• 脑功能区结构/功能的丧失。
• 肿瘤残留/复发。

结果和预后

• 尽管有目前的治疗和大量的临床试验,但胶质母细胞瘤的预后非常差。

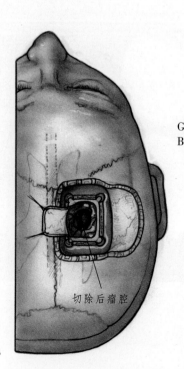

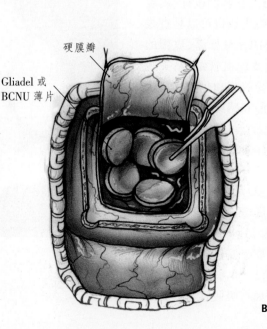

图 17.3　额顶部胶质母细胞瘤的开颅和肿瘤暴露(A),肿瘤切除后瘤腔内放入 Gliadel™ (Eisai Inc., Woodcliff Lake, NJ)药片。

硬膜瓣

Gliadel 或 BCNU 薄片

切除后瘤腔

A

B

- 未接受治疗的患者,中位生存期为 3 个月。
- 接受最佳治疗的患者,中位生存期约为 14.6 个月。
- 年轻、高 Kamofsky 评分(KPS)、手术切除程度高、接受化疗、O-6 甲基鸟嘌呤-DNA 甲基转移酶(MGMT)低表达,以及接受放疗的患者预后相对好一些。
- 新的治疗方法(如免疫治疗、基因治疗)正在试验中,可能会为将来的治疗带来希望。

参考文献

[1] Bruce J. Glioblastoma multiforme. eMedicine Oncology, 2009. Available at: http://emedicine.medscape.com/article/283252-overview. Accessed September 16, 2010

[2] Krex D, Klink B, Hartmann C et al. German Glioma Network. Long-term survival with glioblastoma multiforme. Brain 2007;130:2596–2606

[3] McGirt MJ, Than KD, Weingart JD et al. Gliadel (BCNU) wafer plus concomitant temozolomide therapy after primary resection of glioblastoma multiforme. J Neurosurg 2009;110:583–588

[4] Salcman M. Glioblastoma and malignant astrocytoma. In: Kaye AH, Laws ER, eds. Brain Tumors. London:Churchill Livingstone;1995:449–477

[5] Schwartzbaum JA, Fisher JL, Aldape KD, Wrensch M. Epidemiology and molecular pathology of glioma. Nat Clin Pract Neurol 2006;2:494–503, quiz 1, 516

[6] Toms SA, Ferson DZ, Sawaya R. Basic surgical techniques in the resection of malignant gliomas. J Neurooncol 1999;42:215–226

第 18 章
幕上胶质瘤 Ⓐ

Katharine Drummond, Andrew S. Kaye

■ 导言和背景

替代方法

• 幕上胶质瘤的立体定向活检(开放或钻孔,有框架或无框架)。

目的

• 胶质瘤手术的基本目的是明确诊断, 在不影响神经功能的情况下,尽可能安全地切除更多的肿瘤。胶质瘤的切除能够:

　　○ 改善或避免颅内压升高引起的症状及肿瘤占位效应引起的神经功能缺损。

　　○ 减少皮质激素的应用。

　　○ 提高对辅助治疗的耐受性, 获得对肿瘤的短期局部控制。

　　○ 控制癫痫发作可能是个额外的目的, 特别是低级别胶质瘤。

• 其他目的可能为辅助治疗的实施,包括化疗药片的置入,经导管对流增强给药,局部放疗,近距离放疗或试验性治疗。

优点

• 尽管肿瘤最大切除对肿瘤患者生存的价值,目前仍有争议,但大量的证据表明,对于高级别胶质瘤,如果 MRI T1 加权像上所有高强化的肿瘤都被切除,患者将获得生存优势。

• 同样,对于低级别胶质瘤,如果 MRI T1 加权像上低信号区完全被切除,将会改善生存,一小部分患者的生存期延长。

适应证

• 幕上胶质瘤的患者适合外科手术,且患者知情同意。

禁忌证

• 对于高级别胶质瘤,高龄(70 岁以上)、一般健康状况差、严重的神经功能缺损和位于功能区的肿瘤;体积虽小,但边界不清或深部的肿瘤,特别是累及基底节、丘脑或下丘脑的肿瘤,为相对禁忌证。

• 然而,每个患者都应该个性化评估。对预后较差的患者,活检后予以姑息性的辅助治疗可能更合适。

• 同样,对低级别胶质瘤,肿瘤位于功能区的无症状患者应考虑只取活检,予以或不予后续的辅助治疗。

■ 手术细节和准备

术前计划和特殊设备

• 患者应了解手术的风险和获益,并签署知情同意书。需评估患者耐受麻醉的状况;完成常规术前血液和心血管检查。

• MRI 对无框立体定向技术是必要的。功能性或代谢性成像对许多病例有意义。术前应制订详细的手术计划,以保护脑功能区及最大范围地切除肿瘤。这些计划包括清醒开颅、皮层定位技术、术中体感诱发电位、术中 MRI 或计算机断层扫描(CT)、5-氨基乙酰丙酸荧光辅助技术。此外,对于低级别胶质瘤,如果手术主要是为了控制癫痫发作,则应考虑使用栅状电极行广泛皮层定位。

• 术前 1 周应开始应用地塞米松。癫痫患者可能已经应用抗癫药物,否则,于麻醉前,同预防性抗生素和利尿剂一起给予抗癫痫药物。

• 术前与麻醉医师共同讨论手术方案很重要。如果计划清醒开颅手术,镇静和神经阻滞药物的类型,癫痫的预防,以及利于电生理检测的麻醉管理和麻醉药物都是很重要的。

• 颅内压升高导致的脑疝非常棘手,麻醉技术必须考虑到这一点。如果预计会有脑组织肿胀,可在切开头皮时给予甘露醇利尿;但应尽量避免使用甘露醇,以保证无框立体定向导航的准确性。

• 基本的器械和设备包括 Mayfield 头架、超声吸引器(CUSA)、滴水双极电凝、手术显微镜或放大镜加头灯、无框立体定向设备、自动牵开器和显微外科器械。

• 无框架立体定向导航将会被频繁使用,导航屏幕应位于术者的视线内,这样无须转身即可观看。对于清醒手术,使用皮质刺激器定位功能区,可能需要冰的林格溶液用以终止术中癫痫发作。

• 患者体位应确保术区与地面平行,并轻微抬高头部。避免颈部过度旋转,必要时可取侧位、坐位或俯卧位。术者的视野应沿着手术切除腔的轴线。为预防下肢深静脉血栓形成,应使用小腿压缩装置。

专家建议/点评

• 幕上胶质瘤手术最重要的决策是关于安全和切除范围的考虑。

• 虽然追求最大范围的安全切除,但避免神经功能缺损却是最重要的,因为这并不是根治性手术,且患者生存期有限。

• 对于无症状的低级别胶质瘤,决定是否手术及何时手术很困难。必须强调的是,虽然手术是幕上胶质瘤的首选治疗方法,但也只是全部治疗的一部分。

• 多学科协作的团队治疗模式非常重要,应从诊断时开始直到辅助治疗。要有清晰的术前手术计划,应仔细评估患者的整体状况、临床状态,以及解剖和功能影像。

手术的关键步骤

用无框立体定向导航设计皮瓣和骨瓣的位置,尽可能避开功能区,但通常需提供到达肿瘤的最短路径。可选择满足手术入路的各种标准皮瓣,用于额极病变的双额皮瓣和单侧骨瓣,用于颞部病变的问号/反问号颞瓣或翼点瓣,用于额叶后部、顶叶和枕叶(基底朝下方)病变的方形或马蹄瓣(图 18.1A),或用于半球内侧或胼胝体病变的矢状窦旁跨中线马蹄瓣。皮瓣应该足够大,以便涵盖肿瘤边缘,允许使用大型器械如超声吸引器,满足皮层定位的需要,兼容微小的定位偏差(即使应用无框立体定向导航),满足复发后再次手术的需要。应避免过度地逐层内缩而缩小手术的暴露范围;要充分利用整个头皮切口,以免暴露不充分。但是,通常骨瓣应位于皮缘以内,以尽量减少感染的风险。如果取下骨瓣后脑组织张力很高,可考虑使用甘露醇、过度通气、抬高头部,同时检查颈部的位置、气管插管和尿管。

通常呈马蹄形或矩形打开硬膜,下方的脑功能区暴露时,即刻用棉条保护。有些肿瘤在表面即可看到,表现为颜色异常的富血管区(高级别肿瘤)或苍白扩大的脑回(低级别肿瘤)(图 18.1B)。此时,肿瘤边缘可以通过无框立体定向导航进一步界定,并开始切除肿瘤,可从肿瘤中央向外或沿肿瘤周边进行切除。如果肿瘤未累及脑表面,则需要切开脑层。应在避开功能区的前提下,选择最短的路径(图 18.1C)。即使较大的肿瘤也可通过沿脑沟或脑回长轴的、较小(1.5~3.0cm)的皮层切口切除。应尽量减少牵拉。脑压板应平放于大脑表面,而不要放在切口边缘,以避免切割脑组织。沿着导航或术中影像仔细规划的轨迹分开(而不是切除)皮层下的白质。然后,用超声吸引器切除肿瘤的内部,并用双极电凝止血。

高级别肿瘤包含三个区域。中央坏死区,用超声吸引器很容易切除。富含血管的肿瘤边缘区,长入相邻的脑组织,切除时通常出血凶猛,但肿瘤全切后,出血很容易止住。肿瘤周围的脑水肿区,常常含有浸润的肿瘤细胞,只有在非功能区才能切除。因此,在非功能区,应该切除至肉眼可见的正常脑组织,甚至超过几毫米才是安全的。在功能区,应该切除至通过术中影像或皮层定位技术提前确定的安全界面。如果可能,所有肉眼可见的异常组织都应该切除。少数情况下,有肉眼正常脑组织边界的肿瘤完全切除是可能完成的,特别是肿瘤位于额叶或非优势侧的颞极时。如果患者已有视野缺

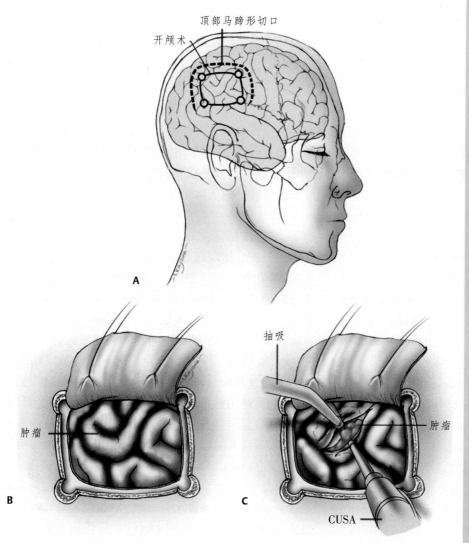

顶部马蹄形切口

开颅术

A

抽吸

肿瘤

肿瘤

B

C

CUSA

图 18.1   (A)马蹄形切口开颅切除顶部幕上脑膜瘤。(B)硬膜剪开后肿瘤暴露:表面颜色异常的富血管区即肿瘤(该病例可能是高级别肿瘤)。(C)未在脑表面的肿瘤切除病例,切开皮层,采用最短路径,避免损伤功能区,避免过度牵拉。CUSA,超声吸引器。

损,也可行全枕叶切除。

即使使用显微镜,也很难肉眼分辨低级别胶质瘤的边界。因此,通过立体定向导航或术中影像提前确定切除范围非常重要。

为避免抽样误差,所有肿瘤区域的代表性标本都应送组织病理学检查。许多肿瘤会侵犯脑室壁,需要打开脑室壁行肉眼全切。可用氧化纤维止血纱布、温水冲洗和维持术前收缩压等方法止血。应在术腔留置最少的止血材料,以防术后肿胀或止血纱布下出血。应水密关闭硬膜(尤其是脑室开放时),如果可能,使用单丝线缝合;必要时,可使用硬膜替代物,以便于复发时重新打开。需要仔细缝合头皮以利于后续的放、化疗。

规避/损伤/风险

• 对于生存期有限的患者,需避免造成新的神经功能缺损。

• 必须严格避免高血压和癫痫发作,因为其可导致脑组织切面的出血;拔除气管插管后的长时间咳嗽,也可导致此后果。

抢救与补救

• 如果出现明显脑疝,除了麻醉方面的处理,应快速切除肿瘤。对于弥漫性出血,进一步切除肿瘤经常有助于止血,还可用双极电凝、氧化纤维素纱布、棉球轻轻压迫后温水冲洗等方法处理。

■ 结果和术后过程

术后注意事项

• 应在术后第一天行 CT 扫描,以排除出血,48 小时内行 MRI 扫描确定切除的程度(特别是术前肿瘤有强化),以便必要时再次手术或规划辅助治疗。如果术后未见苏醒,或出现意外的神经功能缺损,应立即行 CT 扫描。

• 地塞米松应降阶梯应用 1 周以上,如果计划行放射治疗,也可低剂量持续应用。

• 根据癫痫的风险,持续应用抗癫痫药 6~12 周,术前有癫痫的患者应持续应用抗癫痫药并请癫痫科医师指导后续治疗。

• 抗生素应继续应用到术后 24 小时,H2 受体拮抗剂持续到地塞米松停用以后。

• 如果有必要,深静脉血栓形成的机械预防和药物预防应在术后 2~5 天开始。

• 如果术前未安排,术后推荐多学科神经肿瘤团队协作治疗。

并发症

• 出血(瘤内、硬膜下、硬膜外、帽状腱膜下)
• 感染(表面、深部、脑膜炎、脑室炎)
• 脑脊液漏或假性脑膜膨出
• 肿瘤残留或复发导致进一步的神经功能缺损和颅内压增高
• 损害相邻的脑功能区
• 损坏血管导致出血性或缺血性脑卒中
• 静脉空气栓塞

参考文献

[1] Kaye AH, Laws ER, eds. Brain Tumors. 2nd ed. London/New York: Churchill Livingstone; 2001
[2] Salcman M. High grade cerebral hemisphere gliomas (adult). In: Kaye AH, Black PMcL, eds. Operative Neurosurgery. Vol 1. New York: Harcourt;2000: 317–332
[3] Nikas DC, Bello L, Black PMcL. Cerebral Hemisphere Gliomas (Adults) – Low Grade (Astrocytomas and Oligodendrogliomas). In: Kaye AH, Black PMcL, eds. Operative Neurosurgery. Vol 1. New York: Harcourt; 2000:333–359
[4] Yaşargil MG, Kadri PAS, Yasargil DCH. Microsurgery for malignant gliomas. J Neurooncol 2004;69:67–81
[5] Australian Cancer Network Adult Brain Tumour Guidelines Working Party. Clinical Practice Guidelines for the Management of Adult Gliomas: Astrocytomas and Oligodendrogliomas. Sydney: The Cancer Council Australia, Australian Cancer Network and Clinical Oncological Society of Australia Inc.;2009

第 19 章
少突胶质细胞瘤 Ⓟ

Leonardo Rangel-Castillia, Pamela New, Robert Grossman

■ 导言和背景

定义、病理生理学和流行病学

• 世界卫生组织(WHO)将少突胶质细胞瘤(OD)定义为一种"分化良好的、弥漫浸润的成人肿瘤,位于大脑半球,由形态酷似少突神经胶质细胞的细胞组成。"其可浸润皮质和白质。

• OD 占所有大脑原发肿瘤的 2.5%(占所有胶质瘤的 5%)。在过去的 30 年,OD 的发病率有所升高。

• 大体病理可见:边界较清、灰红色、质软、无包膜的肿块,位于皮层或皮层下白质,有时伴有钙化或出血,但很少浸润软脑膜。组织学上,OD 的特点是:细胞呈圆形或椭圆形,细胞核圆形,染色质淡染,因为有核周晕和微小的血管网,在形态上被称为"煎蛋形"和"鸡笼状"。间变性 OD 有局部或弥漫性浸润的组织学特征。随着时间的推移,OD 可进展为具有间变特征的高级别胶质瘤。

• 少突胶质细胞肿瘤包括:少突胶质瘤和少突星形细胞瘤。

临床表现

• 临床表现无特异性,取决于肿瘤所处的皮层位置和生长速度。患者可出现头痛、意识障碍、癫痫发作、局灶性功能障碍或颅内压增高。

诊断和影像

• 最好的诊断线索是:中年患者、皮层下或皮层部分钙化的占位性病变。多见于幕上(85%),且额叶最常见。

• OD 没有诊断标准和特殊标记,诊断依据主观判断。

• 计算机断层扫描(CT)的发现包括混合密度的呈结节状或条索状钙化的大脑半球肿物,囊变常见(20%)。

• 磁共振(MRI)T1 加权成像的特征是:等–低于白质信号的大脑半球占位性病变,可有明显的边界、伴周围轻度水肿,或呈等信号、伴轻度或无强化。T2 加权像上,OD 表现为不均匀的高信号肿物。少数情况下,可有出血和坏死的征象(图 19.1 和图 19.2)。

• 鉴别诊断包括星形细胞瘤(星形细胞瘤钙化罕见,皮质相对较少受累)、节细胞胶质瘤(通常位于颞叶)、胚胎发育不良性神经上皮肿瘤(边界清晰,"泡沫"样外观)、多形性黄色瘤型星形细胞瘤(有硬膜尾征的皮层肿块,连接软脑膜表面的增强结节)、缺血(楔形的血管分布,弥散受限,亚急性期脑回样增强)。

治疗方案和备选方法

• 手术切除是一线治疗方案,但 OD 经常侵犯功能皮层,此处切除将产生严重的神经功能缺损。

• 放疗(或放射外科)和化疗,用于残余肿瘤的治疗。累计剂量 50Gy,1.8Gy/次,为可耐受剂量。

• 替莫唑胺是目前治疗 OD 和间变性 OD 最常用

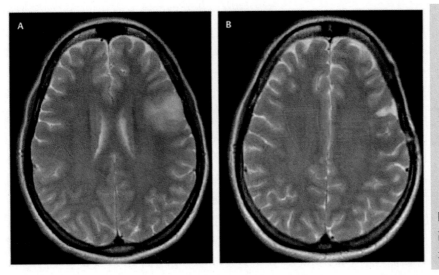

图 19.1　MRI T2 加权像示左额叶高信号病变(Broca 区)术前(A)和术后(B)。

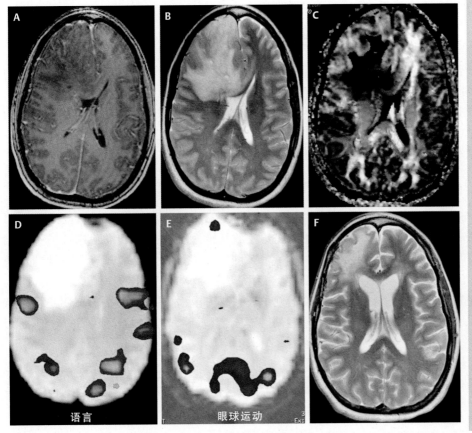

(★)图 19.2　(A)轴位 MRI T1 加权强化像示右额叶未强化的病变，伴有占位效应和中线移位。(B)同一病灶在 T2 序列上的表现。(C)功能 MRI 示不同白质纤维束的移位。(D,E)功能 MRI 示和肿瘤有关的语言和眼球运动区。肿瘤与右眼运动区的密切关系(E)。(F)术后 1 年随访,MRI 示肿瘤全切,无复发。

的化疗药物。

• 没有关于 OD 治疗时间和程度的 I 类证据。

所选手术的目的和优点

• 病理诊断。

• 肿瘤减灭以优化化疗和放疗的效果，在不引起神经功能障碍的前提下尽可能多切肿瘤。

适应证

• 怀疑存在肿瘤,是行活检和(或)切除的指征。

禁忌证

- 不稳定的内科疾病。
- 主要位于功能区的肿瘤是相对禁忌证,但通常活检是安全的。

■ 手术细节和准备

术前计划和特殊设备

- 功能磁共振成像对于定位运动皮层、感觉和运动性语言中枢很有价值。
- 了解肿瘤的动脉血供、静脉回流与脑室系统、皮层功能区的关系对设计开颅位置和范围至关重要。要考虑到患者需行再次手术的可能性。
- 对于邻近功能区的病变,清醒开颅手术可能合适。
- 术中影像导航对于手术中定位肿瘤的边界,具有极大的价值。影像导航应基于 MRI 的 T2 加权像或液体衰减反转恢复(FLAIR)序列。
- 手术显微镜、术中超声、CUSA™(Cavitron 超声手术吸引器,Valley Lab,boulder,CO)和显微器械。
- 术前给予抗生素、抗癫痫药和皮质激素。

专家建议/点评

- 线性切开伤口,以减少与伤口愈合相关的并发症。
- 尽可能广泛切除,最大限度地减少术后出血或肿胀的风险。
- 切除肿瘤时,尽可能避免进入脑室。
- 如果存在小脑幕切迹疝,建议切除沟回,即使钩回未被肿瘤侵犯。
- 应以软膜下切除的方式切除脑回内肿瘤,以保留脑沟血管,避免损伤肿瘤边缘的正常脑组织。

手术的关键步骤

皮肤切口和骨瓣的大小、范围和形状取决于肿瘤特征和肿瘤的位置。因为肿瘤的复发和再次手术的需要,采用简单的皮肤切口和开颅方式,保证足够的血供是肿瘤切除手术的重要原则。选择的入路需最直接、最安全,以确保患者神经功能的完整。

肿瘤定位

骨瓣打开暴露硬膜后,可用超声定位。超声探头放置在硬膜比放在皮层表面能获得更好的颅内病变的影像。硬膜打开后,如果肿瘤已导致脑回增宽或颜色异常,则很容易发现。多数情况下,应用术中影像导航可更精确地定位肿瘤的位置。如果肿瘤明确局限于脑回,可行软脑膜下脑回切除。然而,多数情况下,肿瘤位于皮层下白质,需要更广泛的切除。与经脑回入路相比,经脑沟入路的优点是,皮质在脑沟底部比在顶部更薄;缺点是,脑沟底部的切口会中断皮层下的 U 形联络纤维。通常脑沟的方向垂直于表面,但是肿瘤的存在会扭曲脑沟的方向。

减积手术通常从肿瘤中心向周围进行。如果可能,最好采用整块切除的方式,而不是分块切除,这样可以降低复发概率。肿瘤的边界,尤其是在白质中,常常很难确定。如果胶质瘤已经侵袭半卵圆中心,脑叶切除可能并不合理,因为这不仅不能延长生命,还会导致神经功能缺损。

规避/损伤/风险

- 功能区及皮质下纤维束的损伤永远是一个问题。
- 术中神经导航,可最小化组织牵拉,并提供关于肿瘤位置和范围的良好的三维立体图像,可以减少相邻正常脑组织的损伤。

抢救与补救

- 即使肿瘤残余,也要避开功能区(应该记住,手术只是治疗的开始,接下来是放疗和化疗)。
- 术区肿胀可能是充血或水肿的结果(局部或弥漫性)。为减轻水肿,类固醇、甘露醇、脑脊液引流和过度通气是较好的选择。术者必须确保肿胀不是由麻醉、过多的肿瘤残余、术腔深处的血肿或脑脊液梗阻所引起的。

■ 结果和术后过程

术后注意事项

- 抗生素持续 24~48 小时,激素药物缓慢减量。
- 在神经重症监护病房观察至少 24 小时,注意语言、肌力和瞳孔变化。
- 术后 24~48 小时行 MRI 检查,以证实肿瘤切除情况和对随后辅助治疗的反应。
- 关颅之前严密止血:显微镜下止血,使用双极电凝,等渗盐水间断冲洗,棉片轻压术腔壁。尽量少用异体材料贴敷瘤腔壁。

● 认识到少突胶质细胞瘤对化疗反应良好后，人们已经开展了几项将化疗作为初始治疗的研究，报道的化疗敏感率为 30%~70%，在 2~3 年后出现肿瘤进展。放疗的效果可能会延迟至 12 月后出现。一线化疗是否优于放疗是未知的，目前正处于临床试验阶段。

● 对于间变少突胶质细胞瘤，研究显示，放疗和化疗的顺序对患者的总体生存率没有影响，但先接受放疗的患者拥有更长的无进展生存期。

● 首先开始化疗还是放疗，要权衡两者的副作用，包括对特定年龄段患者，出现认知障碍和潜在长期影响的风险。

● 化疗药物选择替莫唑胺。通常按规定的每日口服剂量，每 28 天用药 5 天。没有固定的治疗期限，但根据磁共振随访情况，患者通常会治疗 12~18 个月。治疗过程中，每 2~3 个月行 MRI 检查。

● 化疗失败后，如果患者尚未接受放疗，可考虑予以放疗。

● 二线化疗药物的方案为 PCV（丙卡巴肼、司莫司汀和长春新碱），该方案在复发的患者中敏感率很低（17%），即使在有 1p/19q 联合缺失的患者中。

并发症

● 血管损伤。

● 实质内、硬膜下或硬膜外血肿，迟发性静脉梗死。

● 相应脑区受损导致的偏瘫、失语或运动/感觉缺损。

● 皮瓣或伤口感染。

● 癫痫发作。

结果和预后

● 与其他胶质瘤相比，少突胶质细胞瘤预后相对较好。

● 15 年的总体生存率为 40%。

● 不良预后因素包括年龄（40 岁以上）和尺寸（≥5cm）。

● 1 号染色体短臂和 19 号染色体长臂的缺失已成为少突胶质细胞的分子标记。染色体 1p/19q 联合缺失存在于 60%~89% 的患者，并提示了较好预后以及对

放、化疗的较高敏感性。这也逐渐成为最重要的预后影响因素。

● 一些研究表明，对于侵袭性少突胶质细胞瘤，染色体 1p/19q 联合缺失的患者中位生存期为 6~7 年，而无联合缺失的患者，则为 2~3 年。对于低级别少突胶质细胞，染色体 1p/19q 联合缺失的患者中位生存期为 12~15 年，无联合性缺失的患者为 5~8 年。

参考文献

[1] Aldape K, Burger PC, Perry A. Clinicopathologic aspects of 1p/19q loss and the diagnosis of oligodendroglioma. Arch Pathol Lab Med 2007;131:242–251

[2] Bondy ML, Scheurer ME, Malmer B et al. Brain Tumor Epidemiology Consortium. Brain tumor epidemiology: consensus from the Brain Tumor Epidemiology Consortium. Cancer 2008;113 Suppl:1953–1968

[3] Bromberg JE, van den Bent MJ. Oligodendrogliomas: molecular biology and treatment. Oncologist 2009;14:155–163

[4] Cairncross G, Berkey B, Shaw E et al. Intergroup Radiation Therapy Oncology Group Trial 9402. Phase III trial of chemotherapy plus radiotherapy compared with radiotherapy alone for pure and mixed anaplastic oligodendroglioma: Intergroup Radiation Therapy Oncology Group Trial 9402. J Clin Oncol 2006;24:2707–2714

[5] Capelle L, Oei P, Teoh H et al. Retrospective review of prognostic factors, including 1p19q deletion, in low-grade oligodendrogliomas and a review of recent published works. J Med Imaging Radiat Oncol 2009;53:305–309

[6] Davis FG, Malmer BS, Aldape K et al. Issues of diagnostic review in brain tumor studies: from the Brain Tumor Epidemiology Consortium. Cancer Epidemiol Biomarkers Prev 2008;17:484–489

[7] Ducray F, del Rio MS, Carpentier C et al. Up-front temozolomide in elderly patients with anaplastic oligodendroglioma and oligoastrocytoma. J Neurooncol 2011;101:457–462

[8] Dunbar EM. The role of chemotherapy for pure and mixed anaplastic oligodendroglial tumors. Curr Treat Options Oncol 2009;10:216–230

[9] Gan HK, Rosenthal MA, Dowling A et al. A phase II trial of primary temozolomide in patients with grade III oligodendroglial brain tumors. Neuro-oncol 2010;12:500–507

[10] Gadji M, Fortin D, Tsanaclis AM, Drouin R. Is the 1p/19q deletion a diagnostic marker of oligodendrogliomas? Cancer Genet Cytogenet 2009;194:12–22

[11] Lwin Z, Gan HK, Mason WP. Low-grade oligodendroglioma: current treatments and future hopes. Expert Rev Anticancer Ther 2009;9:1651–1661

[12] Quon H, Abdulkarim B. Adjuvant treatment of anaplastic oligodendrogliomas and oligoastrocytomas. Cochrane Database Syst Rev 2008:CD007104

[13] Rodriguez FJ, Giannini C. Oligodendroglial tumors: diagnostic and molecular pathology. Semin Diagn Pathol 2010;27:136–145

[14] Sherman JH, Prevedello DM, Shah L et al. MR imaging characteristics of oligodendroglial tumors with assessment of 1p/19q deletion status. Acta Neurochir (Wien) 2010;152:1827–1834

[15] Soffietti R, Baumert BG, Bello L et al. European Federation of Neurological Societies. Guidelines on management of low-grade gliomas: report of an EFNS-EANO Task Force. Eur J Neurol 2010;17:1124–1133

[16] Tabatabai G, Stupp R, van den Bent MJ et al. Molecular diagnostics of gliomas: the clinical perspective. Acta Neuropathol 2010;120:585–592

[17] van den Bent MJ. Advances in the biology and treatment of oligodendrogliomas. Curr Opin Neurol 2004;17:675–680

[18] Vesper J, Graf E, Wille C et al. Retrospective analysis of treatment outcome in 315 patients with oligodendroglial brain tumors. BMC Neurol 2009;9:33

第 **20** 章
低级别胶质瘤 Ⓟ

Hugues Duffau

■ 导言和背景

定义、病理生理学和流行病学

- 脑原发性肿瘤,世界卫生组织(WHO)分类中等级为Ⅰ和Ⅱ级的胶质瘤为本章的主题。由于WHOⅠ级胶质瘤(儿童毛细胞型星型细胞瘤)边界清楚,可通过手术完全切除而治愈,而弥漫性WHOⅡ级胶质瘤(GⅡG)争议比较多,因此是本章讨论的重点。

- 弥漫性WHOⅡ级胶质瘤(GⅡG)占所有胶质瘤的10%~15%。平均发病年龄为34岁,30~40岁为发病高峰。男性发病率稍高。

临床表现

- GⅡG是大脑浸润性肿瘤,常侵及皮层和皮层下功能结构,初期可表现为相对惰性的过程,特别是无神经功能缺损。

- 这种肿瘤多数情况下侵犯年轻患者,患者可出现癫痫发作。然而,这些病变倾向于以固定的速度生长,其中位直径生长速率为4mm/年。

- 最重要的是,肿瘤会转变为间变性,导致神经功能恶化并最终影响生命。从出现症状,患者中位生存期为5年左右。

- 肿瘤常发生于幕上,特别是额叶和岛叶。

诊断和影像

- 在磁共振成像(MRI),病变通常边界不清,不增强或轻度增强,T1加权像表现为低信号,T2加权图像表现为高信号。

- 磁共振波谱、灌注和弥散成像以及正电子发射断层(PCT)扫描也是有用的。

- 功能磁共振成像(fMRI)技术和扩散张量成像在病变侵及功能区的病例可能会用到。

治疗方案和备选方法

- 不再推荐持"观望态度"的单纯观察。根据最近的欧洲指南,尽管缺乏Ⅰ类证据,手术切除仍是首选治疗方案,其目标是最大限度地切除肿瘤,同时尽量减少术后并发症。

- 如果手术不可行(因为肿瘤位置、范围或合并症),应该行活检以获得组织学诊断和分子分析。

- 对于有不良预后因素(高龄、不全切除或未切除、已出现神经症状)的患者,可行辅助治疗。化疗作为先行治疗,可延迟放疗引起的晚期神经毒性的风险。

- 此外,当首次手术因功能保护的原因未能实现肿瘤全切时,越来越多的人主张行二次手术。对所有患者,诊断时和随访中的神经心理评估,以及手术后认知功能康复对优化生活质量是有作用的。

所选手术的目的和优点

- 目的是尽可能广泛地切除肿瘤,通过延迟向间变性转化,以优化对自然病程的肿瘤学影响,延长中位生存期。

- 保护功能结构的同时,提高患者的生存质量。

适应证

- 进展性的 GⅡG,即有临床症状(癫痫或神经功能缺损)和(或)系列 MRI 随访中有影像学进展(体积增加或肿瘤转移)。
- 如果肿瘤能够全切或至少近全切 [大于初始体积的 80%,和(或)残余<15mL]可行手术切除。
- 特殊情况下减少肿物体积,以减轻颅高压症状,或用于诊断目的。
- 预防肿瘤恶变的风险。
- 细胞减灭,以优化辅助治疗的效果。
- 为控制难治性癫痫患者的癫痫发作(80% 的患者),即使不能实现肿瘤近全切,也应选择手术治疗。

禁忌证

- 肿瘤不能全切或近全切者为禁忌证(因肿瘤广泛侵犯功能结构)。颅内高压、难治性癫痫、放化疗前需行立体定向活检的少数患者除外。
- 相对禁忌证包括:身体状况不允许开颅手术的患者,肿瘤整个位于脑功能区但神经功能完整的患者。

■ 手术细节和准备

术前计划和特殊设备

- 术前常规应用抗生素,持续应用抗癫痫药。清醒开颅时,头皮局部麻醉,开颅和关颅过程中予以少量芬太尼和异丙酚镇静(睡眠–清醒–睡眠方案)。
- 其他辅助设备可包括手术显微镜、超声吸引器、神经导航(必须注意术中脑组织移位)、表面超声探头和显微器械。
- 术前神经功能和神经心理检查、功能磁共振成像、弥散张量成像、全身麻醉(病变位于非优势半球运动前区、岛叶或颞叶前部)或清醒开颅(病变位于优势半球,为了定位语言功能区;和非优势半球的顶叶或颞枕交界部,为了定位躯体感觉和视觉功能区),以及术中皮层和皮层下电刺激脑功能定位技术。

专家建议/点评

- 手术操作应该由受过良好脑肿瘤手术训练的神经外科医师完成。
- 麻醉师也应该熟练掌握静脉麻醉,特别是行术中监测或清醒开颅时。
- 语言治疗师和(或)神经心理学家在术中认知功能监测中起着至关重要的作用。

手术的关键步骤

患者取侧卧位,首先骨瓣显露范围要大,以辨别胶质瘤周围的功能结构。这样可沿功能区边界切除肿瘤,不要留边,从而优化手术的利益风险比。

对非优势半球的运动前区肿瘤,采用皮层定位技术于全麻下确定初级运动区(刺激诱导运动反应)。除优势半球的岛叶和颞叶前部外,对于位于其他部位的肿瘤,打开颅骨之后,唤醒患者,进行感觉运动、语言、和(或)视觉功能定位,见"岛叶胶质瘤"。刺激时,由语言治疗师、神经病学家、神经心理学家在手术室对患者进行测试。刺激时出现可逆性的功能障碍的每个脑区都应保留,即使已被 GⅡG 侵犯,以免造成永久性功能缺损。个体化的脑功能定位完成后,可行肿瘤切除,整个切除过程在患者执行指定任务的同时进行,目的是从患者自己控制的、实时的解剖–功能关联中获益。

皮层下,需行脑白质电刺激,以检测(从而保留)关键的功能传导通路,例如大脑联络纤维:内囊(刺激时诱发运动)、丘脑皮质通路(刺激时诱发感觉异常)、视辐射(刺激时诱发视觉异常)、上纵束包括弓状束(刺激引起发音或语音异常)、下额枕束(刺激时诱发语义功能障碍)和右上纵束(刺激时诱发左侧偏侧忽略)。这些功能传导束对深部肿瘤切除构成限制。

此外,必须保留软脑膜下层及经过的血管。在白质内,超声吸引器吸引可减少周围组织牵拉损伤,优于吸引器和双极电凝。在关颅之前,有必要行最后功能评估,以检查大脑解剖–功能的完整性。关闭之前严密止血,应在患者睡眠时完成。

规避/损伤/风险

- 主要风险包括损伤功能区以及深部切除时损伤皮层下白质纤维束(特别是内囊、语言通路,以及视辐射,分别带来偏瘫、失语或偏盲的风险)。

抢救与补救

- 术中脑功能定位技术确定的功能区应予以保护,即使以肿瘤残留为代价(至少在第一次手术时)。由于脑组织的可塑性,有时二次手术时有可能扩大切除范围的机会。

■ 结果和术后过程

术后注意事项

• 术后当晚,患者应在重症监护室观察,术后有可能出现短暂的神经功能恶化(尽管激素治疗),通常几天后可恢复。有时需要几个星期的功能康复。术后MRI应在24小时内进行(如果可能在6小时内)以客观评估肿瘤切除范围。图20.1示典型病例。

• 应用这种方法,虽然许多患者累及功能皮层和皮层下结构,GⅡG手术的永久性功能损伤率可控制在<2%。这是由于大脑的可塑性,允许皮层重塑进一步功能代偿,尽管GⅡG也会缓慢发展。

并发症

• 并发症包括血管损伤造成的功能区脑组织的功能丧失(<2%)。

结果和预后

• 如果不治疗,所有GⅡG有转为间变的风险,并导致神经功能恶化,甚至死亡。

• 肿瘤体积和胶质瘤的生长速度是最重要的预后因素。

• 如果不治疗,患者的5年生存率为35%~69%。

• 由于恶变之前多次治疗的新策略(手术和再手术、化疗和放疗),患者的平均生存期现已超过10年。此外,功能定位技术的应用,在大部分患者可维持其至改善生活质量(控制癫痫),即使涉及通常认为不可切除的所谓功能区(如Broca区),催生了"功能神经肿瘤学"的概念。

• 患者的年龄是影响预后的重要因素。

• 患者年轻、肿瘤全切可预示肿瘤延迟复发或进展。

• 分子生物学的进展将在预测肿瘤的预后方面发挥作用。

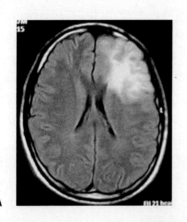

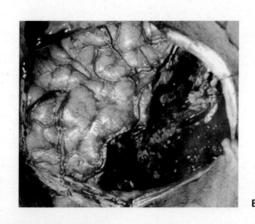

图20.1 (A)术前矢状面MRI FLAIR像显示:Ⅱ级胶质瘤累及左额下回(即Broca区)。(B)根据功能区的皮层和皮层下边界(功能区以用数字标注)切除肿瘤后的术中图片。(C)术后矢状面FLAIR加权磁共振成像(MRI)显示:肿瘤全切,患者无神经功能缺损,社会和职业生活正常。

参考文献

[1] Berger MS, Deliganis AV, Dobbins J, Keles GE. The effect of extent of resection on recurrence in patients with low grade cerebral hemisphere gliomas. Cancer 1994;74:1784–1791

[2] Claus EB, Horlacher A, Hsu L et al. Survival rates in patients with low-grade glioma after intraoperative magnetic resonance image guidance. Cancer 2005;103:1227–1233

[3] Duffau H, Lopes M, Arthuis F et al. Contribution of intraoperative electrical stimulations in surgery of low grade gliomas: a comparative study between two series without (1985-96) and with (1996-2003) functional mapping in the same institution. J Neurol Neurosurg Psychiatry 2005;76: 845–851

[4] Duffau H. New concepts in surgery of WHO grade II gliomas: functional brain mapping, connectionism and plasticity—a review. J Neurooncol 2006;79: 77–115

[5] Keles GE, Lamborn KR, Berger MS. Low-grade hemispheric gliomas in adults: a critical review of extent of resection as a factor influencing outcome. J Neurosurg 2001;95:735–745

[6] Giuffre R, Pastore FS. Surgical management of low-grade glioma. In Schmideck HH, Sweet WH, eds. Operative Neurosurgical Techniques. Philadelphia: WB Saunders; 2005:671–696

[7] Morantz RA. Low Grade Astrocytoma. In: Rengashary SS, Wilkins RH, eds. Neurosurgery. 2nd ed. New York: McGraw-Hill; 1996:789–797

[8] Kleihues P, Cavanee WK. Pathology and Genetics of Tumors of the Nervous System. Lyon, France: World Health Organization; 2000

第**21**章
岛叶胶质瘤 Ⓟ

Hugues Duffau

■ 导言和背景

定义、病理生理学和流行病学

- 岛叶原发的脑肿瘤,岛叶是边缘系统和新皮质之间解剖、细胞结构和功能联系的复杂结构。
- 岛叶胶质瘤占所有世界卫生组织(WHO)Ⅱ级胶质瘤的 25%~30%。

临床表现

- 胶质瘤是颅内浸润性肿瘤,常侵及皮层和皮层下功能结构。对于低级别胶质瘤,肿瘤通常有一个最初的惰性时期,无神经功能缺损。
- 此肿瘤主要累及年轻患者,表现为癫痫发作。
- 超过 50%岛叶低级别胶质瘤的患者有难治性癫痫(有时即使联合应用抗癫痫药物,仍会每天发作 10 次以上)。即使癫痫得到控制,行全面的神经心理学评估时,也往往会检测到轻度认知障碍。
- 在高级别胶质瘤,神经功能缺损更为常见,有时可出现颅内高压症状。

诊断和影像

- 在磁共振成像(MRI),低级别胶质瘤通常不强化或者轻度强化(约 15%的病例),T1 加权像表现为低信号,T2 和液体衰减反转恢复(FLAIR)加权图像表现

为高信号。
- 高级别胶质瘤常可强化,但不均匀(间变性胶质瘤)。
- 根据 Yasargil 分类,不同的岛叶胶质瘤可按解剖特点划分:局限于岛叶的肿瘤(3A 型),或延伸到岛盖(3B 型),或到额眶和(或)颞极,没有侵及(5A 型)或侵及(5B 型)颞叶内侧结构(如边缘系统胶质瘤)。

治疗方案和备选方法

- 由于岛叶胶质瘤的自然病史较差,不再推荐观察。
- 根据最近的文献,尽管缺乏Ⅰ类证据,手术切除仍然是一线治疗方案,目的是保证最小的术后并发症的同时,最大范围地切除肿瘤。
- 当手术不可行时 (如在肿瘤扩散或合并症),应进行活检以获得组织学诊断和分子分析。
- 岛叶胶质瘤,通常适用于辅助治疗,除外全切或近全切的低级别胶质瘤。
- 对于部分切除的低级别胶质瘤,化疗可作为先行治疗,以延缓放疗导致的晚期神经毒性的风险。
- 对于高级别胶质瘤,放疗和化疗同时应用,如胶质母细胞瘤。
- 此外,对于低级别胶质瘤,当首次手术因功能保护的原因导致切除不完全时,提倡再次手术。
- 对所有患者,诊断和随访期间的神经心理评估,以及术后认知功能康复有助于优化生活质量。

所选手术的目的和优点

- 尽可能广泛地切除肿瘤，以优化对自然病史的肿瘤影响，延长中位生存期。
- 在肿瘤切除过程中，保护功能结构，进而提高患者生存质量。

适应证

- 进展和(或)生长的岛叶胶质瘤，即产生临床症状(癫痫或功能缺损)和(或)磁共振上影像学进展(体积增长或肿瘤转移)。可以实现全切或至少次全切时考虑手术切除。
- 即使不能实现次全切，对于难治性癫痫仍可行手术治疗，以控制癫痫发作(80%的患者)；或颅内高压患者，以减少占位效应；并改善神经功能状况以利于后续的辅助治疗。

禁忌证

- 不能实现全切或次全切的病例(因为功能性原因，广泛侵及功能区，或其他合并症)，颅内高压或难治性癫痫患者除外：于强烈推荐化疗和放疗之前行立体定向活检。

■ 手术细节和准备

术前计划和特殊设备

- 术前神经功能和神经心理检查，功能磁共振成像和弥散张量成像
- 全麻下行术中运动功能定位技术(胶质瘤位于非优势半球)，或清醒开颅(胶质瘤位于优势半球-语言区定位)，行术中皮层或皮层下电刺激脑功能定位技术。
- 应持续应用抗癫痫药。清醒开颅时，开颅和关颅时应用芬太尼和异丙酚轻度镇静，头皮局部麻醉(睡眠-清醒-睡眠方案)。
- 除了直接皮层和皮层下刺激，可通过运动诱发电位行术中持续电生理监测。

专家建议/点评

- 此手术应该由受过良好颅内肿瘤手术训练的神经外科医师完成。
- 若行清醒开颅，麻醉医师还应熟练掌握静脉麻醉技术。
- 语言治疗师和神经心理专家在术中实时认知功能监测中起重要作用。

手术的关键步骤

患者取侧卧位，做额颞-翼点大骨瓣，然后辨认整个侧裂，应用皮层功能定位技术确定感觉和(或)语言功能区(清醒开颅中必要时应用)。此方法有助于确定刺激电流的阈值，以用于后续肿瘤切除过程中定位皮层下功能通路。

应用超声或影像导航系统确定肿瘤边界。对于 3A 型胶质瘤，打开侧裂就足以显露肿瘤。其他分型的肿瘤，最好先切除额叶和(或)颞叶的肿瘤。然而对于 3A 型肿瘤，也可切除部分岛盖，尽管它并未受累。如果电刺激确定岛盖为非重要功能区，则可行岛盖部分切除。这种经岛盖入路可避免打开纵裂，降低血管损伤的风险。岛叶显露后，辨认大脑中动脉及其分支。在优势半球，建议沿岛叶皮层重复语言定位技术，确认并保护功能区。胶质瘤的切除采用软脑膜下切除技术。

到达环沟后，进行皮层下电刺激确认功能白质纤维束，这些纤维束包括：位于后方的锥体束(内囊的后肢内)，位于优势半球的语言通路。这些语言通路包括下额枕束，位于前下方，刺激时诱发语义功能障碍，以及弓形束，位于后上方，刺激时引起发音障碍。通过辨认这些传导束可确定切除的边界，切除应止于此边界。在非优势半球，岛阈切除后，应特别注意其前部，因岛阈通向前穿质。此处有损伤豆纹动脉的风险，因此前穿质代表切除的解剖学边界。

关颅之前，如果没有运动诱发电位的实时持续监测，在初级运动皮质的表面上行最后的皮质刺激以确认锥体通路的解剖-功能完整，是非常有用的。

规避/损伤/风险

- 主要风险包括大脑中动脉及其分支的损伤，进行深部操作时豆状动脉和皮质下白质纤维(特别是内囊或弓状束)损伤(分别会导致偏瘫或运动性失语)。

抢救与补救

- 术中脑功能定位技术确定的功能区应予以保护，即使以肿瘤残留为代价(至少在第一次手术时)。因为由于脑组织的可塑性，几年后二次手术时有扩大切除范围的机会。
- 保留前穿质，避免豆纹动脉损伤也是至关重

要的。

■ 结果和术后过程

术后注意事项

- 术后当晚,应该在重症监护病房观察患者。
- 短暂的术后神经功能恶化是可能的(尽管应用激素),通常在几天后恢复。
- 在接下来的几周内,有时需要功能康复。
- 手术后 24 小时内应行 MRI 检查(如果可能的话在 6 小时内),以便客观地评估肿瘤切除程度。典型病

例如图 21.1 所示。

- 使用这种方法,目前岛叶胶质瘤手术的永久性功能缺损率<5%。

并发症

- 并发症包括继发于血管损伤的功能区脑组织功能丧失(<5%)。

结果和预后

- 所有胶质瘤都会生长,导致功能缺损,最终死亡。患者的神经功能状态、病理分级、肿瘤生长的速度是最重要的预后因素。

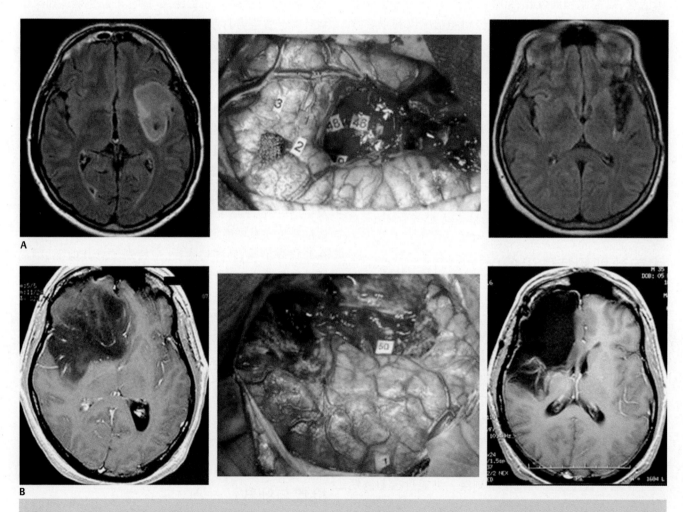

图 21.1   (A)左:术前轴位液体衰减反转恢复(FLAIR)加权磁共振图像(MRI)显示左侧岛叶(3A 型)WHO Ⅱ级胶质瘤。中:根据功能边界切除肿瘤后的术中照片(皮层和皮层下,以数字标签标注的功能位点),去除左额岛盖以便更好、更安全地进入岛叶。右:术后轴位 FLAIR 加权 MRI 像显示完全切除肿瘤,患者正常的社交和工作不受影响。(B)左:术前轴位 T1 加权 MRI 显示右额颞岛(5B 型)WHO Ⅱ级胶质瘤,该患者尽管服用 3 种抗癫痫药物,但每天仍有 10 次癫痫发作。中:根据功能边界(锥体束以数字标签标注)切除肿瘤后的图片,肿瘤软膜下切除,保留侧裂动脉及其分支。右:术后轴位 T1 加权 MRI 显示肿瘤完全切除,患者正常的社交和工作不受影响,无癫痫发作。

● 由于恶变之前多次治疗的新策略(手术和再手术、化疗和放疗),目前岛叶低级别胶质瘤的平均生存期为 10 年左右,而高级别的胶质瘤预后仍较差。

● 此外,功能定位技术的应用使大多数患者可维持甚至改善生活质量(控制癫痫),即使涉及通常认为不可切除的所谓功能区(如 Broca 区),催生了保留功能神经肿瘤治疗方法。实际上,现在可在岛叶内进行可靠的和可重复的手术(这个区域通常被认为是不可切除的),对肿瘤治疗影响巨大,保持甚至改善了患者的生活质量。

参考文献

[1] Duffau H, Capelle L. Preferential brain locations of low-grade gliomas. Cancer 2004;100:2622–2626

[2] Duffau H. A personal consecutive series of surgically treated 51 cases of insular WHO Grade II glioma: advances and limitations. J Neurosurg 2009;110: 696–708

[3] Duffau H, Capelle L, Lopes M, Faillot T, Sichez JP, Fohanno D. The insular lobe: physiopathological and surgical considerations. Neurosurgery 2000;47: 801–810, discussion 810–811

[4] Duffau H, Taillandier L, Gatignol P, Capelle L. The insular lobe and brain plasticity: Lessons from tumor surgery. Clin Neurol Neurosurg 2006;108:543–548

[5] Duffau H, Moritz-Gasser S, Gatignol P. Functional outcome after language mapping for insular World Health Organization Grade II gliomas in the dominant hemisphere: experience with 24 patients. Neurosurg Focus 2009;27:E7

[6] Lang FF, Olansen NE, DeMonte F et al. Surgical resection of intrinsic insular tumors: complication avoidance. J Neurosurg 2001;95:638–650

[7] Neuloh G, Pechstein U, Schramm J. Motor tract monitoring during insular glioma surgery. J Neurosurg 2007;106:582–592

[8] Sanai N, Polley MY, Berger MS. Insular glioma resection: assessment of patient morbidity, survival, and tumor progression. J Neurosurg 2010;112:1–9

[9] Simon M, Neuloh G, von Lehe M, Meyer B, Schramm J. Insular gliomas: the case for surgical management. J Neurosurg 2009;110:685–695

[10] Yaşargil MG, von Ammon K, Cavazos E, Doczi T, Reeves JD, Roth P. Tumours of the limbic and paralimbic systems. Acta Neurochir (Wien) 1992;118:40–52

第 22 章

视路胶质瘤 Ⓟ

Badih A. Adada, George Karam, Ali Hassoun Turkmani

■ 导言和背景

定义、病理生理学和流行病学

• 视路胶质瘤是指起源于视觉通路上的一组多样化肿瘤,肿瘤可以从眼球延伸到视辐射。它们偶可累及或起源于下丘脑。

• 视路肿瘤约占所有胶质瘤的 2%。主要发生在儿童中,90% 的患者在 20 岁之前被诊断,在 10 岁之前被诊断者占 75%。

• 该肿瘤大约一半出现在 Ⅰ 型神经纤维瘤病(NF1)的儿童中,至少有 15% 患 NF1 的儿童在磁共振成像(MRI)上可见视路胶质瘤。

• 病理学上,它们通常是毛细胞星形细胞瘤,世界卫生组织(WHO)分类为 Ⅰ 级。最近,提出了一种名为毛细胞黏液样星形细胞瘤的亚型。这个亚型往往发生于更年轻患儿,预后较差,治疗后复发率较高,有通过脑脊液(CSF)播散的倾向。

• 尽管被列为 WHO 低级别肿瘤,但其自然病史差异较大。一些肿瘤,特别是当发生在患有 NF1 的儿童中时,常被偶然发现,随着时间的推移很少或不会增大。有些病变表现为逐渐增大,导致视力进行性下降。其他肿瘤可呈侵袭性和迅速增大引起颅内压增高(ICP)的体征及症状。也有肿瘤自发消退的罕见病例报道。

临床表现

• 临床表现取决于患者的年龄和肿瘤部位。眼眶肿瘤患者可能有眼球突出、斜视或视力减退,而肿瘤向颅内延伸(如视交叉或下丘脑胶质瘤)的患者则有视力丧失,内分泌异常(性早熟),食欲改变,性格改变和梗阻性脑积水。

• 视神经肿瘤患者有时除表现为视觉缺损,还会出现癫痫发作,因为内侧颞叶结构会受到刺激。

• 首发症状也可以根据临床情况而有所不同:散发性视神经胶质瘤(OPG)可能先出现颅内压增高的表现,而 NF1 相关性 OPG 患者更可能出现眼球突出和内分泌异常。

诊断和影像

• 视路胶质瘤患者的诊断可能很困难,特别是当评估年幼患者的视觉功能时。

• 应该获得视野检查和完整的内分泌评估。应该注意寻找 NF1 的特征。

• 计算机断层扫描(CT)有助于区分视神经胶质瘤与其他肿瘤。钙化的存在有助于颅咽管瘤的诊断。CT 上高密度而无强化的肿瘤可能更倾向于鞍上的生殖细胞瘤。

• MRI 是主要的诊断方法,可以观察整个视觉通路并显示下丘脑的受累情况。也有助于准确定位肿瘤,肿瘤可位于视交叉前、视交叉或视交叉后。患有

NF1 的 OPG 患者,MRI 通常可见双侧视神经受累,肿瘤环周生长和视神经眶内段向下扭结（图 22.1 和图 22.2）。

治疗方案和备选方法

- 视路胶质瘤的最佳治疗方案仍存在争议。决策

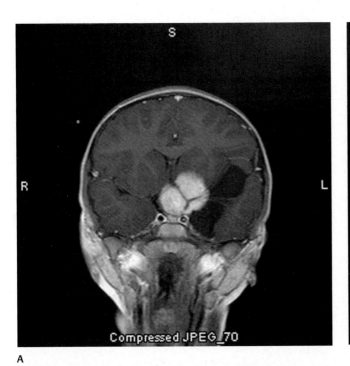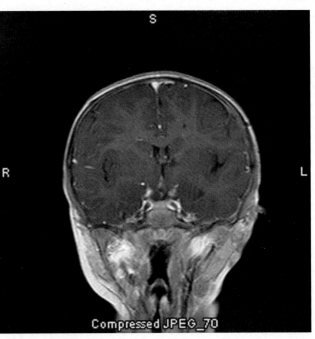

A   B

图 22.1　(A)视神经胶质瘤患者,冠状位强化的 T1 加权磁共振成像;注意左侧颈动脉的包绕。(B)术后冠状位强化 MRI。尽管血管包绕,仍完全切除了视神经胶质瘤。

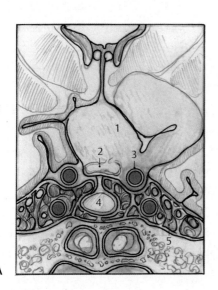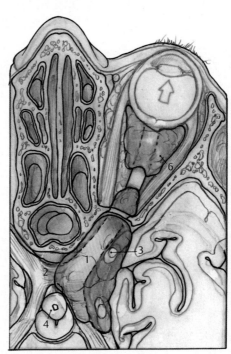

A

B

图 22.2　(A)垂体水平的冠状图片显示起源于视交叉的视神经胶质瘤,扩展到鞍上,包绕颈内动脉,向外向上扩展到颞窝。(B)眼球层面的轴位视图,展示了两个视神经胶质瘤的例子,一个起自交叉/视神经起始水平,沿着视神经延伸入骨性眼眶；另一个起源于眶内,沿着视神经的远端。1.胶质瘤；2.视交叉部位；3.颈内动脉；4.垂体；5.海绵窦；6.眼球附近的胶质瘤。

应考虑患者的年龄,NF1 的存在与否,肿瘤的位置和大小,以及是否存在症状。

- 观察:无症状 NF1 患者的合理选择。
- 化学疗法:通常是有症状或缓慢进展的侵袭性肿瘤患者的选择方案。有许多不同的方案。Packer 等用卡铂和长春新碱的联合方案进行的一项研究发现,2 年无进展生存率为 75%,5 年无进展生存率为 50%。63% 的患者肿瘤明显缩小,5 岁以下儿童的反应较好。
- 放射治疗:这种治疗方式具有严重的副作用,包括内分泌异常、视力恶化和认知障碍。还应该记住,在 NF1 的患者,有导致辐射诱导的恶性肿瘤和血管病发病增加的风险。
- 外科手术:向外生长的肿瘤和引起占位效应的肿瘤。

所选手术的目的和优点

- 由于放疗相关的严重并发症,且化疗的缺点越来越明显,手术切除已成为外生性视路胶质瘤的首选方法。
- 手术方法是眶颧开颅,磨除前床突,打开镰状韧带,移位颈动脉远环,显露整个视觉通路和视神经-视交叉的下表面,包括下丘脑。
- 可根据肿瘤在视交叉前、视交叉或视交叉后段的位置调整显露范围。

适应证

- 存在与肿瘤有关的症状。
- 肿瘤引起占位效应。
- 肿瘤逐渐增大。
- 影像学诊断不明确。

禁忌证

- 手术禁忌证包括肿瘤广泛侵犯整个视路。此类患者,特别是对于症状进展或影像学提示肿瘤增大的患者,活检后接受化疗可能是最佳选择。

■ 手术细节和准备

术前计划和特殊设备

- 术前患者应用抗生素,如果肿瘤累及下丘脑,给予负荷剂量皮质激素,并应用抗癫痫药物。

- 需使用 2mm 高速钻头磨除前床突。
- 手术显微镜和显微器械显然是这些手术所必需的。
- 虽然神经导航非必需,但可能会非常有帮助。
- 需要超声吸引器用于肿瘤切除。
- 最后,需要检查前床突解剖结构,如果床突气化,术者应准备好修补蝶窦。

专家建议/点评

- 虽然趋势是避免手术切除视路胶质瘤,但现在外生性肿瘤可以安全地完全切除。
- 尽管术前影像学表现为血管包裹,但视神经胶质瘤可以安全地从血管分离(图 22.1)。
- 除 MRI 外,视野评估对于确定肿瘤的起源以及制订手术方案非常有帮助。通常,肿瘤起自视交叉前部的患者首先出现双颞侧、上象限视野缺损;起自视交叉后部的肿瘤出现双颞侧、下象限视野缺陷。肿瘤起自视神经和视交叉的交界处会出现单眼视野缺损,对侧颞上象限盲(由于 Von Willebrand 膝处受压所致)。

手术的关键步骤

患者通常取仰卧位,头部固定在 Mayfield 头架上。同时腹部做好准备,以备前床突磨除过程中蝶窦开放时,取脂肪来修补蝶窦。切口起自颧弓根部延伸到颞上线上方。帽状腱膜下分离直至颞部脂肪垫。此时,在颞肌筋膜下方继续分离,避免损伤面神经额支。眶外侧缘和颧弓根暴露后,进行颧弓切除。翻起颞肌,注意保留颞深筋膜以减少术后肌肉萎缩。然后钻 3 个骨孔:一个在颧弓根上方,一个在关键孔,一个在冠状缝与颞上线交界处。连接各个骨孔开颅。骨瓣取下后,沿蝶骨小翼磨到眶上裂,磨平并切除视神经管前方的眶顶。

此时,置入显微镜。辨认眶脑膜动脉,电凝并离断。从海绵窦壁上剥下颞叶硬膜固有层。这样,前床突显露更充分。首先磨开视神经管顶部,然后切除视柱。此时打开硬膜,打开由内向外打开侧裂以增加显露并减少多脑组织的牵拉。侧裂打开后,切除颈动脉和视神经周围的硬膜,切开镰状韧带。辨认眼动脉,暴露并打开颈动脉远环,增加视神经和颈内动脉之间的操作空间。此时可获切除肿瘤的重要通路,向前可入眶,在视交叉下方可达下丘脑区域,甚至向后达视束。辨认穿支血管,用超声吸引器行肿瘤内切除。瘤内减积充分后,就可以从周围血管结构及穿支血管、正常的视路结构和下丘脑分离切除瘤壁。肿瘤切除结束后,关闭硬膜。前床突周围的硬膜缺损可用肌肉或腹部的脂肪重建，然后用纤维蛋白胶覆盖。剩下的骨窗和皮肤切口分层闭合。

规避/损伤/风险

- 应该不惜一切代价避免损伤正常的视路结构。
- 为了防止术后并发症，应减少对下丘脑区域和垂体柄的任何操作。
- 手术最关键的部分是避免损伤常常位于肿瘤附近的穿支血管。在肿瘤与这些小血管分离之前，要先行充分的瘤内减积。在分离肿瘤与穿支血管时，其周围的蛛网膜界面要特别重视。
- 常用罂粟碱浸泡血管，以防血管痉挛。

抢救与补救

- 前床突磨除过程中要注意辨认发现蝶窦或筛窦气房的开放，并用腹部的脂肪修补。
- 要避免损伤正常的视路结构和穿支血管，这些损伤是无法补救的。

■ 结果和术后过程

术后注意事项

- 术后应在重症监护室监护患者。
- 应密切监测体液平衡，特别是肿瘤累及下丘脑的患者。需要经常化验血浆渗透压和钠离子。
- 需要给予患者负荷剂量的糖皮质激素，直到他或她的内分泌状况被重新评估。
- 床旁评估视觉功能，术后 6 周进行正规的视野和视力的检查。
- 手术后 24 小时内进行 MRI 检查，评估肿瘤切除程度。

并发症

- 并发症包括感染、术后癫痫、视力恶化、内分泌功能障碍、下丘脑功能障碍及穿支血管损伤。
- 在年轻患者中，可造成脑外积水，可能需要行分流手术。

结果和预后

- OPG 患者的预后差异很大，特别是儿童。
- 首先，肿瘤的位置是一个影响因素。累及下丘脑或视交叉的患者预后比局限于视神经的患者差，后者的生存率接近 100%。
- 其次，病理是另一个影响因素。毛细胞黏液样星形细胞瘤的患者往往有更高的复发率和更短的生存期。
- NF1 的存在与较好的预后有关，而年龄越小则预后越差。
- 在成年人，OPG 可以是间变性的，表现侵袭性的临床行为。

参考文献

[1] Ahn Y, Cho BK, Kim SK et al. Optic pathway glioma: outcome and prognostic factors in a surgical series. Childs Nerv Syst 2006;22:1136–1142
[2] Astrup J. Natural history and clinical management of optic pathway glioma. Br J Neurosurg 2003;17:327–335
[3] Binning MJ, Liu JK, Kestle JR, Brockmeyer DL, Walker ML. Optic pathway gliomas: a review. Neurosurg Focus 2007;23:E2
[4] Gururangan S, Cavazos CM, Ashley D et al. Phase II study of carboplatin in children with progressive low-grade gliomas. J Clin Oncol 2002;20:2951–2958
[5] Jahraus CD, Tarbell NJ. Optic pathway gliomas. Pediatr Blood Cancer 2006;46:586–596
[6] Kornreich L, Blaser S, Schwarz M et al. Optic pathway glioma: correlation of imaging findings with the presence of neurofibromatosis. Am J Neuroradiol 2001;22:1963–1969
[7] Lee AG. Neuroophthalmological management of optic pathway gliomas. Neurosurg Focus 2007;23:E1
[8] Nicolin G, Parkin P, Mabbott D et al. Natural history and outcome of optic pathway gliomas in children. Pediatr Blood Cancer 2009;53:1231–1237
[9] Packer RJ, Ater J, Allen J et al. Carboplatin and vincristine chemotherapy for children with newly diagnosed progressive low-grade gliomas. J Neurosurg 1997;86:747–754
[10] Packer RJ, Sutton LN, Bilaniuk LT et al. Treatment of chiasmatic/hypothalamic gliomas of childhood with chemotherapy: an update. Ann Neurol 1988;23:79–85
[11] Silva MM, Goldman S, Keating G, Marymont MA, Kalapurakal J, Tomita T. Optic pathway hypothalamic gliomas in children under three years of age: the role of chemotherapy. Pediatr Neurosurg 2000;33:151–158
[12] Suárez JC, Viano JC, Zunino S et al. Management of child optic pathway gliomas: new therapeutical option. Childs Nerv Syst 2006;22:679–684
[13] Tihan T, Fisher P, Kepner J et al. Pediatric astrocytomas with monomorphus pilomyxoid features and a less favorable outcome. J Neuropathol Exp Neurol 1999;58:1001–1068
[14] Walker D. Recent advances in optic nerve glioma with a focus on the young patient. Curr Opin Neurol 2003;16:657–664
[15] Yasargil G. Optic Gliomas in Microneurosurgery. Vol. 4B. New York, NY: Thieme Medical Publishing; 1996:224–231

第23章 下丘脑胶质瘤 Ⓟ

Ryo Nishikawa

■ 导言和背景

定义、病理生理学和流行病学

- 下丘脑神经胶质瘤类属于所谓的视通路–下丘脑胶质瘤(OPHG),后者包括视神经胶质瘤、视交叉胶质瘤和下丘脑胶质瘤。
- 病理学研究发现,包括下丘脑胶质瘤在内的大多数 OPHG 的肿瘤病理与毛细胞型星形细胞瘤一样,偶可见散发的恶性胶质瘤。
- 尽管 OPHG 占全部中枢神经系统(CNS)低级别星形细胞瘤的 1/3,但其发病率仅为所有原发性颅内肿瘤的 1%。大多发生在 0~10 岁或 10~20 岁,占儿童颅内肿瘤的 5%~7%。
- 中位年龄为 9 岁,男女比例相当。
- 神经纤维瘤病 1 型(NF1)与 OPHG 之间的关联是常见的:15%~20% 的 NF1 患者存在视路肿瘤,而 10%~70% 的 OPHG 伴发于 NF1。NF1 中的 OPHG 以视神经或视交叉神经胶质瘤为代表,下丘脑受累罕见。

临床表现

- 与视神经和视交叉胶质瘤一样,视觉功能受损是下丘脑胶质瘤的重要临床特征。参见视路胶质瘤。
- 某些肿瘤可能会出现更复杂的临床表现:
  - 当肿瘤阻塞一个或两个 Monro 孔时,出现单侧或双侧脑室积水,导致高颅内压综合征。
  - 内分泌功能障碍,如下丘脑–垂体轴损伤引起生长激素缺乏症和性早熟,甚至尿崩。
  - 间脑综合征(DS)也可能出现于有巨大肿瘤的婴幼儿。DS 的特征是与正常的卡路里摄取不相符的眼球震颤、消瘦、皮下脂肪组织损失,以及肌肉轻度消耗、警觉和运动过度。
  - 神经功能障碍,如偏瘫或共济失调。
  - 摇头娃娃综合征。

诊断和影像

- 计算机断层扫描(CT)和磁共振成像(MRI)是诊断的主要依据,除可了解与周围结构(如视交叉)的关系外,还能详细显示肿瘤的特征。
- 内分泌检查对评估患者尤为重要,特别是在内分泌功能障碍或发育不良的情况下。
- 还应按照"视路胶质瘤"所述进行视觉功能检查。
- 儿童患者的鉴别诊断包括颅咽管瘤、生殖细胞肿瘤、朗格汉斯细胞组织细胞增多症、下丘脑错构瘤,更罕见的有脑膜瘤、肉瘤、淋巴瘤及结节病等。
- 图 23.1A–C 显示了下丘脑毛细胞星形细胞瘤的典型病例。

治疗方案和备选方法

- 现代治疗已经放弃了具有严重创伤的根治性手术切除,而把化疗作为第一线治疗。化疗可使部分下丘

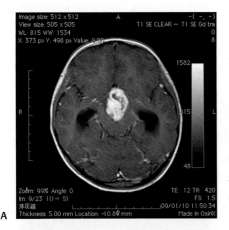
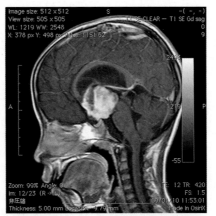
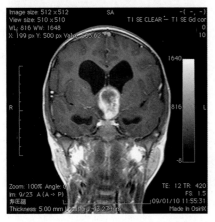
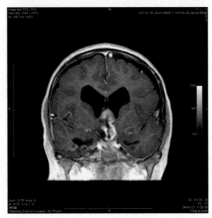

图 23.1　典型病例:7 岁女孩,头痛伴呕吐 1 周。术前 T1 加权和增强 MRI 影像:(A)轴位、(B)矢状位和(C)冠状位。显示较大的下丘脑毛细胞型星形细胞瘤,肿瘤扩展到第三脑室顶部引起脑积水。(D)术后冠状位显示经基底入路到达终板,部分切除肿瘤。肿瘤部分残余,特别是在第三脑室左侧壁,此处被认为是肿瘤的起源。

脑胶质瘤患者,尤其是 5 岁以下儿童的肿瘤负荷减轻,显著控制疾病。

- 治疗方案应该基于治疗的目标和患者的特点。需要考虑的因素(如派克所述)包括:
  - 年龄。
  - 是否有 NF1。
  - 肿瘤大小和位置。
  - 放疗的潜在风险。
  - 化疗方案的毒性。
- 对于化疗的应用,年龄是一个非常重要的决定因素,因为它已被证明对 5 岁以下的儿童更有效。
- 虽然最近显微神经外科手术的进步可以做到全切肿瘤,而不造成进一步的神经功能缺损,但越来越多的报道指出化疗对下丘脑低级别星形细胞瘤是有效的,并已成为主要的治疗方法。

所选手术的目的和优点

- 如果肿瘤较小且位于前方,则选择翼点入路。
- 如果肿瘤较大且位于后方, 则采用前部半球间

经胼胝体或经终板入路。 虽然可以通过翼点入路等前外侧入路进入终板,但视交叉的手术视角是倾斜的,并且妨碍了第三脑室的同侧壁的充分显露。

- 额下经基底入路的主要优点是直接位于中线部位和可通过终板进入第三脑室,这有利于直视第三脑室壁和下丘脑,从而做到安全切除。这是作者的首选方法,将在下文讨论。
- 眶颧入路的细节在视路胶质瘤中进一步讨论。

适应证

- 如果难以凭 MRI 诊断,并且因无病理诊断而不愿将患者转诊给神经肿瘤学家, 或者需要肿瘤减积以缓解症状,则需要手术活检或经翼点、经胼胝体或经终板入路的方法部分切除肿瘤,减轻肿瘤负荷。
- 虽然没有被所有作者确认,但有一些证据表明,手术切除程度并不能显著改善无进展生存期(PFS),并不一定提高化疗的有效性(如按 Opocher 等和 Silva 等所述)。

禁忌证

• NF1:绝大多数患有 NF1 合并 OPHG 的儿童不需要治疗,只有出现渐进性视力丧失或明显的影像学进展证据的儿童应该接受治疗。一般来说,<10% 的 NF1 伴颅内间脑胶质瘤的儿童是需要治疗的(按 Listernick 等所述)。

■ 手术细节和准备

术前计划和特殊设备

• 术前使用抗生素和皮质激素。皮肤切开前给予抗癫痫药,打开硬膜时应用呋塞米和甘露醇。

• 标准手术设备和器械包括手术显微镜、带有金刚钻头和切割钻头的高速钻头,显微剥离子、超声吸引器和自动牵引器。

• 术中超声或神经导航可以帮助定位肿瘤。

专家建议/点评

• 虽然一些右利手的医生可能更喜欢从患者的右侧到达左侧肿瘤,但应认识到,这有损伤双侧嗅束的危

险。早期显露时,有损伤右侧嗅束的风险,随后,在肿瘤切除过程中,左侧嗅束可能会受到损伤

• 内分泌功能障碍、下丘脑功能障碍、死亡和失明为主要不良后果,术前必须向患者及其家属告知。

手术的关键步骤

经基底额下入路

打开硬膜:双结扎上矢状窦(SSS),并朝大脑镰切迹方向剪开,进而从鸡冠处离断双额硬脑膜。

轻轻抬起右侧额叶。经纵裂显露至终板是另一种选择。辨识视神经和视交叉,锐性打开视交叉池和视神经-颈动脉池。向上延伸到第三脑室的巨大下丘脑肿瘤通常隐藏在视交叉后面,因此需要打开终板。填满第三脑室的肿瘤使视交叉向前方移位、视束向侧方移位,造成视交叉前置,使终板切开变得相对容易。

为了通过终板上相对较小的窗口切除较大的肿瘤,而又不损伤周围结构,术中必须采用分块切除的方式切除肿瘤。下丘胶质瘤通常质软,且出血较少;但并不是总能被吸除。肿瘤充分减积和减压后,可经终板将肿瘤包膜沿从上到下的方向轻轻剥除(见图 23.4)。如果肿瘤的上部不能经终板入路到达,则经胼胝体入路切除

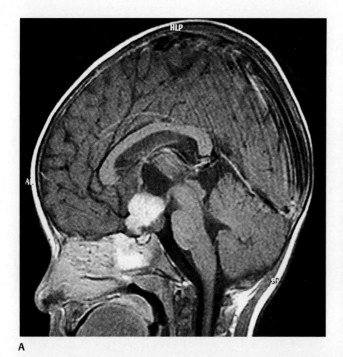
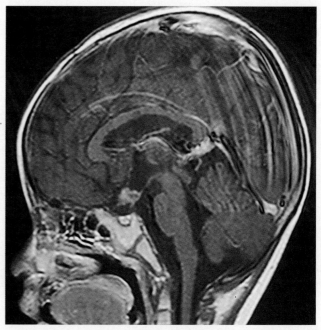

图 23.2　一名 18 个月大的女孩出现左侧眼球震颤,诊断为下丘脑肿瘤,内镜活检,病理诊断为毛细胞型星形细胞瘤。8 个周期的长春新碱和卡铂化疗约 1 年后,肿瘤体积大大减少。最后一次随访是 4 岁时,肿瘤一直保持稳定。化疗前(A)和 6 个周期的化疗后(B)的 MRI 如图所示。

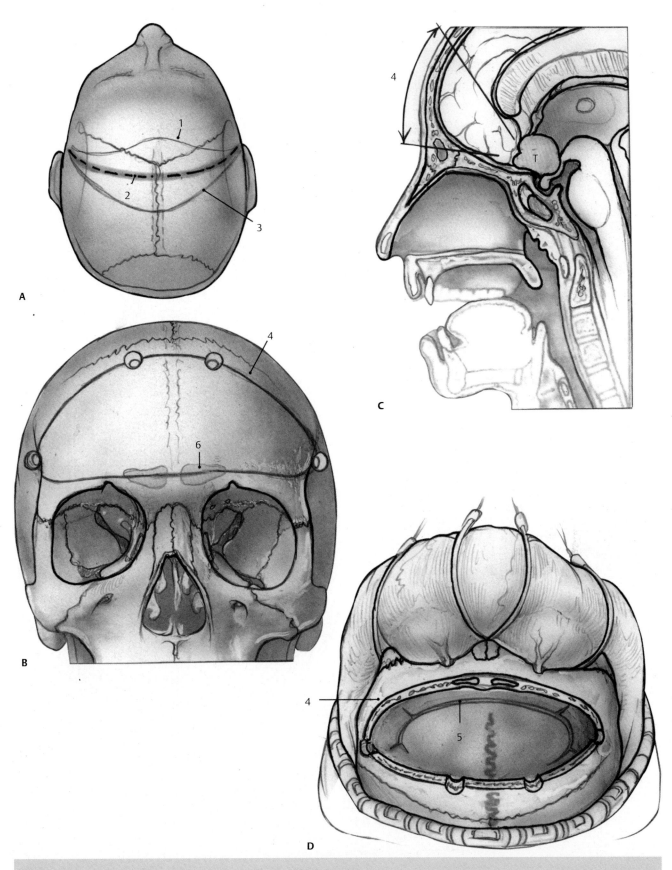

图 23.3　(A)经额下基底入路的双冠状皮肤切口。为获更大的骨膜瓣,切口如图所示。(B)经额下基底入路的钻孔位置和开颅范围。术中注意额窦的位置。(C)正中矢状面显示充分暴露肿瘤所需的骨窗高度。(D)显示经额下基底入路的硬膜切口。1.皮瓣线;2.皮肤切口;3.为获更大骨膜瓣的皮切口;4.开颅轮廓;5.硬膜切口;6.额窦(投影)。T,肿瘤。

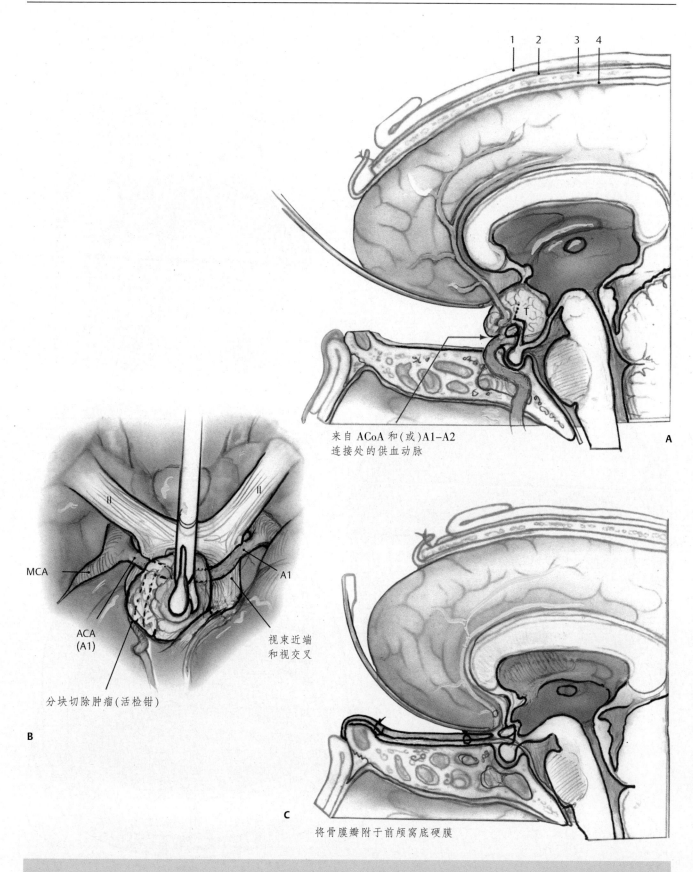

图 23.4　(A)正中矢状位,经基底额底入路额叶抬起后暴露肿瘤(T)。(B)使用垂体镊分块切除肿瘤。(C)正中矢状位,肿瘤切除后使用骨膜瓣重建前颅窝底。1.头皮;2.骨膜(帽状腱膜层);3.颅骨;4.硬脑膜;Ⅱ,视神经;A1,大脑前动脉的 A1 段;MCA,大脑中动脉;ACA,大脑前动脉。

残余的脑室内肿瘤。

　　如果是下丘脑毛细胞型星形细胞瘤,要记住,化疗能使肿瘤体积减小,并不是总是需要从下丘脑完全切除肿瘤(图 23.1D)。这是处理下丘脑胶质瘤的一个技巧,与颅咽管瘤的处理方法不同。肿瘤切除后,可以看到导水管和松果体隐窝。

　　关闭硬膜:骨膜瓣翻向后方,封闭额窦,可间断缝合固定于额底硬膜。然后还纳骨瓣。注意不要压迫骨瓣下缘的骨膜,以免影响供血。

规避/损伤/风险

　　● 去除额窦内容物后严密封闭额窦极为重要,以避免脑脊液(CSF)漏。

　　● 有时,单侧嗅觉缺失可能不可避免;然而,至少应该保留一侧嗅束,因为双侧嗅觉丧失是一种严重的残疾。

　　● 下丘脑穿支动脉没有代偿,应避免对其骚扰。

抢救与补救

　　● 术后应该注意识别脑脊液漏。可能需要 CT 脑池造影确认,以及诸如 β2 转铁蛋白分析等实验室检查。持续性的渗漏可能需要再次探查并用筋膜补片于硬膜内修补。

　　● 术后神经功能恶化应注意警惕脑积水、电解质异常(特别是钠异常)、血肿、癫痫发作和脑梗死。

■ 结果和术后过程

术后注意事项

　　● 一般术后护理同"视路胶质瘤"所述。简言之,包括以下内容:

　　　　○ 术后在重症监护病房观察患者。

　　　　○ 密切监测体液平衡,血浆渗透压和钠。

　　　　○ 持续应用激素,并评估内分泌和视觉功能。

　　　　○ 出院前行 MRI 检查以评估切除程度。

并发症

　　● 并发症包括眶周瘀斑和肿胀、CSF 漏和脑膜炎、术后癫痫发作、眼睑下垂、视觉功能缺损、嗅觉丧失、肿瘤复发、内分泌紊乱、血流动力学紊乱、昏迷和死亡。

　　● 特别是,下丘脑的损伤可能会导致温度调节、心血管功能、食物摄入的神经调节、意识水平、记忆力和警觉性等方面的功能障碍。

结果和预后

　　● Yasargil 的一组经手术切除的 24 例下丘脑胶质肿瘤,其中 10 例病理良性,良性组 80% 获得了理想的手术结果。另一方面,恶性组患者大多数(12/14)手术后结果不佳。

　　● 美国加利福尼亚大学旧金山分校(Mishra 等报道)的 33 例前期化疗的视交叉/下丘脑胶质瘤患者,15 年无进展生存率(PFS)和总生存率(OS)分别为 23.4% 和 71.2%。这一组病例和其他研究(Opocher 等)显示,次全切除与活检(或无标本)相比,无 PFS 或 OS 获益。

参考文献

[1] Packer RJ. Chemotherapy: low-grade gliomas of the hypothalamus and thalamus. Pediatr Neurosurg 2000;32:259–263

[2] Opocher E, Kremer LCM, Da Dalt L et al. Prognostic factors for progression of childhood optic pathway glioma: a systematic review. Eur J Cancer 2006;42:1807–1816

[3] Silva MM, Goldman S, Keating G, Marymont MA, Kalapurakal J, Tomita T. Optic pathway hypothalamic gliomas in children under three years of age: the role of chemotherapy. Pediatr Neurosurg 2000;33:151–158

[4] Listernick R, Louis DN, Packer RJ, Gutmann DH. Optic pathway gliomas in children with neurofibromatosis 1: consensus statement from the NF1 Optic Pathway Glioma Task Force. Ann Neurol 1997;41:143–149

[5] Mishra KK, Squire S, Lamborn K et al. Phase II TPDCV protocol for pediatric low-grade hypothalamic/chiasmatic gliomas: 15-year update. J Neurooncol 2010;100:121–127

[6] Humphreys R. Visual system tumors. In: Appuzo MLJ. Brain Surgery Complication Avoidance and Management. New York: Churchill Livingston;1993:643-668

[7] Yasargil MG. Microneurosurgery: Microneurosurgery of CNS Tumors. Vol. IVB. Stuttgart: Georg Thieme Verlag; 1996:300-301

第 **24** 章
脑干胶质瘤 Ⓟ

M. Yashar S. Kalani, Maziyar A. Kalani, Samuel H. Cheshier, Griffith Harsh IV

■ 导言和背景

定义、病理生理学和流行病学

- 脑干胶质瘤占儿童中枢神经系统(CNS)肿瘤的10%~20%。成年人的发病率较低(约占成年人肿瘤的1%)。通常,成人脑干胶质瘤的侵袭性低于儿童。
- 大约70%是脑干固有的,以脑桥为中心,在儿童病理通常为低级别,这些被称为弥漫性脑干胶质瘤。
- 累及延髓的弥漫性脑干肿瘤更可能是恶性的(大多数是间变星形细胞瘤或胶质母细胞瘤)。
- 在儿童中,脑干的局灶性肿瘤不如弥漫性脑干肿瘤常见,并且在本质上倾向于缓慢进展。
- 延颈部外生性肿瘤多为低级别星形细胞瘤。这些肿瘤延伸到脊-延髓交界,并进入第四脑室的闩。
- 局限于延髓的肿瘤也大多为低级别星形细胞瘤。
- 图 24.1 显示了这些肿瘤的常见部位。

临床表现

- 症状体征取决于所累及的脑干区域。上位脑干肿瘤伴有小脑症状和脑积水。脑干下段肿瘤通常伴有低位脑神经(CN)症状和锥体束征。由于其侵入性的本性,症状通常在肿瘤相当大时才显现出来。
- 弥漫性脑干胶质瘤倾向于表现为快速进展的进行性共济失调和神经功能缺损(通常为第 Ⅴ、Ⅵ、Ⅶ、Ⅸ和 X 脑神经)。

- 顶盖胶质瘤(一种局限性胶质瘤)会出现继发于导水管狭窄的迟发性脑积水。 患有此类肿瘤的患儿在磁共振成像(MRI)上除了第三脑室脑积水外,大脑基本正常。
- 背侧外生性肿瘤通常起源于第四脑室的室管膜下,并向背侧扩张。出现的症状包括头痛、恶心和继发于脑积水的呕吐。肿瘤生长主要在第四脑室内,而不是侵入脑干。病理常为毛细胞星形细胞瘤。
- 其他症状和体征包括肢体远端无力、视乳头水肿、缄默、步态紊乱。

诊断和影像

- 计算机断层扫描(CT)和 MRI 都可用于评估这些肿瘤;然而,MRI 是首选的方法,因为它可提供有关肿瘤和涉及区域的最佳解剖细节。MRI 为诊断脑干胶质瘤首选检查方法。
- 脑桥肿瘤可以根据生长方式进行分类:
  - 弥漫性脑桥胶质瘤,通常是恶性的,难以与邻近脑桥实质区分。与脑组织相比,在 T1 加权 MRI 上表现为低信号或等信号,在 T2 加权上可能呈现高信号。T1 加权 MRI 上的高信号可能继发于出血。 增强可能意味着恶性程度增加。
  - 局限性脑桥胶质瘤在 T1 加权 MRI 上与脑组织有清晰的界限,且显示为低信号或等信号,在 T2 加权 MRI 上为高信号。
  - 外生脑桥胶质瘤扩展到第四脑室。MRI 通常

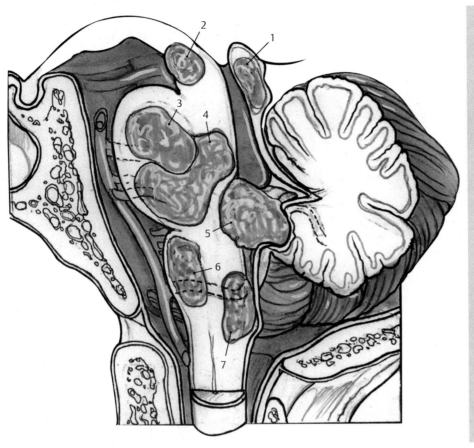

图 24.1 脑干肿瘤的常见部位。脑干正中矢状面显示脑干胶质瘤的常见部位和类型。1.顶盖部胶质瘤；2.中脑胶质瘤；3.局限性脑桥胶质瘤；4.弥漫性脑桥胶质瘤；5.背部外生性胶质瘤；6.延髓前部胶质瘤；7.延-颈交界区胶质瘤。

显示病变边界不清,同样具有 T1 低信号和 T2 高信号的特征。

- 延髓脑干胶质瘤实体部分在 MRI 呈现混杂低信号和等信号。可见肿瘤的头端和尾端边界,以及并发的囊或管状结构。

治疗方案和备选方法

- 选择治疗选择包括:
  - 放射治疗/放射外科。
  - 化疗。
  - 手术:活检、切除(全切、近全切、部分切除),行或不行术后放射外科治疗。
  - 干细胞疗法/肿瘤疫苗疗法或其他实验性治疗。
- 在内在弥漫性脑干肿瘤中,手术的作用非常有限,还会造成脑脊液(CSF)转移。通常不推荐活检,因为潜在并发症发生率很高,而且根据活检更好治疗方法可能性很低。
- 通常可以通过手术找到局灶性脑干胶质瘤。由于安全原因,大多数情况下,可能不得不局部切除。

合理的瘤内减压手术可获良好的疾病控制, 甚至无须辅助治疗,假如术后神经功能良好,也可以认为手术成功,因为这些肿瘤病理上大部分是低级别的。

- 脑干外生肿瘤应采用与其他第四脑室肿瘤类似的入路到达, 参考经到达第四脑室肿瘤的小脑蚓部入路和髓帆入路。

所选手术的目的和优点

- 完全或部分切除脑干肿瘤,而不导致明显的神经系统并发症。
- 解决阻塞性脑积水和颅内压升高(ICP)的症状。
- 酌情治愈性和姑息性切除脑肿瘤,解决脑积水,治疗颅内压增高,可立即缓解占位性症状。

适应证

- 局限性肿瘤。
- 局限弥漫性肿瘤有一个明确的病灶。
- 低级别的背侧外生性肿瘤。
- 低度恶性延髓肿瘤。
- 囊性肿瘤。

禁忌证

- 高风险的内科疾病或合并症患者,强烈建议行放疗和化疗。
- 弥漫性、浸润性肿瘤患者的预后不佳。
- 间变性星形细胞瘤或胶质母细胞瘤患者很少存活 12 个月以上,应考虑姑息治疗。
- 身体状况不适合接受手术的患者。

■ 手术细节和准备

术前计划和特殊设备

- 详细的病史和体检对于术前评估患者至关重要。
- 常规的术前实验室检查通常是非必需的,除非预计失血较多,在这种情况下,应行全血计数和血型及交叉配血。
- 50 岁以上的患者或有肺部疾病史的患者需要进行胸部 X 线检查。已知心脏疾病的患者、50 岁以上的男性和 60 岁以上的女性需要做术前心电图。
- 应使用听觉诱发电位 (AEP) 和体感诱发电位 (SSEP) 行脑干功能监测,以及第 Ⅲ、Ⅵ、Ⅶ、Ⅸ、Ⅹ 和 Ⅻ 脑神经监测。
- 基于 MRI 的术中导航系统可以更好地定位和详细了解病变。
- 显微手术设备和器械包括手术显微镜、枪状镊和双极、显微剥离子、Nd:YAG 激光刀(某些情况下可用)和超声抽吸器(CUSA)。

专家建议/点评

- 慎重地选择患者是脑干肿瘤手术成功的最重要原则之一。
- 许多脑干肿瘤不能完全切除,而且往往难以确定脑瘤界面,认识到这一点是很重要的。术者在手术之前必须知道这些限制,因为在很多情况下肿瘤切除可能伴随着很高的致残率和死亡率。

手术的关键步骤

成年患者通常取坐位。儿童或严重脑积水的成年患者可取俯卧位。脑干功能监测通过刺激上述脑神经的运动核,主要记录来自第四脑室底的信号。用于肿瘤切除或减积的手术入路取决于肿瘤的位置。术中导航可帮助选择最佳的手术入路,已广泛使用。表 24.1 总结了基于肿瘤位置的各种手术入路。每个入路的细节在本文相应的手术入路章节中已经介绍。

内生性、局灶性脑干肿瘤,可经脑干表面<1cm 的切口显露,特别注意切口附近的各种脑神经核团。通常,选择肿瘤最接近表面的部位作为入口。然而,有时可能很难确定合适的入口。因此,充分了解脑干解剖结构是决定在哪里进入的最重要因素。Kyoshima 和 Bogucki 等人很好地定义了第四脑室底部的安全入口区域:第一个区域是面丘上三角,其最大长度约为 16mm。位于中线旁开 5mm,面丘上方(避开内侧纵束),向上延伸至滑车神经核正下方。第二个区域是面丘下三角,长度小于 9cm,位于面丘和外展神经核正下方。内、外侧分别以内侧纵束和面神经核为界(图 24.2)。其他安全入口包括:四叠体上沟、四叠体下沟、中脑外侧沟、正中沟、听区、后中间沟、闩下方的后正中裂和后外侧裂。

首先使用接触式激光刀切开脑干。此方法可以控制脑表面的供血血管,且对脑干组织损伤最小。对于大多数肿瘤,应用超声抽吸器已被证明是肿瘤切除最有效的方法。质软的肿瘤可用双极电凝和吸引器行瘤内减积。双极的叶片通常可作为脑干内的牵开器使用。电凝肿瘤时,其颜色和密度会发生变化,变得更加坚实和苍白,因此更容易切除或吸除。采用分块切除的方式,经不足 1cm 的脑干切口,沿"从内向外"的方向,行将瘤减积并切除,以避免损伤相邻结构。不要电灼肿瘤的切缘,因为所有的周围脑组织都是功能区。肿瘤组织送冰冻切片和常规病理,以确

表 24.1　基于脑干肿瘤位置的推荐手术入路

肿瘤位置	手术入路
顶盖区	幕下小脑上
	枕下幕上
中脑被盖/大脑脚	枕部经小脑幕
	幕下侧方
	颞下
导水管或第四脑室肿瘤	后正中
丘脑	经胼胝体
脑桥前部或小脑脚	翼点
	颞下小脑幕切开
	乙状窦前/经岩骨
尾部	后颅窝开颅
延-脊交界区	椎板切开

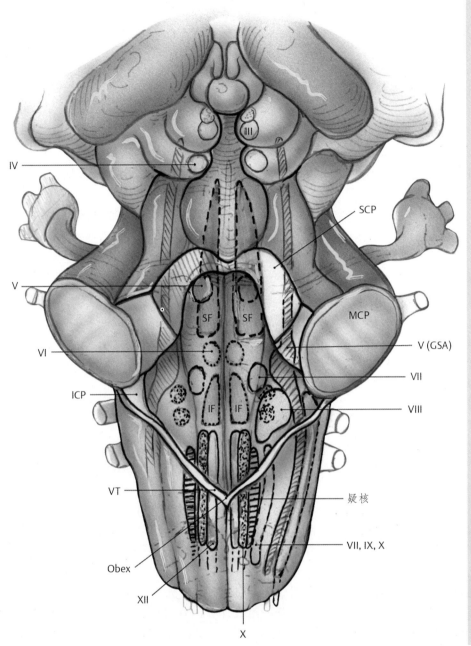

图 24.2　第四脑室背侧脑干安全入口区域,安全区用红色标出。SF,面上三角;IF,面下三角;IV,滑车核;Ⅲ,动眼神经核;SCP,小脑上脚;MCP,小脑中脚;ICP,小脑下脚;V,三叉神经(感觉神经和运动神经核);IC,下丘;VI,展神经核;VII,面神经核;VIII,耳蜗和前庭核;X,迷走神经背核;XII,舌下神经核;VII,IX,X,孤束核;VT,迷走神经三角。

认病理诊断。

包含外生部分的肿瘤,先切除外生的部分减压,再向内切除并切除残留的肿瘤边缘。完全外生的肿瘤可以全切。囊性肿瘤或含有囊性结构的肿瘤须先引流囊液,因为这样非常利于切除残余的肿瘤。对于侵入蛛网膜下隙的肿瘤,需注意椎动脉和基底动脉的位置。背侧的外生性肿瘤,应该在逐渐切除肿瘤的同时确保第四脑室底可见,以避免进入脑干。

对于延-颈交界区肿瘤,用接触式激光刀沿中线切开颈(延)髓。先于头侧或尾侧囊的上方切开,再延伸到肿瘤的实体部分的上方。通过辨认双侧的背侧神经根入口来确定中线。显露肿瘤的背侧并进入。然后使用上述用于内生性局限性脑干肿瘤的切除方法行瘤内切除。

规避/损伤/风险

● 牵拉伤可导致直接损伤、水肿或继发于邻近血管损伤的梗死,从而引起面部感觉、运动、听觉和语言障碍。

● 有时,使用导航定位病变是非常有价值的,因为整个脑干就是一个功能区,损伤后无法挽回。

● 肿瘤切除时,在脑神经 V 和 IX 核团附近操作时,可能会出现短暂性心动过缓和低血压。操作停止后,通常会恢复正常。

- 后颅窝入路时,由于小脑缄默症和假性延髓性麻痹的风险,应避免小脑半球过度牵引和蚓部切开。在小脑后下动脉附近时要小心,因为其在肿瘤和小脑半球之间可能很容易受损。
- 肿瘤与脑干之间通常不存在沟或裂,也不应该尝试寻找这样的界面,因其通常会导致术后脑神经损伤。应行瘤内切除,保留安全边界。

抢救与补救

- 脑干少量出血时,应避免过度使用双极,应用可吸收性明胶海绵及棉片压迫止血可能是更好的选择。应该避免使用双极在脑干内追踪出血血管。
- 如果可能出现缺血导致的神经缺损时,应维持平均动脉压高于正常水平,采用常规的卒中治疗方案治疗。
- 如果考虑功能缺损由挫伤所致而无血管损伤,可考虑使用地塞米松等类固醇激素。
- 如果重要的运动/呼吸脑干功能受累,术后患者可能会出现二氧化碳潴留和呼吸衰竭,可能需要气管切开和胃管进食。

■ 结果和术后过程

术后注意事项

- 患者术后应回神经重症监护病房,以便密切监护。大多数患者手术后不会立即出现后组脑神经功能不全的征象;然而,如果术后 48 小时后出现上述表现,可能仍需要临时行气管切开和(或)胃管进食。
- 术后常规保留气管插管至少 24 小时,以保护气管,防备意外的延髓损伤。
- 脑桥或中脑肿瘤患者可能无须上述的呼吸机支持。
- 术后 24 小时内行 CT 扫描,以排除血肿或脑积水。

并发症

- 卒中。
- 脑干出血、后颅窝血肿。
- 脑神经缺损:暂时性或永久性复视(需要带棱镜的特殊眼镜)、面神经麻痹(可能发生角膜损伤,可能需

要整形外科手术)、吞咽困难、声带麻痹、咳嗽或呕吐反射[这可能导致肺炎和(或)需要气管切开术]。
- 运动和感觉障碍、小脑体征。
- 脑脊液漏、假性脑膜炎、感染、脑膜炎。
- 脑积水。

结果和预后

- 大多数脑干肿瘤是令人遗憾的弥漫性胶质瘤,预后极差。临床病程与胶质母细胞瘤相似,多数患儿在诊断后 18 个月内死亡
- 对于低级别胶质瘤,由于当前手术技术的进步,二次手术可为残留肿瘤一个选择。需要二次手术的患者可包括肿瘤复发的患者或由于其他外在因素(如术中监测或生命体征改变)而不得不中止初次手术的患者。如果考虑再次手术,目标应该是全切肿瘤同时不引起任何新的神经功能损伤。
- 在 Yasargil 的一组研究中,根据病变不同的位置,经不同入路手术治疗了 167 例脑干病变:113 例为胶质瘤或胶质–神经元胶质瘤,其中 59% 为良性,41% 为恶性(Ⅲ级和 Ⅳ 级组织学)。良性组 64% 的患者术后良好,22% 的患者术后一般;恶性组 33% 的术后良好,24% 术后一般。恶性组 1 年生存率为 67%,5 年生存率为 19%,良性组 10 年生存率为 80%(10 年随访率为 31%)。
- Guillamo 等回顾性分析了 48 名脑干脑胶质瘤患者。治疗方法包括部分切除(8%),放疗(94%)和化疗(56%),总中位生存期为 5.4 年。发现预后良好因素包括年龄小于 40 岁、诊断前症状持续时间大于 3 个月、Karnofsky 功能评分大于 70,病理低级别,MRI 无强化或可疑坏死。弥漫性内生性低级别胶质瘤(占该组病例 46%)见于在青年患者,其中 62% 的患者对放疗有反应,中位生存期为 7.3 年。恶性胶质瘤见于年长患者(占 31%),中位生存时间为 11.2 个月,对治疗极不敏感。局限性胶质瘤主要发生在年轻患者中(占 8%),具有更为缓慢的病程,预期中位生存期超过 10 年。

参考文献

[1] Ragheb J, Epstein FJ, Goh KYC. Brain-stem gliomas. In: Operative Neurosurgery. Vol. 1. 1st ed. London: Harcourt Publishers Limited; 2000: 437–445

[2] Konovalov AN, Gorelyshev SK, Khuhlaeva EA. Surgical management of diencephalic and brain stem tumors. In: Schmidek HH, Roberts DW, eds. Operative Neurological Techniques. Vol. 1. 4th ed. Philadelphia: Saunders;2000: 809–835

[3] Recinos PF, Sciubba DM, Jallo GI. Brainstem tumors: where are we today? Pediatr Neurosurg 2007;43:192–201

[4] Donaldson SS, Laningham F, Fisher PG. Advances toward an understanding of brainstem gliomas. J Clin Oncol 2006;24:1266–1272

[5] Ji J, Black KL, Yu JS. Glioma stem cell research for the development of immunotherapy. Neurosurg Clin N Am 2010;21:159–166

[6] Leach PA, Estlin EJ, Coope DJ, Thorne JA, Kamaly-Asl ID. Diffuse brainstem gliomas in children: should we or shouldn't we biopsy? Br J Neurosurg 2008;22:619–624

[7] Frazier JL, Lee J, Thomale UW, Noggle JC, Cohen KJ, Jallo GI. Treatment of diffuse intrinsic brainstem gliomas: failed approaches and future strategies. J Neurosurg Pediatr 2009;3:259–269

[8] Laigle-Donadey F, Doz F, Delattre JY. Brainstem gliomas in children and adults. Curr Opin Oncol 2008;20:662–667

[9] Epstein FJ, Farmer JP. Brain-stem glioma growth patterns. J Neurosurg 1993;78:408–412

[10] Kyoshima K, Kobayashi S, Gibo H, Kuroyanagi T. A study of safe entry zones via the floor of the fourth ventricle for brain-stem lesions. Report of three cases. J Neurosurg 1993;78:987–993

[11] Bogucki J, Czernicki Z, Gielecki J. Cytoarchitectonic basis for safe entry into the brainstem. Acta Neurochir (Wien) 2000;142:383–387

[12] Packer RJ, Nicholson HS, Vezina LG, Johnson DL. Brainstem gliomas. Neurosurg Clin N Am 1992;3:863–879

[13] Stevenson KI, Geyer JR, Ellenbogen RG. Pediatric neuro-oncology. In: Moore A, Newell DW, eds. Tumor Neurosurgery: Principles and Practice. London: Springer-Verlag; 2006: 299–312

[14] Bricolo A. Surgical management of intrinsic brain stem gliomas. In: Spetzler F, ed. Operative Techniques in Neurosurgery. Brain Stem Surgery, Vol. 3, 2000: 137–154

[15] Jallo G, Freed D, Roonprapunt C, Epstein F. Current management of brainstem gliomas. Annals of Neurosurgery 2003;3:1–17

[16] Guillamo JS, Monjour A, Taillandier L et al. Association des Neuro-Oncologues d'Expression Française (ANOCEF). Brainstem gliomas in adults: prognostic factors and classification. Brain 2001;124:2528–2539

[17] Mohanty A. Role of surgery in brainstem gliomas. Neurol India 2009;57: 231–232

[18] Mehta VS, Chandra PS, Singh PK, Garg A, Rath GK. Surgical considerations for 'intrinsic' brainstem gliomas: proposal of a modification in classification. Neurol India 2009;57:274–281

[19] Jallo G, Goh KY, Epstein F. Brain stem and cervical medullary tumors. In Sekhar LN, Fessler R, eds. Atlas of Neurosurgical Techniques. Brain. New York: Thieme Medical Publishing; 2006:457–465

[20] Yasargil G. Brainstem Tumors in Microneurosurgery Vol. 4B New York, NY: Thieme; 1996:301–304

第 **25** 章

脑膜瘤:外科治疗总论 Ⓟ

Remi Nader, Cristian Gragnaniello, Paulo Abdo de Seixo Kadri, Ossama Al-Mefty

■ 导言和背景

定义、病理生理学和流行病学

• 自 18 世纪后半叶起至库欣命名脑膜瘤之前,脑膜瘤已经以多种方式被提及,但都是基于肉眼的宏观形态而不是组织起源。

• 脑膜瘤的第一次描述可追溯到 1614 年,在瑞典的巴塞尔,Felix Plater 对一名男性进行了尸检,该患者生前表现为缓慢进展的行为改变,直至非强迫不能自主进食,尸检结果符合脑膜瘤的诊断。

• 脑膜瘤是一种生长缓慢的肿瘤,很可能起源于蛛网膜帽状细胞。

• 脑膜瘤占所有症状性颅内肿瘤的 15%~20%。因其生长缓慢的特性,相对更为常见,尸检数据显示其发病率为 40%,为颅内最常见的肿瘤。

• 脑膜瘤好发于 30~60 岁,发病率随着年龄的增长而升高。此外,脑膜瘤好发于女性,男女的比例为 1:2。

• 脑膜瘤可见于神经轴的任何部位,最常见的部位为矢状窦旁/镰旁(25%)、大脑凸面(19%)和蝶骨嵴(17%)。其他常见部位包括鞍结节、后颅窝及嗅沟(8%~9%)。其他不常见发病部位包括 Meckel 腔、小脑幕、侧脑室、枕骨大孔和视神经鞘(图 25.1 脑膜瘤发病部位)。

• 与成人相比,儿童脑膜瘤要少见得多,不足所有

儿童颅内肿瘤的 4%。肿瘤沿神经轴的分布也与成人有所不同,脑室内脑膜瘤更多见,占所有儿童脑膜瘤的 11%。此外,此年龄组的发病特点还包括高级别脑膜瘤和脑膜瘤病多见。

• 多发脑膜瘤占所有颅内脑膜瘤的 1%~9%。神经纤维瘤病患者有年轻时发生多发脑膜瘤的倾向。对于神经纤维瘤病,多发脑膜瘤更常见于 2 型神经纤维瘤病的患者,2 型神经纤维瘤病中脑膜瘤的发病率为 50%、多发脑膜瘤的发生率为 30%。

• 脑膜瘤可根据 WHO 分级分为不同的级别。绝大多数的脑膜瘤为Ⅰ级(良性),占所有病例的 90% 以上。其他亚型的脑膜瘤预后相对较差,对应 WHO Ⅱ和Ⅲ级。

• 脑膜瘤的发生与不同的致病因素有关,包括颅脑外伤、辐射和遗传因素。

• 诱发脑膜瘤的最低辐射剂量尚不清楚,甚至过去用于治疗头癣的低剂量辐射 (800rad 的头皮辐射剂量)也被证明与数年后的脑膜瘤发生相关。放射性脑膜瘤多为 WHO Ⅱ和Ⅲ级,更具侵袭性,发病更年轻化。

• 脑膜瘤与性激素相关,大于 70% 的脑膜瘤表达孕激素受体,很少表达雌激素受体。

• 肉眼下,脑膜瘤一般质地柔软,但纤维型脑膜瘤可质地坚韧。脑膜瘤高度钙化时,瘤内含有砂粒体(砂粒型)。大多数脑膜瘤与周围脑组织分界清楚,多有硬膜附着。一些病例中,肿瘤也会浸润邻近颅骨,呈明显的骨质增生。脑膜瘤也可包绕脑动脉和神经。绝大多数病例,相邻实质被挤压,而无侵袭的迹象。有些脑膜瘤,

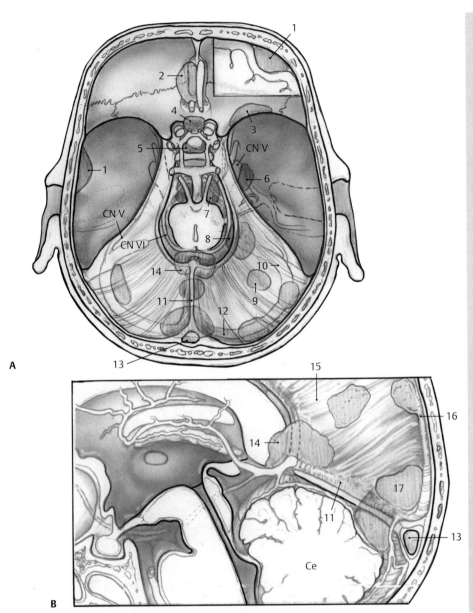

图 25.1　脑膜瘤可能生长的部位示意图。(A)颅底轴位观。(B)镰幕交界处正中矢状观,编码的红色区域为肿瘤可能的生长部位。1.凸面;2.嗅沟;3.蝶骨嵴;4.鞍结节;5.鞍背;6.Meckel 腔;7.斜坡;8.岩骨表面;9.小脑幕;10.乙状窦;11.直窦;12.横窦;13.幕上幕下窦汇脑膜瘤;14.幕上半球间脑膜瘤;15.大脑镰;16.上矢状窦;17.肿瘤。Ce:小脑。

如蝶骨嵴脑膜瘤,可能平铺覆盖在整个颅骨表面,又叫作扁平状脑膜瘤。有些脑膜瘤可能起源于视神经鞘,表现为眶内肿物。脉络膜丛脑膜瘤罕见,它们是软脑膜、血管和间充质沿着脉络膜裂凹陷形成的。脑膜瘤也可发生于硬膜外,甚至颅骨内。

• 根据肿瘤特定的形态学特征,脑膜瘤可分为许多不同的组织病理学亚型,WHO 也依据其全切后的复发趋势进行了分级。

• 最常见的 WHO Ⅰ 级脑膜瘤为砂粒体型、脑膜上皮型、纤维型和过渡型。尽管砂粒体是脑膜瘤特征性标志,但它们不存在于所有的脑膜瘤中。

• Ⅱ 级脑膜瘤包括非典型型、透明细胞型和脊索瘤样型。这些类型的典型特征是细胞密度高,局灶性坏死区,小叶状生长方式缺失,MIB-1 指数增加。侵袭脑组织是 Ⅱ 级脑膜瘤的常见特征,肿瘤侵袭软脑膜降低了全切率,并因此增加了局部复发率。

• Ⅲ 级脑膜瘤包括间变型、横纹肌样型和乳头型。它们不太常见,有丝分裂活性表现为每 10 倍高倍视野的有丝分裂象大于 20 个和雌激素受体缺失。

• 与脑膜瘤发病相关的异常基因谱是多样的。单体 22 和编码 merlin 基因的 22q12.2 杂合性缺失,是 Ⅰ 级单发脑膜瘤最常见的改变,且常见于 NF2 相关的脑膜瘤。非典型和间变性脑膜瘤的基因畸变更加复杂,涉及 1,9,10,14,17 以及 18 号染色体。

临床表现

- 脑膜瘤可引起许多不同的症状和体征，因其可起自脑表面的任何位置。症状的产生涉及不同的致病机制，包括肿瘤下方的皮质受到刺激，脑组织和(或)脑神经受压，压迫/侵及脑动脉或静脉导致的血管损伤。

- 最常见的症状是头痛和运动障碍，其他症状包括癫痫、脑神经麻痹及局灶性神经功能障碍。

- 直接压迫导致瘤体下面脑组织的破坏或损伤。根据肿瘤的位置不同，临床表现多种多样。症状与特定位置相关的例子是，脑膜瘤压迫右侧优势顶叶很可能引起 Gerstmann 综合征；而非优势顶叶则引起对侧忽视。压迫额叶的、包括前颅窝内起自筛板或蝶额缝的脑膜瘤，通常表现为嗅觉缺失或与视神经萎缩有关的视觉症状，包括 Foster-Kennedy 综合征和(或)精神症状。起自鞍区的脑膜瘤，包括鞍结节、蝶骨平台及鞍膈，同样会出现轻重不一的视器、嗅神经和额叶受压症状，但还会出现与垂体、海绵窦甚至颞叶受压有关的特异性症状，包括内分泌紊乱(如全垂体功能减退症)。

- 前颅窝脑膜瘤常常在肿瘤长至很大而引起行为改变时才被诊断。

- 一些侵袭颅顶骨质的脑膜瘤可导致外生性骨疣。

- 上矢状窦与凸面硬脑膜之间的夹角的脑膜瘤很常见。症状与肿瘤特定的生长部位有关：沿上矢状窦生长的肿瘤更容易引起局灶性癫痫发作和下肢感觉运动障碍。起自窦前 1/3 的脑膜瘤大到一定程度时，可出现人格改变。

- 颅底的脑膜瘤可出现与动脉狭窄或闭塞相关的症状，包括卒中和短暂性缺血性发作。

- 脑室内脑膜瘤可出现梗阻性脑积水。

诊断和影像

- 临床诊断反映了上述脑损伤的机制，因此脑膜瘤患者可能出现颅内压升高、脑组织和(或)脑神经受压及颅骨受累的症状。

- 脑组织受压表现为旋前肌偏移、反射亢进、Hofmann 征和 Babinski 征阳性。

- 神经影像学检查是诊断脑膜瘤的第一步检查，这项检查非常重要，可与相同位置可能出现的其他类型病变进行鉴别。鉴别诊断包括转移瘤、神经胶质肿瘤、颅咽管瘤、垂体瘤及淋巴瘤等。

- 颅骨 X 线平片有助于明确颅骨浸润和骨质增生。

- CT 扫描、钆增强或平扫 MRI 对于明确脑膜瘤的边界及形状是非常有效的方法。这些检查结果的专业分析和研究，可为术者提供必要的信息，以助于制订合理的术前计划，成功地切除肿瘤。

- 脑膜瘤 CT 扫描的典型特征是注射增强剂后肿瘤出现均匀强化，有些可有瘤周水肿，也可见瘤内钙化。

- 脑膜瘤的 MRI 平扫信号呈多样性，增强后的影像十分重要。同 CT 扫描一样，肿瘤呈均匀强化，并且经常出现所谓的硬膜尾征，即肿瘤外的一部分硬脑膜强化(脑膜瘤的典型特征)。有些脑膜瘤可伴囊变。

- 血管检查如传统的血管造影、CTA 或 MRA 对那些怀疑包绕或压迫/推挤重要血管结构(如大动脉或静脉窦)的肿瘤是至关重要的。可以明确肿瘤的颈外动脉供血情况。应注意静脉晚期影像，有助于评估静脉窦通畅性。血管造影的典型特征包括肿瘤染色和供血动脉的日光放射样表现。

治疗方案和备选方法

- 连续的 MRI 检查监测肿瘤的生长与进展。
- 手术切除或术前栓塞后切除。
- 单纯放疗/立体定向放射外科(SRS)治疗，或与外科手术联合治疗。

所选手术的目的和优点

- 颅内脑膜瘤手术的主要目的是肿瘤全切，包括肿瘤附着处的硬脑膜及受累骨质(Simpson Ⅰ 级)，同时缓解肿瘤引起的症状。成功地做到 Simpson Ⅰ 级切除的 WHO Ⅰ 级脑膜瘤复发的概率极小。

- 手术入路的选择应基于肿瘤的位置、范围、大小及其与周围脑组织、脑神经和血管结构的关系。

- 一般情况下，凸面脑膜瘤位于骨窗的下方，很容易显露，能够做到 0 级切除(切除病灶周围 2cm 硬膜)。其他位置的脑膜瘤包括颅底脑膜瘤，存在一些挑战，包括从表面到肿瘤的远距离操作，处理与肿瘤粘连的神经血管结构的困难，以及充分切除受累硬脑膜和骨质的困难。

- 对于起源于颅底硬脑膜的脑膜瘤，颅底入路具有把位置深在的病变表浅化的优势，缩短操作距离，从而提高术者的工作效率和精准度。在脑组织下方操作减少对脑组织的牵拉，使静脉与脑叶安全的保护于硬膜内，对脑静脉提供了额外的保护。同时，这些入路可提供不同的工作角度，到达病灶的不同部位。

适应证

- 缓解症状性脑膜瘤患者的临床症状。
- 如果肿瘤进一步生长将会导致症状进展，无论患者有无症状，应行手术，以缓解占位效应。
- 患者倾向和选择行手术切除。
- 极有可能出现不可逆性症状的特殊部位的病变（如床突脑膜瘤和视神经萎缩），或起自颅底的增长性的病变，肿瘤体积增大将会增加手术风险。
- 进展的瘤周水肿（可能会出现症状，或与高级别肿瘤有关）。
- 有侵犯脑组织的征象或多发病变（所有可能为高级别病变的征象）。在这些情况下，手术处理可引起症状的病变。

禁忌证

- 体积较小和（或）无症状的肿瘤无须手术切除（优先观察随访）。
- 存在多种合并症和（或）高龄，手术风险较大者。

■ 手术细节和准备

术前计划和特殊设备

- 术中监测包括脑神经、脑干诱发电位及体感诱发电位(SSEP)监测。
- 神经导航。
- 显微镜。
- 超声吸引器。
- 显微手术器械包括各种颅底剥离子、Rhoton 显微剥离子、高速颅钻、咬骨钳、刮匙和自动牵开器。
- 可能需要行腰穿以减轻术中脑肿胀。
- 腹部和（或）大腿部消毒，为术中可能取脂肪或筋膜行移植修补做好准备。
- 围术期应用抗生素、激素和抗惊厥药物，中心静脉和动脉置管。

专家建议/点评

- 由于脑膜瘤推挤软脑膜，蛛网膜将肿瘤与脑组织分开，经常可以找到一个界面。微囊型脑膜瘤常与软脑膜粘连，因此切除时更困难，技术要求更高。
- 非典型和间变性脑膜瘤没有明显的脑-肿瘤界面，并且可能侵犯血管周围间隙，使其完全切除更具挑战性。
- 脑神经被移位或被脑膜瘤包绕时，应先从已知的神经血管及骨性标志开始分离。分离过程需要缓慢、细致、耐心，直到发现目标神经血管，然后沿其走行继续分离。
- 每一例脑膜瘤患者都各具特点，需要制定个性化的入路。这些肿瘤的术者应该精通所有手术入路，包括颅底入路。在选择合适的入路时，我们始终需要考虑的是：哪种入路对患者最好，哪种入路引起神经功能缺损及并发症的风险最小、成功率高。

手术的关键步骤

基于三个原则：肿瘤的位置、大小和术者的偏好，脑膜瘤的手术入路各种各样。无论选择何种手术方法，脑膜瘤手术的基本原则保持不变。一旦确定患者适合积极干预治疗，综合考虑切除目标（全切与部分切除）与术前影像学特点（肿瘤位置、与神经血管结构的关系），制定手术计划，以最大限度地切除肿瘤，同时确保手术安全。

脑膜瘤的手术开始，在开颅之前要制定详细的关颅计划。为了尽量减少肿瘤复发的概率，应切除硬脑膜，从而不可避免地残留硬膜缺损，需要修补。根据肿瘤的位置（颅底与其他地方）和是否为复发脑膜瘤，准备合适的硬膜替代修补材料。有几种可供选择的硬膜替代物，包括颅骨骨膜、阔筋膜、尸体的或人工硬脑膜。作者首选颅骨骨膜，特别是颅底的肿瘤，因为从同一手术切口就可以获得非常大的有血供的骨膜瓣，有时可长于 20cm。这种骨膜瓣可沿硬膜缺损缝合或使用止血夹固定，然后辅以纤维蛋白胶，以达水密闭合。

患者体位很重要，要能够最大限度地暴露肿瘤和受累硬膜，同时能使大脑松弛，提高术者的工作效率。有几种方法可促进静脉回流到心脏：头部高于心脏，避免颈部的过度旋转或屈曲（如果需要较大的颈部旋转，可以抬高旋转方向对侧的肩部来达到同样的效果）。脑组织松弛是任何颅内手术的基础，其目的是最大限度地减少牵拉，有助于到达深部病变，降低周围脑组织损伤的概率。释放脑脊液是松弛脑组织的关键，可打开手术入路中直接遇到的脑池或入路可探及的邻近脑池（如乙状窦后或经岩骨入路时打开小脑延髓池）释放脑脊液，或者术前预置腰椎引流并关闭，直至打开硬膜后，再打开释放脑脊液。

重力在方便手术操作和最大限度保证患者安全方

面发挥了重要作用。即使赢得几毫米的脑组织远离病变的空间也可能完全改变整个手术过程，可无须牵拉脑组织，并使术者可以很容易地于解剖结构之间进行手术，如脑叶之间或脑组织下方。例如，前颅窝或中颅窝脑膜瘤手术时，颧弓置于术区的最高点，头偏向对侧，颈部伸展并抬高头部，这样就可以把侧裂置于术野中央。如果照此做好，打开侧裂后，额叶将会从颞叶分开(否则，如果没有重力作用，颞叶则会贴附于额叶，脑组织牵拉就不可避免，大脑中动脉分支和其他侧裂结构显露不清，导致手术变得更加困难)。

术者的人体工效学往往被忽视，但它却是非常重要的，因为有时脑膜瘤手术需要很长时间。如果术者姿势不舒服(如长时间伸展他/她的双臂或手腕而得不到休息)，将会降低他/她的操作能力，特别是手术后期，需要最精细的分离操作时。

取下骨瓣后，广泛地打开硬脑膜，应包括硬膜"尾征"的部位，这样有助于阻断肿瘤的血供。能够暴露肿瘤的所有边缘，进而离断肿瘤的血供是非常重要的。因此，先从中央逐步行瘤内减压，然后将包膜牵向病变的中空区，进一步暴露和控制肿瘤底部区域并阻断其血供(此法避免了牵拉脑组织)。

对所有脑膜瘤而言，安全成功的手术切除，是建立在蛛网膜内显微分离的基础上的，瘤内减压有助于区分和识别此蛛网膜内的界面。凸面脑膜瘤切除时，无须任何脑组织牵拉。而颅底脑膜瘤切除，应尽可能避免牵拉脑组织，牵开器不经常使用。无法切除相关的硬膜时，至少应电凝处理。硬脑膜缺损需水密修补，尤其是颅底部位，以防脑脊液漏。硬膜替代物应缝合在凸面位置或用止血夹锚定在周围硬膜上。然后沿着硬膜边缘用纤维蛋白胶封闭。脑膜瘤切除的关键步骤如图 25.2 所示。

规避/损伤/风险

• 包绕脑动脉的情况不应该影响术者完成肿瘤的完全切除。需要显微操作技术，小心地使用各种显微器械，包括显微剥离子、双极电凝及显微剪刀等。记住下面这一点很重要，大多数情况下，脑动脉仅是被肿瘤移位或包绕，两者之间存在可分离的界面，通常可沿此界面把动脉从肿瘤上游离下来。减少对小动脉的操作是很重要的，包括 Heubner 回返动脉和丘纹穿支动脉，这些血管极易在分离时闭塞或损伤。

• 只有当血管的走行明确且确定向肿瘤供血时，才可电凝和切断，这是很重要的。

• 掀起骨瓣可能是术中最危险的操作之一，因为硬脑膜可能与骨瓣粘连得非常紧密，尤其是骨瓣受累的病例。仓促地抬起骨瓣可能引起严重的出血，有时可直接牵拉病灶，造成无法预计的后果。

抢救与补救

• 如果出现大出血，最好的办法就是应用棉条和明胶海绵进行压迫；大多数静脉出血往往自行停止。如果继续出血，应缓慢从出血部位移开棉条，同时继续用吸引器头施加压力，确定出血点及血管损伤的类型，进一步决定最佳止血方案。应时刻准备好动脉瘤夹以备不测。

• 在主要静脉窦周围手术时，如果不小心损伤静脉窦，须立刻用湿海绵予以压迫，同时避免将吸引器头置于开放的窦上。临时阻断夹置于裂口的两端止血，用 10-0 的尼龙线修补静脉窦。如果撕裂太大而无法原位缝合，可用骨膜来修补。

■ 结果和术后过程

术后注意事项

• 患者通常于重症监护病房监护一晚，如果次日患者表现良好且术后 CT 结果满意，则可以转至普通病房。

• 皮质醇类激素应连续应用，第 2 周逐渐减量。

• 术后抗生素使用 24~48 小时。

• 术后 1 个月复查 MRI。

并发症

• 血肿。

• 癫痫。

• 肿瘤复发或残余。

• 脑脊液漏、脑膜炎、假性脑膜突出。

• 脑积水。

• 牵拉或操作引起的神经功能障碍 (皮层或脑神经)。

• 脑水肿。

• 血管损伤及继发的脑梗死(动、静脉)。

• 容貌缺陷。

• 全身性并发症包括深静脉血栓、心肌梗死、肺水肿、肺不张、泌尿系统感染等。

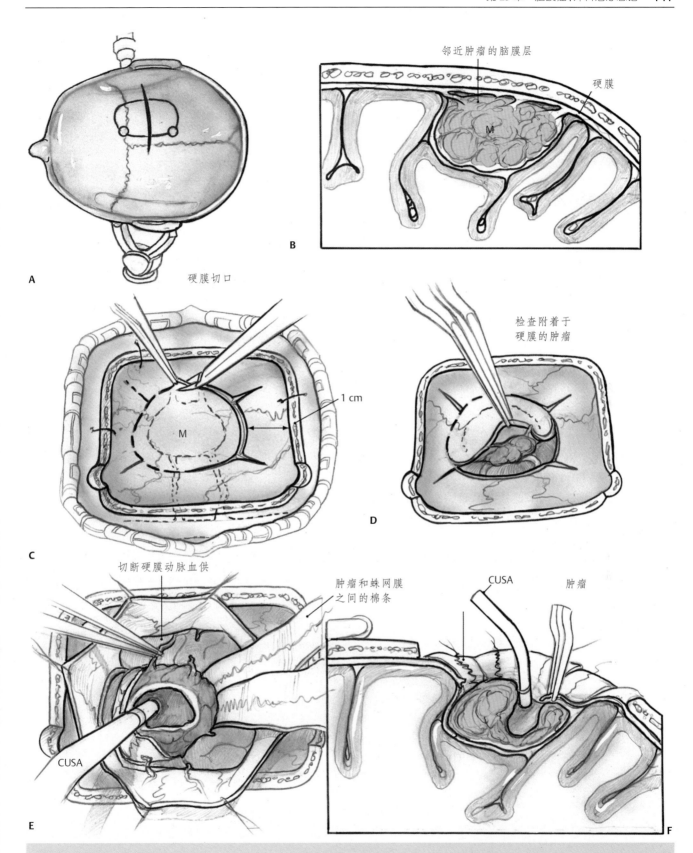

图 25.2　脑膜瘤切除的部分关键步骤。(A)标准的凸面脑膜瘤皮肤切口及骨瓣轮廓。(B)冠状面显示脑膜瘤附着于其上方的脑膜。(C)骨瓣抬起后,广泛打开硬膜,切开范围应包括硬膜"尾征"处。(D)此操作有助于肿瘤的血流阻断,能够暴露肿瘤的所有边缘,离断肿瘤的血供,这一点很重要。(E)(上面观),(F)(冠状面)先从中央逐步行瘤内减压,然后将包膜牵向病变的中空区,进一步暴露和控制肿瘤底部区域并阻断其血供,此法避免了牵拉脑组织。CUSA,Cavitron 超声外科吸引器。

结果和预后

- 所有关于脑膜瘤预后的研究发现，其复发率与脑膜瘤切除的程度和病理分级有关。

- WHO Ⅱ 级或 Ⅲ 级脑膜瘤和放射诱发的脑膜瘤复发率较高。

- 具有较高的 MIB-1 指数，孕激素受体阴性和 22 号染色体单倍体以外的细胞遗传学异常的脑膜瘤，更具有侵袭性和较高的复发率。

- 良性脑膜瘤复发的决定性因素是手术切除的程度。Simpson 切除分级越高，复发率就越高。

- 一项开颅手术治疗 879 例患者的单中心队列研究（Sughurue 等）中，预测复发的 Simpson 分级系统受到了挑战。Simpson Ⅰ 、Ⅱ 、Ⅲ 、Ⅳ 级肿瘤切除患者的 5 年复发率/无进展生存率分别为 95%、85%、88%、81%。然而，对于脑膜瘤生长而言，5 年是一个非常短的时间。事实上，许多非手术患者也有相似的无进展生存率；手术切除程度对减少复发率的价值需要长期的随访才会明显，正如许多其他研究所示。

- 最近 Curry 等对 7200 余例患者的多中心回顾性队列研究发现，手术治疗脑膜瘤的死亡率由 1988 年的 4.5%降至 2000 年的 1.8%。

- 在同一研究中，脑梗死或出血所致并发症的发生率为 4.5%，血肿所致并发症的发生率为 3.1%，机械通气所致并发症发生率为 3.5%，术后血栓所致并发症的发生率为 1.8%，浓缩红细胞输血率为 5.1%。

- 开颅手术治疗的 705 例患者（Sughurue 等）中静脉梗死总发生率为 2.0%。

参考文献

[1] Simpson D. The recurrence of intracranial meningiomas after surgical treatment. J Neurol Neurosurg Psychiatry 1957;20:22–39

[2] Cushing H. The special field of neurological surgery. Bulletin of the Johns Hopkins Hospital 16:77–87, 1905. Neurosurgery 2005;57:1075

[3] Jääskeläinen J, Haltia M, Laasonen E, Wahlström T, Valtonen S. The growth rate of intracranial meningiomas and its relation to histology. An analysis of 43 patients. Surg Neurol 1985;24:165–172

[4] Al-Mefty O, Fox JL, Smith RR. Petrosal approach for petroclival meningiomas. Neurosurgery 1988;22:510–517

[5] Al-Mefty O, Smith RR. Surgery of tumors invading the cavernous sinus. Surg Neurol 1988;30:370–381

[6] Al-Mefty O, Anand VK. Zygomatic approach to skull-base lesions. J Neurosurg 1990;73:668–673

[7] Al-Mefty O. Clinoidal meningiomas. J Neurosurg 1990;73:840–849

[8] Al-Mefty O, Topsakal C, Pravdenkova S, Sawyer JR, Harrison MJ. Radiation-induced meningiomas: clinical, pathological, cytokinetic, and cytogenetic characteristics. J Neurosurg 2004;100:1002–1013

[9] Roberti F, Sekhar LN, Kalavakonda C, Wright DC. Posterior fossa meningiomas: surgical experience in 161 cases. Surg Neurol 2001; 56(1):8–20; discussion -1

[10] Takeguchi T, Miki H, Shimizu T et al. The dural tail of intracranial meningiomas on fluid-attenuated inversion-recovery images. Neuroradiology 2004;46:130–135

[11] Sindou MP, Alvernia JE. Results of attempted radical tumor removal and venous repair in 100 consecutive meningiomas involving the major dural sinuses. J Neurosurg 2006;105:514–525

[12] Jallo GI, Benjamin V. Tuberculum sellae meningiomas: microsurgical anatomy and surgical technique. Neurosurgery 2002;51:1432–1439, discussion 1439–1440

[13] Yaşargil MG, So SC. Cerebellopontine angle meningioma presenting as subarachnoid haemorrhage. Surg Neurol 1976;6:3–6

[14] Claus EB, Bondy ML, Schildkraut JM, Wiemels JL, Wrensch M, Black PM. Epidemiology of intracranial meningioma. Neurosurgery 2005;57(6):1088–95; discussion -95

[15] Hakuba A, Nishimura S, Tanaka K, Kishi H, Nakamura T. Clivus meningioma: six cases of total removal. Neurol Med Chir (Tokyo) 1977;17:63–77

[16] Curry WT, McDermott MW, Carter BS, Barker FG, II. Craniotomy for meningioma in the United States between 1988 and 2000: decreasing rate of mortality and the effect of provider caseload. J Neurosurg 2005;102:977–986

[17] Sughrue ME, Rutkowski MJ, Shangari G et al. Incidence, risk factors, and outcome of venous infarction after meningioma surgery in 705 patients. J Clin Neurosci 2011;18:628–632

[18] Sughrue ME, Kane AJ, Shangari G et al. The relevance of Simpson grade I and II resection in modern neurosurgical treatment of World Health Organization grade I meningiomas. J Neurosurg 2010;113:1029–1035

第26章
凸面脑膜瘤 Ⓟ

Maziyar A. Kalani, Shivanand P. Lad, Griffith Harsh IV

■ 导言和背景

定义、病理生理学和流行病学

- 脑膜瘤主要起源于头颅凸面的脑膜组织，而不是大脑镰或颅底的硬脑膜组织。
- 脑膜瘤起源于脑膜上皮或蛛网膜颗粒中的蛛网膜帽状细胞。脑膜瘤发病率的升高与放射治疗、22号染色体的突变及神经纤维瘤病Ⅱ(NF2)有关。90%的脑膜瘤位于幕上，凸面脑膜瘤占15%~19%。
- 男女比例为1:(2~3)，恶性脑膜瘤更常见于男性。

临床表现

- 凸面脑膜瘤可表现为颅内压增高、癫痫发作及与肿瘤压迫部位相关的局灶性神经功能障碍。
- 脑膜瘤压迫优势半球的Broca和Wernicke区域可引起语言变化;Rolandic区受压可引起对侧躯体运动和感觉障碍。顶部病变可引起对侧忽视,枕部肿瘤可引起视觉障碍。
- 脑膜瘤也可因其他原因在CT或MRI检查时被偶然发现。在这些病例中,肿瘤体积可能比较小和(或)无临床症状。行MRI检查的无症状患者中,大约1.6%会发现良性脑肿瘤,主要是脑膜瘤。在Yano等的一项大型研究报道中, 在超过1400名诊断为脑膜瘤患者中,42%是无症状的。在这项研究中,经过5多年的观察发现,63%的无症状脑膜瘤无肿瘤生长的证据。

诊断和影像

- CT表现为以硬膜为基底的肿块,常伴有钙化或者颅骨骨质增生。
- MRI是诊断脑膜瘤的金标准,增强的硬膜尾征是脑膜瘤的特征性标志。
- 由于磁共振血管动脉和静脉成像 (MRA和MRV)可以显示肿瘤的动脉血供、静脉引流,并可以辅助手术规划,因此无须行常规脑血管造影检查。因为绝大多数凸面脑膜瘤的血供来源于大脑中动脉的分支,这些血管在术中容易暴露,所以只有血供丰富的大体积肿瘤才需要术前栓塞。

治疗方案和备选方法

- 体积小的无症状的肿瘤可以通过连续的MRI检查观察随访。
- 手术切除,特别是体积大、有症状的肿瘤。
- 直径小于4cm的无症状肿瘤可以考虑立体定向放射治疗。
- 身体不适宜手术的患者的体积较大、无症状的肿瘤可考虑体外放射治疗。

所选手术的目的和优点

- 由于它们的位置特性,与其他部位的脑膜瘤相比,凸面脑膜瘤更容易完全切除,且复发率较低。

适应证

- 有症状的脑膜瘤是手术治疗的指征(如神经功能障碍、颅内压增高及癫痫)。
- 体积变大的无症状脑膜瘤也应考虑手术治疗。

禁忌证

- 体积小、无生长变化的肿瘤,特别是年老体弱的患者,不建议手术治疗。

■ 手术细节和准备

术前计划和特殊设备

- 症状性脑水肿应以皮质激素治疗;可致脑疝的占位效应需高渗性脱水治疗;如果患者有癫痫,应给予抗癫痫药治疗。
- 术中影像导航有助于确定开颅位置,以最小的切口完成肿瘤的完全切除。术前应进行实验室检查、胸部 X 线检查、心电图(ECG),并签署知情同意书。
- 手术器械包括 Mayfield 头架 (带有可连接的牵引系统)、神经外科手术显微镜、细尖双极电凝、吸引器和超声吸引器。

专家建议/点评

- "无损于患者为先":只有出现症状或者肿瘤生长增大的患者,才考虑手术治疗,因此患者的选择至关重要。
- 小心地从软膜–蛛网膜显微分离肿瘤包膜非常关键,以免损伤皮质及其血管。
- 瘤周广泛强化可能提示肿瘤为分泌型、脑皮质受到侵袭或存在脑实质血管给肿瘤供血。

手术的关键步骤

术中立体定向导航常有助于设计切口和骨瓣。固定患者的头部应使肿瘤位于术区的最高处。可能出现的脑肿胀可通过抬高床头和高渗脱水的方法来预防。切口设计应以最小限度破坏血供为原则,通常首选直切口。皮肤切口和骨窗要足够大,应显露全部增厚增强的硬脑膜"尾"、1cm 宽的正常硬膜和 5mm 宽的环形硬膜缘(以便缝合硬膜替代物),然后悬吊硬膜。

根据肿瘤位置,依前文所述,采用标准的方式开颅。颅骨可能会有骨质增生或肿瘤浸润,因此应小心取

下骨瓣,以避免损伤硬膜及其下方的皮层。增生的骨质和被肿瘤浸润的颅骨可能是相互隔离的, 可分别进行切除。电烧硬膜血管并切开硬膜,应包含 1cm 宽的正常硬膜和 0.5mm 厚的切缘(图 26.1A)。这样,几乎切断了肿瘤的所有血供,除了少量来自脑实质的供血。

然后,行充分的瘤内切除(超声吸引器是非常有用的),仅留薄层肿瘤包膜,以便从软膜–蛛网膜上显微分离(图 26.1B)。应认真仔细地分离蛛网膜–脑膜瘤界面,以保护软脑膜。对于体积较大、侵袭性或者恶性的肿瘤,这一操作难度较大。同时要特别注意保护好输入动脉和引流静脉,尤其是功能区皮质表面。这在侧裂旁和 Rolandic 皮质表面非常重要。须将路过的大脑中动脉分支从肿瘤包膜分离并保护好, 沿着血管由近及远地分离比较容易。硬膜切缘应予电凝止血。

硬膜以颅骨骨膜、阔肌膜张肌或硬膜基质替代物行水密修补。切除骨瓣中受肿瘤侵袭的部分,因此产生的颅骨缺损行颅骨成形术。用钛钉和钛板固定余下的骨瓣,采用前文所述的标准方式关颅。

规避/损伤/风险

- 对于供血动脉来源较多或广泛侵袭颅骨的巨大肿瘤,术前栓塞可以减少出血。由于术前栓塞可能会加重原有的占位效应并促进脑疝形成,因此栓塞和手术最好在同一天进行。

抢救与补救

- 广泛、深入的颅骨侵犯可能阻碍取下骨瓣的过程。可能需要沿颅骨内面切开并分离肿瘤。因此,导致的残余肿瘤出血必须及时控制, 可以通过使用双极电凝、含凝血酶的可吸收明胶海绵(Gelfoam™, Pfizer, New York, NY)或牛源性明胶基质材料(Fioseal™, Baxter, Deerfield, IL)来完成。

■ 结果和术后过程

术后注意事项

- 如果肿瘤体积较大, 术后常需使用激素和高渗脱水剂治疗瘤周水肿。常用 3%盐水或甘露醇行高渗脱水,并限制液体。
- 如果患者有癫痫, 术后应持续给予抗癫痫药物治疗。
- 在术后早期复查 CT;几周后复查 MRI,然后每

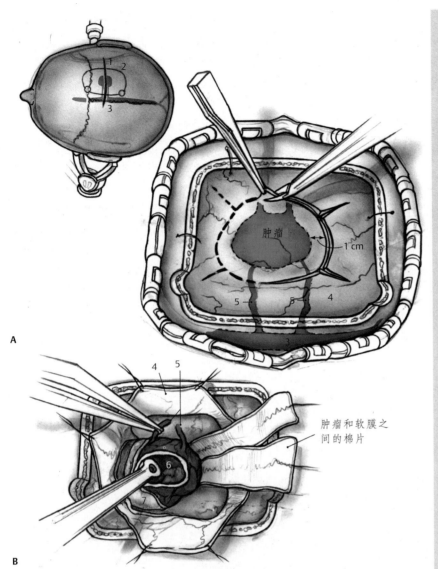

图 26.1　脑膜瘤切除步骤图解。皮肤切口和骨窗应显露全部增厚增强的硬脑膜"尾"、1cm 宽的正常硬膜和 0.5mm 厚的切缘（以便缝合硬膜替代物）。(A)距离肿瘤1cm 处打开硬膜。(B)瘤内切除肿瘤（使用超吸），仅留薄层包膜，以便与软脑膜-蛛网膜显微分离。1.皮肤切口；2.骨瓣轮廓；3.上矢状窦；4.硬脑膜；5.供血血管；6.中空的肿瘤；7.囊壁上的膜。

季至每年复查 MRI,以评估肿瘤残余/复发。

并发症

- 损伤皮质引起的神经功能障碍和局灶性癫痫。
- 复发或肿瘤残余。
- 其他潜在的并发症包括颅内出血、动脉性卒中、静脉性梗死、空气栓塞、脑脊液漏、癫痫和感染。

结果和预后

- 全切的凸面脑膜瘤很少复发。
- 作为衡量切除程度的指标,Simpson 分级量表是公认的通过切除程度评估复发率的指标(表 26.1)。非

表 26.1　脑膜瘤 Simpson 分级及预期复发率*

Simpson 分级	切除程度	10 年复发率
Ⅰ 级	全切肿瘤,包括切除受累骨质及附着处硬膜	9%
Ⅱ 级	全切肿瘤,电凝附着处硬膜	19%
Ⅲ 级	全切肿瘤,没有切除或电凝附着处硬膜	29%
Ⅳ 级	次全切除	40%

* 根据 Simpson 改编。

典型和恶性脑膜瘤更容易复发。

　●体积小的良性复发肿瘤，可以再次切除或立体定向放射治疗。

参考文献

[1] Al-Mefty O. Meningiomas. New York: Raven Press; 1991

[2] Giombini S, Solero CL, Morello G. Late outcome of operations for supratentorial convexity meningiomas. Report on 207 cases. Surg Neurol 1984;22: 588–594

[3] Harrison MJ, Wolfe DE, Lau TS, Mitnick RJ, Sachdev VP. Radiation-induced meningiomas: experience at the Mount Sinai Hospital and review of the literature. J Neurosurg 1991;75:564–574

[4] Hofmann B, Fahlbusch R. Surgical management of convexity, parasagittal, and falx meningiomas. In: Schmidek H, Roberts D, eds. Operative Neurosurgical Techniques: Indications, Methods, and Results. Philadelphia: Elsevier; 2006: 721–738

[5] Kazemi NJ, Kaye AH. Convexity meningiomas. In: Meningiomas: Diagnosis, Treatment and Outcome. London: Springer, 2009; 301–307

[6] Mack EE, Wilson CB. Meningiomas induced by high-dose cranial irradiation. J Neurosurg 1993;79:28–31

[7] Maxwell R, Chou S. Convexity meningiomas and general principles of meningioma surgery. In: Schmidek H, Sweet W, eds. Operative Neurosurgical Techniques, Indications and Methods. New York: Grune & Stratton, 1982:491–501

[8] Rouleau GA, Wertelecki W, Haines JL et al. Genetic linkage of bilateral acoustic neurofibromatosis to a DNA marker on chromosome 22. Nature 1987;329:246–248

[9] Schrell UM, Rittig MG, Anders M et al. Hydroxyurea for treatment of unresectable and recurrent meningiomas. II. Decrease in the size of meningiomas in patients treated with hydroxyurea. J Neurosurg 1997;86:840–844

[10] Seizinger BR, de la Monte S, Atkins L, Gusella JF, Martuza RL. Molecular genetic approach to human meningioma: loss of genes on chromosome 22. Proc Natl Acad Sci U S A 1987;84:5419–5423

[11] Vernooij MW, Ikram MA, Tanghe HL et al. Incidental findings on brain MRI in the general population. N Engl J Med 2007;357:1821–1828

[12] Yano S, Kuratsu J. Kumamoto Brain Tumor Research Group. Indications for surgery in patients with asymptomatic meningiomas based on an extensive experience. J Neurosurg 2006;105:538–543

[13] Simpson D. The recurrence of intracranial meningiomas after surgical treatment. J Neurol Neurosurg Psychiatry 1957;20:22–39

第 **27** 章
矢状窦旁脑膜瘤 Ⓟ

Katharine Drummond, Andrew S. Kaye

■ 导言和背景

定义、病理生理学和流行病学

• 矢状窦旁脑膜瘤占颅内脑膜瘤的 21%~31%，根据其位于上矢状窦旁的位置进行分类。

• 超过半数的窦旁脑膜瘤(45%~70%)靠近上矢状窦中 1/3，15%~30% 靠近上矢状窦前 1/3，10%~30% 靠近上矢状窦后 1/3。

• 矢状窦旁脑膜瘤生长缓慢。当出现脑组织受压时，肿瘤通常已经变得很大了。

临床表现

• 癫痫发作是最常见的症状（约 50% 的患者），随之出现头痛、感觉运动障碍、认知改变、视觉障碍和头部肿块。偶然发现的患者高达 14%。

• 查体可有感觉或运动障碍、语言障碍或视乳头水肿的体征。46% 的患者体格检查正常。

• 上矢状窦中 1/3 脑膜瘤，常表现为癫痫、感觉运动症状和语言障碍。前 1/3 脑膜瘤，表现为头痛、视觉障碍和行为改变。后 1/3 肿瘤的典型症状是同向性偏盲或其他类型的视野缺损。与上矢状窦中 1/3 脑膜瘤不同，前 1/3 和后 1/3 脑膜瘤通常体积很大时才出现症状。

诊断和影像

• CT 有助于看清颅骨受累的情况。

• 增强或不增强的 MRI 能够明确肿瘤的大小、解剖结构及其与上矢状窦的关系。

• 应行传统脑血管造影或 MRA 检查以评估窦的通畅性，确定相邻的皮层引流静脉的位置。

治疗方案和备选方法

• 观察随访：对于偶然发现的、体积较小的、无症状脑膜瘤或身体条件不适合手术的患者(内科合并症、年龄大于 70 岁)，观察随访是比较合理的选择。

• 活检：适用于身体条件不适合手术，但其 MRI 表现异常，高度怀疑侵袭性脑膜瘤或其他肿瘤的患者。

• 立体定向放射外科：身体条件不适合手术，肿瘤体积小、有症状需要处理的患者可考虑立体定向放射外科治疗。

• 手术切除：身体条件适合手术的症状性脑膜瘤患者，手术是最佳选择。

所选手术的目的和优点

• 手术目的是完全切除脑膜瘤和受累硬膜或骨质，确保上矢状窦和皮层引流静脉通畅，恢复或改善肿瘤导致的神经功能缺损。

• 然而，由于肿瘤的解剖结构特点，尤其是其与上矢状窦和皮层静脉的关系，常需调整手术目的。尽管根据 Simpson 分级系统所述，肿瘤的切除程度是肿瘤复

123

发的唯一最重要的相关因素，但是更应权衡完全切除的好处与手术的直接风险，特别是损伤静脉结构的风险。

- 次要目的包括明确诊断或减小肿瘤体积，为立体定向放射治疗做准备。
- 术前必须确定手术的目的，尤其是肿瘤的切除程度和上矢状窦的处理方式，以免出现意外的并发症。

适应证

- 对于身体状况适合手术且签署知情同意书的矢状窦旁脑膜瘤患者。

禁忌证

- 无水肿体积小的肿瘤、无症状肿瘤、身体状况不适合手术者或者老年患者(年龄大于 70 岁)可为相对禁忌证，但应个体化评估。这些肿瘤可以影像学随访，发现肿瘤长大时再行手术。
- 与感觉运动皮质关系密切的肿瘤，即使很小，也可能出现症状，应该积极手术治疗，而非观察或保守治疗。体积小的肿瘤很可能做到完全切除，同时不出现神经功能缺失。

■ 手术细节和准备

术前计划和特殊设备

- 患者应了解手术的风险与获益，并签署知情同意。
- 应检查患者是否适合麻醉，完成血常规化验及心血管检查。
- MRI/MRV 对于确定脑膜瘤相对矢状窦的位置是十分重要的,同时能够提供关于皮层静脉位置与上矢状窦通畅性的一些信息。明确上矢状窦是否闭塞是必要的,如果闭塞,明确肿瘤范围与闭塞部位的关系非常重要,因为闭塞可能只是肿瘤一小部分导致的。
- 如果窦是通畅的，那么必须要明确肿瘤与窦壁的关系。同时可能的话，标记出回流到上矢状窦的主要静脉是非常重要的。
- 如果怀疑上矢状窦的通畅性或计划术前栓塞,尤其是较大的肿瘤(4~5cm 或更大),都应行血管造影检查。
- CT 对评估骨性解剖和骨质增生是非常有用的。

- 还应进行无框立体定向导航的 MRI 检查。
- 患者通常取仰卧位,头部抬高,颈部微屈,使肿瘤位于最高点,而位置靠后的肿瘤可能需要俯卧位。也可取侧卧位,上矢状窦平行于地面,肿瘤位于下方,这样有利于脑组织从肿瘤分离。无论何种体位,都应头部抬高、颈部位置合适,以避免静脉高压。主要设备包括 Mayfield 头架、Cavitron 超声外科吸引器(CUSA)、滴水双极电凝、手术显微镜或放大镜加头灯、无框立体定向导航及显微器械。
- 对于有严重水肿的患者,术前至少应用 1 周的地塞米松;有癫痫发作的患者应予抗癫痫药物。上述两种药物也可以与预防性抗生素和利尿剂一起,在麻醉时开始应用。

专家建议/点评

切除矢状窦旁脑膜瘤要考虑 3 个关键因素。
1. 肿瘤沿上矢状窦的位置：
- 前 1/3：鸡冠到冠状缝。
- 中 1/3：冠状缝到人字缝。
- 后 1/3：人字缝到窦汇。
2. 上矢状窦是否受侵袭和是否血流通畅。
3. 皮层回流静脉的分布。

保护好皮层静脉是非常重要的,尤其是肿瘤位于上矢状窦前 1/3 以外的区域。同样,保持上矢状窦的通畅也是至关重要的,除非肿瘤填满了矢状窦最前部;矢状窦全段即使最前部均应小心处理,尽可能避免造成血流中断。大多数窦旁脑膜瘤位于冠状缝以后,因此保护上矢状窦通常为一个难题。通常认为,上矢状窦前 1/3 可以切除;但是可出现静脉梗死相关的严重并发症。因此,如果上矢状窦通畅,窦前部的牺牲不应超过 1~2cm。

手术的关键步骤

头皮和骨瓣要足够大,确保骨瓣超过肿瘤边缘。骨瓣还需横向跨过矢状窦,纵向超过受累矢状窦的前后缘,以便必要时控制出血。有些肿瘤位于窦两侧,需双侧显露。无框立体定向导航可以标识肿瘤的边缘,辅助设计每层的打开范围。

除了直切口,皮瓣通常需要完全囊括肿瘤。因此,改良的双冠状皮瓣用于窦前 1/3 肿瘤,基底位于侧方;跨中线的 U 形皮瓣用于中 1/3 的肿瘤,跨中线、基底朝下方的 U 形皮瓣用于后 1/3 的肿瘤。骨膜单独分离并加以保护,以便需要时用于硬脑膜修补。

直接在上矢状窦上方钻两孔，另外两孔打在一侧，将肿瘤边缘包含在骨窗内（图 27.1A）。先将硬膜与骨瓣充分剥离，然后用铣刀截取矩形骨瓣，最后应切开上矢状窦上方的骨质。如果术前没有打算干扰上矢状窦，计划保留窦周肿瘤，仅切除脑内肿瘤时，骨瓣不必扩展到对侧。抬起骨瓣时要轻柔，小心剥离硬膜，因其可与上矢状窦或静脉紧密粘连，容易导致撕裂。如果肿瘤侵蚀或黏附于骨瓣上，风险更大；必要时，可在肿瘤上残留部分颅骨，或一点点地将其咬除。

距肿瘤边缘 1cm 处打开硬脑膜，避免频繁骚扰静脉和窦旁陷窝，窦旁陷窝常见于中 1/3 的肿瘤。生长在上矢状窦两侧的肿瘤需要打开两侧的硬脑膜。

明确肿瘤边缘，然后切除肿瘤。静脉的保护是非常重要的，肿瘤的切除常常围绕静脉进行，脑膜瘤切除的基本原则是，首先分离出肿瘤与周围脑组织之间蛛网膜界面，接着用超声吸引器行肿瘤内减积，然后从相邻脑组织分离塌陷的瘤壁，同时注意保护血管（图 27.1B）。

远端走行明确、确定为肿瘤供血动脉的血管才能电凝，而不仅仅是位于肿瘤表面的血管。电凝和切开应沿肿瘤表面进行，而非脑组织表面。电凝可使肿瘤皱缩一些，从而避免过多地切除肿瘤的囊壁，可以作为分离肿瘤与脑组织的一种"技巧"。应尽可能避免牵拉脑组织，可用棉条加以保护。尽管打开硬膜时大部分血供已被离断，如果仍有棘手的出血，可早期电灼和分离上矢状窦和大脑镰处的脑膜附着来阻断肿瘤的血供，这一方法非常有帮助。

脑部的肿瘤切除后，须进一步处理上矢状窦。如果窦完全闭塞，闭塞段可切除。必须注意保护好附近增粗的皮层引流静脉，因为其往往离闭塞段很近，提供侧支吻合引流。常用 3-0 或 4-0 单丝尼龙线穿大脑镰结扎静脉窦。

如果窦没有闭塞，处理方法有切除肿瘤后行窦修补或重建，或更保守的方式，原位残留肿瘤。

如果肿瘤只侵犯一侧窦壁，较合理的方法是切除

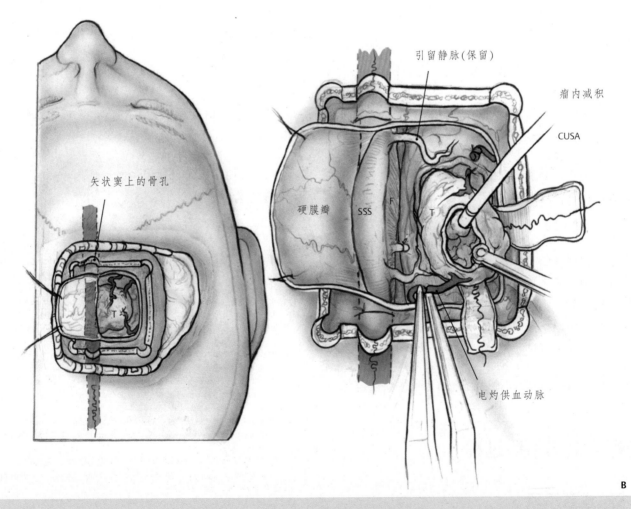

图 27.1　矢状窦旁脑膜瘤切除术。(A) 钻孔位置、骨瓣、中 I/3 上矢状窦旁脑膜瘤硬膜切口。(B) 超吸瘤内切除，减小肿瘤体积，双极电凝肿瘤供血血管，切断肿瘤血供。T，肿瘤；F，大脑镰；CUSA，超声吸引装置。

受累窦壁，用小片颅骨膜以 5-0 的单丝尼龙线缝合修补。此类患者术后需仔细观察，以确保窦不会闭塞。必要时，术后可给予 2 个月的抗凝剂。肿瘤也可原位残留，需反复电灼窦壁。

如果通畅的上矢状窦更广泛受累，作者的观点是不切除肿瘤。尽管过去积极切除和重建静脉窦非常流行，但是作者目前更倾向于保守治疗，特别是有较好的术后治疗和监护措施的情况下。或者，更积极但有风险的方法是：部分患者可切除受累的部分并用硬脑膜、颞肌筋膜或骨膜进行修补。如果单纯为了修补，可能无须取自体静脉行旁路移植。需要血管搭桥时（上矢状窦 3 个壁均受累的情况下），采用自体静脉作为移植材料，因异体材料已证明会在短期内闭塞。最常用的吻合方式是端-侧或端-端吻合。

关颅时，切除受累硬脑膜；硬膜缺损用骨膜或可缝合硬膜补片，以 4-0 单丝可吸收线水密缝合。同样需行硬膜悬吊。磨除骨瓣上受累的骨质，必要时可行颅骨修补术。

规避/损伤/风险

• 主要的风险包括损伤上矢状窦和较大的皮层静脉，如上所述，可能会出现严重的静脉梗死、神经功能障碍、癫痫，甚至死亡。

• 此外，大脑前动脉可能黏附在较大肿瘤的下缘，应认真辨认并保护。

• 应尽可能避免功能脑组织的牵拉，尤其是感觉运动区或视觉皮层。

抢救与补救

• 如果损伤上矢状窦和大静脉，应尽可能在不闭塞血管的情况下控制出血。可以通过轻轻压迫和使用速即纱、液体明胶和凝血酶等止血材料来完成止血。尽可能避免电灼导致的血管闭塞。

• 如果发生空气栓塞，应降低头部，灌洗伤口，确定出血点，封闭破口。助手压迫颈内静脉可逆转空气流入，暴露出血点以便止血。血流动力学恢复稳定后，再继续手术。

■ 结果和术后过程

术后注意事项

• 术后第一天复查 CT，排除出血。

• 除非有明显的水肿，否则地塞米松骚扰 1 周后应逐渐减量；根据肿瘤大小、水肿范围和脑组织骚扰程度相关的癫痫风险，抗癫痫药持续应用 1~6 周。术前癫痫的患者应持续应用抗癫痫药，并请咨询癫痫专家继续治疗。术后 24 小时持续应用抗生素，持续应用 H2 拮抗剂直至停用地塞米松。

• 需要终身 MRI 随访，尤其是肿瘤原位残留或侵袭性肿瘤。术后应尽早复查基线 MRI 以确定肿瘤残留的程度。如果肿瘤增大，导致上矢状窦闭塞时，应进行第二次手术治疗，或放射治疗。

并发症

• 静脉并发症包括空气栓塞、脑肿胀和静脉梗死。
• 硬膜下和硬膜外血肿。
• 直接损伤、动脉或静脉梗死导致的邻近脑组织损伤。
• 感染、癫痫、全身并发症，如下肢深静脉血栓形成。

结果和预后

• 肿瘤复发率为 6%~32%（平均随访 5~13 年），根据肿瘤的切除程度有所不同。
• 近期数据显示复发率有所降低，死亡率较低，为 2%~3%。
• 手术并发症和肿瘤复发常见于矢状窦中 1/3 肿瘤，因为在保留该区域所有重要静脉结构的同时，全切肿瘤是非常困难的。

参考文献

[1] Nikas DC, Bello L, Black PMcL. Parasagittal and falx meningiomas. In: Kaye AH, Black PMcL, eds. Operative Neurosurgery. Vol. 1. New York: Harcourt; 2000: 505-521
[2] Simpson D. The recurrence of intracranial meningiomas after surgical treatment. J Neurol Neurosurg Psychiatry 1957;20:22-39
[3] Bonnal J, Brotchi J. Surgery of the superior sagittal sinus in parasagittal meningiomas. J Neurosurg 1978;48:935-945
[4] Hakuba A. Reconstruction of dural sinus involved in meningiomas. In: Al-Mefty O, ed. Meningiomas. New York: Raven Press; 1991:371-382
[5] Sindou MP, Alvernia JE. Results of attempted radical tumor removal and venous repair in 100 consecutive meningiomas involving the major dural sinuses. J Neurosurg 2006;105:514-525
[6] DiMeco F, Li KW, Casali C et al. Meningiomas invading the superior sagittal sinus: surgical experience in 108 cases. Neurosurgery 2004;55:1263-1272, discussion 1272-1274
[7] Colli BO, Carlotti CG, Jr, Assirati JA, Jr, Dos Santos MB, Neder L, Dos Santos AC. Parasagittal meningiomas: follow-up review. Surg Neurol 2006;66 Suppl 3: S20-S27, discussion S27-S28

第 28 章

窦汇脑膜瘤 Ⓟ

Jorge E. Alvernia, Charles Murphy, Marc Sindou

■ 导言和背景

定义、病理生理学和流行病学

• 窦汇脑膜瘤较为罕见，在以鹿特丹人群为基础的研究中，其发病率仅占脑膜瘤的 1%(人群发病率为 0.9%,女性发病率为 1.1%,男性发病率为 0.7%)。然而，应该指出的是在 Cushing 和 Eisenhardt 的 77 例患者中,窦汇脑膜瘤占了相当大的比例(16%)。

临床表现

根据侵犯窦汇的主要部位，窦汇区脑膜瘤可以分为两个主要亚型:窦汇型(T)和横窦型(TS)。

窦汇区脑膜瘤

• 窦汇脑膜瘤常表现为颅内压增高的神经系统体征。

• Cushing 和 Eisenhardt 研究中的所有患者均有视盘水肿,其中一半患者有同侧视野缺损。向幕下延伸可导致小脑体征,包括共济失调、辨距障碍、肌张力减退和眼球震颤。

横窦区脑膜瘤

• 通常被分为两类:小脑凸面起源或小脑幕起源。
• 小脑凸面/上方起源。
  ○ 又可分为中间、外侧或上方型,上方起源者很容易侵犯横窦。
  ○ 症状相对较少且缺乏特异性:头痛、小脑体征、颅内压增高症状和脑积水。
• 小脑幕起源
  ○ 根据术中肿瘤起源的评估,将其分为中间、外侧或镰幕型。中间和外侧类型被进一步分类为前部、中部或后部型。
  ○ 大部分小脑幕起源的涉窦肿瘤向幕下生长,产生头痛和躯干共济失调等特征性症状。

诊断和影像

• 患者必须进行计算机断层扫描(CT),增强 MRI 及 MR 静脉成像(MRV)检查,以明确肿瘤大小,骨质侵犯的程度,周围水肿的存在,肿瘤与周围结构的关系,以及静脉窦受累情况。

• 术前行数字减影血管造影(DSA)以明确窦汇和横窦的血流改变情况,这一点非常关键。

• 作者创建的最初用于矢状窦旁脑膜瘤的分类,同样适用于窦汇脑膜瘤评估窦受累程度: Ⅰ 型黏附于窦壁外表面, Ⅱ 型部分侵犯窦外侧隐窝, Ⅲ 型侵犯同侧窦壁, Ⅳ 型侵犯两侧窦壁, Ⅴ 型和 Ⅵ 型窦完全闭塞,可有一面窦壁正常(图 28.1)。

治疗方案和备选方法

• 临床观察。
• 外科手术。
• 放射外科。

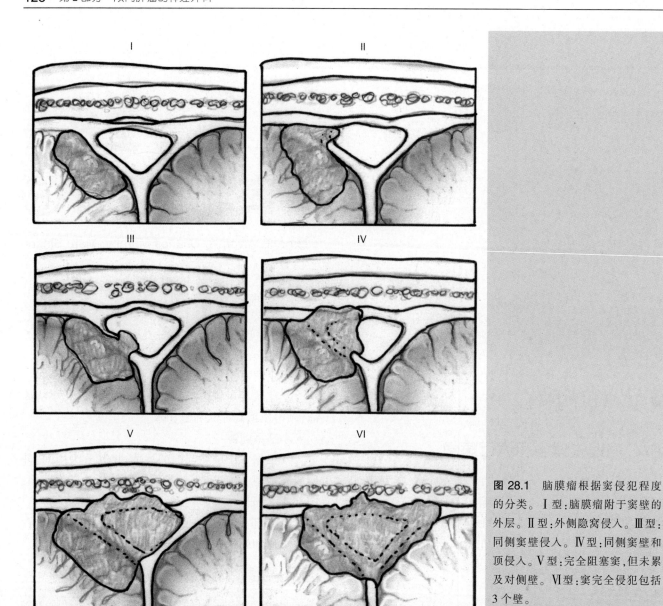

图 28.1　脑膜瘤根据窦侵犯程度的分类。Ⅰ型:脑膜瘤附于窦壁的外层。Ⅱ型:外侧隐窝侵入。Ⅲ型:同侧窦壁侵入。Ⅳ型:同侧窦壁和顶侵入。Ⅴ型:完全阻塞窦,但未累及对侧壁。Ⅵ型:窦完全侵犯包括 3 个壁。

- 两种治疗方式的联合。
- 如果肿瘤为偶然发现,应选择临床观察;然而,肿瘤越大,治疗越困难。瘤周水肿预示软脑膜与肿瘤包膜粘连,剥离困难。
- 手术通常是窦汇和窦汇周围脑膜瘤的首选治疗方式。争论在于切除肿瘤后外科医生通过旁路手术重建静脉循环,还是依赖于侧支循环的建立。不同的外科干预方式取决于窦受累的类型和患者的个体化因素,如患者的年龄和术前症状。应该通过影像学检查评估硬膜窦的解剖变异,因为这将会影响术者决定是否重建静脉循环(图 28.2)。
- 对于"手术不能治愈"的肿瘤,伽马刀和低分割立体定向放射治疗(hFSRT)等放射外科治疗已经成为有效降低神经功能障碍的手段,且并发症相对较少。另

一种方案是先行手术部分切除,残留累及窦的肿瘤术后行放射外科治疗。
- 远期生活质量量表(KPS)用于评估患者是否适合手术治疗。

所选手术的目的和优点

- 关于手术切除窦汇和窦汇周围脑膜瘤,主要有两种思路:冒着肿瘤复发概率增高的风险,保留静脉窦;或冒着手术并发症增加的风险,全切肿瘤重建静脉窦。
- 作者首选的治疗方案是彻底切除肿瘤,因其大大降低了复发的概率。手术切除的目标是全切肿瘤,同时避免硬脑膜窦损伤,并确保静脉引流完全通畅。在全窦受侵的情况下,可以行自体血管移植:颈外静脉用于

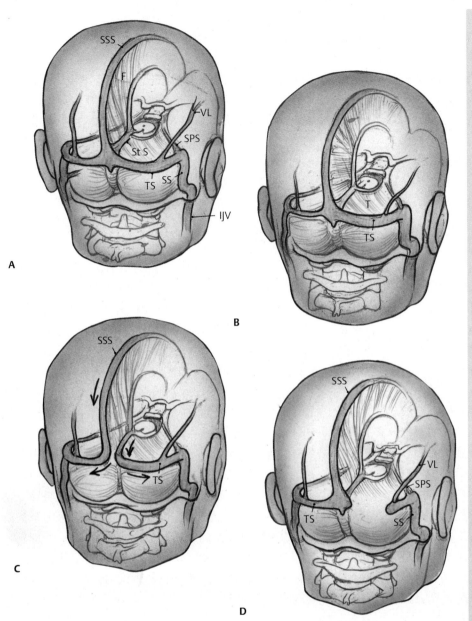

图 28.2　静脉引流系统沿窦汇的变异性。(A)平衡系统:当静脉血管造影照片中的两侧横窦都发育良好时,如果牺牲 Labbé 静脉及岩上静脉之后的横窦,牺牲单侧横窦不会带来风险。(B)不平衡系统:优势侧引流(如在大多数情况下通常在右侧),可以在 Labbé 静脉及岩上静脉之后牺牲非优势侧横窦(这是唯一在技术上可以考虑牺牲静脉的不平衡系统)。(C)分流系统:后部深静脉系统通过一侧横窦引流,后部浅静脉系统通过另一侧引流(这个系统的任何牺牲都将带来灾难性后果)。(D)单一静脉引流系统。一侧横窦不存在。这个系统的任何牺牲也会带来灾难性的后果。SSS,上矢状窦;F,大脑镰;St S,直窦;T, 小脑幕;VL,Labbé 静脉;SS,乙状窦;IJV,颈内静脉;SPS,岩上窦;TS,横窦。

短距离移植(<10cm)或大隐静脉。

• 伽马刀和 hFSRT 等放射外科治疗是其他控制肿瘤侵袭的有效方法。它们是有效的肿瘤控制手段,且并发症发生率低。

适应证

• 完善相关检查,有症状的脑膜瘤患者应该考虑进行手术。

• 具有肿瘤生长证据的无症状患者应该考虑手术。

禁忌证

• 相对:有明显无法控制的系统性疾病的患者应主要考虑放射外科治疗。

■ 手术细节和准备

术前计划和特殊设备

窦汇区脑膜瘤

• 位置:坐位、仰卧位(首选)或俯卧位。

- 切口类型:倒 U 形切口。
- 尽管静脉栓塞的风险较高,半坐位可全面控制窦汇每个角落的静脉出血,因此适用于窦汇区肿瘤。摆置坐位或半坐体位之前,须行经食管超声检查以排除卵圆孔未闭。

横窦区脑膜瘤

- 位置:"公园长椅"位,头部抬高。
- 切口类型:倒 J 形切口。
- 建议跨窦开颅,以便在需要时修补或原位缝合静脉窦。

专家建议/点评

- 应距肿瘤边缘周围 2cm 打开硬脑膜,提供肿瘤切除和必要时静脉修补或搭桥的空间。
- 为了在切除窦内肿瘤临时控制静脉出血,可用小团止血材料塞入操作处近端和远端的窦腔,如可吸收的氧化纤维素止血剂(Surgicel™, Johnson & Johnson Inc., New Brunswick, NJ)。
- 切除窦外肿瘤时,应先行囊内逐块切除或使用超声吸引器,然后在高倍镜下从脑皮质锐性分离肿瘤。
- 静脉重建时,可行修补或血管搭桥。修补时,主要使用双针半连续缝合(Prolene™ 8.0,ETHNOR laboratories, Neuilly/Seine. France);其他方法包括使用局部硬膜、颅骨骨膜、阔筋膜或周围的筋膜。对于搭桥,可以采用自体血管绕过闭塞的窦汇部分。搭桥长度 6~10cm,作者建议使用大隐静脉;对于短距搭桥,颈外静脉就足够了。肝素抗凝 3 周[维持部分凝血活酶时间(PTT)为正常值的两倍]预防桥内血栓,然后持续应用华法林 3 个月,等待血管再内皮化。
- 如果乳突气房开放,用脂肪或筋膜密封,而不要用骨蜡,以免迟发炎性肉芽肿的形成。

手术的关键步骤

窦汇区脑膜瘤

虽然术中选择手术入路应基于肿瘤的大小、位置和窦受累的程度,但对于侵犯窦汇的脑膜瘤,作者建议扩大、完全显露,患者取半坐位。采用 U 形的切口,顶点位于人字缝,基底朝向上部颈椎中线处的棘突。作者的策略是行大骨瓣开颅,充分显露肿瘤以外的区域,包括上矢状窦后 1/3 和两侧的横窦。用 Penfield 剥离子剥离肿瘤上的骨性粘连(图 28.3)。

根据作者自己评估窦汇受累程度的分类简图,规划手术的方向和切除范围。如果肿瘤局限于窦外(Ⅰ型),不累及窦角(Ⅱ型)或窦壁(Ⅲ型),单纯剥离即可。如果肿瘤不仅仅局限于窦外,则应打开窦壁,切除肿瘤。窦重建包括几种情况,窦角受累时直接连续缝合,窦壁受累时使用自体补片修补。如果两个以上窦壁受累(Ⅳ~Ⅵ型),在孤立窦汇期间,应强烈考虑行从上矢状窦到横窦的暂时性或永久性分流。如果静脉壁完全受累(Ⅵ型),则应行永久性静脉搭桥。

横窦区脑膜瘤

为了尽量减少肿瘤切除时的出血,作者建议手术开始时阻断头皮和硬膜的肿瘤供血血管。通常采用幕上幕下联合开颅术(图 28.3)。围绕肿瘤四周打开硬膜,应平行于静脉窦切开,离断来自上方、前方和下方的脑膜、脑膜中和脑膜后供血动脉。尽管在手术开始或完成时需采用联合入路的方法以确保肿瘤切除干净;幕上入路主要用于切除小脑幕或镰幕脑膜瘤,枕下入路用于切除下方侵犯横窦的肿瘤。脑膜瘤瘤内减压和切除的细节已在其他有关脑膜瘤的章节中描述。

静脉窦切除可导致严重并发症。因此,一侧窦角受累时首先考虑原位缝合(Ⅰ型),一侧窦壁正常的情况下(Ⅱ型),首先考虑用补片修补(图 28.3)。如果窦完全闭塞而对侧横窦通畅的情况下,可考虑切除闭塞的静脉窦。如果窦完全闭塞而对侧横窦流量较小,推荐行临时搭桥加修补(Ⅴ型)或永久搭桥(Ⅵ型)(图 28.3、图 28.4 和图 28.5)。最重要的是辨认和保护 Labbé 静脉,以保证其经旁路引流。

常规关颅

肿瘤切除后,用 Valsalva 动作确认止血,以发现之前未察觉的静脉出血。使用自体组织(筋膜或骨膜)以水密缝合硬脑膜。肌肉和皮肤分层缝合。加压包扎约 1 周。

规避/损伤/风险

- 进行开颅手术时,应注意明确这些结构,保护静脉吻合通路、颅骨骨膜和板障静脉通路。明确这些结构,应行 DSA 检查仔细研究静脉期影像,静脉相复查,行术前 X 线平片确认板障静脉通道。
- 应注意引流失衡,见上述讨论。

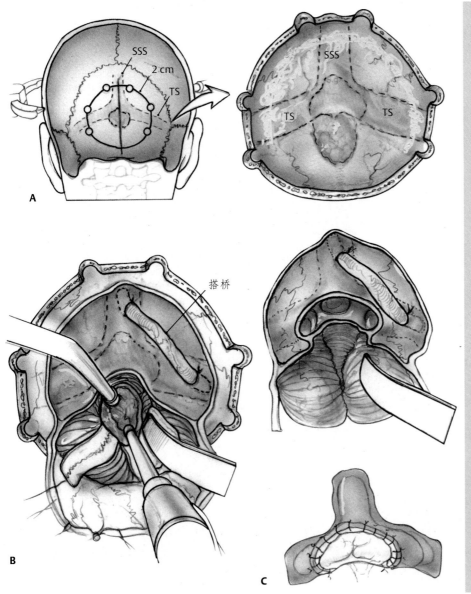

图 28.3　窦汇脑膜瘤切除术。(A) 距离肿瘤边缘 2cm 的单个大骨瓣。请注意,如果需要的话,暴露范围应能够控制上矢状窦(SSS)的近端和两侧横窦(TS)的远端。插图显示肿瘤暴露和切除。(B) 从 SSS 到 TS 的临时(硅胶管)搭桥。临时阻断窦,分块切除肿瘤。(C) 水密闭合的自体移植硬膜片,移除临时搭桥。

抢救与补救

• 在无法控制的静脉出血的情况下,推荐使用长条 Surgicel™ 暂时闭塞窦近端和远端。也可压迫止血。不建议永久夹闭。

• 如果术后发生脑脊液漏,可用头部加压绷带、平卧、腰椎引流和呋塞米使用 1 周。

■ 结果和术后过程

术后注意事项

• 一般术后护理见"小脑幕脑膜瘤"一章。

• 如行血管搭桥,作者建议采用以下方案:静脉注射肝素(24 小时持续给予 15 000 单位)使部分凝血活酶时间(PTT)达正常值的 2 倍。

• 患者在此之后通常会出院,继续给予抗凝维持 PTT 为正常值的 2 倍,至少 21 天,以防窦内血栓。

• 此外,推荐使用 3 个月的阿司匹林治疗,以使窦壁内皮化。不常规使用类固醇。

并发症

• 潜在的并发症包括大量失血、空气栓塞、术后小脑水肿、扁桃体疝、脑脊液漏。

• 虽然半坐位增加了空气栓塞的可能性,必要时,可以通过持续的手术视野冲洗和中心静脉置管清除空气

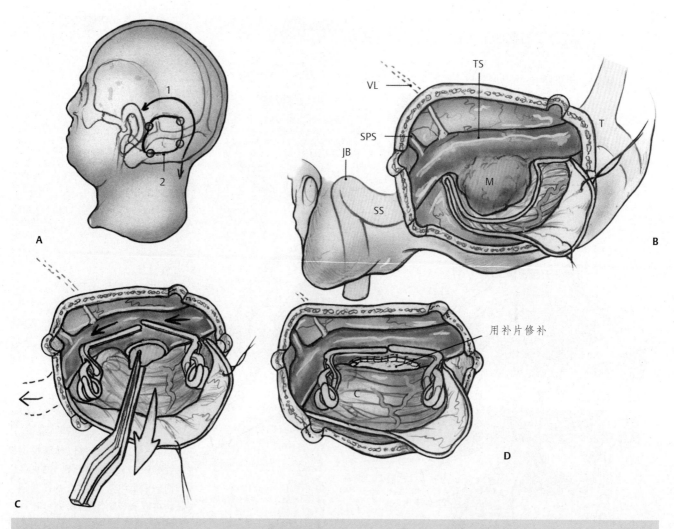

图 28.4　左侧横窦脑膜瘤切除术。(A)皮肤切口、骨瓣。(B)硬脑膜打开和肿瘤暴露。(C)横窦暂时夹闭。(D)完全切除(Simpson I),并用补片严密修补。1,皮肤切口;2,骨窗轮廓。VL,Labbé 静脉;SPS,岩上窦;JB,颈静脉球;M,脑膜瘤;SS,矢状窦;C,小脑;T,窦汇;TS,横窦。

来控制风险。空气栓塞比较罕见,常表现为颅内压升高。

　　● 由于可能发生静脉栓塞及继发的小脑水肿和小脑扁桃体疝,所以作者术中总是打开枕骨大孔,去除 C1 和 C2 的后弓;所有患者以水密的方式行自体组织硬脑膜扩大成形术。

结果和预后

　　● 来自作者的 100 例颅内脑膜瘤切除患者中,有 8 例为窦汇区或横窦区脑膜瘤。8 例中没有 1 例出现术后并发症或死亡。同样,平均 8 年后,尽管全部颅内脑膜瘤的复发率为 4%,这 8 例患者无 1 例肿瘤复发。

　　● 其他关于颅内脑膜瘤的综述显示复发率高达 24%,这种差异可能归因于对原发肿瘤的积极切除。

　　● 然而,由于样本量较小,无法得出有关此类肿瘤复发情况的明确结论,因此建议行辅助放疗。需要进一步开展有关放疗/放射外科治疗此类脑膜瘤的研究,以将其结果与手术切除的结果进行准确比较。

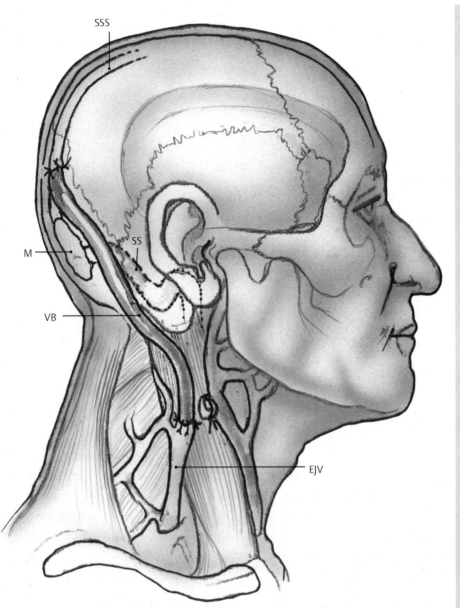

图 28.5　Ⅵ级窦汇脑膜瘤,图示在窦汇完全阻塞的情况下,从上矢状窦(SSS)至颈外静脉(EJV),用自体大隐静脉(大隐静脉长度>6cm)搭桥。SS,乙状窦;VB,静脉搭桥(隐静脉);M,脑膜瘤。

参考文献

[1] Alvernia J, Sindou M. Torcular, transverse, and sigmoid sinus meningiomas. In Lee JH, ed. Meningiomas – Diagnosis, Treatment and Outcome. New York: Springer; 2009: 473–483

[2] Alvernia JE, Sindou MP. Preoperative neuroimaging findings as a predictor of the surgical plane of cleavage: prospective study of 100 consecutive cases of intracranial meningioma

[3] Dashti SR, Sauvageau E, Smith KA, Ashby LS. Nonsurgical treatment options in the management of intracranial meningiomas. Front Biosci (Elite Ed) 2009;1:494–500

[4] Davidson L, Fishback D, Russin JJ et al. Postoperative gamma knife surgery for benign meningiomas of the cranial base. Neurosurg Focus 2007;23:E6

[5] Mirimanoff RO, Dosoretz DE, Linggood RM, Ojemann RG, Martuza RL. Meningioma: analysis of recurrence and progression following neurosurgical resection. J Neurosurg 1985;62:18–24

[6] Saloner D, Uzelac A, Hetts S, Martin A, Dillon W. Modern meningioma imaging techniques. J Neurooncol 2010;99:333–340

[7] Sindou M. Meningiomas invading the sagittal or transverse sinuses, resection with venous reconstruction. J Clin Neurosci 2001;8 Suppl 1:8–11

[8] Sindou MP, Alvernia JE. Results of attempted radical tumor removal and venous repair in 100 consecutive meningiomas involving the major dural sinuses. J Neurosurg 2006;105:514–525

[9] Sindou M, Auque J. The intracranial venous system as a neurosurgeon's perspective. Adv Tech Stand Neurosurg 2000;26:131–216

[10] Trippa F, Maranzano E, Costantini S, Giorni C. Hypofractionated stereotactic radiotherapy for intracranial meningiomas: preliminary results of a feasible trial. J Neurosurg Sci 2009;53:7–11

第 29 章
小脑幕脑膜瘤 Ⓟ

Francesco Signorelli, Michel W. Bojanowski

■ 导言和背景

定义、病理生理学和流行病学

- 脑膜瘤是最常见的颅内良性肿瘤，占颅内原发肿瘤的 13%~26%。

- 它们起源于中胚层，起自蛛网膜绒毛和颗粒的帽状细胞。

- 如果脑膜瘤大部分附着于小脑幕，即归类为小脑幕脑膜瘤，即使有少部分附着于相邻的脑膜。在本章中，不讨论起自岩骨及斜坡的硬膜、累及小脑幕的脑膜瘤。小脑幕脑膜瘤比较少见，占颅内脑膜瘤的 2%~6%，其中非典型或恶性脑膜瘤高达 10%。好发于女性(高达80%)，可见于任何年龄段。

- 小脑幕由硬脑膜延续形成，将颞、枕叶下部与小脑分开。前缘为小脑幕切迹，形成较大的小脑幕裂孔，沟通幕上和幕下；后外侧缘包裹形成横窦及窦汇；它们附着于枕骨和顶骨内面，包裹岩上窦(图 29.1A)。

- 小脑幕脑膜瘤可以生长上表面和(或)下表面，最常起源于前方的小脑幕游离缘：从尖部的动眼神经三角(小脑幕返折脑膜瘤)到最后方的 Galen 静脉与直窦交汇处(前镰幕脑膜瘤)。也可以起源于小脑幕外侧，与横窦和窦汇相关。少数情况下，起源于中间位置，远离幕缘和浅面(主要的静脉窦的位置)(图 29.1B)。

临床表现

- 根据小脑幕脑膜瘤位置与大小的不同，可以出现各种各样的症状。症状以颅内压增高为主，其次是小脑共济失调、锥体束征、脑神经功能障碍。

- 1/3 的患者可出现慢性脑积水，伴 Hakim-Adam 三联症(痴呆、记忆减退、智力迟钝)、步态共济失调(类帕金森病)和尿失禁。

- 30%的病例出现听力减退，甚至肿瘤远离小脑脑桥角的患者也出现该症状。这可能是由于听觉皮层通路受损所致。

- 少见的症状也有报道，如面部疼痛、面肌痉挛以及小脑扁桃体下疝所致脊髓空洞症的相关症状。

诊断和影像

- CT 常为首选检查，与脑组织相比，脑膜瘤通常为等密度，偶尔也可呈高密度或稍低密度。脑膜瘤具有轴外病变的特征，周围可见明显的血管源性水肿。增强后呈均匀强化，除了钙化、脂肪及肿瘤坏死区。CT 比MRI 在显示脑膜瘤对骨质侵犯方面要好。骨质增生是脑膜瘤的特征，颅骨侵蚀提示其侵袭性较高。此外，CT 也可以显示梗阻性脑积水。

- 在 MRI 平扫中，脑膜瘤与周围脑组织相比，在T1 和 T2 加权像上呈现等信号或稍低信号，但不同的病理亚型，可出现不同的信号改变。钆增强后，脑膜瘤呈明显强化，常可见病变以外的硬膜强化(硬膜尾征)。MRI 能更好地显示肿瘤的轮廓、肿瘤与神经组织之间

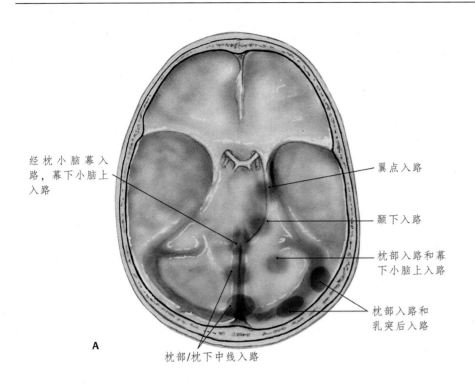

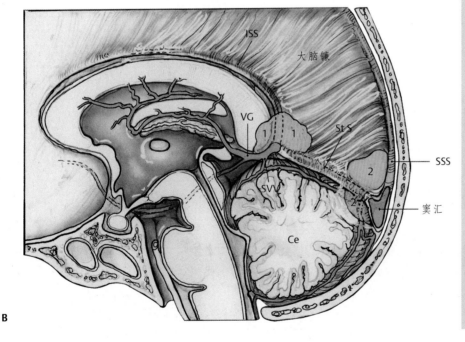

图 29.1 (A)轴位上面观小脑幕及周围的结构,显示小脑幕脑膜瘤的不同位置(红色),以及切除相应位置脑膜瘤所推荐的手术入路。(B)小脑幕及周围结构的正中矢状图,显示不同位置的小脑幕脑膜瘤。注意肿瘤与周围静脉通路的关系。1.位于小脑幕前方,跨幕上幕下的小脑幕脑膜瘤;2.位于小脑幕后方,邻近窦汇的幕上小脑幕脑膜瘤。VG,Galen 静脉;SSS,上矢状窦;ISS,下矢状窦;St,直窦;SVV,上蚓静脉;Ce,小脑。

的蛛网膜界面,以及其与脑神经的关系。

- MRA 能够清楚显示出肿瘤压迫所致的颅内大血管移位。MRV 可以显示主要静脉窦的受累情况。

- 弥散加权成像可用于预测脑膜瘤分级,但报道的结果并不完全一致。灌注成像可显示脑膜瘤的软膜-皮质血供,这往往与肿瘤的高侵袭性和复发风险相关。

- 脑膜瘤很难同血管外皮细胞瘤进行区分。与脑膜瘤不同,PET 检查时,血管外皮细胞瘤对 ^{11}C-蛋氨酸和 ^{15}O-H_2O 摄取增多,但对 ^{18}F-FDG(脱氧葡萄糖)摄取较低。

- 脑血管造影无须常规进行,可显示肿瘤的硬膜血管和软膜血管供血。静脉期可显示静脉窦受累情况。术前肿瘤的介入栓塞有助于外科手术。

治疗方案和备选方法

- 连续的影像学和临床随访。
- 放射外科或立体定向放射治疗。
- 手术切除。

● 由于具有复杂的神经血管关系，显微手术切除可能有一定的挑战性，尤其是位于前内侧的肿瘤（小脑幕游离缘），有时肿瘤全切并不明智。

所选手术的目的和优点

● 主要治疗目标是全切肿瘤，同时保护好周围的神经血管结构。其切除程度（Simpson 分级）和复发率之间具有一定的相关性。手术入路主要取决于病变附着于小脑幕的部位，以及向幕上还是幕下延伸。肿瘤与脑神经、神经组织、主要的颅内动脉、重要的引流静脉（如Labbé 静脉、Galenic 系统）及静脉窦的关系也会影响手术策略。

  ○ 累及小脑膜切迹的脑膜瘤通常最具挑战性。根据其位置不同，手术入路也不相同。

  ○ 前切迹：翼点入路及其改良入路，如眶（如果肿瘤侵及海绵窦）和颧（如果侵及中间窝和脚间池）切除术。

  ○ 中切迹：如果肿瘤位于幕上，且肿瘤前缘不超过大脑脚前界，可采用颞下入路。额外的颧弓切除可减少对颞叶的牵拉。

  ○ 后切迹（小脑幕前正中脑膜瘤）：对于向幕上延伸的肿瘤，可采用枕部纵裂入路（部分可采用小脑上经天幕入路）；对向幕下延伸的肿瘤，可采用枕部纵裂经天幕入路或幕下小脑上入路。

● 对于未累及小脑幕切迹的脑膜瘤，根据其位置不同，手术入路也不同（图 29.1）。

  ○ 旁正中和外侧脑膜瘤：当肿瘤大部分位于幕下时，首选幕下小脑上入路（旁正中小脑幕脑膜瘤）和乙状窦后入路（外侧小脑幕脑膜瘤）。当肿瘤主要位于幕上时，可采用枕下入路。后颞下入路主要用于幕上外侧小脑幕脑膜瘤，但可能损伤 Labbé 静脉，尤其是该静脉与横窦交汇点靠近横窦-乙状窦汇合点时；此时可考虑后岩锥切除联合乙状窦前入路。

  ○ 窦汇脑膜瘤和镰-幕交界区脑膜瘤可采用小脑上/枕下经天幕入路，如果需要的话，可以充分暴露由横窦、上矢状窦和枕窦共同形成的 4 个象限。

适应证

● 除了症状轻微的老年患者或者存在晚期危及生命疾病的患者外，因占位效应出现症状的脑膜瘤，都有手术指征。对于健康年轻的患者，体积大的无症状肿瘤也应手术切除。小的无症状肿瘤，即使是年轻患者，也可单纯观察，尤其是没有脑水肿的患者。对于可以通过药物很好地控制癫痫发作的患者，也可先观察。

● 对于侵犯神经血管结构引起相关症状的小肿瘤（如侵犯海绵窦），手术不能改善临床症状，应首选放射治疗（立体定向放射外科治疗）。

● 尽管手术目标是彻底切除脑膜瘤，有时为了避免严重神经功能缺损，残留部分肿瘤更为明智。放射治疗对残留或复发小脑膜瘤的疗效已得到证实。

禁忌证

● 无症状的老年患者。

● 存在危及生命的晚期疾病或其他合并症而禁止手术的患者。

■ 手术细节和准备

术前计划和特殊设备

● 必须仔细研究术前影像资料，特别要注意以下几点：

  ○ 脑膜瘤的供血动脉和引流静脉。

  ○ 相关静脉窦受侵程度。

  ○ 脑膜瘤与颅内正常动静脉的关系，包括 Labbe 静脉。

  ○ 脑膜瘤与周围脑组织和脑神经的关系。

  ○ 基于病变位置和延伸范围的分类（图 29.1）。

● 对特定的病例进行术前栓塞，减少肿瘤血供，以利于手术切除。

● 神经导航能很好地指导骨瓣设计和手术入路，还可在术中准确定位小脑幕和颅底的肿瘤位置，以及其周围的神经血管结构。

● 超声吸引器对肿瘤包膜切除前的瘤内减压是至关重要的。

● 术中脑神经和脑干诱发电位监测有助于确定神经的走行，可提前提醒术者，避免造成这些结构不可逆损伤。

专家建议/点评

● 血供丰富、预计出血较多的肿瘤，建议术前栓塞。

● 术者必须充分掌握颅底和小脑幕切迹手术解剖。

● 通过术前检查，充分了解肿瘤的特点，以及其与正常或移位的神经血管结构的关系。

- 如果肿瘤粘连于脑神经或其他重要的周围结构,应该避免钝性分离,以免造成牵拉损伤。

- 术中电生理监测有助于改善预后。

手术的关键步骤

根据上述肿瘤的位置和范围(图 29.1)选择手术入路,手术入路不仅要充分显露肿瘤,还要能够早期暴露肿瘤的血供。松弛脑组织非常重要,以便减少对其骚扰和牵拉。主要方法有摆置合适的手术体位,充分显露,使用渗透性利尿剂,早期打开脑池释放脑脊液,以及脑室造瘘(脑积水时)。

需早期离断肿瘤的硬膜血供,同时不要过度牵拉脑组织。有时需要先行部分瘤内切除,减压后暴露供血血管。切除过程包括交替的瘤内减容和瘤壁分离。分离时,应采用锐性的分离方式,尽量避免钝性分离。辨认并保留蛛网膜界面非常重要,沿着这个界面分离,以保护脑组织。向中空的瘤腔牵拉瘤壁,显露分离界面,避免牵拉脑组织。必须在直视下锐性分离,以免损伤脑组织、脑神经和血管。肿瘤由软膜供血时,需要特别注意,因为没有蛛网膜间隔,很难建立明显的脑实质–肿瘤分离界面;这可能限制功能区肿瘤的全切。术中脑神经的电生理监测和脑干诱发电位有助于识别神经的走行,及时提醒术者,避免导致这些结构不可逆性损伤。

静脉窦受累时,应保护主要的静脉窦及潜在的侧支静脉,避免静脉性脑梗死。此时,残留少量肿瘤,电凝肿瘤基底,保留窦壁完整是明智之举。尽管推荐广泛切除增强的硬膜,但是通常无法实现;而电凝肿瘤基底和周围的硬膜后,常可达长期无肿瘤复发的效果。

水密缝合硬脑膜,必要时修补硬脑膜。然后,根据不同的手术入路,常规多层缝合切口,防止脑脊液漏。

规避/损伤/风险

- 主要风险包括:相邻的脑神经损伤,脑干损伤,以及过度牵拉或正常引流静脉及主要静脉窦闭塞导致的脑肿胀和出血。

抢救与补救

- 必须保护好神经血管结构,特别是肿瘤和脑神

经、脑干和血管之间没有界限时,即使不能全切,也要保护功能。术中电生理监测可降低这些重要结构损伤的风险。

- 必须要保护好静脉窦,因为窦的重建十分危险,很容易形成血栓。

- 残余肿瘤可随访,或行辅助放疗。

■ 结果和术后过程

术后注意事项

- 麻醉复苏期间应避免用力、咳嗽和高血压。

- 患者需在 ICU 中进行严密监护,以及时发现意识状态改变或新发神经功能障碍。

- 可能的话,术后 24 小时内复查 MRI,以评估肿瘤的切除程度。

- 研究表明,放射治疗(立体定向放射外科治疗)对部分切除的脑膜瘤有益。术后早期放疗还是复发时再放疗,尚无定论。

并发症

- 并发症与肿瘤的位置和大小有关,内侧的脑膜瘤更常出现并发症。

- 并发症包括脑组织过度牵拉、硬膜窦或静脉的闭塞引起的脑出血和脑肿胀,脑神经和脑干的损伤,继发于脑动脉闭塞的卒中,以及脑脊液漏。

结果和预后

- 最近的病例研究显示小脑幕脑膜瘤的死亡率<10%,致残率大约为 25%;然而,这些研究包括了起自岩骨的复杂岩斜脑膜瘤和小脑脑桥角脑膜瘤。与外侧小脑幕脑膜瘤相比,内侧的并发症发生率更高。

- 脑膜瘤生长缓慢,一般为良性肿瘤。对于与重要神经血管结构密切相关的肿瘤,行次全切除可获长期无肿瘤复发的效果。

- 对某些患者选择性的进行放射治疗(立体定向放射)可延长平均复发时间。复发和恶性小脑幕脑膜瘤是放射治疗的指征。

参考文献

[1] Bassiouni H, Hunold A, Asgari S, Stolke D. Tentorial meningiomas: clinical results in 81 patients treated microsurgically. Neurosurgery 2004;55:108–116, discussion 116–118

[2] Bret P, Guyotat J, Madarassy G, Ricci AC, Signorelli F. Tentorial meningiomas. Report on twenty-seven cases. Acta Neurochir (Wien) 2000;142:513–526

[3] Hashemi M, Schick U, Hassler W, Hefti M. Tentorial meningiomas with special aspect to the tentorial fold: management, surgical technique, and outcome. Acta Neurochir (Wien) 2010;152:827–834

[4] Aguiar PH, Tahara A, de Almeida AN, Kurisu K. Microsurgical treatment of tentorial meningiomas: Report of 30 patients. Surg Neurol Int 2010 29(1): pii, 36

[5] Rhoton AL, Jr. Tentorial incisura. Neurosurgery 2000;47 Suppl:S131–S153

[6] Rostomily RC, Eskridge JM, Winn HR. Tentorial meningiomas. Neurosurg Clin N Am 1994;5:331–348

[7] Shukla D, Behari S, Jaiswal AK, Banerji D, Tyagi I, Jain VK. Tentorial meningiomas: operative nuances and perioperative management dilemmas. Acta Neurochir (Wien) 2009;151:1037–1051

[8] Yasargil MG. Meningiomas. In: Yasargil MG, ed. Microneurosurgery of CNS tumors IVB. Stuttgart: Georg Thieme Verlag:134–165

第 **30** 章

嗅沟与鞍结节脑膜瘤 Ⓟ

Craig Pinkoski, Stephen Hentschel

■ 导言和背景

定义、病理生理学和流行病学

- 嗅沟脑膜瘤(OGM)起源于中线筛板上方,前至鸡冠,后至蝶骨平台的任何地方。
- 鞍结节脑膜瘤(TSM)起源于嗅沟脑膜瘤稍后方的鞍结节(垂体窝前方的骨性隆起)。
- 二者合计占颅内所有脑膜瘤的 10%~15%。
- 同其他位置的脑膜瘤一样,嗅沟及鞍结节脑膜瘤好发于女性(男女之比为 1:2),好发年龄为 40~60 岁。
- 已知的危险因素包括前面提及的放疗和 2 型神经纤维瘤病。
- 嗅沟脑膜瘤与鞍结节脑膜瘤的鉴别见表 30.1。

临床表现

- 嗅沟及鞍结节脑膜瘤绝大多数生长缓慢,临床症状常不明显。
- 额叶下方的嗅沟脑膜瘤所导致的精神状态的变化常被家人、朋友及患者自己所忽视,所以往往会延误诊断。
- 与嗅沟脑膜瘤相比,鞍结节脑膜瘤通常能够更早被发现,因为其靠近视器。

嗅沟脑膜瘤

- 精神状态的变化(70%):最常见的症状,但隐匿起病,往往是家人和朋友察觉,而不是患者自己。
- 头痛(约 50%)。
- 嗅觉丧失(>75%):通常在嗅觉检查中被发现,或者由于某些食物的味觉丧失而被患者偶然发现。

表 30.1 嗅沟脑膜瘤与鞍结节脑膜瘤的比较

	嗅沟脑膜瘤	鞍结节脑膜瘤
肿瘤来源	鸡冠到蝶骨平台的中线处	鞍结节
主要血供	筛前、筛后及脑膜中动脉	筛后动脉
嗅神经 *	侧方	下方
视交叉 *	下外侧	上外侧
视野缺损	下象限	双颞侧及外上象限
大脑前动脉 *	后上方	后上方

* 相对于肿瘤,该结构的位置。

• 视觉障碍(40%):肿瘤直接压迫视神经可导致视力受影响,也可能出现 Foster-Kennedy 综合征(肿瘤直接压迫导致单侧视神经萎缩和嗅觉丧失,颅内压增高引起的对侧视盘水肿),但是目前罕见。

• 癫痫(约 10%)。

鞍结节脑膜瘤

• 视觉障碍(90%):最常见的症状。
  ○ 视力丧失。
  ○ 视野缺损:常见双颞侧偏盲。
• 头痛(约 50%)。

诊断和影像

• 对于嗅沟及鞍结节脑膜瘤,可选择平扫/增强 CT 及钆增强 MRI 检查,两者与其他位置的脑膜瘤有相似影像学特征。
• CT 的主要的特征包括(图 30.1):
  ○ 脑实质高密度影(约 75%)。
  ○ 界限清楚。
  ○ 钙化(约 20%)。
  ○ 毗邻骨的骨质增生。
  ○ 瘤周水肿(约 60%)。
  ○ 明显的均匀强化。
• 此外,CT 的冠状位或矢状位能很好显示出侵入到额窦或蝶窦的肿瘤。
• MRI 特征(图 30.2):

  ○ T1 加权像上呈现低、等信号。
  ○ T2 加权像上呈现等信号(可变)。
  ○ T2/FLAIR 像显示瘤周水肿。
  ○ 均匀强化。
  ○ 硬膜尾征。
• MRI 可为术者提供肿瘤与周围结构的主要解剖关系,以便于术前对每个患者进行评估:
  ○ 大脑前动脉受压或被包裹的程度(CTA/MRA)。
  ○ 视神经或视交叉受压移位。
• 脑血管造影:
  ○ 确定供血血管 (嗅沟脑膜瘤由筛前动脉供血)。
  ○ 评估侧支循环和血管吻合通路, 这对于术前评估和制订手术计划, 以及术前栓塞(必要时)很重要。
    –软脑膜增强提示肿瘤与周围脑组织分离很困难。

治疗方案和备选方法

• 观察:无症状或身体状况不适合手术。
• 手术:有症状的嗅沟及鞍结节脑膜瘤的主要治疗方式。
• 放射外科:主要用于体积小的复发肿瘤或次全切除术后辅助治疗。
• 放疗:主要是间变和恶性脑膜瘤可获益。
• 血管内栓塞:仅作为减少术中出血的辅助手段,

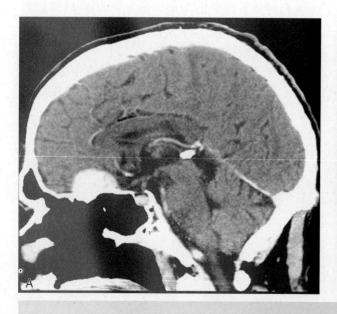
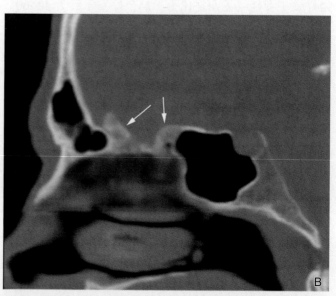

图 30.1　矢状位增强 CT。边界清楚的前颅窝底嗅沟脑膜瘤。(A)肿瘤均匀强化。(B)骨质增生(箭头所示)。

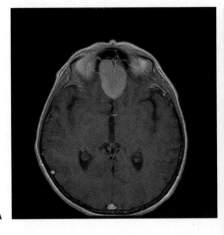
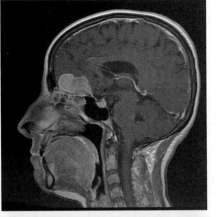
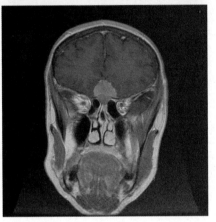

图 30.2　增强 MRI。(A)轴位、(B)矢状位和 (C)冠状位显示了一个典型的侵犯前颅窝底骨质的嗅沟脑膜瘤。

尚存争议。

所选手术的目的和优点

* 自 1938 年 Cushing 首次报道以来,出现了许多前颅窝肿瘤的手术入路,典型的入路及优缺点见表 30.2。主要是翼点入路与额下入路的改良。
* 其他入路包括:
  ○ 大脑纵裂入路。
  ○ 经颅底入路。
  ○ 额翼点入路。
  ○ 内镜经鼻入路。
* 无论选择哪种入路,下列目标是关键:
  ○ 早期处理肿瘤的基底。
  ○ 暴露确认嗅神经、视神经及大脑前动脉。
  ○ 尽量减少额叶牵拉。
  ○ 将肿瘤与额叶分离并进行分块切除,而不是整体切除。
  ○ 切除增生骨质及窦内肿瘤。
  ○ 修复缺损。
* 手术目的是在保留神经功能的同时,全切肿瘤及受累骨质。

适应证

* 症状性肿瘤。
* 全身状况适合手术:
  ○ 凝血功能正常。
  ○ 中低等麻醉风险。
  ○ 年龄是一个相对因素,应视具体情况而定。
* 肿瘤体积大(>3cm)的年轻无症状的患者:
  ○ 肿瘤生长的可能性很大。
* 无症状而影像学证实不断生长的肿瘤。

禁忌证

* 全身状况不适合手术。
  ○ 年龄较大和(或)存在其他严重合并症。
  ○ 绝症晚期的患者。

■ 手术细节和准备

术前计划和特殊设备

* CT、MRI 和血管检查[MRA、CTA 或常规数字减

表 30.2　嗅沟及鞍结节脑膜瘤手术入路优缺点

入路	优点	缺点
翼点入路	较早暴露同侧结构(大脑前动脉、嗅神经和视神经)	狭小的操作空间
	较早暴露脑池释放脑脊液	难以切除上部及对侧肿瘤
	距同侧肿瘤近	从眼眶上方进入颅底受限
	避免打开额窦	距对侧肿瘤较远
	保护上矢状窦	
	缩短手术时间	
双额入路	充分暴露前额	打开额窦
	脑组织牵拉较少	骨性操作费力
	直接进入颅底	离断上矢状窦前部
	早期发现供血血管	手术时间较长
	充分暴露肿瘤	视神经、大脑前动脉、颈内动脉暴露较晚
	较大的带血管蒂(肌)骨膜瓣修复手术缺损	
纵裂入路	避免打开额窦	空间狭小
	避免损伤上矢状窦	脑组织牵拉
		脑桥血管损伤风险大
内镜经鼻入路	住院时间短	难以切除体积大的肿瘤
	无面部及头部皮肤切口	不易直视被肿瘤包绕的视神经和大脑前动脉
	较早发现供血血管	进入鼻旁窦
	直接暴露肿瘤	学习曲线可能陡峭
	几乎无脑组织牵拉	

影血管造影(DSA)]对确定肿瘤的侵袭程度,骨质增生,以及与血管结构[大脑前动脉、颈内动脉(ICA)]和颅神经的关系是非常重要的。

- 术前检查应包括彻底的神经系统检查,特别注意以下几方面:
  - 嗅觉。
  - 视觉:视盘水肿、视力、视野。

术前治疗

- 激素:如果有水肿,通常手术当天开始脉冲式给予小剂量激素(静脉注射 10 mg 地塞米松)。
- 利尿剂:若水肿或肿瘤较大时,打开硬脑膜前通常给予利尿剂。
  - 甘露醇(0.5~1.0 mg/kg IV)。
  - 呋塞米(10~20 mg IV):可替代甘露醇。
- 抗生素:皮肤切开前 30~60 分钟常规给予抗生素,并持续至术后 24 小时。
  - 头孢唑啉(1 g IV q8h)。
  - 如果对青霉素过敏的话,可以给予万古霉素(1 g IV q12h)或克林霉素(600 mg IV q8h)。
- 血型:体积较大的肿瘤备 2~4 单位的血,但不经

常需要。
- 脑室外引流:主要针对术中过度脑肿胀的患者。
- 腰大池引流:主要针对脑脊液(CSF)漏患者。
  - 一些术者喜欢常规应用腰大池引流,以使脑组织松弛。

特殊设备

- 术中神经导航:可以帮助确定肿瘤后壁和神经血管结构的位置。
- 脑自动牵开器系统。
- 超声吸引器。

专家建议/点评

- 可以通过早期切断眼眶内的筛血管来阻断肿瘤血供。
- 颞肌筋膜下的而非筋膜间的分离可能会比较容易,并且可以更好地保护面神经。
- 隔离肿瘤和关键神经血管结构的蛛网膜几乎总是完整的(除了复发的肿瘤),因此,肿瘤与视器和血管结构的分离相对容易一些。
- 如果肿瘤侵入鼻旁窦,应该广泛切除受累骨质。

- 应用有血供的组织修复手术缺陷。
  ○ 避免骨瓣挤压这些移植修补的组织，因为这可能会导致静脉回流受损和肿胀。

手术的关键步骤

双额入路

这里介绍的是双侧眶额入路。较小的肿瘤(<3cm)可首选单侧入路。其他入路也是非常有效的，主要取决于术者偏好及经验。

患者取仰卧位，颈部稍微拉伸，以使额叶与前颅窝底分离。用头钉固定头部，使床处于轻微头高脚低位，以保证静脉流出。

从一侧颞弓至另一侧颞弓行双冠状切口，并注意保留颞浅动脉。将皮瓣单独翻起，使之与下面的骨膜瓣分离。颞肌筋膜下或筋膜间分离，保护面神经颞支。骨膜瓣稍后将用于修补额窦和颅底骨缺损。切口后部自皮下向后分离，这将有利于关颅时对合皮瓣，并可获取更大的骨膜瓣。辨认眶上神经和血管，它们从各自的孔道发出。

在两侧关键孔及头皮切口后面上矢状窦两侧进行钻孔。在关键孔处钻孔进入眼眶，作为眶壁切除的起点。用铣刀连接各颅骨孔开颅。使用高速钻头完全打开额窦，并切除额窦后壁。切开额颧缝和鼻额缝行眶壁切除。在眼眶内离断筛动脉(筛前和筛动脉后)以切断肿瘤血供。应注意避免损伤眶骨膜。

沿额极做一个水平直线形硬膜切口。在鸡冠水平切开上矢状窦(SSS)和大脑镰。在这个很靠前位置切开窦，作者没有遇到任何问题(图 30.3)。

然后沿颅底处理肿瘤，离断沿途的脑膜供血。辨认显露肿瘤包膜，接着行囊内切除。使用超声吸引器切除肿瘤，注意不要切穿包膜后壁，以避免损伤大脑前动脉。肿瘤包膜是肿瘤与重要神经血管结构之间的坚固屏障。对于较大的肿瘤，可能有来源于前交通动脉和远端的大脑前动脉的供血血管，分离追踪这些血管，确保它们不是向视交叉、下丘脑或视神经供血的终末血管是至关重要的。

切除肿瘤并彻底止血后，应进一步切除增生的骨质以减少复发机会，因为这些区域包含肿瘤细胞而非单纯的骨质增生。肿瘤侵袭邻近鼻旁窦的情况并不少见，应积极切除并用自体组织修补缺损。需要广泛磨除颅底以便处理肿瘤基底和需要获取较大的带血运骨膜瓣时，此双额开颅技术尤其适用。受累硬脑膜应尽可能切除，如果不能切除需要电凝。

原位缝合或使用合适的组织移植修补，水密闭合硬膜。将带完整血管蒂(常为眶上动脉和静脉)的颅骨骨膜移至颅底，覆盖并缝合到蝶骨平台的骨孔上。用明胶海绵、脂肪或肌肉，进一步填充封闭开放的骨窦。眶壁和骨瓣复位，用微型连接片和螺丝固定。骨缺损可以用骨水泥或类似材料进行修复(图 30.4)。

规避/损伤/风险

- 分离眶壁时尽可能减少眶骨膜创伤，对减少术后眼眶水肿是非常重要的。
- 囊内切除较大的肿瘤时，应保持包膜完整，因其为重要的神经血管屏障(复发肿瘤的二次手术除外)。
- 如果肿瘤不能同重要的神经血管分离，应考虑次全切，然后立体定向放射外科治疗，而不是冒着重要的神经功能损伤的风险追求全切。
- 在肿瘤背侧可能会遇到为视神经、视交叉和下丘脑供血的小穿支动脉，必须要保护好它们。

抢救与补救

- 如果骨膜瓣受损或太小，可以使用阔筋膜、颞筋膜、自体脂肪、纤维蛋白胶或同种异体硬脑膜补片修复前颅底缺损。
- 对疑似或可能出现脑脊液漏的情况，应放置腰椎引流释放脑脊液，并注意引流后可能出现的张力性气颅。

■ 结果和术后过程

术后注意事项

- 深静脉血栓(DVT)/肺栓塞(PE)的预防：
  ○ 使用间断压迫装置和(或)加压弹性长袜。
  ○ 术后 48 小时内预防性应用抗凝剂，一旦患者活动良好，停止使用抗凝剂。
  ○ 鼓励患者尽早下床活动。
- 抗生素：
  ○ 持续使用 24~48 小时。
  ○ 脑脊液漏不必延长使用时间。
- 激素减量应用。
  ○ 2~4 天：术前持续使用时间≤7 天。
  ○ 14 天：术前持续使用时间>7 天。
- 抗癫痫治疗。

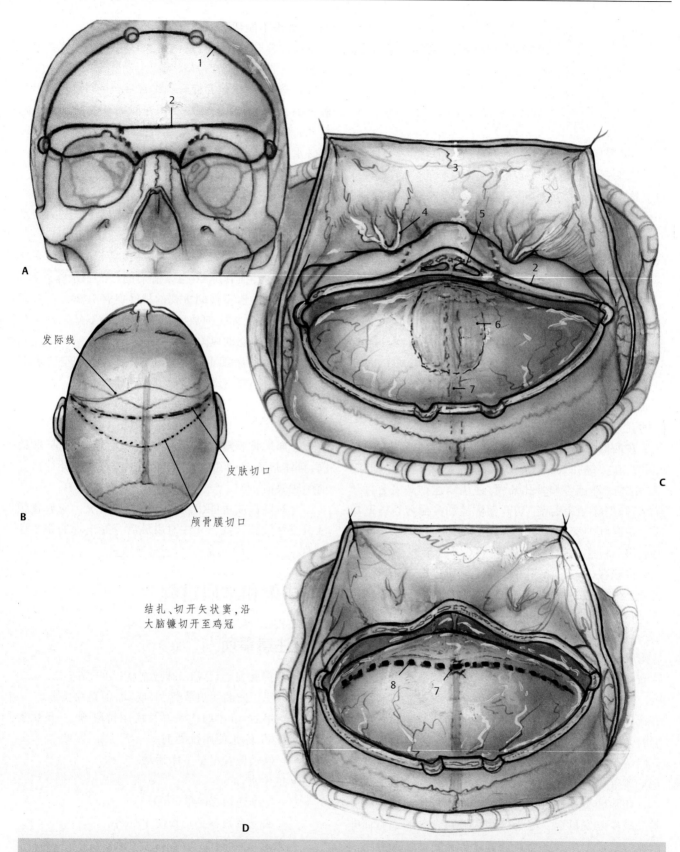

结扎、切开矢状窦,沿
大脑镰切开至鸡冠

图 30.3 双侧眶额入路的开颅细节。**(A)**颅骨前面观显示颅骨切开轮廓:(1)钻孔位置;(2)颅底骨瓣分开切除。**(B)**头部上面观显示皮肤切口、颅骨膜切口、前发际线(头皮线)及冠状缝位置。**(C)**手术视图显示获取骨膜瓣(3),取下凸面骨瓣后,颅底骨瓣(2)切除之前,暴露硬脑膜。注意上矢状窦(7)位置,肿瘤的相对位置(6),额窦(5)及眶上神经血管束(4)。**(D)**颅底骨瓣切除后,结扎并切断上矢状窦。同时显示底部的硬膜切口(8)。

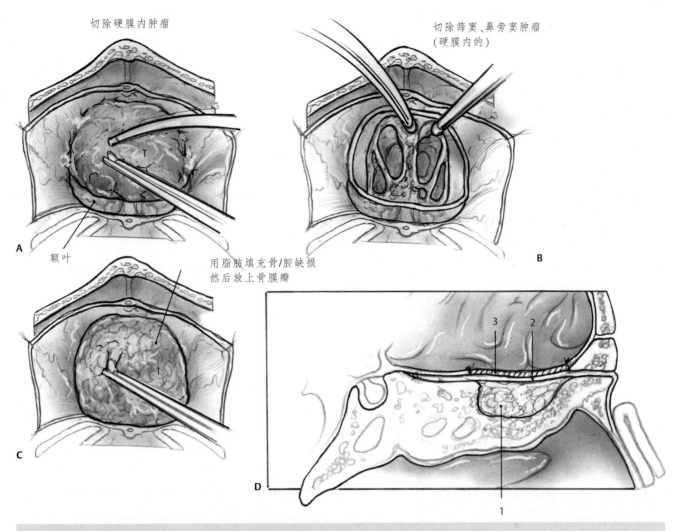

切除硬膜内肿瘤

切除筛窦、鼻旁窦肿瘤
(硬膜内的)

用脂肪填充骨/腔缺损
然后放上骨膜瓣

额叶

图 30.4 肿瘤暴露和关闭细节。(A)手术图显示肿瘤(肿瘤分离显露后)与额叶的关系。(B)用高速钻磨除前颅窝底的骨质增生。(C)将脂肪填充在前颅窝底颅骨缺损处。(D)矢状切面显示用硬膜移植物修补颅底硬膜缺损,颅骨膜瓣封闭前颅窝底,还纳双额骨瓣和颅底骨瓣。注意前颅窝底骨缺损。1.用脂肪填充骨缺损;2.颅骨膜瓣;3.硬膜移植物。

○ 术前存在癫痫:
- 考虑持续 6~12 个月 (关于抗癫痫药使用的持续时间缺少相应的指南)。
○ 术前不存在癫痫:
- 使用是有争议的;如果使用,术后没有癫痫发作,应在第 7 天停药。
• 脑脊液漏:
○ 腰大池引流(10~20 mL/h),持续 3~5 天。
○ 床头应抬高≥45°。
• 张力性气颅:一种罕见但潜在的严重并发症,一般表现为渐进性头痛和精神状态的变化。常见处理:
○ 支持治疗(给予面罩吸氧,补液)。
○ 保持床头水平位。

○ 如果出现张力性气颅,应拔出腰大池引流,因为它可能是病因。
○ 很少需要手术治疗。

并发症

常见的并发症包括:
• 嗅觉丧失(10%~20%)。
• 脑脊液漏(约 10%)。
• 视觉障碍(5%~15%)。
○ 视野缺失。
○ 视力降低/失明。
• 脑出血(5%~10%)。
• 癫痫(约 10%)。

- 脑水肿(5%)：常无症状。
- 脑积水(5%)。
- 水瘤：有症状(5%)。

不常见的并发症包括：

- 感染：骨/皮瓣、脑膜炎、肺炎(<5%)。
- 脑梗死。
- 张力性气颅。

结果和预后

- 死亡率：
  - 在早期的研究中较高(33%以上)。
  - 大多数现代研究表明死亡率<5%。
- 出血(最常见的并发症)。
- 肺栓塞(次常见的并发症)。
- 致残率：0~17%。
- 复发率：
  - 依据 Simpson 分级小于 10%。
  - 肿瘤的切除程度是复发的最重要因素。
  - 非典型和恶性脑膜瘤具有较高的复发率。
  - 骨质增生区域切除越彻底,复发率越低。
  - MIB-1 标记指数大于 10 的患者容易复发。
- 功能恢复：
  - 取决于症状的持续时间。
  - 50%以上的病例出现认知改善。
- 视觉功能的改善：
  - 25%~55%的病例视觉功能完全/部分改善。
  - 25%~35%的病例没有改善。
  - 0~15%的病例出现恶化。
- 嗅觉：
  - 如果以前存在嗅觉缺陷,则很难改善。
  - 即使术中完整地保留了嗅束,术后仍然可能恶化。

- 随着最近几年全切率的升高、死亡率和致残率的降低,脑膜瘤预后已经有了显著改善。脑脊液漏、视觉障碍、血肿、癫痫发作和感染是最常见的手术相关并发症,但大多数近期研究中很少报道。

参考文献

[1] Hentschel SJ, DeMonte F. Olfactory groove meningiomas. Neurosurg Focus 2003;14:e4

[2] Nakamura M, Struck M, Roser F, Vorkapic P, Samii M. Olfactory groove meningiomas: clinical outcome and recurrence rates after tumor removal through the frontolateral and bifrontal approach. Neurosurgery 2007;60:844–852, discussion 844–852

[3] Nakamura M, Roser F, Struck M, Vorkapic P, Samii M. Tuberculum sellae meningiomas: clinical outcome considering different surgical approaches. Neuro-surgery 2006;59:1019–1028, discussion 1028–1029

[4] de Divitiis E, Esposito F, Cappabianca P, Cavallo LM, de Divitiis O. Tuberculum sellae meningiomas: high route or low route? A series of 51 consecutive cases. Neurosurgery 2008;62:556–563, discussion 556–563

[5] Aguiar PH, Tahara A, Almeida AN et al. Olfactory groove meningiomas: approaches and complications. J Clin Neurosci 2009;16:1168–1173

[6] Tuna H, Bozkurt M, Ayten M, Erdogan A, Deda H. Olfactory groove meningiomas. J Clin Neurosci 2005;12:664–668

[7] Colli BO, Carlotti CG, Jr, Assirati JA, Jr et al. Olfactory groove meningiomas: surgical technique and follow-up review. Arq Neuropsiquiatr 2007;65 3B: 795–799

[8] Mirimanoff RO, Dosoretz DE, Linggood RM, Ojemann RG, Martuza RL. Meningioma: analysis of recurrence and progression following neurosurgical resection. J Neurosurg 1985;62:18–24

[9] Spektor S, Valarezo J, Fliss DM et al. Olfactory groove meningiomas from neurosurgical and ear, nose, and throat perspectives: approaches, techniques, and outcomes. Neurosurgery 2005;57 Suppl:268–280, discussion 268–280

[10] Wiemels J, Wrensch M, Claus EB. Epidemiology and etiology of meningioma. J Neurooncol 2010;99:307–314

[11] Claus EB, Bondy ML, Schildkraut JM, Wiemels JL, Wrensch M, Black PM. Epidemiology of intracranial meningioma. Neurosurgery 2005;57:1088–1095, discussion 1088–1095

[12] Goel A, Muzumdar D, Desai KI. Tuberculum sellae meningioma: a report on management on the basis of a surgical experience with 70 patients. Neurosurgery 2002;51:1358–1363, discussion 1363–1364

[13] Li X, Liu M, Liu Y, Zhu S. Surgical management of tuberculum sellae meningiomas. J Clin Neurosci 2007;14:1150–1154

[14] Bitzer M, Wöckel L, Luft AR et al. The importance of pial blood supply to the development of peritumoral brain edema in meningiomas. J Neurosurg 1997;87:368–373

[15] McDermott M, Parsa A. Surgical management of olfactory groove meningiomas. In: Badie B, ed. Neurosurgical Operative Atlas: Neuro-oncology. 2nd ed. New York, NY: Thieme; 2007: 161–169

[16] Chan RC, Thompson GB. Morbidity, mortality, and quality of life following surgery for intracranial meningiomas. A retrospective study in 257 cases. J Neurosurg 1984;60:52–60

[17] Hentschel SJ, McCutcheon IE. Chemotherapy and biological therapy for meningiomas. Semin Neurosurg 2003;14:287–294

[18] Cushing H. Meningiomas: Their Classification, Regional Behavior, Life History and Surgical End Results. Springfield, IL: Charles C. Thomas;1938

[19] Hassler W, Zentner J. Pterional approach for surgical treatment of olfactory groove meningiomas. Neurosurgery 1989;25:942–945, discussion 945–947

[20] Hassler W, Zentner J. Surgical treatment of olfactory groove meningiomas using the pterional approach. Acta Neurochir Suppl (Wien) 1991;53:14–18

[21] Rachinger W, Grau S, Tonn JC. Different microsurgical approaches to meningiomas of the anterior cranial base. Acta Neurochir (Wien) 2010;152: 931–939

[22] Rubin G, Ben David U, Gornish M, Rappaport ZH. Meningiomas of the anterior cranial fossa floor. Review of 67 cases. Acta Neurochir (Wien) 1994;129: 26–30

[23] El-Bahy K. Validity of the frontolateral approach as a minimally invasive corridor for olfactory groove meningiomas. Acta Neurochir (Wien) 2009;151: 1197–1205

[24] Romani R, Lehecka M, Gaal E et al. Lateral supraorbital approach applied to olfactory groove meningiomas: experience with 66 consecutive patients. Neurosurgery 2009;65:39–52, discussion 52–53

[25] Mayfrank L, Gilsbach JM. Interhemispheric approach for microsurgical removal of olfactory groove meningiomas. Br J Neurosurg 1996;10:541–545

[26] Vanaclocha V, Saiz-Sapena N. Surgical treatment of anterior skull base tumours. Acta Neurochir (Wien) 1997;139:857–868

[27] Gardner PA, Kassam AB, Thomas A et al. Endoscopic endonasal resection of anterior cranial base meningiomas. Neurosurgery 2008;63:36–52, discussion 52–54

[28] de Divitiis E, Cavallo LM, Esposito F, Stella L, Messina A. Extended endoscopic transsphenoidal approach for tuberculum sellae meningiomas. Neurosurgery 2007;61 Suppl 2:229–237, discussion 237–238

[29] Wang Q, Lu XJ, Li B, Ji WY, Chen KL. Extended endoscopic endonasal transsphenoidal removal of tuberculum sellae meningiomas: a preliminary report.

J Clin Neurosci 2009;16:889–893

[30] Laufer I, Anand VK, Schwartz TH. Endoscopic, endonasal extended transsphenoidal, transplanum transtuberculum approach for resection of suprasellar lesions. J Neurosurg 2007;106:400–406

[31] Cappabianca P, Cavallo LM, Esposito F, De Divitiis O, Messina A, De Divitiis E. Extended endoscopic endonasal approach to the midline skull base: the evolving role of transsphenoidal surgery. Adv Tech Stand Neurosurg 2008;33:151–199

[32] McDermott MW, Rootman J, Durity FA. Subperiosteal, subperiorbital dissection and division of the anterior and posterior ethmoid arteries for meningiomas of the cribriform plate and planum sphenoidale: a technical note. Neurosurgery 1995;36:1215–1218

[33] Jensen R, McCutcheon IE, DeMonte F. Postoperative swelling of pericranial pedicle graft producing intracranial mass effect. Report of two cases. J Neurosurg 1999;91:124–127

[34] Kallio M, Sankila R, Hakulinen T, Jääskeläinen J. Factors affecting operative and excess long-term mortality in 935 patients with intracranial meningioma. Neurosurgery 1992;31:2–12

[35] Pieper DR, Al-Mefty O, Hanada Y, Buechner D. Hyperostosis associated with meningioma of the cranial base: secondary changes or tumor invasion. Neurosurgery 1999;44:742–746, discussion 746–747

[36] Obeid F, Al-Mefty O. Recurrence of olfactory groove meningiomas. Neurosurgery 2003;53:534–542, discussion 542–543

[37] Tremont-Lukats IW, Ratilal BO, Armstrong T, Gilbert MR. Antiepileptic drugs for preventing seizures in people with brain tumors. Cochrane Database Syst Rev 2008;16:CD004424

第31章
眼眶脑膜瘤 Ⓟ

Hosam Al-Jehani, Mohammad Alkutbi, Abdulrazag Ajlan, Mahmoud Abduljabbar Al Yamany

■ 导言和背景

定义、病理生理学和流行病学

- 脑膜瘤是最常见的良性颅内肿瘤。它们起源于蛛网膜帽状细胞。这些肿瘤占所有颅内肿瘤的 18%~20%；约占所有眶内肿瘤 4%，在老年患者高达 10%。
- 眼眶脑膜瘤可分为两大类：原发性和继发性。
  - 原发性眼眶脑膜瘤起源于视神经鞘的眶内段 (92%)或管内段(8%)。
  - 继发性眼眶脑膜瘤指颅内脑膜瘤侵犯眼眶。这类肿瘤最常起源于蝶骨翼，或少数情况下起自床突、蝶骨平台和嗅沟。
- 然而，将近 2/3 的眼眶脑膜瘤起自眶外，经视神经管(继发视神经鞘脑膜瘤)、眶上或眶下裂进入眼眶，以及通过骨质破坏或蝶骨翼骨质增生 (整个蝶骨脑膜瘤)进入眼眶。
- 眼眶脑膜瘤好发于女性，平均年龄为 40~50 岁。
- 当肿瘤出现在小儿年龄组时，往往更具侵袭性，多与神经纤维瘤病(NF)1 型或 2 型相关。
- 还有一些辐射相关脑膜瘤的报道，它们具有侵袭性与高复发倾向。
- 眶内脑膜瘤的组织学特征类似于颅内脑膜瘤，以脑膜上皮型和过渡型(WHO I 型和 II 型)最常见。
- 视神经鞘脑膜瘤约占所有眼眶肿瘤的 2%。仅有 5%的视神经鞘脑膜瘤为双侧，而双侧病变中 2/3 是管内段脑膜瘤。约半数的双侧视神经鞘脑膜瘤沿蝶骨平台也有与之相连的肿瘤。双侧和多灶性视神经鞘脑膜瘤最常见于 2 型 NF 患者。
- 人们提出了不同的分类系统。基于不同类别，产生了不同的手术方法(图 31.1)。

临床表现

- 根据肿瘤位置和起源的不同，临床表现各异。
- 视神经鞘脑膜瘤典型的三联症是视神经萎缩、视力丧失(无痛和进展性)和视神经睫状分流血管。这些特点是视神经鞘脑膜瘤特征性的临床表现；然而仅见于少数患者中。具有这些症状的患者在确诊之前，往往有 1~5 年的进展期(占 96%)。
- 继发性眶内脑膜瘤病例经常出现眼球突出或其他占位效应的症状。
- 其他常见表现包括球结膜水肿、眼睑水肿、眼外肌运动受限伴复试[肌肉受侵或第Ⅲ、Ⅳ和(或)Ⅵ脑神经受累)。
- 其他非特异性的症状包括头痛、眼眶痛及三叉神经 V_1 支配区疼痛。

诊断和影像

- 疾病早期，普通 X 线片可能显示正常。在晚期，X 线片可能会出现视神经管扩张或骨质增生。
- CT 扫描可显示视神经增粗："双轨征"，即在增粗的视神经(不强化)中央两侧可见两条低密度带。
- 肿瘤中出现钙化和视神经管骨质增生高度提示

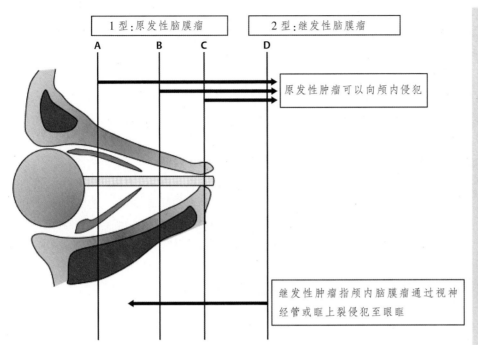

图 31.1　眼眶脑膜瘤分类：Ⅰ 型(所有脑膜瘤都可能向颅内侵犯)。(A) 眼眶前 2/3 的靠近颅外的脑膜瘤。(B) 靠近视神经的眶尖脑膜瘤。(C) 视神经管内脑膜瘤。(D) Ⅱ型侵犯至眶内的颅内脑膜瘤。

脑膜瘤。注入对比剂增强后肿瘤通常显示均匀强化(图 31.2A)。

• 钆增强核磁的 T1 加权像和脂肪抑制可以更好更详细呈现出神经周围增强病变的情况，对小体积的肿瘤敏感性较高。此外，脂肪抑制序列是必需的，可区分病变与眶内脂肪。

• 对于继发性眶内脑膜瘤，MRI 可以提供与肿瘤位置、脑膜尾征和邻近结构有关的更精确的细节(图 31.2B)。

• MRI 在显示骨质改变方面具有固有的缺陷。

治疗方案和备选方法

• 对有些患者，观察和密切随访(包括神经系统和眼科检查，以及 MRI 随访)是合理的，适用于几乎所有

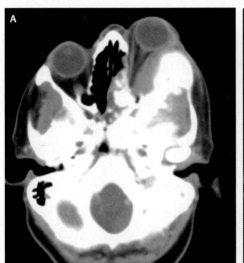
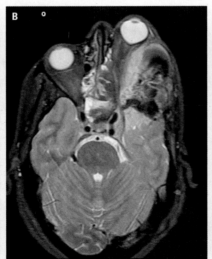
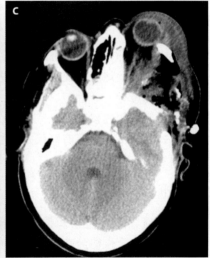

图 31.2　(A)术前脑和眼眶 CT 显示复发蝶眶脑膜瘤，向眶内侵犯，严重骨质增生，导致眼球突出。(B)术前 MRI T2 加权像，显示软组织和骨质病变的范围。(C)术后脑和眼眶 CT 显示骨质切除及宽大的眶腔，部分眶内容物已回纳到眼眶内。

稳定无进展的、经活检确诊的视神经鞘脑膜瘤。视觉功能良好或轻微下降的患者也适合观察,因为任何累及视神经的肿瘤,在视觉功能方面,手术都有很高的风险-获益比。

- 手术切除(或伴放疗),主要用于伴毁容性眼球突出的失明患者(或视力严重受损),或肿瘤向颅内侵袭,或病情进展迅速的年轻患者。对于起自别处侵及眼眶、以安全全切为治疗目的并且可以实现的继发性眼眶脑膜瘤,手术也是主要治疗方法。放疗是残余或复发肿瘤的一种辅助治疗方式。

放射治疗

- 对于眼眶脑膜瘤,多点适形分割放疗是一种很有前途的治疗方式;尤其适用于复发的脑膜瘤和肿瘤体积小且视觉极佳的患者。
- 超过 20 个月的随访结果显示 50% 的患者视力稳定及 42% 的患者视力改善。
- 放疗的并发症包括视网膜炎、干眼及视神经放射损伤。

所选手术的目的和优点

- 获取组织学诊断。
- 症状明显改善。
- 防止颅内侵袭可能导致的更具破坏性的症状,如惊厥。
- 矫正畸形。
- 尽可能实现全切。

适应证

- 眼球严重突出或肿瘤生长迅速的失明患者(或视力严重受损的患者);视觉功能渐进性下降的患者。
- 年轻患者。
- 肿瘤向颅内侵袭。
- 检查推测肿瘤具有高级别生物活性(MRI 表现和迅速生长)。

禁忌证

- 相对禁忌证包括病情严重不能耐受开颅手术的患者,或视觉和神经功能完好、肿瘤体积较小的患者。

■ 手术细节和准备

术前计划和特殊设备

- 准备高速气钻是很重要的。当在重要结构附近钻孔或磨除高度血管化颅骨时,各种钻头,特别是不同大小的金刚石钻头是必要的。
- 辅助设备如神经导航、超声吸引器、多普勒超声和手术显微镜可使手术切除更容易,并尽量减少组织损伤。
- 围术期使用抗生素、激素,必要时,给予甘露醇使脑组织松弛。Foley 尿管和动脉置管是必不可少的。

专家建议/点评

- 对于任何可能会涉及颅底操作的开颅手术,应使用合适的头架。恰当的头部固定是有利于手术暴露的关键因素。
- 某些专家建议术前行血管内栓塞治疗。这是否是一项有益的干预治疗,还存在一些争论。一些作者报道脑膜瘤的术前栓塞可减少术中出血率,使术者在清晰视野下直视操作。尽管该治疗的益处仍存在争议,但许多中心在体积较大的和累及颅底骨质的脑膜瘤治疗时,行术前栓塞治疗。

手术的关键步骤

入路选择

手术入路可分为两大类:颅外和经颅入路。位于眼眶前 2/3 的眶内病变可通过颅外入路切除。4 种主要经眶入路是:①伴或不伴截骨的前路开眶术;②外侧开眶术;③内侧开眶术;④内侧和外侧联合开眶术。累及眶尖、视神经内侧和向颅内侵袭的脑膜瘤可由经颅入路切除。扩大的经颅入路可用于某些有颞下和上颌侵袭的病变。

局限于眼眶的视神经鞘脑膜瘤可经眶上入路进行切除。颅眶脑膜瘤可经颅眶颧入路切除。此种入路具体细节超出了本章的范围。

总之,依据肿瘤大小、位置及解剖结构不同,可选择下列入路/技术中的一种或联合:标准的带蒂骨瓣额颞开颅或翼点入路。某些情况下,可能需要行眶上截骨术。

手术方法

患者取仰卧位,头部偏向对侧 45°~60°(取决于肿瘤的位置和选择的入路)。设计皮肤切口,其显露范围要超过肿瘤的骨性侵袭范围。根据所选择的入路,行开颅或开眶术(图 31.3)。硬膜外切除眶外侧壁,然后继续向深部磨除眶壁骨质,至视神经管和眶上裂。根据病变的解剖位置小心打开硬膜。如果鞍结节较大覆盖视神经管,应予磨除,同时磨除床突,以最大限度地显露额底手术视野。病变有颅内侵袭时,还需行硬膜内显露,首先经侧裂入路显露辨认视交叉池和颈动脉池,这有助于保护视路结构的供血血管。确定一个清晰的界面后,开始减压和切除肿瘤。使用标准显微外科技术和超声吸引器先行肿瘤内减压。然后,放大显微镜,小心细致地将肿瘤包膜及延伸的部分从相邻的神经血管结构上分离下来。若肿瘤侵入视神经实质,切除必须限于肿瘤的外生部分。侵袭到颅内的原位肿瘤可与视神经共享供血血管,认识到这一点很重要。术中成像对确定肿瘤是否残留具有很大价值。

对某些颅眶脑膜瘤应着重考虑眼眶重建,以避免眼球内陷、向下移位和视力减退。如果眶骨膜完好,则不必进行眶顶和侧壁骨性重建。在眶下入路时,如果眶底切除>50%,即使具有完整眶骨膜,也必须进行重建。增生肥大的骨瓣不应还纳,因为它可能受到肿瘤侵犯。可用钛网、羟基磷灰石或其他骨替代品来完成满意的骨性重建,然后以规范方式关颅。如果有骨缺口,硬脑膜必须进行修复。颅骨骨膜可以与纤维蛋白胶联合应用,实现水密闭合。也可以从大腿或腹部获取脂肪或筋膜移植物帮助密封。

规避/损伤/风险

● 当出现视觉症状但肿瘤未侵及视神经时,为了保护视力,应尽早进行手术。

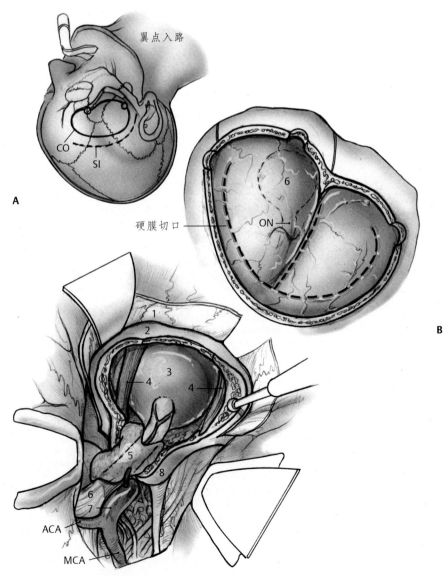

图 31.3　(A)经右侧翼点入路开颅手术图,显示了皮肤切口和骨瓣的位置。(B)图示硬膜切口与肿瘤和侧裂的关系。(C)注意切除眶顶、视神经管和部分蝶骨平台,充分暴露眶内、视神经管内及颅内,以最大限度地暴露并切除肿瘤。1. U 形翻折硬膜;2.前颅窝(眶顶);3.眼球;4.眼外肌;5.肿瘤;6.视神经;7.颈内动脉 C4 段;8.磨除前床突和视神经管顶。SI,皮肤切口;CO,骨瓣轮廓;ACA,大脑前动脉;MCA,大脑中动脉;ON,视神经。

- 为了避免神经和血管损伤，特别是在视网膜中央动脉，应进行眶管的骨性减压。
- 眶上缘应予以保留，以达到良好的美容效果；如果不能保留，则需进行重建。
- 据报道眼眶脑膜瘤局部复发率高达 38%。为了降低这种风险，应该仔细探查手术界面，切除所有可以安全切除的残余肿瘤。

抢救与补救

- 如果不能对眶缘进行坚固的骨性重建，可以用可吸收的明胶海绵（Gelfoam™，Pfizer Inc.，New York，NY）和纤维蛋白胶覆盖眶内容物。在大多数情况下，这种方法足够实现其功能及美容效果（通过形成厚厚的纤维痕，为眶锥提供支撑）。
- 如果出现持续脑脊液漏，则需进行外科修补手术。手术之前，应首先尝试腰大池引流，并持续引流 3~5 天。
- 眼眶脑膜瘤的位置对神经外科医生极具挑战，有时为了降低神经功能损伤，需要残留部分肿瘤。脑膜瘤全切是手术的主要目的，在某种程度上手术是一种治愈性方法。若不能够全切，术后可行放疗，可有效地控制残余肿瘤，减少反复，因为这些肿瘤生长缓慢。

■ 结果和术后过程

术后注意事项

- 术后在重症监护室中至少监护 24 小时。
- 进行全面的脑神经检查。
- 患者持续应用 24~48 小时的抗生素，逐渐减少激素的用量。
- 复查 MRI 评估切除的程度。
- 术前眼球突出的患者，由于术后水肿的原因，大约需要几个月的时间，眼球才能还纳入眼眶。对于眶壁骨质增生肥大的患者，美容效果的影响因素是术后眶腔的大小（图 31.2）。

并发症

- 出现新的脑神经功能障碍，或原有的脑神经功能障碍加重（视力、眼外肌运动、面部感觉），其他局部神经功能障碍。
- 眼球凹陷和（或）其他容貌异常。
- 脑脊液漏和（或）假性脑膜膨出。

- 感染、脑膜炎。
- 垂体功能障碍，如尿崩症。
- 血肿（硬膜外、眶内）。
- 颈动脉或其分支血管损伤所致梗死、脑水肿。
- 与全身麻醉和血液高凝状态有关的全身性并发症（深静脉血栓形成、肺栓塞、肺炎）。

结果和预后

- 最近关于蝶眶肿瘤手术效果的报道中，广泛切除肿瘤后，获得了良好的视觉功能（与术前相比）和美容效果。几乎所有的长期随访结果均显示术后视觉功能的保留是蝶眶脑膜瘤的特点。在长期随访中，72% 的患者改善的视觉功能保持稳定，28% 有进一步改善，不过其中一些患者复发，需二次手术。
- 在视神经鞘脑膜瘤，术后视力改善有文献报道，不过很少，且通常是没有明显神经侵犯的小型肿瘤。
- 在 Dutton 关于视神经鞘脑膜瘤的回顾性研究显示，只有 5% 的患者术后视力改善，大多数患者（78%）无光感。
- Schick 等的 73 例视神经鞘脑膜瘤手术减压患者显示，长期随访中，患者总体上出现视力恶化；然而，术后即刻视力与手术前相比，没有统计学差异。术前视觉功能良好的患者在术后没有什么变化。

参考文献

[1] Shields JA, Shields CL, Scartozzi R. Survey of 1264 patients with orbital tumors and simulating lesions: The 2002 Montgomery Lecture, part 1. Ophthalmology 2004;111:997–1008

[2] Reese A. Tumors of the Eye. Hagerstown, MD: Harper & Row; 1976: 148–153

[3] Decker B, Henderson JW, Farrow GM. Orbital tumors. 2nd ed. New York, NY: Brian C Decker; 1980: 472–496

[4] Dutton JJ. Optic nerve sheath meningiomas. Surv Ophthalmol 1992;37: 167–183

[5] Jain D, Ebrahimi KB, Miller NR, Eberhart CG. Intraorbital meningiomas: a pathologic review using current World Health Organization criteria. Arch Pathol Lab Med 2010;134:766–770

[6] Schick U, Dott U, Hassler W. Surgical management of meningiomas involving the optic nerve sheath. J Neurosurg 2004;101:951–959

[7] Berman D, Miller NR. New concepts in the management of optic nerve sheath meningiomas. Ann Acad Med Singapore 2006;35:168–174

[8] Carrasco JR, Penne RB. Optic nerve sheath meningiomas and advanced treatment options. Curr Opin Ophthalmol 2004;15:406–410

[9] Liu JK, Forman S, Moorthy CR, Benzil DL. Update on treatment modalities for optic nerve sheath meningiomas. Neurosurg Focus 2003;14:e7

[10] Mafee MF, Goodwin J, Dorodi S. Optic nerve sheath meningiomas. Role of MR imaging. Radiol Clin North Am 1999;37:37–58, ix

[11] Wright JE, McNab AA, McDonald WI. Primary optic nerve sheath meningioma. Br J Ophthalmol 1989;73:960–966

[12] Bejjani GK, Cockerham KP, Kennerdel JS, Maroon JC. A reappraisal of surgery for orbital tumors. Part I: extraorbital approaches. Neurosurg Focus 2001; 10:E2

[13] Rhoton AL, Jr. The orbit. Neurosurgery 2002;51 Suppl:S303–S334

[14] Al-Mefty O. Meningiomas of the anterior cranial base. In: Operative Atlas of Meningiomas. Philadelphia, PA: Lippincott-Raven; 1998:1–66

[15] Al-Mefty O. Meningiomas of the middle fossa. In: Operative Atlas of Meningiomas. Philadelphia, PA: Lippincott-Raven; 1998:67–207

[16] DeMonte F, Tabrizi P, Culpepper SA, Abi-Said D, Soparkar CN, Patrinely JR. Ophthalmological outcome following orbital resection in anterior and anterolateral skull base surgery. Neurosurg Focus 2001;10:E4

[17] Kupersmith MJ, Newall J, Ransohoff J. Optic nerve sheath meningioma. J Neurosurg 1989;71:305

[18] Dean BL, Flom RA, Wallace RC et al. Efficacy of endovascular treatment of meningiomas: evaluation with matched samples. Am J Neuroradiol 1994;15: 1675–1680

[19] Latchaw RE. Preoperative intracranial meningioma embolization: technical considerations affecting the risk-to-benefit ratio. Am J Neuroradiol 1993;14: 583–586

[20] Oka H, Kurata A, Kawano N et al. Preoperative superselective embolization of skull-base meningiomas: indications and limitations. J Neurooncol 1998;40: 67–71

[21] Schick U, Bleyen J, Bani A, Hassler W. Management of meningiomas en plaque of the sphenoid wing. J Neurosurg 2006;104:208–214

[22] Ringel F, Cedzich C, Schramm J. Microsurgical technique and results of a series of 63 spheno-orbital meningiomas. Neurosurgery 2007;60 Suppl 2:214–221, discussion 221–222

第 **32** 章

蝶骨翼脑膜瘤 Ⓟ

Daniel J. Denis, Alexander G. Weil, Robert Moumdjian

■ 导言和背景

定义、病理生理学和流行病学

- 脑膜瘤是最常见的良性颅内肿瘤，占原发性颅内肿瘤的 13%~26%。它们起源于蛛网膜绒毛中的蛛网膜帽状细胞。

- 12%~20% 的颅内脑膜瘤沿蝶骨嵴生长。蝶骨翼（或嵴）脑膜瘤手术往往充满挑战，因为它们经常包绕床突上颈内动脉及其分支、海绵窦（CS）和相关的动眼神经及前视路。

- 蝶骨翼脑膜瘤有两种主要类型：球状和扁平状脑膜瘤。球状脑膜瘤通常具有硬膜基底，接受主要血供。这些有边界的肿瘤往往推移或包绕神经血管结构。扁平状脑膜瘤形成弥漫扁平的肿瘤板，肿瘤细胞沿翼点、眼眶壁和颧骨侵入哈弗管，引起骨质增生。

- 基于脑膜瘤在蝶骨嵴的附着位置，经典的 Cushing 和 Eisenhardt 分类将球状蝶骨翼脑膜瘤分为 3 种：内 1/3、中 1/3 和外 1/3 脑膜瘤。内 1/3 脑膜瘤被细分成蝶骨海绵窦脑膜瘤（嵌入海绵窦外侧壁）和前床突脑膜瘤（起源于前床突并延伸至前颅窝）。中 1/3（或翼型）脑膜瘤被诊断时体积往往大于内 1/3 脑膜瘤，而发生率更低一些。外 1/3 的球形脑膜瘤，也称为蝶颞脑膜瘤或翼点脑膜瘤，表现为额颞叶占位和邻近神经结构受压。扁平状脑膜瘤也源于蝶骨嵴的外 1/3，与球形脑膜瘤不同的是，其颅内侵袭较少，而骨质却显著增生。

临床表现

- 临床表现与肿瘤位置相对应，但是当肿瘤已经增大到某种程度时，症状的定位特异性降低。

- 内 1/3 脑膜瘤：前床突脑膜瘤患者最常见的表现为视力下降（图 32.1），还包括单眼视力下降伴同侧鼻侧偏盲（压前床突内侧的视神经导致）。颅内压增高引起的同侧原发性视神经萎缩伴对侧视盘水肿（Foster-Kennedy 综合征）。蝶骨嵴海绵窦脑膜瘤与动眼神经麻痹相关，通常最先出现的是外展肌麻痹，引起水平双眼复视和患侧内斜视。海绵窦内肿瘤进一步生长会导致全眼肌麻痹、眼神经支配区疼痛和眼球突出。

- 中 1/3（翼型）脑膜瘤：出现颅内压增高的症状，如头痛和视盘水肿的表现。其他症状和体征包括同侧嗅觉丧失、对侧视野同向偏盲、幻视（Charles Bonnet 综合征）、幻嗅和对侧偏瘫。

- 外 1/3（翼点型）脑膜瘤：扁平状脑膜瘤患者经常出现由眶内和眶周肿瘤浸润、静脉受压和骨质增生导致的眼球突出（图 32.2）。骨质增生引起的骨畸形、失明和复视也是常见的症状。球形蝶骨翼脑膜瘤的症状和体征包括癫痫、对侧偏瘫、头痛和帕金森综合征。

诊断和影像

- 常规的 X 线片可显示局部骨质增生、硬化和侵蚀。其他特征还包括：血管沟扩大或肿瘤钙化。

- 脑血管造影可显示被包绕或受压的重要血管，如大脑前动脉、大脑中动脉的 M1 和 M2 段及侧裂三

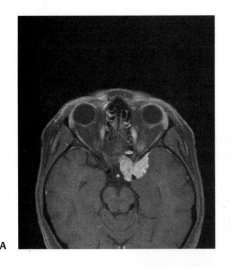
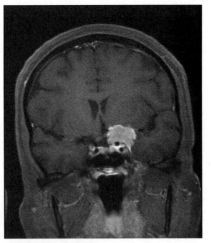
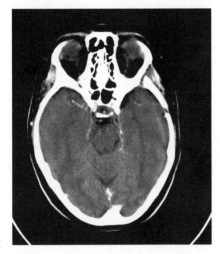

图 32.1 女性,45 岁,左前床突脑膜瘤。(A,B)钆增强核磁 T1 加权轴位和冠状位图像显示肿瘤侵犯左侧海绵窦。肿瘤包绕视神经,并向右侧挤压视交叉。(C)术后 6 年强化 CT 显示无肿瘤复发。

角。来源于颈内动脉、颈外动脉分支(脑膜中动脉)、眼动脉分支或脑膜垂体动脉干的肿瘤的供血血管亦可见。

●轴位和冠状位 CT 扫描,可以显示瘤内钙化和特征性的溶骨性骨浸润(罕见)、硬化或骨质增生。翼点脑膜瘤的常见表现为眼眶侧壁与顶壁增厚。床突脑膜瘤

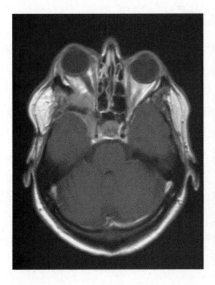
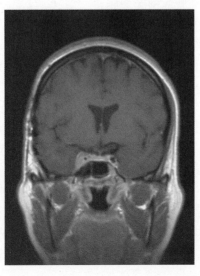

图 32.2 女性,46 岁,右侧蝶骨翼扁平状脑膜瘤。(A,B)钆增强核磁 T1 加权像轴位和冠状位图。注意肿瘤侵犯至眶顶和眶尖上方,颈内动脉海绵窦段狭窄。

可见前床突骨质增生和视神经管或眶上裂狭窄。浸润至眶顶壁和眶上裂的内侧蝶骨嵴脑膜瘤，复发率较高。扁平状脑膜瘤形成一层薄的高密度结构覆盖在蝶骨上。

- MRI 不能很好地显示出骨性结构；然而，对于颅内病变及软组织侵袭，MRI 要优于 CT。尽管脑膜瘤在 T1 和 T2 加权像上表现类似于脑组织，但是不同组织学亚型的脑膜瘤，信号强度不同。血管母细胞型脑膜瘤和脑膜上皮型脑膜瘤在 T2 加权像上多呈稍高信号。增强扫描，脑膜瘤通常呈明显均匀强化。若强化不均匀，通常是与钙化或囊变有关。硬膜尾征可以看作是肿瘤侵袭和血管过度反应的标志。软组织浸润，如大脑表面、视神经管、眶上裂、海绵窦或眶周组织，在 MRI 可以很好地显现出来，在制订手术计划时应仔细考虑。肿瘤与重要血管的关系，如 ICA、ACA、MCA，可以通过血管流空影来确定。

- MRA 是 MRI 很好的补充，在颅内大血管定位及术前评估方面，可以取代传统的血管造影术。

治疗方案和备选方法

- 治疗方案包括：
  - 观察。
  - 手术切除。
  - 立体定向放射治疗/放射外科治疗。
- 若手术过程中因保护颈内动脉和脑神经免受损伤，而残留小部分肿瘤(<3cm)，可行放射外科治疗。邻近视交叉的脑膜瘤可采用分割立体定向放射治疗。

所选手术的目的和优点

- 肿瘤切除程度(Simpson 分级)与复发率密切相关。根治性切除复发率最低，其定义是肿瘤彻底切除，包括附着处硬膜和与之相关的异常颅骨切除(Simpson I 级)，或硬膜附着处电凝(Simpson II 级)。
- 手术致残率降低，包括视神经和动眼神经、颈内动脉及其分支损伤。
- 保护视力。
- 眼眶减压。

适应证

- 占位效应引起的神经症状。
- 许多无症状的脑膜瘤，可通过密切的临床及影像学随访进行保守治疗。然而，对于相对年轻的床突脑膜瘤患者(预期寿命大于 15 年)，不管肿瘤体积大小或

是否存在症状，都应手术治疗。在肿瘤长大之前进行全切，可以使手术风险降到最低。

- 邻近视神经管的肿瘤应立即切除，以避免肿瘤侵袭视神经。

禁忌证

- 患有严重合并症的患者。
- 预期寿命短及多次 MRI 检查显示肿瘤生长缓慢的患者。

■ 手术细节和准备

术前计划和特殊设备

- 术前详细的神经系统和眼科检查。
- 术前神经影像学检查，包括 CT、MRI 和 MRA。
- 鞍旁脑膜瘤必须要进行内分泌检查。
- 栓塞：血供丰富的肿瘤，可以通过超选择性血管造影进行术前栓塞，以减少手术切除时出血。术前栓塞后脑膜瘤缺血质地变软，有助于切除。然而，栓塞后肿瘤肿胀，使已经受累的脑神经进一步受损。术前栓塞并发症包括短暂性脑缺血发作、视网膜动脉栓塞、瘤内出血和头皮坏死。
- 术中监测包括眼肌的肌电图、脑干诱发电位和体感诱发电位。
- 术中神经导航。
- 建议尽早使用显微镜。
- 超声吸引器。
- 表面超声探头。
- 显微手术器械。

专家建议/点评

- 体位的摆放应有利于静脉回流，充分利用重力作用，以减少脑组织牵拉。
- 尽可能切断硬膜外和硬膜内的肿瘤供血血管。
- 手术入路依据肿瘤位置、大小及侵袭范围制订。
- 应完整保留近端和远端的血管。
- 在切除肿瘤包膜之前，应先行基底切除和瘤内减压。
- 从脑神经和脑血管等重要结构分离并分块切除肿瘤。
- 建议锐性分离包膜并保留完整的蛛网膜平面。
- 应进行视神经孔和眶上裂减压。

手术的关键步骤

翼点脑膜瘤

　　患者取仰卧位,Mayfield 头架固定牢固,头向对侧转 30°,床头抬高 20°(图 32.3A)。做一额颞切口,起于颧弓上,耳屏前 1cm,向前上方延伸至发际线内,皮瓣、颞肌及其筋膜翻向前方 (图 32.3B)。对于扁平状脑膜瘤,任何骨质增生和显著增厚的颅骨都用高速钻切除,根治性切除包括中颅窝、眶顶、眶外侧壁和(或)颧弓的异常骨质。切除所有受累骨质后,行额颞开颅。探查眶内,切除增厚的眶周组织和眶内肿瘤结节。必须记住的是,侵袭眶尖肿瘤并不总是能够全切,一定要小心避免损伤此处的神经血管结构。然后打开前颅窝硬膜。附着于蝶骨嵴硬膜的肿瘤基底,可以整体切除。扩展至外侧裂部分的肿瘤,可以在显微镜下从外上方进入,并行瘤内切除。使用双极电凝和超吸进行分块切除。在手术过程中,应仔细分离肿瘤包膜,以保护好大脑中动脉及其分支。受累硬膜切除后形成的缺损,可使用骨膜进行修补。颅骨重建可使用自体肋骨骨移植、颅骨骨瓣、甲基丙烯酸甲酯和钛网等不同方法来完成。

中内 1/3 脑膜瘤

　　当视神经或颈内动脉被肿瘤挤压或包绕时, 如床突脑膜瘤,需考虑采用颅底入路。对于床突脑膜瘤,推荐使用改良的 Dolenc 入路,包括硬膜外床突切除、视神经管顶壁切除和视神经鞘切开。此入路可以更早地暴露视神经并减压, 有利于显露和切除肿瘤及受累骨质和硬膜。此入路的其他适应证包括肿瘤侵及视神经管或海绵窦,广泛累及周围骨质和硬膜。

　　通常采用标准的额颞开颅。当处理较大蝶骨嵴内侧脑膜瘤(>4cm)时,可采用改良的眶颧入路,切除眶缘,保留颧弓,可减少对脑组织的牵拉。然后磨除外侧蝶骨嵴,切开部分眶后壁,切除眶后外侧壁进行眶上裂减压。如果视神经管周围骨质显著增厚,在切除视神经管上壁和切开视神经鞘之前,应打开硬膜,以确定硬膜内视神经的位置。分两步打开硬膜,首先以侧裂为中心,做一个额颞弧形切口,然后朝镰状韧带方向剪开硬膜瓣,将其一分为二(图 32.4)。接着用尖刀片(beaver刀片)切开镰状韧带和视神经。一旦确定好视神经位置,就可以切除视神经管顶壁,在视神经附近磨除时,应充分灌洗,以免视神经受热损伤。当在视神经管顶壁

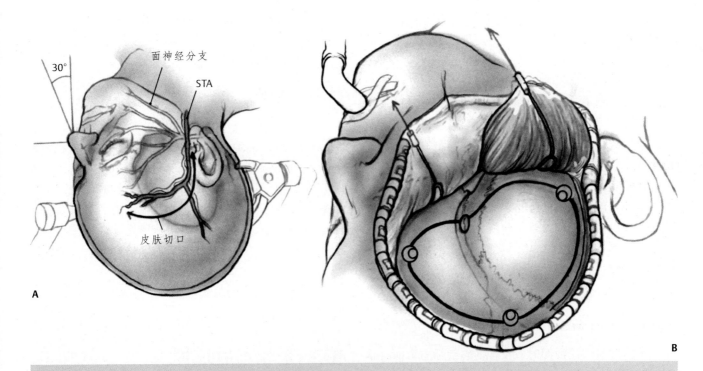

图 32.3　(A)头部向对侧旋转 30°、略微后伸,以 Mayfield 三点头架固定。额颞切口开始于颧弓上方,切口不能太靠前,否则容易损伤面神经的眶上支。(B)皮瓣和颞肌及其筋膜翻开后,按翼点入路手术要求钻孔。STA,颞浅动脉。

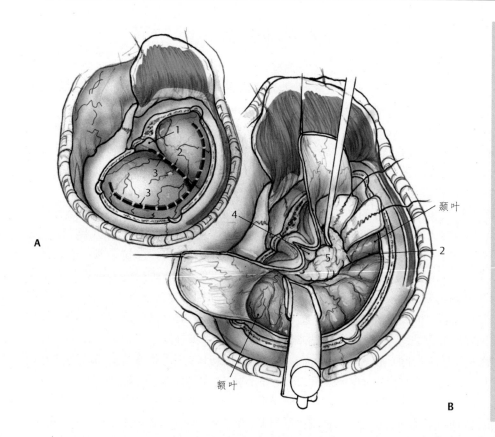

颞叶

额叶

A

B

图 32.4   (A)硬膜分两步打开:首先打开以侧裂为中心的额颞弧形切口,然后朝视神经鞘和镰状韧带方向剪开硬膜瓣,将硬膜一分为二。(B)暴露肿瘤,辨认视神经。1.外侧蝶骨翼;2.侧裂;3.硬膜切口;4.视神经;5.脑膜瘤。

内侧磨除时,应避免打开蝶窦或筛窦。如果不小心打开,可以用颞肌加明胶海绵(Gelfoam™;Pfizer Inc.,New York,NY)修补。硬膜外磨除前床突时,先磨除前床突和肥大视柱中央的骨质(图 32.5),然后用小咬骨钳咬除残留的骨壁。

打开硬膜后,定位大脑中动脉远端的分支,分离侧裂。沿着大脑中动脉从远端向内侧寻找颈内动脉和大脑前动脉。然后,用超声吸引器或双极进行瘤内切除。对于质韧肿瘤,显微剪刀等显微手术器械有助于肿瘤切除。

在蝶窦海绵窦脑膜瘤,可用 Hirsch 放射学分级标准评估颈内动脉海绵窦段受累情况,制订手术计划。如肿瘤与颈内动脉相切或部分包绕颈内动脉,从海绵窦外侧腔显微全切肿瘤,并电凝海绵窦壁(Simpson II 级)。当肿瘤完全包绕颈内动脉(伴或不伴狭窄)时,推荐不全切除以减少并发症。

规避/损伤/风险

• 当肿瘤广泛浸润时,正常的解剖标志可能会消失。术前应对海绵窦进行精确定位,以避免损伤颈内动脉和动眼神经。

• 分离区域内的所有动脉都必须保存。豆纹动脉特别脆弱,在使用超吸过程中很容易损伤。

• 为了将脑神经和重要血管结构与肿瘤安全分离,分离过程应沿着蛛网膜界面进行。

• 进入蝶窦或筛窦可导致脑脊液漏。

• 在不损伤总腱环的前提下进行眼眶减压,以保持眼球的活动性和稳定性。

抢救与补救

• 海绵窦的静脉出血,可以通过用纤维蛋白胶(Tisseel™;Baxter,Deerfield,IL)或氧化纤维素(Surgicel™;Johnson & Johnson Inc.,New Brunswick,NJ)纱布填塞并用棉片和吸引器轻微加压来控制出血。主干动脉出血可以使用临时血管夹控制出血。如果动脉破裂,可以使用 Sundt 夹。颈动脉损伤可以通过原位缝合、包裹、闭塞及搭桥修复。若出现上述情况,应考虑进行术中血管造影。

• 进入眼眶时,应尽可能减少对视神经的操作,以保留它的功能。

■ 结果和术后过程

术后注意事项

• 术后应在 ICU 内进行至少 24 小时的监护。

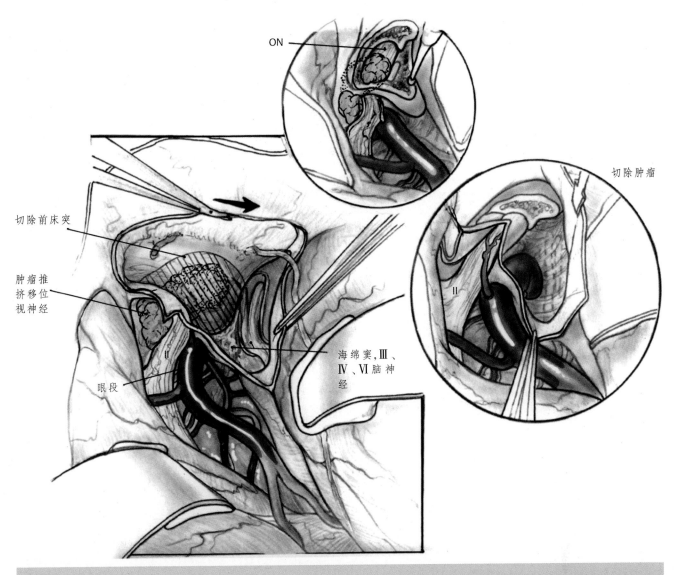

图 32.5 硬膜内确定视神经位置后,切除视神经管顶和前床突,应小心保护侧裂静脉,避免损伤动眼神经和海绵窦附近的其他神经血管结构。ON,视神经。

- 术后第 1 天行头颅 CT,排除颅内血肿及气颅。
- 皮质激素应给予 1 或 2 周,并应在几天后逐渐减量。

并发症

- 容貌外观缺陷。
- 可能导致脑膜炎的脑脊液漏。
- 脑积水。
- 脑牵开器或大脑中动脉、丘脑、豆纹动脉损伤导致的神经功能障碍。

- 术后复视或视力丧失。

结果和预后

- 与未侵及海绵窦的蝶骨翼脑膜瘤相比,侵及海绵窦的蝶骨翼脑膜瘤全切率较低,复发率高,并且视力预后较差。
- 影像学复发平均时间为 30~32 个月。
- 不能全切的蝶骨海绵窦脑膜瘤,应考虑放射外科治疗。

参考文献

[1] Alexiou GA, Gogou P, Markoula S, Kyritsis AP. Management of meningiomas. Clin Neurol Neurosurg 2010;112:177–182

[2] Brotchi J, Pirotte B. Sphenoid wing meningiomas. In: Sekhar LN, Fressler RG, eds. Atlas of Neurosurgical Techniques: Brain. New York: Thieme Medical Publishers; 2006: 623–632

[3] Bikmaz K, Mrak R, Al-Mefty O. Management of bone-invasive, hyperostotic sphenoid wing meningiomas. J Neurosurg 2007;107:905–912

[4] Mirone G, Chibbaro S, Schiabello L, Tola S, George B. En plaque sphenoid wing meningiomas: recurrence factors and surgical strategy in a series of 71 patients. Neurosurgery 2009;65 Suppl:100–108, discussion 108–109

[5] Lee JH, Sade B, Park BJ. A surgical technique for the removal of clinoidal meningiomas. Neurosurgery 2006;59 Suppl 1:ONS108–ONS114, discussion ONS108–ONS114

[6] Cheng CM, Chang CF, Ma HI, Chiang YH, McMenomey SO, Delashaw JB, Jr. Modified orbitozygomatic craniotomy for large medial sphenoid wing meningiomas. J Clin Neurosci 2009;16:1157–1160

[7] Roser F, Nakamura M, Jacobs C, Vorkapic P, Samii M. Sphenoid wing meningiomas with osseous involvement. Surg Neurol 2005;64:37–43, discussion 43

[8] Abdel-Aziz KM, Froelich SC, Dagnew E et al. Large sphenoid wing meningiomas involving the cavernous sinus: conservative surgical strategies for better functional outcomes. Neurosurgery 2004;54:1375–1383, discussion 1383–1384

[9] Nakamura M, Roser F, Jacobs C, Vorkapic P, Samii M. Medial sphenoid wing meningiomas: clinical outcome and recurrence rate. Neurosurgery 2006;58: 626–639, discussion 626–639

第33章

岩斜区脑膜瘤 Ⓟ

Cristian Gragnaniello, Remi Nader, Ossama Al-Mefty

■ 导言和背景

定义、病理生理学和流行病学

- 后颅窝脑膜瘤占颅内脑膜瘤的 15%~40%，而岩斜脑膜瘤占后颅窝脑膜瘤的 3%~10%。

- 根据肿瘤基底主要附着于斜坡硬膜的位置不同，后颅窝脑膜瘤可分为斜坡、岩斜、蝶岩斜区、枕骨大孔和小脑桥脑角区脑膜瘤。

- 岩斜脑膜瘤指起源于斜坡上 2/3、岩骨斜坡交界区(岩斜区)的脑膜瘤，岩斜区是蝶骨、岩骨和枕骨交汇的区域，位于三叉神经内侧。

- 根据磁共振表现及手术，Kawase 将岩斜脑膜瘤分为 4 个亚型。上斜坡型，起自三叉神经内侧，向外推挤三叉神经，不侵犯海绵窦。海绵窦型，起源于海绵窦后壁，三叉神经内侧，侵犯海绵窦和后颅窝。小脑幕型，前方起源于岩骨斜坡交界区，上方起源于小脑幕，向下内侧挤压三叉神经。岩骨尖型，起自三叉神经外侧、内听道内侧的岩骨尖，向上内侧推移三叉神经。

- 大多数脑膜瘤生长缓慢，岩斜脑膜瘤也不例外，直到肿瘤长到一定大小才被发现。如果脑膜瘤生长在容易切除的位置，如凸面脑膜瘤，全切后预后很好，然而某些位置的脑膜瘤极具挑战性，例如颅底脑膜瘤，尤其是岩斜区的脑膜瘤。早期的颅底手术，死亡率高达 50%，存活者中致残率和复发率也更高。

- 这些肿瘤生长的模式使切除变得更加困难。它

们可能向后内侧、朝后颅窝生长，常常侵犯脑神经(尤其是 V、Ⅶ、Ⅷ脑神经)，压迫推移脑干，甚至侵犯对侧后组脑神经，或者向前内侧侵犯海绵窦、Meckel 腔，甚至垂体窝。

- 脑膜瘤各亚组在发病年龄方面没有不同，发病年龄多在 30~40 岁，常见于女性，男女比例大约为 1:2。

临床表现

- 由于脑膜瘤可以在颅底广泛的生长，因此可能会表现出许多症状和体征，包括头痛、眩晕、听力下降、小脑体征或长束征、三叉神经麻痹或后组脑神经麻痹。

- 与岩斜脑膜瘤相关的常见脑神经病变中，三叉神经、听神经和面神经占 50%，后组脑神经高达 1/3。令人惊讶的是，虽然肿瘤经常侵犯第Ⅲ、Ⅳ、Ⅵ脑神经，但常无症状。

- 约 70%患者存在共济失调和其他小脑体征。

- 有趣的是，在 Kawase 的岩斜脑膜瘤病例中，三叉神经症状是最常见的症状，无亚组特异相关性。共济失调是上斜坡型脑膜瘤最常见的体征(37.1%)。后组脑神经功能障碍是这个亚组所特有的，不存在于其他亚组。第Ⅵ脑神经麻痹见于>60%的海绵窦型脑膜瘤和 20%的上斜坡型脑膜瘤，而几乎未见于其他亚组。另一个有趣的发现是，与其他亚组相比，三叉神经痛见于 80%的岩骨尖脑膜瘤。

诊断和影像

- CT 和 MRI 互相补充，可以明确病变位置、内侧

和后颅窝的病变范围、侵犯骨质情况、病变与神经血管结构的关系等。

- 特别强调的是,术前影像应明确静脉解剖,因为静脉解剖与其他因素一起,影响手术入路的选择。在某些情况下,除了 MRA 或 MRV,还需要结合标准血管造影(DSA),特别是某些通畅血管的血流方向不能确定时。

- 通过详细的血管检查,确定肿瘤的供血动脉及被肿瘤包裹或推挤移位的正常动脉,也是非常重要的。

治疗方案和备选方法

- 对于无症状、体积小的肿瘤,连续的 MRI 随访观察肿瘤的生长及进展是合理的选择。
- 手术切除,或栓塞后手术切除。
- 单纯放射治疗/立体定向放射治疗,或与手术联合治疗。

所选手术的目的和优点

- 同所有其他脑膜瘤一样,岩斜脑膜瘤手术的目的是全切肿瘤。

- 经颧弓岩骨前部入路:适用于内听道以上的小型岩斜脑膜瘤,在这些肿瘤中,此入路可充分显露跨斜坡中线的肿瘤和海绵窦脑膜瘤。

- 迷路后岩骨后部入路:此入路适用于扩展到后颅窝深部及内听道下方、中线外侧的肿瘤。该入路最大的优势在于能够增加岩斜区及脑干外侧面的暴露,同时缩短手术操作距离并减少颞叶的牵拉。此外,大部分患者可以保留听力(本文通讯作者 O. A. 的病例中,听力保留率可达 92%)。

- 联合岩骨入路:此入路适用于扩展至内听道下方,同时向内越过中线及侵入海绵窦的大型肿瘤。该入路能够保留听力、面神经功能,基底动脉及其分支。

- 全岩骨切除的联合岩骨入路:此入路适用于肿瘤广泛生长、听力丧失的患者。该入路能更广泛地暴露岩斜区。

- 手术入路的选择取决于肿瘤生长的位置和范围,与血管的关系,以及听力的完整性。若肿瘤未扩展至内听道下方,可采用岩骨前部入路。对于那些向后颅窝扩展较远,但向内侧延伸不多的肿瘤,可单独用岩骨后部入路。对于那些扩展至内听道下方,越过中线和(或)扩展至海绵窦肿瘤可采用联合岩骨入路,若患者的听力已经丧失,可切除迷路和骨性内耳。

适应证

- 症状性脑膜瘤,切除后能够缓解患者症状。
- 减轻占位效应,无论患者有无症状,肿瘤的生长将会导致出现症状。
- 患者的选择权。
- 水肿范围扩大。
- 已知的基因异常(如神经纤维瘤病),通常会有肿瘤生长和(或)出现症状。

禁忌证

- 相对禁忌证为患者存在多种合并症不适合手术。

■ 手术细节和准备

术前计划与特殊设备

- 切除岩斜脑膜瘤具有挑战性,不仅因为肿瘤包绕挤压血管结构,而且由于压迫或侵袭静脉结构,出现异常静脉引流。术前应通过 MRA 和 MRV 检查仔细研究静脉和的动脉解剖(包括供血动脉和穿过肿瘤的过路血管)。

- 辅助手段包括脑神经监测、脑干诱发电位、体感诱发电位、神经导航、显微镜和超声吸引器。

- 显微手术器械包括一系列的颅底显微手术器械、高速钻、刮匙和自动牵开器。

- 术前可能需要行腰大池引流,以减轻术中脑组织肿胀。

- 腹部和(或)大腿消毒铺单,为术中可能的脂肪或筋膜移植做好准备。

- 围术期应予以抗生素、激素和抗惊厥类药物。

专家建议/点评

- 迄今为止,岩斜脑膜瘤治疗最重要的是手术入路的选择,正确的手术入路能最大限度切除肿瘤,保护患者的安全。每一种入路都存在局限性,并可能出现与之相应术后并发症。因此,术者熟知手术解剖和颅底入路是十分重要的,这可避免死亡率的增加。

- 岩骨前部入路的局限性在于无法充分暴露后颅窝,作者认为,对于此处广泛生长的肿瘤,术者需要在三叉神经上方和下方的术窗反复操作,有导致神经阻滞性疼痛的风险。此入路通常适用于体积较小、内听道

非常重要的,包括小脑后下动脉、小脑前下动脉,它们可能被肿瘤挤压移位或包绕(图33.2)。肿瘤充分瘤减压后,就可以将之与周围神经血管结构分离。在分离时,应保持二者之间的蛛网膜界面完整。然而,巨大侵袭性肿瘤可能没有蛛网膜界面,动脉和神经可能被包埋在肿瘤内。经岩骨入路的优势是,同时提供肿瘤手术切除时所需的幕上-幕下手术视野,特别适用于基底动脉被肿瘤推挤移位至对侧的情况,尤其是巨大肿瘤。基底动脉及其穿支的保护非常重要。基底动脉及分支、脑神经周围肿瘤的分离切除技术要求较高,需要非常细致的显微外科技术。常常需要助手冲洗和吸引,保证术野清晰;术者双手持纤维镊 (如 Jeweler 镊),从血管或神经上分离肿瘤。然后,进一步缓慢地从周围结构分离、切除肿瘤包膜。如果存在肿瘤包膜,应缓慢与周围结构分离切除。取部分肿瘤送病理检查,做冰冻和永久性切片。然后切除肿瘤周围的小脑幕。若肿瘤扩展至内听道和颈静脉孔,应切除这些结构表面的骨质,然后切除肿瘤。

关颅

肿瘤切除后,增生的骨质,尤其是岩骨尖的增生,应使用金刚砂钻头磨除。关颅过程中应注意保持外部美观和预防脑脊液漏。水密缝合硬脑膜,常常需要使用骨膜修补。也可沿缝线使用纤维蛋白胶进一步密封。连接片和螺钉复位固定骨瓣。沿骨缘充分涂抹骨蜡。然后翻回颞肌,缝合固定于原解剖位置。若乳突气房开放,应单独使用一套无菌器械在腹部做一切口,切取脂肪,填充于开放处。若采用岩骨后入路,应将乳突上的皮质骨片放回原位。然后分层缝合皮肤与软组织,最后敷料覆盖。

规避/损伤/风险

- 涉及广泛的颞骨磨除,入路中的许多相邻结构都有损伤的风险 (如岩骨后部入路中的面神经及半规管),有些结构限制骨质磨除范围(如岩骨前部入路的三叉神经和颈内动脉),有些结构需要保护或牵拉(如乙状窦和颞叶)。

- 如前所述,静脉解剖极其重要。静脉损伤可能导致灾难性的后果。作者特别强调不能横断乙状窦来增加暴露的范围。应尽量减少对窦的牵拉,尤其是在术侧乙状窦是优势侧或是唯一的,或不能经同侧横窦连接到窦汇,并且肿瘤切除时间较长的情况下。

- 如果静脉已经改道为经小脑幕引流,特别注意通过术前影像和血管检查发现这一点。然后从两侧切

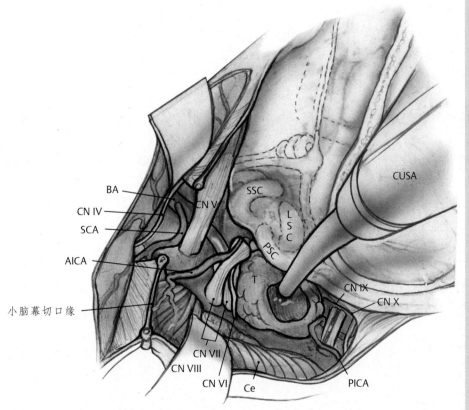

图33.2 该图显示肿瘤切除细节及周围神经血管结构。CN,脑神经;BA,基底动脉;SCA,小脑上动脉;AICA, 小脑前下动脉;Ce,小脑;PICA,小脑后下动脉;SSC,上半规管;LSC,外半规管;PSC,后半规管;T,肿瘤;CUSA,Cavitron超声吸引器。

开小脑幕,确保引流通畅,利用小脑幕上下空间切除肿瘤。

- 有 1/3 的面神经管骨性闭合不完全,记住这一点是非常重要的。面神经管部分裂开时,各种因素导致面神经损伤风险较高,包括磨钻产热、牵拉及直接损伤等。

- 辨认基底动脉及穿支是否被肿瘤包裹是至关重要的。将肿瘤从这些重要结构上分离,需要谨慎小心;这种分离是可能实现的,因为肿瘤与这些结构之间常常存在两层蛛网膜。若没有明确的分离界面,可能需要在靠近血管处切断肿瘤,以避免脑干血管系统的损伤,应及早认识到这一点。

- 滑车神经的脑池段通常很好保护,不过切断小脑幕切迹是十分危险的。它可能被肿瘤拉长,应早期辨认发现,因为在切除肿瘤或切开小脑幕时,它很容易受到损伤。

- 从肿瘤中分离后组脑神经时,避免骚扰这些神经是非常重要的,因为可能刺激迷走神经,导致潜在的低血压和心动过缓。

- 术前存在有效听力的情况下,除了减少对听神经、迷路、半规管的骚扰并加以保护外,保留耳蜗血液供应也是很重要的。

抢救与补救

- 若乙状窦或横窦撕裂,必须立即通过显微神经外科技术进行修补,根据撕裂的类型和程度,可用 10-0 缝线进行简单缝合,或者用一小块肌肉缝合修补窦上的小孔,或者用骨膜修补更大范围的撕裂。

- 若术中出现面神经横断,应立即进行端-端吻合。根据听神经瘤手术的相关报道,吻合成功率可达 40%~80%。

- 若出现后组脑神经功能障碍,无论是牵拉影响还是直接损伤所致,术后短时间内保留气管插管是必要的。如长期功能障碍,应考虑气管切开和胃造瘘置管。

- 与脑脊液漏有关的并发症,可通过抬高头部、给予乙酰唑胺、放置腰大池引流或反复腰穿等方法处理。若持续存在脑脊液漏,应考虑进行脑池 CT 扫描以确定脑脊液漏的根源。还应评估是否存在脑积水和是否需

要分流。

■ 结果和术后过程

术后注意事项

- 患者通常需在重症监护室中观察一夜。在没有并发症且术后颅脑 CT 结果令人满意的情况下,可以转至普通病房。

- 继续给予皮质醇,在未来 1 周内逐渐减量。

- 术后 24 小时继续预防性应用抗生素,若鼻窦或乳突气房开放,持续使用抗生素 1 周,密切监控任何感染的临床指标。

- 术后 1 个月行头 MRI 检查。

并发症

- 肿瘤复发或残留。

- 脑脊液漏、脑膜炎、假性脑膜膨出。

- 血肿:硬膜下、硬膜外、帽状腱膜下、脑实质内。

- 静脉梗死。

- 癫痫。

- 脑组织牵拉或手术操作引起的神经功能障碍,包括脑神经障碍(短暂性或永久性)、脑干梗塞、颞叶梗死。

- 在 Dorello 管中,若外展神经行程与肿瘤关系密切,则可能出现短暂的外展神经麻痹。

结果和预后

- 本文通讯作者(O. A.)的一篇 97 名患者的系列研究显示,上述入路的手术安全性较高,患者预后良好。

- 在这 97 例患者中,经颧弓中颅窝入路 27 例,联合岩骨入路 34 例,有 8 例患者岩骨全切。术后三叉神经痛 0 例,5 例(8%)岩骨后部入路术后听力丧失,2 例(2%)因脑脊液漏(共 10 例)再次手术,2 例可能与脑脊液漏有关的脑膜炎。

- 至于其他位置的脑膜瘤,预后取决于肿瘤切除程度和组织病理学特征。

参考文献

[1] Kawase T, Shiobara R, Ohira T, Toya S. Developmental patterns and characteristic symptoms of petroclival meningiomas. Neurol Med Chir (Tokyo) 1996; 36:1–6

[2] Kawase T, Shiobara R, Toya S. Middle fossa transpetrosal-transtentorial approaches for petroclival meningiomas. Selective pyramid resection and radicality. Acta Neurochir (Wien) 1994;129:113–120

[3] Kawase T, Shiobara R, Toya S. Anterior transpetrosal-transtentorial approach for sphenopetroclival meningiomas: surgical method and results in 10 patients. Neurosurgery 1991;28:869–875, discussion 875–876

[4] Erkmen K, Pravdenkova S, Al-Mefty O. Surgical management of petroclival meningiomas: factors determining the choice of approach. Neurosurg Focus 2005;19:E7

[5] Cho CW, Al-Mefty O. Combined petrosal approach to petroclival meningiomas. Neurosurgery 2002;51:708–716, discussion 716–718

[6] Al-Mefty O, Fox JL, Smith RR. Petrosal approach for petroclival meningiomas. Neurosurgery 1988;22:510–517

[7] Al-Mefty O, Ayoubi S, Smith RR. The petrosal approach: indications, technique, and results. Acta Neurochir Suppl (Wien) 1991;53:166–170

[8] Gragnaniello C, Kamel M, Al-Mefty O. Utilization of fluorescein for identification and preservation of the facial nerve and semicircular canals for safe mastoidectomy: a proof of concept laboratory cadaveric study. Neurosurgery 2010;66:204–207

[9] Hafez A, Nader R, Al-Mefty O. Preservation of the superior petrosal sinus during the petrosal approach. J Neurosurg 2011;114:1294–1298

[10] Miller DC. Predicting recurrence of intracranial meningiomas. A multivariate clinicopathologic model—interim report of the New York University Medical Center Meningioma Project. Neurosurg Clin N Am 1994;5: 193–200

[11] Mathiesen T, Gerlich A, Kihlström L, Svensson M, Bagger-Sjöbäck D. Effects of using combined transpetrosal surgical approaches to treat petroclival meningiomas. Neurosurgery 2007;60:982–991, discussion 991–992

[12] Couldwell WT, Fukushima T, Giannotta SL, Weiss MH. Petroclival meningiomas: surgical experience in 109 cases. J Neurosurg 1996;84:20–28

[13] Al-Mefty O, Smith RR. Clival and Petroclival Meningiomas. In: Al-Mefty O, ed. Meningiomas. New York: Raven Press; 1991: 517–537

[14] Yasargil MG, Fox JL. The microsurgical approach to acoustic neurinomas. Surg Neurol 1974;2:393–398

第**34**章
前床突脑膜瘤 Ⓟ

Remi Nader, Cristian Gragnaniello, Paulo Abdo de Seixo Kadri, Ossama Al-Mefty

■ 导言和背景

定义、病理生理学和流行病学

• 前床突脑膜瘤的分类除了参考病变的解剖位置,还兼顾患者的预后和手术切除的复杂程度。

• 前床突脑膜瘤分为 3 型:

　○ 第 1 型,起源于前床突下面。

　○ 第 2 型,起源于前床突上面和(或)侧面。

　○ 第 3 型,起源于视神经孔水平。

• 第 1 型前床突脑膜瘤(图 34.1)在生长过程中有包绕颈内动脉的倾向,因此我们将之单独归为一类。这种包绕发生在颈内动脉出海绵窦进入颈动脉池之前的蛛网膜下腔, 肿瘤与颈内动脉外膜之间没有蛛网膜分隔。这使得肿瘤的解剖分离极具挑战性,不一定能够全切肿瘤,因为全切会增加颈内动脉损伤的风险。

• 第 2 型前床突脑膜瘤(图 34.2)与颈内动脉和脑神经之间由颈内动脉池和侧裂池蛛网膜分隔。即使肿瘤完全包裹这些结构,包括视交叉,它们之间仍然存在

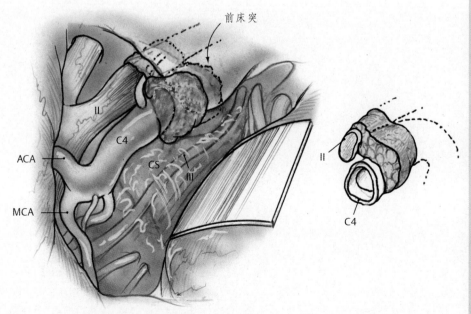

图 34.1　显示 Ⅰ 型前床突脑膜瘤包绕颈内动脉。这种包绕发生在颈内动脉出海绵窦进入颈动脉池之前的蛛网膜下隙,肿瘤与颈内动脉外膜之间没有蛛网膜分隔。插图示出肿瘤与视神经和颈内动脉关系。ACA,大脑前动脉;MCA,大脑中动脉;Ⅱ,视神经;C4,颈内动脉 C4 段;CS,海绵窦;Ⅲ,动眼神经。

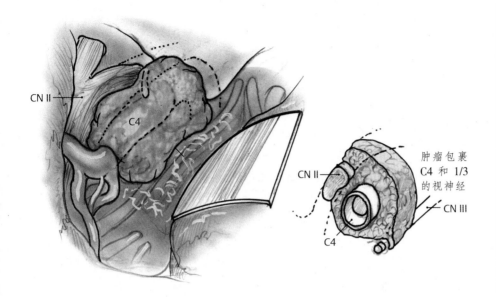

CN II

C4

肿瘤包裹
C4 和 1/3
的视神经

CN II

C4

CN III

图 34.2　该图示第 II 型前床突脑膜瘤完全包裹视神经和颈内动脉。这类肿瘤通常能够很容易地与视神经和颈内动脉分离，因为它们之间存在着延续于颈动脉和侧裂池的蛛网膜界面。插图示出视神经和颈内动脉被肿瘤完全包裹，它们之间仍有一个解剖层面。CN II，视神经；C4，颈内动脉 C4 段；CN III，动眼神经。

一个解剖层面。

- 由于视神经受压，第 3 型前床突脑膜瘤出现症状比较早。它们与颈内动脉之间有蛛网膜分隔，因此能够分离开来，然而，有时肿瘤与视神经之间没有解剖界面。

- 前床突脑膜瘤能够引起前床突及周围骨性结构骨质增生，这使得肿瘤的切除更加困难。

临床表现

- 前床突脑膜瘤的临床表现与其邻近视器密切相关。典型临床表现是单眼视力进行性下降。在诊断时，约 1/3 患者对侧眼受累。

- 也可出现视野缺损，由于肿瘤侵及视束和视交叉的程度不同，视野缺损程度也不一样。

- 若肿瘤侵及眶上裂及海绵窦，可能会有相关的脑神经麻痹症状。

- 头痛和眶后疼痛。

诊断和影像

- 头颅 X 线片显示前床突及周围骨性结构骨质增生。

- 数字血管减影显示颈内动脉及其分支被肿瘤包裹或受挤压移位，并进一步证实肿瘤血供来源于颈内动脉及颈外动脉分支。

- CT 可显示肿瘤内钙化、前床突骨质增生、视神经管和眶上裂狭窄。

- MRI 可见肿瘤周围硬膜强化，可表现为硬膜尾征，表明肿瘤已侵及硬膜，手术应尽量切除此部分。另

一个重要特征是脑水肿，有助于确定干预治疗的时机。

治疗方案和备选方法

- 保守/观察治疗。
- 手术切除。
- 放疗/立体定向放射治疗。
- 手术与立体定向放射联合治疗。

存在手术禁忌时，可选择放射治疗。然而，肿瘤与视神经和视路关系密切，放射治疗存在一定风险。

所选手术的目的和优点

- 虽然根治性切除（辛普森 I）是降低肿瘤复发的最好选择，但这对颅底肿瘤而言非常困难。随着颅底手术技术的发展，根治性切除这一目标有望实现。大多数颅底肿瘤有可能被安全地完全切除，并改善患者术前的神经功能障碍。

- 目标：
  - 改善视觉障碍和其他脑神经症状。
  - 预防将来的视觉障碍。
  - 控制肿瘤和预防复发。

适应证

- 渐进性神经功能障碍，包括眼肌麻痹、视力下降和视野缺损。

- 其他位置的脑膜瘤可保守治疗，临床和影像学密切随访。但在年轻/健康患者，一旦确诊前床突脑膜瘤，无论肿瘤大小及是否出现临床症状，都应手术切除，目的是防止患者出现视力下降；在肿瘤长大之前实

现全切,以降低手术风险(对于高龄/健康状况较差、肿瘤体积较大的患者,手术风险明显增加)。

- 侵犯到视神经管内的肿瘤,需要打开视神经管和视神经鞘切除肿瘤。

禁忌证

- 存在严重并发症或高龄不适合全身麻醉。

■ 手术细节和准备

术前计划和特殊设备

- 术前详细询问病史、体格检查和神经眼科检查。
- 神经影像检查包括 CT、MRI、MRA、CTA 或 DSA。
- 术中监测:脑神经监测、脑干诱发电位监测和体感诱发电位监测。
- 神经导航。
- 显微镜。
- 超声吸引器。
- 显微手术器械包括多种颅底剥离子、Rhoton 显微剥离子、高速钻、咬骨钳、刮匙、自动牵开器。
- 对于中小型的肿瘤,术前可行腰大池引流,以减轻术中脑肿胀。
- 腹部和(或)大腿消毒铺单,为术中可能需要的脂肪或筋膜移植做好准备。
- 围术期应予以抗生素、激素和抗惊厥类药物。

专家建议/点评

- 手术体位应当充分利用重力作用,最大限度地减少对脑组织的牵拉。侧裂应该在术区的中心,这样在侧裂分开后,额叶能够"坠落"下来。
- 在肿瘤切除之前,尽可能离断其硬膜外供血血管。
- 约 2/3 的脑膜瘤与脑组织有蛛网膜界面分隔,可以安全地切除肿瘤。在切除时,寻找蛛网膜界面,严格沿这一界面分离,对于肿瘤全切和最大限度减少对周围组织的损伤是至关重要的。
- 即使影像学上显示肿瘤未侵及视神经孔,也要行视神经孔减压。若视神经孔受侵袭,则需要切除前床突。
- 当肿瘤无法全切时,应从视觉通路分离切除肿瘤,然后选择放射外科治疗残余肿瘤。

手术的关键步骤

根据术前影像,个体化选择手术入路。选择正确的手术入路是非常重要的,可以减少视神经、颈内动脉、海绵窦等重要结构的损伤。颅底入路/技术的原则是通过切开/切除更多的颅底骨质,获得到病变更近的距离。已证实,这些技术可以改善患者的预后,原因有:缩短病灶至脑表面的距离,减少脑组织的牵拉,提供多个工作角度。基于以上优点,眶颧入路被认为是切除前床突脑膜瘤的最佳入路。它还可以在开颅过程中,早期处理肿瘤的供血动脉,可减少手术出血,使肿瘤切除更容易。

患者取仰卧位,同侧肩部抬高,头转向对侧,颧骨几乎与地面平行,使翼点和眶上缘位于术区最高点。腹部和(或)大腿也应消毒铺单,为颅底硬膜重建做好提供阔筋膜的准备。

在耳屏前 1cm 的发际内做弧形切口。切开时保持在皮下分离,保护好颞浅动脉,然后在脂肪垫后约 2cm,从筋膜下分离颞肌筋膜,以保护面神经额支。面神经额支在此处的前方,位于两层筋膜之间。两层浅筋膜和脂肪垫与皮瓣一起翻向前方。在颞浅动脉后方切开颞肌,沿着骨膜下分离。在颧骨隆突和颧骨根部斜形切开颧弓,在颞上线水平切开颞肌,与颧弓一起翻向下方。然后在颞窝底部、关键点和颞上线后部钻孔,其中关键孔是最重要的。关键孔位于颞窝、恰于额颧缝内侧,关键孔上半显露眶骨膜、下半显露额叶硬膜。从关键孔至眶顶切开,从眶外侧壁至眶上裂,经颧骨隆突上缘的眶外缘切开,取下眶顶。

磨除蝶骨嵴至眶上裂,从硬膜外尽可能多地磨除前床突,可显露肿瘤供血动脉,电凝并切断,供血动脉多为脑膜中动脉分支。此时,从硬膜外可见海绵窦入口以上的颈内动脉岩骨段。

若肿瘤延伸至中颅窝,可按下面介绍的方法在中颅窝行硬膜外分离。将硬脑膜与中颅窝底分离,接着在棘孔可见脑膜中动脉,电凝并切断。辨认并保护岩浅大神经(GSPN),它起于面神经管裂孔,进入岩大神经沟,沿中颅窝底至破裂孔,在此与岩深神经汇合形成翼管神经。接下来暴露颈内动脉岩骨段(Glasscock 三角内和下方),获得海绵窦段颈内动脉的近端控制。Glasscock 三角的后外侧界为岩浅大神经。在岩浅大神经稍前方可见三叉神经下颌支(V3),走行于中颅窝内,由卵圆孔出颅。依次可见三叉神经上颌支(V2),由圆孔出颅至眶下裂。V2 和 V3 下方可见海绵窦下部。

打开脑脊液引流管,脑组织张力降低后,在显微镜下弧形剪开硬膜，辨认并打开侧裂池。先打开侧裂远端,识别大脑中动脉及其分支,然后沿动脉向近端分离至颈内动脉。

打开侧裂后,肿瘤通常就会暴露出来,然后可确认嗅神经、视神经及颈内动脉等解剖标志。然而对于体积较大的肿瘤，在肿瘤暴露后可能无法找到上述解剖标志,使用超声吸引器行瘤内减积后,上述解剖标志才能显露出来。切断肿瘤血供后,先于瘤内分块切除,然后使用显微外科技术及双极电凝，将瘤囊与周围组织分离并切除。从大脑中动脉分支等周围血管结构上仔细分离肿瘤,一直分离至颈内动脉。手术过程中保护颈动脉、大脑前动脉、大脑中动脉、穿支动脉及豆纹动脉是非常重要的,同时应辨认并保护好动眼神经。视神经经常被肿瘤挤压移位,甚至被肿瘤包裹。根据前床突脑膜瘤的分型,有的肿瘤可能与视神经和视交叉有蛛网膜界面,有的可能没有。通常情况下,建议磨除视神经管顶壁,以确保视神经减压。有时肿瘤会侵及海绵窦,此时,在切除海绵窦内肿瘤之前,在颈内动脉岩骨段水平获得近端控制尤为重要。

肿瘤切除后,用金刚砂钻头磨除骨质增生。然后缝合硬膜,剪取骨膜修补硬膜缺损,硬膜以水密方式缝合。骨瓣用连接片和螺钉固定复位。可使用脂肪及纤维蛋白胶封闭气房。常规缝合颞肌和头皮,最后敷料包扎。

规避/损伤/风险

- 术前和术中解剖学定位对于避免颈内动脉和视神经损伤是至关重要的。通过对术前脑血管造影、MRI或 CTA 进行详细的研究分析及术中使用显微多普勒探头可帮助解剖学定位。
- 类似豆纹动脉这样的小穿支是非常脆弱的,与之相关的操作应最大限度地减少。
- 在肿瘤切除过程中,找到蛛网膜界面,严格沿着界面分离对于防止脑组织及血管损伤而言是非常重要的。

抢救与补救

- 在肿瘤切除过程中,如果脑血管损伤导致出血,可暂时性夹闭出血点的近端及远端。可使用 9-0 缝线修补血管壁。若血管腹侧受到损伤,可采用环形夹(Sundt 型)夹闭出血部位。术中应时刻注意并保护好"过路"血管。颈动脉损伤可原位缝合、包裹、闭塞或搭桥,并应考虑行术中造影。
- 海绵窦出血可采用纤维蛋白胶(Tiseel™, Baxter, Deerfield, IL)、氧化纤维素纱布 (Surgicel™, Johnson & Johnson Inc., New Brunswick, NJ), 以及棉片和吸引器轻微压迫止血。
- 当进入眼眶时, 应尽量减少对视神经的骚扰以保留其功能。

■ 结果和术后过程

术后注意事项

- 术后应在重症监护室内密切监护。
- 术后第 1 天行头 CT 检查,以评估颅内血肿或气颅。
- 术后 1 周降阶梯使用类固醇皮质激素。
- 术后 24~48 小时内应用抗生素及抗癫痫药物。
- 术后行头 MRI 检查, 术后 3 个月随访再次行 MRI 对残余肿瘤进行评估,以便于以后随访进行对照。

并发症

- 血肿。
- 癫痫。
- 肿瘤复发或残留。
- 脑脊液漏、脑膜炎。
- 脑积水。
- 脑组织牵拉或血管损伤导致的神经功能障碍。
- 视觉障碍,如复试、视野缺损或视力下降。

结果和预后

- 视力改善或稳定率为 86%~91%。
- 视神经管受累可见于 36% 前床突脑膜瘤。
- 肿瘤复发率取决于肿瘤切除程度及肿瘤类型,通常约 10%。
- 次全切除肿瘤进展率为 30%~40%。
- 对于残留或复发脑膜瘤,应考虑放射外科治疗。

参考文献

[1] Al-Mefty O. Clinoidal meningiomas. J Neurosurg 1990;73:840–849
[2] Al-Mefty O. Clinoidal meningiomas. In: Al-Mefty, O, ed. Meningiomas. New York: Raven Press; 1991: 427–443
[3] Al-Mefty O, Ayoubi S. Clinoidal meningiomas. Acta Neurochir Suppl (Wien) 1991;53:92–97
[4] Bassiouni H, Asgari S, Sandalcioglu IE, Seifert V, Stolke D, Marquardt G. Anterior clinoidal meningiomas: functional outcome after microsurgical resection in a consecutive series of 106 patients. Clinical article. J Neurosurg 2009; 111:1078–1090
[5] Sade B, Lee JH. High incidence of optic canal involvement in clinoidal meningiomas: rationale for aggressive skull base approach. Acta Neurochir (Wien) 2008;150:1127–1132, discussion 1132
[6] Risi P, Uske A, de Tribolet N. Meningiomas involving the anterior clinoid process. Br J Neurosurg 1994;8:295–305

第 **35** 章
海绵窦脑膜瘤 Ⓟ

Jorge E. Alvernia, Bulent Guclu, Marc Sindou

■ 导言和背景

定义、病理生理学和流行病学

- 起源于海绵窦(CS)或者肿瘤的一部分扩展到海绵窦的脑膜瘤统称为海绵窦脑膜瘤(CSM),扩展到海绵窦的脑膜瘤包括蝶骨翼内侧脑膜瘤、眼眶脑膜瘤,或其他部位的脑膜瘤如中颅窝、斜坡和(或)岩骨。
- 导致临床症状的最常见原因是肿瘤侵犯海绵窦内或周围的神经血管结构,包括视神经等视路结构、基底池的 Willis 动脉环、颈内动脉(ICA)、垂体、第Ⅲ、Ⅳ、Ⅵ脑神经以及三叉神经系统。
- 肿瘤根治性切除,颈内动脉损伤或闭塞的风险很高,还容易造成或加重脑神经功能障碍。放疗并不能控制所有的肿瘤生长,且容易损伤周围的神经血管结构,尤其是视路结构。海绵窦脑膜瘤的最佳治疗方法仍存在争议。
- 海绵窦脑膜瘤在所有脑膜瘤中<3%。
- 由于海绵窦脑膜瘤患者数量少,其具体增长率未知。然而,约30%的脑膜瘤增长非常缓慢或不生长。

临床表现

- 海绵窦脑膜瘤患者多为老年人,常表现为眼球运动障碍,并伴有面部感觉紊乱以及视力丧失。
- 最明显的症状为同侧眼视力下降。其他表现有突眼和眼球运动障碍(如上睑下垂、复视、瞳孔大小不

等或完全性眼肌麻痹)。
- 继发性三叉神经痛只见于少数患者。

诊断和影像

- CT 的典型表现为等密度病变,也可表现为高密度或低密度。在相邻的颅底可看到钙化或骨质增生的表现。
- 在 MRI 的 T1 和 T2 加权像通常呈低到等信号,常见明显均匀强化。周围颅骨骨质增生或瘤内出现钙化,提示为脑膜瘤。
- DSA 可以提供颈内动脉受累的相关信息,包括可能的颈内动脉闭塞、狭窄、管腔变化和假性动脉瘤的形成。还可以提供肿瘤供血的相关信息。
- DSA 还可以提供交叉供血的相关信息。可行球囊闭塞试验进一步确认,试验时可辅助应用单光子发射计算机断层成像技术(SPECT)。

治疗方案和备选方法

- 影像学随访。
- 放疗[伽马刀、射波刀、直线加速器(LlNAC)或立体定向带电粒子照射]。
- 手术(次全切除或全切)。
  - 次全切除加术后放疗。
  - 手术切除后延期放疗。
- 化疗(复发肿瘤:贝伐单抗、羟基脲、他莫昔芬、米非司酮、钙通道阻滞剂、干扰素;恶性肿瘤:阿霉素/达卡巴嗪、阿霉素、环磷酰胺)。此治疗方案仅适用于手

术和(或)放疗安全性低,不可行或失败的情况。但目前无确切的疗效证据。

- 海绵窦脑膜瘤的最佳治疗方案仍然存在争议。对于无症状患者,需密切观察。有症状的患者应行手术切除和(或)放疗。单纯放疗仅适用于肿瘤较小(<3.0~3.5cm)或者有严重合并症的患者。对于体积较大的海绵窦脑膜瘤,显微手术切除是治疗的一部分。尽管一些医生提倡切除海绵窦脑膜瘤在海绵窦内的部分,但是笔者认为此方法并不是最佳选择。有充分的证据表明全切或次全部切除海绵窦内肿瘤,可能会引起医源性的神经功能障碍或者加重原有的神经功能障碍,并且不能明显地延缓肿瘤的复发。在有更多的证据证明海绵窦内肿瘤切除安全有效之前,笔者只建议切除海绵窦外的肿瘤。

- 对于海绵窦内的残余肿瘤,尤其是 WHO I 级的肿瘤,是否进行早期系统的辅助放疗仍存在争议。对于不典型的海绵窦脑膜瘤(WHO II 级),术后对海绵窦内的残余肿瘤进行早期系统的辅助放疗,是最佳的治疗手段。根据笔者个人经验,对于 WHO I 级的海绵窦脑膜瘤,最佳的治疗方法是显微镜手术切除海绵窦外肿瘤部分,然后严密观察和影像随访。如果海绵窦内的残余肿瘤导致新的症状或原有症状一直存在,或者进一步生长,应及时进行放疗,以确保较好的预后。单剂量放疗或者立体定向分割放疗都是有效的,但是分割放疗更适合海绵窦脑膜瘤,因为它们邻近视觉通路,分割放疗可以最大限度地减少对视神经和视交叉的单次剂量辐射,同时保证对残余肿瘤足够的治疗剂量。

所选手术的目的和优点

- 建立宽阔的手术通道,清楚地暴露颅底结构,同时离断脑膜瘤的血供。
- 切除所有海绵窦外脑膜瘤,以阻止肿瘤的进一步生长,保护海绵窦的重要结构,缓解患者症状。
- 切除视神经和视交叉周围的肿瘤,减少此区域的放疗需要。
- 患者术后密切观察并长期随访。术后观察对于确定是否行放疗是至关重要的。
- 一旦有指征,及时放疗可改善预后。

适应证

- 出现临床症状及影像学显示海绵窦外有肿瘤。

禁忌证

- 高龄、手术风险较高、有严重合并症不能耐受手术的患者,最好选择放射外科治疗或立体定向分割放疗。

■ 手术细节和准备

术前计划和特殊设备

神经系统、眼科和耳鼻喉科的检查

- 患者应检查是否有眼球突出、视力下降、眼球运动障碍和三叉神经紊乱。同时应检查眼底、视野和角膜营养状态。耳鼻喉检查包括耳蜗、前庭和咽喉部功能的评估,闭合咽鼓管观察是否有中耳炎的迹象。

影像学检查

- MRI 检查,以评估肿瘤侵犯邻近脑池情况及脑实质受压程度。海绵窦外的肿瘤扩展范围也应该进行评估。
- 头颅 CT 及骨窗相薄扫,以便清楚地显示颅底解剖结构。
- MRI 和 MRA 评估海绵窦内和海绵窦上段颈内动脉受包裹的程度和管径。
- 蝶鞍、蝶窦、卵圆孔、圆孔、岩骨颈动脉管、破裂孔、前床突和视神经管这些也应仔细检查,因为这些结构与手术密切相关。
- 应进行 DSA 检查。同侧颈内和颈外动脉分别造影,研究它们各自参与肿瘤供血的情况,来决定是否进行术前栓塞。
- 对侧颈内动脉造影,同时在颈部压迫同侧颈动脉观察前交通动脉的功能。对侧椎动脉造影,同时压迫同侧颈动脉观察后交通动脉的功能。应仔细检查 DSA 静脉期,观察静脉主要是经前方的侧裂系统,还是后下方的 Labbé 系统引流;如果是后者,将会增加手术的难度。

常规辅助措施

- 手术设备包括:Mayfield 头架、外科手术显微镜、术中多普勒、自动牵开器、高速颅骨钻、双极电凝和(或)超声吸引器、显微剥离器械、神经导航。
- 围术期应用抗生素 (因为手术通常持续很长时

间)、留置尿管和动脉置管。

- 术中神经监测包括通过咀嚼肌(咬肌)监测三叉神经运动支,通过面肌监测面神经。有时,还应监测动眼神经和外展神经。

专家建议/点评

- 因为许多脑膜瘤进展缓慢或无进展,无症状的海绵窦脑膜瘤应单纯观察。6 个月后行 MRI 检查,观察是否存在快速进展。如果 6 个月内无进展 MRI 可改为每年一次。
- 笔者认为,术后残余肿瘤无须辅助放疗,除非是非典型脑膜瘤。放疗适用于肿瘤复发的患者,或者残余肿瘤导致症状持续存在或者症状恶化的患者。
- 目前大部分共识是仅海绵窦外的肿瘤部分需手术切除。
- 应切除视路附近的肿瘤,在其周围建立无瘤空间,以尽量保护视通路免于放疗损伤。

手术的关键步骤

以侧裂为中心,行典型的额颞翼点开颅。参考术前影像检查,注意避开额窦。颅脑 MRI,尤其是冠状面,可以评估肿瘤在颅底扩展的范围和是否需要额外切除颅骨,即眼眶和(或)眶颧截骨术(图 35.1A,B)。远离 Labbé 静脉打开硬膜。

经硬膜外入路到达中颅窝底。建议在中颅窝底破裂孔处近端控制颈内动脉。可在卵圆孔处向前牵拉三叉神经下颌支的硬膜鞘,在破裂孔的后外侧缘直接显露颈内动脉,或者用高速金刚砂磨钻和 1~2mm 的 Kerrison 枪状咬骨钳切除颈动脉岩骨管顶壁显露颈内动脉。磨除时,方向由前向后,特别注意不要损伤外侧的咽鼓管和鼓膜张肌腱,或者后方的耳蜗。硬膜外中颅窝入路本身可早期切断肿瘤血供。本文通讯作者(M. S.)最近的一项 100 例海绵窦脑膜瘤病例研究证实,切断肿瘤的血供有助于遏制残余肿瘤生长。单纯手术切除后,在 20 年随访中仅 13.25% 海绵窦内残余肿瘤再生长。主要通过电凝切断棘孔处的脑膜中动脉,破裂孔处的颈内动脉分支以及跨板障的供血血管,从而切断肿瘤的血供。

前床突膨大和(或)脑膜瘤的动脉血供来源于颈内动脉床突旁段和(或)眼动脉时,硬膜外切除前床突和视神经管顶壁是非常有帮助的(图 35.1C-E)。这一方法的主要目的是增加颈内动脉床突旁段和视神经的暴露。术前检查发现视力下降或视野缺损需要行视神经

减压。

有时在某些特定(罕见)的情况下,可行颈外-颈内动脉搭桥(EICAB)。目前共识是仅限于切除海绵窦外的肿瘤,因此,只有存在颈内动脉和(或)大脑中动脉狭窄,且 Willis 环功能不全时(没有侧支循环),EICAB 才有指征。通常在颞浅动脉(STA)(后支)和大脑中动脉(MCA)皮质支之间搭桥。如果计划进行 EICAB,手术开始时要分离并保护颞浅动脉,直到吻合完成。高流量搭桥建议使用大隐静脉。

通常从硬膜内切除脑膜瘤的海绵窦外部分。硬脑膜瓣沿眶周骨膜翻折牵开,切开硬脑膜时应注意避免损伤下方的脑静脉。根据"锥形显露"的概念,眶颧入路有利于圆锥顶部的显露,扩大了处理肿瘤的操作空间。骨质的切除降低了对打开侧裂的需要,减少了侧裂静脉损伤的风险和对大脑中动脉分支的骚扰。

首先要到达海绵窦外侧壁,然后分离确认一些解剖结构,如幕切迹、滑车神经、动眼神经、大脑后动脉的 P2 段、后交通动脉、脉络膜前动脉和视束。

如果海绵窦外的肿瘤质地较硬,可用双极电凝和超声吸引器切除。切除时不要越过海绵窦壁硬膜层。如果肿瘤扩展至鞍上,可经下列间隙切除:颈内动脉后间隙、视神经-颈动脉间隙以及视交叉前(视神经间)间隙,直至垂体柄。如果肿瘤侵入 Meckel 腔,打开其顶壁切除肿瘤。如果肿瘤扩展至幕下,辨认滑车神经,切开幕缘,从 Dorello 管分离切除肿瘤。可对动眼神经和滑车神经进一步减压:在眶上裂从海绵窦顶的外侧壁游离这些神经。值得强调的是,过度的电凝可能会加重脑神经损伤。

规避/损伤/风险

- 磨除颈内动脉岩骨段上方的骨质,暴露颈内动脉近端,以便近端控制颈内动脉。
- 硬膜外前床突切除有助于充分游离视神经鞘,暴露海绵窦以后的颈内动脉床突旁段。
- 可从大腿取脂肪组织或肌肉组织填塞气窦防止脑脊液漏。

抢救与补救

- 对于残余脑膜瘤,除非是非典型的脑膜瘤,否则不建议早期辅助放疗和放射外科治疗。
- 在随访过程中,如果发现肿瘤生长,不管它是何种组织学类型,都应进行辅助放疗或放射外科治疗。

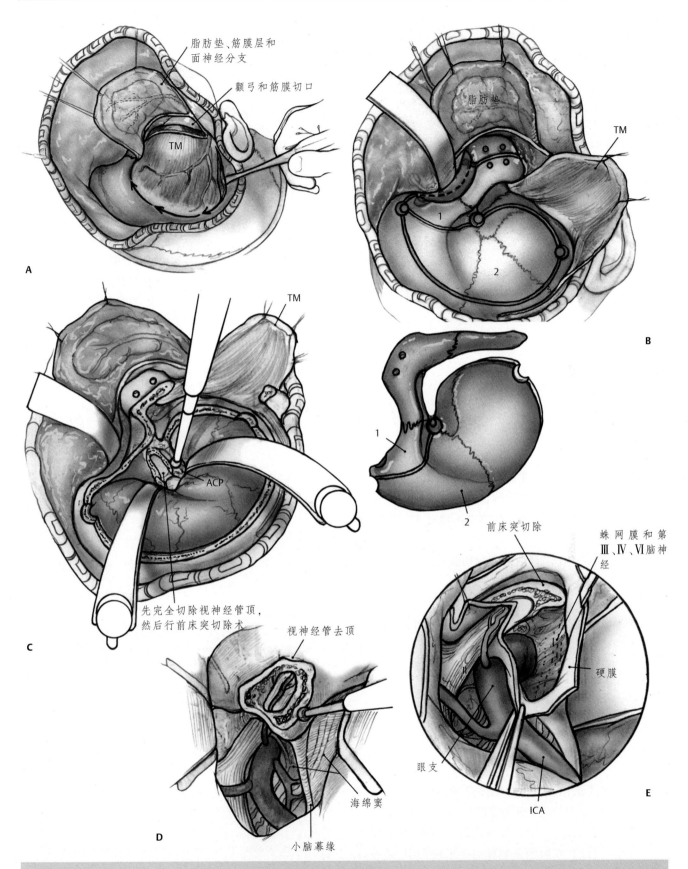

图 35.1　(A,B)右额颞翼点入路联合眶颧切除和硬膜外床突切除。(A)颞筋膜间入路。(B)额颞入路显示颞肌(TM)向下牵开,皮瓣向前牵开,面神经额支被完好保留在脂肪垫前面。1.眶颧弓;2.额颞翼点骨瓣。(C)眶颧弓切除后,磨除前床突。(**插图**)眶颧-额颞两个骨瓣。(D)金刚钻磨除视神经管顶。(E)硬膜外切除前床突暴露颈内动脉硬膜环和海绵窦前部。ACP,前床突;ICA,颈内动脉。

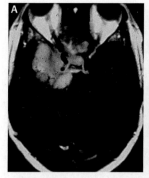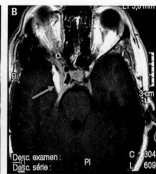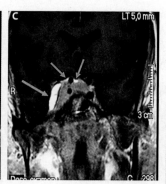

(★)图 35.2　右侧海绵窦脑膜瘤术前、术后增强核磁共振成像（MRI）。(A)术前增强 T1 加权 MRI 成像轴位显示海绵窦脑膜瘤向鞍上、鞍旁及岩斜区扩展。(B,C)切除海绵窦外肿瘤部分后,术后增强核磁 T1 加权像（B 轴位,C 冠状位）。一小薄层脂肪组织（取自大腿,同时取阔筋膜）填充在海绵窦顶和蝶鞍及鞍旁结构之间,以及海绵窦侧壁和颞叶内侧之间(B,C,箭头)。这样的"保护层"可能会阻止鞍旁残余肿瘤侵犯脑干周围的脑池。同时也为放射外科治疗提供了参考点。后期的影像学检查证实脂肪组织可以长时间的存在。

■ 结果和术后过程

术后注意事项

- 术后患者应在重症监护室观察 1~2 天。
- 术后应进行全面细致的神经系统检查。
- 患者术后继续给予抗生素 24~48 小时，类固醇激素逐渐减量。
- 术后行 MRI 以评估肿瘤的切除程度。

并发症

- 手术造成或加重第 II ~ VI 脑神经功能障碍。
- 少见：
  ○ 脑脊液漏。
  ○ 感染。

结果和预后

- 死亡率：1%~2%。
- 致残率约为 5%。
- 本文通讯作者对 100 例接受硬膜外前床突切除和视神经管顶切除的海绵窦脑膜瘤患者的研究发现，术后同侧视力恶化占 21%，视力改善占 19%，视力无变化占 60%。目前，在海绵窦脑膜瘤手术过程中，硬膜外切除前床突，在视力恶化方面所起的作用还不确定。
- 仅切除海绵窦外的脑膜瘤，肿瘤的控制率可达

88%（图 35.2）。与手术切除后随访观察相比，辅助放疗并不能改善肿瘤的生长控制率。

- 非典型海绵窦脑膜瘤患者可从术后辅助放疗中获益。非典型海绵窦脑膜瘤预后较差，肿瘤生长控制率较低。

- 对于术后肿瘤再生长或者术后残余肿瘤的相关症状无改善的患者，放疗（单剂量或立体定向分割放疗）是必要的，它可以改善患者预后。

- 对于非典型的脑膜瘤，通常在 4 年内复发。对于所有肿瘤，如果术后 9 年内没有复发，那么以后肿瘤的复发率接近 0。

参考文献

[1] Alaywan M, Sindou M. Fronto-temporal approach with orbito-zygomatic removal. Surgical anatomy. Acta Neurochir (Wien) 1990;104:79–83

[2] Al-Mefty O, Smith RR. Surgery of tumors invading the cavernous sinus. Surg Neurol 1988;30:370–381

[3] Walsh MT, Couldwell WT. Management options for cavernous sinus meningiomas. J Neurooncol 2009;92:307–316

[4] Desai M. Top 3 differentials in radiology: a case review. Am J Roentgenol 2010; 195(4):W303

[5] Dolenc VV. Introduction: surgery of the central skull base. Neurosurg Focus 2008;25:E1

[6] Elia AE, Shih HA, Loeffler JS. Stereotactic radiation treatment for benign meningiomas. Neurosurg Focus 2007;23:E5

[7] Fukushima T. Management of cavernous sinus lesions. In: Sindou M, ed. Practical Handbook of Neurosurgery: From leading neurosurgeons. Vol. 2. New York: Springer; 2009:129–154

[8] Heth JA, Al-Mefty O. Cavernous sinus meningiomas. Neurosurg Focus 2003;14:e3

[9] Jacob M, Wydh E, Vighetto A, Sindou M. Visual outcome after surgery for cavernous sinus meningioma. Acta Neurochir (Wien) 2008;150:421–429, discussion 429

[10] Klink DF, Sampath P, Miller NR, Brem H, Long DM. Long-term visual outcome after nonradical microsurgery patients with parasellar and cavernous sinus meningiomas. Neurosurgery 2000;47:24–31, discussion 31–32

[11] Lee J. Meningiomas: Diagnosis, Treatment, and Outcome. Berlin: Springer; 2009

[12] Mendenhall WM, Friedman WA, Amdur RJ, Foote KD. Management of benign skull base meningiomas: a review. Skull Base 2004;14:53–60, discussion 61

[13] Walsh MT, Couldwell WT. Management options for cavernous sinus meningiomas. J Neurooncol 2009;92:307–316

[14] Milker-Zabel S, Zabel-du Bois A, Huber P, Schlegel W, Debus J. Fractionated stereotactic radiation therapy in the management of benign cavernous sinus meningiomas : long-term experience and review of the literature. Strahlenther Onkol 2006;182:635–640

[15] Muto J, Kawase T, Yoshida K. Meckel's cave tumors: relation to the meninges and minimally invasive approaches for surgery: anatomic and clinical studies. Neurosurgery 2010;67(3 Suppl Operative):291–298; discussion 298–299

[16] Nebbal M, Sindou M. [Imaging for the management of cavernous sinus meningiomas] Neurochirurgie 2008;54:739–749

[17] Newman S. A prospective study of cavernous sinus surgery for meningiomas and resultant common ophthalmic complications (an American Ophthalmological Society thesis). Trans Am Ophthalmol Soc 2007;105:392–447

[18] Ojemann R. Management of cranial and spinal meningiomas. Clinical Neurosurgery 1992; 40(17): 321–383

[19] Saloner D, Uzelac A, Hetts S, Martin A, Dillon W. Modern meningioma imaging techniques. J Neurooncol 2010;99:333–340

[20] Seifert V. Clinical management of petroclival meningiomas and the eternal quest for preservation of quality of life: personal experiences over a period of 20 years. Acta Neurochir (Wien) 2010;152:1099–1116

[21] Sekhar LN, Altschuler E. Meningiomas of the cavernous sinus. In: Al-Mefty O, ed. Meningiomas. New York: Raven Press; 1991:445–460

[22] Sindou M, Wydh E, Jouanneau E, Nebbal M, Lieutaud T. Long-term follow-up of meningiomas of the cavernous sinus after surgical treatment alone. J Neurosurg 2007;107:937–944

[23] Skeie BS, Enger PO, Skeie GO, Thorsen F, Pedersen PH. Gamma knife surgery of meningiomas involving the cavernous sinus: long-term follow-up of 100 patients. Neurosurgery 2010;66:661–668, discussion 668–669

[24] Spiegelmann R, Cohen ZR, Nissim O, Alezra D, Pfeffer R. Cavernous sinus meningiomas: a large LINAC radiosurgery series. J Neurooncol 2010;98:195–202

[25] Wiemels J, Wrensch M, Claus EB. Epidemiology and etiology of meningioma. J Neurooncol 2010;99:307–314

第 **36** 章
侧脑室肿瘤 Ⓐ

Maziyar A. Kalani, M. Yashar S. Kalani, Victor C-K Tse

■ 导言和背景

替代方法

- 放疗。
- 化疗。

目的

- 全切或部分切除侧脑室和第三脑室肿瘤。
- 解决梗阻性脑积水和颅高压症状(如果存在)。

优点

- 允许治愈性切除和姑息性切除侧脑室肿瘤,解决脑积水问题(约 50%患者会出现),处理高颅压症状(近 20%患者会出现),可以立即减压缓解占位效应。

适应证

- 侧脑室和第三脑室肿瘤引起梗阻性脑积水、高颅压、头痛或视力障碍。

禁忌证

- 高风险或合并严重并发症的患者,强烈推荐放疗和化疗。

■ 手术细节和准备

术前计划和特殊设备

- 详细询问病史和体格检查是术前评估患者的关键。
- 常规的术前实验室检查并不是必需的,除非估计可能出血较多,则全血细胞计数、血型和交叉配血需要提前做好。
- 50 岁以上的患者或有肺部疾病病史的患者需要胸部的 X 线检查。既往有心脏病的患者或 50 岁以上的男性和 60 岁以上的女性,需要术前的心电图检查。
- 肿瘤位于脑室枕角和前房而要采取后方入路的患者,需要做正规的视野检查。
- 磁共振成像是首选的影像检查手段,能提供最好的肿瘤解剖和邻近结构的细节。
- 基于 MRI 的术中导航系统可以提供更好的解剖定位和肿瘤的细节。
- 如果操作邻近上矢状窦,可考虑术前在心前区放置多普勒探头和中心静脉置管。

专家建议/点评

- 详细研究肿瘤和周围结构的解剖对于选择最短、最安全的入路至关重要。
- 详细了解静脉的解剖可以有效地规避风险。静脉对于寻找室间孔非常重要,特别是合并脑积水的情况下。

• 使用 30°或 45°的脑室镜可以更清楚地通过室间孔看到第三脑室内的结构。

手术的关键步骤

脑室肿瘤的入路选择主要在于肿瘤的位置、大小及脑室本身的体积。

术者必须确保入路在对神经组织和优势半球损伤最小,同时能够实现最好的暴露。

脑室的手术入路总结见图 36.1,并附有各类入路的不足和术后并发症。

经前部皮层入路

经前部皮层入路用于侧脑室额角和体部前方的肿瘤。患者常规术前准备后取仰卧位,头抬高 30°。冠状切口,颅骨钻孔,骨瓣高于额窦,硬膜 U 形剪开。使用显微镜以获得更好的视野,在额中回做一个小切口,小心放置脑压板(图 36.2)。在可冲水双极电凝的辅助下切除

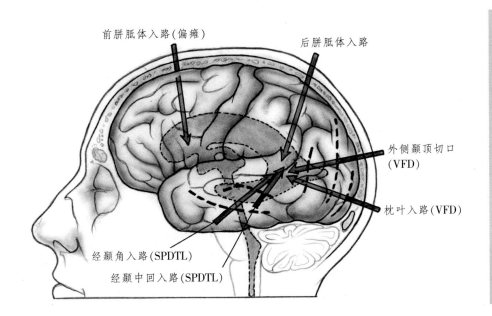

图 36.1　图示侧脑室和第三脑室肿瘤的不同入路和可能的发生的神经损伤。VFD,视野缺损;SPDTL,优势半球颞叶语言功能障碍。

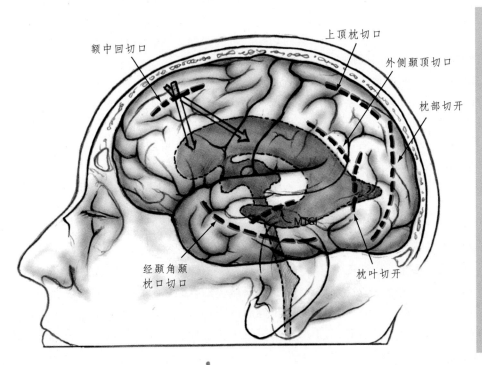

图 36.2　到达不同脑室区域的皮层切口。MTGI,颞中回切口。

肿瘤。严格止血关颅。可吸收的明胶海绵(Gelfoam™, Pfizer Inc.,New york,NY)和可吸收的氧化纤维素止血剂 (Surgicel™,Johnson & Johnson Inc.,New Brunswick, NJ)可以提高止血效率。放置脑室引流管,可以引流同时行颅压监测。小心地移走脑压板,术区用温盐水轻轻冲洗。用浸有凝血酶的凝胶海绵封闭脑实质内的创道。硬膜用 4-0 缝线缝合。骨瓣复位,皮瓣复位,帽状腱膜用 2-0 线缝合。皮肤用订皮器钉合,脑室外引流管连接颅内压监护仪。

经胼胝体前部入路

经胼胝体前部入路用于额角肿瘤或侧脑室体部中间位置肿瘤。患者常规术前准备后取仰卧位,头高 30°。由于肿瘤累及双侧脑室, 所以从非优势半球入路以减少对优势半球的牵拉损伤。冠状皮肤切口显露骨瓣,在上矢状窦对侧钻孔以便打开硬膜时能够显露纵裂。先做一个小切口,然后打开硬膜,向内翻向上矢状窦。小心不要损伤向矢状窦引流的主要静脉。小心放置脑压板,慢慢扩展大脑镰和皮层之间的空间。胼胝体和大脑动脉位置大脑镰游离缘的深部。胼胝体的平面位于胼周动脉的深部,必须小心保护。胼胝体的切口必须位于中线旁开 5mm,大约 3mm 长,向前达胼胝体膝部。此入路可以提供充足的空间达到双侧侧脑室额角。随后可以切除肿瘤或切除部分肿瘤。关颅与经前部皮层入路类似。

详细介绍请参考"第三脑室的经纵裂–胼胝体–脉络膜裂入路"一章。

经后部皮层入路

经后部皮层入路用于侧脑室体部后方及房部的肿瘤。患者常规术前准备后可以根据情况取俯卧位、侧卧位或仰卧位。做 U 型皮肤切口。在中线部位开颅,硬膜十字形打开,翻向上矢状窦,中心对应人字缝。皮层切口沿顶叶上方长轴方向切开,达到脑室后可放置脑压板。然后切除肿瘤或囊内切除。常规关颅参照前部经皮层入路。

详细过程参照"脉络丛肿瘤"一章。

经胼胝体后部入路

经胼胝体后部入路用于侧脑室体部后半部或三角区顶部的肿瘤。患者常规术前准备后取仰卧位。U 型皮肤切口,颅骨钻孔。硬膜沿上矢状窦打开,向侧方牵拉顶叶,分离蛛网膜和大脑镰的粘连。用吸引器的尖端在中线旁切开胼胝体后部,然后切除肿瘤或囊内切除。常

规关颅参照经前部皮层入路。

枕叶入路

枕叶入路用于侧脑室房部的肿瘤向后生长和侧脑室枕角的肿瘤。患者常规术前准备后取俯卧位,头向地面方向屈曲。皮肤切口注意避免损伤经枕下肌肉穿行的枕动脉。骨瓣内侧和下方的边界分别沿上矢状窦和横窦。交点位于窦汇。硬膜翻向上矢状窦和横窦,皮层切口在枕极平行脑沟。经枕极向前上方到达脑室,随后切除肿瘤或囊内切除。常规关颅参照经前部皮层入路。

经颞叶入路

经颞叶入路用于侧脑室三角区和侧脑室颞角中后方的肿瘤。患者常规术前准备后取仰卧位,病变同对侧肩膀抬高。头向病变对侧旋转 70°使颞突位于术野最高点。在耳旁做 U 形切口,颞肌及附属筋膜随皮瓣向下牵开。颅骨钻孔做矩形骨瓣。硬膜小心剪开避免损伤后方的横窦或 Labbé 静脉。然后切除肿瘤或囊内切除。常规关颅参照经前部皮层入路。

额颞入路

额颞入路用于颞角前部的肿瘤。患者常规术前准备后取仰卧位,病变同侧肩膀抬高。头向病变对侧旋转 30°,顶部向下倾斜使颞突为术野中点。取问号形皮肤切口,起自耳前 0.5~1cm,向后到耳后,向上内侧到瞳孔中点线,止于发迹。颞肌游离向侧后方翻开。在蝶骨嵴旁和侧裂后上方钻孔, 做额颞骨瓣。硬膜沿蝶骨嵴剪开,皮层切口沿颞中回到达侧脑室颞角。然后切除肿瘤或囊内切除。常规关颅参照经前部皮层入路。

规避/损伤/风险

• 确保彻底止血以避免迟发的脑室梗阻, 这一点十分重要。

• 在入路开始部分, 要注意有损伤矢状窦和大脑前动脉的风险。

• 注意有胼胝体损伤导致分离综合征和缄默征的风险(经胼胝体入路的病例中出现)。这种损伤可以通过限制胼胝体切开的范围至 2~3cm 来避免。

抢救与补救

• 在经胼胝体的入路中, 因为从皮层表面到上矢状窦的桥静脉的阻挡可导致不充足的暴露,可采取如下的方法来进一步暴露:硬膜可以进一步剪开使静脉

保留在硬膜。在术中显微镜下使用显微外科技术沿其走行方向分离静脉。轻柔地从半球表面将静脉牵开。保持这些静脉湿润,防止过度牵拉非常重要。

- 在切除肿瘤过程中不要害怕肿瘤的出血及止血困难,因为一旦全切肿瘤,出血就会停止。
- 上矢状窦的撕裂和气栓的处理在经纵裂胼胝体脉络裂入路的章节里会详细描述。

■ 结果和术后过程

术后注意事项

- 患者术后应在神经重症监护病房(NICU)严密监护。
- 无论是否行脑室造瘘术,都应频繁地做神经系统检查。
- 如果由于患者神经系统状态下降而怀疑脑积水或颅内出血,应立即行头部 CT 检查。

并发症

经胼胝体入路

- 半球的过度牵拉可导致脑积水。
- 主要的皮层静脉损伤可导致静脉性梗死。
- 解剖辨识不清及脑室内过多的对白质纤维的操作可导致精神症状和记忆问题。
- 其他并发症:脑室内出血、术后肺炎、脑膜炎、脑室炎、脑水肿、间脑综合征、缄默征、分离综合征和记忆损害。

经皮层入路

- 癫痫发作。
- 运动或感觉障碍。
- 视野缺损:象限盲。
- 硬膜下积液(可能导致中线移位)。
- 脑积水。
- 认知损害:Gerstmann 综合征是优势半球顶叶的损伤。症状包括:手指失认、计算不能、失写症、左右辨别不能。
- 语言损害。

参考文献

[1] Abosch A, McDermott MW, Wilson CB. Lateral ventricular tumors. In: Operative Neurosurgery. Vol. 1, 1 ed. London: Harcourt Publishers Limited; 2000: 799–812

[2] Strugar J, Piepmeier J. Approaches to lateral and third ventricular tumors. In: Operative Neurological Techniques. Vol. 1, 4th ed. Philadelphia, PA: WB Saunders, 2000:837–851

[3] Türe U, Yaşargil MG, Al-Mefty O. The transcallosal-transforaminal approach to the third ventricle with regard to the venous variations in this region. J Neurosurg 1997;87:706–715

[4] Lawton MT, Golfinos JG, Spetzler RF. The contralateral transcallosal approach: experience with 32 patients. Neurosurgery 1996;39:729–734, discussion 734–735

[5] Wen HT, Mussi ACM, Rhoton AL, Jr, Oliveira E, Tedeschi H. Surgical approaches to lesions located in the lateral, third and the fourth ventricles. In: Sekhar LN, Fessler R, eds. Atlas of Neurosurgical Techniques. Brain. New York: Thieme Medical Publishing; 2006:507–546

[6] Villani RM, Tomei G. Transcallosal approach to tumors of the third ventricle. In: Schmideck HH, Roberts DW, eds. Schmideck & Sweet's Operative Neurosurgical Techniques. 5th ed. Philadelphia, PA: WB Saunders; 2005: 772–785

第 **37** 章
第三脑室肿瘤 Ⓐ

Ioonnis P. Fouyas. Marco Lee

■ 导言和背景

- 第三脑室是一个位于中线部位，内附室管膜的裂隙状腔隙。完全被 Willis 环包绕，其分支供应脑室脉络丛。其静脉来源于深部静脉系统。根据实际需要，第三脑室分为前部和后部。相关解剖见图 37.1 和图 37.2。
- 第三脑室的侧壁是丘脑，其与丘脑间联合相连；下壁是下丘脑，其以下丘脑沟与丘脑分界。
  - 此区域的肿瘤起源：
    - 脑室内（胶样囊肿、脉络丛肿瘤、脑室内脑膜瘤）。
    - 脑室壁（室管膜瘤、胶质瘤、起源于松果体的肿瘤）。
    - 相邻结构侵入脑室（鞍上/鞍旁的脑膜瘤、垂体肿瘤、颅咽管瘤）。

替代方法

- 经终板入路。
- 经室间孔入路（图 37.3）。
- 脉络膜下入路（图 37.3）。
- 穹隆间入路（图 37.3）。
- 枕下经小脑幕入路，也见于松果体区肿瘤：枕下经小脑幕入路。
- 幕下小脑上入路，也见于幕下小脑上入路至松果体区。

- 脑室镜辅助，见脑室镜第三脑室造瘘术。

目的

- 切除肿瘤和减压相邻的功能结构（如视交叉、穹隆、四叠体）。
- 重建脑脊液循环通路。

优点

- 每个前面提及的入路都有各自的优点，主要取决于：
  - 肿瘤的位置。
  - 是否存在脑积水。
  - 静脉的分布。

适应证

- 经终板入路可同时显露鞍旁区域，可以用于起自鞍区侵入到脑室的肿瘤（颅咽管瘤、垂体腺瘤、额底脑膜瘤）。
- 经室间孔入路可用于小的胶样囊肿或局限于脑室前部突向室间孔的肿瘤。
- 经脉络膜下和穹隆间入路提供了第三脑室前部、部分后部和顶部的广泛视野，包括顶部，适用于此区域的胶样囊肿、脑室内脑膜瘤和脉络丛肿瘤。
- 松果体区肿瘤压迫或侵入到第三脑室后部，可通过枕部经小脑幕和幕下小脑上入路来显露。
- 最后，肿瘤可通过脑室镜取活检或囊内切除，同时行第三脑室造瘘术重建脑脊液循环。

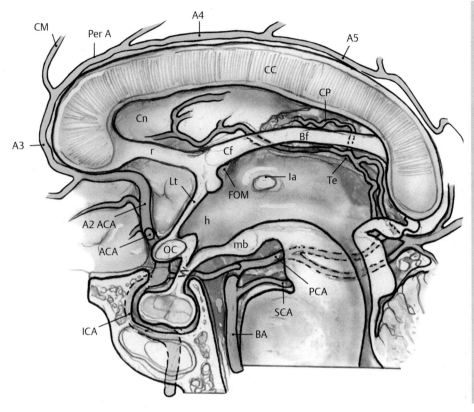

图 37.1　侧脑室中线矢状观,注意周围的动脉。CC,胼胝体;IA,丘脑间联合;Bf,穹隆体;Cf,穹隆柱;Cn,尾状核;Cp,脉络丛;Te,脉络组织;FOM,室间孔;r,胼胝体嘴;h,下丘脑;Lt,终板;OC,视交叉;ACA,前交通动脉;mb,乳头体;SCA,大脑上动脉;ICA,颈内动脉;BA,基底动脉;PerA,胼周动脉;PCA,颈后动脉;CM,胼缘动脉。

禁忌证

- 肿瘤的主体部分位于第三脑室后部,不应该选择经终板入路,经室间孔入路或经脉络膜下入路

- 经室间孔入路,经脉络膜下入路和穹隆间入路不能显露位于前联合前部的肿瘤(如,鞍旁前部的肿瘤侵入第三脑室)

- 如果天幕倾斜过多、深部静脉偏下,局限于脑室

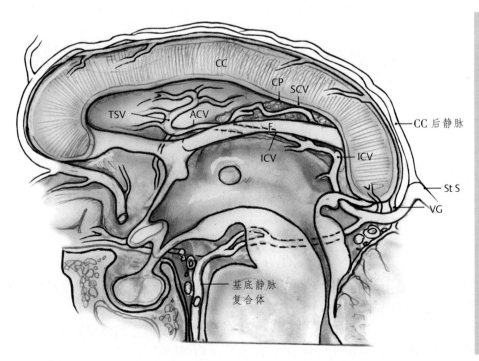

图 37.2　侧脑室正中矢状观,注意周围的静脉。ICA,大脑内静脉;ACV,大脑前静脉;TSV,丘脑纹状体静脉;VG,大脑大静脉;STS,直窦;SCV,大脑上静脉;CP,脉络丛;CC,胼胝体;F,穹隆。

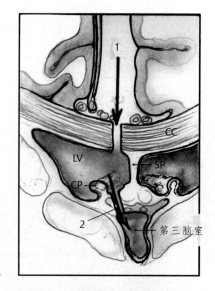

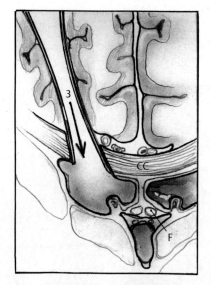

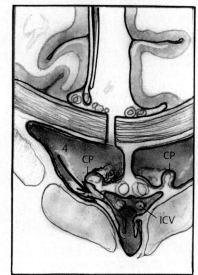

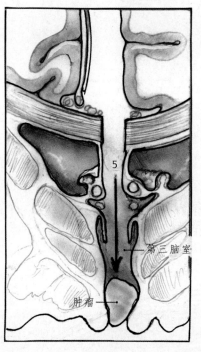

图 37.3　冠状位示意图显示进入第三脑室前部的入路。(A)1.经胼胝体入路。2.经室间孔入路。(B)3.经皮质入路。(C)4.脉络膜下的入路。(D)5.经穹隆间入路。LV,左脑室;CC,胼胝体;F,穹隆;SP,透明隔;CP,脉络丛;ICV,大脑内静脉。

内的肿瘤向后方移位第三脑室后壁,应避免幕下小脑上入路。

　　● 如肿瘤大部分位于四叠体池,但深静脉偏上和局限于脑室内的肿瘤,则应避免枕部经小脑幕入路。

■ 手术细节和准备

术前计划和特殊设备

　　● 脑室手术的患者应该导尿(监测尿崩症),根据术者的建议给予预防性的类固醇激素和抗生素,抗癫痫药和麻醉药的使用需要有经验的神经麻醉医生来确定。

　　● 经终板入路:
　　　○ 当采用前纵裂入路时,应注意额窦的范围。
　　　○ 匹配自动牵开器的头架和显微器械是必需的。
　　　○ 显微镜和超声吸引器是很有用的设备。
　　● 经室间孔和经脉络膜下入路:
　　　○ 术中导航对于经胼胝体入路非常有用。
　　　○ 对于体积较大的病变,应做核磁静脉成像,这样可以在桥静脉更少的那一侧牵开。
　　　○ 一般情况下,选择从较大的脑室进入,如果双侧脑室等大,则从非优势的脑室进入。

○ 左利手的患者应做术前的功能影像以确定优势半球。

○ 如果存在脑积水，应在分离纵裂前或切开皮层前行脑室外引流术。

○ 头架、自动牵开器、显微镜和显微器械。

• 穹隆间入路：

○ 相关设备与经室间孔和经脉络膜下入路一样。

○ 对于脑室后部的肿瘤，开颅部位更偏后方（冠状缝后 2/3）。

• 枕下经小脑幕入路和幕下小脑上入路：

○ 磁共振成像（MRI）（评价小脑幕的位置和肿瘤与脑室后壁的界面）和磁共振静脉成像（大脑大静脉的位置）都应检查。

○ 术中冰冻病理十分重要。

○ 其他的设备如上。

专家建议/点评

• 经终板入路：

○ 经纵裂比经额下更值得考虑，这样会减少对脑组织的牵拉，仔细分离额叶内侧的蛛网膜间隙获得天然的手术空间。

○ 仔细从邻近的眶额皮层分离嗅束降低嗅觉缺失的风险。

• 经室间孔入路：

○ 此入路主要用于起源于脑室顶部的小胶样囊肿。

○ 如果暴露囊肿起始部困难，术者可将此入路转化为脉络膜下入路。

• 脉络膜下入路：

○ 当不能充分暴露肿瘤后部时，建议转化为穹隆间入路，这样必须切开更多的胼胝体后部。

• 穹隆间入路：

○ 通过更多的胼胝体切开和广泛的透明隔分离可以充分暴露。

• 枕下经小脑幕入路和幕下小脑上入路：

○ 此区域的肿瘤多对放化疗敏感，因此如果肿瘤与周围结构粘连紧密，冰冻病理显示其为辅助治疗敏感性肿瘤时，建议行次全切除，以降低正常结构损伤的风险。

○ 如果存在小脑下疝，应该做枕大孔减压。

手术的关键步骤

终板入路

可以经标准的翼点入路或纵裂入路暴露终板。在纵裂入路时，患者取仰卧位，背板抬高 15°，头后仰。可单独分离骨膜，以备覆盖开放的额窦（如果需要）。需剔除骨瓣上的部分额窦内的黏膜。上矢状窦与下方的大脑镰一并分开。必要时，可切断桥静脉。向后分离前颅底直至鞍隔；自此处向上分离，可以显露视交叉、终板、前交通动脉复合体和前联合。

经室间孔入路

患者取仰卧位，头架固定，背板抬高 30°，头屈曲（图37.3）。对于经皮层入路，头部应再向对侧倾斜一些。在窦旁开颅，骨瓣中心在冠状缝。如果采用经胼胝体入路，应该沿上矢状窦钻孔（然后开双额顶骨瓣），而经皮层入路则无须显露矢状窦。在经胼胝体入路分离时，牵开同侧额叶更为有效，有时牵拉大脑镰非常困难。如果纵裂分离困难，进入软膜下时，改变分离的方向，从前方或后方的浅层分离可使术者重新进入蛛网膜界面。进入软膜下时，不建议沿胼缘血管周围分离。镰下分离完成后，放置内侧的牵开器。胼胝体的切开区域可用术中影像导航来指引确定。进入侧脑室后，放置牵开器，首先找到脉络丛，然后向前追踪至室间孔。有时，不知道进入了哪侧脑室，侧方的丘纹静脉可以帮助辨认。选择性地电凝脉络丛，以减少从起源处分离瘤壁时的出血。在手术结束时，应打开透明隔以避免孤立性脑室积水。

脉络膜下入路

脉络膜下入路与经室间孔入路相同（图 37.3）。电凝侧脑室脉络丛后，即可显露脉络裂。脉络裂与脉络组织的上部连接。分开脉络裂后，可切断丘纹静脉（优先选择）或透明隔静脉进入第三脑室。透明隔静脉分离后，还需要进一步游离大脑内静脉（增加静脉损伤的风险）；然而，当切断丘纹静脉时，分离大脑内静脉就不必要了。

穹隆间入路

穹隆间入路的细节与脉络膜下入路相同（图 37.3）。进入侧脑室后，大范围切开透明隔，在直视双侧穹隆的情况下，行穹隆间分离。在多数病例中，大脑内静脉充分分开，脉络膜切开比较容易。

幕下小脑上入路

此入路的细节与经幕下小脑上入路达松果体区一章的内容相同。笔者一般取侧俯卧位,背板抬高有利于静脉回流。颈部屈曲有利于到达肿瘤的路径。患者的身体尽量靠近手术台的边缘,减少术者手部的拉伸。双侧枕部开颅,通过在其上方钻孔暴露窦汇和横窦。枕窦与其下方的镰一并分开。牵开小脑的上表面,离断桥静脉,包括小脑上蚓静脉。四叠体的蛛网膜非常厚,只能锐性分离。偶尔,小脑蚓部的上表面可切开以利于肿瘤暴露。肿瘤囊内切除减压后,从小脑上动脉、上外侧的 Rosenthal 静脉和上内侧的大脑内静脉上分离瘤壁。缰一般是肿瘤的根部和进入脑室的地方。从上下丘和滑车神经的起始部分离肿瘤的前下部。

枕下小脑幕入路

枕部经小脑幕入路的细节与枕部经小脑幕入路切除松果体区肿瘤一章的内容相同。取侧俯卧位,后枕部开颅,患侧在上方(作者推崇的方式)或者患侧在下方(一些术者喜欢利用重力使脑组织下垂)。颈部保持中间位置。暴露窦汇、上矢状窦和同侧横窦,牵拉枕叶下表面要优于牵拉内表面,因其可降低偏盲的风险,且碰到桥静脉的概率较低。暴露天幕和直窦。天幕沿直窦由浅入深分离。有时可能遇到血管,可以用止血夹处理。切开小脑幕游离缘后,可见四叠体蛛网膜。大脑镰和直窦向内侧牵拉(在直窦的末端深部注意不要损伤大脑大静脉),小脑蚓部(如需更多暴露肿瘤,可以将其切开)向后牵拉。蛛网膜锐性分离,囊内切除肿瘤,将囊壁从静脉、动脉和滑车神经上分离。如果需要,上蚓静脉可以切断。有时,根据静脉(大脑大静脉)位置分型的不同,无法暴露对侧的肿瘤。根据大脑松弛的程度,切开直窦上方的下矢状窦和大脑镰,牵拉对侧枕叶的下表面,最后切开对侧天幕可能提供更多的肿瘤暴露。

规避/损伤/风险

- 经终板入路:
  - 脑室的暴露受到上界(前联合)和下界(视交叉)的限制。
  - 分离综合征、双颞侧偏盲和前交通动脉复合体损伤都是相关风险。
  - 脑脊液漏、黏液囊肿形成和失嗅症是经纵裂入路的风险。
- 经室间孔入路:

- 静脉的压力根据头部抬高的程度不同,可能低于大气压,如果遇到上矢状窦或大的桥静脉应格外注意,防止气栓形成。总的来说,直接缝合破口是有效的,但降低头部有时也是明智的选择。
  - 与在矢状窦端切断相比,在脑表面一端(蛛网膜或软膜下)切断桥静脉,更容易避免损伤。离断冠状缝之前的一根桥静脉一般不会导致脑水肿。
  - 胼胝体切开的范围和由此导致的分离综合征的风险可以用影像导航降至最低。皮层入路有 5% 的诱发癫痫的风险。
- 经脉络膜下入路:
  - 应该避免过多地向内侧牵拉穹隆和向前牵拉前联合。
- 经穹隆间入路:
  - 笔者不建议在进入侧脑室,看清双侧穹隆之前,直接从胼胝体的透明隔起始部分离透明隔。
- 幕下小脑上入路
  - 之前流行的坐位手术有气栓的风险,而且会使术者的手保持拉伸状态。采用侧斜位避免这些情况。
  - 摆置体位应注意防止臂丛神经损伤和压疮。
- 枕下经小脑幕入路:
  - 风险和幕下小脑上入路相同。
  - 其他的风险包括偏盲和癫痫。

抢救与补救

- 经终板入路:
  - 当脑室暴露不充分,可以考虑在相同的麻醉状态下采用其他的入路。
- 经室间孔入路:
  - 如果脑室顶部反复出血,换成脉络膜下入路可以加强肿瘤的暴露和帮助控制血管出血。
- 经脉络膜下入路:
  - 脑室后部的出血可以通过穹隆间入路的更多的暴露来控制。
- 经穹隆间入路:
  - 静脉出血可以直接使用止血材料直接压迫。如果出血较多,手术结束时可以在脑室内放置引流管帮助术后引流。
- 幕下小脑上入路和枕下经小脑幕入路:
  - 静脉出血可以通过止血海绵和抬高头部有效地控制。
  - 可选择性的预留枕部骨孔,以便有术后急性脑积水发生时,可以迅速引流脑脊液。

■ 结果和术后过程

术后注意事项

- 脑积水：可考虑脑室外引流，至少可以短期应用。
- 垂体/下丘脑损伤：类固醇联合（或不联合）去氨加压素应该使用。密切监测尿量，特别是尿比重和血钠是十分重要的。
- 术后行 CT 检查用来评价脑积水、颅内积气和颅内血肿。

并发症

- 脑脊液漏/脑膜炎。
- 额窦黏液囊肿。
- 失嗅症。
- 分离综合征。
- 血管损伤（动脉或静脉）。
- 视交叉损伤。
- 下丘脑损伤。
- 穹隆损伤。
- Parinaud 综合征。
- 偏盲。

参考文献

[1] Apuzzo ML, Chikovani OK, Gott PS et al. Transcallosal, interfornicial approaches for lesions affecting the third ventricle: surgical considerations and consequences. Neurosurgery 1982;10:547–554

[2] Wen HT, Rhoton AL, Jr, de Oliveira E. Transchoroidal approach to the third ventricle: an anatomic study of the choroidal fissure and its clinical application. Neurosurgery 1998;42:1205–1217, discussion 1217–1219

[3] Tew JM Jr, Van Loveren HR, Keller JT. Tumors of the anterior third ventricle. In: Tew JM, Jr, van Loveren HR, Keller JT, eds. Atlas of Operative Microneurosurgery. Vol. 2. Brain Tumors. Philadelphia, PA: WB Saunders; 2001

[4] Rhoton AL, Jr. The lateral and third ventricles. Neurosurgery 2002;51 Suppl: S207–S271

[5] Ulm AJ, Russo A, Albanese E et al. Limitations of the transcallosal transchoroidal approach to the third ventricle. J Neurosurg 2009;111:600–609

第**38**章
经小脑蚓部入路切除第四脑室肿瘤

Saleh S. Baeesa

■ 导言和背景

替代方法

- 小脑延髓(膜帆、膜帆扁桃体、扁桃体下)入路。

目的

- 直接到达第四脑室内中线部位的肿瘤,这些肿瘤一般起源于小脑或脑干。

优点

- 通过枕下正中入路切开蚓部暴露第四脑室肿瘤,首先是由 Dandy 提出的,他认为,如果小心避开齿状核,此入路可以避免功能损伤。
- 此入路可以提供直接的解剖通道进入和暴露第四脑室,特别是前部。
- 此入路避免了小脑后下动脉到脑干及小脑下脚和小脑中脚分支的损伤,而这些损伤可见于小脑延髓入路。

适应证

- 起自小脑蚓部或脑干的第四脑室中线部位的肿瘤。
- 肿瘤:髓母细胞瘤、室管膜-室管膜下瘤、星形细胞瘤、脉络丛乳头状瘤、血管母细胞瘤、皮样-表皮样囊肿、脑干胶质瘤和转移瘤。

- 血管病变:动静脉畸形和海绵状血管瘤。
- 炎症和感染性疾病:小脑和脑干脓肿。
- 外伤或自发性血肿。

禁忌证

- 起自前部或前侧方(斜坡)的硬膜外肿瘤是绝对的禁忌证。
- 相对禁忌:
  - 源于幕上和松果体区的肿瘤,应该采用枕下天幕入路或小脑上入路。
  - 源于岩斜区或桥脑小脑角的硬膜下肿瘤应该采用枕下侧方入路(乙状窦前)或其他颅底联合入路(经迷路或经岩骨)。

■ 手术细节和准备

术前计划和特殊设备

- 第四脑室肿瘤患者的术前一般准备和脑干肿瘤没有区别。包括:
  - 一般体格检查和术前神经功能评估。
  - 头后部的检查,特别是儿童,检查之前外伤或手术的伤疤(皮肤的凹陷也不应该被忽略)。
  - 颈部活动度和活动范围特别是屈曲程度的评估(高龄患者应该特别注意,可能伴有强直性颈椎关节炎和一些不常见的情况比如先天性颅颈交界区畸形,可能限制摆体位或术中头部的屈曲)。

● 术前的实验室检查(包括全血细胞计数、肾功能和凝血功能检查)。

● 影像学检查应该仔细阅读。在阅读磁共振成像(MRI)时,应该特别注意观察分析脑积水、肿瘤向头侧或尾侧的延伸和对脑干的侵袭情况(图38.1)。

● 术中显微镜、自动牵开器(Greenberg 或 Budde-Halo)、冲水双极电凝和超声吸引器都是后颅窝手术重要的手术设备。

● 如果肿瘤累及脑干和(或)脑神经,术中监测(听神经、运动、体感诱发电位和肌电图)非常有帮助。

● 在消毒铺巾时应该给予预防性抗生素。

● 激素一般在术前48小时内给予,以缓解血管源性水肿和改善头痛、恶心和呕吐,保证更好的术前入量和营养。在术后应该持续应用几天,缓解术后头痛、颈部疼痛,缓解无菌性脑膜炎的程度和后颅窝综合征。

专家建议/点评

● 术者仔细阅读术前 MRI 非常重要。

● 术者需要十分熟悉第四脑室解剖,熟练掌握显微外科技术。

● 对于脑积水的处理,目前没有相关指南。术前处理的选择包括:放置脑室外引流、脑室镜下第三脑室底造瘘或脑室腹腔分流术。然而,笔者建议,首先应去除肿瘤解除对脑室的压迫,不要术前行脑室腹腔分流术。

手术的关键步骤

推荐使用柔软的气管插管,最好是经鼻插管。这样可以保证颈部更大的活动度,避免折曲插管,以及对舌和上呼吸道的损伤。然而,一些这样的插管不能兼容磁共振成像,需要在手术后更换。放置中心静脉和动脉导管,保留尿管,这对于围术期的监护非常重要。成人和4岁以上的儿童可以用 Mayfield 架头固定。头钉尖端涂抗生素药膏,且需放置于耳部水平以上2cm。

手术体位可以是俯卧位、侧斜位或坐位。俯卧位是经中线暴露第四脑室肿瘤最好的体位,解剖很清晰;也可以使两个术者轻松配合。这个体位最大的弊端就是不利于静脉回流,导致术野淤血和失血,以及面部水肿。抬高头部使其高于心脏水平以上,可以缓解此类问题。军队折颈位是在高颈段中度屈曲(打开寰枕间隙),低颈段轻度屈曲(使枕部与背部水平)。此体位可避免相关的颈髓挫伤这种少见的并发症。放置充足的减压垫,比如,与正对手术台的下颌、肘部(避免卡压)、髂嵴

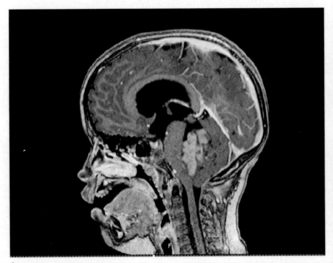

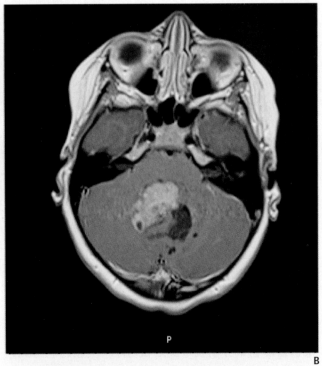

图38.1　(A,B)术前强化 MRI 矢状位 T1 加权像(A)和轴位(B)显示一例主诉头疼和呕吐的7岁男孩,可见第四脑室肿瘤伴梗阻性脑积水。

和膝盖。

摆好体位后,标记中线部直切口,从枕外隆凸到C2棘突水平。作者不喜欢头后部剃发。手术区用聚维酮碘广泛消毒、铺巾,如需脑室减压,同时准备好枕角穿刺的位置。沿中线切开皮肤,皮缘向下分离约5mm深,见到下方的筋膜以便于缝合。可通过如下方法找到中线无血管的肌肉间隙(白线):先暴露枕粗隆下正中骨嵴,进一步向尾侧分离至C2棘突分叉。中线的切口可以用单极电刀切至颅骨。肌肉和骨膜一并从枕骨上分离。分离范围侧方至乳突导静脉,上方到上项线上1cm,下界到C2椎板上缘。安装弧形自动牵开器。与骨窗开颅相比,目前越来越偏好骨瓣开颅、复位骨瓣,尤其是儿童;通过小心使用恰当的钻头,可大大减少硬膜和窦撕裂的风险,假性脑膨出的发生明显降低。是否切除取决于肿瘤向下方生长的程度和(或)扁桃体和上颈段脊髓的关系。笔者发现切除寰椎后弓通常是不必要的。然而,许多术者常规切除寰椎后弓,以便于更充分的暴露和颅颈交界区减压,因为这样做并不影响生物力学的稳定性。成人的寰椎后弓可能是裂开或部分缺如的,儿童可能还是软骨,记住这一点非常重要的。小心地分离骨膜,使用克氏咬骨钳咬除寰椎后弓。

Y形剪开硬膜可以提供更广阔的视野,如果需要可以进一步扩展。首先做"Y"形切口的中线垂直部分,向下跨C1水平,释放小脑延髓池的脑脊液。这样可以减少脑室外引流的需要。然后硬膜切口向上延伸,中线旁开几毫米,避开枕窦,再向侧方打开。在Y形的结合点,用止血夹结扎枕窦,硬膜向上完全打开至对侧。硬膜用湿海绵覆盖,用丝线悬吊至附近筋膜。安装自动牵开器,显微镜移至术野。笔者建议常规用空针穿刺小脑延髓池留取脑脊液化验。

显露和切除第四脑室肿瘤的方法取决于肿瘤的大小和位置。用双极电凝和显微剪刀在蚓部下方做不超过2cm的中线或横行的切口(图38.2)。这样可以显露第四脑室底部,上方至导水管开口,下方至延-颈髓交界,外侧至小脑脚。应该牢记齿状核就在扁桃体上极的头侧、在后外侧的齿状结节的下方。这些结构不要过度牵拉或切开而损伤,以减少小脑缄默的风险。还要记住,小心不要拉伤小脑下脚和中脚或小脑后下动脉。切除肿瘤时先用可滴水双极电凝阻断血运,然后用超声吸引器和显微分离技术减压和切除。关颅之前细致止血(图38.3)。

肿瘤切除后,硬膜不透水缝合以降低脑脊液漏和假性脑膜膨出的风险。用4-0聚丙烯缝线连续或间断缝合。在手术最后,硬膜通常是干皱的。这种情况下,使用自体(骨膜或阔筋膜)或异体的(人或牛心包)硬膜来重建硬膜。沿切口上方和侧方仔细悬吊硬膜到骨缘和肌肉,一直到C2棘突和下方的筋膜,防止硬膜的内陷、粘连小脑和脑干。用纤维蛋白胶涂在缝合切口上。如为骨瓣开颅,骨瓣(儿童推荐用可吸收材料)可以用钛合金固定系统 (Cranis Fix™,Aesculap,Center Valley,PA)固定。缝合肌肉前,应该小心松开头架,使颈部伸展到方便肌肉缝合的位置,然后再将头架固定好。肌肉和筋膜应该固定到沿上项线残留的筋膜上,或者用不可吸收线直接固定到沿骨缘钻的小孔。至少缝合两层后,最浅的筋膜肌肉用可吸收线间断缝合。皮肤缝合两层,用可吸收线缝合皮下。

规避/损伤/风险

• 4岁以下的儿童不建议用头钉,因为这样将增加凹陷性骨折、硬膜撕裂、血肿和脓肿的风险。因此,用马蹄形头垫,可以避免眼球受压,用于婴儿和年幼的儿童比较安全。

• 当采用坐位手术时,术中需要用心前区的多普勒超声和呼气末的二氧化碳监测,以防静脉气栓。

• 在手术早期,用骨蜡沿骨缘止血,避免损伤椎旁静脉丛,结扎枕窦和寰窦均可减少出血。

• 最主要的风险是心血管风险、低血压、气栓、切除肿瘤后扩大脑室的脑脊液突然流失、张力性假性脑膜膨出和硬膜下血肿。

抢救与补救

• 如果在打开硬膜前张力很高,可以通过下列方法降低颅压:过度换气,使用甘露醇,或经枕穿刺放置脑室外引流管。

• 如果因为胸部或腹部疾患、怀孕等无法使用俯卧位,可采用侧斜位。这种体位只允许一位术者操作(没有助手)。这就需要牢牢固定上方的小脑半球(使用牵开器)保持术区的显露。

• 对于成人来说,坐位可提供清晰的术野,血液和脑脊液因为重力原因自动流到术野以外。然而,笔者的医院没有采用这种体位。

术后脑积水

• 文献中关于第四脑室肿瘤患者中,什么样的梗阻性积水需要处理没有明确的指南。在2/3以上的病例中,可以通过切除肿瘤和脑室减压来解决。

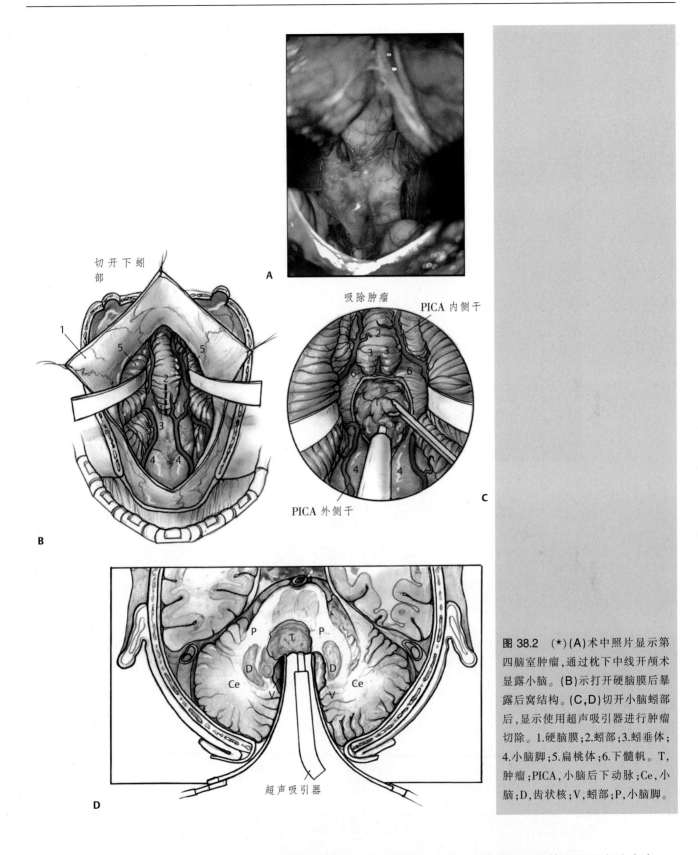

图 38.2 (★)(A)术中照片显示第四脑室肿瘤,通过枕下中线开颅术显露小脑。(B)示打开硬脑膜后暴露后窝结构。(C,D)切开小脑蚓部后,显示使用超声吸引器进行肿瘤切除。1.硬脑膜;2.蚓部;3.蚓垂体;4.小脑脚;5.扁桃体;6.下髓帆。T,肿瘤;PICA,小脑后下动脉;Ce,小脑;D,齿状核;V,蚓部;P,小脑脚。

• 然而,因为术后可出现急性脑积水引起的症状恶化,可能因为肿瘤残留术区的血肿或小脑水肿导致脑脊液梗阻没有缓解。

• 这常常引发关于是否需要术前处理脑积水的争议:脑室外引流的放置或脑室镜第三脑室底造瘘术。

• 这些处理应该用于术前症状不稳定、考虑单纯活检或不全切除的患者。必须强调的是,脑积水的充分控制还可以降低术后脑脊液漏和假性脑膜膨出的发生。

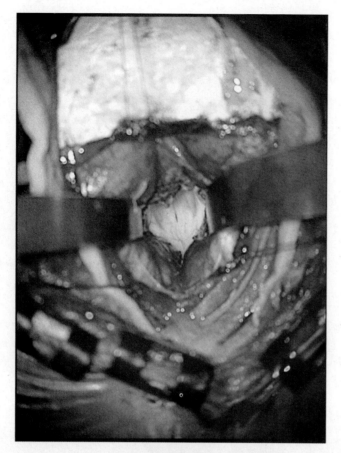

A

肿瘤切除后

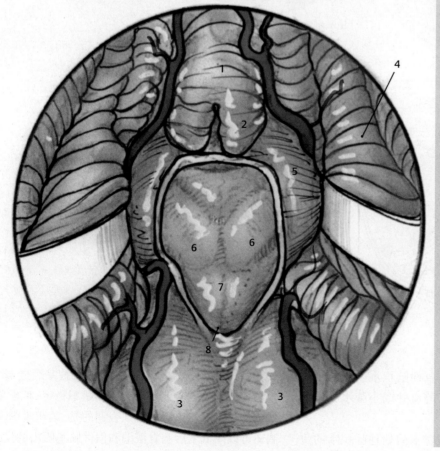

B

图 38.3   (★)(A)肿瘤切除后的术中照片。注意打开下蚓部,切除第四脑室肿瘤后,整个脑室底清晰可见。(B)肿瘤切除后的示意图显示第四脑室底的重要结构。1.蚓部;2.蚓垂;3.小脑脚;4.小脑扁桃体;5.下髓帆;6.面神经丘;7.第四脑室底;8.闩。

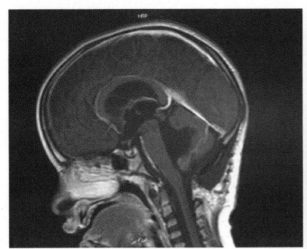
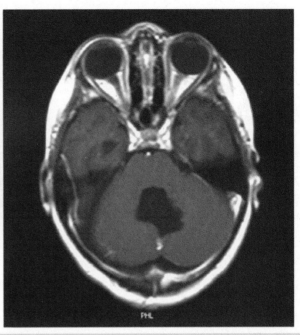

图 38.4　(A,B)手术后 24 小时内矢状位(A)和轴位(B)T1 加权增强磁共振(MRI)成像,手术经小脑延髓入路,下蚓部微小切开,可见髓母细胞瘤完全切除,脑积水消失。

■ 结果和术后过程

术后注意事项

　　● 术后需要有经验的人员在 ICU 仔细观察和监护患者的全身情况和神经功能状态。

　　● 注意化验术后的血红蛋白、肾功能和凝血功能。

　　● 气管插管应在术后保留 24 小时,患者逐渐清醒后拔管。

　　● 有脑室外引流的患者应该注意避免过度引流。引流压力通常控制在 10~15cm 水柱,常在 5 天后拔除。

　　● 术后脑部磁共振应该在 24 小时内检查,以评估肿瘤切除的程度和任何并发症的发生(图 38.4)。

　　● 术后抗生素应该只使用 24 小时,激素应用 5~7 天以减少术后小脑和脑干的水肿。

　　● 小脑性缄默是自限性并发症,见于后颅窝术后约 10% 的儿童,很少见于成人。应向患儿和父母解释,时期消除疑虑,喂养和心理治疗宜早期进行。

并发症

　　● 术后脑积水。

　　● 脑脊液漏。

　　● 假性脑膜膨出。

　　● 无菌性脑膜炎(后颅窝发热)。

　　● 颅内积气。

　　● 脑干和脑神经损伤。

　　● 斜视和眼震。

　　● 小脑性缄默(后颅窝综合征)。

　　● 小脑充血、水肿和血肿。

　　● 主要血管损伤(小脑后下动脉)。

　　● 步态异常(共济失调)。

　　● 伤口感染。

参考文献

[1] Dandy WE. The Brain. Hagerstown, PA: WF Prior Co.; 1966:452–458

[2] Rhoton AL, Jr. Cerebellum and fourth ventricle. Neurosurgery 2000;47 Suppl: S7–S27

[3] Miller JP, Cohen AR. Surgical management of tumors of the fourth ventricle. In: Schmidek HH, Roberts DW, eds. Schmidek and Sweet Operative Neurosurgical Techniques. Philadelphia, PA: Saunders Elsevier; 2006:881–913

[4] Deshmukh VR, Figueiredo EG, Deshmukh P, Crawford NR, Preul MC, Spetzler RF. Quantification and comparison of telovelar and transvermian approaches to the fourth ventricle. Neurosurgery 2006;58 Suppl 2:ONS-202–ONS-206, discussion ONS-206–ONS-207

[5] Dailey AT, McKhann GM, II, Berger MS. The pathophysiology of oral pharyngeal apraxia and mutism following posterior fossa tumor resection in children. J Neurosurg 1995;83:467–475

第 **39** 章
膜帆入路切除第四脑室肿瘤 Ⓐ

Ronald Grondin, Peter Black

■ 导言和背景

替代方法

- 经扁桃体下入路。
- 经小脑蚓部入路。
- 侧方入路。

目的

- 在避免损伤小脑中线结构的同时切除第四脑室肿瘤。
- 后颅窝巨大肿瘤的减压。
- 使脑脊液顺利通过第四脑室，避免脑积水的发生。

优点

- 第四脑室的良好显露。
- 减少小脑缄默。
- 利用自然解剖平面。

适应证

- 此入路用于切除第四脑室中线部位肿瘤（髓母细胞瘤、室管膜瘤、非典型畸胎瘤/横纹肌样瘤、脉络丛肿瘤和脑干背侧肿瘤）。
- 这些肿瘤一般起自第四脑室内或起自小脑（第四脑室顶部）。

- 肿瘤也可起自脑干(第四脑室底部)侵入第四脑室。
- 此入路和传统中线入路的区别就是利用通过脉络膜和髓帆的自然解剖界面,保护小脑组织。

禁忌证

- 侧方生长并突向第四脑室外侧孔的肿瘤更适合从外侧暴露。
- 有严重出血性疾病的患者,因为后颅窝手术,术后出血后果很严重。
- 任何不适宜手术的全身合并症。

■ 手术细节和准备

术前计划和特殊设备

- 常规术前实验室检查和全麻准备。
- 俯卧位,颈部屈曲,Mayfield 头架固定。
- 显微手术牵开器系统。
- 如果术前存在脑积水,可以做脑室外引流术。
- 手术显微镜。
- 双极电凝。
- 超声吸引器。
- 术前的神经导航或术中磁共振成像可以提供帮助；体感和脑干诱发电位的神经电生理监测被很多神经外科医生采用。

专家意见/点评

* 此入路通常由有后颅窝肿瘤手术经验的神经外科医生来完成。

* 应该避免颈部的过度屈曲和气道梗阻。

* 可能会遇到枕窦出血；可以用电凝、Gelfoam™ (Pfizer, Inc., New York, NY) 止血凝胶或钛夹止血。

* 硬膜的 Y 型剪开要优于直线型，便于缝合或用移植材料修补。

* 切除肿瘤的过程中，不要尝试将肿瘤直接从第四脑室底部剥离下来。

* 在分离肿瘤过程中注意覆盖好中脑导水管，防止血液和肿瘤细胞进入到第三脑室。

* 对于起源于第四脑室底部的肿瘤，脑干损伤的风险很大。脑干核团的监测有助于辨识面神经丘，肿瘤可以使之变形或移位。用神经监测刺激器对第四脑室底行电刺激，同时监测面神经的自发肌电活动。

手术的关键步骤

暴露

患者取俯卧位，颈部最大限度地屈曲使第四脑室底部面向术者。备皮范围从枕外隆凸到 C1。皮肤消毒和术前预防使用抗生素。

暴露寰椎后部。中线切口，沿中线的无血管平面用单极电凝分离至枕骨、寰椎后弓，可能还需要暴露 C2 棘突的上部。用小脑牵开器暴露枕骨和 C1 上面的肌肉。分离寰椎后弓和枕骨上的肌肉组织。

在横窦下方中线两侧钻孔。用 Penfield 剥离子剥离骨孔内硬膜，电钻开颅，抬起骨瓣，锐性分离枕骨大孔附近的软组织。打开硬膜之前放置显微外科牵开器系统。

最好是 Y 形剪开硬膜。枕窦出血可以用银夹或双极电凝止血。此时，探查小脑扁桃体，判断肿瘤的显露程度。用手持式可塑形牵开器将小脑扁桃体向外侧牵开，显露肿瘤和第四脑室底部(图 39.1)。看到第四脑室时，将棉条放置于第四脑室底部保护其下的神经核团和传导束，同时避免出血逆流入第三脑室。

分离髓帆

脉络组织构成了第四脑室下顶部的尾端，是由夹在两层膜之间的脉络膜动、静脉组成的一层血管性结构。分离小脑蚓和一侧小脑扁桃体之间的蛛网膜，显露

脉络组织的外膜。锐性打开外膜，游离血管层内血管并向外侧牵开；打开内层进一步显露第四脑室的尾侧部(图 39.2)。

第四脑室顶的上部由上髓帆组成。这是一薄层白质板，跨于小脑上脚之间。看到膜帆连接后，进一步切开上方的髓帆可以更多地显露第四脑室头侧。放置自动牵开器，保持小脑扁桃体和蚓部之间的通道。

第四脑室顶部充分打开、肿瘤显露后，探查肿瘤和脑干之间的界面。起自小脑或室管膜的肿瘤通常很容易从第四脑室底部分离抬起。沿第四脑室底将棉条尽量放至最远处。也可于颅颈交界处放置棉条，以防止肿瘤播散至椎管内。

肿瘤切除

接下来在肿瘤的上方和侧方探查其与小脑的粘连。对于较大的肿瘤，通常需行瘤内减积以显露肿瘤的侧方边界。通过用双极电凝瘤壁，然后囊内切除来完成。电凝瘤壁可为囊内切除过程去除肿瘤供血。根据肿瘤的质地，选择使用电凝加吸引器或超声吸引器行囊内切除。

肿瘤囊内减压后，从小脑分离肿瘤的上缘和外侧缘。与小脑粘连最紧密处通常为肿瘤的起始部。可以较积极切除其与小脑的分界处。肿瘤全切后，小脑表面止血，可用双极电凝和可吸收明胶海绵(Gelfoam™)压迫。然后，拿出第四脑室底的棉条，观察中脑导水管是否被血凝块堵塞。脑室用生理盐水冲洗直到清亮。

关颅

硬膜用硬膜补片以 4-0 的尼龙缝线缝合。大块的可吸收明胶海绵(Gelfoam™)置于颅骨缺损处，根据患者的年龄，可用钛合金或可吸收板来固定骨瓣。婴儿的颅骨太薄不适合钉板固定，可用缝线固定。肌肉和筋膜多层严密缝合，以防假性脑膜膨出或伤口脑脊液漏。

规避/损伤/风险

谨慎避免下列风险：

* 对小脑扁桃体、小脑蚓部和小脑脚的牵拉损伤。

* 牵拉导致的小脑后下动脉的损伤或闭塞。

* 第四脑室底部(脑干)的损伤。

* 出血流入第三脑室或侧脑室导致脑积水。

* 开颅过程中损伤横窦。

* 过多的失血或来自枕窦或枕骨中线部位的气栓。

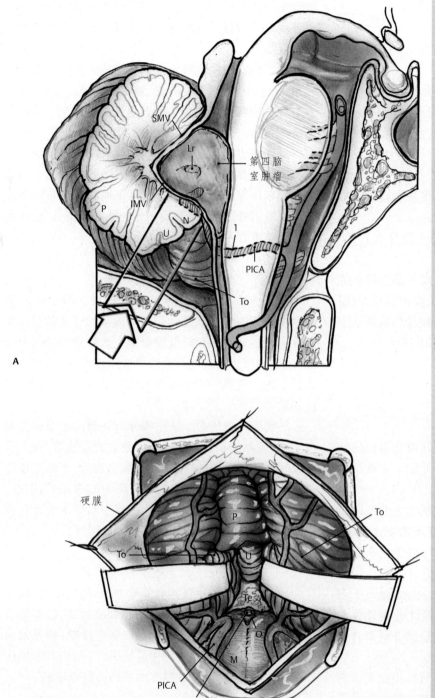

图 39.1　(A)正中矢状位示意图显示后颅窝中线肿瘤的轨迹。(B)分离以显露小脑半球深面的内生性病变：用手持式可塑形牵开器向外侧牵开小脑扁桃体,暴露肿瘤和第四脑室底。1. PICA 尾袢。M,延髓;P,锥体;U,蚓垂;N,小节;To,扁桃体;FoM,蒙氏孔;D,闩;SMV,上髓帆;IMV,下髓帆;Lr,外侧隐窝;PICA,小脑后下动脉。

抢救与补救

• 静脉窦出血应该用可吸收的氧化纤维素止血纱布（Surgicel™, Johnson & Johnson Inc., New Brunswick, NJ）,纤维蛋白胶和(或)棉条压迫止血,因为双极电凝可能实际上会加重此种类型的出血。

• 持续的脑脊液漏应该做腰大池引流或伤口的再次探查。

• 气栓可以通过降低头位,冲洗术野,通过预先放置的中心静脉导管从右心房抽出,给患者吸入纯氧,所有这些都以血流动力学的稳定为前提。

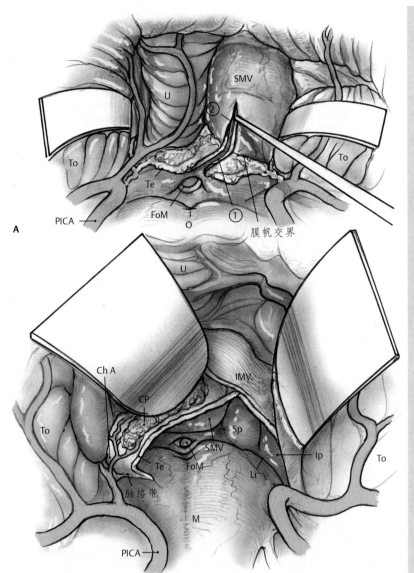

图 39.2 (A)后颅窝的后位手术视野,显示经膜帆入路的手术分离。分离小脑蚓和一侧小脑扁桃体之间的蛛网膜,显露脉络组织的外膜。锐性打开外膜,游离血管层内血管并向外侧牵开。第一个切口打开脉络组织显露第四脑室(1)。第二个切口打开下髓帆,显露蚓垂-扁桃体间隙(2)。(B)膜髓帆分离完成,显示第四脑室底。注意蒙氏孔。Sp,小脑上脚;lp,小脑上脚;SMV,上髓帆;IMV,下髓帆;FoM,蒙氏孔;U,蚓垂;PI-CA,小脑后下动脉;To,垂体;Te,脉络膜;M,延髓;O,闩;Ch a,脉络膜动脉;CP,脉络丛;Lr,侧隐窝。

■ 结果和术后过程

术后注意事项

- 术后镇痛除了使用麻醉性镇痛药物,还可以使用肌松剂(如地西泮)。
- 患者应该密切监护 24 小时,注意颅内出血、水肿或脑积水。
- 术后脑脊液漏通常是由于脑积水的进展引起的,可能需要脑室腹腔分流术。
- 根据病理结果,某些患者需要进一步放化疗。

并发症

- 术后出血。
- 脑脊液漏。
- 感染。
- 脑神经或其他脑干功能损伤。
- 脑积水。
- 小脑损伤。
- 幕上硬膜外血肿。
- 肿瘤残留或复发。
- 小脑后下动脉或椎动脉闭塞。
- 小脑水肿。

参考文献

[1] Rhoton A. Cranial Anatomy and Surgical Approaches. Philadelphia, PA: Lippincott Williams & Wilkins; 2003:453–457

[2] Wen HT, Mussi ACM, Rhoton AL, Jr, de Oliveira E, Tedeschi H. Surgical approaches to lesions located in the lateral, third, and fourth ventricles. In: Fessler R, Sekkar L, eds. Atlas of Neurosurgical Techniques: Brain. New York: Thieme Medical Publishing; 2006: 541–545

[3] Soriano S, Rockoff MA. Neuroanesthesia. In: Albright AL, Pollack IF, Adelson PD, eds. Principles and Practice of Pediatric Neurosurgery. New York: Thieme Medical Publishing; 2008: 1213–1230

[4] Shimoji K, Miyajima M, Karagiozov K, Yatomi K, Matsushima T, Arai H. Surgical considerations in fourth ventricular ependymoma with the transcerebello-medullary fissure approach in focus. Childs Nerv Syst 2009;25:1221–1228

[5] El-Bahy K. Telovelar approach to the fourth ventricle: operative findings and results in 16 cases. Acta Neurochir (Wien) 2005;147:137–142, discussion 142

[6] Rajesh BJ, Rao BR, Menon G, Abraham M, Easwer HV, Nair S. Telovelar approach: technical issues for large fourth ventricle tumors. Childs Nerv Syst 2007;23:555–558

[7] Jittapiromsak P, Sabuncuoglu H, Deshmukh P, Spetzler RF, Preul MC. Accessing the recesses of the fourth ventricle: comparison of tonsillar retraction and resection in the telovelar approach. Neurosurgery 2010;66(3 Suppl Operative):30–39; discussion 39–40

[8] Deshmukh VR, Figueiredo EG, Deshmukh P, Crawford NR, Preul MC, Spetzler RF. Quantification and comparison of telovelar and transvermian approaches to the fourth ventricle. Neurosurgery 2006;58(4 Suppl 2):ONS-202–206; discussion ONS-206–207

第 40 章
室管膜瘤 Ⓟ

Catherine Maurice, Alexander G. Weil, Minh Trang Pham, Robert Moumdjian

■ 导言和背景

定义、病理生理学和流行病学

• 室管膜瘤是一种少见的中枢神经系统肿瘤,来自脑室和脊髓中央管的室管膜细胞。最常见的 4 个位置分别是幕上、幕下、椎管和脊髓圆锥、马尾、终丝。它们分别占这些部位肿瘤的 5%、65%、60% 和 90%。

• 多数成年人的室管膜瘤(75%)位于脊髓,儿童多数(90%)位于颅内,最常见的部位是后颅窝(2/3)四脑室底部。

• 典型的组织学表现为由均一的胞核浓染的小细胞组成的细胞瘤。这些细胞形成典型的室管膜瘤菊形团结构(多角形细胞环绕中间空腔),或血管周围的假菊形团。除了菊形团和假菊形团外,室管膜瘤与星形细胞瘤很相似。

• 根据世界卫生组织(WHO)的分级,室管膜瘤分成 4 个亚型。黏液乳头型(WHO 1 级)几乎只发生在马尾。室管膜下瘤(WHO 1 级)是良性肿瘤,发生在第四脑室或侧脑室。间变室管膜瘤(WHO 3 级)与室管膜瘤(WHO 2 级)类似,但至少有两个病理恶性标准,且更具侵袭性。室管膜母细胞瘤是一种罕见的室管膜恶性肿瘤,只见于幼童,属于原始神经外胚层肿瘤(PNET),很容易沿脑膜播散。

• 这些肿瘤的有趣之处在于它们倾向于累及年幼的孩子,但没有任何危险因素。它们在儿童和成人的高发年龄分别是 5 岁和 35 岁。它们是第 3 常见的儿童中枢神经系统肿瘤,仅次于髓母细胞瘤和星形细胞瘤。

• 男性患者略多(1:1 至 1.4:1)。没有明显的环境因素。

• 神经纤维瘤病 2 型(NF2)有发生室管膜瘤的趋势,相关致病基因位于 22 号染色体。NF2 是一种潜在的肿瘤抑制基因,与肿瘤的发生有关。17 号染色体和 1 号染色体长臂缺失也与肿瘤发生相关。没有家族病例的报道。

• 室管膜瘤的部位不同有不同的基因谱:与第四脑室室管膜瘤相比,HOXB5、PLAG2G 和 CDKN2A 表述更常见于新发的椎管室管膜瘤。

• 7 号染色体等位基因增加只见于椎管室管膜瘤。

• 12 号染色体短臂缺失更常见于椎管室管膜瘤。

• 最近发现,端粒酶[人类端粒酶反义转录酶(hTERT)]的表达预示着儿童室管膜瘤预后不良。

临床表现

• 确诊前平均症状持续时间为 3~6 个月。因为室管膜瘤主要压迫、移位脑组织和脊髓,但并不侵袭,可直到体积很大时才被发现,特别是位于脑组织的临床哑区时,比如幕上侧脑室(图 40.1A,B)。临床表现主要取决于肿瘤的位置。

非典型表现

• 室管膜瘤是少见的能在神经系统中播散的肿瘤

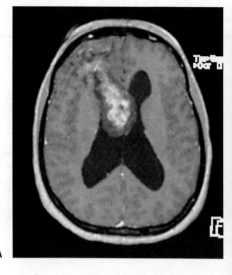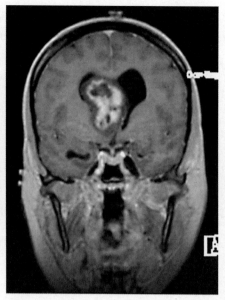

图 40.1   患者,男性,45 岁,主诉头痛、恶心、呕吐和轻微认知下降 4 个月。轴位 (A) 和冠状位 (B)T1 加权钆剂增强磁共振显示扩张的脑室内病变,主要位于右侧脑室的额角。肿瘤显示不均匀强化。

之一。

• 原发的颅内肿瘤很少在中枢神经系统之外播散,但第四脑室室管膜瘤向下转移的发生率可高达 10%,通常约发生在诊断 7 年后。这种情况的危险因素包括:多次手术、放疗、低龄和肿瘤的高增值指数。在新发的原发肿瘤中鉴别转移性病变是必要的。

• 新发的脊髓室管膜瘤起自室管膜细胞,通常是髓内肿瘤。

• 有报道,室管膜瘤可发生于中枢神经系统之外,包括纵隔、坐骨肛门区、肺和卵巢。

诊断和影像

• 平扫和强化 CT 表现如下:典型的等密度病变有 50% 的钙化、10% 的出血、小的囊性变、可能有坏死区,且均匀强化。含铁血黄素沉积多发生在脊髓室管膜瘤。幕下室管膜瘤发生在第四脑室,并常突向第四脑室外侧孔。幕上室管膜瘤最常见于侧脑室的三角区。

• 平扫和强化磁共振(MRI)表现如下:MRI 比 CT 有更好的组织分辨力,更清晰地显示后颅窝结构。一般来说,室管膜瘤的实体部分在 T1 加权像上呈低-等信号到等信号,在质子像上是高信号,在 T2 加权像上呈等信号到高信号。80%~90% 的病例可见强化。黏液乳头型的特点不同于非黏液乳头型:它们在 T1 像上是高信号,因为在细胞外和血管周围有黏蛋白聚集。

其他检查

• 术后全神经轴的磁共振可以排除向下的转移,腰穿可以有助于排除脑脊液播散。在可能出现脑疝风险、梗阻性脑积水或梗阻性髓外硬膜下室管膜瘤病例中应避免腰穿检查。

活检

• 在成人患者诊断不明确时,可以通过活检获取组织病理。立体定向活检通常不推荐。金标准是获取尽可能多的病理组织。

治疗方案和备选方法

一般治疗

• 如果存在高颅压必须首先处理。

• 脑积水:对于严重脑积水,在切除肿瘤之前可以选择如下脑脊液的转流方法,包括脑室外引流、脑室腹腔分流术或脑室镜第三脑室底造瘘术。

• 药物治疗:止痛和止吐药物。

• 放疗:依据肿瘤的位置、病理学和切除的程度。扩大放疗野并没有获益,因为 75% 的复发在局部,2/3 的颅内复发发生在脑脊髓放疗后。

• 化疗:一般用于手术无法达到(靠近脑干)和 3 岁以下的患儿推迟或不能行放疗的。目前没有随机的研究来评价术后放疗后的化疗。最常用的药物包括:顺铂、卡铂和依托泊苷。

• 外科治疗:虽然肉眼全切最有希望获得长期良好预后,但有高复发风险的次全切除也应被考虑以防止严重的神经系统并发症及生活质量降低。切除的程度取决于室管膜瘤亚型、位置、可切除性、脑脊液播散和年龄。

- 室管膜瘤（WHO 2 级）：应该争取最大范围的安全切除。

— 当脑脊液播散为阴性（CSF−）：推荐肉眼全切后观察或局部放疗（54~60Gy）。或者采用次全切除后局部放疗。

— 当脑脊液播散为阳性（CSF+）：以上的治疗加上全脑脊髓放疗 36Gy。

- 室管膜下瘤：最大的安全切除，不需辅助治疗。
- 间变室管膜瘤：最大的安全切除后

—CSF−：加上局部放疗 54~60Gy

—CSF+：加上全脑脊髓放疗 36Gy

- 复发的病例：最大的外科切除和手术后放疗。如果之前没有做过放疗，立体定向放射外科治疗可以考虑。化疗和最好的支持治疗也应在治疗计划中。

- 没有手术的病例：

—CSF−：局部放疗 54~60Gy

—CSF+：全脑脊髓放疗 36Gy

所选手术的目的和优点

- 最大范围地切除室管膜瘤，因为这是取得最佳预后和降低复发风险的最重要因素。
- 注意功能区的保留非常重要，这与术后的生活质量密切相关。
- 有时候术者会面对两难选择：尽可能全切肿瘤，但有神经系统并发症的风险；安全的次全切除，但会有不可避免的肿瘤复发和残瘤再长。

适应证

- 最大限度的安全切除是治疗所有可切除肿瘤的金标准，无论什么位置，都要尽可能地考虑和评估。

禁忌证

- 如果室管膜瘤邻近关键结构，如脑干和颅神经核团，应该避免完全切除。
- 其他妨碍手术的系统性和内科疾病。

■ 手术细节和准备

术前计划和特殊设备

- 在后颅窝肿瘤手术，患者取俯卧位以减少气栓

发生的风险。

- 2 岁以下的儿童术脸向下，使用头托。
- 2 岁以上的患者使用三点式 Mayfield 头架固定头部。
- 切口注射 1:200 000 的肾上腺素溶液。
- 预防使用抗生素。
- 后颅窝室管膜瘤手术中，应使用术中神经电生理监测脑神经。
- 无论肿瘤的大小或脑积水的程度，均应该准备使用过度换气和静脉甘露醇，缓解后颅窝水肿。
- 外科显微镜和显微器械对于入路和肿瘤切除是必需的。
- 其他手术辅助设备包括神经导航、术中超声和超声吸引器。
- 病理专家准备评估术中冰冻切片。

专家建议/点评

后颅窝室管膜瘤要根据其位置和手术难度来评估。

- 第四脑室的室管膜瘤，伴广基附着：
  - 一般向后突入脑室。
  - 增加了神经结构损伤的风险，包括脑神经核及其传导通路的损伤。
  - 有可能需要切除 99% 的肿瘤，残留一薄层在第四脑室底部。
  - 知道何时停止切除以避免并发症非常重要。
- 第四脑室室管膜瘤，伴局部附着：
  - 比较容易从第四脑室底部分离。
  - 一般局限在闩的位置。
  - 最严重的后遗症为后组脑神经损伤。
  - 神经生理监测有助于决定切除范围。
- 肿瘤在侧隐窝，主要位于第四脑室内：
  - 其在第四脑室外侧孔区域。
  - 如果没有附着在第四脑室底部，从技术上讲可以安全切除。
  - 此区域没有重要的神经结构。
  - 在这些病例中全切是可能的。
- 肿瘤位于侧隐窝，主要沿脑桥小脑角（CPA）生长：
  - 有一定难度，因为接近很多脑神经
  - 脑神经损伤的并发症增多
  - 在复发病例中，全切不太可能。

手术的关键步骤

后颅窝室管膜瘤的切除

在颈部中央做中线的皮肤切口。中线分开后，牵开器置入达中线部的项韧带。项韧带随即向下切开到 C1 和 C2 棘突。在枕部中线区，平行切开脊旁肌肉，将骨膜从寰椎后弓上剥离下来。中线两侧钻孔，完成枕下开颅，硬膜 Y 形剪开。打开枕大池释放脑脊液降低，后颅窝压力。硬膜缘电凝止血。

抬起双侧扁桃体暴露第四脑室或在蚓部结合处劈开扁桃体，即可看到第四脑室，暴露室管膜瘤。

第四脑室肿瘤手术中最常用的两个入路是经小脑蚓部入路和经膜帆入路。经蚓部入路（图 40.2A）包括从小脑的枕下表面切开下蚓部，将小脑下蚓部和扁桃体向两侧牵开。切口应尽量小以避免共济失调等并发症。此时可见小结，将其与第四脑室顶下部的脉络膜和髓帆一并切开。可进一步显露整个第四脑室，头侧至导水管，尾侧至闩。显露范围限制于外侧的髓纹。髓帆入路（图 40.2B）包括经 3 个连续的切口显露第四脑室。第一个切口打开脉络膜可见第四脑室底；第二个切口沿下髓帆切开，显露蚓–扁桃体间隙；第三个切口在扁桃体和延髓之间，显露侧隐窝和外侧孔。这样因避免了小脑功能区的损伤，此入路的并发症相对较低。

然后在显微镜下切除肿瘤。用吸引器和超声吸引器分块切除肿瘤。双极电凝用来控制肿瘤内出血。先行肿瘤囊内切除。当切除肿瘤四周边缘时，应注意保护软膜平面。室管膜瘤很少侵入脑干深部，故在紧邻脑干处残余 1mm 的肿瘤边缘，用超声吸引器平行脑干继续切除。第四脑室底通常洁白、平滑，可根据此特征来辨认。第四脑室部分肿瘤切除后，集中精力切除沿外侧孔和桥脑小脑角的肿瘤。重置牵开器，进一步向侧方牵开，暴露桥脑小脑角和后组脑神经。室管膜瘤通常质软，可容易地从此处的脑神经上吸除。处理血管周围的肿瘤时，应格外注意，如小脑后下动脉及其分支和后颅窝的静脉结构。肿瘤全切后，像其他轴内肿瘤一样常规止血，可用双极电凝、可吸收凝胶海绵（Gelfoam™, PtizerInc., New York, NY）和可吸收氧化纤维素纱布（Surgicel™, Johnson & Johnson Inc., New Brunswick, NJ）等。然后去除固体止血材料，以防第四脑室梗死及继发的脑积水。后颅窝肿瘤切除的其他风险已在前一节描述。

用硬膜移植物辅助关闭硬膜。硬膜应达到水密闭合，可用生物蛋白胶加强密封效果，减少假性脑膜膨出的风险。肌肉和筋膜分层缝合，尼龙丝线连续缝合皮肤。

规避/损伤/风险

- 避免术前的分流，可防止肿瘤出血和脑干压迫。
- 如可能，尽量积极切除肿瘤以避免肿瘤复发。对于复发肿瘤切除更加困难，因其与正常组织和神经粘连更加紧密；很难辨认与正常解剖结构的界限。因此，宁可保守一些，常常行次全切除。
- 避免损伤椎动脉，从寰椎椎板小心分离肌肉且沿寰椎后弓的侧方分离小于 1.5cm。
- 注意防止气栓，可能的话，对于后颅窝肿瘤，选择俯卧位比坐位更好。
- 在切除肿瘤过程中，小心使用显微外科技术可以避免脑神经和脑干损伤。
- 使用硬膜补片并用生物蛋白胶加强密封可以防止术后假性脑膜膨出。

抢救与补救

- 可以通过导水管置管治疗脑积水。
- 硬膜可能会有静脉出血，处理方法是小心打开后颅窝，定位并使用血管夹或缝扎控制寰窦出血。
- 在骨窗上方，于中线部位预留袖状骨膜，以备在关颅时，用于修补硬膜。

■ 结果和术后过程

术后注意事项

- 术后先在 ICU 观察 24 小时。早期可能出现暂时性神经功能恶化，以后逐渐好转。
- 影像学检查特别是磁共振成像，应该在手术后 12~24 小时内完成，以确认肿瘤切除的范围并且评估脑积水发生的可能性。术者在手术中对肿瘤切除范围的认识并不可靠。
- 如果存在明显的残余肿瘤且可手术切除，则要计划二次手术进一步切除肿瘤。
- 脑室腹腔分流术可以用来治疗永久性交通或梗阻性脑积水。
- 如果存在延髓功能障碍，酌情考虑气管切开和鼻饲。
- 多学科协作组对功能康复是必要的。

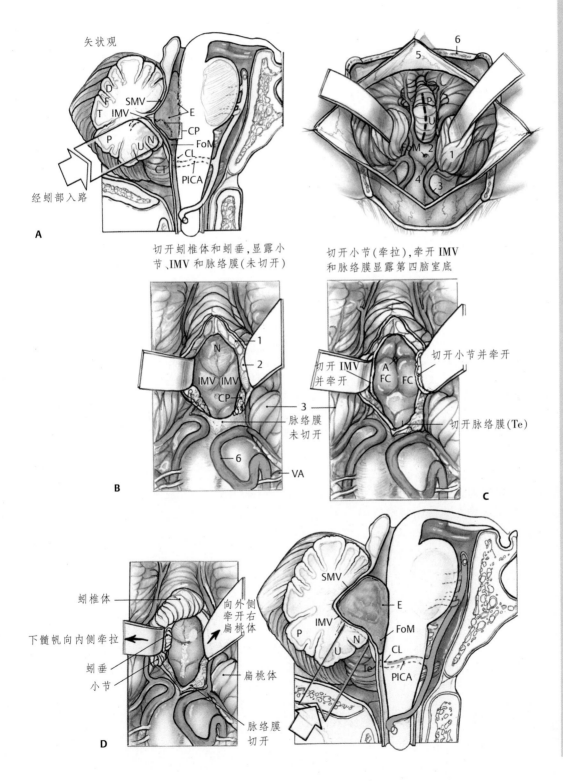

矢状观

经蚓部入路

A

切开蚓椎体和蚓垂,显露小
节、IMV 和脉络膜(未切开)

切开小节(牵拉),牵开 IMV
和脉络膜显露第四脑室底

脉络膜
未切开

B

切开 IMV
并牵开

切开小节并牵开

切开脉络膜(Te)

C

蚓椎体

下髓帆向内侧牵拉

蚓垂

小节

向外侧
牵开右
扁桃体

扁桃体

脉络膜
切开

D

图 40.2　手术技术示意图。(A)经蚓部入路。此入路对第四脑室顶上部的显露好于膜髓帆入路,适用于向上方扩展的室管膜瘤。切开下蚓部(蚓椎体和蚓垂)显露小节。(B)接着切开小节打开第四脑室顶下部,牵开两侧的小节,切开脉络膜和下髓帆可显露整个第四脑室底,从导水管至闩。(C,D)膜髓帆入路。下髓帆向上内侧(向左侧)整体牵拉,扁桃体向上外侧(向右侧)牵拉,显露右侧蚓垂-扁桃体间隙和第四脑室顶下部,第四脑室顶下部由下髓帆和脉络膜组成。沿下髓帆和脉络膜切开可充分显露第四脑室下顶部和整个第四脑室底。箭头指示视角。1.扁桃体;2.脉络膜;3.小脑后下动脉;4.闩;5.硬膜瓣;6.枕下骨窗。E,室管膜瘤;CP 脉络丛;FoM,正中孔(Magendie 孔);FM,枕骨大孔;O,橄榄;SMV,上髓帆;IMV,下髓帆;CT,小脑扁桃体;BA.基底动脉;VA,椎动脉;CL,尾祥;Crl.头祥;Te,脉络膜;N,小节;A.导水管;FC,面丘;P,蚓椎体;U.蚓垂;D,山坡;F,蚓叶,T,蚓结节。

并发症

• 后颅窝手术相关并发症包括：气栓，静脉窦血栓和继发的梗死，瘤腔出血，后颅窝硬膜下血肿，第四脑室梗阻引起的脑积水，假性脑膜膨出，脑脊液漏，伤口愈合问题，脑干和后组脑神经功能障碍，吞咽困难，小脑性缄默，小脑共济失调和平衡障碍，其他与体位相关的并发症（如压迫眼球导致的失明和臂丛神经损伤）。

• 病理相关的并发症包括：向下转移，残余肿瘤的再生长和复发，辅助治疗失败，脑损伤和放疗继发的发育延迟，特别是幼儿。

结果和预后

好的预后因素

• 级别：低级别室管膜瘤 5 年生存率为 60%~80%，高级别室管膜瘤为 10%~40%。

• 首次治疗时全切：在儿童颅内室管膜瘤，没有全切的 5 年生存率是 0~30%，全切为 60%~80%。

• 后颅窝放疗，剂量最少为 50Gy。

• 年龄在 2~5 岁及以上儿童：幼儿的 5 年生存率是 22%~40%，而年长的儿童为 60%~75%。

• 没有播散或侵及脊髓。

• 没有脑神经麻痹（除了第 IV 对脑神经）或脑干和小脑症状：如果有的话，5 年生存率为 0~55%。

随访

• 全神经轴磁共振成像在第 1 年每 3~6 个月查 1 次，第 2 年每 6 个月查 1 次，以后每年查 1 次。

• 因为有迟发播散的病例报道，建议长期神经系统查体随访，全神经轴磁共振成像在第四脑室室管膜瘤术后，特别是多次切除后，随访应超过 10 年。

参考文献

[1] Winn, R. Youmans Neurological Surgery, Vol. 1, Section II. 5th Ed. Philadelphia, PA: Saunders; 2003: 1043–1051

[2] Kaye A, Black P. Operative Neurosurgery. London: Harcourt Publishers Limited; 2000:429–435

[3] Youkilis AS, Park P, McKeever PE, Chandler WF. Parasagittal ependymoma resembling falcine meningioma. Am J Neuroradiol 2001;22:1105–1108

[4] Mork SJ, Loken AC. Ependymoma: a follow-up study of 101 cases. Cancer 1977;40:907–915

[5] Cappabianca S, Barberi A, Grassi R, Lieto E, Fulciniti F, Galizia G. Myxopapillary ependymoma of the ischioanal fossa. Br J Radiol 2003;76:659–661

[6] Bradley W, Daroff R, Fenichel G et al. Neurology in Clinical Practice. Vol. 1. 5th Ed. Philadelphia, PA: Butterworth Heinemann Elsevier; 2008:1348–1360

[7] Brat DJ, Parisi JE, Kleinschmidt-DeMasters BK et al. Neuropathology Committee, College of American Pathologists. Surgical neuropathology update: a review of changes introduced by the WHO classification of tumours of the central nervous system, 4th edition. Arch Pathol Lab Med 2008;132: 993–1007

[8] Youkilis AS, Park P, McKeever PE, Chandler WF. Parasagittal ependymoma resembling falcine meningioma. Am J Neuroradiol 2001;22:1105–1108

[9] Komuro Y, Mikami M, Sakaiya N et al. Tumor imprint cytology of ovarian ependymoma. A case report. Cancer 2001;92:3165–3169

[10] Hansen E, Roach M. Handbook of Evidence-based Radiation Oncology. New York: Springer; 2007:15–55

[11] Rengachary S, Ellenbogen R. Principles of Neurosurgery. 2nd Ed. Philadelphia, PA: Elsevier; 2005:689–699

[12] Gomez DR, Missett BT, Wara WM et al. High failure rate in spinal ependymomas with long-term follow-up. Neuro-oncol 2005;7:254–259

[13] Apuzzo M. Brain Surgery Complication Avoidance and Management. Vol. 2. New York: Churchill Livingstone; 1993:1849–1861

[14] Ochiai H, Yamakawa Y, Kawano H, Shimao Y, Hayashi T. Late spinal cord metastasis of fourth ventricle ependymoma appeared nineteen years after the initial treatment. J Neurooncol 2010;96:295–299

[15] Tanriover N, Ulm AJ, Rhoton AL, Jr, Yasuda A. Comparison of the transvermian and telovelar approaches to the fourth ventricle. J Neurosurg 2004;101:484–498

[16] Miller JP, Cohen A. Surgical management of tumors of the fourth ventricle. In: Schmideck HH, Roberts DW, eds. Schmideck & Sweet Operative Neurosurgical Techniques. Philadelphia, PA: WB Saunders;2005:881–913

第 **41** 章

脉络丛肿瘤 Ⓟ

Nicholas B. Levine, Siviero Agazzi, Harry van Loveren

■ 导言和背景

定义、病理生理和流行病学

发病率

- 脉络丛肿瘤(CPT),神经外胚层起源肿瘤(肿瘤表型分类取代了古老的分类系统),占脑肿瘤的 0.4%~0.6%,每年发病率为百万分之 0.3。
- CPT 占儿童肿瘤的 2%~4%,1 岁之前占 10%~20%。
- 脉络丛乳头状瘤(CPP)与脉络丛癌的发生比例为 5:1。脉络丛癌占脉络丛肿瘤的 20%~40%,80%的脉络丛癌发生在儿童。

大体病理

- 脉络丛肿瘤是红棕色菜花样肿块。
- 脉络丛癌具侵袭性,可有出血和坏死。

显微镜下表现

- 脉络丛乳头状瘤是纤维血管结缔组织构成的良性、乳头状肿瘤,覆盖均匀的单层方形及柱状上皮细胞的叶状结构,肿瘤细胞具有圆形或椭圆形位于基底部形态的单一的细胞核。
- 脉络丛癌具有细胞核异型性,有丝分裂频繁,高核质比,细胞密度高,肿瘤细胞排列不佳缺乏乳头状模式,有坏死区域和脑组织侵袭。

转移

- 脉络丛癌比较容易发生脑脊液播散。

增值指数

- 脉络丛乳头状瘤平均的 Ki67/MIB1 标记指数是 1.9%(0.2%~6%),而脉络丛癌是 13.8%(7.3%~60%)。

基因

- 第 7、9、12、15、17 和 18 染色体的荧光原位杂交不平衡(FISH)。

部位、年龄和性别分布

- 脉络丛肿瘤近 50%发生在侧脑室三角区,40%在第四脑室,5%在第三脑室,在第四脑室外侧孔小于 5%。
- 据报道,脉络丛乳头状瘤也可见于鞍上池、松果体区和脑实质内。
- 80%的侧脑室脉络丛肿瘤发生在儿童,左侧脑室更多见,3%~4%为双侧。
- 成人脉络丛肿瘤最常见于第四脑室。
- 侧脑室肿瘤的男女比例为 1:1,而第四脑室为 3:2。

临床表现

- 典型的症状和体征包括颅内压升高,脑积水,局部神经功能缺失,癫痫和行为问题。

- 头痛经常伴随行为问题。
- 患者也会因为不对称的脑积水出现急性脑疝症状。

诊断和影像

- 血管蒂起自脉络膜动脉、小脑上动脉或小脑后下动脉。
- 在血管造影中可以看到增粗的动脉和早期的静脉引流。
- 婴儿经颅超声显示不规则边界的脑室内团块回声、脑积水和搏动性血管影。
- CT 扫描中,75%的脉络丛肿瘤是等密度或高密度,25%是低密度或混杂密度;25%有钙化;强化明显伴轻度不均匀强化。
- 在磁共振成像中,脉络丛肿瘤在 T1 像是分叶状等信号占位,在 T2 像是等信号到高信号,并伴有因为脑脊液流动不畅导致的混杂信号。在脉络丛肿瘤中可以看到出血和局部脑侵袭。
- 脉络丛肿瘤的鉴别诊断包括:脉络丛乳头状瘤、脉络丛癌、乳头状室管膜瘤、髓母细胞瘤、血管瘤、血肿、星形细胞瘤、脑膜瘤和转移瘤。

治疗方案和备选方法

外科手术切除

- 在下文中总结。

脑积水的处理

- 脉络丛肿瘤可以分泌脑脊液,导致交通性脑积水。
- 非交通性脑积水源自脑脊液流动的阻塞。
- 肿瘤蛋白分泌可以导致蛛网膜粒阻塞,继发脑积水。
- 术前的脑脊液转流应该权衡扩张的脑室对手术切除的帮助。
- 术前的分流手术可因为静水压下降导致肿瘤生长,因为脑皮层扩张,术后硬膜下积液减少。

辅助治疗

- 术前化疗有助于减少脉络丛癌的肿瘤体积和血液供应。
- 肉眼全切是脉络丛乳头状瘤的治疗选择。

- 化疗有助于长期生存,但不能阻止脉络丛癌的复发。3 岁以下的患儿选择化疗,3 岁以上的患儿做脑脊髓放疗有助于防止软脑膜种植和局部肿瘤复发。

所选手术的目的和优点

- 外科手术的目的包括以下几方面。
  - 肿瘤切除:目的是全切和治愈(全切和治愈不可能在所有病例中实现,例如,肿瘤邻近重要的神经和血管结构)。
  - 恢复脑脊液流动的通畅和治疗脑积水。
  - 脑保护:选择干扰最小的入路,避免不必要的脑牵拉或功能区的损伤,是十分必要的。请注意最短的入路也许并不是最好的入路。
  - 入路的选择首先要考虑控制肿瘤的血运,然后再切除。
  - 入路的选择基于肿瘤的位置(作者的观点),总结如下。

侧脑室

- 顶叶经皮层经脑室入路达三角区(讨论见下)。

第三脑室

- 经皮层或经胼胝体入路联合经脉络裂入路。

第四脑室

- 中线双侧枕下入路,向侧方牵拉小脑扁桃体,劈开脉络组织达到肿瘤供血区。

第四脑室外侧孔

- 侧卧位,肿瘤侧向下。枕下开颅,打开寰椎,向背侧牵拉同侧扁桃体,劈开脉络组织到达外侧孔的肿瘤血管蒂。

适应证

- 脑积水。
- 颅内压增高和占位效应。
- 邻近组织压迫和损伤导致的神经功能缺失。
- 癫痫。

禁忌证

- 高危患者或有严重并发症的患者,推荐辅助治疗和(或)只做脑脊液分流。

■ 手术细节和准备

术前计划和特殊设备

• 详细的影像检查包括 CT、磁共振成像和强化磁共振成像。MRA 可以代替血管造影。由于肿瘤的供血动脉过度弯曲,术前栓塞常常失败。

• 术前麻醉准备和计划,包括输血的可能性(这些肿瘤一般血供丰富)、中心静脉置管、动脉置管、术前抗生素、抗癫痫药物和激素。

• 手术显微镜、显微剥离子、自动牵开器(例如Budde Halo)、超声吸引器和不黏双极电凝。

• 可视化辅助设备(如神经导航、术中超声和神经内镜)都非常有帮助。

专家建议/点评

• 制订手术计划时,确定主要引流静脉的位置十分重要。

• 应该随时准备行脑室外引流。术者应该在肿瘤切除完毕后注意在侧脑室放置脑室外引流管,因为可能出现迟发性脑积水,会在手术几天后表现出来。

手术的关键步骤

本节讨论经后部皮层入路经顶上小叶入路。这是位于侧脑室房部肿瘤最好的入路方式之一(另一个是后部经胼胝体入路,在其他章节讨论)。

患者取 3/4 俯卧位。顶结节位于最高位。沿切口线备皮,患者头部用梅菲尔德头架固定,神经导航注册配准。用标记笔标记中线和肿瘤位置。然后,标记肿瘤上方的直线切口或至中线的 U 形切口。用 10 号刀片切开皮肤,沿切口分离枕部肌肉。放置自动牵开器或用鱼钩形拉钩牵开头皮,暴露其下方的颅骨。开颅范围从中央后回后缘到其后方约 5cm。注意不要越过中线,离中线2cm,避免损伤上矢状窦,导致相关并发症。

硬膜十字剪开。硬膜缘用 4-0 尼龙线悬吊。用神经

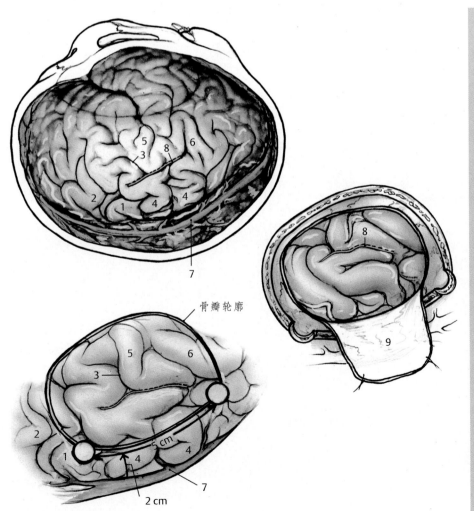

图 41.1 示意图显露开颅和硬膜打开的范围。确定顶上回,沿此回切开,到达三角区肿瘤。1. 中央后回;2. 中央前回;3.中央后沟;4. 顶上小叶;5. 缘上回;6. 角回;7. 上矢状窦;8.顶间后;9.基底在内侧的硬膜瓣。

导航辨识确认顶上回(图 41.1)。这时,用术中超声有助于找到沿此脑回切除肿瘤的最短入路。如果脑室扩张,在此处行脑室造瘘减压是有帮助的,但会降低神经导航的准确性。沿顶上回做皮层切口,沿此脑回向下分离到肿瘤或进入脑室(图 41.2)。此时,安装自动牵开器。辨认肿瘤,送冰冻切片确认诊断后,开始切除肿瘤。肿瘤应囊内分块切除后,再于脑室内从周围结构逐渐游离。用棉片遮挡防止形成脑室内血凝块,肿瘤的血供应早期识别并电凝切断。术前血管检查(如 MRA 或血管造影)有助于判断供血的位置。应尽量避免损伤视放射。这些结构在脑室房部的外侧。

用标准的方式关颅,在开颅术一节已讨论。应该注意脑室引流管在远处引出连接引流瓶。

规避/损伤/风险

● 术区彻底止血防止迟发的脑室梗阻。肿瘤一旦全切,来自肿瘤的明显出血通常就会停止。

抢救与补救

● 术后数天到数周应严密监控患者,以防迟发性脑积水或脑室阻塞。术后放置脑室外引流管并不能有效地阻止因为局部瘢痕或血肿导致的脑室梗阻。

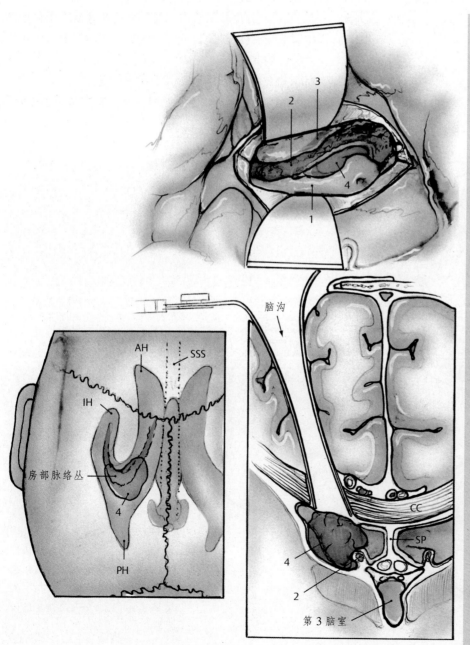

图 41.2 显示神经导航辅助下,自动牵开器分开顶上回,到达脑室三角区和肿瘤。插图(顶部)显示从上方观察肿瘤的位置,以及其与颅骨骨缝和脑室轮廓的关系。神经导航在这一步很重要,以获得到达肿瘤的最短路径。AH,前角;IH,下角;PH,后角;SSS,上矢状窦;SP,透明隔;CC,胼胝体。1. 穹隆;2. 房部脉络丛;3. 丘脑;4. 肿瘤。

■ 结果和术后过程

术后注意事项

- 术后患者应该在 ICU 进行监护。
- 有或无脑室造瘘都应经常进行神经系统检查。
- 如果发现神经功能状态变差而怀疑脑积水或颅内出血,应立即行头颅 CT 检查。
- 应用激素,1 周后逐渐减量。抗生素持续使用到脑室引流管拔除。抗癫痫药在住院期间一直使用。

并发症

- 因为急性脑脊液引流和肿瘤减压导致的脑组织移位。
  - 颅内积气。
  - 硬膜下积液。
  - 局灶性功能缺失。
  - 迟发性脑积水或永久性术后脑积水。
  - 脑室腹腔分流术的相关并发症。

结果和预后

- 因为脑积水和癫痫,儿童出现发育迟缓和行为问题的比例很高。
- 切除的程度是最好的预后因素。脉络丛乳头状瘤的 5 年生存率接近 100%,而脉络丛癌为 40%。

参考文献

[1] Kliehues P, Cavenee WK. Pathology and Genetics of Tumours of the Nervous System. Lyon, France: IARC Press; 2000:84–86

[2] Jean WC, Abdel Aziz KM, Keller JT, van Loveren HR. Subtonsillar approach to the foramen of Luschka: an anatomic and clinical study. Neurosurgery 2003;52:860–866, discussion 866

[3] McEvoy AW, Harding BN, Phipps KP et al. Management of choroid plexus tumours in children: 20 years experience at a single neurosurgical centre. Pediatr Neurosurg 2000;32:192–199

[4] Osborne AG. Diagnostic Neuroradiology. St. Louis, MO: Mosby;1994:571–577

[5] Wolff JEA, Sajedi M, Brant R, Coppes MJ, Egeler RM. Choroid plexus tumours. Br J Cancer 2002;87:1086–1091

[6] Omay SB, Baehring J, Piepmeier J. Approaches to lateral and third ventricular tumors. In: Schmideck HH, Roberts DW, eds. Schmideck & Sweet's Operative Neurosurgical Techniques. 5th ed. Philadelphia, PA: WB Saunders;2005:753–771

[7] Picht T, Jansons J, van Baalen A, Harder A, Pietilae TA. Infant with unusually large choroid plexus papilloma undergoing emergency surgery. Case report with special emphasis on the surgical strategy. Pediatr Neurosurg 2006;42:116–121

[8] Kumar R, Singh S. Childhood choroid plexus papillomas: operative complications. Childs Nerv Syst 2005;21:138–143

[9] Menon G, Nair SN, Baldawa SS, Rao RB, Krishnakumar KP, Gopalakrishnan CV. Choroid plexus tumors: an institutional series of 25 patients. Neurol India 2010;58:429–435

[10] Nagib MG, O'Fallon MT. Lateral ventricle choroid plexus papilloma in childhood: management and complications. Surg Neurol 2000;54:366–372

第 **42** 章
中枢神经细胞瘤 Ⓟ

Alexander G. Weil, Ralph Rahme, Remi Nader, Robert Moumdjian

■ 导言和背景

定义、病理生理学和流行病学

- 中枢神经细胞瘤是一种少见的肿瘤,占颅内肿瘤的 0.25%~0.5%。通常这种脑室内肿瘤主要位于侧脑室室间孔周围。然而,在脑实质内或脊髓内的脑室外神经细胞瘤也有报道。

- 虽然在各个年龄段都会发生,但中枢神经细胞瘤主要见于年轻患者,70% 的患者在 10~40 岁。没有性别差异。

- 中枢神经细胞瘤起源于室管膜下区的双向分化细胞或透明隔、第三脑室和侧脑室室管膜下层的神经前体细胞。其生长缓慢,WHO 分类为 2 级。

- 组织学上,中枢神经细胞瘤是由均一的小细胞组成的同质肿瘤,有神经元分化的特征,类似少突神经胶质细胞瘤。

- 最终诊断需要免疫组化,有时候需要电镜或细胞遗传学研究。这些细胞内的神经元分化特征如神经元标记物免疫反应阳性(如突触素、神经特异性烯醇)有助于鉴别中枢神经细胞瘤。

临床表现

- 患者主要的临床表现为梗阻性脑积水引起的颅内压增高的症状和体征。症状通常短期内(几个月)进展,包括头痛、视力下降、恶心呕吐、平衡障碍、记忆障碍和意识水平下降。

- 体征包括视盘水肿和共济失调,不过有 25% 的患者体格检查正常。局部神经功能缺失比较罕见。急性神经功能恶化也不常见,但可见于脑积水或颅内出血时。

诊断和影像

- 年轻患者的特征性发病位置可考虑此诊断(图 42.1)。中枢神经细胞瘤通常位于侧脑室前部中线处,室间孔附近,并突向对侧脑室和第三脑室。

- 继发于室间孔梗阻的脑积水是典型的表现。孤立的第三脑室或第四脑室中枢神经细胞瘤罕见。脑室内播散非常罕见,可能是一种非典型的更具侵袭性的中枢神经细胞瘤。

- 脑室内肿瘤的鉴别诊断包括室管膜瘤、室管膜下瘤、脉络丛乳头状瘤(癌)、脑膜瘤、巨细胞星形细胞瘤、低级别或毛细胞星形细胞瘤和少突胶质细胞瘤。

- 头部 CT 典型影像为等密度或略高密度占位,可有钙化(50%)和(或)局部囊性变。注入对比剂后可见轻度到中度增强。

- 脑磁共振成像(MRI)需要做平扫和强化,因为它有助于手术计划的制订,协助辨别肿瘤起源位置,肿瘤的浸润和与脑室周围神经血管等重要结构的关系。在核磁影像中,中枢神经细胞瘤包括等信号到轻度高信号的实体部分和混杂信号的囊变区(85%)、钙化(70%)、血管流空信号(60%)或出血灶。注入强化剂后通常表现为中度到重度强化。

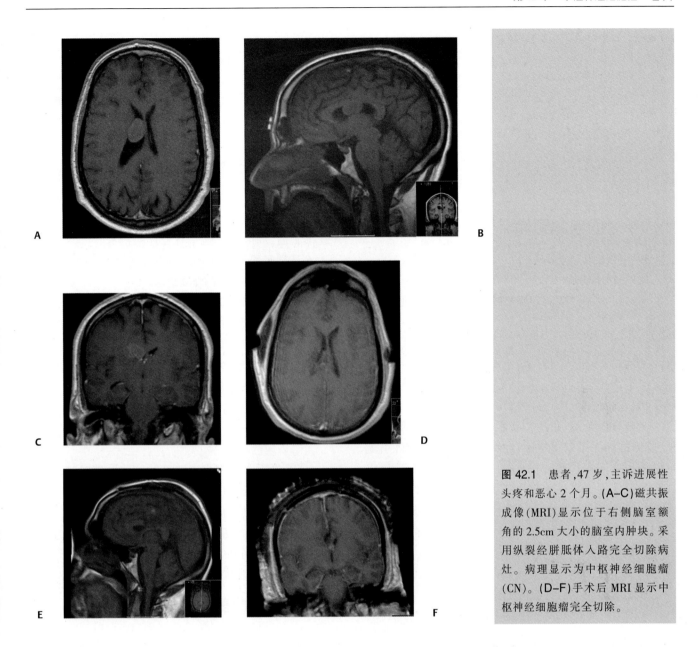

图 42.1　患者,47 岁,主诉进展性头疼和恶心 2 个月。(A-C)磁共振成像(MRI)显示位于右侧脑室额角的 2.5cm 大小的脑室内肿块。采用纵裂经胼胝体入路完全切除病灶。病理显示为中枢神经细胞瘤(CN)。(D-F)手术后 MRI 显示中枢神经细胞瘤完全切除。

治疗方案和备选方法

- 观察:不能全切的肿瘤可选择。
- 活检(开颅、内镜或立体定向活检)。
- 脑脊液分流适合有症状的脑积水。可选择的方案有脑室外引流、脑室腹腔分流术和内镜透明隔造瘘。
- 外科手术切除:这是主要的治疗方法。可选的方案包括开颅（纵裂经胼胝体入路或经皮层经脑室入路）、内镜辅助的显微外科手术或内镜下切除术。
- 放射治疗(RT):辅助放疗在典型中枢神经细胞瘤肉眼全切后不是常规的选择。在非典型病例中可以考虑,虽然可以提高局部控制的比例,但生存率没有明显提高(表 42.1)。辅助放疗可以用于典型或非典型中枢神经细胞瘤次全切除后,减少局部复发的风险,提高患者的生存率。然而,这种优势必须权衡早发或迟发的放疗损伤,特别是年轻患者。在局部复发的中枢神经细胞瘤患者中可以作为一种挽救性治疗。
- 立体定向放疗(SRS):可以用来治疗小的残余肿瘤或复发肿瘤。可以降低放疗损伤周围重要结构（穹隆、丘脑、基底节、内囊、额叶深部)的风险。
- 化疗:具有争议,疗效不确定。可作为大中枢神经细胞瘤次全切、肿瘤进展或复发放疗后的一种选择。收益也要权衡潜在的严重并发症。

表 42.1 中枢神经细胞瘤 5 年期结果

治疗	CN 类型	GTR(%)	GTR+RT(%)	STR(%)	STR+RT(%)
局部控制	典型 CN	85	89	46	83
	非典型 CN*	57	53	7	70
生存率	典型 CN	99	95	86	90
	非典型 CN*	93	90	43	78

* 增殖指数(ki67,MIB-1)>5%,显微镜下间变特征,或恶性临床行为(脑脊髓播散)。

GTR:完全切除;RT,放疗;STR,次全切除。

所选手术的目的和优点

- 明确组织病理诊断。
- 治疗脑积水。
- 通过最大限度的切除来控制肿瘤或治愈肿瘤。

适应证

- 活检:小的中枢神经细胞瘤侵及或黏附周围功能区组织结构,无可切除的部分。术后放疗、立体定向放疗和(或)化疗可以提高肿瘤的控制率。
- 脑脊液分流:很少需要术前分流,因为多数情况下,肿瘤的切除可以重建脑脊液循环。术前脑室外引流可以作为处理症状性脑积水的一种临时性治疗。脑室腹腔分流术用于术后永久性脑积水的患者。内镜下透明隔造瘘用于室间孔阻塞继发性单侧脑室积水。
- 手术切除:适用于多数中枢神经细胞瘤。

禁忌证

- 终末期和(或)有限的生命周期患者。
- 因为严重的并发症患者不能耐受全麻。
- 肿瘤侵及或粘连周围功能区结构,手术切除可能会造成严重的神经系统并发症。

■ 手术细节和准备

术前计划和特殊设备

- 研究术前磁共振成像,特别注意肿瘤与周围功能结构(即穹隆、丘脑、内囊)的关系。MRV 可以帮助辨别中线部位皮层静脉的引流并决定从哪侧开颅最好。
- 入路的选择基于肿瘤的大小和位置。中线脑室内中枢神经细胞瘤的经典入路是纵裂经胼胝体入路(图 42.2)。对于单侧脑室内肿瘤,特别是位于额角合并脑室扩张的患者,经皮层经脑室入路是一种可行的方法。单纯内镜切除对于这种肿瘤是另一种安全的方法。

理想的病例选择是小的、软的、血运适中的低级别中枢神经细胞瘤,局限于侧脑室且合并脑积水。

- 计划经胼胝体或经皮层的脑室入路,术中无框架立体定向技术有一定的帮助。
- 术前抗生素、激素和抗癫痫药物常规使用。
- 麻醉注意事项包括中心静脉、动脉置管,如果术区位于矢状窦旁,应留置心前区多普勒探头以预防气栓。
- 手术设备包括显微镜、显微剥离子、自动牵开器、超声吸引器和细尖长双极电凝。
- 术中可考虑脑室外引流。

专家建议/点评

- "首先不要伤害患者":切除这些肿瘤时,安全是最应该关注的问题。应尝试最大限度地切除,同时非常小心地避免损伤脑功能区,否则会导致永久的神经系统并发症,以致影响患者的功能预后和生活质量。
- 必要时残余小部分肿瘤在神经传导束优于尽力全切每一个肿瘤细胞而最终导致患者永久的残疾。

手术的关键步骤

纵裂经胼胝体入路

体位:取仰卧位,头部中立位 Mayfield 头架固定并抬高背板 20°~30°以利于静脉回流。头部也可以转向一侧并在对侧肩下垫垫子。这样利于重力作用下同侧额叶内侧从大脑镰处下垂,沿纵裂提供水平的手术空间。

切口和开颅:双额冠状或马蹄状皮肤切口,骨瓣跨冠状缝(骨瓣 2/3 在冠状缝前,1/3 在冠状缝后),上矢状窦上方过中线以最大限度减少额叶牵拉(图 42.2A)。硬膜马蹄状剪开并向内翻向上矢状窦。

分离纵裂:锐性分离是关键。仔细识别和分离胼缘动脉、扣带回、胼周动脉和胼胝体(图 42.2B)。应在胼周动脉之间到达胼胝体,避免从侧方接近损伤胼周动脉分支。

脑室内操作:无框架立体定向可用来确定胼胝体

最佳的入路点。一般在胼胝体前部室间孔水平做1.5~2cm的前后走行的切口，可提供足够的空间进入双侧脑室额角和体部(图42.2C)。肿瘤较小时,通常脑室内

解剖标志(脉络丛、室间孔、丘纹静脉和透明隔静脉、透明隔)可以轻易地辨认(图42.2C)。然而,大的中枢神经细胞瘤经常会干扰正常的脑室内解剖结构,只有在使

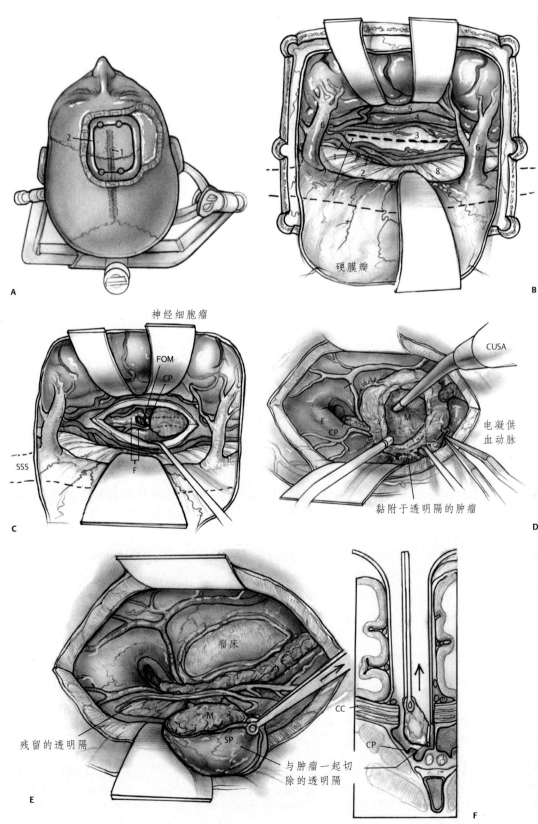

图 42.2 用于同一患者的手术技术。(A)右额跨冠状缝骨瓣(冠状缝前占2/3,后占1/3),于上矢状窦(SSS)表面过中线。1.上矢状窦;2.骨瓣轮廓。(B)马蹄形打开额部硬膜,向内翻向上矢状窦。轻轻向外侧牵拉额叶内侧面,为纵裂入路提供合适的手术通道。注意保留了一个桥静脉。显露胼胝体。分开扣带回,术野可见4根动脉。1.胼周动脉;2.胼缘动脉;3.胼胝体;4.扣带回;5.额内侧回;6.桥静脉;7.胼胝体喙侧和切口;8.大脑镰。(C)显露侧脑室内室间孔后的肿瘤。胼胝体已被纵行切开。(D)使用超声吸引器瘤内切除。(E)肿瘤和侧脑室壁之间形成一分离界面。(F)术腔。透明隔已经与肿瘤一并切除。F,穹隆;CP,脉络丛;T,丘脑;CC,打开的胼胝体;FOM,室间孔;SP,透明隔;TSV,丘纹静脉;M,肿瘤;CUSA,Cavitron超声外科吸引器。

用超声吸引器囊内切除肿瘤后才能辨认(图 42.2D)。中枢神经细胞瘤的血运通常来自脑室壁的小血管,需要行仔细的显微分离(图 42.2E)。肿瘤和脑室室管膜之间的间隙需在整个手术过程中密切关注,避免损伤深部的功能结构(丘脑、内囊、基底节)。在切除中枢神经细胞瘤时,通常会进入双侧脑室,因为肿瘤经常位于中间累及透明隔,透明隔经常和肿瘤一并切除(图 42.2F)。

第三脑室入路:取决于肿瘤的位置。中枢神经细胞瘤经常通过室间孔生长到第三脑室前部,这是切除肿瘤最好的自然手术通道。更靠后的肿瘤往往需要用经脉络膜入路,经中髓帆来切除。

关颅:必须仔细止血。冲洗脑室并灌满生理盐水,防止手术后颅内积气。

经皮层经脑室入路

患者取仰卧位,头旋向对侧 30°。做额部马蹄状切口。以同侧额中回为中心开颅,经额中回到达侧脑室。避免损伤中央前回或额下回(在左侧入路时)。

内镜下切除

通过冠状缝前的骨孔,内镜置入侧脑室,肿瘤分块切除。使用单极电凝和持续冲洗联合止血。

规避/损伤/风险

- 皮层静脉的损伤和梗死。
- 牵拉引起的脑损伤。
- 无意的扣带回损伤。
- 术后脑积水。

抢救与补救

- 这种类型的肿瘤最好从没有主要引流静脉的一侧进入。进入上矢状窦侧方硬膜的桥静脉应该保留并保护好。如果需要的话,可以在桥静脉之间将硬膜多切开几刀,缓解张力利于硬膜向内侧翻开。在分离纵裂时,也应避免皮层静脉的损伤。
- 轻度的过度换气和渗透性利尿(如甘露醇)可以帮助松弛脑组织,减少牵拉。如果需要,可以术中放置脑室外引流以利于手术操作。始终要避免功能区结构(运动区、丘脑、内囊、基底节、穹隆)的损伤。
- 扣带回相互粘连紧密,会被误认为胼胝体。在确认胼胝体并切开之前,在纵裂池要确认 4 根动脉(两根胼缘动脉,两根胼周动脉)。
- 关颅时,通过室间孔充分冲洗防止过多的积血

流进第三脑室,减少术后脑积水的风险。放置临时脑室外引流可以在术后早期引流出血和碎屑。

■ 结果和术后过程

术后注意事项

- 术后患者应在重症监护室观察一晚。
- 在术后 24 小时内行头部 CT 检查评估脑室大小、切除程度和其他并发症。
- 如果做脑室外引流,应逐渐减少引流量,一旦引流清亮就拔除。
- 出现神经功能障碍的患者应考虑进行身体和(或)认知的康复治疗。

并发症

- 静脉性脑梗死。
- 气栓。
- 缺血性卒中(如胼缘动脉或胼周动脉损伤)。
- 临时或永久性神经功能障碍(如轻度偏瘫、顺行性遗忘)。
- 脑积水。
- 感染。

结果和预后

- 总的来说,中枢神经细胞瘤是一种良性肿瘤,预后良好。
- 非典型中枢神经细胞瘤的 MIB-1 指数 ≥2% 和(或)组织学的非典型性[血管增生、有丝分裂和(或)坏死]。
- 肉眼全切提供最好的长期缓解和生存机会(表 42.1)。大约 1/3 到一半患者可以做到全切。
- 全切后平均复发时间为 36 个月,次全切除后为 20 个月。
- 预后不良因素包括病理不典型、脑室外神经细胞瘤和次全切除。

参考文献

[1] Chang KH, Han MH, Kim DG et al. MR appearance of central neurocytoma. Acta Radiol 1993;34:520–526

[2] Cheng CH, Liu CL, Chen CC, Lin SZ, Cho DY. Single-port endoscopic removal of intraventricular central neurocytoma. J Clin Neurosci 2010;17:1417–1420

[3] Elek G, Slowik F, Eross L, Tóth S, Szabó Z, Bálint K. Central neurocytoma with malignant course. Neuronal and glial differentiation and craniospinal dissem-

ination. Pathol Oncol Res 1999;5:155–159

[4] Hassoun J, Söylemezoglu F, Gambarelli D, Figarella-Branger D, von Ammon K, Kleihues P. Central neurocytoma: a synopsis of clinical and histological features. Brain Pathol 1993;3:297–306

[5] Rades D, Fehlauer F. Treatment options for central neurocytoma. Neurology 2002;59:1268–1270

[6] Rades D, Schild SE, Fehlauer F. Prognostic value of the MIB-1 labeling index for central neurocytomas. Neurology 2004;62:987–989

[7] Schild SE, Scheithauer BW, Haddock MG et al. Central neurocytomas. Cancer 1997;79:790–795

[8] Sharma MC, Rathore A, Karak AK, Sarkar C. A study of proliferative markers in central neurocytoma. Pathology 1998;30:355–359

[9] Sim FJ, Keyoung HM, Goldman JE et al. Neurocytoma is a tumor of adult neuronal progenitor cells. J Neurosci 2006;26:12544–12555

[10] Söylemezoglu F, Scheithauer BW, Esteve J, Kleihues P. Atypical central neurocytoma. J Neuropathol Exp Neurol 1997;56:551–556

[11] Tyler-Kabara E, Kondziolka D, Flickinger JC, Lunsford LD. Stereotactic radiosurgery for residual neurocytoma. Report of four cases. J Neurosurg 2001;95: 879–882

[12] von Koch CS, Schmidt MH, Uyehara-Lock JH, Berger MS, Chang SM. The role of PCV chemotherapy in the treatment of central neurocytoma: illustration of a case and review of the literature. Surg Neurol 2003;60: 560–565

第 **43** 章

小脑脑桥角肿瘤 Ⓐ

Richard Kerr, Reuben D Johnson

■ 导言和背景

替代方法

- 经迷路入路、颅中窝入路。
- 立体定向放射外科。

目的

- 手术处理小脑脑桥角(CPA)内的病变。

优点

- 可以很好地显露后组脑神经(CN)。
- 采用此入路可以保存听力。
- 避免颞叶挫伤和 Labbé 静脉损伤的风险。

适应证

- 前庭神经鞘瘤:引起脑干压迫的大肿瘤,症状恶化(进行性听力丧失或共济失调)或连续影像检查体积快速变化的中等大小肿瘤,小肿瘤患者的选择。
- 小脑脑桥角脑膜瘤。
- 表皮样囊肿。

禁忌证

- 同时伴有幕上占位性病变或脑积水(幕上肿瘤可能需要首先切除,症状性脑积水先行分流)。
- 高龄或严重的内科疾病。

- 无症状的肿瘤,太小不值得手术切除

■ 手术细节和准备

术前计划和特殊设备

- 患者取公园长椅侧卧位,头部前屈 30°,侧屈 30°,旋转 30°,以 Mayfield 头夹固定。
- 术中肌电图监测第Ⅶ脑神经功能(大肿瘤时,还应监测第Ⅸ脑神经)。脑干听觉诱发电位可用于监测第Ⅷ脑神经。其他监测项目可能包括体感诱发电位、三叉神经和迷走神经监测。
- 需要神经手术显微镜、超声吸引器、细尖双极电凝和自动牵开器。
- 术前使用类固醇和抗生素。
- 术前实验室检查。
- 神经导航可能有助于定位重要的解剖标志。
- 考虑腰椎引流,有助于暴露。
- 考虑腹壁做术前准备,以便获取脂肪,将有助于封闭岩骨磨除后的缺口。

专家建议/点评

- 此手术应该由后颅底神经外科医生完成。
- 受此入路培训的耳鼻喉科医生或颅底外科医生可能参与手术,以帮助处理内听道内的病灶,帮助磨除岩骨。
- 整个手术过程中,麻醉医生和神经生理学家之间的良好沟通非常重要。

手术的关键步骤

　　根据体表标志了解横窦和乙状窦的位置非常重要。通常，从外耳道到枕外隆突的连线即为横窦的位置。神经导航也可帮助定位这些结构。该区域颅骨上的小凹陷(二腹沟)可以用于定位横窦-乙状窦的交界。确定这些标志以后，在乳突隆起后方1~2cm做8~10cm的垂直线形切口，切口中点以隆起为中心。分层切至颅骨，向内、外侧牵开切口。取颈深筋膜备于硬脑膜修补，或者切口可向上延长以获取直径至少为4cm的骨膜。

　　开颅范围应能够显露岩骨后表面。为避免乙状窦或导静脉出血，于中线侧、乳突体的后方钻一骨孔。扩大骨窗以显露乙状窦和横窦的边缘(图43.1)。可能会在侧方遇到乳突气房，应立即用骨蜡密封。可C形打开

硬脑膜，基部位于中线侧；也可星形打开硬膜，以便用缝线牵开硬膜。

　　然后轻开小脑的岩面，于下方打开蛛网膜，释放脑脊液(CSF)，以便更好地显露CPA区。应小心操作避免撕裂小脑和岩骨之间的桥静脉。可能会遇到岩上静脉(Dandy静脉)，必要时，可将其电凝离断以便于显露。根据病灶的大小，可于桥-小脑池内见脑神经，第Ⅸ、Ⅹ和Ⅺ形成的一组神经位于更下方。第Ⅶ脑神经位于第Ⅸ脑神经上方约3mm处、第Ⅷ脑神经深面，与第Ⅷ脑神经一起进入内听道(IAC)。第Ⅶ脑神经的位置可用电刺激来确认。脉络丛是寻找面神经起源的良好标志。小脑前下动脉(AICA)是最明显的动脉，通常位于第Ⅶ和第Ⅷ脑神经下方，常发出一分支行于这两个神经之间。第Ⅴ脑神经位于最上方，与小脑上动脉(SCA)关系密切(图43.2)。

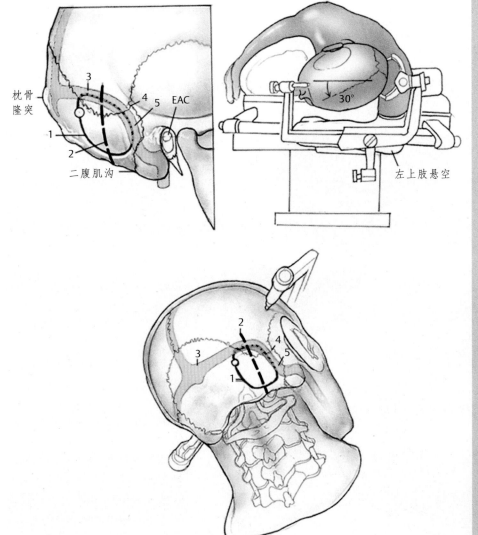

图43.1 示意图显示,患者处于公园长椅位，头部"30°、30°、30°"旋转，固定于Mayfield头架。插图显示乙状窦后区域，线形头皮切口和骨瓣的钻孔位置。1.骨瓣轮廓;2.皮肤切口;3.横窦;4.星点;5.乙状窦。EAC,外耳道。

CPA 最常见的肿瘤是前庭神经鞘瘤(85%)，其次是脑膜瘤(10%)和表皮样囊肿(5%)。在其他章中将讨论前庭神经鞘瘤和表皮样囊肿的切除细节。因此，下面简要的讨论 CPA 脑膜瘤切除的细节。CPA 是后颅窝脑膜瘤最常见的部位。与前庭神经鞘瘤相比，脑膜瘤更常表现为面部麻木，而前庭神经鞘瘤通常表现为听力丧失。不同于表皮样囊肿浸润性或鞘瘤的脑神经起源，脑膜瘤通常推挤移位脑神经，并且脑神经和肿瘤之间存在明显的界面，可以辨认和分离。通常通过电生理监测在肿瘤表面辨认脑神经，如脑干听觉诱发电位和面神经刺激等。然后在肿瘤和脑神经之间放置棉片，以保护脑干并界定重要的平面。肿瘤表面某处确认没有脑神经后，就在该位置用显微剪和双极电凝打开瘤壁。接着用超声吸引器小心地行瘤内切除，同时抽吸和冲洗。肿瘤血供来源于穿经小脑幕以及岩骨颞部的血管，通常在分离和切除的后期会遇到这些血管。因此，牢记第 Ⅶ–Ⅷ 神经复合体的位置，避免在这些结构附近使用电凝是十分重要的。充分瘤内减压后，内折瘤壁，在肿瘤和脑神经之间形成一个间隙，便于瘤壁切除。CPA 区肿瘤已切除且脑神经游离后，然后注意力可集中到 IAC 内肿瘤的切除上。为了显露延伸入 IAC 的肿瘤，电凝并切开 IAC 开口上方的硬膜。接着使用金刚石钻头磨除骨质，显露 IAC，注意持续冲水以减少骨沫。仔细研究术前 CT 以评估肿瘤侵入 IAC 的程度(通常<1cm)和骨质增生情况。切除可能被肿瘤侵犯的周围硬膜并磨除受累骨质。如果由于安全问题无法切除周围硬脑膜，则电凝硬膜，而达到 Simpson 2 级切除。

肿瘤切除后，必须仔细检查创面止血。小心地将 IAC 和乳突周围的骨区抹骨蜡，以封闭所有气房。用之前获取骨膜修补硬膜，须特别注意以确保水密闭合。可

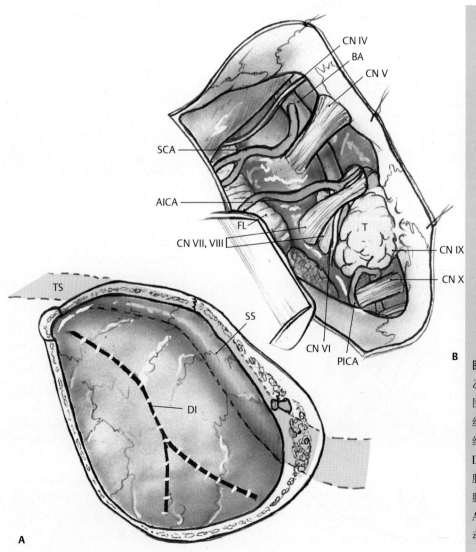

图 43.2　(A)示意图显示横窦和乙状窦的定位标志、骨窗的暴露范围以及硬膜切口。(B)桥小脑角神经血管结构的暴露；可见毗邻颅神经 Ⅶ/Ⅷ 复合体的小脑膜瘤。DI，硬脑膜切口；T，黏附于硬膜的肿瘤；BA，基底动脉；FL，绒球；CN，脑神经；PICA，小脑后下动脉；AICA，小脑前下动脉；SCA，小脑上动脉；TS，横窦；SS，乙状窦。

用硬脑膜胶进一步加强硬脑膜修复。如果乳突气房开放,可用取自的腹部脂肪填塞封闭。骨瓣复位而无须固定。逐层水密缝合伤口。

规避/损伤/风险

- 应小心避免小脑过度牵拉。打开枕大池释放脑脊液和腰椎引流有助于松弛小脑和增进显露。
- 利尿剂的使用也可提供更多帮助。
- 尽可能减少肿瘤切除时对神经的骚扰。

抢救与补救

- 如果静脉窦损伤出血,应使用 Surgicel™(Johnson & Johnson Inc.,New Brunswick,NJ) 和小棉片直接压迫,直至出血停止。然后可用缝线或止血夹原位修补静脉窦。或者,可用纤维蛋白胶(Tisseel™,Baxter,Deerfield,IL)和可吸收明胶海绵(Gelfoam™,Ptizer Inc.,New York,NY)来帮助止血。
- 如果进入了半规管或乳突气房。应立即用骨蜡填塞封闭,避免术后脑脊液漏,减少感染的风险。

■ 结果和术后过程

术后注意事项

- 患者在术后 24 小时内接受高级别的医疗监护。
- 术后应行 CT 扫描以评估脑积水或后颅窝血肿。
- 密切监测患者的生命体征,包括脑干反射。患者拔管后,要行吞咽功能和语言功能的评估。
- 患者术后持续应用类固醇激素,逐渐减量。如有腰椎引流,则给予抗生素。
- 在近全切除或次全切除的情况下 , 患者需行每 6 个月或每年 1 次的连续的磁共振检查(MRI),以评估残余肿瘤的进展情况。根据病理结果,特别是高级别肿瘤,这些患者可能需要辅助性治疗,如立体定向放射外科。

并发症

- 主要并发症包括硬膜下血肿,脑干梗死(动脉、静脉或窦闭塞)和 CSF 漏。
- 脑脊液漏可见于切口,或为鼻漏,或为咽喉后部的咸味。可通过重新打开探查和(或)腰椎引流来处理。
- 无面神经切断也可能出现面神经麻痹,并且可能会延迟出现。这种面神经麻痹通常对短期的类固醇治疗有反应。
- 可能出现术后脑积水,为脑干和小脑水肿所致,或为交通性。须行多次 CT 检查严密观察以发现脑室扩张。
- 静脉窦损伤:横窦和乙状窦损伤,导静脉出血或岩静脉出血。
- 其他并发症包括小脑挫伤、三叉神经麻痹、听力丧失、后组脑神经瘫、半规管打开、小脑前下动脉(AICA)出血。

参考文献

[1] Lang J, Jr, Samii A. Retrosigmoidal approach to the posterior cranial fossa. An anatomical study. Acta Neurochir (Wien) 1991;111:147–153

[2] Ojemann RG. Microsurgical suboccipital approach to cerebellopontine angle tumors. Clin Neurosurg 1978;25:461–479

[3] Ojemann RG. Retrosigmoid approach to acoustic neuroma (vestibular schwannoma). Neurosurgery 2001;48:553–558

[4] Rhoton AL, Jr. Meningiomas of the cerebellopontine angle and foramen magnum. Neurosurg Clin N Am 1994;5:349–377

[5] Yasargil MG, Smith RD, Gasser JC. The microsurgical approach to acoustic neuromas. Adv Tech Stand Neurosurg 1977;4:93–128

[6] Rock JP, Ryu S, Anton T. Posterior fossa meningiomas. In: Schmideck HH, Sweet WH, eds. Operative Neurosurgical Techniques. Philadelphia, PA:WB Saunders;2005:975–991

第 **44** 章
前庭神经鞘瘤 Ⓟ

Haim Ezer, Anil Nanda

■ 导言和背景

定义、病理生理学和流行病学

• 听神经瘤一词实际上是一种不当的表达方法（不是神经瘤），前庭神经鞘瘤是准确的术语。

• 前庭神经鞘瘤是良性原发性颅内肿瘤，起源于前庭蜗神经(第Ⅷ脑神经)的前庭支。

• 极少数情况下，这些肿瘤直接来自第Ⅷ脑神经蜗支。

• 当面神经鞘瘤（第Ⅶ脑神经）位于桥小脑角(CPA)时，难以将其与听神经瘤相区分。

• 最早报道的切除 CPA 肿瘤的尝试很可能是由 von Bergmann 于 1890 年完成的。该患者在肿瘤被定位之前就已经死亡。

• 5 年后，爱丁堡的 Annandale 报道了可能是第 1 例成功完成手术的听神经肿瘤。

• 这些早期的手术尝试，死亡率和并发症率较高。Cushing 通过囊内肿瘤减压改善了预后，提供了一种姑息性的手术方式。

• 这种肿瘤实际上是最常见的原发性颅内肿瘤之一，约占 10%。在美国，此肿瘤的年发病率约为 1/100 000，每年新增 2300 例。

• 前庭神经鞘瘤实际上是最常见的 CPA 肿瘤，占 90%以上。

• CPA 肿瘤的鉴别诊断包括前庭神经鞘瘤 (75%)、脑膜瘤(10%)和表皮样囊肿(5%~7%)。

• 前庭神经鞘瘤被认为是施万(Schwann)细胞来源的，因此称其为施万细胞瘤(schwannomas)。这些肿瘤包含描述清晰的 Antoni A（狭长的双极细胞）和 B (松散区域)纤维 。

临床表现

• 前庭神经鞘瘤通常在 20~30 岁以后出现症状，在非神经纤维瘤病患者中，通常为单侧发病。

• 双侧前庭神经鞘瘤是 2 型神经纤维瘤病的特征。

• 临床表现通常为耳鸣、感音神经性耳聋和眩晕三联征。

• 肿瘤晚期诊断时，可能会出现面神经麻痹(抽搐和无力)或脑干症状。

• 极少数情况下，较大肿瘤可能伴有阻塞性脑积水。

诊断和影像

• 磁共振成像(MRI)是目前诊断前庭神经鞘瘤的检查方法。敏感率为98%和假阳性率几乎为0%。

• 前庭神经鞘瘤的 MRI 表现为增强的椭圆形病灶，以内耳道(IAC)为中心，不同于脑膜瘤，后者基底更宽、具有硬脑膜尾、不扩大 IAC 且并不一定以 IAC 为中心。

• 计算机断层扫描 (CT) 有助于增加诊断的准确性，因为它可以更好地诊断骨性侵蚀和 IAC 扩大诊断。

治疗方案和备选方法

- 期待治疗：对患者进行连续影像学随访，每 6 个月至 1 年。如果发生进展，则应考虑干预。这种方法通常仅用于小的无症状病变。
- 立体定向放射外科。
- 手术切除：采用乙状窦后入路、经迷路入路、颞下（中颅窝）入路和经岩骨入路切除肿瘤；在大多数情况下，选择乙状窦后入路。

所选手术的目的和优点

- 通常乙状窦后入路保留听力的机会最大；然而，在肿瘤末端会遇到面神经（它位于前庭神经的前方）。另外，很难在不损伤前庭神经的情况切除侵入内耳道的肿瘤。

适应证

- 有症状的肿瘤、直径大于 3cm 的肿瘤、全身情况良好的年轻患者通常是手术的适应证。在其他情况下，应个体化考虑每种方法的优势和风险。

禁忌证

- 严重全身性疾病[美国麻醉科学会(ASA)3 级或以上]通常是择期手术的禁忌证。在这些情况下，应考虑其他方法（放射外科或期待治疗）。

■ 手术细节和准备

术前计划和特殊设备

- 面神经监测需要无肌松剂麻醉。
- 所需设备包括手术显微镜、自动牵开器（如 Greenberg 牵开器）、Cavitron 超声外科吸引器(CUSA)、显微器械和高速钻。
- 如果取坐位手术，应预置心前区多普勒探头和左心房中央静脉压(CVP)导管。
- 应行面神经监测并确保其功能，其他监测项目包括体感诱发电位和脑听觉反应（双侧同时）。
- 可预置腰椎引流（可选）。

专家建议/点评

- 手术前进行充分的听力评估。
- 手术前记录所有脑神经的功能；如果涉及后组脑神经，则需全面的耳鼻喉科评估。
- 告知患者面神经瘫的风险及其后果（例如，必要时的睑缘缝合术）。

手术的关键步骤

患者取俯卧位，头部旋转使肿瘤侧朝向术者，同时头部屈曲。取沿星点的垂直头皮切口，长约 10cm。小心地于星点钻孔，以定位横窦–乙状窦交界（图 44.1）。上方以横窦为界、侧方以乙状窦为界，做 4~5cm 大小的枕下骨瓣。弧形切开硬膜，沿横窦–乙状窦留一狭窄的边缘。从腰椎引流或枕大池（或小脑延髓池）释放脑脊液(CSF)。乙状窦后入路的其他操作细节和改良方法在乙状窦后入路和桥小脑角部肿瘤章节中讨论。

首先，于小脑半球的中部置牵开器并轻轻牵拉，但距岩骨硬膜不超过 2 cm。然后可见肿瘤以及附近的小脑前下动脉或可能的第Ⅷ脑神经。肿瘤将位于视野中心，在小脑和颅骨之间（图 44.1）。同时确认、分离和保护后组脑神经（第Ⅸ、Ⅹ和Ⅺ脑神经）。沿蛛网膜间隙放置明胶海绵，以防骨屑和出血四处飞溅。首先对肿瘤后壁进行电刺激，以定位面神经；因为在极少数情况下，面神经可能受压张铺于肿瘤后壁。避开脑神经，打开肿瘤表面的蛛网膜。

先使用超声吸引器和锐性分离的方式，行瘤内切除减压。到最后再切除瘤壁，因为脑神经会沿瘤壁走行。通常从内侧向外侧切除肿瘤。需避免任何对蜗神经的牵拉，以防神经纤维撕脱。通常以分块切除的方式逐步切除肿瘤，这样可提供空间以便进一步切除肿瘤碎块和反折瘤壁。瘤内减压充分后，可通过术中电刺激寻找确认第Ⅶ脑神经。由于面部神经常位于肿瘤前方，因此在手术后期才会遇到，须特别注意避免损伤。然后从不同的方向交替切除残余的瘤壁，以显露最佳、操作最容易、对脑神经和脑干牵拉最小的方向为主。

显露和切除肿瘤的外侧端可能会有一些困难。可能不得不切断肿瘤，然后使用小环形刮匙切除其远侧端，包括内耳道(IAC)内的部分（图 44.2）。可用小钝头神经钩探查 IAC。可能需要切除 IAC 顶壁以显露残余的肿瘤，可使用高速磨钻并持续冲水来完成。磨除过程中要特别注意保护迷路，以及前下方走行面神经岩骨段。最后需要切除的肿瘤通常是黏附于面神经和脑干表面的部分。如果判断粘连过于紧密，很难安全切除的话，可能需要在脑干或面神经表面留一层薄肿瘤。

肿瘤安全切除后，术区止血。用骨蜡和取自腹部的脂肪封闭所有气房。水密缝合硬脑膜。可能需要用颅

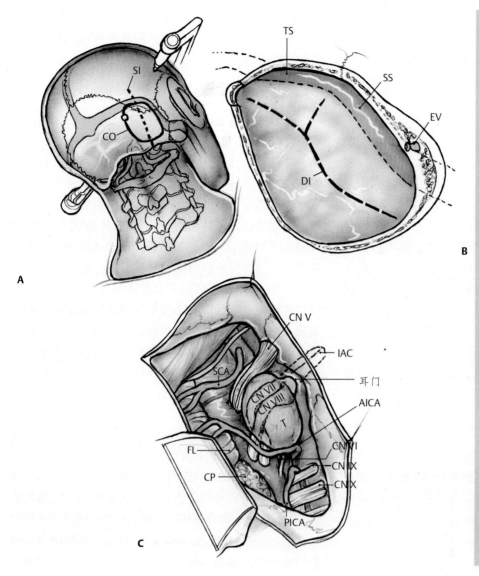

图 44.1　(A)示意图显示 Mayfield 三点头架的固定位置、皮肤切口的位置、骨瓣及其与静脉窦的关系。(B)硬膜打开与横窦–乙状窦交界的关系。(C)轻轻牵拉小脑,可见肿瘤以及后组脑神经(CNs)。DI,硬膜切口;SS,乙状窦部分孤立;SI,皮肤切口;CO,骨瓣轮廓;EV,导静脉;SCA, 小脑上动脉;T, 肿瘤;I-AC,内听道;FL, 绒球;TS, 横窦;AICA,小脑前下动脉;CP,脉络丛;PICA,小脑后下动脉。

骨膜来辅助硬膜修补。颅骨瓣复位,或行颅骨成形术。伤口常规缝合。

规避/损伤/风险

- 空气栓塞可能会导致致命的后果(特别是坐位)。术者必须做好准备,迅速封闭所有板障静脉或硬膜窦裂口,以降低风险。
- 应该避免进入半规管,因为这通常会导致听力丧失。应该保留耳蜗表面的蛛网膜,以最大化的保存听力。
- 恰当的伤口闭合降低术后 CSF 瘘的风险。
- 如果发生 House/Brackmann4 级及以上的面神经功能障碍(眼不能闭合),用胶贴粘闭患眼。如果有完全的面神经功能障碍,手术后几天内行睑缘缝合。

抢救与补救

- 遇空气栓塞时, 确定空气入口位置并用湿海绵和骨蜡封闭。降低患者的头部,从尖端位于右心房的中心静脉导管吸出空气。
- 可能发生小脑挫伤,源于开颅过程或来自过度牵拉。最好尽可能避免这个问题;如果在手术过程中发现这种情况,那么应该切除受损部位,以避免术后发生后颅窝肿胀和脑干受压或脑积水。
- 如果进入半规管,应立即用骨蜡封闭,以保存听力。
- 脑脊液漏以标准方式处理,包括加固伤口,敷料加压包扎和可能的腰椎 CSF 引流。若 3~5 天后脑脊液漏仍不消失,应考虑重新打开探查,包括闭塞气房、进

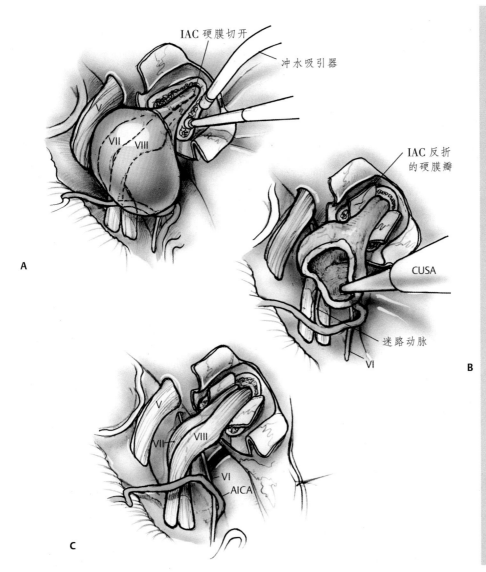

图 44.2 (A–C)示意图显示肿瘤切除的细节。(A)内听道顶壁切除后,切除内听道内肿瘤。(B)用超声吸引器行瘤内减积,并从第Ⅶ/Ⅷ脑神经复合体切除残余的肿瘤。(C)完全切除肿瘤后,可见第Ⅶ/Ⅷ脑神经复合体。IAC,内听道;AICA,小脑前下动脉;CUSA,Cavitron 超声外科吸引器。

一步的脂肪移植,以及使用移植物辅助修补硬膜。有时,可能需行分流手术,尤其是怀疑脑积水时。

- 偶尔会发生后组脑神经麻痹,可能导致吞咽困难和言语障碍。在这些情况下,应进行空肠造口或胃造口[经皮内镜下胃造瘘术(PEG)]管饲和(或)气管切开的评估。

■ 结果和术后过程

术后注意事项

- 患者应留在神经重症监护病房(NICU)至少 24 小时。
- 每小时应监测生命体征,特别注意窒息和呼吸情况(后组脑神经损伤可能导致气道阻塞)。

- 在将患者转出 NICU 之前进行 CT 检查以排除血肿或脑积水。

并发症

- 面神经麻痹:如果严重,行睑缘缝合术。
- 后组脑神经功能障碍:可能有 PEG 的指征。
- 几乎所有病例,都会发生听力障碍加重,至少是暂时性的。
- CSF 漏(4%~27%)。
- 感染、头痛、脑膜炎、面部感知丧失、深静脉血栓。
- 专科医院的死亡率为 1%。

结果和预后

- 第Ⅶ和Ⅷ脑神经的功能预后取决于肿瘤大小。

● 对于直径<1cm 的肿瘤,面神经保留率几乎达到
100%,第Ⅷ脑神经保留率为 57%。

● 对于直径> 2cm 的肿瘤,面神经保留率<75%,第
Ⅷ脑神经保留率为 6%。

参考文献

[1] Sampath P, Long DM. Acoustic Neuroma. In: Youmans Neurological Surgery Edition: Text with Continually Updated Online Reference. Philadelphia, PA: Saunders; 2003. Available at: http://www.neurosurgerytext.com/content/default.cfm. Accessed September 3, 2010

[2] Machinis TG, Fountas KN, Dimopoulos V, Robinson JS. History of acoustic neurinoma surgery. Neurosurg Focus 2005;18:e9

[3] Cushing H. Tumors of the Nervus Acusticus and the Syndrome of the Cerebellopontine Angle. Philadelphia, PA: Saunders; 1917

[4] Greenberg MS. Handbook of Neurosurgery. 5th ed. New York, NY: Thieme Medical Publishing; 2000

[5] Grossman R. Principles of Neurosurgery. 2nd ed. Philadelphia, PA: Lippincott-Raven;1999

[6] Tsementzis S. Differential diagnosis in neurology and neurosurgery. New York, NY: Thieme Medical Publishing; 2000

[7] Nutik SL, Korol HW. Cerebrospinal fluid leak after acoustic neuroma surgery. Surg Neurol 1995;43:553–556, discussion 556–557

[8] Samii M, Matthies C. Management of 1000 vestibular schwannomas (acoustic neuromas): the facial nerve—preservation and restitution of function. Neurosurgery 1997;40:684–694, discussion 694–695

[9] Sekhar LN, Gormley WB, Wright DC. The best treatment for vestibular schwannoma (acoustic neuroma): microsurgery or radiosurgery? Am J Otol 1996;17:676–682, discussion 683–689

[10] Gormley WB, Sekhar LN, Wright DC, Kamerer D, Schessel D. Acoustic neuromas: results of current surgical management. Neurosurgery 1997;41:50–58, discussion 58–60

[11] Ojemann RG, Martuza RL. Suboccipital transmeatal approach to vestibular schwannoma. In: Schmidek HH, Roberts DW, eds. Schmidek and Sweet Operative Neurosurgical Techniques. Philadelphia, PA: Saunders Elsevier; 2006: 920–931

第45章
表皮样肿瘤和皮样肿瘤 Ⓟ

Richard Kerr, Reuben D Johnson

■ 导言和背景

定义、病理生理学和流行病学

- 表皮样和皮样肿瘤(或囊肿)是罕见的颅内病变,大约占全部颅内肿瘤的1%。表皮样囊肿较皮样囊肿更常见,比例为4:1或更高。

- 肿瘤发生没有性别差异,发病高峰年龄在20~40岁。

- 表皮样与皮样囊肿为发育起源,来源于神经管发育过程中的外胚层残存组织。

位置

- 表皮样囊肿与皮样囊肿常见于脑池脑脊液(CSF)腔内。

- 表皮样囊肿多位于侧方,是桥小脑角区(CPA)的第三常见肿瘤,仅次于前庭神经鞘瘤和脑膜瘤。

- 表皮样囊肿与皮样囊肿也发生在第四脑室、鞍上区和脊髓(图45.1)。皮样囊肿可发生在颅中轴的任何部位,最常见于后颅窝。

病理

- 表皮样囊肿囊壁为复层鳞状上皮,内含角质蛋白、脱落的上皮细胞碎片和胆固醇。

- 皮样囊肿的成分相同,但还含有真皮成分,如毛发和皮脂腺。

临床表现

- 临床症状通常是缓慢且持久的,而且常常是误导性的。可能表现包括从癫痫到反复的无菌性脑膜炎,再到颅内压增高。

- 由于正常上皮细胞和角蛋白积聚所致的生长比较缓慢(表皮样囊肿呈线性增长),解释了症状逐渐和延迟出现的原因。

- 症状和体征也因位置而异。鞍区的肿瘤可有视力障碍。鞍后病变可有三叉神经痛、共济失调、偏瘫和眼球震颤。CPA肿瘤可出现第 V、VII、VIII、IX、X和XI脑神经麻痹。

诊断和影像

- 在计算机断层扫描(CT)中,表皮样囊肿表现为均匀低密度,而皮样囊肿由于其多变的内容物则表现为不均匀密度。

- 在磁共振成像(MRI)中,表皮样囊肿通常在T1加权表现为低信号,T2加权表现为高信号。皮样囊肿在T1和T2加权都表现为低信号。皮样囊肿与表皮样囊肿在脑脊液腔难以区分,但是可通过FLAIR(皮样囊肿)和MRI弥散加权成像(表皮样囊肿)与蛛网膜囊肿鉴别。

治疗方案和备选方法

- 手术是最好的治疗选择。这些良性病变具有线性增长的生长模式,而且对放射线不敏感。根治性切除

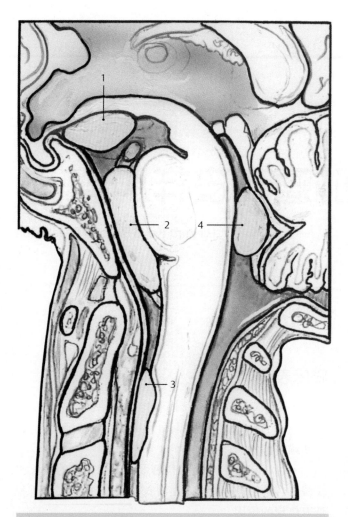

图 45.1　表皮样瘤在神经轴常见的部位,包括鞍区、脑室、脊髓以及桥小脑角。1.鞍上肿瘤;2.桥小脑角肿瘤(这里显示了脑桥前中线部位的肿瘤部分);3.椎管内肿瘤;4.第四脑室肿瘤。

是预防复发的最佳选择。

- 也可以保守观察治疗, 比如老年患者或身体状况差的患者的小体积肿瘤。

所选手术的目的和优点

- 最佳的手术方式是包括肿瘤包膜在内的肿瘤根治性切除术。然而, 由于肿瘤的浸润性和黏附性, 有时, 这种切除可能是无法实现的。在这些情况下, 对于良性

肿瘤来说, 这种积极的手术方式增加了许多不合理的手术风险。

适应证

- 有症状的肿瘤。
- 有进展和生长的证据。

禁忌证

- 高龄或有大量内科病史不适合开颅手术。
- 肿瘤太小不值得手术切除。

■ 手术细节和准备

术前计划和特殊设备

- 术前应使用类固醇以减少无菌性脑膜炎的潜在风险。也应常规给予术前抗生素。
- 术前实验室检查、细尖双极电凝、显微手术器械和神经外科显微镜也是必需的。
- 神经导航和术中监测(如面神经监测、脑干听觉诱发电位、体感诱发电位、三叉神经和迷走神经监测)也可以提供有效的帮助。

专家建议/点评

- 通常使用大范围骨质切除和减压的颅底入路,以便充分暴露。
- 在切除重要结构后方或显微镜视野之外的肿瘤时,术中内镜或反射镜非常有帮助。

手术的关键步骤

手术入路取决于病变的位置,并应根据具体情况相应调整。对鞍区/鞍上肿瘤,可取翼点入路或颅眶颧入路。对于岩尖部表皮样囊肿,可取经岩骨、颞下或迷路上/下入路。CPA 区病变推荐枕下乙状窦后入路(图 45.2)。其他后颅窝病变可选后正中入路。

手术步骤包括切开囊壁、清除囊内容物,然后切除囊壁。囊内容物多为固体,但也可为液化的乳状物质。

图 45.2　(A-C)术中示意图显示表皮样肿瘤是包绕而不是推移组织结构,如血管和脑神经。(A)插图显示乙状窦后入路的切口和骨瓣。(B)显示出横窦-乙状窦交界处显露和硬脑膜打开。(C)硬脑膜打开和小脑牵开后,使用超声吸引器和吸引管切除肿瘤,同时注意保护周围脑神经和动脉。CN,脑神经;CPA,桥小脑角;Ce,小脑;PICA,小脑后下动脉;SCA,小脑上动脉;AICA,小脑前下动脉;CUSA,Cavitron 超声外科吸引器;SS,横窦;TS,乙状窦;T,肿瘤。

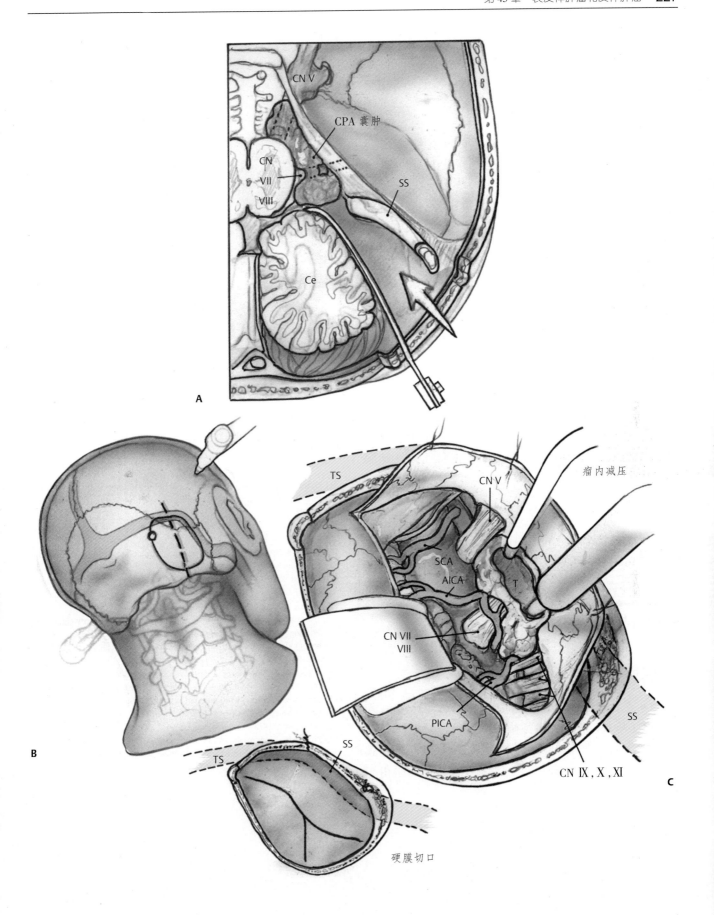

柔软的内容物通常可用杯状钳、吸引器或刮匙轻易清除。应注意尽量减少囊内容物溢出进入脑脊液间隙,以减少术后脑膜炎的发生的概率。表皮样囊肿倾向于包绕而不是推挤移位组织结构,如血管和脑神经 (图45.2)。因此,特别注意这些结构的预期解剖位置,对于保留这些结构至关重要。通常情况下,这些结构(神经或动脉)的近端是显露的,沿其走行路径进入肿瘤,进行瘤内减积。

　　囊内容物清除后,注意力应集中于肿瘤囊壁的切除。由于其与相邻的神经和血管结构紧密粘连,囊壁可能很难切除。有时,追求囊壁完全切除可能是危险的,可能需要次全切除。囊壁切除后,应用大量的林格液冲洗手术区域,并行硬脑膜水密缝合。关颅时,应注意封闭颞骨内的所有空腔或开放的气房,纤维蛋白胶和自体脂肪移植可用于此目的。

规避/损伤/风险

　　• 限制根治性切除术的因素之一是瘤壁的韧度及其与周围结构(如血管和脑神经)的粘连程度。

　　• 除了常规避免囊内容物溢入蛛网膜下隙,在冲洗液中加入氢化可的松可能有助于预防无菌性脑膜炎。

抢救与补救

　　• 最好将小部分肿瘤残留于脑干、血管和脑神经等重要结构上,不要以不可逆的损伤为代价强求完全切除。

■ 结果和术后过程

术后注意事项

　　• 患者术后于重症监护病房监护至少 24 小时。术后行 CT 检查以排除血肿或脑积水。

　　• 表皮样囊肿切除后,可发生无菌性、化学性脑膜炎(称为 Mollaret 脑膜炎)。这种脑膜炎被认为是由于囊内容物破入脑脊液间隙所致,对短程的类固醇激素治疗反应良好。

　　• 术后应密切观察后组脑神经功能,以防误吸和肺炎。

并发症

　　• 并发症包括 Mollaret 脑膜炎(前文讨论过)和脑积水,发生率可高达 40%,并可以持续几个星期。

　　• 其他可能的并发症:脑神经麻痹(从第 Ⅱ 到 Ⅻ 脑神经,根据肿瘤的部位和范围),基底蛛网膜炎、室管膜炎,远处播散,血管损伤导致的损害,以及癌变。

结果和预后

　　• 连续影像学随访监测肿瘤的复发。因其有最终复发的可能,即使完全切除或近全切除时,术后也应每 2 年复查 MRI。

　　• 50%~80% 的颅内表皮样囊肿可完全切除。

　　• 最近的病例研究显示,这种疾病术后可获得接近零的死亡率,可接受的低并发症率和复发率。

参考文献

[1] Baxter JW, Netsky MG. Epidermoid and dermoid tumors: pathology. In: Wilkins RH, Rengachary SS, eds. Neurosurgery. New York, NY: McGraw-Hill; 1985:655–661

[2] Berger MS, Wilson CB. Epidermoid cysts of the posterior fossa. J Neurosurg 1985;62:214–219

[3] Cobbs CS, Pitts LH, Wilson CB. Epidermoid and dermoid cysts of the posterior fossa. Clin Neurosurg 1997;44:511–528

[4] Kavar B, Kaye A. Dermoid, epidermoid, and neuroenteric cysts. In: Kaye A, Laws E, eds. Brain Tumours: An Encyclopedic Approach. 2nd ed. London: Churchill Livingston; 2001:965–981

[5] Tsuruda JS, Chew WM, Moseley ME, Norman D. Diffusion-weighted MR imaging of the brain: value of differentiating between extraaxial cysts and epidermoid tumors. Am J Neuroradiol 1990;11:925–931, discussion 932–934

[6] Yaşargil MG, Abernathey CD, Sarioglu AC. Microneurosurgical treatment of intracranial dermoid and epidermoid tumors. Neurosurgery 1989;24:561–567

[7] Bricolo A. Epidermoid and dermoid cysts. In: Sekhar LN, Fessler R, eds. Atlas of Neurosurgical Techniques: Brain. New York, NY: Thieme Medical Publishing; 2006:711–723

[8] Conley FC. Epidermoid and dermoid tumors: clinical features and surgical management. In: Rengashary SS, Wilkins RH. Neurosurgery. 2nd ed. New York, NY: McGraw-Hill; 1996:971–976

第 **46** 章
枕骨大孔区肿瘤 Ⓟ

Bernard George

■ 导言和背景

定义、病理生理学和流行病学

- 枕骨大孔(FM)区包括前方的下 1/3 斜坡、寰椎前弓和枢椎齿状突,后方的枕骨缘、寰椎后弓,以及两个 C0–C1(枕髁–寰椎侧块)和 C1–C2 间隙、侧方的颈静脉结节、C0–C1 关节和 C1–C2 关节。上界为脑桥–延髓交界和椎–基底动脉交界;下界为 C2 神经根水平。

- 枕骨大孔区肿瘤(FMT)主要包括硬膜内肿瘤,最常见的类型是脑膜瘤(占所有 FMT 的 70%)和神经瘤或神经鞘瘤(占 25%)。FMT 不包括轴内肿瘤(即使其向轴外生长)和颅颈交界区的骨肿瘤 (脊索瘤等)。FM 区脑膜瘤占颅内肿瘤的 0.5%,后颅窝肿瘤的 6.5%。其中大多数完全位于硬膜内,但有 4%完全位于硬膜外,8%跨硬膜内外。肿瘤常伴钙化(45%)。大多数生长于侧方,位于前正中线和齿状韧带之间(55%);或前方,位于前正中线两侧(40%);或罕见于后方(5%)。至于椎动脉(VA),其最常见于椎动脉以下(79%),很少情况下可高于椎动脉(16%)或跨椎动脉两侧(5%)。

- 神经鞘瘤常表现为硬膜外病变,完全(34%)或部分(51%跨硬膜内外)位于硬膜外;完全位于硬膜内的神经鞘瘤只占 15%。其他类型的肿瘤非常罕见,如 C1 或 C2 神经根处的血管母细胞瘤、表皮样囊肿和小脑延髓池室管膜瘤。

- FMT 可经不同的手术入路处理,但作者认为最恰当的入路是后外侧入路,有时也被称为远外侧入路。

临床表现

- FMT 的症状不多。大多数患者仅表现为后脑和颈背部疼痛,以及颈部僵硬。神经系统症状和体征很少见,因其常在病程早期通过影像学检查发现。然而,患者也可能出现严重的症状,严重时可出现四肢瘫痪和呼吸功能障碍。

- 中度症状的患者,一般为 50 岁左右的妇女,常被诊断为颈椎病,可能造成延迟影像学检查的风险。

诊断和影像

- 磁共振成像(MRI)是诊断的首选检查,包括其位置和蔓延程度。可基于 3 种标准将肿瘤分类:与硬脑膜的关系(硬膜内、硬膜外或跨硬膜内外),与椎动脉的关系(椎动脉以下、椎动脉以上或跨椎动脉两侧),与水平面的关系(前方、外侧或后方)(图 46.1 和图 46.2 为示例肿瘤)。

- 由于被怀疑为脊髓型颈椎病,导致一些检查(CT 或磁共振成像)可能不包括枕骨大孔区,可能造成漏诊的风险。

- CT 扫描不是很有用,但可能有助于更好地显示钙化和骨性标志。

- MRI 和磁共振血管成像在大多数情况下足以识别椎动脉及其主要分支。在一些更复杂的病例,应行血管造影并考虑术前栓塞。也可行球囊闭塞试验评估单侧椎动脉闭塞的耐受程度。

229

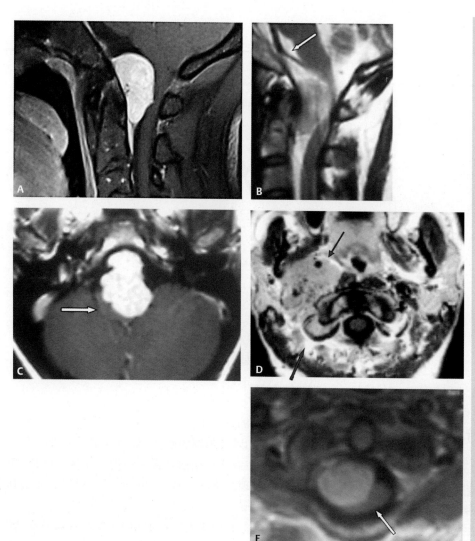

图 46.1　磁共振成像（MRI）显示枕骨大孔脑膜瘤（FMM）。(A)T1 加权 MRI 矢状位,显示前方的 FMM。(B)T2 加权 MRI 矢状位,显示侧方的 FMM。(C)T1 加权 MRI 轴位,显示侧方的 FMM（箭头示脑干受压）。(D)T1 加权 MRI 轴位,显示硬膜外 FMM[箭头示颈内动脉（前）和椎动脉（后）]。(E)T1 加权 MRI 轴位,显示侧方的 FMM（箭头示延髓受压）。

治疗方案和备选方法

- 老年患者、全身情况差不适合手术或无明显症状的患者可考虑观察。
- 放射外科通常只用于肿瘤复发或术后肿瘤残余。
- 最理想的治疗方法仍为手术切除（通常情况下）。

所选手术的目的和优点

- 对于脑膜瘤和神经鞘瘤,手术目标必须是在保留神经功能前提下,完全切除肿瘤,可以在大多数病例中实现。
- 所有枕骨大孔区脑膜瘤,无论位置和范围如何,都可经后外侧入路处理。唯一可能存在问题的类型是硬膜外脑膜瘤,因为其侵犯血管和神经鞘;因此,彻底切除此类肿瘤意味着牺牲这些重要的神经血管结构,而这通常会带来难以接受的后果。

适应证

- 只有偶然发现的、无压迫效应的小脑膜瘤可以保守观察。任何有症状的脑膜瘤都应考虑手术切除。

禁忌证

- 患者的一般身体情况和年龄可能会成为禁忌证。
- 在后组脑神经(CN)或椎动脉入颅水平的硬脑膜受累的情况下选择行部分切除。

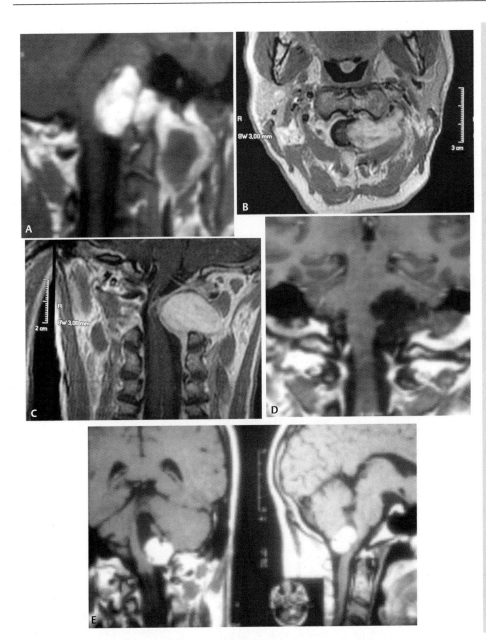

图 46.2　磁共振成像(MRI)显示枕骨大孔脑膜瘤。(A)T1 加权 MRI 轴位，显示跨颅内-外的舌下神经神经鞘瘤。(B)T1 加权 MRI 轴位，显示沙漏样硬膜内、外 C2 神经鞘瘤。(C)T1 加权 MRI 冠状位，显示硬膜外 C2 神经鞘瘤。(D)T1 加权 MRI 冠状位，显示表皮样囊肿。

■ 手术细节和准备

术前计划和特殊设备

- 须按照前述的 3 种标准分类方法，根据全面的 MRI 检查结果对肿瘤分类：与硬脑膜的关系、与椎动脉的关系、与水平面的关系。此外，必须评估优势侧椎动脉的情况、肿瘤与小脑后下动脉(PICA)和颈静脉球的关系。

- 全麻手术的标准术前检查。如果采用坐位，须与麻醉师共同做特殊的手术准备，包括中心静脉导管和胸前多普勒探头，用于可能出现的静脉气栓。

- 手术辅助设备包括手术显微镜、双极电凝、自动牵开器、超声吸引器和神经导航系统。

- 后组脑神经电生理监测是必要的。

- 骨切除可以使用高速颅钻、咬骨钳和 Kerrison 咬骨钳。

专家建议/点评

- 骨窗必须尽可能向侧方扩大，但通常不需要磨除枕髁和(或)寰椎侧块。必须早期辨认和控制椎动脉，以便安全地切除骨质。肿瘤越小或位置越靠前，需行越多的侧方显露。

• 切除前方或侧方的脑膜瘤最好从肿瘤下部开始,因其血供通常来自下方。

手术的关键步骤

患者可取坐位、侧卧位或俯卧位。皮肤切口可取斜切口或旁正中直切口。然而,起自 C4,于中线向上至枕外隆突,再拐向侧方的切口更容易操作,特别是对初学者(图 46.3A)。按远外侧入路一章中的方法分离后三角的肌肉。骨窗包括枕骨下部和寰椎后弓。在沿寰椎后弓走行的椎动脉沟内,骨膜下分离寻找和隔离椎动脉。为了控制椎动脉,可以切除寰椎后弓上至寰枕关节平面(图 46.3B–D)。需要注意的是,磨除枕髁时不要进入舌下神经管,方法是切除范围不超过枕髁后半部。骨窗可向上外侧延伸至颈静脉球。

从骨窗的上外侧至下外侧角,弧形切开硬膜(图 46.3E)。切口应保持在旁正中位置,以留部分硬脑膜覆盖于神经轴(延髓和脊髓)。硬脑膜附于神经轴表面可使神经轴位置保持固定,以防肿瘤切除时神经轴移位。切断第一齿状韧带,有时可切断 C1 甚至 C2 神经根,以释放神经轴的张力。辨认副神经的脊髓根(CN XI)和椎动脉(图 46.3F)。首先,从肿瘤的下方和侧方开始进行瘤内减积,接着将肿瘤的后部从神经轴上剥离,并沿瘤内的空腔向前方和外侧牵拉。这一操作从下向上逐步进行。切除肿瘤时,要注意观察和保护头侧的副神经的脊髓根、小脑后下动脉和其他后组的脑神经。

肿瘤位于椎动脉以下时,后组脑神经逐渐出现,多易与肿瘤分离。如果肿瘤位于椎动脉以上,需向上牵拉小脑扁桃体,以显露肿瘤上部并确认后组脑神经(图 46.3F)。如果肿瘤跨椎动脉上下两侧,应朝向椎动脉穿硬脑膜处切开硬脑膜,此处分块切除肿瘤。有时,在硬膜内围绕椎动脉留一条"肿瘤袖",比冒损伤动脉的风险积极切除更为安全。因此,硬膜切口要离开椎动脉最近点几毫米。电凝或切除脑膜瘤嵌入的部分,如果切除,可能会导致一些静脉出血。

硬膜通常直接缝合,但有时可能需要使用颅骨膜或其他硬膜材料辅助修补。尽可能达到水密闭合,但不可能所有病例都能实现。纤维蛋白胶可用于加强封闭效果。骨缘应涂骨蜡以防止潜在的出血。肌肉牢固缝合到切口的上部。通常不放置引流。然后将筋膜、皮下组织和皮缘紧密地对位缝合。

规避/损伤/风险

• 将硬膜外椎动脉保留于骨膜鞘内,可方便、安全地控制动脉,而不引起静脉出血。

• 在位于椎动脉下方的肿瘤,后组脑神经总是被向上方移位,且可以很容易地从肿瘤分离。相反,肿瘤位于椎动脉上方时,脑神经的位置无法预料。

• 初次手术的病例,在肿瘤和神经轴之间几乎总是有一个清晰的界面,使得肿瘤能够完全切除。然而,在复发的病例中,瘢痕组织和纤维粘连阻止了这一清晰面形成。

抢救与补救

• 从骨膜外剥离,不要损伤硬膜外椎动脉。骨膜鞘撕裂可导致静脉出血,可以使用吸收性氧化纤维素止血纱布(Surgicel™, Johnson & Johnson Inc., New Brunswick, NJ)压迫或双极电凝控制。

• 皮下脑脊液(CSF)漏(假性脑膜膨出)并不少见,尤其是术后没有水密缝合硬脑膜时。在这种情况下,可放置腰椎引流管 3~5 天以分流 CSF,并减轻切口的压力,直至皮缘愈合。

■ 结果和术后过程

术后注意事项

• 术后在重症监护病房观察患者,按迅速减量的方案给予激素治疗。

• 95% 的原发病例可以实现完全切除,绝大多数没有并发症。

• 肿瘤位于椎动脉以上的患者,有时可见一些后组脑神经损伤的症状。可能出现肩部疼痛或运动受限、发声困难和吞咽障碍。

• 患者应行 MRI 随访,即使是完全切除的病例。在这些病例中,应于手术后,以及术后第 1、3、6 年和第 10 年行 MRI 检查。

并发症

• 椎动脉破裂很少发生。优势侧椎动脉的创口需原位修补或紧急血管重建以保证血流通畅(在血管章节详细讨论)。如果对侧血流代偿良好,对于非优势侧椎动脉的创口,有时可通过阻断动脉来安全地处理(解释了术前详细了解血管解剖的重要性)。

• 应注意识别后组脑神经瘫,尤其是吞咽障碍。应在发生吸入性肺炎之前,尽早行气管切开。

• 对复发的病例,尝试全切除常导致神经轴前部

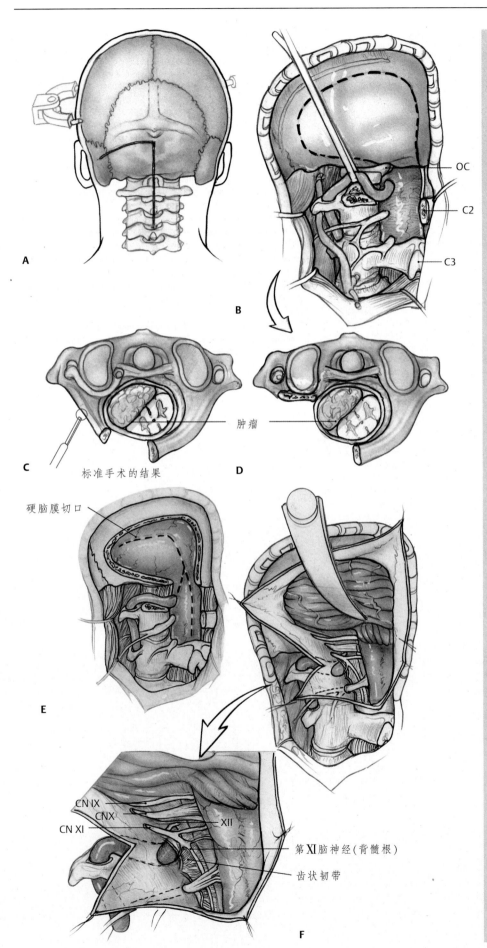

图 46.3 枕骨大孔肿瘤切除的步骤。(A)皮肤切口:从乳突延伸至中线的 L 形或曲棍球棒状切口。(B)骨窗范围和椎动脉暴露(VA)。注意至枕髁(OC)水平的骨性切除范围。手术视角显示 VA 的暴露和走行,以及枕下颅骨、C1 和 C2 暴露。(C)轴位视图,显示标准的 C1 部分椎板切除对前外侧的肿瘤的显露有限(非理想)。(D)保护椎动脉、部分切除枕髁后部(后 1/3)后,进一步切除 C1 椎弓,可以更好地暴露位于前外侧的肿瘤。(E)枕下颅骨切除和部分椎板切除后,行硬脑膜切开(补充切口,T 形,仅用于肿瘤跨椎动脉上下)。(F)硬膜切开后,可见上颈部神经根、后组脑神经和齿状韧带。小脑半球轻轻上抬,侧方显露后组脑神经。(插图)确认椎动脉颅内段,以及其与后组脑神经和齿状韧带的关系。CN,脑神经;C2,第 2 颈椎;C3,第 3 颈椎。

损伤,可能引起严重并发症,如偏瘫或四肢瘫。

- 可能出现需要脑室分流解决的脑积水(2%)。

结果和预后

- 应该尽力在第一次手术时完全切除肿瘤,这在大于 95% 的病例可以实现,预后良好。无神经功能缺损的患者术后神经功能应保持完整。重度神经功能障碍的患者(四肢瘫痪)通常术后神经功能可明显提高。术后并发症可能只见于术前有后组脑神经症状或复发的患者中。

- 放射外科的指征很少,多用于复发患者再次手术后。

参考文献

[1] Arnautović KI, Al-Mefty O, Husain M. Ventral foramen magnum meninigiomas. J Neurosurg 2000;92 Suppl:71–80

[2] Bassiouni H, Ntoukas V, Asgari S, Sandalcioglu EI, Stolke D, Seifert V. Foramen magnum meningiomas: clinical outcome after microsurgical resection via a posterolateral suboccipital retrocondylar approach. Neurosurgery 2006;59: 1177–1185, discussion 1185–1187

[3] George B. Pathologie tumorale du foramen magnum (tumors of the foramen magnum). Neurochirurgie 1993;39 Suppl 1:89

[4] George B, Lot G. Neurinomas of the first two cervical nerve roots: a series of 42 cases. J Neurosurg 1995;82:917–923

[5] Bruneau M, George B. Foramen magnum meningiomas: detailed surgical approaches and technical aspects at Lariboisière Hospital and review of the literature. Neurosurg Rev 2008;31:19–32, discussion 32–33

[6] Lanzino G, Paolini S, Spetzler RF. Far-lateral approach to the craniocervical junction. Neurosurgery 2005;57 Suppl:367–371, discussion 367–371

[7] Rhoton AL, Jr. The far-lateral approach and its transcondylar, supracondylar, and paracondylar extensions. Neurosurgery 2000;47 Suppl: S195–S209

[8] Sen C, Chen CS. Foramen magnum meningiomas: an extreme lateral approach. In: Sekhar LN, Fessler R, eds. Atlas of Neurosurgical Techniques: Brain. New York: Thieme Medical Publishing; 2006:731–733

第 **47** 章

副神经节瘤（颈静脉球瘤）Ⓟ

Gordon Li, Zachary D. Guss, Sumit K. Agrawal, Michael Lim

■ 导言和背景

定义、病理生理学和流行病学

- 颈静脉球瘤是发生于头部的副神经节瘤，发病率约为 1/130 万，女性多见。
- 它们起源于神经嵴细胞，属神经内分泌源性。
- 它们通常有包膜，由均一的细胞（主细胞）组成，这些细胞形成致密的巢样结构，被称为 Zellballen 巢。
- 它们可见于颈静脉孔和鼓室区，被称为颈静脉球瘤。沿颈动脉体生长时，被称为颈动脉体瘤。它们也可见于马尾区。
- 这些肿瘤生长缓慢，大多数是良性和非分泌性的。

临床表现

- 临床表现根据病变位置不同而有所不同。
- 最常见的是耳部症状或相关神经支配症状，包括耳鸣、耳闷、眩晕和耳痛。
- 颈动脉体瘤通常表现为下颌角的无痛肿块。
- 随着这些肿瘤的增长，可能累及多个脑神经（CN）。
- 2% 的病例可分泌儿茶酚胺，从而引起额外的全身症状。
- 这些肿瘤可为多发性，同时发生于不同的部位。散发病例的双侧发病率约为 10%，而家族性病例的双侧发病率可高达 50%。
- 这些肿瘤的血运通常比脑膜瘤丰富；然而，没有像动静脉畸形那样多的动静脉分流。中耳区可见瘤样红晕。

诊断和影像

- 增强计算机断层扫描（CT）通常显示中耳区强化的软组织肿块。这种浓集的强化是由于肿瘤的丰富血供造成的。
- 磁共振成像（MRI）显示，病灶在 T1 相呈等信号，在 T2 相呈高信号，钆增强后明显强化。具有典型的"胡椒盐"征，是由病灶内有血管流空所致。此征象见于颞骨岩部时，则可确诊为副神经节瘤。
- 脑血管造影可帮助了解肿瘤的血管分布及其血液供应，并可为术前栓塞做准备。
- 还可以进行球囊闭塞试验，以确定患者在肿瘤切除过程中需要牺牲动脉时是否能耐受颈动脉闭塞。
- MIBG 闪烁扫描（131-间碘苄胍扫描）或单光子发射计算机断层（SPECT）扫描也有助于诊断，可显示肿瘤的代谢水平。这些检查也有助于发现其他更远部位的肿瘤。

治疗方案和备选方法

- 手术。
- 常规分割外照射：与手术相比，全脑放射治疗发生严重并发症的风险降低，但仅为控制肿瘤生长而不能缩小肿瘤。存在认知功能受损的远期危险。

- 立体定向放射外科：其精准的特性允许更高的肿瘤照射剂量，同时避开正常组织，具有良好的安全性。门诊即可完成治疗。许多研究证明其对肿瘤大小和临床状态有较好的短期疗效，而长期效果还不明确。
- 栓塞可作为一种治疗选择，通常作为手术辅助措施，可减少术中出血、缩短手术时间。栓塞过程并非没有风险，栓塞后患者常出现发热和短暂的耳部疼痛，还可能并发脑卒中、缺血性损伤和后组脑神经麻痹。

所选手术的目的和优点

- 颈静脉孔区入路的目标是能够充分暴露颈静脉球瘤并手术切除，同时保护神经血管结构，包括颈动脉和后组脑神经。
- 此入路能够在不移位面神经的情况下，切除颈静脉球瘤，从而降低神经损伤的风险。
- 能够充分暴露第 X – XII 脑神经以减少其损伤，安全暴露静脉结构以控制出血。

适应证

- 手术和放射治疗哪种作为一线治疗的指征正在发生变化。随着越来越多长期数据的出现，放射治疗似乎已经成为某些患者的一种可行的选择。
- 手术切除的指征为：
  ○ 年轻患者。
  ○ 早期出现脑神经功能障碍的患者。
  ○ 肿瘤产生占位效应的患者。
  ○ 局部生长较快或侵袭性生长的肿瘤。
  ○ 影响正常功能的小肿瘤。

禁忌证

- 由于手术复杂，麻醉时间较长，而且可能失血较多，制定治疗决策时应考虑患者耐受手术的能力。患有内科合并症而不能接受大手术的患者，不应选择手术切除。
- 详细告知患者术后脑神经损伤的风险及其可能的影响，然后患者可能会拒绝手术切除，而选择其他更保守的治疗方案。

■ 手术细节和准备

术前计划和特殊设备

- 常规术前实验室检查、自体献血（或血型鉴定和交叉配血）、血清和尿中儿茶酚胺水平，以及尿香草扁桃酸检测。
- 全麻（无颅内压力增加的副作用）和常规第 VII、IX、X – XII 脑神经持续监测。
- 仰卧位转头即可。通常无须 Mayfield 头架，但可选择使用。
- 神经手术显微镜、细尖的双极电凝，以及术前 MRI 和 CT 扫描。
- 颈静脉球瘤推荐术前栓塞。

专家建议/点评

- 手术应由神经外科医生和对颅底肿瘤拥有丰富经验的神经耳科专家共同完成。这种经验的结合对于通过乳突切除术暴露颈静脉孔以及处理肿瘤颅内部分是必要的。
- 医疗中心应有处理颈静脉球瘤的经验，并且有一个多学科的颅底团队。

手术的关键步骤

患者头部应向肿瘤对侧旋转 60°。由于存在脑脊液（CSF）漏的风险，应稍微抬高肿瘤同侧的患者肩部和身体，腹部或大腿应做好取脂肪的准备。取外耳道后方约 2 英寸（5.08cm）的 C 形耳后切口。切口沿平行下颌线的水平颈纹延伸，需要行声带增强术时，切口可向前延长至中线。翻起下部的鼓耳道皮瓣，进入鼓室下部，通常其内包含肿瘤的上部。同时切开胸锁乳突肌，并向后拉开。暴露乳突尖，茎突肌和二腹肌向前拉开。锐性分离并切断耳大神经，这可能导致外耳局部感觉减退。耳大神经可用于可能的神经移植。钻孔之前，确认进入颅底的关键血管结构是很重要的。环绕颈内静脉和颈内动脉小心放置止血带以备控制血流，辨认和结扎向肿瘤供血的咽升动脉、耳后动脉和枕动脉。

然后行乳突切除术。骨质磨除范围后至乙状窦、上至乳突盖、前至乳突窦。磨除乳突尖，在二腹肌筋膜内侧的茎乳孔处寻找辨认面神经。磨除整个面神经垂直段前方、后方和内侧的骨质，形成 "fallopia 桥"（图 47.1）。面神经表面上留一薄层骨质，为了在后面的肿瘤切除过程中保护面神经，此方法对术后面神经功能的保护效果比传统的面神经移位技术更好。面神经很少需要切除和移植，除非术前面瘫和广泛的肿瘤侵犯，通常不需要移位面神经。

完全孤立乙状窦和颈静脉球。乙状窦近端留一薄层骨质，以便必要时从外部压迫阻断乙状窦。乙状窦可

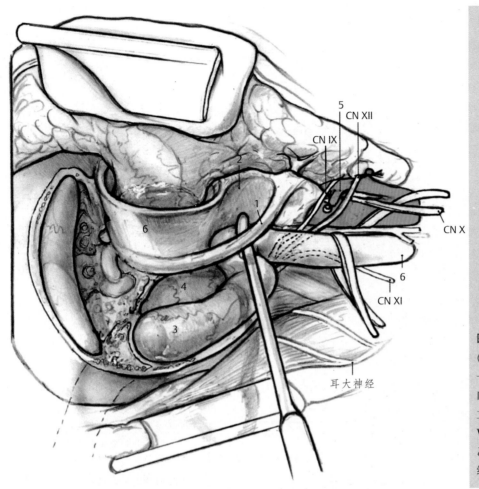

图 47.1　形成一个包含面神经(FN)的 fallopian 桥。神经外膜上留一层薄的骨壳。在颈静脉球顶部朝向鼓室下部继续磨除骨质。1.孤立于 fallopian 管内的面神经(CN VII);2.磨除面神经前方的骨质;3.乙状窦;4.后颅窝硬脑膜;5.枕动脉结扎;6.管后壁。CN,脑神经。

用吸收性氧化纤维素止血材料 (Surgicel™, Johnson & Johnson, New Brunswick, NJ)阻断以减少进入肿瘤的血流。如果肿瘤进入颅内,则完全暴露乙状窦,以便结扎(图 47.2 和图 47.3)。如果肿瘤很容易显露和切除,在手术最后阶段之前,避免闭塞颈部的颈静脉,造成逆向高压和出血增加。

　　切除血管腔内的肿瘤时,用尖刀片打开乙状窦,然后用显微剥离子沿窦和颈静脉球的内膜剥除肿瘤组织。然后分离切除颈静脉球区的远端腔外肿瘤。鼓室部肿瘤可经外耳道切除,或将肿瘤主体推入颈静脉窝。氩激光可用于切除沿中耳小骨的肿瘤(无创的方式)。采用乙状窦后经颈静脉入路并进一步切除骨质,显露侧方的小脑半球,切除颅内的肿瘤。用缝线穿硬膜内外缝合结扎乙状窦。然后沿后组神经的分支仔细地分离切除肿瘤。进一步切除颈动脉周围的肿瘤。如果肿瘤侵犯血管或有血管损伤的风险,可原位残留小块肿瘤并电凝。对于这种良性病变,颈动脉切除和搭桥没有任何意义。

　　如果有脑脊液漏的风险,从腹部或大腿上取脂肪和小块筋膜(阔筋膜、腹直肌筋膜)。筋膜可用于硬脑膜移植修补。浸泡抗生素的脂肪用于填充缺损或消除无效腔。分层缝合,伤口用乳突敷料加压包扎。

规避/损伤/风险

● 如果首先处理肿瘤的颅内部分,则有发生严重出血的危险。应首先经颈静脉孔区入路切除肿瘤的颅外部分,那么残余的肿瘤几乎没有供血。

● 术后出现后组脑神经功能障碍的风险很高;因此,患者可能需要气管切开或经皮内镜下胃造瘘(PEG)置管。

抢救与补救

● 如果肿瘤切除时遇到来自岩下窦(IPS)及髁静脉的出血,使用可吸收氧化纤维素纱布(Gelfoam™, Pfizer Inc., New York,NY),或者吸收性明胶海绵再加上纤维蛋白胶压迫于 IPS 的破口,通常可控制出血。注意不要过度填塞这些结构的创口,因为可能会损伤位于颈静脉球内侧的 IX、X 和 XI 脑神经。

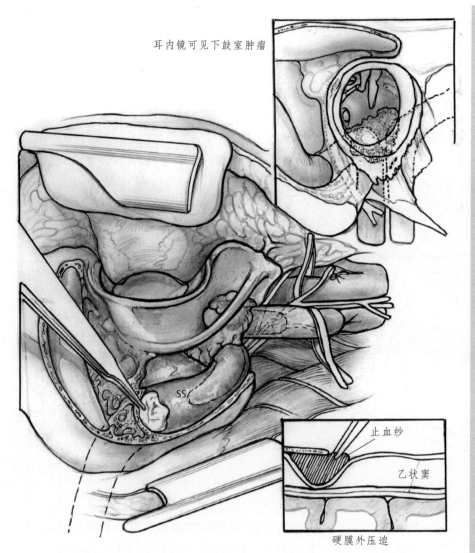

耳内镜可见下鼓室肿瘤

止血纱

乙状窦

硬膜外压迫

图 47.2　一个中等大小的颈静脉球瘤,填满了颈静脉球,并侵入了乙状窦和颈静脉的管腔。注意已经侵入下鼓室的肿瘤小舌。这个耳内镜视野下"冰山一角"通常是这种疾病的特点,由此为线索发现整个肿瘤。乙状窦已被近端的压迫和远端的止血带控制。

■ 结果和术后过程

术后注意事项

• 患者在重症监护室密切观察,进行神经系统检查和脑脊液漏评估。

• 术后早期应持续应用误吸预防措施,直到后组脑神经的状态明确为止。

• 术前已经存在脑神经功能障碍的患者常常已经建立代偿,而术后新出现脑神经功能障碍的患者可能需要言语病理学治疗、声带增强治疗以及经皮内镜下胃造瘘管饲。

并发症

• 并发症包括脑神经功能障碍(第Ⅶ、Ⅸ-Ⅻ脑神经)、出血、肺炎、伤口感染、脑脊液鼻漏或耳漏、肺栓塞、脑膜炎、误吸、肿瘤残留及复发,以及儿茶酚胺释放导致的心血管反应。

结果和预后

• Jackson 等对 176 例患者长期预后研究,报道了中位随访时间 70 个月随访的复发率为 5.5%。Jackson 等人发现术后神经功能障碍的并发症的发生率为:第Ⅺ脑神经为 62%;第Ⅸ脑神经为 54%;第Ⅻ脑神经为 57%;第 X 脑神经为 40%。

• 术前栓塞已被证明可以减少手术过程中的出血量(来自 Michael and Robertson)。

• Fayad 等报道的一组 83 例颈静脉孔区肿瘤的研究中,67 例为颈静脉球瘤,肿瘤全切率为 81%。颈静脉球瘤术后新发的后组脑神经缺损率为 18.9%。在最后的随访,88.1% 的手术患者面神经功能正常或接近正常

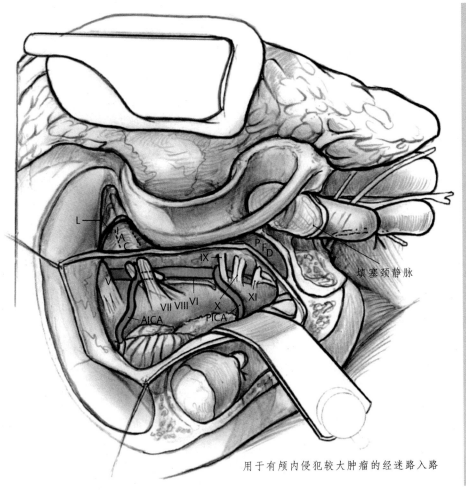

用于有颅内侵犯较大肿瘤的经迷路入路

图 47.3　颈静脉入路显示,切除乙状窦静脉系统、后颅窝硬脑膜打开后的显露范围。注意从髓侧面发出的后组脑神经的多个小根。而与颅外手术相比,乙状窦近端采用结扎的方式处理而不是腔外压迫。虽然图示中显示面神经前向移位,但在大多数颅内颈静脉孔区肿瘤中并不必要。乙状窦已经在横窦-乙状窦交界稍远处用缝线结扎。JV,颈静脉;PFD,后颅窝硬脑膜;AICA,小脑前下动脉;PICA,小脑后下动脉;IAC,内耳道;L,迷路神经切除;VI,外展神经;VII,面神经;VIII,听神经;IX,舌咽神经;X,迷走神经;XI,副神经。

(House-Brackmann I 或 II)的面部功能。

● Borba 等报道的一组 34 例经不同颅底入路(上述入路的变体)手术治疗颈静脉球瘤的研究中,完全切除者为 91%,部分切除者为 9%。术前无面神经功能障碍的患者,面神经解剖保留率为 95%,术后面神经功能正常率为 85%。18% 的患者出现新发的后组脑神经损伤;最后所有患者吞咽功能恢复。6 例出现长期发声障碍。脑脊液漏发生率为 18%,均使用非手术方法成功治疗。

● 基于 Oestreicher-Kedem 等对 21 例患者的研究,大多数静脉球或其他颈静脉孔区肿瘤术后发生多个脑神经损伤(VII 和 IX–XII)的患者,神经功能不能自行恢复,长期患有发声和吞咽困难,常需接受矫正手术来改善发声和吞咽功能。

参考文献

[1] Alford BR, Guilford FR. A comprehensive study of tumors of the glomus jugulare. Laryngoscope 1962;72:765–805

[2] Moffat DA, Hardy DG. Surgical management of large glomus jugulare tumours: infra- and trans-temporal approach. J Laryngol Otol 1989;103:1167–1180

[3] Jansen JC, van den Berg R, Kuiper A, van der Mey AG, Zwinderman AH, Cornelisse CJ. Estimation of growth rate in patients with head and neck paragangliomas influences the treatment proposal. Cancer 2000;88:2811–2816

[4] Brewis C, Bottrill ID, Wharton SB, Moffat DA. Metastases from glomus jugulare tumours. J Laryngol Otol 2000;114:17–23

[5] Netterville JL, Jackson CG, Miller FR, Wanamaker JR, Glasscock ME. Vagal paraganglioma: a review of 46 patients treated during a 20-year period. Arch Otolaryngol Head Neck Surg 1998;124:1133–1140

[6] Pávai Z, Orosz Z, Horváth E, Seres-Sturm L, Jung J. Immunohistochemical features of paragangliomas. J Cell Mol Med 2001;5:311–316

[7] Larson TC, III, Reese DF, Baker HL, Jr, McDonald TJ. Glomus tympanicum chemodectomas: radiographic and clinical characteristics. Radiology 1987;163:801–806

[8] Fayad JN, Schwartz MS, Brackmann DE. Treatment of recurrent and residual glomus jugulare tumors. Skull Base 2009;19:92–98

[9] Sharma PD, Johnson AP, Whitton AC. Radiotherapy for jugulo-tympanic paragangliomas (glomus jugulare tumours). J Laryngol Otol 1984;98:621–629

[10] Mukherji SK, Kasper ME, Tart RP, Mancuso AA. Irradiated paragangliomas of the head and neck: CT and MR appearance. Am J Neuroradiol 1994;15:357–363

[11] Pollock BE. Stereotactic radiosurgery in patients with glomus jugulare tumors. Neurosurg Focus 2004;17:E10

[12] Sharma MS, Gupta A, Kale SS, Agrawal D, Mahapatra AK, Sharma BS. Gamma knife radiosurgery for glomus jugulare tumors: therapeutic advantages of minimalism in the skull base. Neurol India 2008;56:57–61

[13] Sheehan J, Kondziolka D, Flickinger J, Lunsford LD. Gamma knife surgery for glomus jugulare tumors: an intermediate report on efficacy and safety. J Neurosurg 2005;102 Suppl:241–246

[14] Jackson CG, McGrew BM, Forest JA, Netterville JL, Hampf CF, Glasscock ME, III. Lateral skull base surgery for glomus tumors: long-term control. Otol Neurotol 2001;22:377–382

[15] Michael LM, II, Robertson JH. Glomus jugulare tumors: historical overview of the management of this disease. Neurosurg Focus 2004;17:E1

[16] Jackler RK. Atlas of Skull Base Surgery and Neurotology. 2nd ed. New York: Thieme Medical Publishing;2008

[17] Inserra MM, Pfister M, Jackler RK. Anatomy involved in the jugular foramen approach for jugulotympanic paraganglioma resection. Neurosurg Focus 2004;17:E6

[18] Oghalai JS, Leung MK, Jackler RK, McDermott MW. Transjugular craniotomy for the management of jugular foramen tumors with intracranial extension. Otol Neurotol 2004;25:570–579, discussion 579

[19] Oestreicher-Kedem Y, Agrawal S, Jackler RK, Damrose EJ. Surgical rehabilitation of voice and swallowing after jugular foramen surgery. Ann Otol Rhinol Laryngol 2010;119:192–198

[20] Fayad JN, Keles B, Brackmann DE. Jugular foramen tumors: clinical characteristics and treatment outcomes. Otol Neurotol 2010;31:299–305

[21] Borba LA, Araújo JC, de Oliveira JG et al. Surgical management of glomus jugulare tumors: a proposal for approach selection based on tumor relationships with the facial nerve. J Neurosurg 2010;112:88–98

第 48 章

血管母细胞瘤 Ⓟ

Zsolt Zador, Michael T. Lawton

■ 导言和背景

定义、病理生理学和流行病学

• 血管母细胞瘤是良性的血管肿瘤，对应 WHO I 级，其中 80% 病例为散发、孤立病灶，或为 von Hippei Lindau(VHL)病的一部分，呈经典的多发病灶。血管母细胞瘤的确切发病机制尚不清楚。组织学上，它们由未分化的、基质和内皮的前体细胞组成，推测这些细胞具有生成血管和基质的潜能。

• VHL 病是一种常染色体显性遗传疾病，与染色体 3p 的 VHL 肿瘤抑制基因突变缺失有关。除了血管母细胞瘤，VHL 病患者可患多种肿瘤，如透明细胞肾细胞癌、嗜铬细胞瘤、中耳的内淋巴囊肿瘤、浆液性囊腺瘤和胰腺神经内分泌肿瘤，附睾及阔韧带的乳头状囊腺瘤。

• 中枢神经系统的血管母细胞瘤主要发生在小脑，但也可位于脑干和脊髓，幕上非常罕见。

• 这些肿瘤占所有颅内肿瘤的 1%~2.5%，占后颅窝原发肿瘤的 7%~12%。血管母细胞瘤散发患者的发病年龄为 30~50 岁，而 VHL 相关血管母细胞瘤的发病年龄相对更小。

临床表现

• 血管母细胞瘤最常见的神经症状为压迫产生症状而非出血症状：头痛、头晕、平衡障碍和呕吐。

• 在遗传的病例中，最初的症状可能由于视网膜血管母细胞瘤导致的眼部出血。

诊断和影像

• 血管母细胞瘤 60% 为囊性病变，其余为实性。在计算机断层扫描(CT)，囊性成分表现为低密度区，伴等密度，均匀强化的附壁结节。实性血管母细胞瘤表现为低密度，增强后明显强化。

• T1 加权磁共振成像(MRI)通常表现为等信号结节伴或不伴流空，囊的信号稍高于脑脊液(CSF)。在 T2 加权 MRI，大多数病例结节和囊均呈高信号，伴明显流空。

• 血管造影和计算机断层扫描血管成像(CTA)可能是很好的补充检查方法，因其可以显示供血动脉、引流静脉或囊内的微小实体成分。可能有助于鉴别血管母细胞瘤和其他血管性疾病，如动静脉畸形(AVM)或海绵状血管畸形；并可发现无症状的血管母细胞瘤(提示 VHL 病)。

• 首选的影像学检查是增强 MRI，因其对微小病灶有更大的敏感性，有助于明确肿瘤的确切大小。所有诊断为中枢神经系统(CNS)血管母细胞瘤的患者均应行全脊髓检查，以发现其他的无症状血管母细胞瘤，这可能提示 VHL 病。

治疗方案和备选方法

• 治疗方案包括：
  ◦ 手术切除。

　　○ 立体定向放射外科治疗。

　　○ 保守治疗。

- 血管母细胞瘤可以观察、放疗或显微手术切除。

- 选择观察的患者为：肿瘤位于或邻近高级脑功能区（如脑干和脊髓）、且无相关的神经系统症状或功能缺损和（或）为多发病灶（如 VHL 病）。

- 放射治疗，主要是立体定向放射外科治疗，用于体积较小、多发的，不适合外科手术的肿瘤。在多学科综合治疗中，放射治疗还可用于术前闭塞供血动脉或术后治疗残余肿瘤。

- 血管内栓塞是另一种治疗干预方法，通常为术前辅助治疗，可减少肿瘤灌注和术中出血。

所选手术的目的和优点

目的

- 完全切除血管母细胞瘤，从而防止复发。

- 在显微手术切除过程中保留神经功能。

- 如果达到这些目标，患者可能会有一些症状的缓解和神经功能的恢复。

优点

- 80%~90% 的散发血管母细胞瘤完全切除后可治愈。

适应证

- 手术适应证包括存在血管母细胞瘤导致的神经系统症状及功能缺损，手术可达肿瘤，手术相关风险低。

- 血管母细胞瘤周围的囊为肿瘤切除提供便利，降低了手术风险；小型血管瘤也是如此（容易切除，风险较低）。

- 进行性肿瘤增大和神经功能缺损是手术干预的指征。

禁忌证

- 手术的禁忌证包括无症状的血管母细胞瘤，即肿瘤没有造成神经症状。

- 手术无法到达的病变（埋在脑干或脊髓中，没有连接到软脑膜或室管膜表面）。

- 可以到达但是位于或邻近功能区的病变，有较高的手术风险（例如，第四脑室和小脑核层）。

- 老年患者或有重大内科合并症的患者，其风险

收益分析倾向于保守治疗。

- VHL 病中的无症状病灶应行 MRI 随访，以观察肿瘤或囊变增大情况。

■ 手术细节和准备

术前计划和特殊设备

- 术前增强 MRI 是设计手术入路必不可少的检查，可了解病变的解剖结构，并用于术中导航。如果较大的供血动脉可以进入导管和安全栓塞，应该考虑术前行血管造影及血管栓塞，尤其是手术不容易显露的深部供血动脉。

- 应选择到达病变的距离最短、显露范围最充分的手术入路。肿瘤的每一面都应显露清楚，以便沿肿瘤四周分离，避免进入肿瘤内部。

- 使用常规药物减轻脑水肿，包括地塞米松（10mg）和甘露醇（1g/kg）。甲泼尼龙（按外伤性脊髓损伤的剂量）可用于脊髓血管母细胞瘤 [30mg/kg 剂量，5.4mg/(kg·h) 应用 23 小时]。

- 对于脑干和脑神经附近的肿瘤，术中神经电生理监测（即体感诱发电位，运动诱发电位、脑干听觉诱发电位等）是一种非常有价值的辅助措施。

- 其他手术辅助设备包括手术显微镜、细尖双极电凝、术中神经导航系统、术中超声和 Cavitron 超声外科吸引器（CUSA）。

专家建议/点评

- 应像处理动静脉畸形那样处理血管母细胞瘤。首先闭塞供血动脉，沿肿瘤四周分离，在瘤囊外操作。应保留引流静脉直到肿瘤分离结束，最后将肿瘤整体切除。

- 对于后颅窝的囊性血管母细胞瘤，通常应完整保留囊壁（但需引流清空囊内容物，找到并切除附壁结节），因为囊壁并非由肿瘤细胞组成，而是受压的小脑胶质。

手术的关键步骤

　　大多数血管母细胞瘤位于后颅窝，可经枕下、远外侧或扩大乙状窦后入路处理。这些入路的联合入路可用于较大的肿瘤；窦汇区开颅可显露小脑上表面，用于经幕下-小脑上入路。最好的入路应能提供最充分的暴露。较小的入路适用于其他可以瘤内减积、分块切除肿

瘤,而血管母细胞瘤需要扩大的入路,充分显露肿瘤四周,整体切除肿瘤。

可通过观察脑组织表面,根据解剖标志或使用导航系统来定位肿瘤。见到肿瘤后,分离肿瘤和相邻脑之间的界面,保持在肿瘤之外沿肿瘤四周分离。肿瘤周围

有囊时,肿瘤-脑组织界面已被打开,沿囊壁探查,直至找到特征性的橙红色附壁结节。

首先寻找供血动脉,以便阻断肿瘤血供。供血动脉电凝并切断,正常动脉[小脑后下动脉(PICA)、小脑前下动脉(AICA)、小脑上动脉(SCA)和交通动脉]需小心

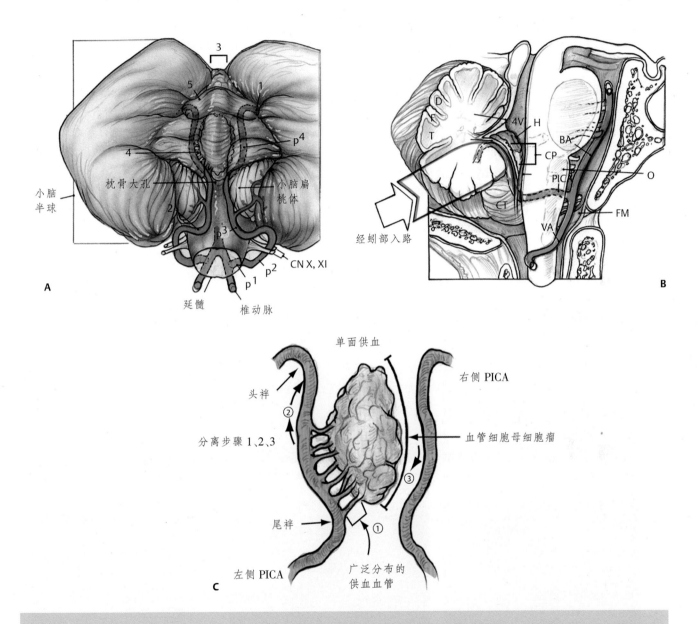

图 48.1　第四脑室血管母细胞瘤切除的解剖关系和手术步骤。(A)图示第四脑室顶部血管母细胞瘤(小脑蚓体后方红色阴影)。病变位于正中,小脑扁桃体之间。向上延伸至下蚓部。供血动脉来源于左侧小脑后下动脉(PICA)尾袢(延髓扁桃体段)的远侧,行至血管母细胞瘤的下外侧面。 PICA 远部继续沿着病变内侧走行(髓帆段),形成头袢。 PICA 分段包含:p1,延髓前段;P2,延髓外侧段;p3,延髓扁桃体段;p4,扁桃体髓帆段。1 头袢;2.尾袢;3.蚓部;4.血管母细胞瘤供血血管;5.蚓结节。(B)第四脑室的横截面,显示血管母细胞瘤的解剖关系。病变位于下髓帆内,毗邻小脑中脚,正对第四脑室底下部(菱形窝)。肿瘤的下方是脉络丛,经第四脑室正中孔(Magendie 孔)延伸至枕大池。(C)手术步骤:牵开小脑扁桃体,电凝脉络丛后,电凝来自 PICA 的供血动脉,从周围组织分离切除血管母细胞瘤。(1)电凝来自 PICA 的供血动脉;(2)分离 PICA;(3)离切除血管母细胞瘤。 D,山坡;F,蚓叶;T,结节;4V,第四脑室;H,血管母细胞瘤;CP,脉络丛;FoM,Magendi 孔(第四脑室正中孔);FM,枕骨大孔;O,橄榄;SMV,上髓帆;IMV,下髓帆;BA,基底动脉;VA,椎动脉;CT,小脑扁桃体;CN,脑神经。

保留 (图 48.1)。大的引流静脉也应保留。随着四周分离界面的深入，可用外裹聚对苯二甲酸乙二醇酯纱布 (Telfa™; Kendall Healthcare-Covidien Inc., Dublin, Ireland) 的可吸收棉条覆盖于相邻的脑组织加以保护。随着分离深入，可使用牵开器；通常，最好牵拉肿瘤而不是脑组织。辨认桥小脑角的神经，将其与肿瘤分开，并用棉片保护。第四脑室底也用棉片保护。肿瘤的供血阻断后，可电灼瘤壁使其萎缩。肿瘤被完全游离后，整体取出 (图 48.2)。

肿瘤切除后，检查术腔是否残留血管母细胞瘤，并完成止血。后颅窝硬脑膜关闭特别重要，以避免脑脊液漏和假性脑膜膨出的并发症。

脊髓血管母细胞瘤切除的手术步骤类似。病变通常位于背侧根入口区附近的胸髓或颈髓背侧，其中约半数患者伴有脊髓空洞。在实体肿瘤的水平向上、向下分别延长一个节段，行广泛的椎板切除术加内侧椎间关节切除术。腹侧肿瘤可能需要轻柔地旋转脊髓，或更广泛的显露（全椎间关节切除加椎弓根部分切除术）。

硬膜内髓外肿瘤常粘连于背根神经。髓内血管母细胞瘤经脊髓正中切开进入，向下至脊髓空洞。抽空囊液，像颅内肿瘤一样切除肿瘤，在肿瘤外离断其动脉血供，沿肿瘤四围分离。

规避/损伤/风险

- 术中并发症源于对周围的脑组织、脑神经或血管结构的损伤。必须辨清这些结构，小心地从肿瘤上剥离，并用棉片或 Telfa™ 片保护。

- 另一主要术中并发症是肿瘤出血，远离肿瘤界面分离，不进入肿瘤可避免肿瘤出血。如果肿瘤出血，迅速用双极电凝止血。不应采用压迫的方法来控制出血，不留任何出血点直至完全止血。沿肿瘤四周分离，避免形成视野不清的深洞。

抢救与补救

- 如果在切除早期遇到活跃的出血，必须使用双极谨慎的电凝止血。如果肿瘤特别容易出血，在继续分

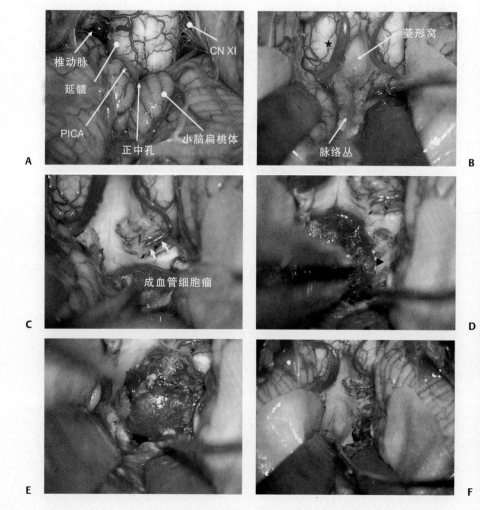

图 48.2　逐步显微分离和切除血管母细胞瘤的术中图像。(A) 采用枕下入路显露小脑扁桃体，因其到第四脑室顶的距离最短。枕大池打开后，可见延髓、后组脑神经根和椎动脉 (VA)。(B) 向外侧牵开小脑扁桃体，可见脉络丛，随后将其电凝。横形打开下髓帆，可见第四脑室底部下部 (菱形窝)。(C) 这个小血管母细胞瘤由左侧小脑下动脉 (PICA) 延髓扁桃体段 (短箭头) 的一个分支供血，电凝并离断此供血动脉。(D) 然后沿周围剥离血管母细胞瘤，向上至小脑中脚水平 (黑箭头)。(E) 离断血管母细胞瘤的血供，电凝使其缩小。(F) 血管母细胞瘤切除后，检查术腔以确认切除完全。肿瘤切除后可见第四脑室底上部。CN，脑神经。

离肿瘤之前应找到主要供血动脉并离断。如果失败，则应终止手术，行额外的栓塞或放射外科治疗。放射外科治疗可将容易出血的肿瘤转变成更易处理的肿瘤。

● 最难处理的界面是术者对侧的深部界面，将在切除到最后的时刻遇到。此时如果发生活跃出血，应先完成最后的肿瘤分离，再处理这一界面止血。需要充分地移位肿瘤才能看到此深部界面，出血可很快得到控制。但如果不能的话，则应在分离完成后移除肿瘤，肿瘤迅速切除后可使深部界面的动脉出血清晰可见，然后电凝止血。

■ 结果和术后过程

术后注意事项

● 术后将患者送至神经重症监护病房监护，前 24~48 小时收缩压控制在 140mmHg 以下。

● 类固醇激素降阶梯应用 1 周，预防性抗生素持续 24 小时。

● 次全切除时，应考虑放射外科治疗。

● 多发血管母细胞瘤的患者，应该行 VHL 病评估，并行基因检测。

并发症

● 术后并发症包括止血不充分或残余血管母细胞瘤导致的出血。

● 切除时损伤相邻的正常动脉，可导致缺血性卒中。

● 术中牵拉可导致脑水肿。

● 根据不同的受累位置，上述损伤可引起不同的功能缺损。

● 残留的肿瘤可能导致肿瘤复发，或导致血管母细胞瘤随脑脊液播散转移。

● 由于血管母细胞瘤最常见于小脑，存在后颅窝手术的相关风险，术后压迫症状、脑神经损伤、梗阻性脑积水、脑脊液漏、假性脑膜膨出、化学性脑膜炎和感染。

结果和预后

● 血管母细胞瘤全切后的 10 年生存率为 85%。

● 即使在完全切除后，散发血管母细胞瘤的复发率可达 15%~20%。

● 2/3 伴发 VHL 病的血管母细胞瘤患者会新发血管母细胞瘤，需常规影像学随访。这些伴发 VHL 患者的临床病程较复杂，可伴视网膜母细胞瘤、肾细胞癌、胰腺肿瘤和红细胞增多症等诸多相关疾病，其中位生存年龄为 49 岁。

参考文献

[1] Quiñones-Hinojosa A, Chang EF, Lawton MT. The extended retrosigmoid approach: an alternative to radical cranial base approaches for posterior fossa lesions. Neurosurgery 2006;58 Suppl 2:ONS-208–ONS-214, discussion ONS-214

[2] Miller JP, Cohen AR. Surgical management of tumors of the fourth ventricle. In: Schmidek HH, Roberts DW, eds. Schmidek & Sweet's Operative Neurosurgical Techniques: Indications, Methods, and Results. 5th ed. Philadelphia, PA: WB Saunders; 2005:881–913

[3] Conway JE, Chou D, Clatterbuck RE, Brem H, Long DM, Rigamonti D. Hemangioblastomas of the central nervous system in von Hippel-Lindau syndrome and sporadic disease. Neurosurgery 2001;48:55–62, discussion 62–63

[4] Wanebo JE, Lonser RR, Glenn GM, Oldfield EH. The natural history of hemangioblastomas of the central nervous system in patients with von Hippel-Lindau disease. J Neurosurg 2003;98:82–94

[5] Roonprapunt C, Silvera VM, Setton A, Freed D, Epstein FJ, Jallo GI. Surgical management of isolated hemangioblastomas of the spinal cord. Neurosurgery 2001;49:321–327, discussion 327–328

[6] Osborn A. Diagnostic Brain Imaging. 2nd ed. Philadelphia, PA: Lippincott Williams & Wilkins; 2009

[7] Rodríguez-Hernández A, Rhoton AL, Jr, Lawton MT. Segmental anatomy of cerebellar arteries: a proposed nomenclature. Laboratory investigation. J Neurosurg 2011;115:387–397

第**49**章

松果体区肿瘤:枕下经小脑幕入路 Ⓐ

Kazunori Arita, Ryosuke Hanaya

■ 导言和背景

替代方法

- 幕下小脑上入路。
- 经脑室脉络膜下入路。
- 经胼胝体中间帆入路。
- 顶叶经皮层入路。

目的

- 获得安全和适当的手术通道,通往松果体区和松果体旁区病变。

优点

- 对松果体肿瘤有良好的视野,而无须考虑后颅窝手术的重要风险。
- 当肿瘤向侧方、前方(第三脑室)和(在深静脉结构上方)上方扩展时,与经小脑上幕下入路相比,可以提供更好的显露。

适应证

- 几乎所有类型的松果体区肿瘤包括松果体实质肿瘤和部分生殖细胞肿瘤都可以通过枕下经小脑幕入路(OTA)显露。
- 其他可以处理的病变包括 Galen 静脉畸形和大脑后动脉的 P3 或 P4 段的动脉瘤。

- 适合枕下经小脑幕入路的患者主要是上下丘和 Galen 静脉之间的距离足够大,肿瘤的主体部分位于 Galen 静脉汇合线以下,也是显微镜下的手术视野的最上界线。OTA 最适合处理的是向下或向后生长的松果体肿瘤。
- 小脑上蚓部肿瘤、中脑肿瘤和某些小脑幕或一些镰幕脑膜瘤也可以用此入路处理。

禁忌证

- 肿瘤的主体位于 Galen 静脉汇合线以上。
- 肿瘤主要生长在第三脑室,上下丘与 Galen 静脉之间没有空间。
- 患者身体状况不适合施行开颅手术。

■ 手术细节和准备

术前计划和特殊设备

- 磁共振成像(MRI)可以显示肿瘤和深静脉系统之间的关系。矢状面扫描对评估直窦和小脑幕的角度特别有帮助。血管方面的检查,如 MRA 或计算机断层扫描血管造影(CTA)或标准血管造影对评估深静脉结构是有帮助的。
- 术前进行实验室检查,包括生殖细胞肿瘤标志物水平,如甲胎蛋白、β 人绒毛膜促性腺激素、癌胚抗原和胎盘碱性磷酸酶。
- 患者采取半侧俯卧位进行手术。手术器械必须足够长才能到达深部肿瘤。需要准备长双极和显微剥离子。

● 必须具有一台具备良好同轴照明的手术显微镜。

● 这种入路的主要优点是不需要准备经小脑上入路坐位手术处置松果体区肿瘤时所需要的特殊麻醉技术与仪器设备。

● 在麻醉诱导后即刻和 8 小时后应给予抗生素。抗惊厥药、类固醇和利尿剂根据适应证给予。

● 术中导航系统有助于为窦汇、直窦、Galen 静脉和大脑内静脉这些结构提供解剖定位。对于术中导航,外科医生需要将当日清晨或前日傍晚前扫描 MRI 数据下载并导入计算机导航软件,从而建立一个三维模型。

● 神经内镜可以显露手术显微镜的视觉死角。

● 需要放置心前区多普勒探头和中心静脉导管,以防止空气栓塞。

● 从枕叶表面记录视觉诱发电位(VEP)。

● 准备脑室穿刺导管。

专家建议/点评

● 手术只能由精通颅脑显微外科技术的神经外科医生承担。

● 麻醉师应该意识到有静脉空气栓塞的可能,应提高警惕。

手术的关键步骤

选择哪一侧手术,左或右,取决于左右侧枕叶的大小,肿瘤生长的方向和顶枕桥静脉的位置。患者被放置成头指向地板的半俯卧位。矢状面与垂直线之间的夹角约为 60°(图 49.1)。

在枕部取倒"U"形皮肤切口,根据导航系统显示的窦汇标记切口旁正中的直线部分。骨瓣需要显露上矢状窦(SSS)与横窦汇合处。颅骨钻 6 个骨孔,其中 4 个横跨上矢状窦,底部 2 个刚好位于窦汇,上面 2 个位于人字缝上。最后 2 个(或 1 个)外侧孔尽量靠外侧,主要是根据肿瘤的范围和大小而决定。骨孔以铣刀相连通,抬起骨板,此时需要小心谨慎,警惕损伤 SSS 或窦汇,然后盖上可吸收性止血材料如明胶海绵(Gelfoam™;

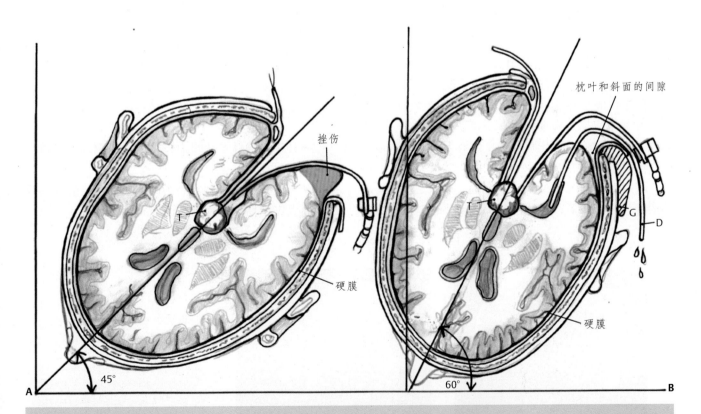

图 49.1　(A,B)经枕小脑幕入路不充分显露和充分显露。图(B)显示在不损伤枕叶前提下,获得充分手术视野的方法:选择体积较小的一侧枕叶为手术侧。矢状面与垂直线夹角大约 60°。脑室置管引流脑脊液。硬膜翻向骨缘侧,其下方放置纱布,形成一个空间以使脑组织可以滑动而不造成损伤,同时大脑镰后部轻柔牵向对侧。D,引流;G,布纱块;T,肿瘤。

Pfizer Inc,New York,NY)。另一种方法是,如果解剖结构和肿瘤的范围允许,无须暴露窦汇以避免静脉损伤的风险。

然后硬脑膜以 T 形或 Y 形方式打开。硬脑膜瓣的基部应朝向静脉窦。硬膜切口的边缘应该尽可能靠近窦汇的边缘。我们需要放置脑室引流管间歇释放脑脊液(CSF),以便使脑组织松弛。在枕叶内侧面放置脑压板,施以轻柔地牵拉。脑压板移向深部,直到枕内侧静脉出现。注意不要直接压迫距状皮层,避免术后视力障碍。

需要了解直窦、大脑镰、小脑幕、小脑幕切迹、胼胝体压部以及包绕 Galen 静脉周边增厚蛛网膜的解剖定位。起自窦汇前方和侧方各 15mm 处,与直窦呈 15°角朝小脑幕切迹方向切开小脑幕。为了避免损伤 Galen 静脉,首先解剖环池内远离 Galen 静脉的蛛网膜组织。首先看到的静脉是 Galen 静脉,其次是 Rosenthal 静脉,最后是大脑内静脉和小脑前中央静脉。当静脉系统的方向确定后,再分离 Galen 静脉周边增厚的蛛网膜组织。另一个脑压板放在小脑蚓部山顶处并向下内侧施以轻柔的牵拉,以得到广泛暴露。

通过由基底静脉、中脑被盖和小脑前中央静脉形成的三角可以观察到肿瘤的后下侧面。肿瘤与周围的结构分离是分步进行的:基底静脉、中脑被盖、对侧基底静脉和大脑后动脉分支。伴随这些结构,蛛网膜被留在原位。考虑完全切除肿瘤时,应切断小脑前中央静脉。在这种情况下,蚓部的牵拉应该尽量减少。肿瘤冰冻切片标本应提交病理科检查。如果诊断是纯生殖细胞瘤,因为肿瘤对放化疗反应良好而无须进一步地切除肿瘤。否则,肿瘤应采取分块的方式做最大限度地切除。超声吸引刀(CUSA)用于肿瘤内部切除。当施行足够的肿瘤内减压后,需要进一步分离肿瘤包膜与深部

的结构,如大脑内静脉和丘脑。肿瘤的动脉供血通常来源于脉络膜后内侧动脉的分支,可在肿瘤切除过程中电凝并切断。由术野最深处流出脑脊液,是切除肿瘤到达第三脑室的特征。小脑前中央静脉之下的肿瘤,通常位于显微镜下视野的死角。此部分在内镜下切除(图49.2)。当肿瘤紧密附着于静脉,压部下的显微镜视角和(或)胼胝体压部边缘的切开可能会有助于大脑内静脉与肿瘤的分离。如果肿瘤较大,术中应该在神经导航帮助下定位。在直窦上方切开大脑镰后部和(或)切开对侧小脑幕可以使四叠体池对侧部分获得更好的显露。第三脑室内的血凝块可以通过吸引器清除。

肿瘤全切除后,移除脑室导管、孔道应紧密关闭。小脑幕没必要闭合,但是缝合数针可以帮助避免枕叶疝入后颅窝。彻底止血后,硬脑膜用帽状腱膜补片水密缝合并以纤维蛋白胶封闭。头皮采取常规方法缝合。

规避/损伤/风险

- 为了避免枕叶损伤,应该留置脑室导管间断引流脑脊液,直至第三脑室开放。
- 大脑内静脉下方的肿瘤,位于显微镜的死角,可以在内镜引导下切除。
- 应避免深静脉结构损伤。如果有小部分肿瘤紧贴在深静脉上,明智的方法是不要冒着损伤这些结构的风险而追求全切。

抢救与补救

- 如果深静脉系统出血,将一片浸泡纤维蛋白的 Gelfoam™ 置于出血点。
- 不能损伤大静脉,因为电烧凝固这些静脉系统可能导致灾难性的深静脉血栓形成。

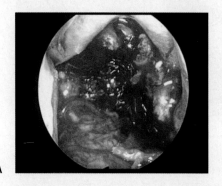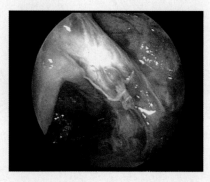

图 49.2　(A,B)显微镜下切除肿瘤后内镜下的视野。可见残余肿瘤位于胼胝体压部和双侧大脑内静脉下方。在内镜辅助下将瘤体完全切除。

■ 结果和术后过程

术后注意事项

• 避免术后的帽状腱膜下 CSF 积聚，如果发生会推迟辅助治疗的起始时间，硬脑膜可以使用枕部帽状腱膜水密缝合。手术后数日以弹性绷带包裹头部。

• 术后辅助治疗方案是根据肿瘤的组织学诊断和进展决定的，因此在恶性肿瘤的情况下，术后需行全脑脊髓磁共振成像。其他的化疗和放射治疗也是根据病理结果决定。

• 对于 OTA 后梗阻性脑积水不消退，相对于分流手术，内镜下第三脑室造瘘术可能是一个更好的选择，前者在辅助治疗造成免疫抑制状态下，增加了脑膜炎的机会。

并发症

• 最常见的并发症是对侧偏盲。可以利用图 49.1 所提到的方法（包括脑脊液引流）来避免这种并发症。从枕叶皮层表面记录 VEP 也可作为一种良好的监测手段，可早期检测神经功能障碍。当 VEP 振幅降到初始记录的 50% 以下或峰值潜伏期超过 10ms 延迟，应放松枕叶的牵拉。当手术结束时，记录 VEP 振幅较初始值保持 50% 以上，不会发生永久性偏盲。

• 对重要静脉或深静脉结构损伤可导致空气栓塞或静脉梗死，可延迟发生和（或）致命性的。

• 与体位相关的并发症包括脑过度牵拉和颈椎损伤。

• 其他并发症包括脑脊液漏，血肿（硬膜外出血或迅速减压所致的硬膜下出血、脑室内、帽状腱膜下或实质内），脑积水，其他神经系统的缺陷，癫痫和感染（伤口脑膜炎或脑室炎）。

参考文献

[1] Yamamoto I. Pineal region tumor: surgical anatomy and approach. J Neurooncol 2001;54:263–275

[2] Ushio Y, Kochi M, Kuratsu J, Itoyama Y, Marubayashi T. Preliminary observations for a new treatment in children with primary intracranial yolk sac tumor or embryonal carcinoma. Report of five cases. J Neurosurg 1999;90:133–137

[3] Tsumanuma I, Tanaka R, Fujii Y. Occipital transtentorial approach and combined treatments for pineal parenchymal tumors. In: Kobayashi T, Lunsford LD, eds. Pineal Region Tumors. Diagnosis and Treatment Options. Basel, Switzerland: Karger; 2009: 26–43

[4] Matsutani M, Ushio Y, Abe H et al. The Japanese Pediatric Brain Tumor Study Group. Combined chemotherapy and radiation therapy for central nervous system germ cell tumors: preliminary results of a Phase II study of the Japanese Pediatric Brain Tumor Study Group. Neurosurg Focus 1998;5:e7

[5] Shirane R, Shamoto H, Umezawa K et al. Surgical treatment of pineal region tumours through the occipital transtentorial approach: evaluation of the effectiveness of intra-operative micro-endoscopy combined with neuronavigation. Acta Neurochir (Wien) 1999;141:801–808, discussion 808–809

[6] Kawashima M, Rhoton AL, Jr, Matsushima T. Comparison of posterior approaches to the posterior incisural space: microsurgical anatomy and proposal of a new method, the occipital bi-transtentorial/falcine approach. Neurosurgery 2008;62 Suppl 3:1136–1149

[7] Hongo K, Kobayashi S, Tanaka Y. Occipital transtentorial and parietal approaches to pineal region lesions. In: Sekhar LN, Fessler R, eds. Atlas of Neurosurgical Techniques: Brain. New York: Thieme Medical Publishing; 2006: 556–562

第**50**章
经幕下小脑上入路到达松果体区

Pasquale Gallo, Cristian Gragnaniello, Remi Nader, Carmine Mottolese

■ 导言和背景

替代方法

- 枕部经天幕入路。
- 经后胼胝体入路。
- 经脑室后部入路。
- 经前胼胝体或经皮层脉络膜下入路。
- 立体定向针吸活检。

目的

- 为第三脑室后部和四叠体池内、中线部位和(或)向下延伸的某些病变的切除或活检提供直接通路。

优点

- 这种入路提供安全的、居中的和直接的通路到达中线松果体区,无须跨越 Galen 静脉及其属支。
- 在肿瘤切除过程中对肿瘤背侧部的深静脉结构干扰最小。
- 坐位时,小脑因自身重力下垂,可最大限度减少脑组织的牵拉,同时静脉淤血减轻而得到最佳显露。
- 位于第三脑室后部的病灶,使四叠体板和中脑被盖向尾侧移位,能更好地显露第三脑室壁和双侧大脑内静脉。

适应证

- 最适合小到中型、位于第三脑室后部的肿瘤。

禁忌证

- 病变向上扩展高于小脑幕切迹,向下低于小脑-中脑裂,向两侧超过小脑幕内侧缘是此入路的相对禁忌证,因为小脑上部空间呈锥形形态,使得对侧方控制能力差。
- 直窦角度陡直。此时,小脑需要过度牵拉以暴露和到达松果体区,同时侧方显露受到限制,增加入路的难度。
- 有严重并发症,不适合神经外科手术的患者。

■ 手术细节和准备

术前计划和特殊设备

- 全面的神经科检查,包括神经眼科学评估。
- 脑磁共振成像/血管造影(MRI/MRA)(图 50.1A),普通及增强扫描,是诊断此部位病变的金标准,可以分辨瘤体与周围神经血管结构的关系,以便术前规划。
- 全脊髓 MRI 检查可排除其他病灶,特别是儿童。
- 普通和(或)增强计算机断层扫描(CT),可更好地显示供血和钙化。
- 血清和脑脊液(CSF)标志物,如 β-人绒毛膜促

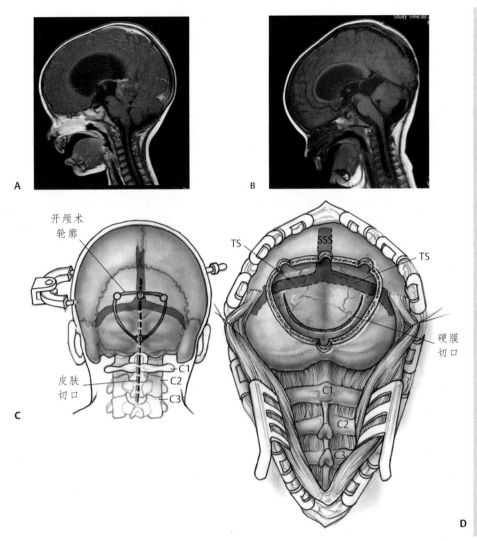

图 50.1　(A)术前松果体肿瘤增强 MRI 矢状位 T1 加权像。(B)术后扫描证实肿瘤完整切除。(C)开颅术图解:第一个骨孔位于中线枕外隆凸上方,2 个侧孔位于中线两旁大约 5cm 处。最后一孔位于谷水平。用带护板的 B1 型钻(Midas™ drill, Medtronic Inc.,Memphis, TN)连接骨孔,形成椭圆形骨窗。注意要仔细分离静脉窦,任何时候都不与铣刀交叉。(D)图解打开硬膜,硬膜瓣牵向窦汇和横窦侧。SSS,上矢状窦;TS,横窦。

性腺激素(β-hCG)、甲胎蛋白(AFP)和胎盘碱性磷酸酶(PLAP)有助于鉴别诊断。

• 在 CT 或 MRI 扫描中显示有血管病变或脑膜瘤的患者推荐血管造影检查。

• 当存在脑积水时,最好在手术切除病灶前行内镜第三脑室造瘘术(ETV)控制病情。ETV 在一个手术中可同时解除脑积水,肿瘤活检并脑脊液取样。另外,可以在此之前行脑室外引流减轻脑积水并获取 CSF 标本。

• 酌情围术期应用抗生素并延续至术后 36 小时。

• 专门为这种类型手术入路设计的外科手术器械(比标准的显微器械更长)包括细尖的双极镊子、刺刀形显微剪、蛛网膜刀、取瘤镊子、垂体瘤钳和超声吸引器。

• 预防和治疗空气栓塞至关重要,包括中心静脉导管、持续心脏多普勒监测和经验丰富的神经麻醉医生监测呼气末二氧化碳。

• 患者的腿应该放在心脏的水平上,避免手术部位静脉负压过大,在摆体位前在双侧下肢穿戴减压弹力袜。

专家建议/点评

• 幕下小脑上入路和枕下经小脑幕入路,当选择合适时,几乎可以治疗所有类型的松果体肿瘤。

• 通过正中矢状位 MRI 评估小脑幕角,确保它不太陡,以便通过幕下小脑上入路到达肿瘤(否则如果角度太陡,可采取经枕下小脑幕入路)。

• 在 3 岁以下的患者中,作者更喜欢马蹄形头枕而不是三点式头架,以避免尖端穿透颅骨。

• 当有绝对必要牺牲一支桥静脉时,剪断部位应尽可能靠近小脑表面。此时,如果出现电凝不彻底时,可更好地控制出血。

• 如果中央前静脉是由多支小口径静脉组成,通常平行分布并覆盖肿瘤表面,都可以电凝切断,而不增加任何致残率。

手术的关键步骤

气管插管全麻后,患者采取坐位,放入三点式头架固定。头部弯曲,使颏和胸骨之间的距离有两指宽,以避免颈静脉压迫。需要注意的是,要使小脑幕平行于地面。正中直线切口,枕外隆凸上 2~3cm 至 C3 棘突水平(颈肌发达的患者进一步向下)。应用单极电刀沿中线分离肌肉,暴露枕骨和 C1 后弓。精心设计骨瓣需要暴露并打开枕大池上部,以使小脑松弛。在中线部位枕外隆凸上方钻骨孔,接下来是 2 个侧方骨孔,一边 1 个,距枕外隆凸 3~4cm。另一个钻孔位于小脑谷上部水平(图 50.1C)。骨孔用铣刀连接形成椭圆形骨窗。以平角剥离子(例如 Yasargil 剥离子)由骨板下分离横窦,不要与铣刀交叉。一旦骨瓣被移除,横窦与窦汇完全暴露。

硬脑膜打开先始于两侧,朝向中线汇合,止于枕下窦前。可通过双 4 号丝线缝合结扎此处,预防窦出血。硬膜瓣朝窦汇和横窦下缘向上翻,贴附于骨膜缘(图 50.1D)。继续由双侧向下切开硬脑膜,形成四叶硬脑膜瓣。下叶悬吊以便显露枕大池的上缘。从枕大池释放脑脊液使得小脑变得松弛,得到开阔的手术通道。锐性分

离蛛网膜,中线部位桥静脉电凝,以小型蛛网膜刀或枪状显微剪刀切断。作者通常倾向于牺牲中间部位的静脉,而保留外侧的静脉,主要取决于手术通路大小和患者个体解剖情况。然而,如果通路仍狭窄,以作者的观点,最好在手术开始就切断这些静脉,避免牵拉小脑时撕裂静脉,导致空气栓塞而使患者面临危险(图 50.2和图 50.3)。此阶段的出血很难控制,特别是小脑幕表面出血。在显微镜下,沿着小脑幕表面顺着直窦找到 Galen 静脉。继续向两侧分离,注意不要损伤颞叶内侧面的 Rosenthal 静脉。暴露双侧基底静脉和 Galen 静脉的远端。当所有这些静脉清楚显露后,我们会看到小脑前中央静脉,经常是覆盖在松果体肿瘤表面。有时瘤体与中线静脉丛之间空间足够大,这时切除肿瘤就无须切断更多的静脉。有的病例静脉与肿瘤表面粘连,电凝它们是安全的,多数不会导致进一步损伤。经过分离数层蛛网膜,会辨别出 Galen 静脉和大脑内静脉,多数情况可能看到基底静脉汇入 Galen 静脉,它们通常位于两侧靠外侧区域。松果体肿瘤在这些静脉前方,将它们向外向后推移。

在尝试切除肿瘤之前,我们必须仔细探查肿瘤与周围结构的关系,特别是动脉之间的关系。我们不要试图整块切除肿瘤。探查后,切除由中脑背侧肿瘤下缘开始,以作者的经验,这一策略可以打开"第三脑室的大门",从而减低颅压,方便手术切除。注意保留后联合,

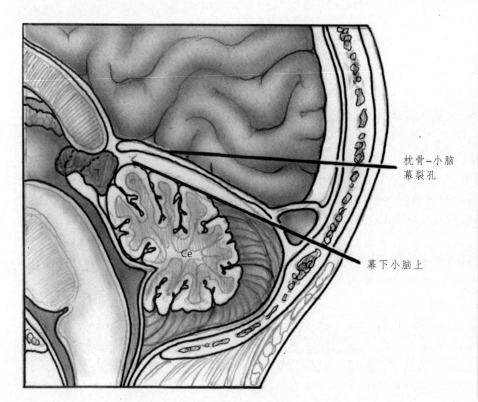

枕骨-小脑
幕裂孔

幕下小脑上

图 50.2　幕下小脑上入路到达肿瘤的正中矢状位图解。T,肿瘤;Ce,小脑。

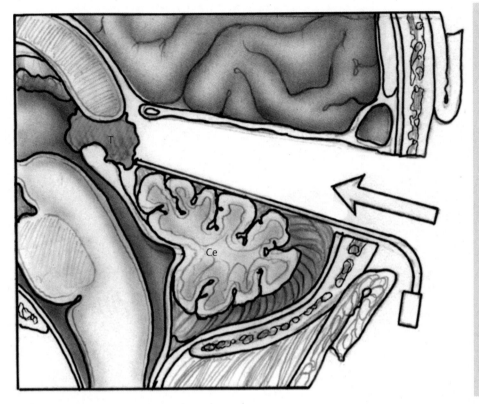

图 50.3　正中矢状位图解开颅放置脑压板牵拉小脑暴露肿瘤。此处可见小脑桥静脉（此图未显示）分离并切断以获得瘤体显露。T，肿瘤；Ce，小脑。

避免术后 Parinaud 综合征。然后，继续切除肿瘤外侧面，尽量不要损伤第三脑室侧壁（图 50.4）。如果肿瘤边界不好确定，可以应用超声吸引器瘤体减压。肿瘤体积缩小后，如果存在包膜的话，包膜松动，可以与周边组织锐性分离。充分减压后方可分离肿瘤上缘。在肿瘤切除过程中，需严格止血。沿瘤床和小脑表面铺放止血材料。尽量减少使用双极电凝，需要牢记持续出血通常与肿瘤不完全切除有关。

应水密缝合硬脑膜，可使用补片（Goretex™，W.L. Gore & Associates，Flagstaff，AZ）或阔筋膜，连续缝合。骨瓣以钛连接片固定。肌肉沿中线按照解剖层次严密缝合。通常并不需要筋膜下引流。皮肤钉合。

规避/损伤/风险

- 当采取坐位时，应用心前区超声监测和呼气末二氧化碳检测，以便早期发现空气栓塞。
- 由于松果体肿瘤经常合并脑室扩大，坐位时脑室塌陷导致硬膜下血肿概率增加。
- 术后通常合并硬膜下积气。如果量多，可以诱发头疼及长时间嗜睡，直到空气自然吸收为止。
- 由于小脑下坠，可诱发小脑扁桃疝，导致脑干缺血病变。术中以脑压板持续下拉小脑还增加术后缺血性并发症的风险。

- 由于切断小脑上表面的桥静脉，使得蚓部梗死，诱发短暂或持续步态改变。即使需要牺牲部分桥静脉以达到松果体区，最好保留外侧静脉，这对手术通路影响不大。
- 需要细致耐心的显微外科技巧，避免对深静脉、丘脑、中脑和被盖造成损伤。如果肿瘤与神经血管粘连，为了减少患者风险，残余部分瘤组织是可以接受的。

抢救与补救

- 避免并发症的主要措施是，术前仔细分析患者的解剖特点、肿瘤的位置，从而选择最佳入路。
- 抬高下肢可以减少空气栓塞的风险。
- 大多数空气栓塞发生在打开骨瓣过程中，或者由于硬膜窦附近静脉血管分支撕裂所致。当这些情况发生时，医生应迅速须取行动，骨缘覆盖骨蜡，结扎断裂静脉，术区用盐水盥洗液浸泡。
- 如果空气栓塞持续存在，接下来需要采取的措施是，将患者头位降低至 30° 或更低；压迫颈静脉（可能的话压迫双侧，次选单压右侧）；旋转患者体位，左侧朝下（将空气限于右心房）；通过中心静脉导管由右房抽吸空气；改用纯氧通气，停用一氧化氮（可扩大空气容量）；应用血管收缩制剂和扩容治疗维持血压。
- 如果切除过程中损伤深静脉，不要电凝。如果有

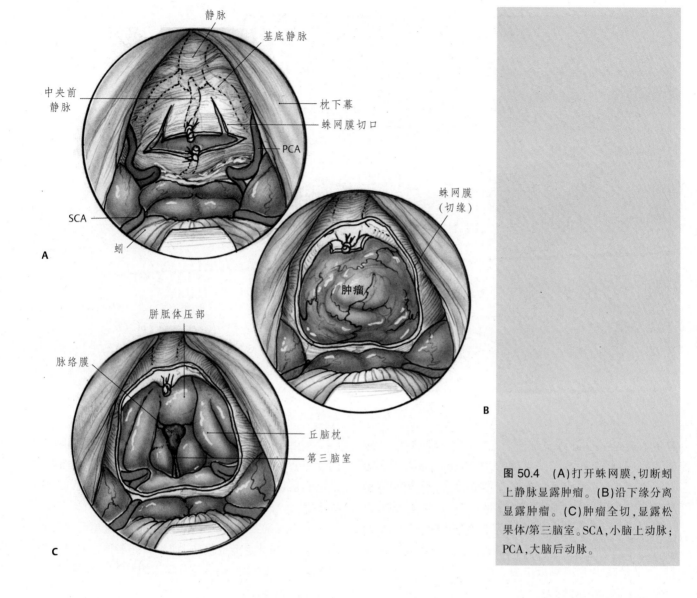

图50.4　(A)打开蛛网膜,切断蚓上静脉显露肿瘤。(B)沿下缘分离显露肿瘤。(C)肿瘤全切,显露松果体/第三脑室。SCA,小脑上动脉;PCA,大脑后动脉。

可能的话,可以先使用临时阻断夹,并尝试8-0尼龙线修补。

- 当患者合并严重脑室扩张,在缝合硬膜前应用大量盐水灌注来预防张力性气颅。

■ 结果和术后过程

术后注意事项

- 患者应在ICU严密监测下延期拔出气管插管。术后这段时间应尽量避免搬动头部,从而避免损伤桥静脉,术中由于CSF流失和脑室塌陷导致这些静脉已经在某种程度上被牵拉。
- 术后患者应服用大剂量地塞米松(每日3次,每次8mg),在接下来数天缓慢减量停药。

- 术前应用抗生素,应继续使用36小时。
- 术后6小时行CT检查,以显示任何类型出血。48小时内行MRI检查,以便客观评价肿瘤切除程度。

并发症

- 眼外肌活动障碍,特别是上视和汇聚受限。
- 精神状态改变。
- 共济失调。
- 术后即刻或迟发出血。它包括由于脑室塌陷所致硬膜下血肿,不全切除所致瘤床出血,或止血不彻底。
- 炎性和感染性并发症。
- 脑积水。
- 体位相关并发症(脑室塌陷和气颅、空气栓塞)。

参考文献

[1] Stein BM. The infratentorial supracerebellar approach to pineal lesions. J Neurosurg 1971;35:197–202

[2] Bruce JN, Stein BM. Supracerebellar approaches in the pineal region. In: Apuzzo MLJ, ed. Brain Surgery: Complication Avoidance and Management. Vol. 1. New York: Churchill Livingstone; 1993:511–540

[3] Sawamura Y, de Tribolet N. Neurosurgical management of pineal tumours. Adv Tech Stand Neurosurg 2002;27:217–244

[4] Lapras C, Patet JD. Controversies, techniques, and strategies for pineal tumor surgery. In: Apuzzo MLJ, ed. Surgery of the Third Ventricle. Baltimore, MD: Williams and Wilkins; 1987:649–662

[5] Papo I, Salvolini U. Meningiomas of the free margin of the tentorium developing in the pineal region. Neuroradiology 1974;7:237–243

[6] Johnsen S, Greenwood R, Fishman MA. Internal cerebral vein thrombosis. Arch Neurol 1973;28:205–207

[7] Yamamoto I, Kageyama N. Microsurgical anatomy of the pineal region. J Neurosurg 1980;53:205–221

[8] Pople IK, Athanasiou TC, Sandeman DR, Coakham HB. The role of endoscopic biopsy and third ventriculostomy in the management of pineal region tumours. Br J Neurosurg 2001;15:305–311

第 **51** 章

斜坡脊索瘤:外侧入路 Ⓟ

Bernard George

■ 导言和背景

定义、病理生理学和流行病学

* 脊索瘤占颅内肿瘤的 0.5%,是脊柱最常见的骨肿瘤。它们起自胚胎残余的脊索,并被归类为良性肿瘤。残余的脊索位于椎间隙的髓核内,有一小部分位于斜坡中部(尸检中为 4%)。

* 脊索的起源可解释发生脊索瘤的主要位置:骶骨脊索瘤(占 50%)和斜坡脊索瘤(占 35%)。第三个常发生脊索瘤的部位是脊柱,主要在颈椎(占 15%)。

* 脊索瘤一般为分叶状、浅灰色、质韧、呈凝胶状,有些区域含有更多的液体,有时看起来像囊肿。一部分脊索瘤长成一个大块的肿瘤,其他脊索瘤则被残留的骨质和韧带分隔为几个部分或空腔。后者在脊柱脊索瘤更为常见,因为存在分隔,所以切除这样的肿瘤更加困难。

* 斜坡脊索瘤起源于斜坡骨质,并向各个方向生长,大多沿前后方向生长。因此,脊索瘤朝向蝶窦、鼻腔、咽后壁间隙前部与硬膜后方生长。硬膜是肿瘤生长的一道屏障,随着时间推移肿瘤可能侵犯突破硬膜。在这种情况下,肿瘤在硬膜下隙脑干的前面生长,并可能包裹椎基底动脉。在上部,肿瘤向两侧生长时受到海绵窦硬脑膜限制。在下部,肿瘤生长受咽肌限制。肿瘤生长一般主要朝向阻力最小的方向。

* 有很长一段时间脊索瘤和软骨肉瘤存在混淆。

这两种肿瘤有许多相似之处。免疫组化病理学检查常常能确诊。脊索瘤细胞角蛋白和上皮膜抗原呈阳性。脊索瘤主要组织学特征是空泡细胞。有些病例,特别是软骨样脊索瘤的病理学表现与软骨肉瘤相似,容易混淆。鉴别脊索瘤和软骨肉瘤很重要,一般来说脊索瘤倾向于表现为更恶性的生长过程。

临床表现

* 脊索瘤可发生于任何年龄段(作者的患者年龄为 3~72 岁,平均年龄 45 岁),女性稍多。

* 症状取决于脊索瘤的发生部位。病变位于颅底时,可观察到暂时性的动眼神经、展神经麻痹,对诊断有提示作用。随着肿瘤生长,可能会发生其他脑神经功能障碍。因为脊索瘤主要在骨和硬膜外生长,所以白质纤维束损伤并不常见。

诊断和影像

* 大多数情况下 CT 扫描会发现骨质侵蚀和骨性分隔,必须与软骨肉瘤钙化相鉴别。

* 脊索瘤和软骨肉瘤在 MRI 上表现为具有相似信号的分叶状肿块,都可以被强化:T1WI 为等或低信号,T2WI 为高信号,不均匀强化(图 51.1)。脂肪抑制序列可能有助于区分肿瘤、松质骨及用于修补硬脑膜缺损的脂肪(肿瘤复发时)。

* 一般不需行血管造影,除非进行颈动脉或椎动脉球囊阻塞试验或者偶尔闭塞动脉。一般不行血栓治疗。

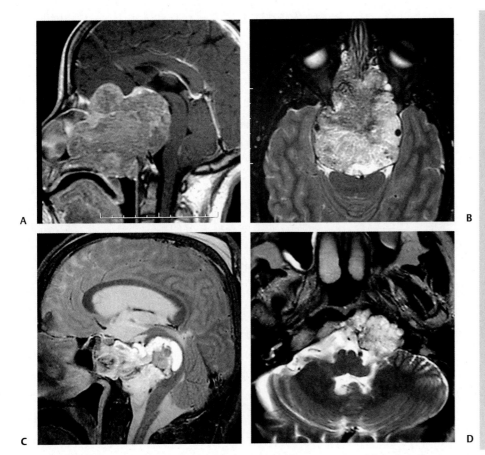

图 51.1　3 例脊索瘤患者的 MRI。(A)矢状位 T1WI 显示脊索瘤累及整个斜坡。(B)轴位 T2WI(与图 A 为同一个患者)显示脊索瘤累及整个斜坡，颈内动脉被挤向外侧。(C)矢状位 T2WI 显示上斜坡脊索瘤向硬膜内生长。(D)轴位 T2WI 显示颈静脉孔脊索瘤。

治疗方案和备选方法

● 因为化疗无效,而放疗要求大剂量的射线,并且该肿瘤为良性, 所以手术切除被认为是最好的治疗选择。

● 近期立体定向放疗和质子疗法的发展使得医生可以将大剂量的射线准确集中到病变, 改善了患者的预后。然而,减少肿瘤体积和去除射线高敏结构周围的肿瘤组织仍然是放疗前必不可少的治疗方法。事实上,对于首诊患者, 最大限度切除肿瘤联合质子束治疗可让患者获得最好结果。

● 肿瘤复发后,应用上述方法,其效果要差很多。因此,在这种情况下姑息性减压是首选。

● 初次手术时, 根治性切除肿瘤可能需要经多个手术入路。所以要做好手术计划,确定需要哪些入路及分几期手术。

所选手术的目的和优点

● 神经外科医生必须掌握切除斜坡和颅颈交界区脊索瘤的各种手术入路,包括经鼻内镜入路、经岩骨入路、颞下入路和前外侧入路及其到达前中央颅底的不同改良方式。

● 前外侧入路或极外侧入路(本节讨论)可显露从中斜坡向下到上颈椎区域,还可越过中线到达对侧。常常需要经另外一个手术入路到达上斜坡或对侧。

● 其他可以与上述入路联合的手术入路如下(不在本节讨论)。

　○ 更向侧方扩展的入路:翼点经海绵窦入路、颞下经岩尖或颞下入路、颞下经海绵窦入路。

　○ 向中线扩展的入路:前额底入路、扩大经蝶窦上颌骨入路、经面和经蝶筛入路、经面中部揭翻入路、经口入路、下颌骨切开入路、Le Fort I 型截骨入路。

适应证

● 首次手术时应努力全切肿瘤, 但不能为了切除肿瘤而损伤重要功能,需要保存重要功能结构以保证患者的生活质量。

● 作者通常对肿瘤复发的患者进行随访观察,特别是先前做过放疗的患者。姑息性减压术对某些患者可能是合理的选择。

禁忌证

- 除了患者一般状况很差之外，第一次治疗没有别的手术禁忌证。
- 肿瘤多次复发后,外科手术无益。

■ 手术细节和准备

术前计划和特殊设备

- 治疗策略必须基于精确和完整的影像学检查。治疗计划可能包括分一期或几期，完成一种或几种入路,可固定或不固定。
- 前外侧入路需要的手术设备包括自动牵开器、双极电凝、显微镜、高速磨钻和超声吸引器(CUSA)。
- 监测后组脑神经、脑干听觉诱发反应和体感诱发电位是有用的。
- 术前使用类固醇和抗生素。术前进行实验室化验检查。位于鞍旁的病变,术前患者应完成内分泌化验和眼科的相关检查。
- 可使用神经导航系统。
- 应该为潜在的脑脊液漏做好进行腰大池引流的准备。
- 腹壁或大腿需要备皮消毒，以备脂肪或筋膜移植，这有助于修补骨质或硬脑膜缺损,并有助于减少脑脊液漏。

专家建议/点评

- 暴露的范围要足够,以免手术切除肿瘤时受限。
- 开始切除肿瘤前必须暴露所有重要的结构（血管、神经和咽部）。
- 该手术应该由熟悉前颅底解剖的颅底神经外科医生进行。

手术的关键步骤

患者取仰卧位，头部稍微伸展，并向病变对侧旋转。皮肤切口沿着胸锁乳突肌内侧缘朝向乳突和枕上嵴。胸锁乳突肌附着在枕骨和乳突上。打开胸锁乳突肌与颈内静脉之间的平面。在二者之间辨认副神经。游离副神经并用脂肪垫包绕将其向内下牵开。向内侧牵开所有血管和神经。打开咽和椎前肌(颈长肌、头长肌)之间的平面。此时可识别 C1-C3 或更低位的颈椎横突。切开颈长肌和附着在 C1、C2 横突上的所有小肌肉,可显露第 1 颈椎前外侧和椎动脉(图 51.2 A,B)。

骨膜外控制经过 C1-C3 横突孔以及从 C1 横突孔向外侧走行的椎动脉往往是必要的。这样可以露寰枕关节(枕骨髁-寰椎外侧块)和寰枢椎关节。根据肿瘤累及的范围,磨除这些关节的剩余部分骨质。磨钻可向齿状突延伸并向上至对侧关节。也可扩展到 C2 和 C3 椎体(或更靠下的椎体),向上至斜坡(图 51.2 C,D)。然后切除枕骨的下外侧部分和乳突暴露乙状窦远端和颈静脉孔(图 51.2 E-G)。

这时肿瘤通常暴露良好,可开始进行肿瘤切除。沿着肿瘤切除的通道可到达前部硬脑膜。硬脑膜内肿瘤也可被切除。肿瘤向上扩展时,可通过乙状窦后或经乙状窦入路切除硬脑膜内肿瘤。通常这些肿瘤中心呈柔软的果冻状,切除相对容易。软骨肉瘤中的钙化可能需要通过磨钻一点点磨除。术前曾放疗的患者由于粘连和纤维化可能使切除肿瘤更加困难。肿瘤周围的骨缘也被切除,以达到全切肿瘤的目的。

如果术中打开硬脑膜,手术结束时需要缝合硬脑膜。使用腹部脂肪或筋膜瓣和纤维蛋白胶填塞修补术区。复位并缝合胸锁乳突肌和其他肌肉。不放引流。

规避/损伤/风险

- 要尽量保留与颅颈交界区稳定相关的重要结构。
- 肿瘤累及椎动脉时可能要牺牲椎动脉,所以术前进行球囊闭塞测试的评估很重要。
- 保护好后组脑神经（特别是舌咽神经和迷走神经）。
- 磨除岩骨时要仔细辨认并保护好颈内动脉和面神经。

图 51.2　外侧入路切除脊索瘤示意图。(A)皮肤切口。(B)打开胸锁乳突肌和颈内静脉之间的平面。将副神经轻轻向胸锁乳突肌和斜方肌牵拉。(C)显露椎动脉和寰椎后弓。(D)将椎动脉移出寰椎横突孔。向后内侧移动椎动脉。(E)显露乙状窦和颈静脉孔。(F)经乙状窦硬膜打开。MFD,中颅窝硬膜;PFD,后颅窝硬膜;HC,舌下神经管;JF,颈静脉孔;SPS,岩上窦;SS,乙状窦;JV,颈静脉;IJV,颈内静脉;SCM,胸锁乳突肌;JB,颈静脉球;VA,椎动脉;OC,枕骨髁;MT,乳突尖;CD,颈部硬膜。

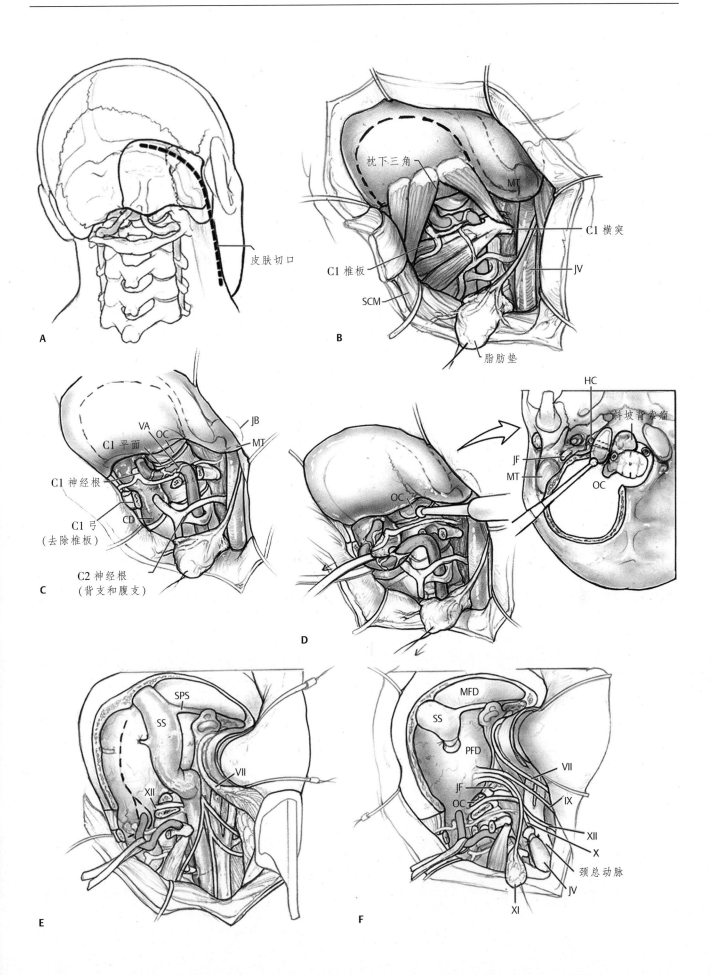

A　皮肤切口

B　枕下三角　MT　C1 横突　C1 椎板　SCM　JV　脂肪垫

C　VA　OC　JB　MT　C1 平面　C1 神经根　C1 弓（去除椎板）　CD　C2 神经根（背支和腹支）

D　OC　HC　斜坡脊索瘤　JF　MT　OC

E　SPS　SS　VII　XII

F　MFD　SS　PFD　VII　JF　OC　IX　XII　X　颈总动脉　JV　XI

抢救与补救

- 肿瘤复发再手术或曾行放疗的病例，可能无法在重要神经或血管结构下切除肿瘤。在这些情况下，最好残留与神经粘连的那部分肿瘤。
- 椎动脉损伤应根据双侧椎动脉管径选择合适的方法(包括结扎、修复或重建)。

■ 结果和术后过程

术后注意事项

- 必须预想术中可能要打开硬膜，术前或术后放置腰大池引流。
- 术后可能发生吞咽困难的患者，围术期应考虑气管切开。术前因肿瘤巨大引起压迫性或神经源性吞咽困难的患者也可考虑在术前行气管切开。
- 术前应考虑好其他手术入路和固定方法。所有患者术后行骨窗 CT 扫描和 MRI 扫描以评估骨和肿瘤切除的程度(图 51.3 和图 51.4)。
- 术后患者在 ICU 内密切观察数天。术后使用激素和抗生素,持续数天。

并发症

- 可能伴有吸入性肺炎的吞咽障碍是最主要的问题。
- 脑脊液漏有时需要进行腰大池引流，少数情况下需要重新手术。
- 其他潜在的并发症包括感染、血肿、牙关紧闭、牙齿错位畸形、脑神经损伤、脊柱不稳、脑干或脊髓损伤、内分泌紊乱、脑梗死和颈内动脉损伤。

结果和预后

- 在第一次手术时采取积极的治疗策略,5 年和 10 年生存率分别为 80% 和 65%,5 年和 10 年无复发率分别为 70% 和 35%。然而采用相同的策略治疗复发肿瘤时,5 年和 10 年生存率分别为 50% 和 0,3 年无复发率为 0。同样,从第一次手术到肿瘤复发的平均时间为 43 个月,而复发的病例从手术到肿瘤复发的平均时间只有 15 个月。
- 即使在"完全切除"和质子治疗后,随着肿瘤复发越来越多、复发的时间(在 1~11 年之间)越来越短,患者状态常常会越来越差。肿瘤复发可以是原位复发,也可以发生在切除的边缘。20% 的斜坡脊索瘤可转移到肺、皮肤或骨骼。

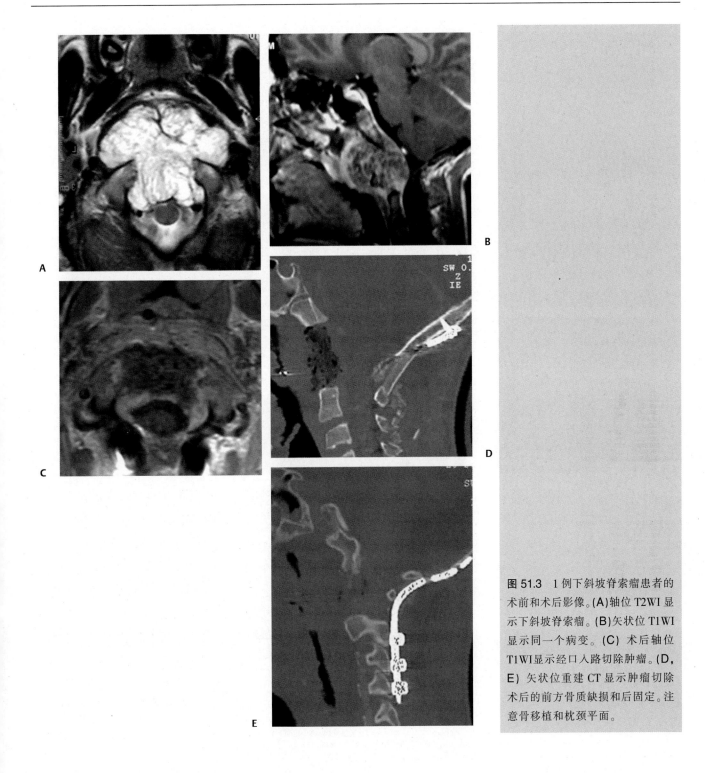

图 51.3　1 例下斜坡脊索瘤患者的术前和术后影像。(A)轴位 T2WI 显示下斜坡脊索瘤。(B)矢状位 T1WI 显示同一个病变。(C) 术后轴位 T1WI显示经口入路切除肿瘤。(D, E) 矢状位重建 CT 显示肿瘤切除术后的前方骨质缺损和后固定。注意骨移植和枕颈平面。

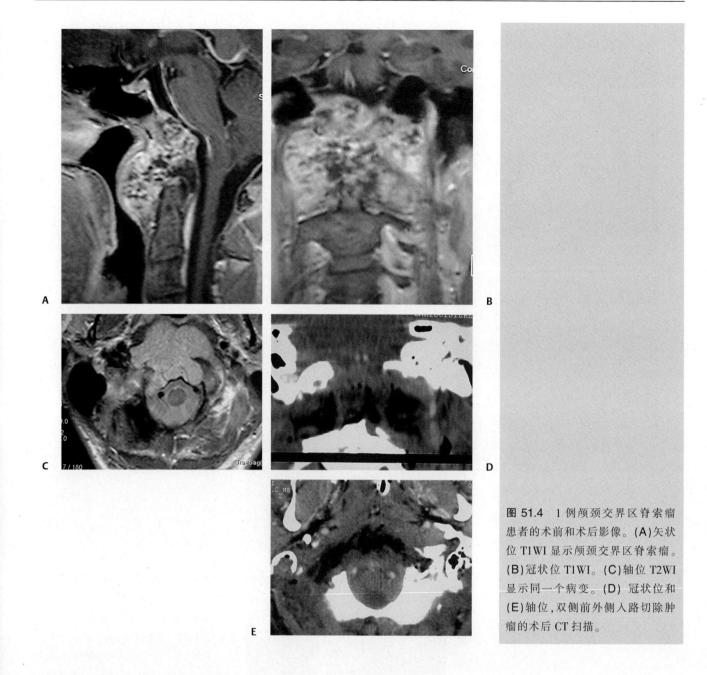

图 51.4　1 例颅颈交界区脊索瘤患者的术前和术后影像。(A)矢状位 T1WI 显示颅颈交界区脊索瘤。(B)冠状位 T1WI。(C)轴位 T2WI 显示同一个病变。(D) 冠状位和 (E)轴位,双侧前外侧入路切除肿瘤的术后 CT 扫描。

参考文献

[1] Carpentier A, Polivka M, Blanquet A, Lot G, George B. Suboccipital and cervical chordomas: the value of aggressive treatment at first presentation of the disease. J Neurosurg 2002;97:1070–1077

[2] Cho YH, Kim JH, Khang SK, Lee JK, Kim CJ. Chordomas and chondrosarcomas of the skull base: comparative analysis of clinical results in 30 patients. Neurosurg Rev 2008;31:35–43, discussion 43

[3] Crockard HA, Steel T, Plowman N et al. A multidisciplinary team approach to skull base chordomas. J Neurosurg 2001;95:175–183

[4] Gay E, Sekhar LN, Rubinstein E, Wright DC, Sen C, Janecka IP, Snyderman CH. Chordomas and chondrosarcomas of the cranial base: results and follow-up of 60 patients. Neurosurgery 1995; 36(5):887–896; discussion 896–897

[5] Noël G, Feuvret L, Calugaru V et al. Chordomas of the base of the skull and upper cervical spine. One hundred patients irradiated by a 3D conformal technique combining photon and proton beams. Acta Oncol 2005; 44:700–708

[6] Pamir MN, Ozduman K. Tumor-biology and current treatment of skull-base chordomas. Adv Tech Stand Neurosurg 2008;33:35–129

第 52 章
脊索瘤 Ⓟ

Filippo Gagliardi, Nicola Boari, Cristian Gragnaniello, Frederico Biglioli, Remi Nader, Pietro Mortini

■ 导言和背景

定义、病理生理学和流行病学

- 脊索瘤是起源于残余脊索的中线原发性骨肿瘤。主要位于硬膜外骨髓内。但也有少数关于原发于硬膜内脊索瘤的报道。脊索瘤每年的发病率为 1/200 万，患病率为 1.21/1000 万。

- 它们主要起自骶尾部和可活动的脊柱（骶骨50%~60%，颈椎 10%，腰椎 5%），是最常见的脊柱原发性骨肿瘤。只有 25%~35% 的患者累及颅底。患者平均年龄 58.5 岁，男女比例约为 2:1，儿童患者数量<5%。

- 在组织学上，上皮细胞膜抗原(EMA、角蛋白、S100、血小板源性生长因子 β 受体和表皮生长因子受体)阳性。脊索瘤有三种不同的病理类型：普通型脊索瘤最常见，表现为低度恶性；肉瘤样脊索瘤，表现最具有侵袭性；软骨样脊索瘤。

临床表现

- 最常见的症状为进行性加重的疼痛。

- 肿瘤侵犯椎管压迫脊髓、神经根、脊髓圆锥和马尾的症状。颈部肿瘤累及后部和咽旁软组织往往会导致阻塞性呼吸困难、吞咽困难、发音困难和 Horner 综合征。

- 骶骨肿瘤长入骶前区引起直肠功能障碍、神经根痛和臀部肿块。

诊断和影像

- 患者从发病到明确诊断的病程为 4~40 个月。

- MRI 是最常用的影像学检查方法。脊索瘤在短梯度回波像上表现为低至中等信号。在长梯度回波像上表现为非常高的信号。在 T1WI 上表现为等或低信号，在 T2WI 上表现为高信号。脊柱脊索瘤常常侵入椎间盘，延伸至邻近椎体。病变可有不同程度的增强。病灶内钙化、囊肿、出血在 T1WI 上表现为低信号。

- CT 扫描表现为单纯性或混合溶骨性骨破坏。增强检查可发现软组织钙化(30%~90%)和低衰减区(>50%)。存在假包膜时表现为高衰减信号。

- PET/CT 检查显示与病变相关的骨破坏和代谢增加[18F-氟代脱氧葡萄糖(FDG)摄取增高]。

治疗方案和备选方法

- 主要治疗方法是采用不同的手术入路全切肿瘤，但是手术全切率只有 30%。

- 放疗可作为手术后残余肿瘤的辅助治疗方法或不愿手术患者的主要治疗方法。脊索瘤对放疗相对不敏感，射线需要剂量大，但因为周围结构的限制，射线剂量范围为 40~60Gy。放疗方式包括光子束放疗、调强放射治疗、立体定向放射外科治疗、强子治疗和质子束放射治疗。

- 手术和放疗联合应用可更有效地控制肿瘤生长，减少单纯手术的并发症。手术和(或)放疗治疗无效的患者可选择靶向药物治疗(如伊马替尼、舒尼替尼和厄洛替尼），它们可以单独使用，也可以联合顺铂或西罗莫司，然而化疗对脊索瘤没有显著的疗效。

所选手术的目的和优点

- 骶骨脊索瘤切除术需切除部分或整个骶骨，扩大切除相邻骨盆部分，有时要牺牲一个或一个以上的骶神经根。骶骨截除可能为全部或部分，可分为低、中、高位切除。暴露病变通常需要进行标准的前、后、会阴和侧方联合入路手术。切除肿瘤后，要固定好脊柱骨盆以防止其不稳定，修复软组织缺损可采用臀部或腹直肌的肌皮瓣。

- 椎体脊索瘤切除通常选用前后联合入路（经胸腹、经腹膜后、经胸膜）进行全椎体切除术或部分切除。

- 上颈椎脊索瘤切除有时需要由不同学科专家组成的手术团队进行手术。这些肿瘤常常延伸到咽后间隙、颅底和斜坡。前路手术包括经舌、经下颌骨、经口、经上颌骨入路。术后要进行重建以保证颅颈交界区的稳定性。

- 当位于中线部位的肿瘤从前颅底延伸至枕大孔，向外侧达颈内动脉，侵及翼颚窝、颞下窝内侧和咽旁间隙内侧部时，可能需要使用经上颌骨翼突的 Le Fort I 型（TMTPA，本章讨论）入路进行手术。该手术入路避免了开颅手术和面部切口，避开了主要的血管神经结构。显露斜坡的两侧需要去除翼板，打开翼腭窝，有时要牺牲咽鼓管的软骨部分。

适应证

- 原发性脊索瘤，治疗目的是通过手术彻底切除肿瘤，这已被证明可提高总生存率和无进展生存率。

- 肿瘤复发后的患者，接受或不接受手术，其结果没有显著差异。

禁忌证

- 肿瘤广泛侵犯内脏结构、转移性疾病、严重并发症者为禁忌，在这些情况下，可采用部分切除肿瘤后辅助放疗的方法，也可结合靶向药物治疗。

■ 手术细节和准备

术前计划和特殊设备

- 术前口腔全景片、MRI、骨窗 CT 扫描和 CTA。
- 建议使用的设备：显微镜、内镜（0°、30° 和 45°

角）、神经导航系统、超声吸引器、专用显微镜和内镜器械、自动牵开器。

专家建议/点评

- 通常由一个经过颅底外科手术培训的神经外科医生和颌面外科医生组成的团队进行该手术。显微手术和内镜技术都必须掌握。

- 熟悉中央颅底的解剖是减少术中、术后并发症的关键。必须在解剖实验室中进行训练。

手术的关键步骤

本节介绍 Le Fort I 型（TMTPA）入路。该入路适用于起自前颅窝或中颅窝，向下延伸至斜坡和枕大孔区的脊索瘤。患者取仰卧位，颏下经口气管插管。颏下经口气管插管避免了气管切开，可更多地向下牵拉上颌骨，增加下斜坡显露，扩大术野。

肩部抬高约 30°，头部伸展，并向左侧倾斜 20°~25°。

在上牙槽缘上方 1cm 将牙龈水平切开，从中线切至两侧的第一磨牙。剥离骨膜显露梨状孔和上颌骨的前部。继续分离，向上扩展到两侧眶下孔和两侧到最后一个磨牙。切除鼻中隔。

行 Le Fort I 型上颌骨切开，将上颌骨下部向下移位。开放蝶窦，磨除蝶窦后壁，显露垂体和颈内动脉突起。沿中线纵向切开鼻咽黏膜。骨膜下连同黏膜一起分开斜坡表面咽旁肌肉。

磨除中下斜坡骨质直到枕骨大孔，暴露全斜坡硬膜。

去除中下鼻甲、磨除上颌窦的后壁向两侧暴露。打开翼腭窝，到达上颌动脉的第 3 段，切断蝶腭动脉，将上颌动脉第 3 段牵拉向外。保留腭大动脉。磨开翼管孤立翼管神经至颈内动脉破裂孔段。

与标准 Le Fort I 型上颌骨切开不同，我们去除两侧翼板，扩大显露斜坡旁直至下颌神经颞下段的硬脑膜。切断咽鼓管进入咽旁间隙，显露整个岩骨垂直段的颈内动脉。

通过 Le Fort I 型手术可显露从蝶鞍到枕骨大孔的斜坡硬膜（图 52.1）。两侧可显露海绵窦内侧壁、Meckel 腔、上颌神经和下颌神经。此时可控制岩骨段和颞下远端的颈内动脉。应用内镜辅助可提供一个更好的颅颈交界区视野（图 52.2）。

分块切除肿瘤，磨除被浸润的骨质。手术切除硬膜内肿瘤时必须小心，不要损伤基底动脉、基底动脉穿

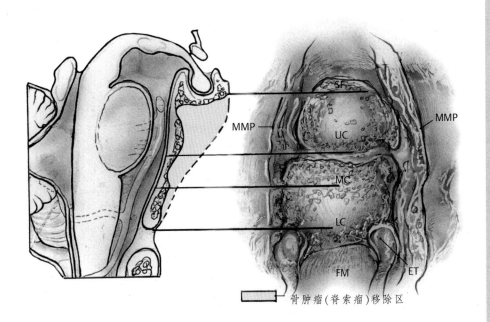

骨肿瘤(脊索瘤)移除区

图 52.1 标准 Le Fort Ⅰ 型上颌骨切除术显露的解剖结构示意图。ET,咽鼓管;FM,枕大孔;LC,下斜坡;MC,中斜坡;SF,鞍底;MPP,内侧翼板;UC,上斜坡。

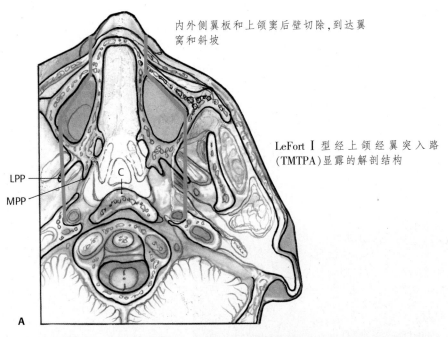

内外侧翼板和上颌窦后壁切除,到达翼窝和斜坡

LeFort Ⅰ 型经上颌经翼突入路(TMTPA)显露的解剖结构

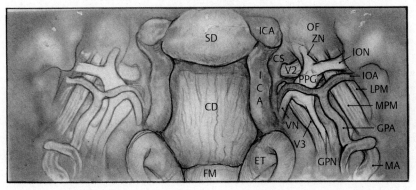

图 52.2 (A,B)Le Fort Ⅰ 型上颌骨翼突入路示意图,没有牺牲咽鼓管软骨部分。(A)轴位。(B)冠状位。CD,斜坡硬膜;ET,咽鼓管;FM,枕大孔;GPN,岩大神经;ICA,颈内动脉;IOA,眶下动脉;ION,眶下神经;LPM,翼外肌;MA,上颌动脉;MPM,翼内肌;OF,眶底;PPG,翼腭窝;SD,蝶鞍硬膜;V2,上颌神经;V3,下颌神经;VN,翼神经;ZN,颧神经;GPA,岩大动脉;C5,颈内动脉第 5 段;C,斜坡;MPP,翼内板;LPP,翼外板;CS,海绵窦。

支、脑干和脑池段的双侧展神经(图 52.3)。

当肿瘤从硬膜外侵入硬膜内时，必须修补硬脑膜缺损。游离黏膜瓣和筋膜瓣可用来修补小的硬膜缺损。较大的硬膜缺损需用带蒂筋膜、骨膜或黏膜瓣修补。

手术结束时要填塞鼻腔，硬膜破裂修补后要放置腰大池引流管，并保留 5 天。

规避/损伤/风险

- 辨认鞍旁视神经和颈动脉突起很关键，这样可避免损伤神经血管。有筛房(蝶筛气房)时要确认。
- 切除累及翼腭窝的肿瘤可能需要牺牲上颌神经和下颌神经。
- 牺牲咽鼓管软骨部分可能导致单侧耳聋。这种情况下应该放置鼓室引流，使中耳充分引流。
- 双侧腭大动脉闭塞可增加上颌骨无菌性坏死的风险。
- 预先固定上颌骨可减少牙齿错位的风险。

抢救与补救

- 颈内动脉损伤必须立刻直视下修补或经血管内治疗。
- 用带蒂黏膜或骨膜瓣反复修补失败的复发斜坡脑脊液漏可用腰大池腹腔分流术治疗。

■ 结果和术后过程

术后注意事项

- 患者术后要在监护病房观察 24 小时，特别是颅颈交界区和高位颈椎肿瘤术后的患者。
- 硬膜撕裂时要放置腰大池引流。
- 术后给予抗生素和类固醇治疗 48 小时。
- 骶骨脊索瘤患者要保留导尿管直到括约肌功能恢复正常。
- 如果使用固定装置，术后应立即行 CT 检查脊椎固定位置是否准确，以排除术后并发症。
- 随访过程中，需要严格的放射学检查。第一年应每 3 个月复查 1 次 MRI，第二年应每 6 个月复查 1 次 MRI，以后每年 1 次。

并发症

- 肿瘤切除得越干净则肿瘤长期控制效果越好，但手术区的复杂解剖和发生相关并发症的风险很高是个挑战。
- 骶骨脊索瘤的手术并发症与牺牲一个或多个神经根有关，这可能会导致运动、感觉、括约肌和性功能障碍。
- 上颈段脊索瘤手术的主要并发症是由于周围神经结构的损伤导致的感觉运动障碍、吞咽困难、发音障

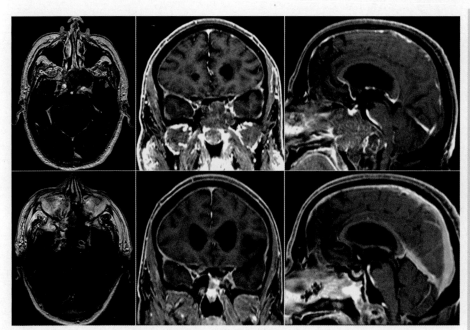

图 52.3　经 Le Fort I 型上颌骨翼突入路切除一个延伸到颅颈交界区并侵犯鼻咽的斜坡脊索瘤。扩大切除左侧翼突，内镜辅助。术前和术后 MRI 如图。

碍、Horner 综合征和舌肌萎缩,必要时需要行气管切开术和经皮内镜下胃造瘘术。

结果和预后

● 脊索瘤临床恶性程度与肿瘤的局部侵袭性、复发倾向和转移可能性相关。22%患者的脊索瘤发生转移,中位生存期为 12 个月。常见的转移部位有肺、软组织、骨、皮肤、胰腺、心脏和脑。

● 然而,最重要的影响预后的因素是局部病变的控制效果。广泛切除原发病变与肿瘤长期控制有关,25%的患者可获得 10 年无进展生存期。

● 肿瘤的局部进展会增加肿瘤相关死亡,在肿瘤发生转移时,也会影响患者的生活质量。因此,不管是否给予其他辅助治疗,都应该尽量完整切除肿瘤边界,以获得良好的局部控制。脊索瘤术后 5 年生存率和 10 年生存率分别为 73%~86%和 49%~71%。

参考文献

[1] Biglioli F, Mortini P, Goisis M, Bardazzi A, Boari N. Submental orotracheal intubation: an alternative to tracheostomy in transfacial cranial base surgery. Skull Base 2003;13:189–195

[2] Boari N, Roberti F, Biglioli F, Caputy AJ, Mortini P. Quantification of clival and paraclival exposure in the Le Fort I transmaxillary transpterygoid approach: a microanatomical study. J Neurosurg 2010;113:1011–1018

[3] Gagliardi F, Boari N, Mortini P. Reconstruction techniques in skull base surgery. J Craniofac Surg 2011;22:1015–1020

[4] Gagliardi F, Boari N, Riva P, Mortini P. Current therapeutic options and novel molecular markers in skull base chordomas. Neurosurg Rev 2012;35:1–13, discussion 13–14

[5] Roberti F, Boari N, Mortini P, Caputy AJ. The pterygopalatine fossa: an anatomic report. J Craniofac Surg 2007;18:586–590

[6] Sciubba DM, Cheng JJ, Petteys RJ, Weber KL, Frassica DA, Gokaslan ZL. Chordoma of the sacrum and vertebral bodies. J Am Acad Orthop Surg 2009;17:708–717

[7] Stacchiotti S, Casali PG, Lo Vullo S et al. Chordoma of the mobile spine and sacrum: a retrospective analysis of a series of patients surgically treated at two referral centers. Ann Surg Oncol 2010;17:211–219

第53章
骨纤维发育不良和骨化性纤维瘤 Ⓟ

Anirban Deep Banerjee, Vijayakumar Javalkar, Anil Nanda

■ 导言和背景

定义、病理生理学和流行病学

- 骨纤维发育不良是一种由随机排列的编织骨构成的发育性骨病变,周围有富含血管的纤维基质。

- 在编织骨阶段新骨形成受阻,富含血管的纤维基质在骨小梁周围随机生长。出血、炎症和巨细胞反应以不同比例呈现。G 蛋白 α 亚基的突变与成骨细胞分化异常有关,这与白介素 -6 诱导成骨细胞骨吸收增加有关。这是一个非遗传性的、错构瘤样的局部骨破坏。

- 由于骨纤维发育不良和骨化性纤维瘤的组织学和放射学特点相似,Voytek 等认为这两种病可被视为同一个疾病的两个阶段。

- 骨纤维发育不良约占所有骨病变的 2.5%。其中 1/3 为颅面部骨纤维发育不良,绝大多数为单发(70%)。膜性骨受累多见,最常见的是上颌骨,其次是下颌骨。活跃期始于儿童早期,随着骨骼发育成熟,逐渐不再活跃。没有性别优势。

- Ogunsalu 等研究发现颌骨最常见的纤维骨性病变类型是骨纤维发育不良(51.7%),其次是骨化性纤维瘤(34.5%)。

- 骨纤维发育不良可分为三类:单骨性(74%)、多骨性(13%)和颅面部(13%)。

- 骨化性纤维瘤常见于 20~40 岁。下颌骨的后部是一个常见的发病部位。

临床表现

- 临床表现取决于病变的位置。主要表现为无痛性、缓慢进展的骨肿胀。

- 累及上颌骨、额骨、筛窦和蝶窦的骨纤维发育不良患者除了局部畸形外,还可能出现局部的头痛和反复鼻窦炎。颅内扩张和压迫比较罕见。

- 累及颅底的病变常伴有脑神经的受压表现:视神经管受累导致进行性视力障碍;蝶骨大小翼受累导致眶上裂狭窄和继发的眼肌麻痹和复视;中颅窝底增厚可能导致圆孔和(或)卵圆孔缩小引起三叉神经症状;岩骨乳突区增厚可能导致乳突炎、面瘫和听力障碍;枕骨受累可能会出现后组脑神经症状。眶壁受累时常见渐进性眼球突出。还有一些患者出现内分泌疾病表现。

- 骨化性纤维瘤常常单发且局限。表现为颊部、舌部皮肤黏膜无痛性膨胀,病变累及下颌骨或上颌骨时会分别导致下牙或上牙移位。如果不治疗,它们会继续生长扩大。

- 骨纤维发育不良和骨化性纤维瘤相似,二者都显示成骨细胞标记物。使用聚合酶链反应检测 G 蛋白 α 亚基基因突变是区分这两种疾病的有效方法。

- 骨纤维发育不良有丰富的骨钙蛋白,但在骨化性纤维瘤少见。

诊断和影像

- 颅面骨纤维发育不良患者的 X 线片表现为三种不同的类型:

○病变累及颅底的年轻患者表现为异常硬化。

○病变累及颅顶的年轻患者常出现囊性改变。通常颅骨外板变薄并向外膨胀。

○老年颅骨纤维发育不良主要表现为变形性骨炎型(常见)。

• CT 可显示上述改变，更精确地定位病变位置。病变呈多房性伴中间骨小梁，不同的肿瘤类型表现为不同的密度。

• MRI 可更好地区分相关的黏液囊肿。

• 脑血管造影可显示病变的血液供应。

• 骨显像检查可显示异常摄取，用来确定骨骼受累程度。

• 大多数情况下应结合影像学检查和病理组织学检查来明确诊断。

• 骨纤维发育不良最典型的影像学特征是磨玻璃样改变。

• 骨化性纤维瘤的特点是透亮的单病灶，但也可有其他的影像表现。

治疗方案和备选方法

• 治疗方法包括：

○观察、药物治疗、手术、放疗(作用有限，仍有争议)。

• 因为骨化性纤维瘤会不断生长扩大，还有复发的风险，所以手术要尽量做到全切。

• 骨纤维发育不良患者依据其临床表现选择治疗方法。骨纤维发育不良的治疗仍存在争议，没有 I 类证据指向一个特定的治疗模式。症状轻微、病变很小、不影响容貌的患者可以随访观察。双磷酸盐类药物(如帕米膦酸二钠)有良好的镇痛效果。影响容貌和(或)脑神经受压的患者常常需要手术治疗。关于放疗还没有达成共识。

所选手术的目的和优点

• 目的是改善容貌或消除脑神经受压的症状，可选择全切除或次全切除病变，如果需要可进行重建。

• 单骨性病灶常发生在视神经和眶区。手术的关键步骤在后文阐述。这些患者手术的目标主要是视器和脑神经减压，而不是全切病灶。

禁忌证

• 患者没有症状或无容貌改变。

• 有严重并发症不能耐受手术的患者。

■ 手术细节和准备

术前计划和特殊设备

• 因为病变会改变正常解剖结构，所以要检查 CT 和 MRI 明确相关解剖改变并制订合适的手术计划。

• 术中监测脑神经功能。

• 手术显微镜与显微外科器械。

• 高速钻。

• 中央静脉和动脉置管。

• 术前行标准实验室化验检查，合血备血。

• 有时需要使用神经导航。

专家建议/点评

• 手术应由对颅面畸形手术有经验的神经外科医生进行。

• 难治性广泛颅底病变常常需要头颈外科医生和整形外科医生联合手术。

手术的关键步骤

Chen 和 Noordhoff 将颅面骨分为 4 个区 (图 53.1)：1 区，他们主张全切病变累及的额眶、颧骨和上颌骨上部，然后进行重建；2 区(头发附着区颅骨)、3 区(中央颅底)和 4 区(上颌骨和下颌骨牙区)病变更多的是选择姑息性手术。视神经管减压适用于进行性视力减退的患者。

累及前颅窝和眶的病变通常使用标准的翼点入路。由于骨纤维发育不良可能会造成颅骨明显增厚，所以开颅时可能需要额外钻多一些骨孔。在眶顶不太厚的情况下，翼点入路通常是够用的。但如果眶壁显著增厚，包括眶上壁和眶外侧壁，则更适合使用眶颧入路。通常从硬膜外磨除蝶骨。最初使用高速切削钻。一旦靠近视神经或其他脑神经，就要换用金刚钻，持续盐水冲洗(图 53.2)。这样做的目的是为了避免直接损伤或磨钻产热损伤下面的脑神经。可以经硬膜内入路进行视神经减压。为了使脑组织松弛并获得更好的显露，可能需要放置脑室外引流管。

病变切除后可采用自体骨、甲基丙烯酸甲酯替代物或其他颅骨修补技术进行重建。

规避/损伤/风险

• 主要风险包括脑神经和(或)颅内结构损伤。

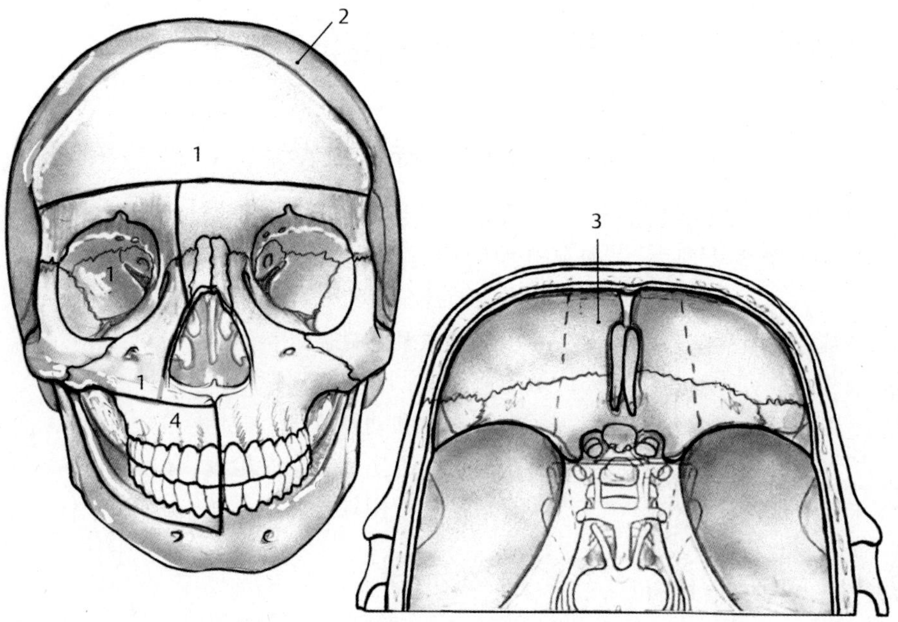

图 53.1   Chen 和 Noordhoff(1990) 颅面骨分区。1.额眶、颧骨和上颌骨上部;2.头发附着的颅骨;3.中央颅底;4.上颌骨和下颌骨牙区。

• 靠近视神经时最好不要使用咬骨钳去除骨质以免再次压迫神经,此处视神经已被增厚的骨质压迫。

• 和其他颅底手术一样,尽量少牵拉脑组织以免脑肿胀。

抢救与补救

• 脑神经受累可辅以电生理监测。

• 儿童和病变累及广泛患者的手术可能需要分期进行,因为其手术时间可能很长,而且会导致大量失血。

• 手术进入鼻窦需要切除鼻窦黏膜,防止术后形成黏液囊肿。

■ 结果和术后过程

术后注意事项

• 患者术后至少在 ICU 观察 24 小时。

• 继续使用抗生素。

• 眼眶受累的患者,术后一段时间后要重新检查视觉诱发电位或视野,以判断患者病情好转还是恶化。

• 正确的伤口护理、临床和影像检查随访是必需的。

并发症

• 术后并发症与手术部位有关。

• 眼眶受累的患者可能会出现如下并发症:视神经或其他参与眼球运动的神经损伤、颈内动脉损伤、眼球突出或其他颅骨畸形、伤口愈合问题、感染从鼻窦进入导致脑膜炎、额颞叶牵拉导致脑水肿、颅内血肿或脑积水。

结果和预后

• 如果手术能完全切除病变,高达 85% 的患者可被治愈。尽管充分切除,仍有不同程度的局部复发趋势。

• 恶变非常罕见。文献报道 4% 的 McCune-Albright 综合征病例和 0.4% 的单骨性病例发生恶变。因此,需要对这些病例进行长期随访。

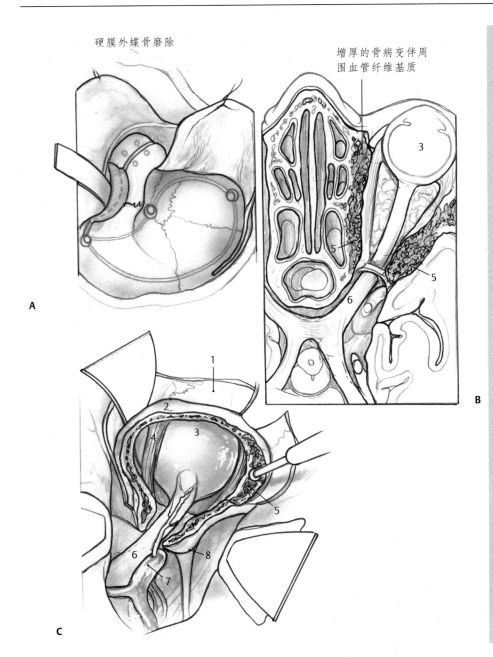

硬膜外蝶骨磨除

增厚的骨病变伴周围血管纤维基质

图 53.2　(A)眶颧入路开颅钻孔和骨瓣示意图。(B)轴位切面显示眶内侧壁和外侧壁骨质增厚。注意骨质周围增厚的血管纤维基质。(C) 使用高速钻和金刚钻行视神经和眶内容物减压。1.U 形皮瓣翻开;2.前颅窝(眶顶);3.眼球;4.眼外肌;5.骨纤维发育不良区域(磨除增厚的骨质);6. 动眼神经;7.颈内动脉 C4 段;8. 磨除前床突和视神经管顶。

参考文献

[1] Hamilton H, Voorhies R. Tumors of the skull. In: Wilkins R, Rengachary S, eds. Principles of Neurosurgery. Vol. 2. New York: McGraw-Hill; 1996:1503–1528

[2] Chapurlat RD, Meunier PJ. Fibrous dysplasia of bone. Best Pract Res Clin Rheumatol 2000;14:385–398

[3] Voytek TM, Ro JY, Edeiken J, Ayala AG. Fibrous dysplasia and cemento-ossifying fibroma. A histologic spectrum. Am J Surg Pathol 1995;19:775–781

[4] Gass JD. Orbital and ocular involvement in fibrous dysplasia. South Med J 1965;58:324–329

[5] Mohammadi-Araghi H, Haery C. Fibro-osseous lesions of craniofacial bones. The role of imaging. Radiol Clin North Am 1993;31:121–134

[6] Edgerton MT, Persing JA, Jane JA. The surgical treatment of fibrous dysplasia. With emphasis on recent contributions from cranio-maxillo-facial surgery. Ann Surg 1985;202:459–479

[7] Ameli NO, Rahmat H, Abbassioun K. Monostotic fibrous dysplasia of the cranial bones: report of fourteen cases. Neurosurg Rev 1981;4:71–77

[8] Ogunsalu CO, Lewis A, Doonquah L. Benign fibro-osseous lesions of the jaw bones in Jamaica: analysis of 32 cases. Oral Dis 2001;7:155–162

[9] Worawongvasu R, Songkampol K. Fibro-osseous lesions of the jaws: an analysis of 122 cases in Thailand. J Oral Pathol Med 2010;39(9):703–708

[10] Eversole LR, Leider AS, Nelson K. Ossifying fibroma: a clinicopathologic study of sixty-four cases. Oral Surg Oral Med Oral Pathol 1985;60:505–511

[11] Srinivas N, DeLong SR, Amilineni VK. Monostotic fibrous dysplasia of the sphenoid sinus: a serendipitous finding on a bone scan. Clin Nucl Med 2000;25:477–479

[12] Barontini F, Maurri S, Sita D. Peripheral ophthalmoplegia as the only sign of late-onset fibrous dysplasia of the skull. J Clin Neuroophthalmol 1986;6:109–112

[13] Osguthorpe JD, Gudeman SK. Orbital complications of fibrous dysplasia. Otolaryngol Head Neck Surg 1987;97:403–405

[14] Papadopoulos MC, Casey AT, Powell M. Craniofacial fibrous dysplasia complicated by acute, reversible visual loss: report of two cases. Br J Neurosurg 1998;12:159–161

[15] Horgan MA, Delashaw JB, Dailey RA. Bilateral proptosis: an unusual presenta-

tion of fibrous dysplasia. Br J Neurosurg 1999;13:335–337

[16] Eversole R, Su L, ElMofty S. Benign fibro-osseous lesions of the craniofacial complex. A review. Head Neck Pathol 2008;2:177–202

[17] Otsuka S, Nakatsu S, Matsumoto S et al. Monostotic fibrous dysplasia of the left parietal bone–case report. Neurol Med Chir (Tokyo) 1989;29:248–250

[18] Conrad GR, Dean BL, Baumann RJ, Seabold JE. HMPAO scintigraphy, MRI, and CT of a vascular fibrous dysplasia of the craniofacial bones. Clin Nucl Med 1991;16:743–746

[19] Garzozi H, Garty I, Kaveh Z. Craniofacial fibrous dysplasia complicated by mucocele: the role of radionuclide scintigraphic methods in the diagnosis. Ann Ophthalmol 1989;21:108–110

[20] Toyosawa S, Yuki M, Kishino M et al. Ossifying fibroma vs fibrous dysplasia of the jaw: molecular and immunological characterization. Mod Pathol 2007; 20:389–396

[21] Waldron CA. Fibro-osseous lesions of the jaws. J Oral Maxillofac Surg 1993;51:828–835

[22] Jackson IT, Hide TA, Gomuwka PK, Laws ER, Jr, Langford K. Treatment of cranio-orbital fibrous dysplasia. J Maxillofac Surg 1982;10:138–141

[23] Chen YR, Noordhoff MS. Treatment of craniomaxillofacial fibrous dysplasia: how early and how extensive? Plast Reconstr Surg 1990;86:835–842, discussion 843–844

[24] Gallesio C, Tagliabue M, Mazzeo R, De Gioanni PP. [Polyostotic fibrous dysplasia. A clinical case report]. Minerva Stomatol 1996;45:533–540

[25] MacDonald-Jankowski DS. Fibro-osseous lesions of the face and jaws. Clin Radiol 2004;59:11–25

[26] Alsharif MJ, Sun ZJ, Chen XM, Wang SP, Zhao YF. Benign fibro-osseous lesions of the jaws: a study of 127 Chinese patients and review of the literature. Int J Surg Pathol 2009;17:122–134

[27] Patel SJ. Fibrous dysplasias, osteopetrosis and ossifying fibromas. In: Sekhar LN, Fessler R, eds. Atlas of Neurosurgical Techniques: Brain. New York: Thieme Medical Publishing; 2006: 618–622

转移性肿瘤

第54章

成感觉神经细胞瘤
（嗅神经母细胞瘤） Ⓟ

Mikhail F. Chernov, Yoshihiro Muragaki, Tomokatsu Hori

■ 导言和背景

定义、病理生理学和流行病学

• 成感觉神经细胞瘤（ENB），也称嗅神经母细胞瘤，是一种不常见的恶性肿瘤，被认为起源于鼻中隔上1/3、筛板、上鼻甲及前筛气房的嗅觉神经上皮细胞。

• 由于肿瘤具有较高的局部侵袭性并且位置靠近颅底，容易侵袭至鼻腔及鼻旁窦外；1/3~2/3患者在诊断时可有鼻腔及鼻旁窦外侵袭。

• ENB 约占颅鼻沟通肿瘤的 10%。

• 有两个发病年龄高峰，10~20 岁和 50~60 岁，平均年龄为 45 岁。偶有儿童病例报道。男女的患病比例几乎相同。

临床表现

• 与其他鼻窦恶性肿瘤相似，单侧鼻腔堵塞、反复的鼻出血及嗅觉减退是 ENB 的典型临床表现。

• 诊断时的体征和症状取决于肿瘤的侵袭程度，可能有头痛、失衡感、眼肌痛、眼眶周围肿胀、眼球突出、复视、视觉障碍等。

• 诊断时，5%~20%的患者存在颈部淋巴结肿大及远处转移。

诊断和影像

• 鼻内镜经常可见一个位于鼻腔较高位置的红灰色的占位。

• X 线片常显示鼻腔内软组织密度影，伴相邻的骨质侵蚀、鼻中隔向对侧偏曲和鼻旁窦混浊，偶见钙化。

• 在鼻窦肿瘤中，CT 及 MRI 相互补充。CT 对于评价骨性结构有优势。而 MRI 有助于区分肿瘤及窦内积液，还有助于分辨肿瘤的眶内、颅内侵袭和蛛网膜下隙播散。

• ENB 通常表现为位于单侧鼻腔较高位置的软组织占位影，同时侵犯或侵蚀附近颅骨结构，例如筛骨纸板、筛板及筛骨凹。

• 在 CT 上，肿瘤通常为等密度或稍高密度，偶伴病变内钙化。冠状 CT，尤其是"骨窗"像，可显示病变向眶内和前颅底的侵犯。

• 在 MRI 上，肿瘤在 T1 上为低信号，在 T2 加权上为等或高信号。肿瘤呈轻度或明显的不均匀强化。存在瘤周水肿及囊肿是脑组织受侵犯的典型特点（图54.1）。囊肿有时被认为是 ENB 的特征。

• 通常情况下，该肿瘤的影像学表现无法与其他鼻窦恶性肿瘤相鉴别，但影像学检查在临床肿瘤分期、分辨颈部淋巴结转移方面是很有价值的。

• 2/3 的 ENB 颈动脉血管造影可见肿瘤染色。

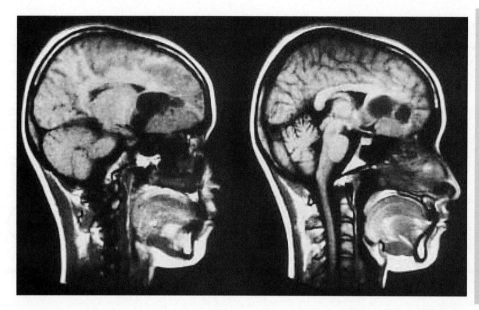

图 54.1　成感觉神经细胞瘤的磁共振平扫 T1 加权像矢状位，可见被多个囊性结构包绕的等信号肿瘤。

• 全身 PET 有助于发现远处转移,对于选择最佳的治疗方案和推断预后非常重要。如果必要的话,还需要加做胸 CT、肝脏超声或核素骨显像。

治疗方案和备选方法

• 最佳的治疗方案的选择, 主要基于肿瘤的临床分期(通过仔细的神经影像数据评估得出)(表 54.1 和表 54.2)和组织病理学分级(表 54.3 及图 54.2)。

• 内镜下经鼻肿瘤活检似乎是一种合理的首选方案。

• 没有前颅底受累及转移扩散的局灶性 ENB,可单纯行局部手术切除。

• 肿瘤侵及颅底,不管有没有颅内的侵犯,都要求扩大切除,通常采用额下入路或颅面入路。

• 晚期的 ENB,特别是无法全切的肿瘤,需行术前化疗,联合(或不联合)分割放疗(FRT)。接近一半的患者可有肿瘤体积明显减小,这样(至少原理上)有助于进一步的外科切除。

表 54.1　成感觉神经细胞瘤的改良 Kadish 分期(Kadish 等,1976;Morita 等,1993)

分期	肿瘤扩展
A	局限于鼻腔
B	侵及鼻腔及鼻旁窦
C	病变范围超过鼻腔及鼻旁窦,累及颅底、眶及颅内
D	存在颈部淋巴结及远处转移

• 对于低级别 ENB,如果可以完全切除(切除边界的组织病理学阴性)、无局部和远处转移且能够密切随访,可以延迟术后的放疗。而对于所有的其他病例,术后应及时行高达 60Gy 的前颅底广野分割放疗(FRT)和辅助化疗。对于合适的病例,包括残余肿瘤或复发病变,可行立体定向放射外科(SRS)治疗。

• 如果无法进行 ENB 外科切除,应该积极地进行姑息性治疗,化疗联合分割放疗或立体定向放射外科;偶尔可获得长期的肿瘤完全缓解。最经典的化疗方案

表 54.2　成感觉神经细胞瘤颅内扩展(Kadish C 期)的不同分期方案(Kadish C 期)

颅内扩展范围	Biller 等(1990)	Dulguerov 及 Calcaterra(1992)	Chernov 等(2004)
侵蚀或侵袭前颅底	T1	T2	T2
侵入前颅窝,在硬膜外生长	T2	T3	T3
突破脑膜,在硬膜下生长,无脑组织浸润,可安全的整块全切	T2	T4	T3
在硬膜下生长,侵袭脑组织,仍可安全的整块全切	T3	T4	T3
侵袭脑组织、脑神经或脑血管结构,无法安全的全切肿瘤	T4	T4	T4

表 54.3　成感觉神经细胞瘤的 Hyams 组织病理学分级系统(Hyams, 1988)

	低级别		高级别	
	1 级	2 级	3 级	4 级
结构	小叶状	小叶状	近似小叶	近似小叶
有丝分裂	缺乏	存在	明显	很明显
核的多形性	缺乏	中等	明显	很明显
神经纤维基质	明显	存在	很少	缺乏
菊性团	Homer-Wright	Homer-Wright	Flexner	缺乏
坏死	缺乏	缺乏	存在	常见
钙化	多变	多变	缺乏	缺乏

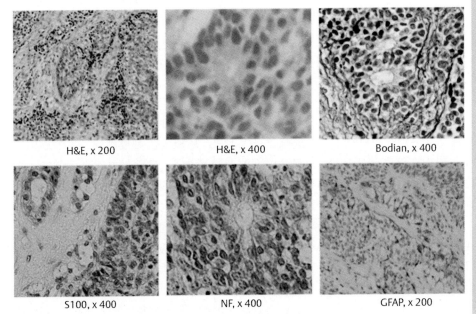

H&E, x 200　　　H&E, x 400　　　Bodian, x 400

S100, x 400　　　NF, x 400　　　GFAP, x 200

(★)图 54.2　成感觉神经细胞瘤的典型组织病理学特征：小细胞瘤，具有小叶或髓质结构和玫瑰花结。HE,苏木素–伊红染色；NF,神经纤维蛋白染色；GFAP,神经胶质纤维酸性蛋白染色。

是长春新碱、阿霉素和环磷酰胺(或异环磷酰胺)，或顺铂和依托泊苷。

• 10%~40%的患者可有颈部淋巴结转移，这些患者需行颈部淋巴结切除和(或)局部分割放疗。但是不推荐预防性的颈部治疗。

所选手术的目的和优点

• ENB 手术的传统目的是包括病理学阴性边缘在内、整体切除肿瘤；应该强调的是不能整体的 ENB 也可行分块切除(Feiz-Erfan 等,2007)。

• 手术入路应根据肿瘤的扩展范围及患者的具体情况个体化选择。

• 显微外科和经鼻内镜下微创切除，推荐用于颅外的局限性肿瘤；甚至对于有微小颅底和硬膜侵犯的病变也可以有效应用(Gallia 等,2011)。

• 对于广泛生长的高级别 ENB,颅下(额下)入路特别有用,可同时切除肿瘤的颅内、颅外部分,并可行有效的颅底重建。其改良方法将会在后面进行详细阐述。

• 如果 ENB 侵犯至低位鼻腔、低位或侧方上颌窦或翼颚窝,为了整体切除肿瘤,需要额外的面部切口进行颅面部切开。或者采用面部移位入路、经眶入路或面中部脱套入路。

• 术中应用内镜对于 ENB 切除非常有帮助,可发现残余肿瘤、辨识轻微的脑脊液漏。

适应证

• 除非存在禁忌证,ENB 即为明确的手术指征。

• 应该特别强调肿瘤切除的重要性，特别是有颅内侵袭的患者,不仅可解除占位效应、延长生存期,而且可增强辅助治疗的效果,并改善生活质量。

禁忌证

● 一般情况差(特别是肿瘤广泛转移),或伴严重的并发症是 ENB 手术的相对禁忌证。

■ 手术细节和准备

术前计划和特殊设备

● 晚期 ENB 的手术切除, 需要由神经外科医生、耳鼻喉科医生、颌面外科医生和整形外科医生组成的团队联合手术。

● 基于 CT 及 MRI 的、确切的肿瘤临床分期和侵袭范围,对于选择合适的手术入路是绝对必要的,尤其是硬膜及脑组织的受累程度。此外,神经影像学检查还可以评估个体化的解剖差异,例如额窦的大小。

● 应提前做好颅底重建的准备,因为这是避免脑脊液漏和感染等术后并发症的关键。这对于复发肿瘤,特别是有放疗史的患者非常重要,因为在这些患者中采用局部组织进行颅底重建往往是不可能的。

● 眶部受累的患者应行全面的术前评估,首先考虑的是保留视力。

● 围术期广谱抗生素的应用是必需的, 在脑组织受累时还应给予抗癫痫药、类固醇及甘露醇。

● 肿瘤有明显的颅内扩展时, 腰穿有助于肿瘤切除,但应注意避免颅内积气。

● 内镜和影像导航在手术过程中非常有帮助。

专家建议/点评

● 如果术前患者存在嗅觉功能, 应告知患者术后可能丧失嗅觉,有时单侧嗅觉可以保留。

● 对于首次手术的患者, 颅骨骨膜瓣是颅底重建的主要修补材料,手术的早期应予仔细剥离并保留。

● 通常情况下,对于颅内、颅外同时受累的晚期病变, 手术进行的顺序应该是从无菌区域到潜在感染区域;因此应该首先切除硬膜内肿瘤,然后进行硬膜重建,再切除鼻腔及鼻旁窦的肿瘤。

● 大约 1/3 的晚期患者可有脑组织、脑神经、脑动脉和静脉窦受累,可能导致肿瘤无法全切。对于这些患者,次全切除肿瘤似乎更为合适,残余的 ENB 可通过辅助放化疗有效控制。

● 对于有效视力丧失的患者 (特别是新诊断的患者),眶内容摘除术似乎是合理的。

手术的关键步骤

患者气管插管全麻,取仰卧位,后仰 10°~15°,三点式头架固定。用细尼龙线缝合眼睑。根据是否需要额外的面部切口进行铺单。

取发迹内的双额冠状切口。沿骨膜上层分离皮瓣,直至眶上缘。皮瓣向前翻转,覆盖面部。同时向后分离切口后缘的皮瓣,暴露更多的骨膜。沿皮瓣后缘、侧方的颞上线切开骨膜,向前翻起至眶上缘。从相应的骨孔(切迹)小心游离眶上神经和眶上血管,显露眶骨膜。然后显露眶内侧壁及外侧壁,夹闭或结扎筛前动脉。剥离骨膜至鼻额缝,并向前翻转骨膜铺于皮瓣上,用湿纱布覆盖。如需双额开颅,向后方分离部分颞肌、暴露两侧的关键孔。为了在手术结束时骨段精准复位,可先沿预期的截骨线预装小型钛板,然后再将其移除。

如果肿瘤有明显的颅内扩展, 特别是脑组织受累时,首先进行双额开颅。在两侧的关键孔处和冠状缝前上矢状窦旁钻骨孔。从颅骨上剥离硬膜,沿中线剥离上矢状窦前部时要特别小心。骨瓣尽可能靠近颅底。通常可以整块取下骨瓣(单骨瓣)。开颅时,通常会开放额窦。剔除骨瓣上的额窦黏膜,切除额窦后壁使额窦颅骨化。

此后,用摆锯在额鼻缝的上方、眶上切迹的内侧及鸡冠的前方截骨,切下额基底骨瓣(图 54.3)。部分保留远处的鼻骨以支撑鼻阀。如果肿瘤向侧方侵犯较严重,可延长截骨线、切除更多的眶顶。剔除鼻额眶骨段上所有的残存黏膜。将基底骨瓣保存在盐水中,直到手术后期复位重建。

如果 ENB 的颅内侵犯范围有限,有可能不需要双额开颅。在这些病例中,截骨范围仅限于包含额窦的前壁、鼻骨架、部分眶内侧壁及鼻中隔上部,这些部分包含在额基底骨瓣内整块切开(Raza 等,2010)。为了进入硬膜内,在额窦后壁钻孔,从周围的骨质剥离硬膜,然后切除额窦后壁。

取下额基底骨瓣后,通常可见 ENB。打开的鼻腔用无菌抗感染材料覆盖。从硬膜外切除鸡冠。如果有明显的硬膜内肿瘤生长, 尽可能靠近盲孔离断上矢状窦,沿着颅底切开硬膜。通过打开嗅池和腰椎引流释放脑脊液后,轻轻抬起额叶。或者经前纵裂到达较小的 ENB。如果硬膜内病变较小,可以整块切除,则从颅底脑组织分离瘤壁,必要时可切除粘连的脑组织。如果肿瘤广泛侵犯脑组织,则分块切除硬膜内肿瘤。如果需要与病变

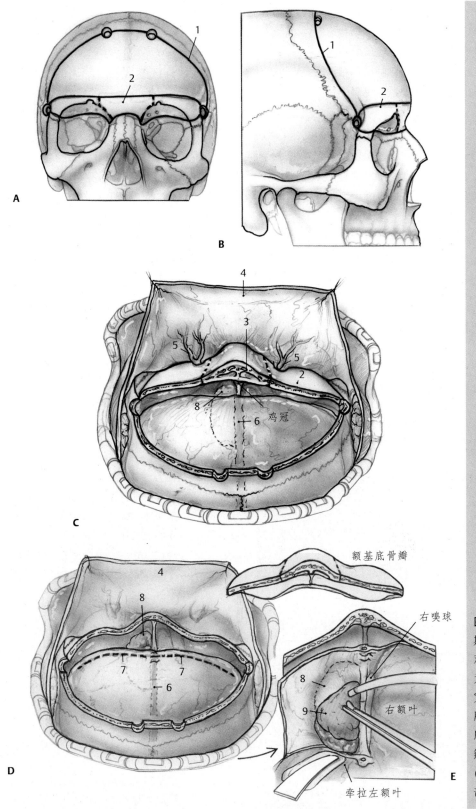

图 54.3 颅下(额下)入路切除晚期颅内扩展的成感觉神经细胞瘤。双额开颅联合额基底骨瓣(A,B)为肿瘤的颅内及颅外部分提供了宽阔的手术通路(C,D)。首先切除肿瘤的硬膜内部分(E)。1.骨瓣轮廓;2.额基底骨瓣;3.额窦;4.骨膜瓣;5.眶上神经血管;6.上矢状窦(SSS);7.硬膜切口;8.肿瘤硬膜外部分;9.肿瘤硬膜内部分。

一起切除同侧嗅球,远距病变切断受累的嗅束。确认肿瘤的后界,距肿瘤边界一定距离、环绕受累区域环形切开颅底硬膜。然后,剥离并切除受累硬膜、显露颅底骨缺损(病变侵袭导致)的游离缘。在这个阶段,要尽可能保留对侧的嗅丝,但是这在晚期 ENB 中很难实现。用游离的颞筋膜或阔筋膜水密缝合硬膜缺损。硬膜内充分止血后,关闭沿颅底的硬膜切口。

　　如果肿瘤没有明显的硬膜内生长,仅有轻微的硬膜受累,显然无须沿颅底切开硬膜。从硬膜外牵开额叶、显露肿瘤。如果在探查过程中发现有肿瘤浸润硬膜,可切除硬膜;然后用游离颞筋膜修补硬膜,或者直接缝合较小的硬膜缺损。

　　硬膜内的手术完成、硬膜关闭后,切除肿瘤周围的筛板。应该完全切除患侧的筛板,如果考虑术后保留嗅觉应保留对侧筛板(图 54.4)。沿肿瘤的周围分离显露肿瘤,这常常需要切除筛窦和切开蝶窦。如果肿瘤侵入眶内,需切除眶纸样板和受累的内侧眶骨膜。如果肿瘤位于鼻腔上部,此时可整块切除肿瘤。对于侵袭更广泛的肿瘤,还需要额外的鼻旁切口和患侧上颌骨内侧切

开,以利于肿瘤全切。

颅底重建

　　小的硬膜缺损可行直接缝合或用游离的颞肌筋膜瓣覆盖。受累组织切除后遗留的基底硬膜缺损,用游离颞肌筋膜或阔筋膜严密修补。双层重建及大量应用纤维蛋白胶能提高硬膜重建的安全性。使用颅骨骨膜覆盖,进一步与鼻腔隔离(图 54.5)。或者用骨膜包裹额基底骨瓣,这样可以减少辅助放疗后放射性骨坏死的风险(Gil 等,2007)。只有颅底骨质缺损太大时,才行骨性重建。可用多种材料进行,包括钛网、劈开的颅骨盖、额窦后壁等。眶壁缺损通常钛网重建。如果进行了眶内容摘除,需转移带蒂颞肌瓣填充空腔。采用小型钛板连接

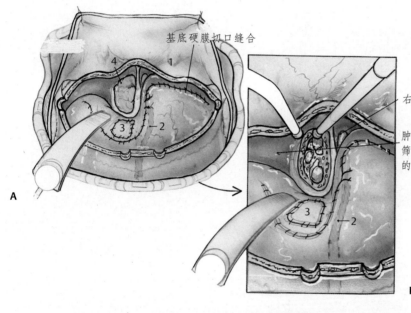

图 54.4　颅下(额下)入路切除晚期颅内扩展的成感觉神经细胞瘤。首先切除肿瘤的硬膜内部分。受累的硬膜被切除后行硬膜修补,缝合基底部硬膜切口(A)。此后,切除肿瘤的硬膜外部分(B)。注意保留右嗅球。1.骨膜瓣;2.上矢状窦;3.修补的硬膜缺损;4. 眶上神经血管束。

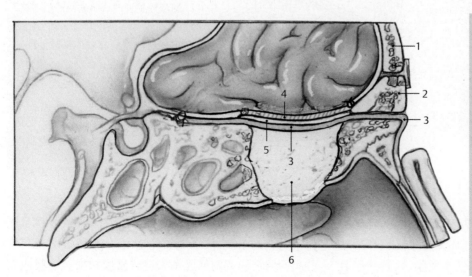

图 54.5　矢状面显示成感觉神经细胞瘤切除后的颅底重建。除硬脑膜修补外,沿前颅底铺置骨膜瓣,然后再用纤维蛋白胶进一步加强封闭效果,防止脑脊液漏。1.双额骨瓣;2.额基底骨瓣;3.骨膜瓣;4.修补硬膜缺损;5.游离骨瓣;6.肿瘤切除后骨缺损。

固定,重建骨性结构。

复发的病例,尤其是放疗后,应用局部组织行颅底重建有时是不可能的,因此,应考虑使用游离的组织进行重建,通常采用全厚的腹直肌瓣,这种肌瓣也常用于广泛颅下-眶-上颌切除后的重建。

规避/损伤/风险

- 双额冠状的皮肤切口不要低于颧弓、不要太靠前,以防面神经额支损伤。同样,分离皮瓣时,先在帽状腱膜与颞肌筋膜之间进行,到颧弓上 1cm 和眶外缘后方 3cm 处时,应深至颞肌筋膜下。
- 留取的骨膜瓣应尽可能大,因为对于首次手术的 ENB,骨膜是颅底重建最合适的局部材料。后方的颅骨骨膜切口距离眉间至少 13cm,以确保骨膜瓣的长度可到达蝶窦(Ross 等,1999)。
- 在肿瘤切除的过程中,所有边缘组织(脑组织、嗅束、硬膜、骨、黏膜)应行术中冰冻活检。如果存在阳性结果,可能的话应行进一步的切除。
- 关颅过程中应避免无效腔,应该用游离腹部脂肪及纤维蛋白胶填塞无效腔。
- 应避免过度腰椎引流,因为这可导致颅内积气。

抢救与补救

- 应该尽量争取全切肿瘤,尤其要争取整块切除肿瘤。
- 颅底重建时要特别小心和细致,尤其是复发患者或既往有放疗史的病例,因为颅底重建是预防术后脑脊液漏和感染的关键。
- 同时还应考虑患者术后的功能状态和生活质量。

■ 结果和术后过程

术后注意事项

- 术后放置鼻咽通气道,使呼出的气流改道,避开重建的颅底。
- 术后即刻行 CT 检查,明确出血、颅内积气及脑水肿情况。
- 患者在监护室观察至少一夜。

- 持续应用广谱抗生素 5~7 天。
- 腰椎引流留置 3~5 天,开始每小时引流 3mL,如果没有颅内积气,逐渐增加至每小时 6mL(Ross 等,1999)。拔除腰椎引流之前,关闭 24 小时观察是否有脑脊液漏。
- 嘱患者避免擤鼻涕、用力或低头,坚持 4~6 周。建议行鼻腔盐水灌洗,以减少结痂。

并发症

- ENB 术后的主要并发症是脑脊液漏、颅内感染和颅内积气。
- 使用内镜探查微小的脑脊液漏、精细的颅底重建是最重要的预防措施。
- 围术期应用抗生素是必需的。选择合适的手术适应证同时排除患有严重并发症的患者,可减少全身性并发症的风险。

结果和预后

- 术后 3 个月行基线 MRI 检查,然后每 6 个月查一次 MRI,3 年后每年一次 MRI 检查。因为 ENB 的远期复发率较高,因此首次手术后,常规随访 10 年。定期的 PET 检查有助于发现局部及远处的转移。
- ENB 患者术后的 1 年生存率约为 97%,5 年生存率为 45%~90%,10 年生存率为 46%~81%。局部的复发率为 30%~70%,颈部淋巴结转移率为 10%~40%。最常见的远处转移部位为肺、脑及骨骼。积极的手术切除联合术后 FRT 后,复发的平均时间为 4.7 年(Diaz 等,2005)。
- 患者长期的预后主要取决于病变的临床分期、是否有淋巴结转移、Hyams 组织病理学分级、手术切除的程度、术腔切缘的病理是否为阴性,以及手术入路是否合适、是否进行了术后辅助治疗(FRT、SRS、化疗)等因素。
- Kadish 分期晚期肿瘤的死亡率较高、临床进展迅速,与肿瘤的组织病理学分级无关。脑组织受累是预后不良因素。高龄患者的无病生存期较短。
- 值得注意的是,ENB 局部复发后的挽救性治疗可获 82% 的 5 年生存率(Morita 等,1993),远高于其他上鼻腔恶性肿瘤。

参考文献

[1] Biller HF, Lawson W, Sachdev VP, Som P. Esthesioneuroblastoma: surgical treatment without radiation. Laryngoscope 1990;100:1199–1201

[2] Chernov M, Muragaki Y, Kubo O, Hori T. Advanced olfactory neuroblastoma with intracranial extension: report of two cases and search for an optimal management. Neuro-Oncology (Tokyo) 2004;14:57–63

[3] Diaz EM, Jr, Johnigan RH, III, Pero C et al. Olfactory neuroblastoma: the 22-year experience at one comprehensive cancer center. Head Neck 2005;27:138–149

[4] Dulguerov P, Calcaterra T. Esthesioneuroblastoma: the UCLA experience 1970-1990. Laryngoscope 1992;102:843–849

[5] Feiz-Erfan I, Suki D, Hanna E, DeMonte F. Prognostic significance of transdural invasion of cranial base malignancies in patients undergoing craniofacial resection. Neurosurgery 2007;61:1178–1185, discussion 1185

[6] Gallia GL, Reh DD, Salmasi V, Blitz AM, Koch W, Ishii M. Endonasal endoscopic resection of esthesioneuroblastoma: the Johns Hopkins Hospital experience and review of the literature. Neurosurg Rev 2011;34:465–475

[7] Gil Z, Abergel A, Leider-Trejo L et al. A comprehensive algorithm for anterior skull base reconstruction after oncological resections. Skull Base 2007;17:25–37

[8] Hyams VJ. Tumors of the upper respiratory tract and ear. In: Hyams VJ, Batsakis JG, Michaels L, eds. Atlas of Tumor Pathology, Second Series, Fascicle 25. Washington, DC: Armed Forces Institute of Pathology; 1988:240–248

[9] Kadish S, Goodman M, Wang CC. Olfactory neuroblastoma. A clinical analysis of 17 cases. Cancer 1976;37:1571–1576

[10] Morita A, Ebersold MJ, Olsen KD, Foote RL, Lewis JE, Quast LM. Esthesioneuroblastoma: prognosis and management. Neurosurgery 1993;32:706–714, discussion 714–715

[11] Raza SM, Conway JE, Li KW et al. A modified frontal-nasal-orbital approach to midline lesions of the anterior cranial fossa and skull base: technical note with case illustrations. Neurosurg Rev 2010;33:63–70

[12] Ross DA, Marentette LJ, Moore CE, Switz KL. Craniofacial resection: decreased complication rate with a modified subcranial approach. Skull Base Surg 1999;9:95–100

第 **55** 章

原发性中枢神经系统淋巴瘤 Ⓟ

Ioannis Nikolaidis, Robert Moumdjian

■ 导言和背景

定义、病理生理学和流行病学

• 原发性中枢神经系统淋巴瘤(PCNSL)是一种由
B 淋巴细胞组成的不常见的结外恶性肿瘤，可侵及脑
组织、软脑膜、眼球或脊髓,而无全身性疾病的表现。

• PCNSL 在原发性脑肿瘤中的占比高达 6.6%,好
发于免疫正常的中年人(平均年龄为 52 岁)。在免疫缺
陷患者中,发病年龄更低。男性发病率略高。

临床表现

• PCNSL 的患者根据病变位置不同会出现相应的
症状。PCNSL 最常累及额叶、基底节及脑室周围。

• 最常见的临床表现是局灶性功能障碍、性格和
认知功能改变、癫痫、眼部症状、高颅压症状;然而,肿
瘤也可播散到脑膜、眼部结构及脊髓,引起各种相关症
状。

诊断和影像

• 增强 CT 通常显示肿瘤均匀强化伴水肿及占位
效应。

• 钆增强磁共振成像(MRI)的典型表现是病变均
匀强化。除了免疫缺陷的患者,肿瘤内坏死很少见。

• 正电子发射计算机断层扫描(PET)或 201 铊-
单光子发射计算机断层成像术(SPECT)有助于 PCNSL

与弓形虫病的鉴别诊断。

• 除了临床表现、体格检查和神经影像检查,患者
的评估还包括:

   ○ 脑脊液化验分析,除非存在占位效应引起的腰
穿禁忌证。

   ○ HIV 病毒的血液及血清学实验室检查。

   ○ 双眼的裂隙灯检查。

   ○ 骨髓活检。

   ○ 胸部、腹部及盆腔的 CT 检查。

   ○ 男性患者行睾丸超声检查。

   ○ 体能状况及认知功能的评估。

   ○ 存在相关症状和体征的患者,行脊柱 MRI 检
查。

治疗方案和备选方法

• 立体定向活检。

• 放疗。

• 化疗。

• 联合放化疗。

• 由于发病率较低、预后较差、缺乏 I 级证据,PC-
NSL 的最佳治疗方案尚不确定, 临床上治疗方法存在
差异。化疗是 PCNSL 的常规治疗方法。当前 PCNSL 的
治疗方案是立体定向活检后、高剂量甲氨蝶呤(MTX)
化疗(据报道高剂量甲氨蝶呤方案有较好的疗效),伴
或不伴放疗。其他的药物如阿糖胞苷(arabinoside)、亚
硝基脲(nitrosoureas)、替莫唑胺(temozolomide)、拓扑替
康(topotecan)及利妥昔单抗(rituximab)也已尝试应用,

仍在评估之中。

- 自体外周血干细胞移植,作为一种替代方法,也正在评估之中。

- 放疗作为初始治疗是有争议的,可作为不适合全身化疗患者的姑息性治疗。对于身体状态良好的年轻患者,可以考虑联合放化疗。当前的治疗建议是,对于 60 岁以内的患者,应行化疗-放疗序贯治疗,但对于 60 岁以上的患者,应避免放疗。

- 甲氨蝶呤($1g/m^2$+6 次鞘内 MTX,每次 12mg)、全脑放疗(WBRT;4000cGy+1440cGy 局部加量)、高剂量阿糖胞苷($3g/m^2$)联合的 DeAngelis 方案(根据 Levy 等),中位无病生存期可达 41 个月,中位生存期为 42.5 个月。

所选手术的目的和优点

- 手术的作用仅限于对怀疑 PCNSL 的患者行立体定向活检确定病理学诊断。

- 手术切除不能改善生存期,通常应该避免。

适应证

- 对于小脑幕疝造成脑干受压的患者可考虑肿瘤切除行即刻减压。

- 如果没有眼部及脑脊液的证据,可选择立体定向穿刺活检诊断 PCNSL。

禁忌证

- 如果眼球活检、玻璃体活检或脑脊液分析足以诊断时,应避免脑组织活检。

- 此外,凝血功能障碍、出血体质及血小板计数<50 000/mL 是绝对禁忌证。

■ 手术细节和准备

术前计划和特殊设备

- 对于 PCNSL,立体定向活检前须避免应用皮质激素,因其可减小肿瘤或改变肿瘤的病理特征。
- 应用抗癫痫药物。
- 立体定向活检时可采用轻度镇静或全身麻醉。
- 术前仔细阅读 CT 及 MRI,尤其注意病变是否累及脑室系统、水肿的程度和肿瘤强化的形式。
- 有框架或无框架导航系统都可用于立体定向活

检。无框架立体定向系统在许多单位逐渐成为常规,但有些作者对小于 1.5mm 的病变更倾向于使用有框架系统。

- 立体定向系统的选择取决于术者的喜好。

专家建议/点评

- 手术应由受过脑肿瘤手术训练的神经外科医生实施。

- 应获取多个靶点的组织标本,以降低活检失败(不能明确诊断)的风险。

- 如果考虑行鞘内化疗应同时植入 Ommaya 囊。

手术的关键步骤

患者取仰卧位,头部轻度屈曲。使用 Mayfield 架。所有受压点加垫保护。术前 MRI 与体表标记配准注册。确定穿刺点,局部小范围剃头,常规消毒铺单。局部做直线切口。确切止血,自动牵开器牵开,颅骨钻孔。置入无框架定向活检系统,位置调整合适后固定在硬臂上。确定活检深度。切开硬膜,电灼软膜,在无框架导航的实时引导下推进活检针(图 55.1)。通常情况下,从 4 个方向多点取材。标本送冰冻,冲洗活检部位及伤口。直到冰冻结果汇报阳性再进行关颅。

规避/损伤/风险

- 主要的风险包括活检过程中的瘤内出血或脑室内出血,以及皮层血管损伤导致的硬膜下或脑实质内血肿。

- 也有新发运动、感觉障碍的风险。因此,应尽可能避开脑功能区(即运动或视觉中枢,以及优势半球的语言区)。

- 获取的标本有可能呈阴性。此时,应重新评估、规划活检路径和靶点。应提前选择或规划几个不同的靶点。

抢救与补救

- 仔细研读 MRI,并使用立体定向计划软件,可防止活检针穿过脑沟、损伤血管。

- 对于出血风险较大的患者,可钻较大的骨孔,直视皮层穿刺。

- 如果活检套管内有新鲜出血,应停止手术,并将套管留在原位。通常血液会在 10~15 分钟内凝固,出血停止。立即行 CT 扫描排除脑实质内血肿。

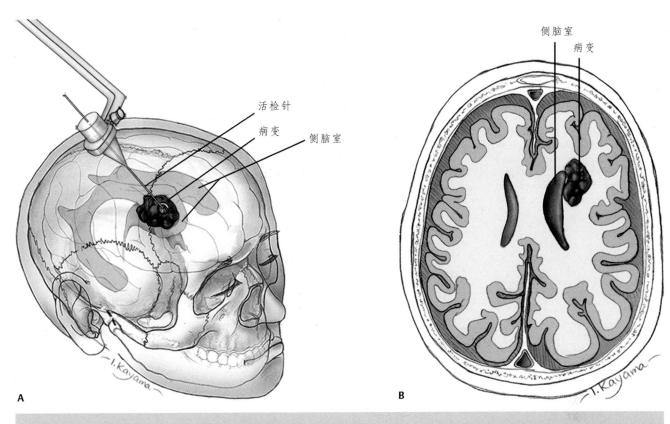

图 55.1　(A)原发性中枢神经系统淋巴瘤(PCNSL)立体定向活检的示意图。置入无框架定向活检系统,位置调整合适后,固定在硬臂上。确定理想的穿刺深度。注意活检轨迹位于冠状缝前,以避开运动区;向外侧偏,以避开侧脑室。(B)轴位图像显示病变的位置在脑室旁。PCNSL 最常累及额叶、基底节区及脑室周围。

■ 结果和术后过程

术后注意事项

- 患者送至恢复病房,在医院过夜观察。一般不需要重症监护住院,除非有并发症,比如脑实质内血肿。
- 术后应再给两次抗生素。
- 术后 24 小时内行 CT 检查,以确保无出血。

并发症

- 脑活检平均致残率为 2%~4%,死亡率为 1%,与硬膜下血肿、脑内血肿或脑室内血肿有关。活检针插入时的硬脑膜剥离可导致硬膜外血肿。
- 白质脑病是 PCNSL 治疗的主要并发症。化疗联合放疗时,迟发性中枢神经系统毒性反应很常见,尤其对于治疗时年龄超过 60 岁的患者。对于 60 岁以上患者,推迟全脑放疗,可能是明智的做法。
- 为了避免神经系统毒性,应在放疗前给予甲氨蝶呤。如果化疗前给予放疗,脑软化和认知副作用的发生率为 40%。

结果和预后

- PCNSL 最重要的预后因素是年龄和身体状况。
- 如果不治疗,确诊后中位生存期为 1.8~3.3 个月。
- 全脑放疗后的生存期为 10~18 个月。
- 根据年龄和身体状况不同,单纯甲氨蝶呤化疗或联合放疗可延长生存期至平均 44 个月。
- 罕见的 T 细胞淋巴瘤与 B 细胞淋巴瘤的预后相似。
- Bcl-2 癌基因表达阴性(B 淋巴细胞瘤-2)、BCL-6 阳性表达和小裂细胞型肿瘤,病情进展相对缓慢,生存期相对更长。
- 伴有获得免疫缺陷综合征(AIDS)的患者,预后似乎更差。
- 治疗后,78%的患者通常在 15 个月内复发。

参考文献

[1] Miller DC, Hochberg FH, Harris NL, Gruber ML, Louis DN, Cohen H. Pathology with clinical correlations of primary central nervous system non-Hodgkin's lymphoma. The Massachusetts General Hospital experience 1958-1989. Cancer 1994;74:1383–1397

[2] Osborn AG. Primary CNS lymphoma. In: Diagnostic Imaging Brain. Salt Lake City, UT: Amirsys Inc; 2004–2005:122–125

[3] Bernstain M, Berger MS. Neuro-Oncology: The Essentials. 2nd ed. New York: Thieme Medical Publishing; 2008: 359–367

[4] Henry JM, Heffner RR, Jr, Dillard SH, Earle KM, Davis RL. Primary malignant lymphomas of the central nervous system. Cancer 1974;34:1293–1302

[5] Grunert P, Espinosa J, Busert C et al. Stereotactic biopsies guided by an optical navigation system: technique and clinical experience. Minim Invasive Neurosurg 2002;45:11–15

[6] Barnett GH, Miller DW, Weisenberger J. Frameless stereotaxy with scalp-applied fiducial markers for brain biopsy procedures: experience in 218 cases. J Neurosurg 1999;91:569–576

[7] Shenkier TN, Blay JY, O'Neill BP et al. Primary CNS lymphoma of T-cell origin: a descriptive analysis from the international primary CNS lymphoma collaborative group. J Clin Oncol 2005;23:2233–2239

[8] Lin CH, Kuo KT, Chuang SS et al. Comparison of the expression and prognostic significance of differentiation markers between diffuse large B-cell lymphoma of central nervous system origin and peripheral nodal origin. Clin Cancer Res 2006;12:1152–1156

[9] Levy O, Deangelis LM, Filippa DA, Panageas KS, Abrey LE. Bcl-6 predicts improved prognosis in primary central nervous system lymphoma. Cancer 2008;112:151–156

第**56**章
转移性脑肿瘤

M. Yashar S. Kalani, Maziyar A. Kalani, Victor C-K Tse

■ 导言和背景

定义、病理生理学和流行病学

背景

- 全身性肿瘤可转移至脑实质、脑膜、头皮和颅骨。
- 转移性肿瘤是最常见的脑占位性病变之一,在美国每年有 98 000~170 000 的新发病例。
- 转移性疾病占每年癌症死亡人数的 20%。

病理生理学

- 当肿瘤体积增大超过 2~3 倍时,肿瘤将表达血管生成因子,使其能够建立新的血管。
- 新生血管为肿瘤转移提供途径。肿瘤细胞分泌蛋白水解酶帮助它们进入全身循环。转移的细胞会脱离肿瘤肿块,播散、穿过上皮/内皮界线。
- 通过血液循环系统,肿瘤到达远处的器官,在新宿主的低氧环境中存活,定植于组织中,形成转移瘤。

流行病学

- 转移性脑肿瘤的发病率高于原发性脑肿瘤,占所有脑肿瘤的 50%。
- 60% 的转移性脑肿瘤患者年龄在 50~70 岁。

肿瘤的原发部位

- 成人转移性脑肿瘤最常见的原发部位是肺、乳腺、皮肤或胃肠道。
- 中枢神经系统(CNS)转移性肿瘤在儿童中并不常见。少数儿童脑转移瘤,常为白血病、淋巴瘤、骨肉瘤和横纹肌肉瘤导致。

转移的部位

- 大约 85% 的转移瘤位于大脑,15% 在小脑,5% 在脑干。

临床表现

- 临床表现取决于肿瘤的位置,大多数患者有亚急性症状。
- 晨起头痛、恶心、呕吐、视盘水肿,提示有颅内病变。
- 可有癫痫发作。
- 偏瘫。
- 意识模糊。
- 其他表现可有颈项强直、畏光,提示脑膜受累。

诊断和影像

实验室检查

- 全血细胞计数。
- 电解质。

- 肝功能检查。
- 特异的肿瘤标志物。

影像学检查

- 增强磁共振成像(MRI)是评估转移性脑肿瘤的金标准。
- 头部 CT 在确定转移性脑肿瘤范围方面不如 MRI 可靠,但在紧急情况下可作为一种很好的筛查方法。
- 对于有系统性癌症病史的患者,应行胸片检查,因为有可能提供一个其他的标本获取部位,以供组织病理学诊断。
- 确诊脑转移瘤后,应行胸部、腹部和盆腔 CT 检查,寻找原发病灶。另外,可行全身正电子发射断层扫描 CT(PET-CT),寻找其他转移病灶。

组织活检

- 如果病源学不明确,应进行组织学诊断。当身体其他部位没有明显的原发病灶时,应进行立体定向脑活检,以获得组织学诊断。

治疗方案和备选方法

化疗

- 一些化疗药物已用于肺癌、乳腺癌和黑色素瘤的脑转移瘤。
- 目前常用的化疗药物有替莫唑胺、顺铂、环磷酰胺、替尼泊苷、丝裂霉素、伊立替康、长春新碱、依托泊苷、异环磷酰胺、氟尿嘧啶(5-FU)和泼尼松。

放疗

- 放疗已成为转移性脑肿瘤的主流治疗方法。
- 放疗包括全脑放疗(WBRT)、分割放疗和立体定向放射外科(SRS)。
- 根据最近美国神经外科医师协会指南,有 II 级证据显示手术切除+WBRT 与 SRS+WBRT 均是有效的治疗策略,患者的生存率相似。然而,SRS 对较大病变(>3cm)或有明显占位效应病变(中线移位>1cm)的治疗效果如何,尚未从循证角度进行评估。

其他治疗

- 药物治疗的目标是减少致残率和预防并发症。
- 预防性使用抗炎药减轻水肿仍有争议。最常用的抗炎药是皮质激素。
- 这些药物可减轻肿瘤周围的水肿,常使症状得以客观改善。

所选手术的目的和优点

- 手术主要是针对位于皮层和皮层下脑区的肿瘤。
- 手术通过减瘤和切除,可对神经血管结构减压。
- 获得组织标本,进行神经病理学染色,有助于选择适合的辅助治疗、化疗和(或)放疗。
- 较小的无症状转移瘤,可选择化疗和 (或)SRS 治疗。

适应证

- 单发病变大于>3cm。
- 导致颅内压增高(ICP)、有占位效应或中线移位>1cm 的病变。
- 病变在非功能脑区。
- 全身性病变局限或得到控制。
- 只有单个症状性病变,可有或无多个无症状病变。
- 手术致残率<10%、致死率<5%时,可以行外科手术。应用术中导航和皮层定位监测技术,可改善手术的效果。

禁忌证

- 放射线非常敏感的肿瘤(如淋巴瘤、生殖细胞瘤、小细胞肺癌)。
- 患者预期寿命小于 3 个月。
- 不同的位置存在多处病变。

■ 手术细节和准备

术前计划和特殊设备

- 有症状的患者应评估脑水肿的情况,并应用皮质激素及高渗治疗控制 ICP。如果患者有癫痫,应给予抗癫痫药物。
- 立体定向 MRI 用于制订全切肿瘤的手术计划。
- 应完善术前实验室检查、胸部 X 线检查、心电图,并签署知情同意书。
- 手术器械和设备包括 Mayfield 头架(带牵开器系统)、神经外科手术显微镜、细尖双极、电凝装置、吸引器、显微剥离子、Cavitron 超声吸引器(CUSA)、神经导航系统和术中超声。

- 术中电生理监测:体感诱发电位(SSEP)、运动诱发电位(MEP)和脑电图(EEG),在某些病例中很有帮助。

专家建议/点评

- 立体定向导航非常有助于确定骨瓣的位置、定位重要结构(如窦和脑功能区)。
- 立体导航有助于定位肿瘤、规划肿瘤的切除范围。
- 用吸引器轻柔地牵拉病变、用双极电凝镊电灼,保持清晰的肿瘤界面,可使肿瘤切除相对容易一些,同时减少对正常脑组织的损伤。
- 肿瘤切除满意后,细致的止血非常关键:术腔铺衬可吸收止血纱布 (Surgicel™, Johnson & Inc, New Brunswick, NJ), Surgicel™ 之上铺棉片, 棉片上填塞棉球压迫。然后取出这些止血材料,观察止血效果;确切止血后,术腔铺一层 Surgicel™。

手术的关键步骤

摆置患者的体位,使其能够充分暴露病变,用标记笔标记手术切口。头皮切开时要注意保护头皮血管供,同时注意保护筋膜,以备行硬膜移植。皮肤切口应比导航确定的骨瓣轮廓向外扩大 1~2cm(图 56.1A,B)。骨窗应充分显露病灶;同时应充分暴露硬膜,以便用骨膜、阔筋膜或合成材料修补硬膜。肿瘤侵蚀颅骨时,骨瓣还纳之前, 应磨除受累的颅骨内板。预防性悬吊硬膜。电凝硬膜上的血管,切开硬膜、暴露肿瘤;要注意不要牺牲引流静脉,尤其是在功能区皮层上。肿瘤暴露后, 应特别关注肿瘤的供血血管。还要注意硬膜的张力,因为脑组织有可能从硬膜切口疝出;抬高床头,请麻醉医生配合给予高渗治疗,可解决这个问题。

此时,置入手术显微镜,进一步明确肿瘤血管的显微解剖。一旦肿瘤暴露,及早取标本送病理检查。通常,需提前通知病理科将会有标本送至,特别是夜间手术时。切除肿瘤时最重要的是,沿肿瘤-脑组织的分界建立一个切除平面。肿瘤切除平面建立过程中一项有用的技术是:一只手用吸引器轻轻牵拉肿瘤,同时另一只手电凝脑-肿瘤界面的血管。使用脑牵开器(如 Greenberg)可能很有帮助。在脑组织和脑压板之间应垫置棉片(图 56.1C)。根据需要向前推进牵开器(脑压板)。神经导航有助于确定肿瘤切除的边界;对于体积

较大、位置深在、邻近功能结构的肿瘤,切除过程中需要频繁地通过导航重新确认肿瘤的位置。对于较小的肿瘤,可以整块切除;而对于较大的病灶,应先用吸引器、活检钳和 CUSA 进行瘤内减压。

肿瘤完全切除后,下一步是止血。通常使用双极沿术腔电凝止血, 然后在脑组织创面铺止血纱布(Surgicel™)。可用棉片加棉球暂时性填塞压迫术腔止血(如上所述)。将平均动脉压(MAP)提高到 80~90mmHg,检查微小的出血点, 并进一步止血。然后, 用 4-0 的 Nurolon™ 线(Ethicon Inc., Somerville, NJ)以标准的方式连续缝合硬膜。有时可能需要使用可缝或免缝的硬膜补片。肿瘤切除后如果脑组织塌陷良好,可复位骨瓣并用微钉板系统固定(图 56.1D)。如果涉及颞肌等肌肉结构,将肌肉及筋膜一起对位缝合。用 2-0 缝线的反向间断缝合帽状腱膜,然后钉合皮肤。

规避/损伤/风险

- 通过影像学检查评估肿瘤的血供情况。
- 血运非常丰富的转移瘤可能需要术前栓塞。
- 术中, 通过将 MAP 提升到 90mmHg 来检测止血,止血效果非常重要。
- 尽量减少脑组织牵拉对良好的预后很重要。

抢救与补救

- 最好避免脑牵拉,以防损伤;可通过大剂量皮质激素和 3%高渗盐水(NaCl)降低脑组织张力。
- 牵拉所致的脑卒中, 可通过控制性升高血压治疗,以使缺血半暗带得到血流灌注。
- 如果术中迷失肿瘤的切除界面,可取组织标本送病理学检查,来区分正常的脑组织和肿瘤(如果切除部位位于非功能脑区)。
- 深部病灶切除时, 如果神经导航不能很好地定位病灶,术中超声有助于确定肿瘤的位置(尤其是对于回声密集的病变)。

■ 结果和术后过程

术后注意事项

- 高度怀疑术后出血时,可行头部 CT 检查进行确认。
- 如果患者出现癫痫或术中侵犯了软脑膜,可应用抗癫痫药物。

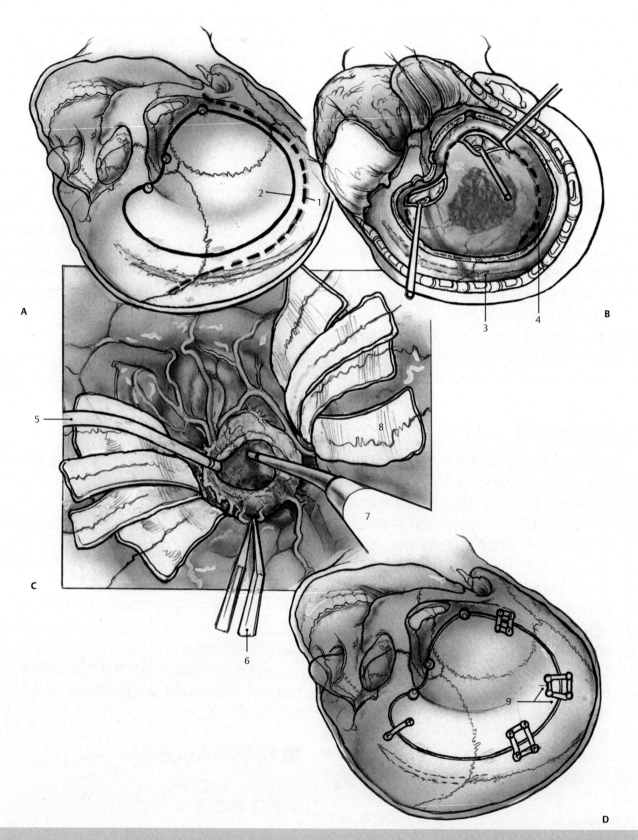

图 56.1　(A)示意图显示皮肤切口(1)和骨瓣(2)的位置,转移瘤邻近于皮质表面,可通过翼点开颅处理。(B)以上矢状窦为基底,切开和反折硬膜。(C)用吸引器和超声吸引器行瘤内切除。在肿瘤周围铺置棉片,界定肿瘤和脑组织的边界。用双极镊电凝肿瘤的供血血管。(D)用钉板连接系统固定骨瓣。1.皮肤切口;2.骨瓣轮廓;3.上矢状窦;4.硬脑膜切口;5.吸引器;6.活检钳;7.超声吸引器;8.棉条;9.硬脑膜关闭,骨瓣用连接片固定。

- 为了确定切除的程度，术后 24~48 小时内行 MRI 检查是很重要的。
- 术后行相关影像学检查，为术腔的放射外科治疗定位。
- 术后继续给予皮质激素治疗，逐渐减量。

并发症

- 术后出血。
- 牵拉损伤。
- 卒中。
- 感觉异常。
- 运动障碍和(或)力弱。
- 癫痫。
- 残余肿瘤。
- 脑实质损伤。

结果和预后

- 预后改善的相关因素包括：
  - 高 Karnofsky 评分(>70%)。
  - 患者年龄小于 60 岁。
  - 无全身转移或全身转移得到控制。
  - 原发肿瘤确诊后 1 年内无全身转移。
  - 女性患者。
- 中位生存期为 2.3~13.5 个月，这取决于疾病的

严重程度和患者的总体健康状况。健康状况良好、仅有单一转移灶的患者，中位生存期为 13.5 个月；多发转移患者的中位生存期下降到 4.1 个月，健康状况较差的多发转移患者中位生存期为 2.3 个月。

- 患者应由多学科神经肿瘤学小组进行评估，以进行辅助化疗、SRS 或 WBRT 治疗。

参考文献

[1] Tse V. 2006. Metastatic disease to the brain. Available at: http://www.emedicine.com/neuro/topic625.htm. Accessed December 8, 2007

[2] Bindal RK, Sawaya R, Leavens ME, Lee JJ. Surgical treatment of multiple brain metastases. J Neurosurg 1993;79:210–216

[3] Rusciano D, Burger MM. Mechanisms of metastases. In: Levine AJ, Schmidek HH, eds. Molecular Genetics of Nervous System Tumors. New York, NY: Wiley-Liss; 1993

[4] Santarelli JG, Sarkissian V, Hou LC, Veeravagu A, Tse V. Molecular events of brain metastasis. Neurosurg Focus 2007;22:E1

[5] Nussbaum ES, Djalilian HR, Cho KH, Hall WA. Brain metastases. Histology, multiplicity, surgery, and survival. Cancer 1996;78:1781–1788

[6] Galicich JH, French LA. Use of dexamethasone in the treatment of cerebral edema resulting from brain tumors and brain surgery. Am Pract Dig Treat 1961;12:169–174

[7] Cho KH, Hall WA, Lee AK et al. Stereotactic radiosurgery for patients with single brain metastasis. J Radiol 1998;1(2):79–85

[8] Linskey ME, Andrews DW, Asher AL et al. The role of stereotactic radiosurgery in the management of patients with newly diagnosed brain metastases: a systematic review and evidence-based clinical practice guideline. J Neurooncol 2010;96:45–68

[9] Kalkanis SN, Kondziolka D, Gaspar LE et al. The role of surgical resection in the management of newly diagnosed brain metastases: a systematic review and evidence-based clinical practice guideline. J Neurooncol 2010;96:33–43

第 **57** 章
垂体腺瘤与经蝶入路 Ⓟ

Julius July, Yesaja Yunus, Eka Wahjoepramono

■ 导言和背景

定义、病理生理学和流行病学

• 垂体腺瘤是真正的肿瘤，来源于人体的单个祖细胞突变，可分为功能性垂体腺瘤或非功能性垂体腺瘤(沉寂性腺瘤)两种,主要起源于垂体前叶。

• 功能性垂体腺瘤过量分泌激素，能引起一系列的临床症状。因此，此类肿瘤可在出现占位效应之前、体积较小时被早期发现。

• 垂体腺瘤分泌不同的激素可导致各种功能性综合征,主要有生长激素(GH)、催乳素(PRL)、促甲状腺激素(TSH)、肾上腺皮质激素(ACTH)、促卵泡激素(FSH)。

• 最常见的类型是促性腺激素腺瘤，占所有大腺瘤的 40%~50%、无功能性腺瘤的 80%。由于分泌的促性腺激素不多、不引起明显的临床综合征,此类垂体腺瘤常难以发现。

临床表现

• 功能性垂体腺瘤的临床症状和体征取决于过度分泌的激素类型,有些还会出现神经症状。

  ○ 泌乳素过多(泌乳素瘤)会引起女性闭经-乳溢综合征、男性阳痿,以及两性的不育和骨质疏松。在青春期前的儿童,常引起占位性症状、长期发育障碍和闭经。

  ○ ACTH 分泌过多会导致库欣病，临床表现各种各样、轻重不一。这些症状和体征包括脂肪异常沉积、体重增加、多血质面容、腹部或四肢的萎缩纹、肌肉无力、高血压和骨质疏松症。

  ○ 过多的生长激素会导致成人肢端肥大症和儿童巨人症(在骺板闭合之前)。肢端肥大症通常包括骨骼生长过度畸形(手足增大、颌骨前突、额部隆起、足跟增厚)、巨舌症、高血压、软组织肿胀和心肌病。

  ○ 在儿童主动分泌激素的腺瘤中，常见青春期延迟或性腺功能减退。

  ○ 极少情况下,垂体腺瘤会产生过多的 TSH,导致甲状腺功能亢进。

• 临床上非功能性垂体腺瘤早期不易发现，常常到体积很大引起神经系统症状时才被诊断。

  ○ 最常见的症状是视野缺损，由肿瘤压迫和拉伸视交叉所致。早期影响外上象限 (双侧外上象限盲);随着压迫进展、累及双侧视野外侧半(双颞侧偏盲);最后,中央视野和视力受累。

  ○ 少见情况下,也可影响单侧或双侧动眼神经,导致复视、眼球运动障碍和眼睑下垂。

  ○ 还可产生垂体柄效应(轻度催乳素血症)和其他垂体功能减退症状,如性腺功能减退、肾上腺功能减退和甲状腺功能减退等。

• 垂体卒中由于肿瘤出血或坏死引起，导致腺瘤急性扩张。引起头痛、眼肌麻痹、视力下降、精神状态改变和肾上腺功能减退(或全垂体功能减退)。这是一种内科或外科急症。

诊断和成像

- 诊断包括内分泌评估,以确定临床类型。
  - 催乳素水平轻微升高可能提示垂体柄受压而不是主动分泌,而浓度>200ng/mL 提示泌乳素分泌性病变。中度催乳素升高时,如果患者服用多巴胺拮抗剂或雌激素类药物、有肾脏或肝脏衰竭、或甲状腺功能减退,需要通过连续稀释法进行催乳素试验。免疫检测中,由于巨大泌乳素腺瘤大量分泌催乳素,催乳素与抗体的结合受到影响,所以也需要进行催乳素试验,以避免所谓的钩状效应。
  - 皮质醇水平在早晨取样检测。如果怀疑为库欣病,必须进行 24 小时尿内游离皮质醇测量;如果假性库欣病仍无法明确排除,应行地塞米松抑制试验。通常磁共振成像(MRI)对诊断没有帮助。
  - 对于分泌生长激素的病变,单纯检测胰岛素生长因子-1(IGF-1)和生长激素血清水平是不够的,必须进行口服葡萄糖耐量试验。
- 影像学检查可显示病变的解剖结构及其与周围神经血管结构的关系。
  - 标准影像学检查是高分辨率增强 MRI,可发现高达 70% 的微腺瘤,最小可辨认 3mm 的病变。MRI 可提供许多重要信息,包括腺瘤的大小和形状,肿瘤与周围神经血管结构的关系,以及蝶窦中隔的位置等。通常术者可通过 T2 加权像预测腺瘤的质地:信号越高,肿瘤越柔软。高信号的病变通常不侵犯蝶鞍壁,很容易切除。有时可见液平,特别是垂体卒中时。对于特别小的腺瘤,有时需要动态增强 MRI 检查。
  - 计算机断层扫描(CT)可显示病变周围的骨壁以及蝶窦壁与蝶窦中隔。蝶鞍的形状有助于鉴别垂体腺瘤:垂体腺瘤起自鞍内,可侵蚀蝶鞍前、后缘,通过这一特点可与其他鞍区肿瘤鉴别。

治疗方案和备选方法

- 非功能性垂体腺瘤:偶然发现的非功能性垂体腺瘤可观察随访。有研究表明,4 年随访期间有 40% 的腺瘤增大,20% 的病例出现症状。5 年随访中,垂体卒中的发生率可达 9.5%。
- 有症状的非功能性垂体腺瘤:需要手术进行视交叉减压。对于不全切除的患者,如侵入海绵窦壁的肿瘤、快速复发的肿瘤或侵入蝶窦壁的肿瘤,可行辅助放疗(普通放疗或放射外科)。许多研究表明,放疗可使次

全切除的肿瘤复发率从 50% 降至 10%。高达 95% 的非分泌性肿瘤可被控制,而分泌性腺瘤对放疗的反应各不相同。

- 泌乳素瘤:唯一药物治疗有效(高达 90% 的病例),并且作为初始治疗的垂体腺瘤。已广泛应用的药物为多巴胺受体激动剂,如溴隐亭、培高利特和卡麦角林;病变对药物治疗的反应各不相同。
- 肢端肥大症:在这些病例中,经蝶手术是目前控制激素过度分泌的最好方法。此类肿瘤通常对药物治疗反应不佳。多巴胺激动剂仅对少数患者有效。手术和多巴胺激动剂治疗失败的患者可给予奥曲肽和放疗。
- 库欣病:目前最好的治疗是经蝶手术。到目前为止还没有真正有效的抑制药物。尽管使用了酮康唑、甲吡丙酮和赛庚啶,但没有证据表明反应良好。放疗可使皮质醇水平恢复正常,通常用于复发或无法手术的肿瘤。
- TSH 腺瘤:需要手术切除和辅助放疗,因为它们具有进展性和侵袭性。需要奥曲肽、β- 受体阻滞剂和抗甲状腺药物联合治疗。

所选手术的目的和优点

- 解除对相邻神经结构的压迫,恢复正常神经功能。
- 控制激素过多分泌,恢复正常垂体功能。
- 需要时,内镜下经鼻蝶入路可转换为显微镜下经蝶入路(即既往经蝶手术和解剖异常,包括鞍前型蝶窦和扁平鞍底,或不典型鼻部解剖,包括息肉、肢端肥大症伴库欣病)。

适应证

- 垂体卒中,视野突然缩小、急性视力丧失、急性眼肌麻痹和急性脑积水时,需要快速减压。
- 经蝶手术可改善大腺瘤压迫导致的视野缺损。
- 经蝶手术也可通过切除分泌性腺瘤来减少激素分泌,从而减轻与激素分泌过多有关的症状。
- 目前经颅手术仅限于经蝶手术切除失败或不能经蝶显露的肿瘤。
- 另一个目标是获得病理诊断,特别是影像学检查不能确诊的病变。
- 经蝶入路(常规或扩大)可成功地用于位于中线部位或同时伴有海绵窦侵袭的病变,而无须考虑其鞍膈上或下起源、质地、形状(沙漏),以及蝶窦和视交叉的类型。优点是可以直视肿瘤和蛛网膜的界面,以及视

交叉和垂体/下丘脑的小供血动脉,从而有助于保护这些结构。

- 可通过此入路治疗的病变包括鞍内和鞍上的颅咽管瘤、大或巨大垂体腺瘤、Rathke 囊肿、嗅神经母细胞瘤,以及部分嗅沟、蝶骨平台和鞍结节脑膜瘤(术者认为有可能完全切除者,即未包裹大脑前动脉的嗅沟脑膜瘤、无明显鞍旁延伸且未包裹颈内动脉的鞍结节/蝶骨平台脑膜瘤,病变没有突破软膜-蛛网膜平面)。

禁忌证

- 大多数禁忌证与可能带来严重麻醉风险的患者身体状况有关,而大部分此类并发症和身体状况可通过围术期药物稳定。在手术前,垂体功能减退通常对激素替代疗法非常敏感。患者的身体条件调整到可以安全麻醉以后,手术才能进行。
- 在经蝶手术前,如果有活动性鼻窦感染,需要几天的抗生素治疗,无须转换到经颅入路。
- 有些解剖结构异常,也限制经蝶入路,例如双侧颈动脉在鞍区相互接触、距中线小于 4mm(对吻型颈动脉)和鞍前型蝶窦。
- 如果肿瘤周围有水肿,最好采用经颅手术,因为水肿提示病变突破蛛网膜界面,向脑组织浸润。
- 颈动脉受累,如侵袭性垂体腺瘤,不再认为是经蝶入路的限制。

■ 手术细节和准备

术前计划和特殊设备

- 与麻醉医生一起对患者进行全面的术前评估;某些特殊情况,需请心脏科医生和内科医生会诊。术前必须检测激素水平,包括无功能性垂体腺瘤。所有垂体大腺瘤还需进行全面的眼科学评估。
- 手术前夜和当日早晨给予氢化可的松。
- 手术前一小时内给予抗生素,持续 24 小时。使用广谱抗生素,如第三代头孢菌素或针对革兰阳性或革兰阴性细菌的抗生素(如万古霉素、头孢吡肟和甲硝唑)。
- 术前获得增强 MRI 和术中导航影像。与术中导航的图像对比。
- 其他设备和器械包括神经导航、术中多普勒、长垂体器械(刮匙、咬骨钳、长刀柄、长双极)、Hardy 扩张器、高速钻、头架系统(Sugita,Mayfield),以及需要脂肪

移植时使用的小型手术器械。
- 如果有脑脊液漏,做好腰椎引流的准备。

专家建议/点评

- 术者应精通颅底入路,或通过耳鼻喉科的帮助完成入路和显露。
- 良好的解剖定位和对关键解剖标志的理解对避免并发症很重要。特别是以下几点:中线的位置、蝶窦内骨性间隔的定位以及颈内动脉、斜坡、鞍底和蝶骨平台之间的相对位置和距离。
- 如果蝶窦骨壁不太厚,术中多普勒有助于辨认 ICA。大多数情况下,虽然蝶窦骨壁是完整的,但超声探头能够探测到颈动脉湍流。
- 在蝶窦内应该准确辨认解剖标志。蝶窦可能有多个隔膜,打开这些间隔之前,对其进行仔细的研究是非常重要的;CT 和 MRI 在这方面非常有用。有时可保留蝶窦黏膜。剔除黏膜会导致出血。即使最终成功止血,但处理这种不必要的出血可能非常耗时。
- 最好尽可能广泛地显露术野:可切除中鼻甲(微腺瘤不需要),广泛打开蝶窦(从一侧蝶腭动脉至另一侧蝶腭动脉,显露双侧颈内动脉),打开鞍底(上海绵间窦至下海绵间窦,一侧海绵窦至对侧海绵窦),十字形打开硬膜,电凝硬膜缘和下海绵间窦。

手术的关键步骤

体位和准备

患者取仰卧位,头部略倾斜(约 20°),稍后仰(约 20°)。神经导航系统进行注册,验证解剖标志。或将 C 形臂置于合适的角度,这样就可以得到准确的蝶鞍侧位透视图像。

最好在经蝶手术开始前先取脂肪,以免污染。在右上腹做一个约 3cm 的皮肤切口并切除一大块腹部脂肪。然后用 3-0 Vicryl 线缝合 Scarpa 筋膜(腹壁浅筋膜深层)、间断缝合皮下。使用黏性辅料对合皮肤。

修剪鼻发。使用浸泡过聚维酮碘溶液(用无菌水 1∶1 稀释)的无菌棉球,消毒鼻腔。用 0.5%利多卡因和 1∶20 万的肾上腺素,在鼻中隔、鼻腔底和双侧尖牙窝进行黏膜下浸润麻醉。将 1∶10 000(1∶20 稀释)肾上腺素溶液浸泡过的长棉球,用镊子沿鼻孔插入,与鼻黏膜接触 5 分钟。用 1 英寸长的纱布条填塞口腔直至口咽部,以防鼻腔后部的出血向下流。双眼用敷料覆盖,用塑料贴膜将口腔和双眼与术区隔离。然后用聚维酮碘对剩

余的三角形空间(鼻部、上唇区以及鼻腔)和右侧腹壁进行彻底消毒。常规铺无菌单。

开颅显露

　　通常在左侧,沿着鼻中隔软骨的下缘,从前向后,切开黏膜,建立黏膜平面(图 57.1)。用 Cottle 剥离子的钝缘,从前向后,向后上方,从鼻中隔软骨上剥离黏膜。如果需要更多的操作空间,可沿延长黏膜切口至鼻翼基底部的正常皮肤界线;切开鼻孔正下方尖牙窝表面的软组织,骨膜下剥离,显露鼻嵴根部和鼻孔下缘。沿鼻腔底部黏膜下层进一步分离,在鼻中隔根部与之前的黏膜下分离平面沟通。

　　然后将左侧尖牙窝的软组织切口延长至右侧尖牙窝,以同样的方式分离右侧鼻腔底部的黏膜。显露软骨鼻中隔和骨性鼻中隔交界处,在此处折断软骨鼻中隔并推向对侧鼻腔,接着剥离骨性鼻中隔右侧的鼻黏膜。骨性鼻中隔两侧的鼻黏膜都剥离后,用鼻中隔旋转刀沿骨性鼻中隔下部,向后下方,整块切下骨性鼻中隔,用于后期蝶窦壁重建。随后沿中线鼻嵴和犁骨两侧的黏膜下平面,进一步向后分离,直至蝶骨。置入 Hardy 鼻牵开器,通过 C 形臂透视或神经导航,调整鼻牵开器的位置和角度,使其正对蝶窦、朝向垂体窝,然后打开并固定。打开蝶窦壁,用各种不同的咬骨钳和垂体钳扩大蝶窦开口,切除蝶窦间隔。辨认两侧的颈动脉沟。显露鞍底,并通过透视或神经导航确认。鞍底通常较薄,可使用 Cottle 剥离子或鞍底咬骨钳打开,形成一个矩形窗口。切开鞍底时,要注意保持硬脑膜完整。

肿瘤切除

　　使用钩刀从骨缘至中心十字形打开鞍底硬脑膜。通常肿瘤可直接显露,用显微钳取标本,送病理检查。随后,用抽吸器和小刮匙轻轻进行瘤内减压。通常,腺瘤呈暗灰色,质地比较柔软易碎,而垂体呈淡黄色,质地较硬较韧。然而,并非完全如此。有时会遇到质地较硬的垂体腺瘤,很难与垂体区分。在肿瘤和鞍膈之间及深部切除时,最好使用较大的刮匙,因为它比与小刮匙对硬膜的压力小,不容易损伤硬膜。应该系统地从周围逐步切除,确保无肿瘤残留。如果硬膜壁完整光滑,应该全切肿瘤。最终,完整光滑的鞍膈,会向下移动,自动填充术腔止血。这些病例通常需要局部填塞脂肪,以防脑脊液漏或空蝶鞍综合征(图 57.2)。

关闭

　　肿瘤切除满意后,局部留置棉片,然后 X 线透视,可见棉片被塌陷的鞍膈下压至鞍底。通过 Valsalva 试验,确认鞍膈处是否有脑脊液漏。然后用大量的生理盐水冲洗脑垂体窝。使用双极电凝和浸润凝血酶的可吸收明胶海绵 (Gelfoam™,Pfizer Inc.,New York,NY) 止血。然后用取自腹部的脂肪填充蝶窦。用留取的鼻中隔骨片塞入蝶窦、卡在周围的骨缘,封闭蝶窦开口,以固定蝶窦内的脂肪。同时使用纤维蛋白胶(Tisseel™,Baxter,Deerfield,IL)黏合密封。大量抗生素溶液再次灌洗术腔,然后取出 Hardy 牵开器。黏膜切口用 4-0 的肠线连续缝合。如果有鼻翼处切口,用肠线皮下缝合,然后用 5-0 尼龙线间断缝合。双侧鼻腔填塞敷料止血。

规避/损伤/风险

- 颈动脉损伤是主要的并发症,可能会危及生命。因此,应特别注意 ICA 的位置。良好的解剖定位、术中多普勒的应用以及手术过程中避免盲区操作 (如在视野不清的情况下,用显微钳夹取病变),将有助于避免颈动脉损伤。如果怀疑有部分肿瘤黏附于侧方的海绵窦和颈动脉,最好将其残留在原位,以免损伤神经血管结构。

- 视神经损伤和眼外肌运动神经损伤比较少见,这种损伤通常发生在用刮匙暴力分离时。

- 如果肿瘤的上壁牢固地附着在下丘脑,努力将其拉下来,可能造成下丘脑损伤。

- 如果瘤壁严重纤维化、粗糙不平,不要过度用力刮除或骚扰,因为可能会造成神经血管损伤。在这种情况下,很难也没有必要完全切除肿瘤,推荐术后辅助放疗。

抢救与补救

- 术中颈动脉损伤时,应在局部填塞止血材料,将患者迅速转移至导管室,行血管造影和血管内修复治疗。如果条件不具备,则有可能需要从颈部闭塞 ICA。

- 海绵窦内的少量静脉渗血,通常可局部填塞明胶海绵(Gelfoam™)或可吸收氧化纤维素止血纱布(Surgicel™,Johnson & Johnson Inc.,New Brunswick,NJ)止血。

- 在经蝶入路鼻腔显露的过程中,如有蝶腭动脉

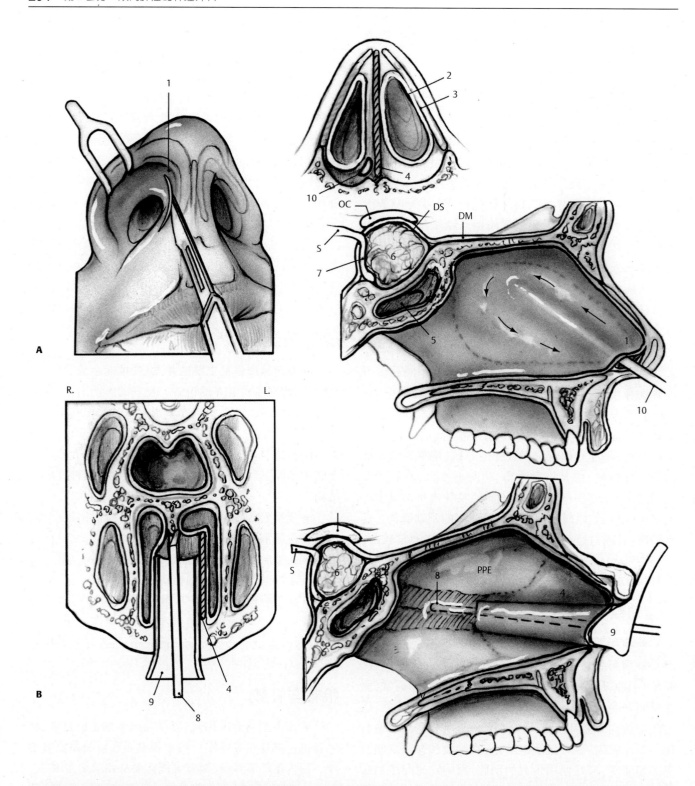

图 57.1　沿着鼻中隔软骨的下缘，从前向后做黏膜切口。轴位经鼻孔显示鼻中软骨与周围黏膜的关系以及分离平面的方向。(B) 朝蝶窦方向，用骨膜起子扩大黏膜下平面。前部黏膜剥离后，折断鼻中隔软骨，将黏膜软骨瓣推向对侧。(插图)蝶窦内的解剖标志。1.半贯穿切口；2.从鼻中隔折断黏膜软骨瓣；3.外上方软骨；4.鼻中隔软骨；5.蝶窦；6.肿瘤；7.垂体；8.垂体咬骨钳；9.自动鼻牵开器；10.骨膜起子；DM,硬脑膜；OC,视交叉；DS,鞍背；S,垂体柄；V,犁骨；PPE,筛骨垂直板。

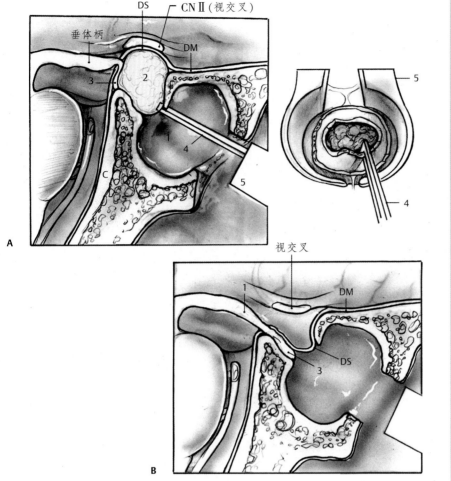

图 57.2　(A,B)斜冠状面显示沿着中线放置 Hardy 牵开器，向上至蝶窦。(A)垂体咬骨钳切除蝶窦壁。(B)矢状位显示，牵开器推进和鞍底打开，与蝶窦、垂体及肿瘤的关系。OM，硬脑膜；DS，鞍膈；C，视交叉；CN Ⅱ，第 Ⅱ 脑神经；1.蝶窦；2.肿瘤；3.垂体；4.垂体咬骨钳；5.自动鼻牵开器。

或鼻后动脉分支活动性出血,可用止血夹或双极电凝控制出血。

- 如果发生脑脊液漏,放置腰椎引流管,10~15mL/h,持续引流约 72 小时。床头抬高约 30°。提醒患者避免擤鼻涕、用吸管吸吮、打喷嚏或过度用力。术后应密切监测脑脊液鼻漏。

- 如果渗漏持续,可能需要在耳鼻喉科辅助下经鼻腔进一步填塞;或选择双额开颅,在鞍区铺置带血管蒂的骨膜瓣。

■ 结果和术后过程

术后注意事项

- 监测患者的每小时出入量,保持出入量平衡,体液入量不小于出量的 80%。第 1 周应每天监测电解质和尿比重,除非 24 小时尿量小于 2500mL。尿崩症(DI,

尿量>250mL/2h,尿比重<1.005)可能是暂时的或长期的,需要去氨加压素(DDAVP)治疗,根据尿量和血电解质调整用药剂量。

- 术后的 MRI 检查可在 48 小时内和 (或)3 个月进行,作为随访的基线。

- 术后 48 小时内进行激素水平评估。如果患者出现低皮质醇血症,可用醋酸氢化可的松替代治疗(表 57.1)。

并发症

- 并发症包括颈动脉损伤后卒中、失明、眼肌麻痹、脑脊液鼻漏、脑膜炎、颅内出血、全垂体功能减退和鼻窦感染。

结果和预后

- 视交叉受压的患者,术后视力可明显改善。经蝶手术的患者,视觉功能明确改善率高达 90%。

表 57.1　激素评估、意义和正常值

激素评估	意义	正常值
8am 皮质醇	● ↑肾上腺皮质功能亢进(库欣综合征) ● ↓肾上腺功能减退	6~8μg/dL
T4,TSH	● T4↓和 TSH↑原发性甲状腺功能减退 ● T4↓和 TSH↑继发性甲状腺功能减退 ● T4↑和 TSH↓原发性甲状腺功能亢进 ● T4↑和 TSH↑TSH 分泌腺瘤	T4:4~12μg/dL TSH:0.4~5.5μU/mL
泌乳素	● 25~150ng/mL(垂体柄效应、泌乳素瘤、药物、原发性甲状腺功能减退) ● 150ng/mL:泌乳素瘤	<25ng/mL
生长调节素 C(IGF-1)	● ↑肢端肥大症 ● ↓垂体功能减退(敏感值标)	0.31~1.4U/mL

IGF-1,胰岛素生长因子-1;TSH,促甲状腺素。

● 眼外肌运动神经受压的患者，术后眼外肌运动功能的改善比较缓慢。

● 据报道,鞍区和鞍旁病变患者,术后新发的内分泌功能缺陷高达 40%；然而,90%的微腺瘤或大腺瘤,术后垂体功能正常。

● 据报道,短暂性尿崩症的发生率为 30%,大部分患者第一周内恢复。

● 25%的泌乳素瘤和 20%的生长激素腺瘤,可获得内分泌学治愈。

● 术后辅助放疗已被证明可有效地长期控制肿瘤。

● 垂体腺瘤术后 10 年的影像学复发率约为 15%,仅有 6%的患者需要进一步干预。影像学全切患者的复发率仅为 3%,而术后 MRI 可见肿瘤残留的患者有 1/3 会复发。

● 对于 DA 激动剂治疗无效的泌乳素瘤术后的缓解率:微腺瘤为 85%,大腺瘤为 50%。

● 库欣病的手术治疗有效率为 70%~98%。5 年随访的有效率有降低,有些报道可低至 50%。所以对这些患者密切随访是必要的。

● 生长激素腺瘤术后生化缓解率:微腺瘤为 85%,大腺瘤为 50%。据报道,其复发率为 8%,48%的复发患者再次干预后,可获得成功治疗。

参考文献

[1] Arita K, Tominaga A, Sugiyama K et al. Natural course of incidentally found nonfunctioning pituitary adenoma, with special reference to pituitary apoplexy during follow-up examination. J Neurosurg 2006;104:884–891

[2] Cappabianca P, Cavallo LM, De Divitiis O, Esposito F. Pituitary surgery. In: Jameson L, De Groot LJ, eds. Endocrinology Adult and Pediatric. Philadelphia, PA: Saunders Elsevier; 2010:358–373

[3] Melmed S. Acromegaly pathogenesis and treatment. J Clin Invest 2009;119: 3189–3202

[4] Osamura RY, Kajiya H, Takei M et al. Pathology of the human pituitary adenomas. Histochem Cell Biol 2008;130:495–507

[5] Snyder PJ, Melmed S. Clinically nonfunctioning sellar masses. In: Jameson L, De Groot LJ, eds. Endocrinology Adult and Pediatric. Philadelphia, PA: Saunders Elsevier; 2010:312–323

[6] Thapar K, Laws ER. Pituitary tumors: functioning and nonfunctioning. In: Winn HR, ed. Youmans Neurological Surgery. Philadelphia, PA: Saunders Elsevier; 2004:1169–1206

[7] Yoon JH, Lee JG, Kim SH, Park IY. Microscopical surgical management of cerebrospinal fluid rhinorrhoea with free grafts. Rhinology 1995;33:208–211

[8] Jane JA, Jr, Prevedello DM, Alden TD, Laws ER, Jr. The transsphenoidal resection of pediatric craniopharyngiomas: a case series. J Neurosurg Pediatr 2010;5:49–60

第 **58** 章

鞍区和鞍旁肿瘤的经颅入路 Ⓟ

Cristian Gragnaniello, Remi Nader, Marc-Elie Nader, Giovanni Lasio, Maurizio Fomari, Edward R. Laws, Jr.

■ 导言和背景

定义、病理生理学和流行病学

• 鞍旁是一个复杂的区域，包含许多神经血管结构，如海绵窦、颈内动脉、脑膜和脑神经等，并与之密切相关。脑神经包括视神经、动眼神经、滑车神经、三叉神经的 V1 和 V2 支以及展神经。

• 鞍区和鞍旁肿瘤包括许多良恶程度不同的病变，如垂体腺瘤、颅咽管瘤、Rathke 囊肿、脑膜瘤、胶质瘤、神经瘤、海绵状血管瘤、生殖细胞肿瘤、原发性鞍旁淋巴瘤、转移瘤、朗格汉斯细胞组织增生、表皮样囊肿和皮样囊肿、下丘脑错构瘤、副神经节瘤、神经鞘瘤、脂肪瘤、颗粒细胞肿瘤、神经节细胞瘤、脊索瘤和软骨肉瘤。

• 它们与解剖结构的关系因病理学性质而异（大多数在蛛网膜外）。

• 鞍内病变绝大多数是垂体腺瘤（在某些报道中超过 80%），其次是起自中线的其他病变，如 Rathke 囊肿和颅咽管瘤。

• 在鞍上区，最常见的病变是颅咽管瘤、脑膜瘤、生殖细胞瘤、皮样囊肿和表皮样囊肿、胶质瘤、脂肪瘤和错构瘤。

临床表现

• 位于鞍区和鞍旁区肿瘤的临床表现有肿瘤的类型、大小、生长方式和患者年龄等多种因素有关。

• 非激素分泌性病变可压迫垂体柄，引起所谓的垂体柄效应，导致内分泌缺陷。75%的患者可出现生长激素分泌异常的症状；20%的患者由于垂体柄受压，对泌乳素分泌的紧张性抑制消失，导致溢乳；10%~15%的患者可有尿崩。这组病变包括无功能腺瘤、颅咽管瘤和 Rathke 囊肿。

• 病变压迫或移位视神经可造成视力丧失及视野缺损。

• 颅内压升高也可为首发症状。

• 头痛可能是最初的症状，可能是肿瘤牵拉鞍膈所致。

• 大型肿瘤中，由于脑脊液循环障碍，可见脑积水，特别是紧邻第三脑室的肿瘤。

• 脑神经麻痹常见于累及海绵窦的腺瘤和脑膜瘤。

• 不同因素可诱发垂体卒中，产生相关的临床表现；如对垂体功能性刺激（卡麦角林、溴隐亭、氯米芬、妊娠、促性腺激素释放激素）、手术、抗凝剂和放疗。

诊断和影像

• 神经学、眼科、内分泌学和影像学检查对于怀疑鞍区/鞍旁病变的患者是必要的。

• 当影像学检查怀疑或显示有视交叉受压时，需行扩瞳眼底检查，以及常规视野和视力检查。

• 应行全面的血清内分泌检查，并对结果进行仔细评估。为了确定或排除诊断，可能需要其他更复杂的检查。详细内容见垂体腺瘤和经蝶入路。

- 磁共振成像(MRI)是大多数鞍区和鞍旁病变的首选检查。一些研究表明,鞍区病变的质地可能与病变胶原含量和 T2 加权图像信号强度呈反比关系;钆增强后,软肿瘤和硬肿瘤的增强程度也不相同(表 58.1)。

- 在大腺瘤或病变包裹/挤压血管结构时,MRA、CTA 或常规血管造影可作为辅助检查。

- 对于儿童,CT 尤为重要,可评估蝶窦气化情况及其与蝶鞍的关系。

治疗方案和备选方法

- 尽管经蝶入路是绝大多数垂体肿瘤的首选治疗方法,但经颅入路仍然是很重要的,4%~6%的垂体瘤需要开颅手术。

- 对于大多数向鞍旁和其他鞍外部位延伸的鞍区病变,需要视路及其邻近结构减压时,选择开颅手术,包括非分泌性垂体腺瘤、颅咽管瘤、脑膜瘤和 Rathke 囊肿。

- 对颅咽管瘤的治疗是彻底手术切除。对于实性成分较小的颅咽管瘤,可通过立体定向技术放置 Ommaya 囊,使用博来霉素和放射性物质进行腔内治疗。

- 放疗可作为一线治疗,预防肿瘤复发或治疗术后残余肿瘤。立体定向放射外科,将大剂量窄束射线聚集于肿瘤,同时最大限度地减少对邻近结构的影响,是有效的手术辅助治疗方法。

所选手术的目的和优点

- 手术治疗鞍区和鞍旁区的非分泌性腺瘤和其他占位性病变的主要作用是视器减压。激素分泌性垂体腺瘤手术治疗的目标是手术治愈。

- 翼点入路可利用自然解剖界面,获得最大的手术显露和最小的脑组织牵拉,处理鞍上区和第三脑室下部病变,特别是视交叉后置时。

- 视交叉后置时,翼点入路可经鞍结节和视交叉前缘之间的间隙,充分显露并安全切除肿瘤;而不像视交叉前置时那样,需要经视交叉和颈内动脉之间的狭

表 58.1　MRI 是大多数鞍区和鞍旁病变的首选检查	
微腺瘤/大腺瘤	T1 加权像与垂体信号相同(如有出血,为高信号)
	T2 加权像为等信号
	70%~90%的病例增强后为低信号
	10%~30%的病例需要动态扫描
	可能为囊性
颅咽管瘤	非均匀信号
	囊性
	钙化
	可强化
脑膜瘤	呈多样性
脊索瘤	T1 为等或低信号
	可强化
转移瘤	呈多样性,周围显著水肿
Rathke 囊肿	T1 上 50%为均匀高信号,50%低信号(75%可见高信号的囊内结节)
	T2 上 70%高信号,30%低信号(75%可见低信号的囊内结节)
	FLAIR 为高信号
	其他特征包括鞍区为中心、平滑的轮廓和无钙化
	囊肿壁可能会增强(内容物不增强)
结节性错构瘤	T1 加权上等或低信号
	T2 加权上等或稍高信号
	钆剂后无增强
	MRS 显示 NAA 降低,胆碱和肌醇增加
垂体卒中	T1 像,垂体扩大,急性期等或低信号,亚急性期高信号,慢性期低信号(被 CSF 替代)
	T2 像,垂体扩大,急性期低或高信号,亚急性期和慢性期为高信号

FLAIR,液体衰减反转恢复;NAA,N-乙酰天冬氨酸;MRS,磁共振波谱;CSF,脑脊液。

窄间隙操作。

- 鞍结节脑膜瘤和嗅沟脑膜瘤广泛累及视神经管,更适合开颅手术。这方面的内容不在本章讨论范围内。

适应证

- 随着经蝶技术的发展,开颅手术的适应证已逐渐减少。但有些肿瘤仍然需要经颅入路或颅内和蝶窦联合入路。
- 有些适应证与肿瘤的位置和延伸范围有关,而另一些则与肿瘤的病理性质(术前检查推测或经蝶探查/活检)有关。包括:
  - 肿瘤延伸至第三脑室中部以上,两侧越过颈动脉中轴切面,向后至后颅窝,或高于基底动脉尖。
  - 某些鞍上/鞍旁脑膜瘤,即使扩大经蝶窦入路,也不能到达其强化的"硬膜尾"。
  - 肿瘤质地较硬,与周围神经血管结构紧密粘连。
- 表现为垂体卒中性颅内出血的大腺瘤,首选经颅入路。
- 鞍区肿瘤并发动脉瘤,发生率高达 7%,最好采用经颅入路。
- 如果想恢复动眼神经功能或根治性切除侵袭性分泌性腺瘤,应选择经颅打开海绵窦入路。

禁忌证

- 禁忌证与可能带来严重麻醉风险的患者的身体状况有关,而大部分此类并发症和身体状况可通过围术期药物稳定。
- 视交叉前置对经额入路是不利的,因为颈动脉旁间隙很小,而视交叉紧靠鞍结节,视路损伤的风险增加。MRI 有助于术前明确视交叉的位置。

■ 手术细节和准备

术前计划和特殊设备

- 术前计划对鞍区/鞍旁区病变的安全手术至关重要。应在团队协作下完成,包括神经病学、神经眼科学、内分泌学和影像学等专科医生。
- 术中影像导航有助于手术的规划和实施。
- 术前检查包括实验室检查、胸部 X 线和心电图(ECG)。应获得知情同意。

- 手术设备和器械包括 Mayfield 或者类似的头架(可连接牵开器)、神经外科显微镜、细头双极电凝、吸引器、超声吸引器和高速钻。
- 术前使用激素有助于减少因操作导致的视神经和视交叉损伤的风险。

专家建议/点评

- 延伸到第三脑室中部以上的病变,可从上方经纵裂-胼胝体入路处理。术前预先计划,原位残留部分肿瘤,二期经此入路处理,避免强行切除损伤神经血管结构。
- 计划经蝶和开颅联合切除较大病变时,应先行经颅入路,因其可更好地处理血管损伤和控制出血。另一个原因是,垂体窝内的残余肿瘤在经蝶入路时不容易出血。
- 术前计划好两种或更多的入路,联合切除病变,可降低单一入路切除肿瘤的相关风险。
- 病变的质地非常关键。对于质软的肿瘤,通常可经一个入路完全切除,即使肿瘤的侵袭范围提示可能需要联合其他入路。
- 为了减少手术风险,在切除蛛网膜外病变时,应保持蛛网膜界面的完整。

手术的关键步骤

最佳经颅入路的选择,取决于具体病变的位置、大小、质地和形态。位于中颅窝或鞍背水平以上的病变可能需要颅眶颧(COZ)入路。累及一侧海绵窦的肿瘤,可通过翼点经海绵窦入路很好地显露。如果双侧海绵窦受累,经单侧颅眶颧入路可有效地减压视路结构,右利手的患者最好选右侧入路,或选择视神经受损严重的一侧进入。也可采用双额经颅底入路或联合入路。经蝶窦入路无法到达的鞍上部位,通过颅眶颧或经纵裂胼胝体入路可轻松到达。侵犯颅底和前颅窝/鼻窦的肿瘤最好采用额下、扩大额下或额下经颅底入路。

翼点入路

此入路的具体细节在"翼点入路"一章中介绍。如果病变偏向一侧,从病变侧进入;如果病变居中,从非优势半球一侧进入。如果有严重的单侧视力下降,从该侧进入。合适的头位很重要,可通过重力作用使脑组织自然下垂,获得几毫米的显露空间。要做到这一点,需将颧凸置于术野的最高点,磨平蝶骨嵴和前颅底,沿颅底打开硬脑膜。

广泛打开侧裂非常重要，可通过额叶自然下垂，充分显露颅底结构，从而避免脑组织牵拉(图 58.1A)。接近病变之前，打开脑池(视神经池和颈动脉池)以利于脑组织松弛。如果病变很硬，应打开视神经管顶壁和镰状韧带，以降低肿瘤分离过程中对视神经的牵拉张力；尤其是被肿瘤拉长的视神经，其储备功能降低，对骚扰的耐受力下降。保留 Liliequist 膜完整，作为椎基底动脉系统的防护屏障。如果瘤壁与神经血管结构粘连，应予残留。尽可能避免使用电凝，可通过胶原蛋白止血剂和用棉片轻压止血。

颅眶颧入路及其改良

此入路的具体细节在"改良的单骨瓣眶颧开颅术"一章中介绍。切除颧弓非常有助于中颅窝的显露，同时可减少颞叶的牵拉，非常适合"向上看"的手术，可增加从下向上到第三脑室的视野范围。非常适合单纯经蝶入路不能全切的肿瘤，尤其是向中颅窝或第三脑室侵袭明显的病变。此外，还可以到达脚间窝。此入路涵盖额下入路、颞下入路和翼点入路的显露范围，到病变的操作距离缩短。眶缘切除后，有利于硬膜外磨除前床突和移位视神经。移位视神经和 ICA，可扩大视神经–颈动脉间隙，经此间隙可显露鞍内区。为了完全/最佳地切除病变，可能需要磨除前床突，切除视神经管顶壁，打开镰状韧带和硬膜环等操作。在同侧视神经复合体附近操作之前，进行瘤内减压对保护神经功能非常重要。可经不同路径行瘤内减压，包括视交叉前间隙、视神经–颈动脉间隙和终板间隙。

纵裂入路

此入路的具体细节在"第三脑室的经纵裂–胼胝体–脉络膜裂入路"一章中介绍。此入路可很好地显露鞍上区，同时保留嗅神经。特别适用于向中线前方侵袭的肿瘤(图 58.1B，C)。胼胝体切开应控制在最小范围，避免器械接触穹隆。可留置脑室外引流。分期手术时，立体定向和影像导航非常有帮助，可确定病变切除止于何处。通常情况下，鞍内残留的肿瘤需通过其他入路切除。

额下入路

此入路特别适用于侵犯鼻窦、眼眶及上斜坡的肿瘤。但外侧显露有限，嗅神经容易损伤。可用于颅咽管瘤、侵袭性垂体腺瘤和脊索瘤。开颅后，可用咬骨钳或磨钻切除蝶骨平台和筛窦，打开视神经管顶壁，通常用

带蒂的骨膜瓣修复重建。此入路的另一个缺点是，由于同侧视神经(在其上方操作)的限制，对鞍区的显露不充分。通过改良，切除更多的骨质，可获得更好的显露，例如扩大的额下入路和双额入路。额下经基底入路可直接显露中线区域，可经终板到达第三脑室，这是其主要优点。

颅咽管瘤切除术

如"颅咽管瘤内镜手术"一章中所述，颅咽管瘤虽属良性的轴外病变，但其临床进程呈侵袭性。最佳的治疗方法是完全切除，然而，有时难以实现。颅咽管瘤最好次全切除，原因是其与视交叉、下丘脑和垂体的关系复杂或与这些结构紧密粘连。手术切除后辅以放疗。尤其是侵犯下丘脑的颅咽管瘤，强烈建议部分切除，以免造成严重损伤。

主体位于鞍膈上方的肿瘤，采用额眶颧入路或额下入路。通过多个工作角度来进行病变切除，包括视交叉前间隙(双侧视神经之间、视交叉前缘与鞍结节之间)、视神经–颈动脉间隙和颈动脉外侧间隙。

如果肿瘤完全位于视交叉后方，可采用其他经颅底入路，包括乙状窦前经岩骨后部入路。

如果存在囊性成分，应首先处理。在周围铺置棉片，避免囊内容物接触脑组织。分块切除肿瘤的固体部分，从视交叉、视神经、颈动脉和垂体上小心剥离瘤壁。可使用两个显微镊从重要的结构上剥离肿瘤，避免牵拉这些精细的结构。如果不能安全地从颈动脉外膜上切除肿瘤包膜，或者存在大量钙化，最好残留部分瘤壁。颈内动脉及其分支发出重要穿支动脉为视觉通路和下丘脑供血。追踪肿瘤附近的每根血管，确定其是否进入肿瘤，这一点非常重要。极少数情况下，肿瘤可突破 liliequist 膜，松散地附着于基底动脉及其穿支。

肿瘤侵袭入第三脑室时，打开终板可增加脑室内肿瘤的显露。特别注意的是，通过标准的颅眶颧入路或额下入路，不能直接显露肿瘤的最高点，因为术者视线的最高点受到骨窗下缘与前交通动脉之间假想连线的限制。这部分肿瘤通过纵裂入路更容易显露(图 58.1B，C)。打算采用联合入路时，计划好肿瘤切除始于何处和止于何处很重要；因为虽然肿瘤的上部与脑室壁的粘连可能很松散，但其下部与第三脑室底和下丘脑之间可能没有明显的分离界面。

规避/损伤/风险

- 通过经颅入路到达鞍区，有损伤下丘脑和视神

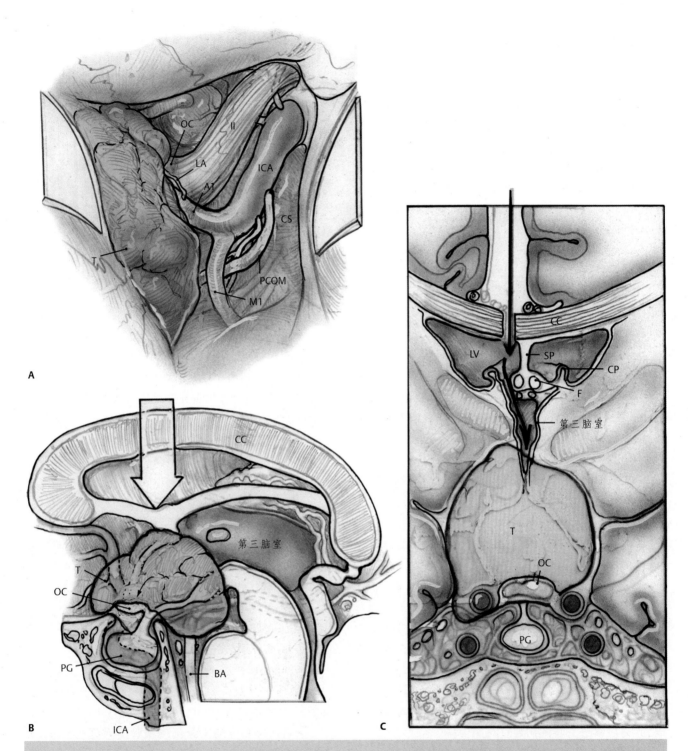

图 58.1　(A)通过翼点入路暴露鞍上肿瘤手术视野示意图。打开近端侧裂后,可见颈动脉的分支,以及累及视路结构的肿瘤下外侧缘。(B)正中矢状切面,显示鞍上占位性病变,主要向鞍上扩展,紧邻第三脑室和下丘脑。此病变可通过前纵裂经胼胝体入路显露(如白色宽箭头所示)。(C)蝶鞍水平冠状切面,显示上述同一个肿瘤和纵裂经胼胝体入路的细节,经室间孔进入第三脑室到达肿瘤。其他途径还包括经穹隆间入路和皮质下入路。如果想要完全切除病变,可能需要采用联合入路(取决于病理性质)。T,肿瘤;PCOM,后交通动脉;LV,左侧脑室;ICA,颈内动脉;A1,大脑前脑动脉 A1 段;M1,大脑中动脉 M1 段;F,穹隆;BA,基底动脉;LA,豆纹动脉;CS,海绵窦;CP,脉络丛;CC,胼胝体;SP,透明隔;PG,垂体;OC,受压的视交叉。

经/视交叉微小供血血管的风险。虽然这些血管在入路中可直接看到,但它们通常位于肿瘤的假包膜后面,仅有一层蛛网膜层相隔。

- 为了减少下丘脑的损伤,避免牵拉粘连于下丘脑的任何结构,特别是瘤壁和垂体柄。推拉垂体柄,特别是颅咽管瘤,增加了下丘脑损伤的风险。在任何时候,对肿瘤的牵拉要轻柔,避免直接牵拉脑组织。
- 经颅入路有较高的术后垂体功能障碍的风险。
- 尽量减少对视交叉和视神经的骚扰。如果有肿瘤粘连,从肿瘤上锐性分离,是保留穿支血管的最好方法。
- 切除复发颅咽管瘤或脑膜瘤时,需要特别小心,特别是辅助放疗后的病变,因为肿瘤与周围神经血管结构的粘连可能非常牢固。
- 有脑神经麻痹的风险,尤其是在累及海绵窦的肿瘤中。

抢救与补救

- 海绵窦出血可局部应用纤维蛋白胶(Tisseel™,Baxter,Deerfield,IL)或可吸收的氧化纤维素止血纱布(Surgicel™,Johnson & Johnson Inc.,New Brunswick,NJ),并用棉片和吸引器轻轻压迫来控制。
- 进入眼眶时,应尽量减少对视神经的骚扰,以保留其功能。

■ 结果和术后过程

术后注意事项

- 在重症监护室进行至少 24 小时的术后监护。
- 术后第 1 天进行 CT 检查,评估是否存在颅内血肿或积气。
- 给予糖皮质激素 1~2 周,几天后逐渐减量。
- 术后约 1 个月进行 MRI 随访,以评估残留肿瘤,并为后续进一步随访通过对照资料。
- 术后 1 个月进行视觉功能和内分泌检查。
- 前 2 天液体的摄入应限制在 2L/d。监测尿量,如果连续 2 小时超过 200mL/h,则需要进一步检查尿和血浆的渗透压、钠含量和比重,以评估尿崩症。

并发症

- 由于骚扰垂体柄导致的尿崩症(DI)可能是暂时的,也可能是永久的。经蝶手术后较少见,但颅咽管瘤手术后很常见,因为颅咽管瘤多起自垂体柄。因此,应该避免使用利尿剂和甘露醇来降低脑组织张力,因其可加重尿崩症。鞍区手术后,作者常规限制液体入量,密切监测尿量和血清/尿渗透压。
- 下丘脑损伤很少见,但预后最差,有时会导致患者死亡。下丘脑损伤可能为直接操作损伤或供血血管缺血导致。
- 迟发性视觉功能减退或原有视觉障碍加重,主要是视交叉或视神经供血血管损伤所致。由于术前肿瘤的压迫牵拉或放疗,这些结构变得很脆弱,尽管术中尽量减少了骚扰,但还是可能会出现上述结果。这种情况在钙化性颅咽管瘤中更为常见。
- 垂体解剖移位相关的垂体功能障碍在经颅手术后更为常见。通常,起自垂体前叶(腺垂体)的肿瘤向后推挤垂体,使其恰在鞍膈下方;这样,术中首先遇到垂体,损伤的风险较高。
- 动眼神经损伤并不少见,因其常被起自鞍内/鞍上的病变压迫和移位。必须明确动眼神经是否受压及其可能的走行。应该尽量充分地进行瘤内减压,以保护动眼神经。
- 其他并发症包括脑脊液漏、海绵窦损伤(出血、颈动脉海绵窦瘘)、颈动脉损伤以及海绵窦内的脑神经损伤。

结果和预后

- 最近由 Martini 等报道的 112 例颅咽管瘤患者中,70%以上的患者获得了手术全切。即使明确的根治性切除后,这些肿瘤也可能会复发。残余或复发通过放疗、再手术或两者联合,得到了成功的控制。
- Yasargil 等开颅手术治疗的 144 例颅咽管瘤患者中,90%的肿瘤被完全切除,7%复发。
- Zuccaro 对 153 例儿童患者的报道中,全切率为69%,死亡率为 16.7%,死亡患儿中 60%是较大或巨大病变,复发率为 7%。
- Falbusch 等的 148 例颅咽管瘤系列研究中,经颅手术的全切率为 45%,原发患者的死亡率为 1.1%,复发患者为 10%。完全切除的患者,5 年无复发率为87%。
- Dolenc 采用改良额眶颧入路(带蒂骨瓣开颅,眶壁切开,硬膜外磨除前床突、视神经管壁和视柱)治疗向鞍旁和鞍外其他区域扩展的垂体瘤,完全切除率为93%,视力改善率为 52%。

参考文献

[1] Guinto G, Cohn F, Perez de-la-Torre R, Gallard M. Pituitary macroadenomas: transcranial approaches. In: Sekhar LN, Fessler R, eds. Atlas of Neurosurgical Techniques: Brain. New York: Thieme Medical Publishing; 2006: 661–669

[2] Mortini P, Losa M, Pozzobon G et al. Neurosurgical treatment of craniopharyngioma in adults and children: early and long-term results in a large case series. J Neurosurg 2011;114:1350–1359

[3] Liu JK, Christiano LD, Gupta G, Carmel PW. Surgical nuances for removal of retrochiasmatic craniopharyngiomas via the transbasal subfrontal translamina terminalis approach. Neurosurg Focus 2010;28:E6

[4] Buchfelder M, Kreutzer J. Transcranial surgery for pituitary adenomas. Pituitary 2008;11:375–384

[5] Youssef AS, Agazzi S, van Loveren HR. Transcranial surgery for pituitary adenomas. Neurosurgery 2005;57 Suppl:168–175, discussion 168–175

[6] Yaşargil MG, Curcic M, Kis M, Siegenthaler G, Teddy PJ, Roth P. Total removal of craniopharyngiomas. Approaches and long-term results in 144 patients. J Neurosurg 1990;73:3–11

[7] Dolenc VV. Transcranial epidural approach to pituitary tumors extending beyond the sella. Neurosurgery 1997;41:542–550, discussion 551–552

[8] Kaltsas GA, Evanson J, Chrisoulidou A, Grossman AB. The diagnosis and management of parasellar tumours of the pituitary. Endocr Relat Cancer 2008; 15:885–903

[9] Couldwell WT. Transsphenoidal and transcranial surgery for pituitary adenomas. J Neurooncol 2004;69:237–256

[10] Maartens NF, Kaye AH. Role of transcranial approaches in the treatment of sellar and suprasellar lesions. Front Horm Res 2006;34:1–28

[11] Day JD. Surgical approaches to suprasellar and parasellar tumors. Neurosurg Clin N Am 2003;14:109–122

[12] Zada G, Governale LS, Laws ER, Jr. Intraoperative conversion from endoscopic to microscopic approach for the management of sellar pathology: incidence and rationale in a contemporary series. World Neurosurg 2010; 73:334–337

[13] Zimmerman RA. Imaging of intrasellar, suprasellar, and parasellar tumors. Semin Roentgenol 1990;25:174–197

[14] Zuccaro G. Radical resection of craniopharyngioma. Childs Nerv Syst 2005;21:679–690

[15] Fahlbusch R, Honegger J, Paulus W, Huk W, Buchfelder M. Surgical treatment of craniopharyngiomas: experience with 168 patients. J Neurosurg 1999;90: 237–250

第 **3** 部分
内镜神经外科

第 **59** 章
鼻内镜经蝶至鞍区的手术入路 Ⓐ

Nancy Mclaughlin, Daniel M. Prevedello, Daniel F. Kelly, Ricardo Carrau, Amin Kassam

■ 导言和背景

替代方法

- 翼点入路、眶上入路、额下入路。

目的

- 手术的目的是到达鞍区并切除和(或)引流鞍内及鞍上的病变。
- 肿瘤切除后,缓解对视路结构、垂体、垂体柄等周围结构的压迫。
- 如果肿瘤突入海绵窦(CS)内,特别是对于功能性垂体腺瘤,应打开 CS 的内侧壁尝试切除海绵窦段颈内动脉内侧的肿瘤。

优点

- 采用鼻内镜经蝶至鞍区的手术入路,可直接切除鞍区中线部位的病变,无须穿经被病灶推向侧方的重要神经血管结构。
- 此外,与传统的显微镜下手术相比,鼻内镜经蝶手术有许多优点,内镜可提供一个全景手术野,具有良好的照明和放大效果(图 59.1)。
- 同时,带角度的内镜改善了侧方术野的可视性,无须更多的分离和牵拉即可探视海绵窦内侧壁。

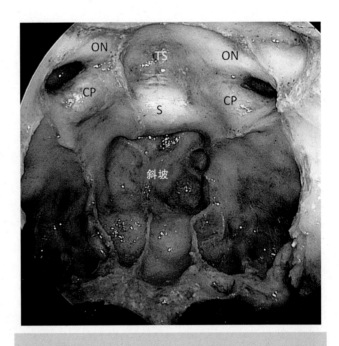

(*)**图 59.1** 内镜下鞍区视图。中央为鞍底隆起,上方为上海绵间窦和鞍结节(TS),下方为斜坡隐窝,蝶鞍(S)侧方为颈内动脉隆起(CP),更上方为视神经(ON),以及附近的视神经-颈内动脉内侧隐窝和外侧隐窝。

适应证

- 鼻内镜经蝶入路适用于切除所有垂体肿瘤,包括微腺瘤和大腺瘤。
- 其他类型的病变:局限于鞍内、使蝶鞍扩大或扩展至鞍上池,鼻内镜经蝶入路也是理想的手术方式。

• 侵袭海绵窦的垂体瘤,尤其是功能性垂体腺瘤,可通过鼻内镜入路方法(EEA)安全切除。由于肿瘤起自中线,将颈内动脉和脑神经(CN)推向外侧,为我们从内侧打开海绵窦提供了一个安全的手术通道。海绵窦的内侧部没有任何的脑神经,此区域为内镜手术的安全区域。

禁忌证

• 常规的鼻内镜经蝶手术入路很难充分显露向鞍上及前颅底扩展的较大病变。联合经鞍结节或蝶骨平台入路,可安全地切除这些病变,避免盲目分离。

• 肿瘤侵袭突入侧方海绵窦中,不应被视为禁忌证,因为可以打开海绵窦内侧壁、追踪切除肿瘤(图59.2和图59.3)。然而,对位于颈内动脉外侧肿瘤的切除和探查必须根据具体情况决定。所有出入眶上裂和眶部的脑神经都密集地分布于颈内动脉外侧,此处操作极易出现并发症。作者倾向于只有在术前已经存在脑神经(Ⅲ、Ⅳ、Ⅵ)损伤时,才对颈内动脉外侧的海绵窦进行解剖分离。

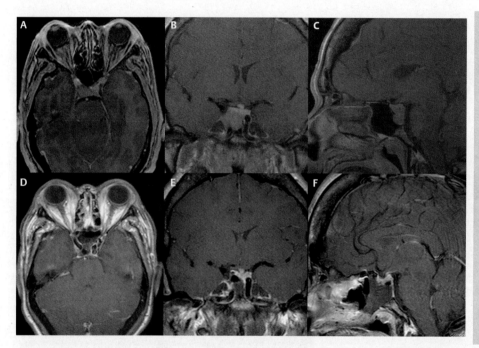

图 59.2 患者,男性,57 岁,表现为肢端肥大症。术前 T1 加权(T1WI)钆剂强化 MRI:轴位 (A)、冠状位 (B) 和矢状位 (C) 显示鞍区肿瘤沿着右侧鞍旁向后扩展。经鼻内镜入路切除术后 T1 加权(T1WI)钆剂强化 MRI:轴位 (D)、冠状位 (E) 和矢状位 (F) 显示肿瘤切除。

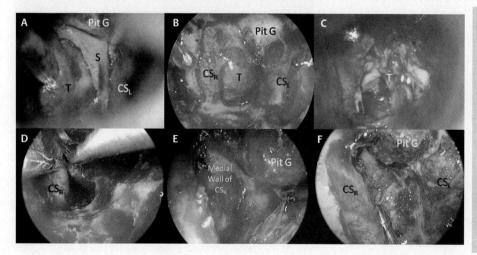

(★)图 59.3 患者,男性,57 岁,肢端肥大症,术中所见。(A)蝶窦内骨性分隔;(B)两侧的海绵窦之间可见肿瘤凸起,垂体腺被向上向左推挤;(C)大腺瘤被切除后;(D)刮除右侧海绵窦内侧壁肿瘤粘连;(E) 仔细检查颈内动脉膝部下面;(F)检查右侧海绵窦内侧壁,查找肿瘤残余及硬脑膜异常。CS,海绵窦;PitG,垂体腺;S,间隔;T,肿瘤;R,右侧;L,左侧。

■ 手术细节和准备

术前计划和特殊设备

• 在实施鼻内镜经蝶手术前，所有患者要进行垂体下丘脑的高分辨平扫和强化磁共振成像检查(MRI)，可清晰显示鞍区及其内容物(图59.2A~C)。术前薄层计算机断层扫描(CT)有助于评估鼻部和鼻旁窦的解剖结构，特别是了解蝶窦的分隔。MRI和CT可进行图像融合，用于术中神经导航。

• 术前行常规实验室检查和内分泌学检查。患者取仰卧位，头部转向右侧，向左稍斜；全身麻醉，固定于Mayfield头架上。

• 腹部要做好取脂肪移植的准备，以备封闭并重建鞍底之需。

• 多数情况下手术使用0°内镜，而45°内镜对鞍上探视更直接，对鞍上区肿瘤切除更方便。为了安全地实施手术，需具备合适的内镜、长柄器械和内镜双极电凝。

专家建议/点评

• 手术由一名神经外科医生和一名耳鼻喉科医生组成的团队共同完成，需对内镜下颅底和脑解剖具有丰富的经验，可独自或合作处理解剖变异及术中并发症。

手术的关键步骤

通常在右鼻孔的"12点"位置置入内镜，并向上方提拉鼻前庭，为其他器械腾出操作空间。在同侧鼻道"6点"位置置入吸引器，解剖分离器械经左侧鼻孔进入，建立一个双手操作的环境(不用内镜支架)。由助手或合作医生通过冲水吸引套管或连续冲水清洗内镜镜头以保持视野的清晰，不必频繁地进出鼻腔擦拭镜头。将双侧下鼻甲向外侧折断移位，并切除右侧中鼻甲，这样可扩大鼻腔手术通道。上述步骤为进入后鼻腔打开了一个宽敞的通路。局部注射血管收缩剂可使黏膜收缩手术通道变宽。手术早期无须常规获取带血管蒂的鼻中隔黏膜瓣，通常在手术结束时，如果发生脑脊液(CSF)漏，才进行带蒂黏膜瓣的制作。然而，有时预期会发生脑脊液漏，可早期提前剥离鼻中隔黏膜瓣备用，如二次手术或局部有放疗史的患者。黏膜瓣的制作方法参见"扩大经鼻入路治疗非垂体性肿瘤"一章。

将鼻中隔后部从蝶骨咀(喙突)上离断，应用反向咬切钳或显微吸切钻切除鼻中隔后部 (1~2cm)。此操作有利于双侧鼻道进出器械，避免移位鼻中隔对内镜视野的遮挡，增加器械操作的侧方角度和活动空间。辨认并扩大蝶窦自然开口，或直接切除蝶骨咀，进而打开蝶窦。用Kerrison咬骨钳和(或)磨钻切除喙突、广泛打开双侧蝶窦前壁。磨除蝶窦内分隔，操作时要特别小心，因为有时这些分隔直接指向颈内动脉管。双通道允许两个术者，用三/四只手在同一手术空间内操作。

蝶窦后壁完全显露后，可在蝶窦中央看到鞍底隆起，在其上方可见上海绵间窦(SIS)和鞍结节(TS)，下方可见斜坡陷窝，蝶鞍侧方可见颈动脉隆起及其上方的视神经以及两者之间的内、外侧视神经-颈内动脉隐窝(OCR)。向两侧扩大切除蝶鞍表面的骨质，越过海绵窦内侧部，暴露上、下海绵间窦。通常无须打开内侧OCR，除非病变向鞍上和侧方延伸至视神经-颈内动脉池。

打开硬脑膜，采用与显微镜手术相同的技术完成内镜下肿瘤切除。瘤内减积、松动瘤囊、分离瘤壁外神经血管结构、电凝并逐步切除瘤壁；术中双手操作，可在整个切除过程中感知操作深度。根据肿瘤的质地，采用不同的技术进行瘤内减积，包括双手吸除技术、使用超声吸引器和分块切除技术。对于巨大病变，切除顺序是：先切除最下方部分，然后是侧方的部分，最后是肿瘤的上部。过早地切除上方的肿瘤会导致蛛网膜塌陷，遮挡术野造成肿瘤切除不完全。尤其是功能性垂体微腺瘤，尽量行包膜外分离、整块切除肿瘤，可避免后方肿瘤残余。最后按顺时针方向检查术野，对垂体和鞍膈的状态进行评估。

如果鞍内肿瘤向海绵窦内扩展延伸，要用带角度的内镜对海绵窦的内侧壁进行探查。因为颈内动脉虹吸段通常被肿瘤推向前侧方，后床突和虹吸部之间的空间为探查海绵窦提供了一个理想的入路。

规避/损伤/风险

• 鼻内镜经蝶至鞍区手术的主要风险是颈内动脉损伤。如果解剖标志有变化，可用术中影像导航系统及多普勒超声定位双侧海绵窦内的颈内动脉。

• 因为处理鞍内病变需要打开硬脑膜，不可避免存在脑脊液漏的风险。如果意外打开了蛛网膜，尽可能减少出血进入蛛网膜下隙，避免蛛网膜下隙积血及相关并发症。一旦发现脑脊液漏，必须重建/修补颅底缺损。尤其是进行了硬脑膜下隙分离操作，需要用有血运的组织进行充分修补重建,以防脑脊液漏。除了作为首选的带血运组织瓣,也可使用自体脂肪、明胶海绵、钛网、组织蛋白胶重建骨性缺损。

- 其他常见风险有暂时性或永久性(罕见)垂体功能低下,以及视觉通路损伤(特别是鞍上扩展的病变切除时)。

- 进行海绵窦内探查时,应用神经电生理学监测很重要。整个过程需对第Ⅲ、Ⅳ和Ⅵ脑神经进行监测。术中神经监测,有助于术者调整解剖分离的程度和范围。

- 在探查与分离海绵窦内侧壁的后部时应特别小心,巨大腺瘤可将鞍旁的颈内动脉推向侧方,使 Dorello 管直接暴露于术区,易发生神经损伤。

抢救与补救

- 预期可能发生脑脊液漏的情况下,打开蝶窦时要注意保护后鼻道黏膜及相应的供应动脉,以备鼻中隔黏膜瓣修补之需。在手术后期,如果发生了脑脊液漏可获取一个挽救性黏膜瓣进行修补。

- 术中及时控制颈内动脉损伤出血,尤其硬膜打开后,以免造成硬膜下/蛛网膜下隙血肿。处理方法包括双极电凝、动脉瘤夹夹闭或牺牲颈动脉。对于累及 ICA 的病变,术前行球囊闭塞试验,有助于 ICA 损伤时确定处理方法。有些病例需行术后血管造影和介入治疗。

■ 结果和术后过程

术后注意事项

- 经鼻蝶入路切除鞍区病变的患者,无论病变有无鞍上扩展,如果进行了硬膜内分离操作或存在并发症前兆,术后早期应在重症监护室监护治疗;其他患者可常规转入二级病房。

- 经蝶手术前并不需要常规进行腰大池引流。特殊情况下可考虑腰大池引流,如高流量脑脊液漏、广泛的蛛网膜下隙分离或非常肥胖的患者。

- 出现任何脑脊液漏的征象都应将患者带回手术室明确漏口并进行修复。对于功能性垂体腺瘤,术后随时进行相应的内分泌化验随访。

- 在鼻腔有填塞物填塞期间,应用抗菌药预防感染。

并发症

- 近些年鼻内镜经蝶入路技术的进步,使鞍区及鞍旁病变经蝶手术越来越安全有效。尽管仍有一些并发症,随着对此入路相关风险的认识逐步加深,其发生率已明显降低。

- 鼻内镜经蝶入路的并发症分为两类:一类是入路相关性,如鼻腔(鼻腔出血)、蝶骨(蝶窦炎)、鞍上及鞍旁并发症(神经血管损伤);另一类是与内分泌功能相关的并发症(垂体前后叶的功能损伤)。充分了解潜在风险和相关并发症,每一步操作时都应尽可能预防,尽量降低常见并发症的发生率。

参考文献

[1] Kassam AB, Thomas A, Carrau RL et al. Endoscopic reconstruction of the cranial base using a pedicled nasoseptal flap. Neurosurgery 2008;63 Suppl 1: ONS44–ONS52, discussion ONS52–ONS53

[2] Kassam AB, Snyderman CH, Carrau RL, Gardner P, Mintz A. Endoneurosurgical hemostasis techniques: lessons learned from 400 cases. Neurosurg Focus 2005;19:E7

[3] Kassam AB, Snyderman CH, Mintz A, Gardner P, Carrau RL. Expanded endonasal approach: the rostrocaudal axis. Part I. Crista galli to the sella turcica. Neurosurg Focus 2005;19:E3

第 60 章
颅咽管瘤内镜手术 Ⓟ

Nancy McLaughlin, Leo F. S. Ditzel Filho, Daniel M. Prevedello, Daniel F. Kelly, Ricardo Carrau, Amin Kassam

■ 导言和背景

定义、病理生理学、流行病学和组织病理学

- 颅咽管瘤是中枢神经系统少见的肿瘤，年发病率为 1.3/10 万人。总体上，占所有原发颅内肿瘤的 2%~5%。颅咽管瘤可见于任何年龄，有两个典型的发病年龄高峰，第一个在 5~14 岁，第二个在 50~74 岁。

- 颅咽管瘤沿颅咽管的位置生长，颅咽管是连接外胚层口凹与 Rathke 囊的管状结构。有些作者推测颅咽管瘤源自颅咽管残余胚胎鳞状上皮细胞的肿瘤性转化，也有人认为颅咽管瘤源于垂体柄或垂体腺的腺垂体细胞化生。

- 按照 WHO 肿瘤分类标准，颅咽管瘤是一种良性的 I 级肿瘤，分为两个亚型：成釉质型（最常见，多见于幼年人群中）和乳头状型（几乎仅见于成年人群）。二者的混合型也有报道。

- 尽管组织学呈良性，但颅咽管瘤有粘连和侵袭周围结构的倾向，临床上呈侵袭性表现，具有潜在的高致残、致死率。少数情况下颅咽管瘤可恶变，放疗有可能是恶变的诱导因素。

临床表现

- 颅咽管瘤生长于鞍内或鞍旁区域，可对局部的重要神经及血管结构造成压迫，包括视觉通路、垂体柄、垂体腺、第三脑室底、下丘脑和 Willis 环血管结构等。

- 头痛、恶心呕吐、视觉障碍和垂体下丘脑功能障碍等症状是最为常见的临床表现。其他少见的症状还有乏力、癫痫发作、精神症状、自主神经功能紊乱和性早熟等。

- 肿瘤梗阻室间孔或中脑导水管引起的高颅压症状可见于任何年龄。

诊断和影像

影像学

- CT 扫描对于了解骨性解剖结构和确认钙化很有价值。在 CT 扫描图像上，囊性成分呈现典型的低密度，钙化呈高密度，肿瘤的实质部分和囊壁可被强化。

- MRI 对于肿瘤的精确定位、了解其与周边重要神经血管结构的关系是必要的。MRI 还可提供肿瘤囊、实性成分的相关信息，蛋白质、胆固醇和高铁血红素在 T1 加权像上表现为高信号。

- 常见的需要鉴别的病变有 Rathke 囊肿、先天性包涵囊肿（如表皮样囊肿）和囊性垂体腺瘤。

- 作为补充检查，术前 CTA 或 MRA 可帮助明确肿瘤与颅内血管的关系。

辅助检查

- 术前应进行全面的内分泌检查、详细的视觉检查，对于儿童患者，可行身体结构、发育和体重曲线评

估,作为垂体–下丘脑功能不全的指标。

分期分类

- 至今,根据肿瘤与鞍结节、鞍膈、视交叉和第三脑室的关系提出了许多分类方案,正如 Kassam 等所述,垂体漏斗是内镜经鼻入路颅咽管瘤手术的重要解剖标志(图 60.1)。
- 1 型:漏斗前型颅咽管瘤。此型肿瘤在垂体柄前方(最容易显露)。位于的鞍上,下方为鞍膈,上方为视交叉,后方为垂体柄,侧方为颈内动脉。漏斗前型颅咽管瘤是经鼻颅咽管瘤切除术中最直接的类型。
- 2 型:漏斗型颅咽管瘤。这种类型肿瘤在漏斗内沿着漏斗的长轴生长,肿瘤膨胀生长使漏斗增粗,在视交叉下方形成一个肿瘤团块,向后穿过灰结节进入第三脑室,在此类患者,垂体柄往往已经变成了肿瘤的包囊。
- 3 型:漏斗后型颅咽管瘤。肿瘤位于垂体柄的后方(此型最有挑战性),前方有垂体柄为界,后方有乳头体和基底动脉复合体比邻。肿瘤可向前方延伸(Ⅲa)穿过 Liliequist 膜,最终侵袭第三脑室。也可向尾侧发展(Ⅲb)填充脚间窝,并侵犯后循环血管。侧方,肿瘤向海绵窦发展,以动眼神经为界,向颈内动脉–大脑后动脉 P1 之间延伸,以后交通动脉为界。
- 4 型:纯脑室内型颅咽管瘤。这种类型最好选择开颅手术切除,因为经鼻入路常常被垂体柄或视交叉阻挡。

治疗方案和备选方法

- 外科手术切除
  - 目前,手术切除(或)结合辅助放疗是首选治疗方法。
  - 经颅入路:
    - 前方中线入路(额下入路)
    - 前外侧入路(眶上入路、翼点入路、眶颧入路)(图 60.2)
    - 侧方入路(乙状窦前入路)
    - 经脑室入路(经胼胝体–经脑室入路、经皮层–经脑室入路、经终板入路)
  - 经鼻入路:
    - 经鼻蝶入路(显微镜下或内镜下),治疗起自鞍内或鞍上、鞍膈下的颅咽管瘤
    - 扩大经鼻入路(EEA),切除垂体功能正常

的鞍上区颅咽管瘤,手术经鞍结节/经蝶骨平台显露鞍上病变,而不必穿经蝶鞍到达肿瘤(图 60.3)。对于漏斗后型颅咽管瘤可通过移位垂体显露
- 放疗
  - 主要是作为颅咽管瘤术后或肿瘤复发的辅助治疗。
  - 立体定向放射治疗(SRT)可通过分割的方式实施精准的局部聚焦放疗。对于邻近视觉通路的术后残余或复发肿瘤的治疗和控制非常重要。
  - 对于边界清楚的小肿瘤,尤其是普通放疗失败的病例,可选择立体定向放射外科(SRS)。
  - 肿瘤囊内放疗可用于囊性颅咽管瘤,但其有效性仍有争议。
- 化疗
  - 全身化疗没有明显效果,同样,肿瘤囊内注射博来霉素或 α 干扰素的价值仍有待商榷。

所选手术的目的和优点

- 目的:初次手术无论选择哪种入路,均应该以全切肿瘤为目标,但不能以神经血管损伤及继发的长期并发症为代价。尽可能保护好垂体柄和垂体腺的功能。
- 选择手术入路应该考虑肿瘤的大小、肿瘤的位置和肿瘤的生长方向、侵袭性和既往的治疗方案等。
- 经鼻入路的优势:可避免牵拉脑组织、骚扰视路结构,可早期显露肿瘤,可清晰显露垂体腺、垂体柄以及重要血管结构(尤其是视交叉下方供应视交叉和垂体柄的穿支血管)。经鼻入路无须穿经终板,而经颅入路处理视交叉后方的颅咽管瘤时则需打开终板。

适应证

- 对于鞍内及鞍旁肿瘤应行手术切除,以获得病理诊断、视神经减压,还可能挽救残余垂体的垂体。
- 多数颅咽管瘤位于视交叉下和后方,可通过经鼻内镜入路处理。位于视交叉前的颅咽管瘤可选扩大经鼻入路,也可经眶上入路或开颅入路处理。
- 对于视交叉前、后同时侵犯的复杂病变,两种入路都可能选择。

禁忌证

- 纯脑室内型颅咽管瘤或向侧方延伸到达中颅窝、向视交叉上方延伸的颅咽管瘤,均不适于采用扩大经鼻入路的方法。此类颅咽管瘤最好采用开颅手术。

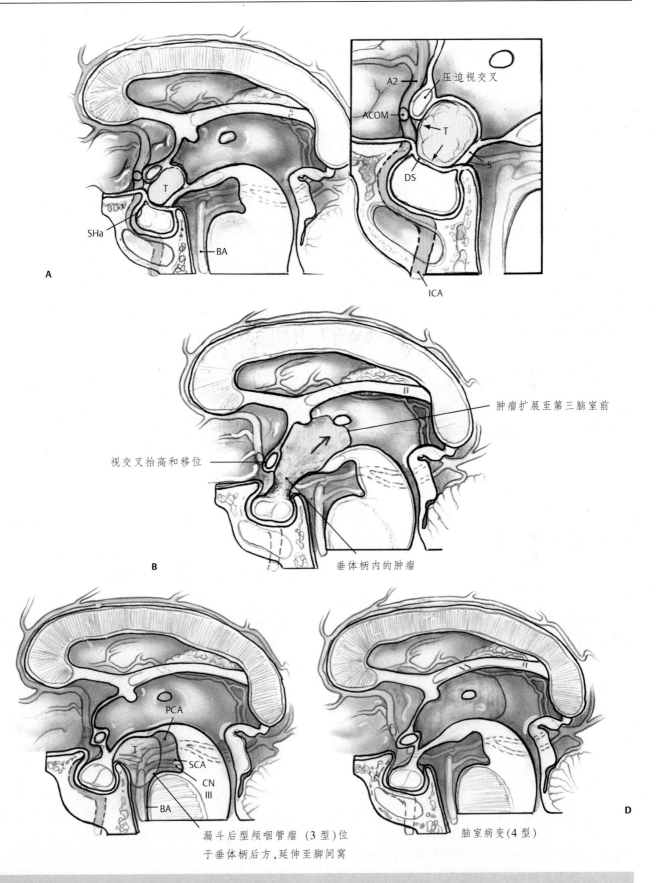

图 60.1 根据肿瘤与垂体漏斗的位置关系进行的颅咽管瘤分类。(A)1 型：漏斗前型。(B)2 型：漏斗型。(C)3 型：漏斗后型。(D) 4 型：纯脑室型。PCA，大脑后动脉；SCA，小脑上动脉；CN，脑神经；A2，大脑前动脉 A2 段；OC，视交叉；BA，基底动脉；ACOM，前交通动脉；ICA，颈内动脉；SHa，垂体上动脉；DS，鞍膈；T，肿瘤。

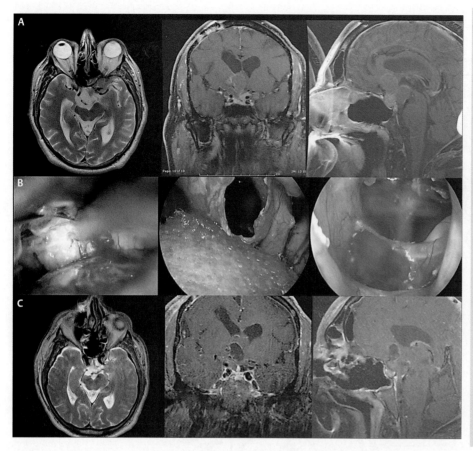

图 60.2 患者,男性,67 岁,诊断为囊性复发性颅咽管瘤,表现为视力障碍加重。患者在本次经鼻手术前曾行经额下前外侧入路开颅囊性占位病变切除减压术。(A)术前图像显示鞍内–鞍上囊实性肿瘤。(左侧)轴位 T2 加权 MRI。(中间)冠状位 T1 加权强化 MRI。(右侧)矢状面 T1 加权强化 MRI。(★)(B)术中显微镜及内镜下视图。(左侧)显微镜下切除肿瘤。(中间)经视神经–颈内动脉三角观察视交叉下方区域的内镜下视图。(右侧)可见视神经。(C)术后图像显示囊肿引流充分,视神经减压满意。(左侧)轴位 T2 加权 MRI。(中间)冠状位 T1 加权强化 MRI。(右侧)矢状位 T1 位加权强化 MRI。

■ 手术细节和准备

术前计划和特殊设备

• 患者取仰卧位,头转向右侧,向左倾斜,全身麻醉,Mayfield 头架固定。。

• 所有患者应用术前 CTA 和 MRI 融合的术中神经导航系统。

• 所有患者行术中体感诱发电位(SSEP)监测,在脑神经附近分离操作时进行肌电图(EMG)监测。

• 所需器械包括 0°和 45°内镜、鼻内镜专用的长柄器械、内镜双极电凝镊、用于实体或钙化部分肿瘤切除的侧向切吸器。

专家建议/点评

• 尽管初次手术的目的是肿瘤全切除,如果术前影像提示和术中所见证实肿瘤与重要神经血管结构粘连,则不必追求全切除。

• 不管选择什么入路,使用内镜探查手术残腔,可能发现显微镜或术中 MRI 遗漏的微小肿瘤残余或浸润病灶。

手术的关键步骤

经鼻蝶内镜手术,已经在鼻内镜经蝶至鞍区手术入路和扩大经鼻入路治疗非垂体肿瘤章节中详述,不同类型颅咽管瘤的手术技术细节将在下文分别阐述(图 60.1)。

漏斗前型颅咽管瘤 (1 型) 需采用经蝶骨平台入路,此类病变将鞍上的蛛网膜及垂体上动脉推挤至前方的鞍结节硬脑膜。打开硬脑膜时要特别注意保护这些供应视神经的血管。当垂体上动脉分离后,先进行肿瘤囊内切除,再进行囊外锐性分离。游离垂体上动脉后,先行瘤内减积,然后锐性分离瘤囊。离断上海绵间窦,充分暴露鞍区,有助于判断如果肿瘤全切垂体柄能否保留。通常在肿瘤切除结束时,才能看到垂体柄。

漏斗型颅咽管瘤(2 型)需要更多的喙侧显露。打开蝶骨平台、断开上海绵间窦后,可见前部瘤囊(膨胀的垂体柄),从瘤壁上游离垂体上动脉,切开瘤囊行瘤内减积,然后分离瘤囊的侧壁与后壁。除非可见明显的

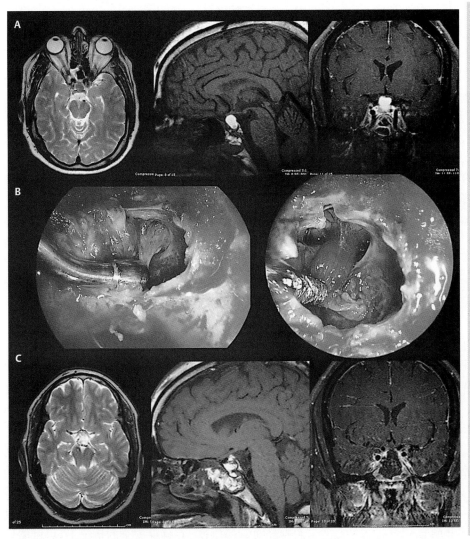

图 60.3 患者,男性,55 岁,复发性囊性颅咽管瘤。(A)(左侧)轴位 T2 加权 MRI。(中间)矢状位 T1 加权强化 MRI。(右侧)冠状位 T1 加权强化 MRI。患者初次治疗后,垂体无功能,接受完全激素替代治疗,包括垂体加压素。(★)(B)患者再次进行经鼻内镜手术,内镜下视图(左、右)鉴于垂体全部功能丧失,为了达到满意切除,将垂体柄横断(左图)。(C)术后图像显示囊肿引流满意。(左侧)轴位 T2 加权 MRI。(中间)矢状位 T1 加权强化 MRI。(右侧)冠状位 T1 加权强化 MRI。

垂体柄,否则常需在上方横断肿瘤囊壁(垂体柄),以免残余肿瘤复发。这种情况要在手术前与患者及家属交代清楚。

漏斗后型颅咽管瘤(3 型),肿瘤位于垂体柄后方,上海绵间窦和鞍膈被打开后即可确认。鞍上池通常是空的,因为肿瘤隐藏在垂体柄的后面。3 型颅咽管瘤需要在之前入路的基础上移位垂体,切除上斜坡及鞍背,直接到达脚间池。然后更换 45°内镜,以利于沿尾–头方向分离。首先看到 Liliequist 膜和基底动脉,沿其向上分离。颅咽管瘤通常将此膜向下方推移,而非穿透。瘤内减积后,获得基底动脉近端控制、应用显微外科技术分离切除肿瘤囊壁。保护好前方的垂体柄,沿垂体柄后面切除肿瘤。尝试小心分离肿瘤与下丘脑壁的粘连,如果没有明显的蛛网膜面,这种粘连不要强行剥离,以防术后出现下丘脑症状。

纯脑室型颅咽管瘤(4 型)应选择开颅手术。一种选择是,经皮层或经胼胝体进入,再经脉络裂扩大室间孔进入第三脑室;另一个选择经额下–终板入路。穹隆间入路有导致记忆力减退的风险,作者建议应尽量避免选择此入路。

由于手术涉及广泛的硬膜开放、蛛网膜下隙和(或)第三脑室操作,脑脊液漏的风险较高,手术结束时必须进行可靠的颅底重建,应用带血运的组织进行颅底重建是必要的,最好选择鼻中隔黏膜瓣。如果术中进行了广泛的蛛网膜分离或脑室开放,手术后应该尽早进行腰大池引流。

规避/损伤/风险

● 血管结构的损伤:颈内动脉、大脑前动脉、垂体上动脉、视交叉下方的穿支动脉。

- 脑神经损伤:视神经、动眼神经、滑车神经、三叉神经(向中颅窝延伸)、展神经(向后颅窝延伸)。
- 下丘脑损伤、垂体腺损伤、垂体柄损伤。
- 硬脑膜开放后脑脊液漏。

抢救与补救

- 术中及时控制颈内动脉损伤出血,尤其硬膜打开后,以免造成硬膜下/蛛网膜下隙血肿。处理方法包括双极电凝、动脉瘤夹夹闭或牺牲颈动脉。对于累及 ICA 的病变,术前行球囊闭塞试验,有助于 ICA 损伤时确定处理方法。

■ 结果和术后过程

术后注意事项

- 如果术中进行了硬脑膜内的分离操作,术后应该将患者安排在监护病房监测,评估是否有脑脊液漏。如果发现有脑脊液漏,应该将患者带回手术室进行修补。
- 术后应该对垂体前叶功能进行评估。
- 此外,应该严格记录尿量,监测术后尿崩症。
- 持续给予抗生素直到鼻腔的填充物取出。

并发症

- 潜在的手术并发症(经鼻或开颅)
  ○ 术中并发症:神经血管损伤
  ○ 术后并发症:新增加的垂体功能损伤,最多见于肿瘤全切的患者
    - 下丘脑综合征:食欲过盛、肥胖、烦渴、水电解质平衡异常、行为和认知异常、温度调节障碍、失眠等
    - 新增的视野损害或视觉功能恶化
    - 脑脊液漏:最常见的并发症

结果和预后

- 不同文献和手术入路的病变全切率(GTR)有很大差异。
  ○ 经鼻蝶入路[显微镜和(或)内镜]:全切除率为 7%~89%(基于 Chakrabarti 等、Couldwell 等、de Divitiis 等、Fatemi 等、Frank 等、Gardner 等、Laws 等、

Maira 等文献报道)。
  ○ 眶上锁孔入路:全切除率为 40%~74%(基于 Fatemi 等、Reisch 和 Pereeczky 文献报道)。
  ○ 传统开颅手术(额下入路、翼点入路、经颞入路):全切除率为 9.5%~90%(基于 Baskin 和 Wilson、Fahlbusch 等、Fahlbusch 和 Schott、Fatemi 等、Hoffman、Puget 等、Van Effenterre 和 Boch、Yasargil 等文献报道)。
- 根治性切除也可能复发:复发率为 0~50%(平均 21.4%)(基于多项上述研究)。
- 次全切除(STR)或部分切除肿瘤的患者,肿瘤进展率为 25%~100%(平均 65%)(基于多项研究)。辅助放疗:立体定向放射外科、定向放疗、传统外照射放疗可使肿瘤得到较好的长期控制,可将 STR 后的病变进展率减低至 0~30%(平均 17.2%)。

辅助疗法

- 对于初次手术未能够获得全切除的患者,通常需要辅助放疗。如果残余肿瘤非常小且无占位效应,可每 3~6 个月进行 MRI 随访;如显示肿瘤生长,则给予立体定向放射外科或立体定向放疗。须将放疗本身的风险与肿瘤进展的风险及其对整体死亡率的影响程度相权衡。
- 对于复发的肿瘤
  ○ 对于复发肿瘤手术,目的是有效而安全地缓解神经血管的压迫。在确保安全的情况下,尽可能切除更多的肿瘤。
  ○ 其他治疗包括补充放疗、瘤腔内放疗或注射抗肿瘤药物博来霉素、外科方法控制囊性肿瘤的体积和(或)囊内减压、全身化疗等。

参考文献

[1] Asa SL, Kovacs K, Bilbao JM. The pars tuberalis of the human pituitary. A histologic, immunohistochemical, ultrastructural and immunoelectron microscopic analysis. Virchows Arch A Pathol Anat Histopathol 1983;399:49–59
[2] Baskin DS, Wilson CB. Surgical management of craniopharyngiomas. A review of 74 cases. J Neurosurg 1986;65:22–27
[3] Bunin GR, Surawicz TS, Witman PA, Preston-Martin S, Davis F, Bruner JM. The descriptive epidemiology of craniopharyngioma. J Neurosurg 1998;89: 547–551
[4] Cavallo LM, Prevedello DM, Solari D et al. Extended endoscopic endonasal transsphenoidal approach for residual or recurrent craniopharyngiomas. J Neurosurg 2009;111:578–589
[5] Chakrabarti I, Amar AP, Couldwell W, Weiss MH. Long-term neurological, visual, and endocrine outcomes following transnasal resection of craniopharyngioma. J Neurosurg 2005;102:650–657

[6] Couldwell WT, Weiss MH, Rabb C, Liu JK, Apfelbaum RI, Fukushima T. Variations on the standard transsphenoidal approach to the sellar region, with emphasis on the extended approaches and parasellar approaches: surgical experience in 105 cases. Neurosurgery 2004;55:539–547, discussion 547–550

[7] de Divitiis E, Cappabianca P, Cavallo LM, Esposito F, de Divitiis O, Messina A. Extended endoscopic transsphenoidal approach for extrasellar craniopharyngiomas. Neurosurgery 2007;61 Suppl 2:219–227, discussion 228

[8] Eldevik OP, Blaivas M, Gabrielsen TO, Hald JK, Chandler WF. Craniopharyngioma: radiologic and histologic findings and recurrence. Am J Neuroradiol 1996;17:1427–1439

[9] Fahlbusch R, Honegger J, Paulus W, Huk W, Buchfelder M. Surgical treatment of craniopharyngiomas: experience with 168 patients. J Neurosurg 1999;90: 237–250

[10] Fahlbusch R, Schott W. Pterional surgery of meningiomas of the tuberculum sellae and planum sphenoidale: surgical results with special consideration of ophthalmological and endocrinological outcomes. J Neurosurg 2002;96: 235–243

[11] Fatemi N, Dusick JR, de Paiva Neto MA, Malkasian D, Kelly DF: Endonasal versus supraorbital keyhole removal of craniopharyngiomas and tuberculum sellae meningiomas. Neurosurgery 2009; 64:269–284; discussion 284–286

[12] Frank G, Pasquini E, Doglietto F, Mazzatenta D, Sciarretta V, Farneti G et al. The endoscopic extended transsphenoidal approach for craniopharyngiomas. Neurosurgery 2006; 59:ONS75–83; discussion ONS75–83

[13] Gardner PA, Kassam AB, Snyderman CH et al. Outcomes following endoscopic, expanded endonasal resection of suprasellar craniopharyngiomas: a case series. J Neurosurg 2008;109:6–16

[14] Goldberg GM, Eshbaugh DE. Squamous cell nests of the pituitary gland as related to the origin of craniopharyngiomas. A study of their presence in the newborn and infants up to age four. Arch Pathol 1960;70:293–299

[15] Hoffman HJ. Surgical management of craniopharyngioma. Pediatr Neurosurg 1994;21 Suppl 1:44–49

[16] Honegger J, Buchfelder M, Fahlbusch R, Däubler B, Dörr HG. Transsphenoidal microsurgery for craniopharyngioma. Surg Neurol 1992;37:189–196

[17] Hunter IJ. Squamous metaplasia of cells of the anterior pituitary gland. J Pathol Bacteriol 1955;69:141–145

[18] Karavitaki N, Brufani C, Warner JT et al. Craniopharyngiomas in children and adults: systematic analysis of 121 cases with long-term follow-up. Clin Endocrinol (Oxf) 2005;62:397–409

[19] Karavitaki N, Cudlip S, Adams CB, Wass JA. Craniopharyngiomas. Endocr Rev 2006;27:371–397

[20] Karavitaki N, Wass JA: Craniopharyngiomas. Endocrinol Metab Clin North Am 2008; 37:173–193, ix–x

[21] Kassam A, Snyderman CH, Mintz A, Gardner P, Carrau RL. Expanded endonasal approach: the rostrocaudal axis. Part I. Crista galli to the sella turcica. Neurosurg Focus 2005;19:E3

[22] Kassam AB, Gardner PA, Snyderman CH, Carrau RL, Mintz AH, Prevedello DM. Expanded endonasal approach, a fully endoscopic transnasal approach for the resection of midline suprasellar craniopharyngiomas: a new classification based on the infundibulum. J Neurosurg 2008;108:715–728

[23] Kassam AB, Prevedello DM, Thomas A, Gardner P, Mintz A, Snyderman C et al. Endoscopic endonasal pituitary transposition for a transdorsum sellae approach to the interpeduncular cistern. Neurosurgery 2008; 62:57–72; discussion 72–74

[24] Kassam AB, Thomas A, Carrau RL, Snyderman CH, Vescan A, Prevedello D et al. Endoscopic reconstruction of the cranial base using a pedicled nasoseptal flap. Neurosurgery 2008; 63:ONS44–52; discussion ONS52–53

[25] Kleihues P, Burger PC, Scheithauer BW. The new WHO classification of brain tumours. Brain Pathol 1993;3:255–268

[26] Komotar RJ, Roguski M, Bruce JN. Surgical management of craniopharyngiomas. J Neurooncol 2009;92:283–296

[27] Kristopaitis T, Thomas C, Petruzzelli GJ, Lee JM. Malignant craniopharyngioma. Arch Pathol Lab Med 2000;124:1356–1360

[28] Laws ER, Jr. Transsphenoidal microsurgery in the management of craniopharyngioma. J Neurosurg 1980;52:661–666

[29] Laws ER, Kanter AS, Jane JA, Jr, Dumont AS. Extended transsphenoidal approach. J Neurosurg 2005;102:825–827, discussion 827–828

[30] Liu JK, Cole CD, Kestle JR, Brockmeyer DL, Walker ML. Cranial base strategies for resection of craniopharyngioma in children. Neurosurg Focus 2005; 18 6A:E9

[31] Maira G, Anile C, Albanese A, Cabezas D, Pardi F, Vignati A. The role of transsphenoidal surgery in the treatment of craniopharyngiomas. J Neurosurg 2004;100:445–451

[32] Minamida Y, Mikami T, Hashi K, Houkin K. Surgical management of the recurrence and regrowth of craniopharyngiomas. J Neurosurg 2005;103:224–232

[33] Nelson GA, Bastian FO, Schlitt M, White RL. Malignant transformation in craniopharyngioma. Neurosurgery 1988;22:427–429

[34] Puget S, Garnett M, Wray A et al. Pediatric craniopharyngiomas: classification and treatment according to the degree of hypothalamic involvement. J Neurosurg 2007;106 Suppl:3–12

[35] Pusey E, Kortman KE, Flannigan BD, Tsuruda J, Bradley WG. MR of craniopharyngiomas: tumor delineation and characterization. Am J Roentgenol 1987;149:383–388

[36] Reisch R, Perneczky A. Ten-year experience with the supraorbital subfrontal approach through an eyebrow skin incision. Neurosurgery 2005;57 Suppl:242–255, discussion 242–255

[37] Samii M, Tatagiba M. Surgical management of craniopharyngiomas: a review. Neurol Med Chir (Tokyo) 1997;37:141–149

[38] Van Effenterre R, Boch AL. Craniopharyngioma in adults and children: a study of 122 surgical cases. J Neurosurg 2002;97:3–11

[39] Weiner HL, Wisoff JH, Rosenberg ME, Kupersmith MJ, Cohen H, Zagzag D et al. Craniopharyngiomas: a clinicopathological analysis of factors predictive of recurrence and functional outcome. Neurosurgery 1994; 35:1001–1010; discussion 1010–1001

[40] Weiss M, Sutton L, Marcial V et al. The role of radiation therapy in the management of childhood craniopharyngioma. Int J Radiat Oncol Biol Phys 1989;17:1313–1321

[41] Yaşargil MG, Curcic M, Kis M, Siegenthaler G, Teddy PJ, Roth P. Total removal of craniopharyngiomas. Approaches and long-term results in 144 patients. J Neurosurg 1990;73:3–11

[42] Zanation AM, Carrau RL, Snyderman CH et al. Nasoseptal flap reconstruction of high flow intraoperative cerebral spinal fluid leaks during endoscopic skull base surgery. Am J Rhinol Allergy 2009;23:518–521

第 **61** 章
扩大经鼻入路治疗非垂体性肿瘤 Ⓐ

Daniel M. Prevedello, Amin Kassam, Ricardo Carrau

■ 导言和背景

替代方法

- 经基底入路、翼点入路、眶上入路、额下入路、经岩骨入路、经颌面入路、乙状窦后入路、远外侧入路。

目的

- 显露整个颅底腹侧面,包括前、中、后颅窝。
- 避免对脑组织的操作和(或)牵拉(图 61.1)。

优点

- 将重要结构向周边移位,像凸面肿瘤手术一样处理颅底肿瘤。
- 在手术暴露早期即可离断肿瘤的供血血管。

适应证

- 扩大经鼻入路适用于颅底病变或颅底与脑组织之间的病变。
- 靠近中线的颅底病变是此入路的最佳适应证(图 61.2A)。

禁忌证

- 肿瘤位于眼眶外侧或脑神经外侧,不应该选择此入路(图 61.2B)。

■ 手术细节和准备

术前计划和特殊设备

- 所有患者均行 CTA 和 MRI 检查(有些情况如垂体腺瘤仅需行 MRI),并行图像融合用以术中导航。
- 根据情况,行实验室检查和内分泌学检查。
- 患者取仰卧位,头转向右侧,并向左侧倾斜。全身麻醉,Mayfield 头架固定。
- 所有患者均行术中体感诱发电位监测,预计进行脑神经分离时要进行肌电图监测。
- 0°和45°内镜、内镜长柄器械和内镜双极电凝。

专家建议/点评

- 此手术通常由神经外科医生和耳鼻喉科医生共同完成。均需熟练掌握颅底和脑组织解剖知识,具有丰富的内镜手术经验,受过专业训练,能够完成经典颅底手术。

手术的关键步骤

在右鼻孔的"12 点"位置置入内镜,并向上方提拉鼻前庭,为其他器械腾出操作空间。在同侧鼻道"6 点"位置置入吸引器,解剖分离器械经左侧鼻孔进入,建立一个双手操作的环境(不用内镜支架)。由助手或合作医生通过冲吸套管或连续冲水清洗内镜镜头,以保持视

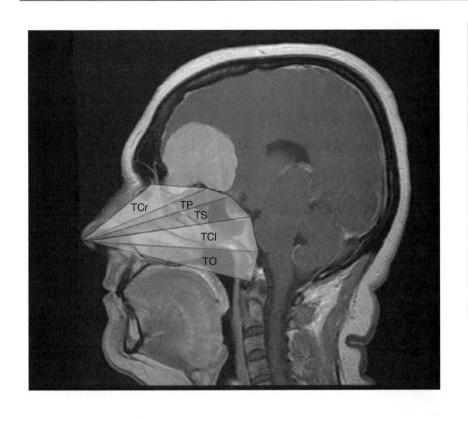

(*)图 61.1 嗅沟脑膜瘤强化磁共振矢状面图像。彩色部分表示中线部位病变可选的经鼻内镜入路。注意所示肿瘤需采用经筛和经蝶骨平台联合入路。TCr,经筛入路;TP,经蝶骨平台入路;TS,经蝶鞍入路;TCI,经斜坡入路;TO,经齿状突入路。

野清晰,无须频繁进出鼻腔擦拭镜头。向外折断双侧下鼻甲、扩大鼻腔通道;切除右侧中鼻甲、为内镜提供空间。可选择局部注射血管收缩剂。如果预期会发生脑脊液漏,可在手术早期获取带血运的鼻中隔黏膜瓣。

黏膜瓣制作方法:使用头端绝缘的针状单极电刀,沿鼻中隔上、下缘做两条平行的黏膜切口;在前部,于

下鼻甲前端喙侧做一垂直切口,将这两条平行的黏膜切口连接起来;在后部,将上方的切口线沿蝶窦开口下方向外侧延长,下方的切口线沿后鼻孔上缘向外侧延长。黏膜瓣可暂存于鼻咽部(鞍内或鞍上病变)或上颌窦内(打开上颌窦后)。

辨认并扩大蝶窦自然开口,或直接切除蝶骨咀,进

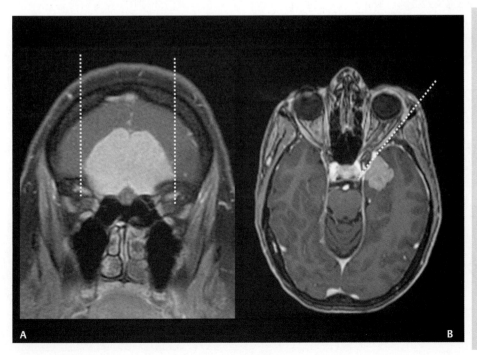

图 61.2 (A)嗅沟脑膜瘤强化磁共振冠状面图像。注意肿瘤位于中线部位,肿瘤侧方边界局限于两侧眶板的中轴线之间,提示病变可经鼻入路完全切除。(B)强化磁共振轴位图像显示蝶骨翼脑膜瘤。此肿瘤在左侧视神经的外侧,不是经鼻入路的适应证。

而打开蝶窦。用反向咬切钳或显微吸切钻切除鼻中隔后部(1~2cm)。此操作有利于双侧鼻道进出器械,可避免移位鼻中隔对内镜视野的遮挡,增加器械操作的侧方角度和活动空间。

通过双鼻道通路可实现双人三手或四手操作,切除后部鼻中隔形成一个双鼻道互通的工作空间,这是手术的关键。

广泛打开蝶窦、磨除所有蝶窦分隔后,可进一步行扩大经鼻入路(图 61.1 和图 61.3)。

经筛入路

经筛入路需要切除筛窦,显露眼眶中轴线内侧的前颅底区域,后界以筛后动脉为限。此入路常用于嗅神经母细胞瘤或嗅沟脑膜瘤手术。

经鞍结节或经蝶骨平台入路

此入路需要切除后组筛窦,前方被后筛动脉所限制,侧方被视神经所限制。主要用于鞍结节脑膜瘤和颅咽管瘤手术。

经斜坡入路

经斜坡入路可分成上、中、下三部分。上斜坡入路,先进行垂体移位,然后切除鞍背。中斜坡(中 1/3)入路切除范围自鞍底到蝶窦底。下斜坡(下 1/3)入路自蝶窦底到枕骨大孔。三部分全切除,即全斜坡切除,可进入脚间池、桥前池和延髓前池。此部常见的肿瘤为脑膜瘤和脊索瘤。侧方受脑神经和颈内动脉的限制。

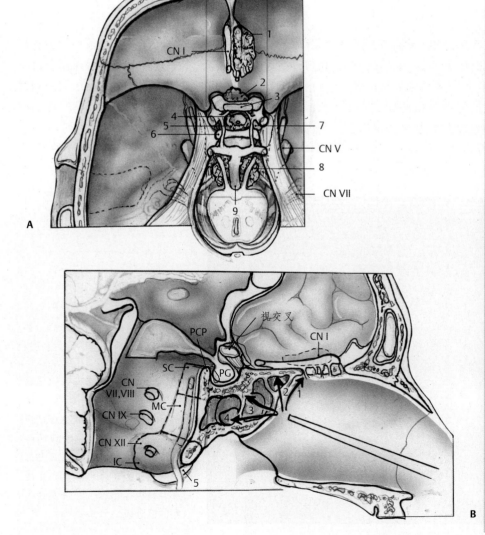

图 61.3 示意图显示可经扩大经鼻内镜入路显露的前中颅窝中线部位的解剖结构。(A)颅底轴位观,显示前中颅底中线结构。1.嗅神经和筛板;2.鞍上区和前床突;3.视交叉和视神经;4.垂体腺;5.鞍背;6.后床突;7.海绵窦;8.斜坡;9.基底动脉。(B)中线矢状图显示前述的内镜入路及其相关的解剖结构。1.经筛入路;2.经蝶骨平台入路;3.经蝶鞍入路;4.经斜坡入路;5 经齿状突入路。CN,脑神经;PG,垂体;PCP,后床突;SC,上斜坡;MC,中斜坡;IC,下斜坡。

经齿状突入路

此入路需要分离咽底筋膜和切除 C1 前弓。用磨钻磨除齿状突。此入路主要用于上脊髓减压和枕大孔区脑膜瘤切除。

冠状面 (侧方扩展)

经眶入路

切除筛骨眶板或视神经管内侧壁，可进入或不进入眶内。通常用于眼眶和视神经管减压 (眶外)，或神经鞘瘤、脑膜瘤和海绵状血管瘤切除 (眶内)。

中颅窝/颞下窝

需要行经同侧翼突入路，沿着翼管神经可确定岩骨段颈内动脉，循之可显露眶上裂、V2 和 V3。在海绵窦前内侧和（或）前外侧三角内分离，可进入 Meckel 腔、海绵窦、颞窝和颞下窝。

后颅窝

需要磨除颈内动脉下方的岩骨，处理咽鼓管。此通路可到达髁突、颈静脉孔和舌下神经管。

规避/损伤/风险

- 主要风险为颈内动脉损伤，冠状面上的分离由于直接骚扰颈内动脉增加了其损伤的风险。
- 前颅窝入路，有损伤大脑前动脉、视神经、动眼神经、滑车神经、垂体腺、眼眶的风险。
- 中颅窝入路，有损伤展神经、三叉神经分支的风险。
- 后颅窝入路，有损伤脑干、基底动脉、椎动脉及其分支以及后组脑神经 (舌咽神经、迷走神经、副神经) 和舌下神经的风险。
- 一旦硬脑膜打开，有脑脊液漏的风险，应尽可能用有血运的组织进行重建修复。

抢救与补救

- 如果预期可能发生脑脊液漏，打开蝶窦时，要保护好鼻后动脉周围黏膜，以备获取带蒂鼻中隔黏膜瓣，这样手术结束时如果有脑脊液漏可进行挽救性修补。
- 术中及时控制颈内动脉损伤出血，尤其硬膜打开后，以免造成硬膜下/蛛网膜下隙血肿。处理方法包括双极电凝、动脉瘤夹夹闭或牺牲颈动脉。对于累及 ICA 的病变，术前行球囊闭塞试验，有助于 ICA 损伤时确定处理方法。

■ 结果和术后过程

术后注意事项

- 如果术中打开硬脑膜，进行硬脑膜内的分离操作，患者术后应监护于重症监护病房。
- 高流量脑脊液漏 (开放或进入第三脑室)、广泛蛛网膜下隙分离、蛛网膜下隙出血或过度肥胖的患者，术后需做腰大池引流。
- 密切观察脑脊液漏的症状与体征，发现有脑脊液漏的征象，应该把患者带回手术室重新进行修补。
- 术后应该对垂体前叶功能进行评估。
- 持续给予抗生素直到鼻腔的填充物取出。

并发症

- 任何手术都有各自的学习曲线，其中经鼻内镜 (EEA) 旁正中入路的学习曲线最为陡峭。著者团队回顾了 800 例扩大经鼻内镜入路患者的相关并发症。
  - 术中血管损伤的发生率为 0.9%，神经损伤的发生率为 0.9%，永久性血管和神经损伤的发生率分别为 0.4% 和 0.5%。
  - 术后并发症包括感染 (1.4%)；全身性并发症，如肺水肿、肺炎、心力衰竭、多器官功能衰竭 (2.9%)；迟发性神经缺陷 (1.9%)。
  - 由此可见，扩大经鼻入路对于有经验的医生来说是安全的，但是严重并发症仍可能发生；必须严格遵循内镜手术的原则进行暴露、切除和颅底重建，尽可能减少并发症的发生。

参考文献

[1] Kassam AB, Thomas A, Carrau RL et al. Endoscopic reconstruction of the cranial base using a pedicled nasoseptal flap. Neurosurgery 2008;63(1 Suppl 1): ONS44–ONS52; discussion ONS52–ONS43

[2] Kassam AB, Prevedello DM, Thomas A et al. Endoscopic endonasal pituitary transposition for a transdorsum sellae approach to the interpeduncular cistern. Neurosurgery 2008;62(3 Suppl 1):57–72; discussion 72–54

[3] Kassam AB, Vescan AD, Carrau RL et al. Expanded endonasal approach: vidian canal as a landmark to the petrous internal carotid artery. J Neurosurg 2008; 108:177–183

[4] Kassam AB, Prevedello DM, Carrau RL et al. The front door to Meckel's cave: an anteromedial corridor via expanded endoscopic endonasal approach–technical considerations and clinical series. Neurosurgery 2009;64(3 Suppl): 71–82; discussion 82–73

第 **62** 章

内镜下第三脑室造瘘术 Ⓐ

Arjun V Pendharkar, Raphael Guzman

■ 导言和背景

替代方法

- 脑室腹腔分流术。

目的

- 建立一个脑脊液循环和吸收的替代途径。
- 缓解脑积水和降低颅内压。

优点

- 与向神经系统外分流相比，第三脑室造瘘术更接近脑脊液循环的生理状态。
- 避免了分流管相关的梗阻和感染的风险。

适应证

- 由于原发导水管狭窄以及脑室内、松果体、顶盖、后颅窝肿瘤等引起的梗阻性脑积水。
- 最好的适应证是，未行分流手术的青年人或少年儿童的非肿瘤性中脑导水管狭窄。

禁忌证

- 脑室狭小，第三脑室底解剖(基底动脉或肿瘤的原因)不适合造瘘。
- 脑脊液感染史、蛛网膜下隙或脑室内出血。
- 进行过全脑放疗。

■ 手术细节和准备

术前计划和特殊设备

- 术前磁共振检查（包括矢状位 T2 加权图像)是必要的,确保第三脑室有足够的宽度可供内镜进入、第三脑室底及基底动脉的解剖结构适于造瘘手术。
- 带工作孔道的 0° 和 30° 神经内镜、神经内镜工作塔(摄像机、光源、录像系统)、加压袋冲水系统、管道系统、Ellsberg 脑室穿刺针、导丝、2F 的 Fogarty 导管或神经球囊导管(图 62.1)和 14F 可撕脱鞘。
- 将患者头部放置在马蹄形头托上或固定于 Mayfield 头架。
- 麻醉注意事项：手术要在全麻下进行,术前给予抗生素。
- 在特殊病例应用无框架导航，可帮助在正常解剖结构发生扭曲时定位第三脑室；如果同时需要进行组织活检也可应用导航系统。

专家建议/点评

- 作者通常在皮肤切开前行内镜准备，包括白平衡、镜头方向、对焦以及冲水系统等。
- 作者不用单极电凝或激光进行最初的第三脑室底穿孔，而是用 2F 的 Fogarty 导管或神经球囊导管穿刺。在穿刺前确认球囊能够正常膨胀及释放。
- Fogarty 球囊导管在第三脑室底的位置有时难以

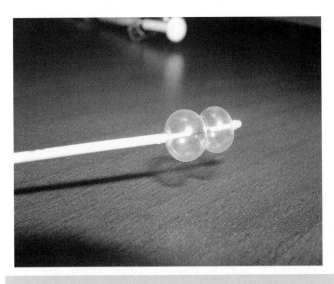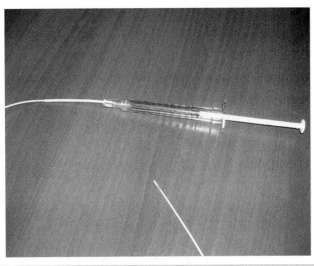

图 62.1　(A,B)神经双球囊导管照片。末端球囊可用注射器进行充盈与释放。

固定，神经双球囊导管可固定在第三脑室底进行扩张（图 62.2）。

手术的关键步骤

患者取仰卧位，头部前屈 30°，有利于脑脊液流动，降低空气潴留的风险（图 62.3A）。在冠状缝稍前方、瞳孔中线上钻一个 6~10mm 直径的骨孔。电凝硬脑膜并用 15 号刀片或单极电刀切开（图 62.3B）。使用 Ellsberg 套管进行侧脑室穿刺，留取脑脊液标本送化验。取 14 F 可撕脱鞘，根据患者的年龄和脑室扩张程度，在距鞘尖

3~5cm 处用骨蜡做一骨蜡环，将可撕脱鞘刺入侧脑室额角，然后用骨蜡环封闭骨孔，鞘尾端轻轻撕开，作为内镜的工作通道。将 0°内镜沿工作通道置入侧脑室。内镜置入要迅速，以免脑脊液快速流失。进入侧脑室后可见脉络丛，沿脉络丛找到室间孔，进入第三脑室。第三脑室底通常呈浅蓝色，可见漏斗隐窝和一对乳头体。透过第三脑室底能看到基底动脉尖，有时可见穿支动脉（图 62.3C 和图 62.3D）。在乳头体及基底动脉尖前方，用导丝的硬头或导管头端穿刺第三脑室底。然后置入球囊导管进行第三脑室底造瘘。第三脑室底下方的球

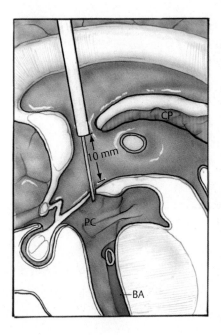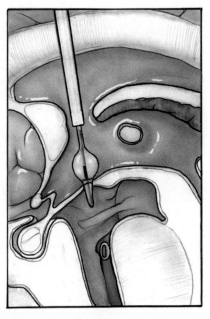

图 62.2　(A,B)图示：推进 Fogarty 球囊导管穿过第三脑室，然后充盈双球囊导管。PC，桥前池；CP，脉络丛；BA，基底动脉。

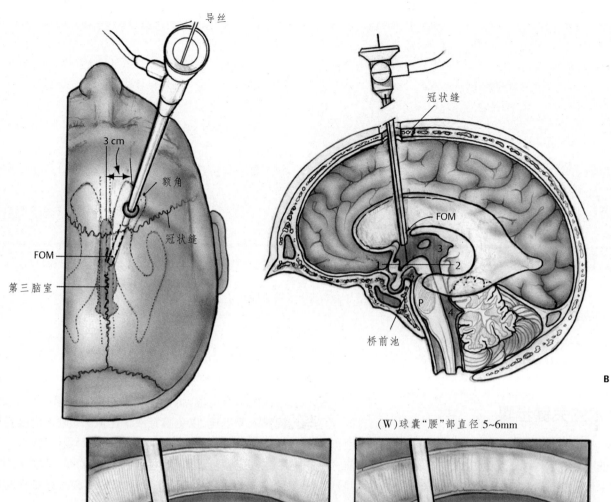

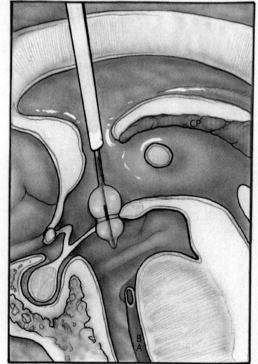

双球囊的远端部分充盈后,球囊导管被固定,
可进一步充盈扩张瘘口

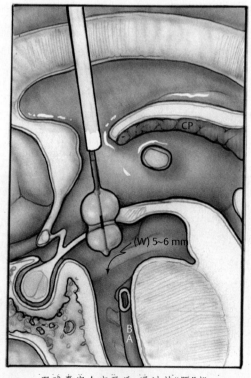

双球囊完全充盈后,通过其"腰"部
的外径扩张瘘口

图 62.3　(A)患者取仰卧位,头部抬高 30°。(B)冠状缝前、瞳孔中线上切开皮肤和颅骨钻孔。图示插入的可撕脱穿刺鞘管和内镜。可以看到脉络丛(CP)及丘纹静脉和膈静脉进入室间孔,引导内镜经室间孔进入第三脑室。可看到基底动脉(BA)、两个乳头体和漏斗隐窝。1.漏斗隐窝;2.导丝造瘘。(C,D)第三脑室底导丝穿刺后,球囊导管穿过并充盈。双球囊神经导管的近端球囊先充盈,轻轻前推使其抵住第三脑室底,接着第二个球囊充盈。P,脑桥;3.第三脑室;4.第四脑室。

囊过度充盈有损伤血管的危险,应予避免。脑室瘘口直径在 5~6mm。如果未能形成明显的瘘口,可能导致第三脑室底造瘘失败。

　　造瘘完成后,内镜通过瘘口进入桥前池、检查蛛网膜,蛛网膜有可能阻碍脑脊液流通。如果有必要,可用球囊扩开这些膜性结构。如果造瘘成功,能见到瘘口周围的组织摆动,提示脑脊液流动良好。然后撤出内镜和工作鞘。用可吸收明胶海绵 (Gelfoam™, Pfizer Inc., New York, NY)封闭骨孔。逐层缝合头皮。

规避/损伤/风险

- 要注意避免基底动脉损伤、骚扰第三脑室底、心动过缓、下丘脑损伤、脉络丛损伤等。
- 如果损伤了脉络丛或小血管,大量冲水通常能有效地控制出血。如果不能控制,则用内镜专用单极或双极电凝止血。要特别注意的是,如果冲水流出通道受阻,过度冲水可能导致突发高颅压和心动过缓。
- 瘘口通常选择在斜坡和乳头体之间、第三脑室底最透明的部位,最好用钝性器械在中线部位造瘘,避免伤及基底动脉尖。

抢救与补救

- 如果有大量血液进入脑脊液,手术后要放置脑室外引流。对于技术上成功的第三脑室底造瘘患者,作者通常不留置脑室外引流。
- 如果第一次造瘘口不够大,有时需要进行一处以上的造瘘,并连接这些瘘口。
- 如果不能完成合适的造瘘,则应终止手术,转为脑室腹腔分流术。术前应该对此有所准备。如果术中预测危险即将发生或图像混浊不清,应果断放弃手术。
- 如果第三脑室底造瘘后脑积水压力并不缓解,应该考虑进行腰穿,目的是建立脑脊液的压力梯度。

■ 结果和术后过程

术后注意事项

- 患者应该在神经外科监护室恢复一晚。
- 出院前常规进行 CT 检查,以排除颅内出血。
- 第三脑室底造瘘术后早期,脑室体积变化不明显。
- 1 个月后行 MRI 扫描和 T2 加权矢状位成像,在第三脑室底可见流动伪影。

并发症

- 基底动脉损伤:可导致假性动脉瘤、卒中、出血。基底动脉损伤有可能致命。
- 下丘脑穿动脉损伤。
- 内分泌异常:如尿崩症或抗利尿激素分泌异常综合征。
- 造瘘后脑室的快速塌陷可能导致硬膜下血肿。
- 脑脊液漏。
- 感染并发症,如脑室炎等。
- 第三脑室底造瘘口狭窄或闭塞,手术失败。

参考文献

[1] Amini A, Schmidt RH. Endoscopic third ventriculostomy in a series of 36 adult patients. Neurosurg Focus 2005;19:E9

[2] Hellwig D, Grotenhuis JA, Tirakotai W et al. Endoscopic third ventriculostomy for obstructive hydrocephalus. Neurosurg Rev 2005;28:1–34, discussion 35–38

[3] Jallo GI, Kothbauer KF, Abbott IR. Endoscopic third ventriculostomy. Neurosurg Focus 2005;19:E11

[4] Sacko O, Boetto S, Lauwers-Cances V, Dupuy M, Roux FE. Endoscopic third ventriculostomy: outcome analysis in 368 procedures. J Neurosurg Pediatr 2010;5:68–74

[5] Rahme R, Rahme RJ, Hourani R et al. Endoscopic third ventriculostomy: the Lebanese experience. Pediatr Neurosurg 2009;45:361–367

第 **63** 章
内镜下中脑导水管成形术 Ⓐ

Leonardo Rangel-Castillia, Jaime Torres-Corzo

■ 导言和背景

替代方法

- 内镜第三脑室造瘘术。
- 终板造瘘术。
- 脑室腹腔分流术。

目的

- 重建脑脊液自第三脑室至第四脑室的生理性循环通路。

优点

- 重建脑脊液循环通路，而无损伤基底动脉或下丘脑的风险。
- 与第三脑室造瘘术相比，其不容易发生蛛网膜粘连造成通路梗阻。第三脑室造瘘术中，第三脑室底有时候非常坚硬，需要相当大的外力才能使造瘘口扩张得足够大，容易造成下丘脑损伤。

适应证

- 因中脑导水管狭窄而引起的梗阻性脑积水。
- 孤立性第四脑室。
- 如果由于第三脑室解剖复杂不清或病变占据了第三脑室的前半部，使第三脑室底造瘘无法实施，此时内镜中脑导水管成形术是理想的选择。

- 此术式仅限于中脑导水管狭窄段长度比较短的患者，或是由于膜状或纱雾状粘连导致的导水管入口梗阻。
- 需要进入第四脑室(应用软式神经内镜)。

禁忌证

- 先天性导水管狭窄。
- 术者不熟悉导水管的内镜下解剖。
- 导水管狭窄段比较长的患者不是良好的适应证，因为中脑背盖损伤的危险较高。

■ 手术细节和准备

术前计划和特殊设备

- 导水管手术入路有幕上和幕下两个途径。
- 可使用两种不同的内镜:硬式和软式内镜。切记如果想进入第四脑室,只有使用软式内镜。
- 如果使用硬式内镜,可使用术中影像导航。
- 神经内镜手术中持续冲水是必要的, 人工脑脊液和乳酸林格液是理想的冲洗液。
- 术前应该准备好脑室引流管，以备术中放置于导水管内。
- 术前行常规实验室检查。
- 麻醉注意事项:本手术应该在全麻下进行。术前应用抗生素,有些病例还需要给予抗癫痫药物。
- 术前磁共振成像包括矢状位 T2 加权成像是必

要的,可明确到达第三脑室及第四脑室的解剖通路。

专家建议/点评

- 术者对手术设备和脑室解剖的熟悉程度非常重要,术中的方向性很关键,尤其是使用软式内镜时。
- 需要手术的两个神经外科医生协调配合,一个人握持和操控神经内镜,另一个操控软镜的头端和手术器械。
- 内镜一旦进入脑室,应始终注视显示器。

手术的关键步骤

幕上入路

患者取仰卧位,头部居中。除非有特殊的禁忌证,通常采取右侧额部入路。钻孔的位置应可同时到达第三脑室底和导水管,这样可同时实施两个手术(ETV 造瘘和导水管成形术)。多数情况下,钻孔位置在中线旁开 2.5cm、冠状缝前 3~5cm(取决于硬镜还是软镜)。如果使用硬镜,钻孔位置需要靠前一些,这样到达导水管的路径更为平直;否则,操纵内镜试图观察第三脑室后部时,可能损伤室间孔及其周围结构。术中影像导航非常有用,有利于定位导水管的入口和确定内镜进入的轨迹。

进入侧脑室后,辨认室间孔。推进内镜进入第三脑室,可看到导水管的入口(图 63.1A 和图 63.2A)。

内镜下中脑导水管的解剖

中脑导水管入口的形态多种多样。越过导水管入口后,可见两个典型的突出结构,其间形成一个增宽的区域(导水管壶腹);这些结构是上丘和下丘向导水管腔内突出所形成。导水管腹侧可见一个与第四脑室底相延续的沟痕。

用显微镊锐性打开覆盖导水管入口的膜性粘连(图 63.2B 和图 63.2C)。如果使用硬式内镜,可将 Fogarty 球囊导管(3#、4#)置入导水管,小心充盈球囊、扩张导水管狭窄。大部分中脑导水管周围灰质及中脑损伤发生在此操作过程中。作者反对使用 Fogarty 球囊导管,而推荐单纯锐性分离(图 63.2)。作者发现,小心操控软式内镜,可较好地分离和探查导水管。如果需要彻底成形导水管、进入第四脑室,可调整软镜的形状,使其适应导水管的解剖弧度 (图 63.3)。软镜进入导水管入口后,按顺时针方向旋转前进,进入第四脑室;回退时逆时针方向旋转。可在内镜直视下放置一枚"支架":取一脑室引流管,在其近段(远离头端引流孔)额外修剪侧孔,将其穿过导水管。如果想固定这个"支架"(通常无须固定),可将其固定在硬膜上,或与 Ommaya 囊连接固定。

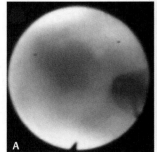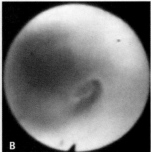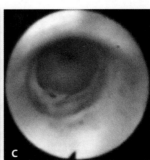

图 63.1　(A–C)内镜(软镜)下中脑导水管成形的术中图像。(A)可见膜性覆盖物阻塞导水管入口。(B)用钝性抓钳对隔膜初步造口。(C)导水管成形后,开口扩大、导水管通畅,注意可见下方的第四脑室。

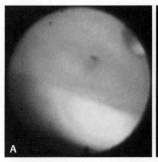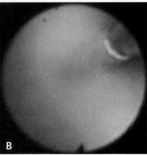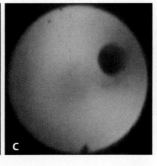

图 63.2　(A–C)内镜(软镜)下中脑导水管成形的术中图像。(A)短节段型导水管狭窄。(B)应用闭合的显微钳钝性分离。(C)通过各种方法,导水管被打开并通畅。

幕下入路

幕下入路通常有较大的创伤性。需要分开肌肉、开颅和显微分离小脑蚓部。现在已很少应用，医生对此不太熟悉。但对一些裂隙样脑室伴孤立第四脑室的患者却是一个很好的选择。硬式和软式神经内镜都可以用于此入路。患者取侧卧位，颈部屈曲，头部用三点式头架固定，类似 Chiari 畸形减压术体位。在枕大孔区水平做一个 4cm 的中线切口；做一小的枕下骨瓣，显露枕大孔硬膜；硬膜切开 1~2cm，可见小脑扁桃体，分开扁桃体，即可获得进入第四脑室的通路。

置入神经内镜，可看到中脑导水管，锐性切开膜性粘连，采用上述同样方法进行中脑导水管成形术。必要时可置入修剪后的引流管。

规避/损伤/风险

• 如果中脑导水管狭窄段或末端狭窄，应避免使用硬式神经内镜。

• 如果打算探查第四脑室，也应该避免使用硬式神经内镜。

• 如果可能的话，可用抓钳撕开梗阻导水管入口

的隔膜和扩张短节段狭窄(图 63.1 和图 63.2)。

• 尽可能不使用 Fogarty 球囊来扩张导水管，最好用导管或软镜本身来扩张。

• 神经内镜进入第三脑室后半部以后，要在丘脑间联合的下方进退内镜，而不是在其上方。

• 像所有神经内镜手术一样，要始终牢记内镜视野后方的神经血管结构的位置及其方向，特别是室间孔、脉络丛和静脉。

抢救与补救

• 如果发生了出血，立即停止进一步手术。不要退出内镜，大量持续地灌洗，直至术野清晰。

• 多数的手术出血来自室管膜的静脉或脉络丛，通过耐心地持续冲洗、内镜直接压迫或用双极或单极烧灼，通常可以止血。

• 术后可考虑留置脑室外引流管 48 小时，以便引流血性脑脊液，防止脑室内血块阻塞中脑导水管。

• 有报道发现术中冲水过多，可能导致的颅内压增高，造成心动过缓或心跳停止。因此，无论是通过可撕脱鞘还是内镜的工作通道引流，均应该保证冲洗水流出通畅，这一点非常重要。

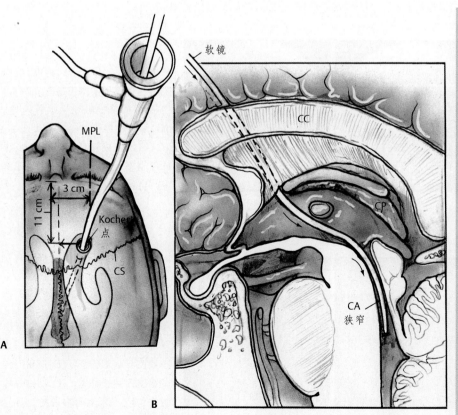

图 63.3 (A–B)内镜下导水管成形的示意图。(A)上面观显示右侧侧脑室的进入点(Kocher 点)。(B)置入软镜，循室间孔进入第三脑室，在丘脑间联合下方到达导水管，清除阻塞导水管的结构，循导水管曲度进入第四脑室。MPL;瞳孔中线;CS,冠状缝;CC,胼胝体;CA,中脑导水管;CP,脉络丛。

■ 结果和术后过程

术后注意事项

- 手术后,患者要进入重症监护室密切观察,并给予 24 小时的抗生素。
- 如果留置了脑室外引流管,应予关闭,患者出现症状时再打开。
- 术后 CT 上,脑室大小的变化可能不明显甚至没有变化,因为中脑导水管成形和第三脑室底造瘘术后,脑室大小的变化需要几周或几个月后才能显现。因此术后早期无须常规行 CT 检查。
- 如果患者没有症状,可在 48 小时后出院。

并发症

- 对第三脑室壁(下丘脑所在)的手术骚扰或大量灌洗可引起下丘脑功能障碍(高热或尿崩),通常为暂时性的,无须特殊处理。
- 脑神经麻痹,最常见于第Ⅳ脑神经。
- 脑积水或高颅压无改善,需行脑室腹腔分流手术。
- 远期手术失败或导水管再狭窄的发生率为 15%~20%,多见于有炎症过程的患者。
- 临床和影像学随访是非常必要的,早期每 2~3 个月一次,以后每 6~12 月一次。

参考文献

[1] Cinalli G, Spennato P, Savarese L et al. Endoscopic aqueductoplasty and placement of a stent in the cerebral aqueduct in the management of isolated fourth ventricle in children. J Neurosurg 2006;104 Suppl:21–27

[2] Erşahin Y. Endoscopic aqueductoplasty. Childs Nerv Syst 2007;23:143–150

[3] Fritsch MJ, Kienke S, Mehdorn HM. Endoscopic aqueductoplasty: stent or not to stent? Childs Nerv Syst 2004;20:137–142

[4] Oertel JM, Baldauf J, Schroeder HW, Gaab MR. Endoscopic options in children: experience with 134 procedures. J Neurosurg Pediatr 2009;3:81–89

[5] Proaño JV, Torres-Corzo J, Rodríguez-Della Vecchia R, Guizar-Sahagun G, Rangel-Castilla L. Intraventricular and subarachnoid basal cisterns neurocysticercosis: a comparative study between traditional treatment versus neuroendoscopic surgery. Childs Nerv Syst 2009;25:1467–1475

[6] Rangel-Castilla L, Torres-Corzo J, Vecchia RR, Mohanty A, Nauta HJ. Coexistent intraventricular abnormalities in periventricular giant arachnoid cysts. J Neurosurg Pediatr 2009;3:225–231

[7] Schroeder HW, Oertel J, Gaab MR. Endoscopic treatment of cerebrospinal fluid pathway obstructions. Neurosurgery 2007;60 Suppl 1:ONS44–ONS51, discussion ONS51–ONS52

[8] Schroeder HW, Schweim C, Schweim KH, Gaab MR. Analysis of aqueductal cerebrospinal fluid flow after endoscopic aqueductoplasty by using cine phase-contrast magnetic resonance imaging. J Neurosurg 2000;93:237–244

[9] Torres-Corzo J, Rangel-Castilla L. Endoscopic third ventriculostomy. Contemp Neurosurg 2006;28:1–8

[10] Torres-Corzo J, Rodriguez-Della Vecchia R, Rangel-Castilla L. Trapped fourth ventricle treated with shunt placement in the fourth ventricle by direct visualization with flexible neuroendoscope. Minim Invasive Neurosurg 2004;47:86–89

第 **64** 章
经鼻手术后的颅底重建和脑脊液漏的处理 Ⓐ

Leo F. S. Ditzel Filho, Nancy McLaughlin, Daniel F. Kelly, Ricardo Carrau, Daniel M. Prevedello, Amin Kassam

■ 导言和背景

定义、病理生理学和流行病学

• 现代颅底外科往往依赖广泛的颅底骨质切除而获得到达病变的通道，以减少对重要神经血管结构的牵拉。近来发展并普及的扩大经鼻内镜入路(EEA)处理颅底腹侧病变也是基于这个原则：从下方显露肿瘤，早期离断病变的血供，尽可能减少对神经血管结构的骚扰。无论是现代颅底外科还是扩大经鼻入路都需要采用特殊的措施和重建技术修复颅底结构，以预防脑脊液漏和脑组织膨出。

• 经鼻或传统的颅底手术后，凡是出现鼻腔、耳道或头皮切口的脑脊液丢失，流出术后为脊液漏。这些液体也可能在局部聚集形成假性脑膨出，而未通过任何孔道或手术切口外渗。通常是因为重建材料(移植补片或自体筋膜)与缺损周围的硬膜没有完全愈合，可能与下列因素有关：手术部位术后出血、感染、颅内高压(血肿、脑积水、张力性气颅)。

• 上述因素可单独出现也可混合存在，必须进行特殊处理以促进硬膜愈合，防止脑脊液漏复发。

• 不同的手术入路、不同的手术团队、不同的患者(年龄、系统性疾病、病变的病理学)，术后脑脊液漏的发生率有很大差异。比如，经典经鼻蝶入路的脑脊液漏发生率为 1%~13%。

• 最近，本文通讯作者报道了一组 800 例 EEA 患者的手术并发症结果(Kassam, 2008)。发现 CSF 漏与入路的复杂性和硬膜下分离的范围直接相关。本组病例脑脊液漏的总体发生率为 15.9%。其中早期手术的患者没有采用现今的标准鼻中隔(NS)黏膜瓣修复方法，早期脑脊液漏发生率明显高于后期 (NS 黏膜瓣修补)的手术患者。最典型的例子是经鼻蝶颅咽管瘤手术，使用 NS 黏膜瓣后，CSF 漏发生率由最初的 58% 下降到 5.56%。目前仍在继续努力使脑脊液漏发生率进一步降低。

临床表现

• 手术后脑脊液漏可表现出多种症状和体征。

• 主要症状可能与脑脊液流失导致的低颅压有关，或继发于颅腔内外环境的异常沟通(张力性气颅、脑膜炎)。

• 也可能继发局部或全身性感染。

• 常见的症状与体征：

　○ 脑脊液鼻漏(前颅底入路)。

　○ 脑脊液耳漏(经中颅窝、经颞、经乙状窦后入路等)。

　○ 手术切口脑脊液漏。

　○ 皮瓣下积液。

　○ 手术部位局部炎症体征。

　　○ 系统性炎症特征(脑膜炎)。

　　○ 恶心/呕吐。

　　○ 头痛。

　　○ 视力障碍。

　　○ 颈强直。

　　○ 意识水平变化。

诊断和影像

　　• 首先行全身体格检查,查找感染的体征,尤其要注意生命体征和脑膜炎的征象。必须评估脑脊液鼻漏的可能性。

　　• 术后脑脊液漏的诊断流程

　　○ CT 扫描:可发现脑脊液漏的间接征象(颅内积气、脑膨出)。薄层 CT 扫描可能有助于确定漏口的精确部位。

　　○ 脑池造影:漏口的部位不能确定时可行脑池造影。

　　○ 脑脊液实验室检查:如果对流出液性质或来源存有疑虑,β2- 转铁蛋白(几乎仅存于脑脊液内的转铁蛋白的异构体)检测对判定是否为脑脊液最为准确。应注意,漏出的脑脊液可能积存滞留于鼻腔内,并不表现为活动性流液。晕圈征(脑脊液滴落于纸巾上,呈现"光环"样分离)和葡萄糖测定等可为非特异性检测方法。

　　○ 动态鼻内镜检查:所有 EEA 术后的患者都要定期由耳鼻喉科医生进行鼻内镜检查,以防黏膜结痂,并可及时发现脑脊液漏,同时还有助于确定脑脊液漏的确切位置。

治疗方案和备选方法

　　• 带血管蒂的鼻中隔黏膜瓣(Hadad-Bassagasteguy

flap)的应用,彻底变革了颅底内镜手术,可以有效封闭颅底,降低了脑脊液漏的发生率,使经鼻内镜处理复杂病变成为可能。

　　• 鼻中隔黏膜瓣由鼻中隔动脉供血,可覆盖两个相邻经鼻颅底入路的打开范围(即经筛/经蝶骨平台入路、经蝶鞍/经斜坡入路)。此黏膜瓣的另一优点是二次手术时可以再利用;还可以抵抗放射治疗,防止术后蝶窦结痂。

　　• 近年来,本文作者们尝试了几种不同的修补材料组合,以及不同的铺置层次,对 Esposito 等提出的脑脊液漏分级系统进行了改良(表 64.1),非常有助于重建方法的选择,尤其是对于鞍区重建。同样,Patel 等(2010)提出的重建方法选择流程,为重建方法的选择提供了具体的参考标准。对于大多数硬膜开放、进行了硬膜内操作的患者,本文作者常规按下列层次进行重建(图 64.1)。

　　1.嵌入硬膜补片(Dura Gen™, Integra Lifesciences, Plainsboro, NJ)。

　　2.覆盖带蒂组织瓣(鼻中隔黏膜瓣或其他)。

　　3.适当的脂肪移植物。

　　4.保护性覆盖:可吸收性明胶海绵(Gelfoam™, Pfizer Inc., New York, NY)、氧化纤维素止血纱布(Surgicel™, Johnson & Johnson Inc., NewBrunswick, NJ)。

　　5.硬脑膜胶。

　　6.外部压迫(球囊导管或 Doyle 鼻腔夹)。

　　• 对于大多数患者,作者采用这种经典的逐层修复方法;有时也会根据具体情况进行改良。为了避免裸露的鼻中隔过度结痂,作者将对侧鼻中隔后部黏膜覆盖(翻转黏膜瓣)其上,并用可吸收线简单缝合固定。

　　• 鼻中隔黏膜瓣已成为经鼻蝶内镜颅底重建的标准方法,如果不能用此方法,可用其他黏膜或非黏膜组

表 64.1　脑脊液漏的分级系统

脑脊液漏级别	漏液状况描述
0 级	经 Valsalva 实验证实无脑脊液漏
1 级	Valsalva 实验有轻度"滴出"样漏,无明显或仅有小的鞍膈缺损
2 级	中度脑脊液漏,有明显的鞍膈缺损
3 级	累及整个鞍膈或蝶骨平台的硬膜缺损所导致的大量脑脊液漏
4 级	下列入路的硬膜缺损所导致的大量脑脊液漏: • 其他单一或多个入路(如经筛入路或经斜坡入路) • 经蝶鞍和相邻部位入路(如经蝶鞍和蝶骨平台入路)

改编自 Esposito 等(2007 年)。

注意:每个级别需要进一步补充下列危险因素:①脑室开放或至少两个脑池开放(v);②有脑室压力增高的表现(h);③放射治疗后(r)。

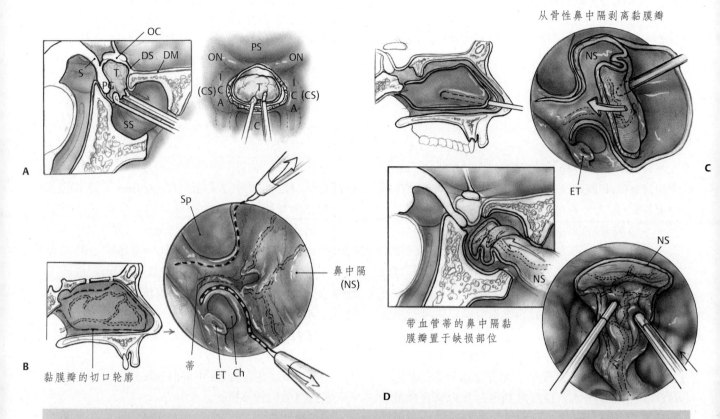

图 64.1　经鼻入路嗅沟脑膜瘤切除术后,应用鼻中隔黏膜瓣重建颅底缺损的手术步骤。(A)正中矢状面及前方视图,显示应用垂体钳及刮匙切除肿瘤。硬脑膜缺损范围跨越嗅沟和蝶骨平台。(B)前面和矢状视图,显示获取鼻中隔黏膜瓣。(C)鼻中隔黏膜瓣的剥离范围和叠放位置。(D)应用硬脑膜胶和 Surgicel™。DM,硬脑膜;DS,鞍膈;OC,视交叉(Ⅱ脑神经);PG,垂体腺;NS,鼻中隔黏膜瓣;TS,鞍结节;T,肿瘤;Ch,后鼻孔;Sp,蝶骨;ET,咽鼓管;ICA,颈内动脉;CS,海绵窦;S,垂体柄;SS,蝶窦;ON,视神经;PS,蝶骨平台;C,斜坡。

织修补。其他组织瓣包括但不限于:

- 中鼻甲黏膜;
- 下鼻甲黏膜;
- 带蒂的上腭;
- 经翼突颞顶筋膜;
- 颅骨骨膜。

• 如果患者有鼻腔手术或炎症病史,黏膜瓣的局部血供可能受损,术中超声探测有助于评估鼻中隔黏膜瓣是否可用。

• 如果术前不能确定是否需要使用带蒂黏膜瓣修补,应该预留挽救性黏膜瓣。手术开始阶段,沿鼻后孔的顶部和蝶窦口的下缘(鼻中隔黏膜瓣血管蒂周围)切开,这样在需要时可以安全地分离和保留血管蒂,确保手术结束时可能需要的鼻中隔黏膜瓣血供良好。

• 尽管颅底手术后的低流量脑脊液漏有可能成功地保守治疗(腰椎引流、乙酰唑胺),但本文作者对 EEA

术后脑脊液漏的处理方法是尽早积极的手术干预,结果发现这一策略可显著降低鼻腔污染继发性脑膜炎的风险。脑脊液引流措施,如腰椎引流,并非常规需要。

所选手术的目的和优点

颅底重建的目的:

• 适当的脑脊液密封性,隔离颅内和颅外。

• 预防术后相邻组织污染继发的脑膜炎。

• 肿瘤切除后,获得最佳的功能和外观结果。

带血管蒂的鼻中隔黏膜瓣重建的优点:

• 减少术后的结痂。

• 会增加颈动脉的组织覆盖,这一区域可能会进行辅助放疗。

• 提高伤口愈合的速度和质量。

• 修补材料充足,无须经济成本。

适应证

颅底重建的适应证:
- 病变侵犯进入硬膜内,术中有明显的脑脊液流出。
- 严重的骨质或软组织缺损,可能影响生理功能和(或)美观。
- 为了避免硬膜下隙与任何颅底黏膜腔的直接沟通。

术后脑脊液漏手术修补的适应证:
- 所有的脑脊液漏都应行外科手术修复。保守的处理措施很可能延误治疗,增加脑膜炎的机会。

禁忌证

- 术后脊液漏手术修补的禁忌证很少,通常与患者的全身状态有关(因系统性疾病失代偿导致临床不稳定的患者)。
- 与其他外科手术一样,必须签署术前知情同意书,手术的风险和获益应与患者交代清楚。
- 脑膜炎不是禁忌证,而是脑脊液漏的手术指征,以防颅内感染进一步扩展加重。

■ 手术细节和准备

术前计划和特殊设备

- 所有颅底手术必须做好颅底重建的准备。移植修补组织的获取部位(例如腹部)必须消毒铺单,暴露于术区。患者的体位摆置也要考虑这一点。
- 对于所有的颅底手术来说,术前计划和详细的影像学检查是必需的。薄层磁共振成像(MRI)和CT融合在一起,用于术中导航。多普勒探头可用于评估组织瓣的可用性,并预防血管损伤(肿瘤生长扭曲正常组织结构时)。
- 加凝血酶的明胶海绵(Gelfoam™)粉可用于鼻腔手术的止血,生物胶可用于硬膜封闭和覆盖。

专家建议/点评

- 术后应避免恶心和呕吐。
- 外部压迫装置(球囊导管、Doyle鼻夹)偶尔会使鼻中隔黏膜皮瓣移位,引起局部缺血或压迫周围的结构。所以这些外部压迫装置应该内镜下放置。仔细观察

这些患者是否有视觉障碍的迹象非常重要,术后增强MRI可发现早期的皮瓣缺血。
- 外部压迫装置撤除之前,倾斜试验(Tilt test)对评估是否有脑脊液漏非常有价值。
- 如果怀疑脑脊液漏,经鼻内镜探查是最确切的处理方法。

手术的关键步骤

经鼻修补脑脊液漏

患者取仰卧位,头部用马蹄形头托固定,并稍向左侧倾斜。经双侧鼻腔手术,由神经外科和耳鼻喉科医生在内镜直视下共同完成。

首先探查鼻腔,结合术前的影像及术中导航,确定漏口的确切位置。发现硬膜缺损后,即可用特定的方法进行重建。鼻中隔黏膜瓣修补技术是内镜颅底手术脑脊液漏修补的经典方法,下面介绍鼻中隔黏膜瓣的制作与应用步骤。

1. 在鼻中隔的矢状面上,分别沿鼻腔底和鼻中隔上缘下方1~2cm水平做两条平行切口。
2. 上、下切口的前部汇合处尽量靠前,恰在鼻前庭皮肤与鼻腔固有黏膜交界处前缘。
3. 在鼻腔后部,上方切口沿蝶窦口下缘向外侧延伸(血管蒂的上部),下方切口沿后鼻孔的顶部向外侧延伸(血管蒂的下部)。
4. 自前向后、从鼻中隔软骨表面剥离黏膜。
5. 剥离血管黏膜蒂,整个带蒂黏膜瓣复合体被游离下来(可以将之暂存于鼻咽部或上颌窦内)。
6. 按前述的方法,逐层进行硬膜缺损修补。

以上是鼻中隔黏膜瓣的标准制作方式,实际工作中,可根据需要(缺损面积的大小)、病变的病理学(良性与恶性)和局部解剖学(肿瘤所致组织缺损程度、先前的感染情况)特点灵活选择。

规避/损伤/风险

- 与所有外科手术一样,颅底重建存在外科手术固有的一般风险,如麻醉风险和感染的风险,必须进行综合分析与评估。
- 还应特别注意内镜颅底修复手术的特殊风险,包括脑神经损伤和颈内动脉损伤。虽然极少见,斜坡旁结构、海绵段颈动脉和相邻的第Ⅱ、Ⅲ、Ⅵ脑神经等可能会受到损伤。

抢救与补救

- 非预期的广泛颅底重建（没有预取经典鼻中隔黏膜瓣），可使用挽救性组织瓣。

■ 结果和术后过程

术后注意事项

- 术后 24 小时内，所有患者均应进行常规影像检查。
- 鼻腔填塞物拔除前（通常是在术后第 5 天拔除），所有的患者都应该给予抗生素。
- Doyle 鼻夹有助于预防鼻腔粘连。严格禁止任何对鼻腔的骚扰性护理措施（引流、探查）。告知患者不要擤鼻涕，打喷嚏时应张口。术后的第一个月应避免剧烈活动。
- 其他措施包括使用止吐药物和润肠通便药物，可减少因颅内压增高引起脑脊液漏的风险。
- 术后 1 个月内，每周行动态鼻内镜评估；之后根据病情进行内镜检查。

并发症

- 颅底修复最主要的并发症是黏膜瓣修补失败，发生脑脊液漏。可能是与以下因素有关：
  - 放置的部位不合适和（或）与骨表面贴合不严密，愈合不良。
  - 带蒂黏膜瓣移位。
  - 血管蒂旋转导致黏膜瓣缺血。
  - 外部压迫导致皮瓣缺血（球囊导管）。
- 其他并发症：无论感染性并发症还是神经血管相关并发症都非常少见，且通常是可接受的。

结果和预后

- 绝大多数的脑脊液漏可通过带蒂黏膜瓣分层修补有效控制。
- 鼻中隔黏膜瓣修补术后，如果仍有持续性的脑脊液漏，可能与放置位置不当或患者过度用力导致的黏膜瓣移位有关。须尽早返回手术室，重新探查、放置黏膜瓣，以避免颅内污染及继发的脑膜炎。

参考文献

[1] Kassam A, Snyderman CH, Mintz A, Gardner P, Carrau RL. Expanded endonasal approach: the rostrocaudal axis. Part II. Posterior clinoids to the foramen magnum. Neurosurg Focus 2005;19:E4

[2] Kassam A, Snyderman CH, Mintz A, Gardner P, Carrau RL. Expanded endonasal approach: the rostrocaudal axis. Part I. Crista galli to the sella turcica. Neurosurg Focus 2005;19:E3

[3] Kassam AB, Gardner P, Snyderman C, Mintz A, Carrau R. Expanded endonasal approach: fully endoscopic, completely transnasal approach to the middle third of the clivus, petrous bone, middle cranial fossa, and infratemporal fossa. Neurosurg Focus 2005;19:E6

[4] Kassam A, Carrau RL, Snyderman CH, Gardner P, Mintz A. Evolution of reconstructive techniques following endoscopic expanded endonasal approaches. Neurosurg Focus 2005;19:E8

[5] Fatemi N, Dusick JR, de Paiva Neto MA, Kelly DF. The endonasal microscopic approach for pituitary adenomas and other parasellar tumors: a 10-year experience. Neurosurgery 2008;63 Suppl 2:244–256, discussion 256

[6] Kassam AB, Prevedello DM, Carrau RL et al. Endoscopic endonasal skull base surgery: analysis of complications in the authors' initial 800 patients. J Neurosurg 2011;114:1544–1568

[7] Esposito F, Dusick JR, Fatemi N, Kelly DF. Graded repair of cranial base defects and cerebrospinal fluid leaks in transsphenoidal surgery. Neurosurgery 2007;60(4 Suppl 2):295–303; discussion 303

[8] Kassam AB, Thomas A, Carrau RL et al. Endoscopic reconstruction of the cranial base using a pedicled nasoseptal flap. Neurosurgery 2008;63(1 Suppl 1): ONS44–52; discussion ONS52

[9] Hadad G, Bassagasteguy L, Carrau RL et al. A novel reconstructive technique after endoscopic expanded endonasal approaches: vascular pedicle nasoseptal flap. Laryngoscope 2006;116:1882–1886

[10] Zanation AM, Carrau RL, Snyderman CH et al. Nasoseptal flap takedown and reuse in revision endoscopic skull base reconstruction. Laryngoscope 2011; 121:42–46

[11] Patel MR, Stadler ME, Snyderman CH et al. How to choose? Endoscopic skull base reconstructive options and limitations. Skull Base 2010;20: 397–404

[12] Zanation AM, Snyderman CH, Carrau RL, Kassam AB, Gardner PA, Prevedello DM. Minimally invasive endoscopic pericranial flap: a new method for endonasal skull base reconstruction. Laryngoscope 2009;119: 13–18

[13] Pinheiro-Neto CD, Carrau RL, Prevedello DM et al. Use of acoustic Doppler sonography to ascertain the feasibility of the pedicled nasoseptal flap after prior bilateral sphenoidotomy. Laryngoscope 2010;120: 1798–1801

第 **4** 部分
脑血管外科

动脉瘤手术

第 **65** 章

前交通动脉瘤手术治疗 Ⓐ

Steven D. Chang, Remi Nader

■ 导言和背景

替代方法

- 血管内栓塞治疗。

目的

- 完全闭塞动脉瘤,从而防止(再)破裂。
- 保护大脑前动脉(ACA)和附近血管和穿支的血流。
- 保护邻近的神经结构。

优点

- 闭塞各种形状和大小的前交通动脉(ACOM)瘤,迅速解除占位效应。
- 前交通动脉瘤破裂导致蛛网膜下隙出血(SAH)的情况下,降低再破裂风险的同时可对血管痉挛进行积极治疗。

适应证

- 破裂的动脉瘤、未来有严重出血风险的或引起占位效应的前交通动脉瘤。

禁忌证

- 老年、有明显内科禁忌或那些有显著症状性血管痉挛的患者应考虑血管内治疗。

- 未破裂的动脉瘤,形状规则,直径小于7mm,在影像学随访表现稳定[基于2003年未破裂的颅内动脉瘤(ISUIA)的国际研究],特别是老年患者。

■ 手术细节和准备

术前计划和特殊设备

- 术前脑血管造影或高质量CTA是必要的(图65.1)。
- 如显微镜、自动牵开器、各种动脉瘤夹(临时和永久性的)等手术器械。
- 其他器械包括锥形或泪滴形吸引器头(Rhoton或Fukushima)、外科显微剥离子(Rhoton)、蛛网膜刀(beaver刀)和术中显微多普勒探头。
- 在许多情况下,术中监测和亚低温等技术是有用的。
- 需要手术中进行血管造影的患者,建议使用可透过放射线的头架。
- 合适的麻醉/药物准备很重要,包括中心静脉置管、有创动脉压监测、术前抗生素和抗癫痫药物的使用。过度通气将pCO_2维持在30~35mmHg、甘露醇和呋塞米的应用,如果计划进行临时阻断应备好巴比妥类药物,术中良好地控制血压。
- 可行脑室外引流(蛛网膜下隙出血的患者)或腰大池引流(未破裂动脉瘤的患者)。

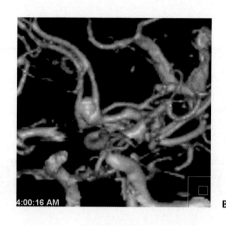

图 65.1 　（A）传统的数字减影血管造影（侧位像）。（*）(B)计算机断层扫描血管造影（斜位像）显示，指向上方、由左侧 A1 供血的前交通动脉瘤。

专家建议/点评

• 手术应由有经验的脑血管神经外科医生来完成。治疗组还应该包括一位电生理医生、一位经验丰富的神经麻醉师和一位神经放射学医生（如果要进行术中脑血管造影）。

• 仔细研究术前血管图像，特别是确定优势侧大脑前动脉（A1 段）和载瘤动脉，这将决定开颅的侧别。

手术的关键步骤

在对患者进行麻醉和插管后，患者的头部使用头架固定。放置动脉压、中心静脉压监测导管及电生理监测电极。头位和头皮的切口与其他前循环动脉瘤相似，通常使用翼点入路。或者根据暴露程度的需要使用眶上或颅眶开颅入路，可使用甘露醇、过度通气和（或）脑脊髓液引流来降低颅压。

通常采用皮肌瓣切开和额颞骨瓣开颅，骨瓣的范围主要是额骨、小部分是颞骨。切除外侧蝶骨大翼，磨除眶后壁上外侧的骨缘，直达前床突基底部。除非颅内段颈内动脉较短，不够临时阻断，否则无须切除前床突。分开侧裂，确认大脑前动脉和大脑中动脉的分叉。用蛛网膜刀锐性离断粘连的蛛网膜，从而将视神经与额叶分离。打开视神经-颈动脉三角释放脑脊液。

在合适的位置放置自动牵开器，向远端追踪大脑前动脉至 ACOM 区域。在需要临时阻断的病例中，确认和保护好 A1 段。前交通动脉位于同侧与对侧的大脑前动脉 A1 段之间的交界处。前交通动脉几乎总是直接位于视交叉之上，必须注意不要损伤视交叉或其他的脑神经。前交通动脉瘤发自前交通动脉，可以指向不同的方向，显露动脉瘤之前应先通过术前影像明确动脉瘤的指向。通过仔细轻柔的显微分离，显露前交通动脉，然后显露动脉瘤颈。确认并保护双侧大脑前动脉

A2 段以及双侧回返动脉（图 65.2）。为了充分显露动脉瘤颈和血管复合体，可能需要切除直回。经软膜下切除直回，直至暴露同侧 A1 段和 A2 段。

双侧 A1 和 A2 组成的"H"形复合体以及动脉瘤颈充分显露后，选择合适的动脉瘤夹。小心将瘤夹放置在动脉瘤的颈部，确保瘤夹叶片完全跨过瘤颈，同时没有穿支血管被误夹。瘤夹的选择很大程度上取决于动脉瘤的指向：指向前方或下方的动脉瘤，通常采用直动脉瘤夹；而指向上方或后方的动脉瘤则需要成窗（环套）动脉瘤夹，夹闭时将同侧 A2 置于套环内。

动脉瘤夹闭后，穿刺动脉瘤，以便进一步的探查、缓解占位效应。分离动脉瘤顶，检查瘤夹叶片尖端，确保夹闭完全。使用双极镊间断电凝动脉瘤顶，使其皱缩。最后确认已夹闭的动脉瘤、瘤夹、周围血管及穿支动脉的形态非常重要，确保没有任何血管发生扭结或闭塞。使用微型多普勒探头确认 A1 和 A2 的血流。必要时可行术中血管造影，以确认动脉瘤完全闭塞、载瘤动脉通畅。如果有蛛网膜下隙出血，可在蛛网膜下隙浸泡少量罂粟碱，以预防血管痉挛。充分止血，常规关颅。

规避/损伤/风险

• 牵拉损伤、视神经损伤或由载瘤或邻近血管的损伤引起的缺血（包括 Heubner 动脉）

• 要注意不要过度牵拉额叶，特别是指向上方的动脉瘤，因为这样增加动脉瘤撕裂的风险。

• 在分离血管的过程中，为避免对穿支动脉的损伤，通常应用可吸收的明胶海绵（Gelfoam™, Rfizer Inc., New York, NY）或可吸收的氧化纤维素止血纱布（Surgicel™, Tohnson & Johnson Inc., New Brunswick, NJ）来控制出血，而不是使用双极电凝烧灼。

• 当靠近动脉瘤的时候，通常避免分离瘤顶，以防动脉瘤破裂或撕裂。

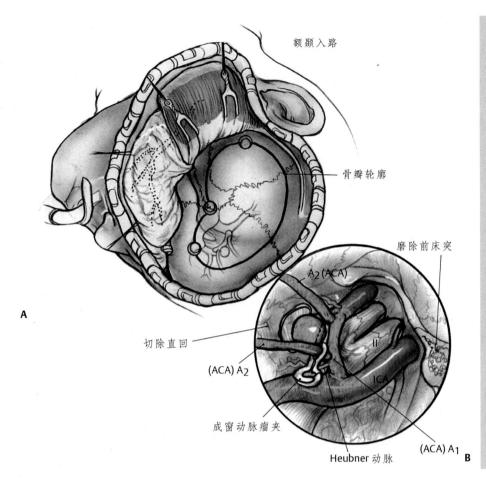

额颞入路

骨瓣轮廓

磨除前床突

A₂(ACA)

II

ICA

切除直回

(ACA) A₂

成窗动脉瘤夹

Heubner 动脉

(ACA) A₁

A

B

图 65.2　(A)打开皮瓣,与颞肌一并牵向下方;翼点开颅的钻孔位置,颅内血管通过红色阴影显示。(B)前交通动脉和动脉瘤周围血管结构的术中观。成窗动脉瘤夹夹闭前交通动脉瘤,并保留大脑前动脉 A2 段。ACA,大脑前动脉;ICA,颈内动脉。

抢救与补救

• 充分的术野显露和脑组织松弛非常重要,以获得近端血管控制和获取足够的空间来放置动脉瘤夹。如果动脉瘤颈发生撕裂,在瘤夹叶片之间垫一小片棉絮、夹闭瘤颈,可安全闭塞动脉瘤。或者如果每侧的 A2 都由各自的 A1 供血,必要时可以夹闭前交通动脉,以确保动脉瘤闭塞(夹闭后用术中多普勒确认血管的通畅性)。

• 对于大动脉瘤或复杂的动脉瘤,可能需要临时阻断双侧 A1,动脉瘤张力下降后,分离动脉瘤顶。这样有助于对动脉瘤的操作和周围远端血管的显露。

• 术中破裂时,使用粗径吸引器,尽可能接近出血点吸除出血;然后,于双侧 A1 和双侧 A2(必要时)放置临时阻断夹。控制出血后,迅速分离瘤颈,放置永久动脉瘤夹,然后移除临时阻断夹。

■ 结果和术后过程

术后注意事项

• 患者术后进重症监护室,密切监护。

• 持续监测血压,静脉补液,维持正常血容量。

• 对于蛛网膜下隙出血的患者,密切监测血管痉挛;怀疑血管痉挛者,早期给予三"H"治疗(高血压、高血容量、血液稀释)。

• 术后血管检查、动脉造影或 CTA 很重要,可评估动脉瘤夹闭情况和前循环血流。

并发症

术中并发症

• 由于牵拉引起的额叶损伤:避免过度牵拉,给予过度通气、甘露醇和 CSF 引流等辅助措施。

- 术中动脉瘤破裂。

- 无法夹闭的动脉瘤：在有良好侧支循环的情况下，可牺牲前交通动脉。某些情况下，搭桥手术也可能是必要的。

- 对周围血管的损伤，比如 A1 段 A2 段或 Heubner 动脉。

- 动脉瘤残余。

术后并发症

- 脑积水：有脑室出血、需要脑室外引流的患者容易发生脑积水，可能需要行分流手术。术中行终板造瘘，可能会减少分流手术的需要。

- 脑水肿：可能继发于梗死或牵拉损伤。

- 血管痉挛。

- 低钠血症、抗利尿激素分泌失调综合征（SIADH）或脑性盐耗：通常持续不到 1 周，可能需要补充生理盐水或高渗盐水，并密切监测电解质。

参考文献

[1] Day AL, Morcos JJ, Revilla F. Management of aneurysms of the anterior circulation. In: Youmans JR, ed. Neurological Surgery, Vol. 2. 4th ed. Philadelphia, PA: WB Saunders; 1996:1272–1309

[2] Kobayashi S, Nitta J, Hongo K, Goel A. Anterior communicating artery aneurysms. In: Goel A, Hongo K, Kobayashi S, eds. Neurosurgery of Complex Tumors & Vascular Lesions. New York, NY: Churchill Livingstone;1997:47–62

[3] Sanchez-Mejia RO, Quiñones-Hinojosa A, Jun P, Lawton MT. Microsurgical management of anterior communicating aneurysms. In: Schmideck HH, Sweet WH, eds. Operative Neurosurgical Techniques. Philadelphia, PA: WB Saunders; 2005:1131–1143

[4] Sano H. Anterior communicating artery aneurysms. In: Sekhar LN, Fessler R, eds. Atlas of Neurosurgical Techniques: Brain. New York: Thieme Medical Publishing: 2006:142–151

[5] Wiebers DO, Whisnant JP, Huston JI, II et al. International Study of Unruptured Intracranial Aneurysms Investigators. Unruptured intracranial aneurysms: natural history, clinical outcome, and risks of surgical and endovascular treatment. Lancet 2003;362:103–110

第 66 章
后交通动脉瘤夹闭术 Ⓐ

Arthur L. Day, Huan Wang

■ 导言和背景

替代方法

- 血管内栓塞、支架植入、动脉瘤孤立和动脉瘤包裹。

目的

- 完全夹闭动脉瘤。
- 保证颈内动脉、后交通动脉和邻近血管的血流通畅。
- 解除对动眼神经的压迫。

优点

- 能够闭塞各种形状和大小的后交通动脉瘤,立即缓解占位效应引起的症状。
- 在破裂动脉瘤中,该方法可更加积极、有效地治疗由蛛网膜下隙出血所致的血管痉挛。

适应证

- 破裂的后交通动脉瘤。
- 具有很大出血风险的后交通动脉瘤。
- 具有动眼神经压迫症状的后交通动脉瘤。

禁忌证

- 高医疗风险或有严重症状性血管痉挛的患者,强烈推荐血管内治疗。
- 影像学随访稳定的,直径<7mm、形状规则的未破裂动脉瘤[根据 2003 年国际未破裂颅内动脉瘤研究(ISUIA)],尤其是老年患者。

■ 手术细节和准备

术前计划和特殊设备

- 术前全脑血管造影或高质量 CT 和 CTA 是必需的。
- 手术器械设备包括手术显微镜、自动牵开器、各种型号的动脉瘤夹(永久瘤夹和无损伤瘤夹)、动脉瘤夹持器和可透射线的头架。
- 诱发电位和脑电图监测。
- 术中动脉造影术、吲哚菁绿(ICG)。
- 适当的麻醉/药物准备,包括留置中心静脉和动脉导管,预防性使用抗生素和抗惊厥药物,通气过度使 PCO_2 维持在 30~35mmHg,给予甘露醇和呋塞米,临时阻断时给予巴比妥类药物,手术过程中持续控制血压稳定。
- 可放置脑室外引流或腰大池引流 (尤其在蛛网膜下隙出血的病例)。

专家建议/点评

- 此类手术应该由接受过专业培训、在脑血管疾病和颅底外科方面具有丰富经验的神经外科医生完成。

• 术中应磨平蝶骨嵴,如果眼动脉段过短或前床突过长,还应该磨除前床突。

• 应使脑组织塌陷良好,充分暴露颈内动脉(确保后交通动脉起点近端有足够空间可以临时阻断)、同侧大脑中动脉和动眼神经,这样可更加精确地夹闭动脉瘤,同时避免过度牵拉脑组织。

• 对于指向外侧侵入颞叶的动脉瘤,应切除更多的额骨,即使有开放额窦的风险;对于复杂动脉瘤,颈部颈动脉区应消毒铺单,做好暴露的准备。

手术的关键步骤

手术体位和骨瓣的大小和其他前循环动脉瘤一样。皮肌瓣切口具有方便和安全的优势(图 66.1A),因此被广泛应用。然而,在复杂动脉瘤、眼动脉段较短或前床突过长的患者中,前床突必须磨除以便充分暴露、安全控制颈内动脉近端。在这种情况下,筋膜间入路(图 66.1B)更加合适,因为其可充分暴露颅底。

后交通动脉瘤的骨性显露范围与脉络膜前动脉、颈内动脉分叉及大脑中动脉近端动脉瘤相似。对于指向外侧凸向颞叶的动脉瘤,需要切除更多的额骨,因为手术通路太靠近颞侧,会增加动脉瘤未成熟破裂的风险。磨除外侧蝶骨翼,向下磨除骨质至眶后壁上外侧薄薄的骨缘,到达前床突(ACP)根部。

由外向内分离侧裂,直到完全暴露颈内动脉和大脑中动脉 M1 段。从侧裂浅静脉的额侧打开侧裂,以便尽可能保护蝶顶窦。充分分离侧裂非常有助于安全地夹闭动脉瘤;指向外侧的动脉瘤常与颞叶粘连,分离时应特别小心,避免撕裂瘤顶。在这种情况下,应更靠额侧分离进入,直到动脉瘤颈充分显露。

后交通动脉起自 ICA 后内侧壁,位于 ICA 转向上外侧(朝向分叉部走行)的弯曲处。典型的 PCOM 动脉瘤起源于后交通动脉起始部的远侧角,指向后方,稍向下、稍向外(图 66.2)。从手术的角度看,即便是后交通动脉被动脉瘤遮挡,在瘤颈的近侧、貌似动脉瘤与 ICA 的交界处,仍可见一个"扁平"的圆点,实为后交通动脉的起始部。将动脉瘤颈从颅底硬膜上轻轻地抬起,可见两个明显的"压迹":第一个(近侧)为颈内动脉-后交通动脉的交界处,第二个(远侧)是后交通动脉-动脉瘤的交界处。特别小心地将后交通动脉从动脉瘤壁轻轻剥离,以便将瘤夹的近侧叶片安全地放置在远侧压迹处,以保护后交通动脉起始部;另一个叶片置于瘤颈远侧,注意避开脉络膜前动脉和轻轻贴附于颈动脉壁的其他穿支动脉。

作者偏好使用微弯的动脉瘤夹,因其可将动脉瘤向内侧延伸的部分完全包含在内,这样可减少动脉瘤复发的概率。许多后交通动脉瘤(尤其是伴有动眼神经麻痹者)有两个分叶,远端的分叶常被小脑幕遮挡。末端的"小泡"经常固定于动眼神经三角,在此处,动脉瘤顶与动眼神经、硬膜紧密粘连。瘤夹闭合过程中经常撕裂这些粘连,导致动脉瘤出血;瘤夹完全闭合后,出血停止。

动脉瘤夹闭满意后,刺破动脉瘤并将其从粘连处分离,这样不仅可以解除动眼神经压迫,还有利于进一步探查。广泛打开 Liliequist 膜,显露、松解后交通动

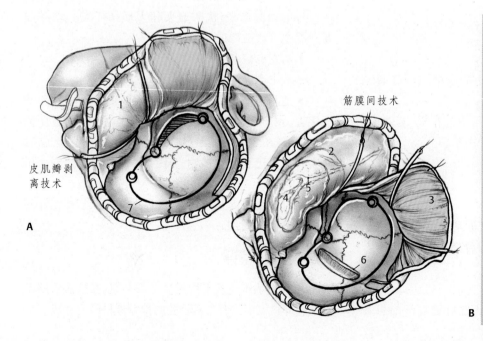

筋膜间技术

皮肌瓣剥离技术

A

B

图 66.1　(A)皮肌瓣技术:皮瓣和颞肌筋膜作为一个整体翻向前下,这种方法能够降低损伤面神经额支的风险,但是翼点上方的肌肉阻碍了颅底的暴露。(B)筋膜间入路:皮瓣单独翻向前方,直到暴露包含有面神经额支的脂肪垫。然后将脂肪垫及其表面筋膜也翻向前方,分离颞肌并将颞肌翻向后下。沿颞上线保留一条颞肌袖及筋膜以便后期颞肌复位固定。1.皮瓣和颞肌筋膜作为一个整体翻向前下;2.皮瓣;3.颞肌;4.脂肪垫;5.面神经额支;6.颞肌袖及筋膜;7.骨瓣轮廓。

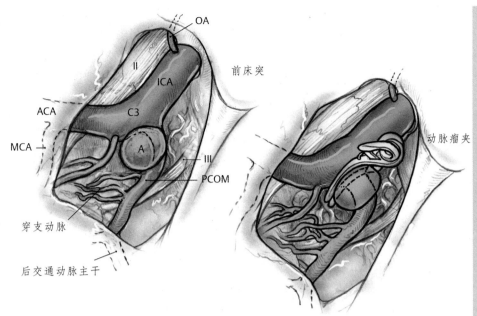

图 66.2　典型的后交通动脉瘤起源于后交通动脉起始部的远侧角，指向后方、稍向下、稍向外；指向动眼神经。后交通动脉走行于动脉瘤内侧，并发出小的分支（丘脑前穿支动脉），可能贴附于动脉瘤表面。MCA，大脑中动脉；ACA，大脑前动脉；ICA，颈内动脉；OA，眼动脉；A，动脉瘤；C3，颈内动脉第 3 段。

及伴行的丘脑穿支血管。然后行术中脑血管造影，确认动脉瘤完全夹闭、载瘤动脉无狭窄。吲哚菁绿（ICG）造影可显示小穿支动脉（尤其是丘脑穿支血管和脉络膜前动脉）的通畅性。充分止血后，常规关颅。

规避/损伤/风险

● 应该避免过度牵拉脑组织或过多的临时阻断，因为可能引起载瘤动脉或相邻血管血循环障碍，导致脑梗死。

● 注意不要过度牵拉颞叶，尤其是当动脉瘤指向外侧时，因为这会增加撕裂动脉瘤顶的风险。

● 术中动脉瘤破裂可能发生在几个不同时期：在开颅完成之前、在获得颅内段颈内动脉近端控制之前、在近端动脉控制后组织分离的最后阶段以及放置动脉瘤夹时。手术一开始就应告知麻醉医生术中维持低血压，尤其是安装 Mayfield 头架时。固定头架时，在头钉部位注射局部麻醉药（如利多卡因）可减少这个环节产生的疼痛。如果放置脑室外引流，应该逐步、缓慢地释放脑脊液，以避免动脉瘤顶周围压力的剧烈变化，尤其是在近期发生过动脉瘤破裂的病例中。

● 近端血管控制后，在动脉瘤或其他血管结构附近，采用锐性分离可避免术中动脉瘤破裂。应避免骚扰动脉瘤顶或小阜。在分离的最后阶段和放置永久性动脉瘤夹之前，应放置近端临时阻断夹，尤其是体积过大或形状不规则、需要从瘤顶部减张后才能夹闭的动脉瘤。

抢救与补救

● 硬脑膜内磨除前床突能够获得充分暴露，在近端控制困难时也应磨除前床突。

● 尽管后交通动脉瘤夹闭被称为"住院医生的手术"，但有时非常危险；动脉瘤夹闭之前的充分术野显露最为关键。

● 在近端控制或开颅完成之前动脉瘤发生破裂：可压迫颈动脉，降低收缩压，使患者处于全身麻醉及过度通气状态，给予甘露醇，行脑室外引流释放脑脊液。如果开颅即将完成或（和）硬脑膜已打开，应压迫同侧颈部颈动脉，同时使用大口径吸引器吸除侧裂近端血液，迅速辨认视神经和颈内动脉，并临时阻断颈内动脉。如果开始手术之前发生破裂，应暂停手术，急诊行CT 检查，根据 CT 结果决定下一步的干预措施。

● 充分的术野显露，有助于在动脉瘤未成熟破裂或夹闭不全时，孤立载瘤动脉。

● 如果发生瘤颈撕裂，可夹闭后交通动脉起始部或（在更糟糕的情况下）使用管状补片式瘤夹（clip-graft，如 Sundt 瘤夹）。使用 Sundt 瘤夹时，必须注意不要误夹脉络膜前动脉和起自后交通动脉的任何分支动脉。

■ 结果和术后过程

术后注意事项

• 术后患者应该在神经外科重症监护室严密监测。

• 神经功能状态如有变化,应尽快安排 CT 检查。

• 持续动态血压监测,静脉输液充分水化、维持正常血容量。

• 对于蛛网膜下隙出血的患者, 应该监测血管痉挛情况,保证足够的液体容量;怀疑血管痉挛时,尽早启动三"H"疗法(高血压、高血容量、血液稀释)。

• 术后血管检查对于评估夹闭效果和后交通、脉络膜前动脉的血流非常重要。血管检查通常在蛛网膜下隙出血后 7 天左右进行, 不仅能够了解动脉瘤是否完全夹闭,而且能够在血管痉挛的高峰期,评估脑血管痉挛存在与否和严重程度。

并发症

术中并发症

• 由于牵拉导致的颞叶或额叶损伤:避免过度牵拉脑组织和使用通气过度、甘露醇、脑脊液外引流(尤其是在蛛网膜下隙出血的病例)等方法有助于减少这种损伤。

• 未能夹闭动脉瘤(见上文)。

• 损伤周围血管, 如后交通动脉穿支或脉络膜前动脉:在放置永久性动脉瘤夹前应充分暴露上述动脉及其分支。放置动脉瘤夹后, 应再次仔细检查邻近动脉,如果误夹或扭曲任何动脉,都应重新调整动脉瘤夹位置。手术过程中局部使用罂粟碱(如果有血管痉挛),术中造影和吲哚菁绿(ICG)造影确认血管解剖形态,有助于避免血管损伤。最后的解剖形态比临时阻断的时长更为重要,因为此段颈内动脉,由于有后循环的血流代偿,能耐受较长的阻断时间。然而,脉络膜前动脉和丘脑穿支动脉不能长时间耐受血管阻断。

• 动眼神经损伤: 在分离过程中应尽量避免对脑神经的骚扰。如果动脉瘤顶与脑神经粘连,冒着神经损伤的风险将其和神经分离开是没有必要的。应打开动脉瘤、清空瘤内血栓,在其与和动眼神经粘连的近侧,切断瘤壁;这样可以最大限度地减少动眼神经损伤,同时可以充分暴露并确认瘤夹放置准确、动脉瘤夹闭满意。

• 动脉瘤残余。

术后并发症

• 脑积水:可出现在广泛蛛网膜下隙出血的病例中,需要脑室外引流或分流术解决脑积水。

• 脑水肿:可能继发于梗死或牵拉损伤。

• 脑血管痉挛及相关的脑梗死。

• 颞叶血肿。

• 脑脊液漏。

参考文献

[1] Day AL, Morcos JJ, Revilla F. Management of aneurysms of the anterior circulation. In: Youmans JR, ed. Neurological Surgery. 4th ed. Vol. 2. Philadelphia, PA: WB Saunders; 1996:1272–1309

[2] Wiebers DO, Whisnant JP, Huston JI, II et al. International Study of Unruptured Intracranial Aneurysms Investigators. Unruptured intracranial aneurysms: natural history, clinical outcome, and risks of surgical and endovascular treatment. Lancet 2003;362:103–110

[3] Chen PR, Amin-Hanjani S, Albuquerque FC, McDougall C, Zabramski JM, Spetzler RF. Outcome of oculomotor nerve palsy from posterior communicating artery aneurysms: comparison of clipping and coiling. Neurosurgery 2006;58:1040–1046, discussion 1040–1046

[4] Shimura T, Hirano A, Llena JF. [Pathology of intracerebral hemorrhage in ruptured aneurysms of the posterior communicating artery at its origin from the internal carotid artery] No Shinkei Geka 1985;13:1169–1173

[5] Feely M, Kapoor S. Third nerve palsy due to posterior communicating artery aneurysm: the importance of early surgery. J Neurol Neurosurg Psychiatry 1987;50:1051–1052

[6] González-Darder JM, Feliu R, Pesudo JV et al. [Surgical management of posterior communicating artery aneurysms based on computed tomographic angiography with three-dimensional reconstruction and without preoperative angiography] Neurocirugia (Astur) 2003;14:207–215

第 **67** 章

颈动脉末端动脉瘤 Ⓐ

Tamer Altay, Cristian Gragnaniello, Remi Nader

■ 导言和背景

定义、病理生理学和流行病学

• 颈内动脉末端动脉瘤(或颈动脉末端动脉瘤)位于颈内动脉"T"形分叉处。类似基底动脉分叉动脉瘤,这种分叉位于血流动力学压力最大的位置,与动脉发出分支的部位相比,此处囊状动脉瘤形成的风险大大增加。

• 该型动脉瘤主要发生在颈内动脉和大脑前动脉A1 段交界处,比颈内动脉和大脑中动脉 M1 段交界更为常见。

• 该型动脉瘤按指向可分为向上、向后和向前三类,其中以向上类型最为常见。动脉壁缺损被认为是动脉瘤形成的潜在原因。

• 颈内动脉末端动脉瘤占颅内动脉瘤的 2%~9%,破裂者常见于年轻人群。20 岁以下人群中,超过 40%的颅内动脉瘤是颈动脉末端动脉瘤。

临床表现

• 临床症状主要取决于动脉瘤破裂与否及其大小。

• 破裂动脉瘤患者的临床表现主要与蛛网膜下隙出血相关,患者主要表现为突然、剧烈的头痛,精神状态改变或意识丧失,癫痫发作,运动障碍或昏迷。

• 出血也可能发生在脑实质内,而没有明显的蛛网膜下隙出血,尤其是瘤顶指向上方的动脉瘤,典型的表现是基底节区出血(在非高血压患者中)。根据血肿的大小和位置,轻者表现为头痛伴恶心、呕吐,重者由于脑疝导致深昏迷。

• 未破裂动脉瘤,当其超过 20mm 时,临床表现通常为明显的占位效应。这包括由于脑神经功能缺损导致的眼肌麻痹或视觉障碍,或由于垂体功能异常导致的激素水平紊乱。

• 该型动脉瘤也可无临床症状,因其他医疗目的而行影像学检查时偶然发现。

诊断和影像

• 现今在大多数医疗中心全脑血管造影(DSA)依然是诊断的金标准。然而,DSA 是一种耗时且具有侵袭性的检查,具有导致缺血或诱发动脉瘤破裂等风险,而且在紧急状况下,DSA 不是一种理想的检查方法。

• 非侵袭性或低敏感性检查包括计算机断层血管造影术(CTA)和磁共振血管造影术(MRA)。尽管有无创的优点,但由于成像原理的问题,MRA 比 CTA 的图像分辨率低。而 CTA 已成为一些医疗中心首选的诊断方法。相比 DSA,CTA 具有一定的优势,不仅检查方便,而且无侵袭性,同时能够为治疗决策提供充足的影像学信息。

• 对于常规 CTA 或 DSA 难以发现的颈内动脉末端动脉瘤,旋转 DSA 及三维重建(3D)技术能够提供帮助。

治疗方案和备选方法

• 观察。

- 显微手术夹闭动脉瘤。
- 血管内栓塞动脉瘤。
- 牺牲载瘤动脉±血管搭桥。
- 治疗方案的选择通常取决于与患者及动脉瘤相关的多种因素。与患者相关的因素包括神经功能情况、高危因素(吸烟、蛛网膜下隙出血病史、高血压)、年龄、性别和是否有基础疾病;而动脉瘤相关因素包括动脉瘤是否破裂、大小、形态、颈/体比例以及是否存在钙化和(或)血栓形成。

所选手术的目的和优点

- 正如希波克拉底誓言所述,"无损于患者为先":治疗方案的确定需要在患者预期寿命及并发症的手术风险与动脉瘤自发破裂出血的风险之间权衡。老年患者预期剩余寿命和并发症带来的手术风险,需要与神经介入医生共同探讨(是否适合介入治疗),与患者及其家属充分地沟通。如果动脉瘤破裂出血的风险优于医疗干预的获益,应考虑密切观察,并采取控制危险因素的措施,如戒烟、降血压等。
- 选择一种合适的方法安全闭塞动脉瘤,防止其破裂或再破裂。显微手术夹闭可即刻闭塞动脉瘤,效果更持久,死亡率(0~7%)和致残率(4%~15%)稍高于血管内栓塞。可同时冲洗脑池内的出血,减少蛛网膜下隙出血患者脑血管痉挛的发生概率。此外,还能清除脑实质内的血肿,消除占位效应。而血管内介入治疗创伤性较小,死亡率(1.5%~11%)和致残率(0~2.5%)较低,但复发率较高,有时需要再次治疗。
- 无论采取何种治疗方案,都应保留正常神经血管结构。
- 无论采取何种治疗方案,都应特别注意保证载瘤动脉的解剖和功能完整。

治疗指征

- 所有动脉瘤,无论大小,如果不治疗,1 个月内再次破裂的风险可达 30%。
- 具有脑神经症状的动脉瘤。
- 巨大动脉瘤,尤其是直径 7mm 及以上者,或近期增大的动脉瘤。
- 危险因素不能有效控制或既往有 SAH 病史的、偶然发现的动脉瘤(无论大小)。
- 年龄小于 65 岁的患者。

外科手术的适应证

- 术者具有丰富的外科手术经验。
- 患者相对年轻(<65 岁)、既往体健且符合上述治疗指征的未破裂动脉瘤。
- 患者相对年轻(<65 岁)、既往体健且 Hunt-Hess 分级小于 IV 级的破裂动脉瘤。
- 患者相对年轻(<65 岁)、既往体健,Hunt-Hess IV 级破裂动脉瘤,伴需要手术清除的脑内血肿。
- 符合治疗指征但不适合血管内栓塞 (因形态、体/颈比及路径等因素)的动脉瘤。

血管内治疗的适应证

- 术者具有丰富的介入治疗经验。
- 患者年龄较大且符合治疗指征的未破裂动脉瘤。
- 伴有外科手术风险较高的并发症,或患者拒绝开颅手术的破裂或未破裂动脉瘤。
- Hunt-Hess IV 级或以上的破裂动脉瘤。

外科手术的禁忌证

- 治疗中心不具备经验丰富的神经外科医生。
- 伴有严重并发症,外科手术风险较高的动脉瘤。
- Hunt-Hess V 级的破裂动脉瘤。

■ 手术细节和准备

术前计划和特殊设备

- 影像学检查:除了 DSA,CTA 及三维重建有助于手术定位。即使进行了全面的 DSA 检查,包括三维旋转,MRI 和 CTA 检查也有帮助,可鉴别真正的动脉瘤壁、大型或巨大动脉瘤瘤内血栓和钙化,以及颅骨与动脉瘤及颈动脉分叉的关系。对于巨大、血泡样(blister-type)或形态异常的动脉瘤,预期牺牲载瘤动脉时,颈内动脉球囊闭塞试验非常重要。
- 术中体感诱发电位(SSEP)和脑电图(EEG)监测,以便临时阻断时使脑电爆发抑制,保护脑组织。
- 围术期使用激素、抗生素和抗癫痫药物,并贯穿整个治疗过程。推荐使用丙泊酚和巴比妥类药物,爆发抑制脑电活动。

- 在后期可能形成脑积水的破裂动脉瘤中，提前放置脑室外引流，有助于术中控制颅内压。对于脑水肿的患者，术前或术中可使用甘露醇和(或)呋塞米。

- 预期术中需要动脉造影时，应提前股动脉置鞘。此外，如果技术允许，可行术中吲哚菁绿(ICG)造影。

- 微血管多普勒超声。

- 对于蛛网膜下隙出血但不需要脑室外引流的患者，术前在手术室行腰椎引流，以便术中缓解脑组织压力。

- 重要的器械和设备包括手术显微镜、手术显微镜、自动牵开器、托手架/椅(保证术者体位舒适、操作方便)、精细的显微器械，包括不同长度和镊尖大小的双极电凝、各种形状和大小的临时/永久动脉瘤夹(以备术中载瘤动脉重建)、管状补片式瘤夹(译者注：如Sundt瘤夹)、血管吻合器械和 6-0 至 10-0 的显微缝线(以备血管损伤时缝合)、至少大小两个吸引器(外接可调压系统)。

专家建议/点评

- 术者需对此类手术有丰富的经验；麻醉团队除了实施麻醉，还应掌握爆发抑制脑电活动、降低颅内压以及亚低温等相关技术；此外，还需要电生理团队，分析解读脑电图和体感诱发电位的细微变化；同时，需要操作熟练的助手/台上护士，在处理动脉瘤未成熟破裂或重要血管损伤时，与术者默契配合。

- 麻醉足够深后，再使用 Mayfield 头架固定头部，以避免疼痛刺激导致血压剧烈波动，引起动脉瘤未成熟破裂。

- 重要的一点是，切皮之前不要局部注射麻醉药物，因为针头可能损伤颞浅动脉，而载瘤动脉意外损伤需要紧急搭桥时，颞浅动脉是理想的供体血管。如果需要局部麻醉，局部麻醉药物中不应包含去甲肾上腺素，因为去甲肾上腺素误入血管会导致血压骤升。

- 维持血压稳定，不要波动。在动脉瘤夹闭之前，理想的血压是控制收缩压在 120mmHg 以下。

- 术前放置中心静脉导管及动脉导管。

手术的关键步骤

采用经典的 Yasargil 翼点入路。以下几个因素影响头部摆放位置，如瘤顶的指向、颈内动脉分叉的高度、动脉瘤相对于 A1 或 M1 的位置和颈动脉分叉处的穿支动脉。通常，大部分动脉瘤指向上方或后方遮盖穿支动脉，头部偏向对侧 30°，能够很好地显露后方的穿支动脉。

此外，头皮切口更长一些有助于手术，因为颈动脉末端动脉瘤较其他动脉瘤位置更高。如果是破裂动脉瘤或有颅内血肿，应采取病灶同侧切口。然而，指向前方或上方的未破裂动脉瘤也可通过对侧开颅安全暴露，尤其伴有对侧动脉瘤时。

切皮之前，给予 1g/kg 的甘露醇，维持到打开硬膜。取发际内额颞部弧形切口，起自颧弓上 1cm 止于距中线 3cm。筋膜间分离，保护面神经额支。使用头皮拉钩将颞肌拉向颞部。行额颞开颅，骨瓣的大小和额、颞分配比例取决于动脉瘤的指向和是否存在颅内血肿。使用咬骨钳或高速磨钻切除深部的颞骨和蝶骨 (至眶上裂)，这个过程应在显微镜下完成。围绕蝶骨弧形打开硬脑膜，并悬吊于周围软组织。

如果不能充分减压，进一步打开终板和终板池。少数情况下，各种保守方法均不能很好地降低脑组织张力，可行脑室穿刺。如果存在较大的血肿，可经小的皮层切口清除部分血肿，增加手术操作空间；剩余的血肿在动脉瘤夹闭后清除。

对于所有动脉瘤，获取近端的血流控制很重要，应在操作动脉瘤之前完成。打开颈动脉池和视神经池，在颈内动脉近端，最好是脉络膜前动脉起始部远侧，游离一段动脉以备临时阻断。颈动脉分叉动脉瘤较其他 Willis 环动脉瘤位置更高，因此，为避免过度牵拉脑组织(主要是指向上方的动脉瘤)，应打开近端侧裂(图67.1A)。

处理向上或向后的颈内动脉分叉动脉瘤时，首先，显露确认侧裂内的 M1 段，然后沿着 M1 向内侧显露颈内动脉分叉。侧裂浅静脉大多靠颞侧走行。在侧裂近端、蛛网膜相对明显的部位，用蛛网膜刀靠近额侧打开蛛网膜，建立一个分离界面。然后，沿这一界面用双极或显微剪向深部分离；看见中动脉 M3 分支后，转为由深向浅(侧裂表面)分离。如无法避免，小的桥静脉可以电凝离断。但是误伤或电凝粗大的侧裂静脉会导致神经功能缺损。

分离至侧裂表面的蛛网膜后，用显微剪锐性打开。这样可将额叶从颞叶逐渐分开。随着分离的进行，颈内动脉末端和 M1 近端逐步暴露，沿着 M1 向内侧分离至其起始部。此时，显露游离一段颈内动脉，以备近端血流控制。然后，越过颈内动脉分叉，进一步向内侧分离至终板池，寻找、显露 A1。

指向前方的动脉瘤很少累及穿支动脉，但常包埋于额底眶回中，牵拉额叶可能导致动脉瘤破裂。同样，沿着视交叉池分离，打开终板池释放脑脊液也可能导

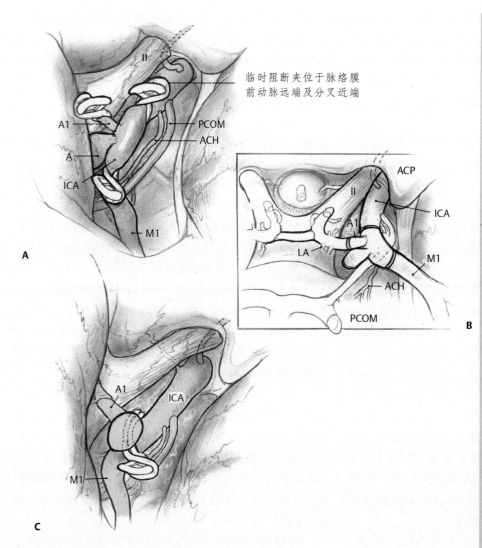

临时阻断夹位于脉络膜
前动脉远端及分叉近端

图 67.1　(A)分开近端侧裂后,在分离瘤顶和放置永久性动脉瘤夹之前,临时阻断颈内动脉(ICA)、大脑中动脉 (MCA) 和大脑前动脉(ACA) 以获得近端和远端血流控制。(B)图中显示了临时阻断的安全区域,以防损伤重要的穿支及其他分支。(C)沿着瘤颈放置永久性动脉瘤夹,同时保护沿大脑中动脉和大脑前动脉分布的穿支动脉。POCM,后交通动脉;ACH,脉络膜前动脉;A,起自颈内动脉的动脉瘤;LA,豆纹动脉;ACP,前床突。

致动脉瘤未成熟破裂。对于指向前方的动脉瘤,从颈动脉池释放脑脊液后, 先从侧裂近端直接向颈内动脉分叉分离, 接着向近端分离颈内动脉,以备近端血流控制。然后朝向动脉瘤分离,目的是辨认 M1 起始部。这些步骤完成后,可安全地向视交叉池和终板分离,释放脑脊液,显露 A1。

临时阻断之前,大脑前动脉 A1 段、大脑中动脉 M1 段、后交通动脉和脉络膜前动脉必须辨认清楚,充分暴露穿支动脉并确认其与动脉瘤的密切关系;另一个需要确认的重要结构是 Heubner 回返动脉(RAH),可能位于瘤颈后方或前方。临时阻断前,挑选合适的临时阻断夹、先行性(pilot)和(或)永久性动脉瘤夹,并安装在夹持器上。临时阻断是分离和夹闭动脉瘤的必需步骤。阻断夹应放置在没有穿支动脉的部位, 理想的部位是脉络膜前动脉远端的 ICA、外侧豆纹动脉内侧的 M1 段以及内侧豆纹动脉外侧的 A1 段(图 67.1B)。放置前,

告知麻醉医生爆发抑制(burst suppression)脑电活动进行神经保护,并且提升血压。临时阻断后,进一步分离瘤体和瘤颈两侧,以备放置先行性或永久性瘤夹(图 67.1C)。应选择大小和形状合适的瘤夹,以便完全夹闭瘤颈同时避免损伤载瘤动脉以及其分支。可能需要使用多个瘤夹加固瘤颈。此外,永久瘤夹可能需要调整,这一操作最好在临时阻断下进行。动脉瘤夹闭后,按由远及近的顺序移除临时阻断夹。然后,用显微剪锐性分离与瘤体粘连的穿支动脉,用双极镊电凝动脉瘤使其皱缩,以便暴露后方的穿支动脉。如果瘤体过大不能皱缩至合适的大小, 可在临时阻断后穿刺动脉瘤,如果有出血,应调整瘤夹位置,然后切除瘤体。瘤体切除后, 仔细检查后方的穿支动脉, 如果有分支被误夹,应在临时阻断下重新调整瘤夹。进一步确认无载瘤动脉和穿支动脉误夹,瘤夹叶片完全跨过动脉瘤颈,然后用双极镊电凝动脉瘤切缘。如瘤夹向远端滑脱,瘤颈

部"狗耳"状残留,应在内侧、紧靠首枚瘤夹另补一枚瘤夹,完全闭塞瘤颈。如果有条件,通过微血管多普勒超声和术中造影[常规造影或吲哚菁绿(ICG)造影)]确认载瘤动脉通畅。局部使用罂粟碱缓解和预防动脉痉挛。充分止血后,水密缝合硬膜,常规关颅。

规避/损伤/风险

- 在颈内动脉内上方,常常发出一个细小分支走行至前床突表面的硬膜,应予电凝离断。如果不小心将其撕裂,会在颈内动脉上形成一个破孔,造成严重且不易控制的出血。

- 如果动脉瘤指向前方,则应避免牵拉额叶,因为该操作会诱发动脉瘤未成熟破裂。

- 指向前方的动脉瘤,先从视交叉池和终板池开始分离时也会诱发动脉瘤未成熟破裂。

- 临时阻断夹应该按照由远及近的顺序移除,否则动脉瘤所在部位腔内压迅速增加会发生破裂。

- 在移除临时阻断夹时,即使有轻微的阻力,也应考虑是否有小的血管卡在临时阻断夹或动脉瘤夹持器上。这一步强调轻柔、谨慎、直视下操作。

抢救与补救

- 如果动脉瘤颈过宽,包含 M1 和 A1 段,应该平行动脉走行放置动脉瘤夹,否则载瘤动脉会发生扭曲和狭窄,还可能出现"狗耳"状瘤颈残留。

- 有时动脉瘤起源可能更偏向 A1,如果不闭塞A1 起始部,可能难以完全夹闭动脉瘤。术前应充分评估侧支循环,以确保血流可从对侧 A1 经前交通动脉充分代偿,依此作为同侧 A1 段是否可以夹闭的依据。

- 应该避免钝性分离和骚扰动脉瘤小阜,尽量减少脑组织牵拉,以防止动脉瘤破裂。在分离过程中,如果动脉瘤破裂,助手应使用大口径吸引器吸走血液,术者使用小吸引器看清动脉瘤的解剖结构。如果破口很小,可用棉片和可吸收明胶海绵(Gelfoam™,Pfizer Inc.,New York, NY)压迫止血。在破口周围继续分离,直至可以夹闭。破口很大,出血难以控制时,如果近端颈内动脉已经暴露,可在此放置临时阻断夹。否则应考虑越过小阜临时夹闭动脉瘤体,先行止血,然后继续分离,暴露动脉瘤颈,放置永久夹夹闭动脉瘤颈,然后移除先前放置的临时夹。在此过程中,降低血压,并给予神经保护剂,以减少脑损伤。

■ 结果和术后过程

术后注意事项

- 通常,患者于神经重症监护室观察至少 2 天,根据术后神经功能状态以及是否有蛛网膜下隙出血,决定是否观察更长时间。预期发生脑血管痉挛的 SAH 患者,应在神经重症监护室度过脑血管痉挛期,一般为5~7 天(有时会超过 2 周)。

- 血流动力学的管理尤为重要,尤其对于蛛网膜下隙出血的患者。动脉瘤夹闭后,对于极有可能发生脑血管痉挛、Hunt-Hess 分级高(大于Ⅲ级)、术中多次和长时间临时阻断的患者,血压应维持在较高水平。可以通过补充血容量及升压药物来提升血压。对于未破裂动脉瘤,收缩压应维持在 140~160mmHg。血液稀释,使血细胞比容维持在 30~35,血红蛋白明显降低的患者应该输入血液制品。

- 对于严重蛛网膜下隙出血或术前留置脑室引流管的患者,应持续引流脑脊液,以清除脑池及脑室内的积血。

- 如果给予激素治疗,降阶梯使用。抗生素应用24 小时,如果有脑室外引流需适当延长。术后应常规给予抗癫痫药物。对于蛛网膜下隙出血的患者,持续给予尼莫地平直到患者出院。

- 无须术后早期复查头部 CT,手术较复杂、患者有新发神经功能缺损或怀疑进展性脑积水时除外。

- 如果术中已行脑血管造影或可以确定动脉瘤夹闭满意,早期复查脑血管造影是不需要的,除非术前或术后经颅多普勒提示存在脑血管痉挛。

- 通常情况下,建议术后 6 周复查头部 CT,6 个月复查头部 CTA。1 年后应行脑血管造影评估是否有动脉瘤复发或新发动脉瘤。

并发症

- 可能的并发症包括:硬膜外、硬膜下或脑实质血肿(止血不彻底或动脉瘤漏血),脑挫伤(过度牵拉),脑水肿[过度牵拉和(或)大的引流静脉损伤],视觉障碍,动眼神经麻痹(术中骚扰过度或动脉瘤夹压迫),尿崩,失语,偏身力弱,严重偏瘫(过度牵拉脑组织、穿支动脉损伤或载瘤动脉狭窄),行为异常,思维混乱,癫痫,神志朦胧,昏迷,动脉瘤夹移位和出血,脑膜炎,骨瓣或皮瓣感染以及脑脊液漏。

结果和预后

● 普遍认为,高龄、较差的神经功能状态(Hunt-Hess Ⅱ~Ⅳ级比Ⅰ~Ⅱ级预后差)以及脑血管痉挛是预后不良的危险因素。此外,对于经验不足的术者,动脉瘤的多样性、指向和大小也是影响预后的因素。

● Yasargil早期(1978)的报道中,28例颈动脉分叉动脉瘤伴蛛网膜下隙出血的患者,预后良好率为100%。1984年,他报道了当时最大的一组病例,55例患者中有10例行颈动脉闭塞,总体死亡率为3.6%。

● Lehecka近期报道了149例显微手术治疗的颈内动脉分叉动脉瘤,研究发现,此类动脉瘤手术的主要难点是保持瘤顶附近所有的穿支动脉血流通畅。因此,需要术前充分研究三维血管构筑和动脉瘤的指向,制订恰当的手术计划。

● Reynier报道了10例颈内动脉分叉动脉瘤的单中心治疗结果,9例患者术后完全无症状,1例(Hunt-Hess Ⅳ级)术后由于血管痉挛导致的并发症而死亡。

参考文献

[1] Miyazawa N, Nukui H, Horikoshi T, Yagishita T, Sugita M, Kanemaru K. Surgical management of aneurysms of the bifurcation of the internal carotid artery. Clin Neurol Neurosurg 2002;104:103–114

[2] Tummala RP, Başkaya MK, Heros RC. Contemporary management of incidental intracranial aneurysms. Neurosurg Focus 2005;18:e9

[3] Chen PR, Frerichs K, Spetzler R. Natural history and general management of unruptured intracranial aneurysms. Neurosurg Focus 2004;17:E1

[4] Sakamoto S, Ohba S, Shibukawa M et al. Characteristics of aneurysms of the internal carotid artery bifurcation. Acta Neurochir (Wien) 2006;148: 139–143

[5] Wardlaw JM, White PM. The detection and management of unruptured intracranial aneurysms. Brain 2000;123:205–221

[6] vanRooij WJ, Sluzewski M, Beute GN. Internal carotid bifurcation aneurysms: frequency, angiographic anatomy and results of coiling in 50 aneurysms. Neuroradiology 2008;50:583–587

[7] Wang Z, Kolega J, Hoi Y et al. Molecular alterations associated with aneurysmal remodeling are localized in the high hemodynamic stress region of a created carotid bifurcation. Neurosurgery 2009;65:169–177

[8] Gupta SK, Khosla VK, Chhabra R et al. Internal carotid artery bifurcation aneurysms: surgical experience. Neurol Med Chir (Tokyo) 2007;47:153–157

[9] Lehecka M, Dashti R, Romani R et al. Microneurosurgical management of internal carotid artery bifurcation aneurysms. Surg Neurol 2009;71:649–667

[10] Reynier Y, Lena G, Vincentelli F, Vigouroux RP. Aneurysm of the internal carotid artery bifurcation. Technical reflections apropos of a series of 10 cases [Article in French] Neurochirurgie 1989;35:242–245

[11] Yasargil MG, Boehm WB, Ho REM. Microsurgical treatment of cerebral aneurysms at the bifurcation of the internal carotid artery. Acta Neurochir (Wien) 1978;41:61–72

[12] Yasargil MG. Microneurosurgery. Vol. 2. Clinical Considerations, Surgery of the Intracranial Aneurysms and Results. Stuttgart, New York: Thieme Medical Publishing; 1984:110–115

第 **68** 章
床突段和床突下颈动脉动脉瘤 Ⓐ

Andrew Davidson, Cristian Cragnaniello, Nazih Assaad, Remi Nader, Michael Kerin Morgan

■ 导言和背景

替代方法

- 血管内治疗。
- 载瘤动脉闭塞和搭桥。

目的

- 安全有效的显微手术修复床突和床突下颈内动脉(ICA)动脉瘤。

优点

- 显微外科手术(夹闭或孤立加搭桥)治疗效果确切,可预防动脉瘤破裂和减压相邻的神经结构。

适应证

- 颈内动脉床突和床突下段的所有动脉瘤均可考虑显微手术修复。以下情况特别适合外科手术:
  - 年轻患者。
  - 破裂动脉瘤。
  - 症状性动脉瘤。
  - 大动脉瘤和巨大动脉瘤。

禁忌证

- 具有下列特征者,倾向于观察或血管内治疗:
  - 老年患者(70 岁以上)可能适合观察。

- 小动脉瘤、无症状动脉瘤可能适合观察与连续的影像学随访。
- 未进入蛛网膜下隙的动脉瘤 (如完全在海绵窦内)可能适合连续的影像学随访。
- 严重钙化的动脉瘤可考虑血管内治疗 (由于显微外科手术很可能需要动脉瘤孤立和血管搭桥)。

■ 手术细节和准备

术前计划和特殊设备

- 应详细与患者和家属讨论有关手术的风险、方法选择和手术预期。
- 熟悉相关解剖是很重要的。床突旁动脉瘤包括颈内动脉海绵状窦段动脉瘤(C3)、床突段动脉瘤(近、远侧硬膜环之间)以及眼动脉段动脉瘤。
- 术前应详细评估和记录视觉功能。
- 术前影像
  - 数字减影血管造影(DSA)和三维(3D)重建(图 68.1)。
  - 非强化的脑部计算机断层扫描(CT)有助于术前识别动脉瘤钙化。
  - CT 血管造影 (CTA): 对于判定动脉瘤起源于颈内动脉海绵状窦段、床突段或眼动脉段(硬膜外、硬膜内还是硬膜内外都涉及),视柱是一个有用的标志。
  - 球囊闭塞试验(BTO)可能有助于判断在计划颈内动脉闭塞时是否需要动脉搭桥。

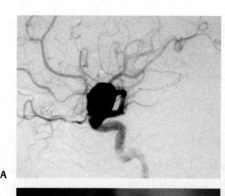
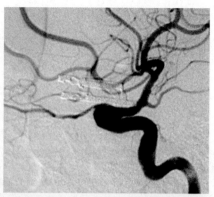
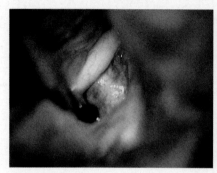
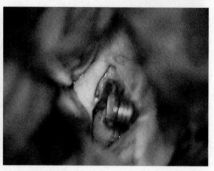

图 68.1 (A)术前数字减影血管造影(DSA)显示左侧眼动脉大型动脉瘤。(B)术后 DSA 显示动脉瘤夹闭完全,所有颈动脉分支血流通畅,无血管痉挛。(★)(C)床突旁动脉瘤术中图片,经颅眶颧入路,硬膜外前床突磨除,分离侧裂显露动脉瘤。(★)(D)应用直夹行颈动脉重塑。

• 对于指向内侧的、床突旁小型动脉瘤(起自垂体上动脉),应考虑对侧入路。

• 术中注意事项

　○ 经验丰富的手术团队(包括神经麻醉师、上台护士、手术助手)是至关重要的。

　○ 中心静脉导管不应在同侧颈静脉,因其可能妨碍颈部颈动脉的暴露。

　○ 需要一系列的动脉瘤夹(包括开窗夹、加强夹和成角夹)来处理此类复杂的动脉瘤。

　○ 需要一个高速颅钻(包括各种金刚钻头),以便需要时磨除前床突。

　○ 对于大或巨大的动脉瘤,应暴露颈部的颈动脉以提供近端控制。

　○ 对于可能行动脉瘤孤立和血管搭桥的病例,术前应在体表标记大隐静脉。

专家建议/点评

• 详细了解海绵窦的 3D 解剖对于显露此部位的动脉瘤至关重要(包括内、外硬脑膜环,颈内动脉分段和分支,前床突和视柱)(图 68.2 和图 68.3)。

• 几乎所有病例都应暴露同侧颈部颈动脉,以确保近端控制(除了远侧硬膜环远端的、较小的、指向上方的动脉瘤)。

• 对于大多数床突旁动脉瘤,在处理动脉瘤之前最好磨除前床突。根据动脉瘤的位置和指向,进一步切除视神经管顶壁,打开硬膜环,有助于动脉瘤夹闭,提高安全性。

• 安全的前床突切除是非常重要的,一些重要的操作,如从眶上裂和海绵窦侧壁"剥离"颞叶硬脑膜固有层,可使前床突切除更加容易。这一操作可暴露床突的全长,有助于安全容易地取下已离断的床突。床突完全离断后,注意不要粗暴地拉出,因其可能为镰形,以弯曲的骨角"拥抱"颈动脉。

• 可在颈动脉床突段使用临时阻断夹,以使动脉瘤软化。

• 指向上方的动脉瘤,所谓的真性眼动脉瘤,刚好在眼动脉起始部的远角处,通常完全突入蛛网膜下隙。此类动脉瘤最可能出现视觉障碍,因为多数情况下,其生长方向为上方或内上方,造成对视神经的直接压迫(图 68.2A,B)。它们在 DSA 的侧位和斜位上最为明显。前床突切除和远侧硬膜环打开非常重要,以避免瘤夹的"吊带效应"或硬膜环嵌顿所致的颈动脉狭窄。

• 起自颈动脉下壁的动脉瘤完全位于蛛网膜下隙。它们指向内侧,可突至鞍上间隙,对视路造成压迫。这些动脉瘤容易抬高垂体上动脉分支,在其内表面常可见拉伸的垂体上动脉(图 68.2C,D)。前床突切除是

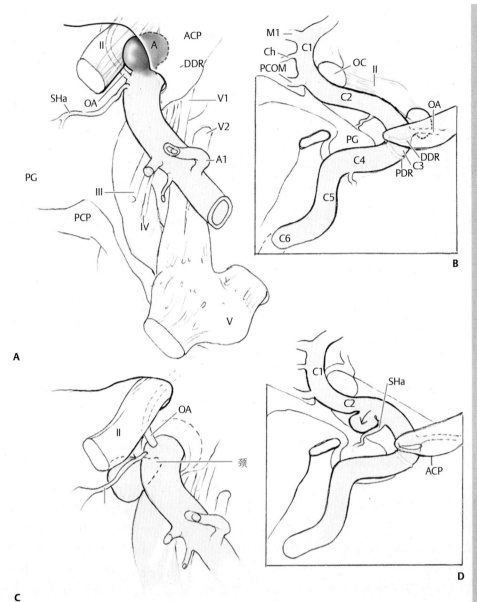

图 68.2　(A)前床突切除后右侧海绵窦的手术视角,显示床突段颈内动脉(ICA)与床突旁动脉瘤的位置及它们与周围结构和脑神经的关系。(B)床突段颈内动脉及各种动脉瘤与周围结构的关系 (侧面观)。图示为指向上方的动脉瘤(真性眼动脉瘤),起自眼动脉起始部远端,向内上方生长压迫视神经。(C)垂体上床突旁动脉瘤的手术视角,与垂体上动脉、眼动脉和视神经(Ⅱ)关系密切。可见动脉瘤抬高垂体上动脉。(C)所述动脉瘤的侧面观。SHa,垂体上动脉;PC,垂体腺;OA,眼动脉;PCP,后床突;DDR,远侧硬膜环;PDR, 近侧硬膜环;ACP,前床突;OC,视交叉;Ch,脉络膜前动脉;PCOM,后交通动脉;A,动脉瘤。

必不可少的,以完全显露动脉瘤颈。对于大的动脉瘤,需从不同角度显露瘤颈,可切开硬膜环,移动颈内动脉,以助于瘤颈显露。

● 起自颈内动脉外侧壁的动脉瘤同时位于蛛网膜下隙内和前床突覆盖的硬膜外隙,在眼动脉起始部的近端(图 68.3)。它们的形状取决于位于蛛网膜下隙和前床突硬膜外的瘤体占比 (当位于两部分的瘤体体积相等时,动脉瘤呈双叶状的)。

● 颈动脉内侧壁可发生垂体上动脉瘤和颈动脉窝动脉瘤(罕见),取决于动脉瘤颈靠近垂体上动脉还是眼动脉起始部。垂体上动脉瘤可生长至鞍区,类似垂体占位。处理此类动脉瘤时(特别是大或巨大的病例),广

泛地打开视神经管顶壁至视神经眶内部是非常重要的。移位视神经可改善垂体上动脉的显露。如果有可能,小的垂体上动脉瘤最好经对侧入路处理。

手术的关键步骤

患者取仰卧位,三钉头架固定头部。采用标准动脉瘤手术体位,无须太多变化。头部后仰、向对侧旋转5°、侧屈15°,使颧凸位于最高点。常规暴露颈部颈动脉。详见颈动脉内膜剥脱术。开颅之前,给予甘露醇(1g/kg)。

行单侧单骨瓣眶额颞开颅术。切除眶上缘和外侧缘,暴露眶上裂额颞硬脑膜褶皱。或者进一步切除部分颧弓,转换为眶颧开颅术,适用于海绵窦受累需要更低

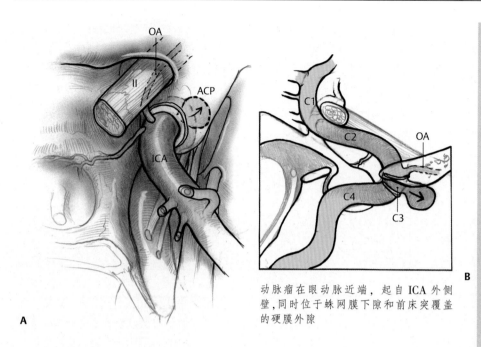

动脉瘤在眼动脉近端,起自 ICA 外侧壁,同时位于蛛网膜下隙和前床突覆盖的硬膜外隙

图 68.3　(A)床突旁动脉瘤(箭头)的手术视角,其起自颈内动脉远环近端的颈内动脉侧壁,与前床突和眼动脉等周围结构关系密切。(B)图(A)所述动脉瘤的侧面观。OA,眼动脉;ACP,前床突。

的手术通路时。用 2mm 直径的金刚砂高速钻头,选择性地经硬膜外,部分磨除前床突。向下磨除视柱,以便移动视神经。打开硬脑膜,分开外侧裂,打开视神经上方的蛛网膜。切开镰状韧带,移动视神经,显露眼动脉。切开颈动脉周围的硬膜外环,动脉上残留一圈"硬膜领"。

此时,近端床突旁颈动脉被暴露。可见部分动脉瘤壁。然后从硬膜内分离,打开侧裂。解剖学条件允许的情况下从近及远广泛地分离侧裂。除了甘露醇或呋塞米等辅助措施外,脑室引流能进一步降低脑组织张力。分离显露动脉瘤近端和远端的颈内动脉应充分暴露。然后分离动脉瘤壁周围的蛛网膜和脑神经。接近视神经时必须小心,尽量减少对视神经的操作,因为可能造成永久性损伤。接近动脉瘤顶时,亦应谨慎,因为此处的瘤壁可能菲薄易破。夹闭动脉瘤之前,尽可能分离和显露整个瘤颈和至少 1/3 的瘤壁(通常在临时阻断之前);这一点非常重要,特别是对于巨大动脉瘤。如果显露和分离不充分,夹闭时可能会误夹载瘤动脉,或者临时阻断后需要额外花费时间进一步分离,这可能会造成缺血性脑损伤。进行这一关键步骤时,需要有一个经验丰富的助手,准备两个吸引器以防动脉瘤破裂(术者使用较小的吸引器并降低吸力)。放置瘤夹之前,辨识颈内动脉的分支及其与动脉瘤的关系非常重要。使用各种显微剥离子(如 Rhoton 剥离子)和显微剪小心地解剖分离。接近血管结构时,使用显微剪或片锐性分离相对更安全,以防血管过度牵拉和撕裂。动脉瘤的床突

下和海绵状部分可能需在临时阻断后分离显露。

动脉瘤大部分(尽可能安全)显露后,于动脉瘤近端(通常在颈动脉颈段)和远端的颈内动脉分布放置瘤夹行临时阻断。在进行这一关键步骤之前(最好是手术开始之前),必须确定动脉瘤的处理方式是临时阻断动脉后原位夹闭,还是永久阻断动脉加血管搭桥。然后给予巴比妥盐进行神经保护,记录临时阻断时间。对于复杂或巨大动脉瘤,使用巴比妥类药物深度抑制脑活动时,应行脑电图(EEG)监测。临时阻断后,动脉瘤可能并不完全塌陷,需要使用连接注射器的 25G 小号蝶形针,从离瘤颈尽可能远的部位刺入动脉瘤,抽出瘤腔内血液。然后,快速地从周围结构分离动脉体。

根据瘤颈的解剖和动脉瘤的大小,永久性动脉瘤夹放置的策略有所不同。指向上方的动脉瘤可用直形或微弯的动脉瘤夹。指向下方和(或)巨大动脉瘤通常需要使用开窗夹和(或)成角夹组合夹闭,重建载瘤动脉。通常建议瘤夹叶片平行颈内动脉的轴线,以防过度牵拉,撕裂瘤颈。如果瘤颈较小,并且伴有分支动脉起源于颈部水平,可垂直于颈内动脉轴线夹闭(可能是唯一可行的选择)。动脉瘤夹闭后,使用双极电凝缩小动脉瘤体。分离确认瘤夹叶片远端非常重要,以确保没有任何动脉分支(如后交通或脉络膜前动脉)或穿支被误夹。应用多个开窗动脉瘤夹时,瘤夹的弹簧系统须尽可能平行,以确保准确地对合,避免交叉咬合。血栓动脉瘤时,瘤夹可能闭合不全,可能需要打开动脉瘤并切除血栓。需注意避免血栓进入颈内动脉。

解除临时阻断时必须缓慢而小心,因为血流恢复可能导致永久夹的移位。如果发生,可能需要调整瘤夹或用另一个永久夹增强夹闭。一旦动脉瘤夹闭完成,应用术中多普勒超声或吲哚菁绿(ICG)视频血管造影,确认载瘤动脉及其分支血流通畅。

硬脑膜关闭后,对前床突切除的部位进行严密检查,以便在关颅前发现脑脊液漏的潜在位点,并及时封闭。术后行血管造影,确保动脉瘤完全闭塞,载瘤动脉无狭窄。

规避/损伤/风险

- 在前床突切除过程中可能遇到海绵窦的侵袭性静脉出血;可使用氧化纤维素止血纱布压迫来控制出血。
- 在 5%~10% 的病例中,前床突明显气化(蝶窦的延续);如果气窦开放,可用氧化纤维素止血纱布或明胶海绵压迫,并用骨蜡封闭。待动脉瘤处理完毕、硬脑膜关闭后,可用颞肌和筋膜及纤维蛋白胶封闭。
- 对于"真性眼动脉瘤",最关键的是避免误夹垂体上动脉或其分支。可通过选择长度适当的瘤夹并使用术中 DSA 或荧光视频血管造影确认来避免。
- 床突下动脉瘤夹闭过程中最具挑战的内容之一,是保留动脉瘤体内侧被拉长的垂体上动脉。对这些小动脉过度操作和游离可能导致它们形成血栓,因此应尽量减少此处的分离和操作。对于较大和巨大的动脉瘤,最安全的策略可能是用开窗瘤夹重塑颈动脉。
- 在磨除前床突过程中,用小号的金刚砂钻头,打磨时频繁停顿,并大量冲水,可避免对视神经的热损伤。
- 外侧型床突旁动脉瘤,如果较大,可能牵拉眼神经,在分离动脉瘤时有损伤动眼神经的风险。应牢记这一点,以减少对动眼神经的机械损伤。
- 对于部分血栓化的动脉瘤,术前开始阿司匹林治疗,并尽量减少对血管的操作。

抢救与补救

- 夹闭时,最好将瘤夹的一个叶片置于海绵窦内,另一叶片置于在硬膜内(有效地将动脉瘤夹闭到硬膜外环)。这样可降低夹闭时撕裂动脉瘤颈的风险。
- 术中动脉瘤破裂或医源性颈动脉损伤需要快速的近端和远端载瘤动脉临时阻断;这种情况下,颈部颈动脉的显露是非常重要的。临时阻断颈内动脉过程中,脑保护(应用巴比妥药物和适度升高血压以增加侧支血流)是必要的。

- 如果不能进行原位修复,则可能需要永久性孤立受累段动脉,并行隐静脉移植血管搭桥。
- 外侧型床突旁动脉瘤术中破裂的风险最大,因为它们与前床突关系密切,有时甚至侵入床突。这种情况下磨除前床突时需特别小心,提前显露颈部颈内动脉非常关键。

■ 结果和术后过程

术后注意事项

- 患者术后于专门的神经外科重症监护病房监护至少 24 小时。
- 皮质激素不做常规使用。
- 术后第 1 天行 CT 或 CTA 检查;然而由于这些检查较难确定瘤夹部位的血管解剖结构,应在术后 5 天内行 DSA 检查,并根据需要行再次手术或动脉瘤残颈的血管内治疗。
- 脑脊液漏可通过卧床和腰椎脑脊液引流来治疗。如果上述方法无效,可能需要手术探查修复脑脊液瘘。

并发症

- 血管损伤、脑缺血或梗死,可能继发于:
  - 颈动脉狭窄或闭塞。
  - 穿支损伤或颈动脉远端分支损伤。
  - 血管痉挛。
  - 过度牵拉引起的脑水肿/肿胀。
- 动脉瘤夹闭不全。
- 脑脊液漏(特别是通过气化的前床突)。
- 视觉功能障碍(视神经损伤或缺血)。
- 眼肌麻痹(第 Ⅲ、Ⅳ、Ⅵ 脑神经瘫)。
- 软组织肿胀。
- 感染。
- 血肿(硬膜外、硬膜下、脑内)。
- 与颈部颈内动脉暴露有关的其他并发症。

结果

- 在作者的 175 例手术治疗的床突旁动脉瘤中(包括眼动脉瘤、床突动脉瘤和床突下动脉瘤),只有 11 例需要孤立和搭桥。手术相关新发永久性神经功能缺损(改良 Rankin 评分>1)的发生率为 6.5%,手术死亡率为 1.1%。

参考文献

[1] Figueiredo EG, Tavares WM, Rhoton AL, Jr, De Oliveira E. Surgical nuances of giant paraclinoid aneurysms. Neurosurg Rev 2010;33:27–36

[2] Gonzalez LF, Walker MT, Zabramski JM, Partovi S, Wallace RC, Spetzler RF. Distinction between paraclinoid and cavernous sinus aneurysms with computed tomographic angiography. Neurosurgery 2003;52:1131–1137, discussion 1138–1139

[3] Iihara K, Murao K, Sakai N et al. Unruptured paraclinoid aneurysms: a management strategy. J Neurosurg 2003;99:241–247

[4] Khan N, Yoshimura S, Roth P et al. Conventional microsurgical treatment of paraclinoid aneurysms: state of the art with the use of the selective extradural anterior clinoidectomy SEAC. Acta Neurochir Suppl (Wien) 2005; 94:23–29

[5] Rhoton AL, Jr. The supratentorial arteries. Neurosurgery 2002;51 Suppl: S53–S120

[6] Rhoton AL, Jr. Aneurysms. Neurosurgery 2002;51 Suppl:S121–S158

[7] Rhoton AL, Jr. The cavernous sinus, the cavernous venous plexus, and the carotid collar. Neurosurgery 2002;51 Suppl:S375–S410

[8] Xu BN, Sun ZH, Romani R et al. Microsurgical management of large and giant paraclinoid aneurysms. World Neurosurg 2010;73:137–146, discussion e17, e19

[9] Yonekawa Y. How to perform selective extradural anterior clinoidectomy. In: Sindou M, ed. Practical Handbook of Neurosurgery. Morlenbach, Germany: Springer; 2009: 155–166

[10] Kyoshima K, Shibuya M, Kobayashi S. Surgical management of paraclinoid aneurysms. In: Schmideck HH, Sweet WH, eds. Operative Neurosurgical Techniques., Philadelphia: WB Saunders; 2005:1099–1114

第 **69** 章
眼动脉动脉瘤 Ⓐ

William W. Ashley Jr., Sepideh Amin-Hanjani, Fady Charbel

■ 导言和背景

替代方法

- 锁孔开颅、对侧翼点入路、孤立和搭桥术。

目的

- 手术闭塞眼动脉(OA)瘤,同时避免损伤主要血管周围的神经结构,特别是视神经。

优点

- 同侧翼点开颅:熟悉,更好地控制术中出血,利于穿支血管显露,便于床突切除,动脉瘤颈显露更清楚。
- 硬膜内床突切除:减少动脉瘤破裂的风险。
- 术中血流监测和血管造影:实时评估血流和血管充盈情况。

适应证

- 不适合血管内治疗的颅内眼动脉动脉瘤(图 69.1)。
- 需要立即减压和治愈性闭塞的占位性动脉瘤。

禁忌证

- 对侧视觉障碍。

- 老年患者、严重内科禁忌证的患者。

■ 手术细节和准备

术前计划和特殊设备

- 术前视力评估。
- 数字减影血管造影(DSA)、三维 CT(3D CT)血管成像。
- 术中监护:体感诱发电位(SSEP)、脑电图(EEG)。
- 吲哚菁绿(ICG)血管造影、超声血流探头。
- 手术器械,如自动牵开器、各种动脉瘤夹(临时和永久)、锥形或泪滴状吸引头(Rhoton 或 Fukushima)、显微剥离子(Rhoton)、蛛网膜刀(beaver 刀)、术中微型多普勒探头。
- 合适的麻醉/药物:放置中心静脉和动脉导管,术前使用抗生素和抗癫痫药物,通气过度使 pCO_2 达 30~35mmHg,给予甘露醇和呋塞米,如果预期临时阻断,备好巴比妥类药物,良好控制术中血压。
- 脑室外引流(SAH)或腰椎引流(未破裂型)。

专家建议/点评

- 数字减影血管造影(DSA)的同时(图 69.1),行 3D CT 血管成像检查是有帮助的(图 69.2)。
- 由有经验的脑血管神经外科医生实施手术。治疗小组还应包括电生理医生和有经验的神经医生。

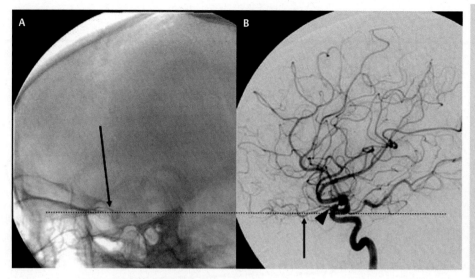

图 69.1 术前 DSA 显示一小的眼动脉动脉瘤(B,三角箭头)。重要的骨性解剖标志是前床突 (A,箭头)的位置。虚线表示减影像与颅骨像相对性的水平。可见病变紧挨着床突。动脉瘤指向上内侧。眼动脉发育良好(B,箭头)。

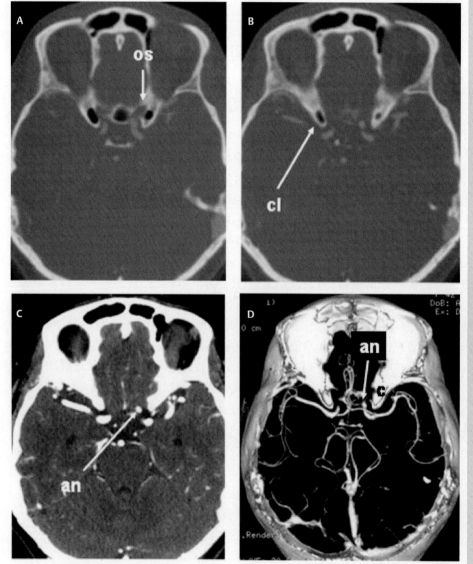

图 69.2 术前 CT 及 CT 血管成像(CTA)(A,B,骨窗;C,软组织;D,三维重建)显示视柱(OS)、气化良好的床突(cl)和动脉瘤顶(an)的位置。重要的是,要注意动脉瘤与视柱和床突的相对位置。还应注意床突的气化程度。最后,应注意动脉瘤的大小、形状和方向与视神经位置的相对关系。本例患者,动脉瘤位于视柱上方,恰在气化良好的前床突水平。动脉瘤较小指向上内侧。术前 3D CTA 提供了更多的解剖细节。很容易看清动脉瘤(箭头)与床突(c)的相对位置。因此,需要磨除前床突,显露动脉瘤颈,还需要游离部分视神经。

手术的关键步骤

可放置腰椎引流管。必要时可显露颈部颈内动脉（破裂的病例），然后行标准翼点开颅。磨平蝶骨嵴，向下至眶上裂。可行硬膜外床前突切除。可将一小块 Gelfoam™(Pfizer Inc., New York, NY) 置于硬膜外骨性显露的深处作为标记。常规打开硬膜。

显微镜下，分开侧裂前部。打开腰椎引流降低脑组织张力。分离显露同侧颈内动脉(ICA)和视神经，打开视神经-颈动脉池的蛛网膜粘连。在许多病例中[尤其是动脉瘤指向前内侧和(或)突入视神经时]，可看见动脉瘤基底部，但是由于前床突阻挡，整个瘤颈并不完全在视野之内。对于破裂动脉瘤，接触动脉瘤之前，近端血流控制非常重要，需要显露颈部 ICA。

术前影像学检查可提示（图 69.1 和图 69.2）是否需要切除前床突，但需根据术中具体情况最后确定。前床突磨除时，可触摸硬膜外预置的可吸收明胶海绵(Gelfoam™)，帮助定位。打开前床突周围及视神经管上方硬脑膜，翻向下方覆盖在视神经上，起到一点保护作用。局部铺置浸湿的明胶海绵块，以便在磨除时保护视神经和 ICA。磨薄视神经管壁，然后切除。打磨床突基底和视柱，磨除床突。最好使用小的切削钻头，因其产热较少，可降低视神经热损伤的危险。打磨时必须非常小心，使用 50%~75% 的转速。此时，助手的帮助非常关键。

床突切除后，床突气化良好时，所有开放的气房用明胶海绵填塞（图 69.2），并且应在关颅时严密封闭。修剪视神经表面的硬膜，打开视神经外侧的镰状韧带，游离视神经。然后显露动脉瘤颈和眼动脉起始部。应该模拟放置临时阻断夹。分离动脉瘤颈，准备放置瘤夹。夹闭前，使用血流探头检测血管的血流量（图 69.3 和图 69.4）。由于空间限制，通常很难测定眼动脉的血流量。有时也测定大脑中动脉(MCA)和大脑前动脉(ACA，A1 段)的血流量。

放置动脉瘤夹。最好选用较小、较短的瘤夹，避免压迫视神经。此外，经常需要成角瘤夹或侧向咬合瘤夹，以便平行颈动脉夹闭。在有些情况下，穿刺抽吸动脉瘤有助于视神经减压。为减少缺血的时间，无须常规进行临时阻断。此外，为了避免牵拉损伤和继发的水肿，除非必需，否则不使用固定牵开器。自动牵开器还会限制动脉瘤的显露。

动脉瘤夹闭后，从外侧和内侧直视下检查，确保动

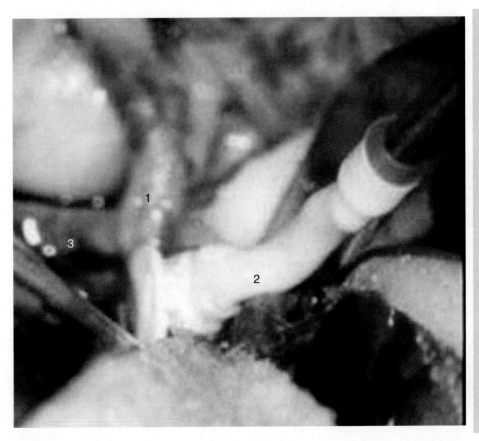

图 69.3 术中图片显示右侧翼点入路，破裂的巨大眼动脉动脉瘤，血流探头位于大脑中动脉 M1 段。大脑前动脉的 A1 段和颈内动脉已标出。本例患者临时应用了牵开器。1.颈内动脉；2.大脑中动脉(M1)上的血流探头；3.大脑前动脉(A1)。

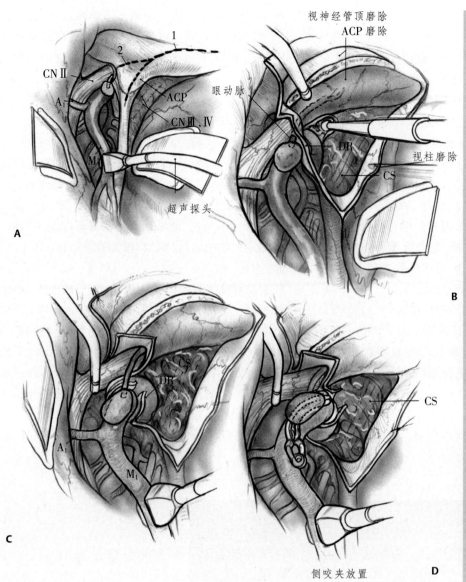

视神经管顶磨除
ACP 磨除

CN Ⅱ
2
1
A₁
ACP
眼动脉
CN Ⅲ、Ⅳ
M₁
超声探头
DR
视柱磨除
CS
CS
DR
A₁
M₁
CS

A

B

C

D

侧咬夹放置

图 69.4　眼动脉动脉瘤夹闭的硬膜内分离步骤示意图。(A)暴露颈内动脉、视神经、大脑前和大脑中动脉第 1 段,可见超声流量探头位于大脑中动脉的 M1 段上。1. 沿蝶骨嵴切开硬膜至前床;2.横行切开镰状韧带。(B)暴露颈内动脉眼动脉段,显露动脉瘤顶;磨除前床突后,进一步用金刚砂钻头磨除视柱和视神经管顶壁。注意颈内动脉周围的外侧硬膜环。(C)打开颈内动脉硬膜环,暴露颈动脉近段,以便在动脉瘤夹闭之前近端阻断。(D)用小的弧形瘤夹夹闭动脉瘤颈,完全闭塞动脉瘤,保留载瘤动脉(包括颈动脉和眼动脉)。DR,硬脑膜环;CS,海绵窦;CN,脑神经;ACP,前床突。

脉瘤完全闭塞、眼动脉保留完好。测定夹闭后血管内的血流量。如果在相同的生理条件下,夹闭后血流量明显下降(>20%~25%),应检查动脉瘤和责任血管是否有扭曲或闭塞。大多数情况下,瘤夹需要调整和(或)取下后再放置。有时急性局部血管痉挛可能是血流下降的原因,应用罂粟碱可解决这一问题。行 ICG 血管造影,确认动脉瘤无残余,颈动脉和眼动脉血流通畅。ICG 不能用于磺胺或青霉素过敏的患者。常规关颅。

规避/损伤/风险

- 巨大动脉瘤:
  - 术前球囊闭塞试验有助于评估侧支循环通畅

情况,以及是否可以牺牲/闭塞载瘤动脉(颈动脉或眼动脉),或是否需要搭桥。
  - 减压动脉瘤、使其皱缩非常重要,以便更好地夹闭动脉瘤、减压视神经。可在颈动脉近端和远端放置临时阻断夹,孤立动脉瘤,然后用小型蝶形针头直接穿刺动脉瘤顶,抽吸缩小动脉瘤。
- 腹侧型大动脉瘤:
  - 可能需要多枚套环瘤夹串联夹闭, 重建载瘤动脉,保证宽阔的载瘤动脉内腔。

抢救与补救

- 为了夹闭动脉瘤,有时不得不牺牲眼动脉。由于颅外的侧支代偿,大多数患者能耐受眼动脉闭塞,而无失明。无侧支代偿时,眼动脉闭塞后失明的风险较高,知情同意书中必须强调。

■ 结果和术后过程

术后注意事项

- 常规术后护理,密切检测视觉功能。
- 对于 SAH 患者,监测血管痉挛,对疑似血管痉挛者早期行三"H"疗法(高血压、高血容量、血液稀释)。
- 术后血管检查非常重要,以评估动脉瘤夹闭和前循环血流情况。可行血管造影或 CT 血管成像。

并发症

- 眼动脉闭塞导致视网膜缺血,或视神经操作或热损伤造成失明/视觉损伤。
- 近端阻断不良,动脉瘤术中破裂。
- 海绵窦出血。
- 经筛窦气房的术后脑脊液漏。

参考文献

[1] De Jesús O, Sekhar LN, Riedel CJ. Clinoid and paraclinoid aneurysms: surgical anatomy, operative techniques, and outcome. Surg Neurol 1999;51:477–487, discussion 487–488

[2] Fries G, Perneczky A, van Lindert E, Bahadori-Mortasawi F. Contralateral and ipsilateral microsurgical approaches to carotid-ophthalmic aneurysms. Neurosurgery 1997;41:333–342, discussion 342–343

[3] Ashley WW, Amin-Hanjani S, Alaraj A, Shin JH, Charbel FT. Flow-assisted surgical cerebral revascularization. Neurosurg Focus 2008;24:E20

[4] Reisch R, Perneczky A. Ten-year experience with the supraorbital subfrontal approach through an eyebrow skin incision. Neurosurgery 2005;57 Suppl: 242–255, discussion 242–255

[5] Kakizawa Y, Tanaka Y, Orz Y, Iwashita T, Hongo K, Kobayashi S. Parameters for contralateral approach to ophthalmic segment aneurysms of the internal carotid artery. Neurosurgery 2000;47:1130–1136, discussion 1136–1137

[6] Kyoshima K, Shibuya M, Kobayashi S. Surgical management of paraclinoid aneurysms. In: Schmideck HH, Sweet WH, eds. Operative Neurosurgical Techniques. Philadelphia: WB Saunders; 2005: 1099–1114

[7] Wiebers DO, Whisnant JP, Huston JI, II et al. International Study of Unruptured Intracranial Aneurysms Investigators. Unruptured intracranial aneurysms: natural history, clinical outcome, and risks of surgical and endovascular treatment. Lancet 2003;362:103–110

第70章
大脑中动脉动脉瘤 Ⓐ

Ali Aljuzair, Yasser Ismail Orz

■ 导言和背景

替代方法

- 观察。
- 血管内治疗。
- 牺牲载瘤动脉并血管搭桥。
- 大脑中动脉(MCA)动脉瘤可通过4种主要方法显露处理:
  - 近端至远端侧裂入路。
  - 远端至近端侧裂入路。
  - 经眉弓眶上锁孔入路。
  - 经颞上回入路。

目的

- 安全暴露和夹闭大脑中动脉瘤。
- 清除血肿。
- 保护周围的脑组织、供血动脉和引流静脉。

优点

- 近端至远端侧裂入路:
  - 起始部开始追踪大脑中动脉更为容易。
- 远端至近端侧裂入路:
  - 首先暴露出动脉瘤的远端,也就是动脉瘤分离中最困难的部分。
  - 减少对额叶和颞叶的牵拉。
  - 降低损伤豆纹动脉的风险。
  - 无须暴露大脑中动脉近端,降低血管痉挛的风险。
- 经眉弓眶上锁孔入路:
  - 切口和骨瓣较小,更加美观。
- 经颞上回入路:
  - 脑牵拉最小。
  - 相对快速的手术过程。
  - 对于存在颅内血肿的患者最具优势。

适应证

- 相对年轻 (<65 岁) 和健康患者的未破裂动脉瘤,直径≥7mm 或近期体积明显增大。
- 相对年轻(<65 岁)和健康患者的破裂动脉瘤,Hunt-Hess 小于Ⅳ级。
- 相对年轻(<65 岁)和健康患者的破裂动脉瘤,Hunt-Hess 为Ⅳ级,合并需要处理的脑内血肿。
- 不适合血管内栓塞,但需要治疗的动脉瘤。
- 不同入路的适应证:
  - 近端到远端侧裂入路:
    - M1 段较短的较大和复杂动脉瘤。
    - 位于岛阈近端的动脉瘤。
    - 侧裂远端分离困难的病例。
  - 远端到近端侧裂入路:
    - M1 段长度正常,位于 M1 分叉部或岛阈远端的 MCA 动脉瘤。
    - 外侧裂近端分离困难的病例(如脑肿胀)。

○ 经眉弓眶上锁孔入路：
－更近端的 MCA 动脉瘤（M1 段或分叉部）。
－CTA 显示动脉瘤与颅骨表面的三维解剖关系适合此入路。
○ 经颞上回入路：
－存在大的实质内血肿。
－急性脑肿胀。

禁忌证

- 血流动力学不稳定或不能耐受开颅手术。
- 明显的内科并发症或高龄不能耐受开颅手术。

■ 手术细节和准备

术前计划和特殊设备

- 术前脑血管造影或高质量的 CTA 是至关重要的。
- 手术设备和器械，如显微镜、自动牵开器以及各种各样的动脉瘤夹（暂时性和永久性）。
- 其他器械包括锥形或泪滴状吸引器头（Rhoton 或 Fukushima）、外科显微剥离子（Rhoton）、蛛网膜刀（beaver 刀）、术中显微多普勒探头。
- 合适的麻醉/药物制剂准备，包括中心静脉压监测、有创动脉压监测、术前抗生素和抗癫痫药。过度通气使 pCO$_2$ 至 30~35mmHg，应用甘露醇和呋塞米，如果计划进行临时阻断应备好巴比妥类药物，术中良好地控制血压。
- 可行脑室外引流（蛛网膜下腔出血的患者）或腰大池引流（未破裂动脉瘤的患者）。

专家建议/点评

- 一般来说，所有脑动脉瘤手术的基本原则是在分离动脉瘤前获得近端和远端控制。这样可以：
○ 降低动脉瘤术中破裂的概率，如果发生术中破裂，会使患者的预后变差。
○ 进行临时阻断。
○ 充分分离显露，以便适当地夹闭动脉瘤颈。

手术的关键步骤

外科解剖

大脑中动脉是脑血管中最大、最复杂的动脉（图 70.1）。它是颈内动脉的两个末端分支中较大的一支。

起点位于侧裂的内侧端，视交叉的外侧，在前穿质的下方，嗅束分叉（分为内外侧嗅纹）的后方。从它的起源，大脑中动脉在蝶骨嵴后大约 1cm，沿着前穿质的外侧平行走行。它发出了一系列穿支动脉，如豆纹动脉。它在侧裂内分叉，弧形向后上急转，形成膝部，到达岛叶表面。在岛叶的周围，分支途经额盖、颞盖和顶盖的内表面，绕过岛盖到达凸面，供应大脑半球外侧面大部和部分底面。大脑中动脉可分为四段。M1 段从其起点至其位于岛阈的膝部。90% 的大脑中动脉在膝部之前发出分叉，所以 M1 段可再分为分叉前段和分叉后段。M2 段为在深部岛叶表面向上或向下走行的分支，至环岛沟（岛叶周围的蛛网膜下池）。M3 段为由内向外跨越岛盖的分支，延续为浅表的皮层分支。M4（皮层）段从侧裂表面开始，在大脑半球的表面延伸。

近端至远端侧裂入路

体位和皮肤切口

患者取仰卧位，手术台背板抬高，使患者头部高于心脏水平，以防静脉充血。头部向对侧旋转 30°，并向后仰 30°，将蝶骨嵴置于术区的最高点，然后用 Mayfield 头架固定头部。

常规消毒，铺巾展单，0.5% 利多卡因溶液浸润皮肤，应用 Raney 头皮夹止血，皮肤切口，始于耳屏前，垂直于颧弓的后根。沿颞肌后 1/3 垂直向上，然后弧形向前到达中线发迹内。因为面神经额支通常位于外耳道前的 8~35mm，所以皮肤切口距离耳屏应小于 5mm，以避免损伤面神经额支。切开头皮至颞浅筋膜深层并翻开皮瓣，沿颞下线切开颞肌附着点、经骨膜下层剥离翻开。

肌肉和骨瓣

确认颞浅筋膜浅层以后，在颞浅筋膜下方（颞肌筋膜和脂肪垫上部）和颞浅筋膜深层以上行筋膜间分离。这样可保留面神经额支和颞浅动脉（STA）；二者分别在颞浅筋膜内及颞浅筋膜上缘走行。颞肌筋膜下部用刀片和 Metzenbaum 剪切开和分离，避免使用单极导致筋膜缘皱缩。用单极切开颞肌，沿着颞下线预留一条肌袖，以备关颅时缝合肌肉。用骨膜剥离子将颞肌从颅骨上剥离。可用手套包裹肌肉，以便在手术结束时保持其湿润和新鲜。然后，向前下翻开肌肉瓣，并用拉钩将其固定在合适的位置。

颅骨上钻 3 个骨孔：第 1 个孔位于关键孔，第 2 个孔位于颞骨鳞部、蝶鳞缝后方，第 3 个孔尽可能接近颅底。然后用 Penfield 3 号剥离子经骨孔剥离硬脑膜，用

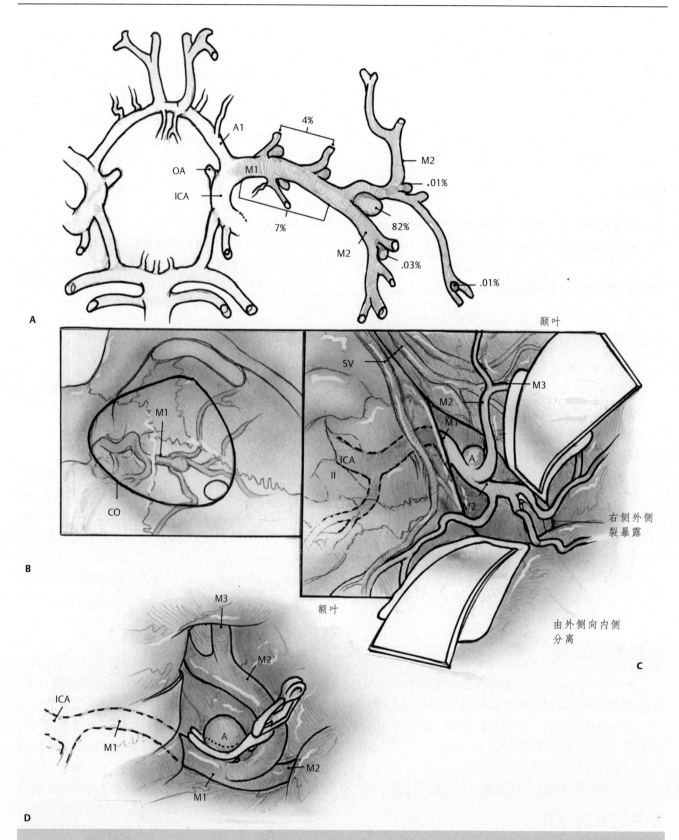

图70.1 (A)Willis环,显示大脑中动脉可能生长动脉瘤的位置。动脉瘤的位置和大脑中动脉本身的解剖决定了入路的选择。所显示的百分比是指该位置的动脉瘤发生频率。(B)额颞开颅,通过相对较小的骨瓣显露大脑中动脉。(C)通过由远及近的方法打开侧裂,显露M1远端动脉瘤。注意侧裂打开之前使用牵开器。(D)动脉瘤夹的应用。注意动脉瘤的近端和远端控制。在某些情况下,无须分离动脉瘤顶。ICA,颈内动脉;OA,眼动脉;A1,大脑前动脉的第1段;M1,M2,M3,大脑中动脉第1、第2和第3段;SV,侧裂静脉;A,动脉瘤;CO,骨瓣轮廓线;Ⅱ,视神经。

铣刀连接骨孔。

分离和夹闭

　　C 形剪打开硬膜,硬膜瓣的基底围绕蝶骨翼。可在额下回(距侧裂前端 2.5cm,侧裂上方 2.5cm)穿刺行脑室引流。引流脑脊液(CSF)将提供一个良好的潜在工作空间,并可在后续磨除蝶骨嵴时,减少对额叶和颞叶的牵拉。连接牵开器系统(Layla 棒),牵开额叶。

　　随着分离的进行,最先看到的是视神经。沿着视神经-颈动脉三角锐性分离蛛网膜小梁,扩大脑池,从而减少对脑组织的牵拉。确认颈内动脉并沿其分离,逐步推进脑压板,分开侧裂。最好是在侧裂静脉的额侧打开侧裂。确认大脑前动脉和大脑中动脉的分叉部,继续沿着 M1 段的前下方分离。豆纹动脉供应基底节和内囊,应予保留。通常,在到达动脉瘤之前,会遇到 1~2 支颞叶或额颞分支。

　　动脉瘤颈部必须分离彻底,以便在动脉瘤和穿支动脉之间的空隙中小心地插入动脉瘤夹的叶片。没有必要分离整个动脉瘤顶。在 M1 段上的动脉瘤通常很小,并且直接向上埋入额叶。对于分叉部动脉瘤,需要轻柔小心地牵拉脑组织,显露 M1 分叉部。因为可能需要临时阻断,所以在豆纹动脉远端、动脉瘤近端,显露足够的空间很重要。在动脉瘤破裂的情况下,最好是用一个临时阻断夹阻断 M1 段后再进行分离,最长阻断 5 分钟的时间,并且在重复临时阻断之前,应该间隔至少5 分钟的时间。广泛分离,近端和远端暴露充分后,可沿最佳轨迹,从不同角度放置永久性阻断夹。

远端至近端侧裂入路

　　头位、皮肤切口、肌肉和骨瓣的分离如上所述。最开始辨认侧裂入口并不一定很容易,通常位于蝶骨嵴后方 3~4cm。有时在皮层表面上可看到一些小皮层分支,可追踪其至 M2。在此入路中,通常在获得近端控制之前,看见动脉瘤复合体。接着向近端分离,可暴露 M1 和豆纹动脉。分离和夹闭的原则如上所述。关于这一入路的更多细节请参考大脑中动脉远端瘤。

经眉弓眶上锁孔入路

体位和皮肤切口

　　头部后仰 15°,并向对侧旋转 15°。Mayfield 头架固定头部。皮肤切口位于眉弓外侧 2/3,眶上神经外侧。切口上缘向上牵拉,下缘牵拉要轻柔以避免术后的眶水肿。

肌肉和骨瓣

　　剥离颞肌前上缘、牵向外侧,然后剥离骨膜、翻向下方。通常在关键孔旁边钻一个骨孔即可。用铣刀切下一个 2.5cm×2.5cm 的骨瓣。如果需要,可在暴露颅骨的上缘中间用金刚砂钻头另磨一个骨孔。尽可能向后切除眶顶,或者磨薄眶顶,与颅底齐平,以提供最大限度的暴露。如果额窦开放,应该用骨蜡或颞肌(若开口很大)封闭。

分离和夹闭

　　弧形剪开硬膜翻向前下方,弧形基底位于眶顶。四周悬吊硬膜。动脉瘤分离和修复的步骤与上述的近端至远端的方法相同。

经颞上回入路

体位和皮肤切口

　　患者仰卧位,头部倾斜 60°。皮肤的切口起自耳屏前,略向后弯曲至耳上,然后向前至发际线。

骨瓣和分离

　　与标准的翼点入路相比,骨瓣稍微向后、向下。在侧裂前端后方 1~1.5cm 切开颞上回。沿侧裂的垂直平面向内侧分离。如果有血肿,清除血肿;接近动脉瘤时,应特别小心, 以免导致动脉瘤破口再出血。血肿清除后,可获得空间更好地分离 MCA。打开蛛网膜,辨认MCA 分支,沿血管向内侧分离。然后,用上述的办法对动脉瘤进行分离和夹闭。

　　常规关颅。

规避/损伤/风险

- 近端至远端侧裂入路:
  - 有损伤近端 MCA 分支的风险。
  - 更多地牵拉额叶和颞叶。
  - 由于要暴露内侧 MCA 分支,血管痉挛的风险较高。
- 远端至近端侧裂入路:
  - 辨认侧裂平面有一定困难。
  - 在获得近端控制之前先遇到动脉瘤。
- 经眉弓眶上锁孔入路:
  - 相对较小的暴露。
  - 需要对额叶和颞叶进行更多的牵拉。
  - 可能很难显露更远端的动脉瘤。
- 颞上回入路:
  - 术后癫痫风险较高。

抢救与补救

• 术中破裂：在 M1 和动脉瘤远端的 MCA 分支上放置临时阻断夹，获得近端和远端血流控制。然后进一步分离动脉瘤，可穿刺动脉瘤顶抽吸减压，以方便分离。临时阻断期间，给予巴比妥，使脑电爆发抑制。如果瘤内血栓硬化、瘤夹闭合不全，可能需要打开动脉瘤，切除瘤内硬化的血栓。

• 复杂的多叶或宽颈动脉瘤，夹闭可能更困难。应该沿着动脉瘤的长轴夹闭。可能需要串联夹闭、重建载瘤动脉。对于这些病例，特别注意不要夹窄载瘤动脉（特别是直径较小的远端 MCA 血管）。有些情况可能需要搭桥手术（如 STA-to-MCA）。

■ 结果和术后过程

术后注意事项

• 患者术后应在重症监护室进行监测。
• 术后进行计算机断层扫描（CT），使用抗癫痫药物。
• 持续血压监测，静脉补液，维持正常血容量。
• 对于蛛网膜下隙出血的患者，密切监测血管痉挛；怀疑血管痉挛者，早期给予三"H"疗法（高血压、高血容量、血液稀释）。
• 术后血管检查、动脉造影或 CTA 很重要，可评估动脉瘤夹闭情况和前循环血流。

并发症

• 术中：
  ○ 误夹导致豆纹动脉的闭塞。
  ○ 动脉瘤破裂。
  ○ 夹闭不全。
• 术后：
  ○ 额叶和颞叶的挫伤（长时间的牵拉）。
  ○ 术后癫痫。
  ○ 术后血肿（实质内、硬膜下、硬膜外）。
  ○ 血管痉挛和卒中。
  ○ 脑积水。
  ○ 全身性或代谢性并发症，如低钠血症、心肌梗死或肺栓塞。

参考文献

[1] Gibo H, Carver CC, Rhoton AL, Jr, Lenkey C, Mitchell RJ. Microsurgical anatomy of the middle cerebral artery. J Neurosurg 1981;54:151–169

[2] Rhoton AL, Jr. The cerebrum. Anatomy. Neurosurgery 2007;61 Suppl:37–118, discussion 118–119

[3] Heros RC, Fritsch MJ. Surgical management of middle cerebral artery aneurysms. Neurosurgery 2001;48:780–785, discussion 785–786

[4] Yasargil MG. Operative anatomy of the middle cerebral artery. In: Yasargil MG, ed. Microneurosurgery. Vol. I. Stuttgart, Germany: Georg Thieme Verlag; 1984:72–91

[5] Yasargil MG. Microneurosurgery: Clinical Considerations, Surgery of the Intracranial Aneurysms and Results. Vol. 2. Stuttgart, Germany: Georg Thieme Verlag; 1984

[6] Sundt TM, Jr, Kobayashi S, Fode NC, Whisnant JP. Results and complications of surgical management of 809 intracranial aneurysms in 722 cases. Related and unrelated to grade of patient, type of aneurysm, and timing of surgery. J Neurosurg 1982;56:753–765

[7] Heros RC, Ojemann RG, Crowell RM. Superior temporal gyrus approach to middle cerebral artery aneurysms: technique and results. Neurosurgery 1982;10:308–313

[8] Bhatoe HS. Transciliary supraorbital keyhole approach in the management of aneurysms of anterior circulation: Operative nuances. Neurol India 2009; 57:599–606

[9] Warren WL, Grant GA. Transciliary orbitofrontozygomatic approach to lesions of the anterior cranial fossa. Neurosurgery 2009;64 Suppl 2:324–329, discussion 329–330

[10] Mitchell P, Vindlacheruvu RR, Mahmood K, Ashpole RD, Grivas A, Mendelow AD. Supraorbital eyebrow minicraniotomy for anterior circulation aneurysms. Surg Neurol 2005;63:47–51, discussion 51

[11] Chicoine MR, Dacey RG, Jr. Middle cerebral artery aneurysms. In: Sekhar LN, Fessler R, eds. Atlas of Neurosurgical Techniques: Brain. New York: Thieme Medical Publishing; 2006:131–141

第**71**章
大脑中动脉远端动脉瘤

Leonardo Rangel-Castillia, Yi Jonathan Zhang

■ 导言和背景

替代方法

- 显微外科夹闭和(或)包裹。
- 血管内治疗。
- 动脉瘤切除和血管搭桥重建。
- "真菌"性大脑中动脉远端动脉瘤(MCAA)可以用抗生素治疗,连续血管造影和密切观察。
- 初步观察,随着时间的推移动脉瘤壁增厚,使其后期更适合手术干预。

目的

- 安全暴露和夹闭远端 MCAA。
- 清除血肿(如果存在)。
- 缺乏侧支循环时,避免血管损伤导致梗死。
- 保护脑功能区及其供血动脉和引流静脉。

优点

- 暴露远端 MCAA,获得近、远端血流控制,清除相关血肿。

适应证

- 远端 MCAA(尤其是 M2~3 和 M3~4 段)。远端 MCAA 是 M1 分叉或三分叉远端 MCA 分支的动脉瘤样扩张。不常见(图 71.1)。

- 抗生素治疗期间感染性动脉瘤可能变小或变大。如果心内膜炎患者有 MCAA,每 1~2 周行脑血管造影,如果动脉瘤形态发生变化,则需要及时进行手术。

禁忌证

- 血流动力学不稳定,不能耐受开颅手术的患者。
- 患有严重并发症或高龄不适合开颅手术的患者。
- 活动性心内膜炎,伴心力衰竭的心脏瓣膜病。

■ 手术细节和准备

术前计划和特殊设备

- 远端 MCAA 可以是与心内膜炎相关的真菌性动脉瘤。因此,建议进行彻底的临床评估,包括超声心动图和脓毒症检查。长期血管外感染性疾病(脓肿、脑膜炎、脓胸)可导致动脉瘤形成。

- 动脉瘤离基底池越远,更可能被脑组织紧密包围,出现脑实质内血肿的可能越大。高达 45% 的远端 MCAA 与脑实质内血肿有关。因此,需要对这种情况进行充分的影像学检查和预防。

- 计算机断层扫描(CT)可评估蛛网膜下隙出血和脑实质内血肿的位置、范围和特征。CT 血管造影(CTA)可以从各个角度观察动脉瘤及其与实质内血肿的空间关系。破裂的远端 MCAA 可表现为急性硬膜下血肿。

- 磁共振成像(MRI)可帮助识别腔内血栓。对比增强 MRI 和 MRA 可用于周围性感染性动脉瘤的定位。

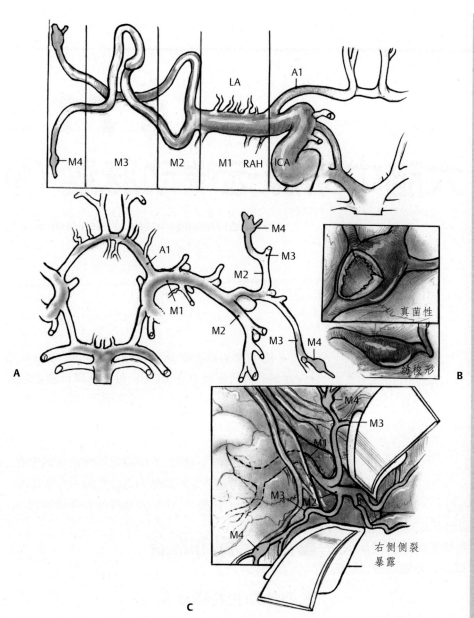

图 71.1 (A)大脑中动脉的走行和分支与 Willis 环和侧裂的关系示意图(M1,水平段;M2,侧裂段;M3 和 M4,皮质段)。(B)真菌性和梭形大脑中动脉动脉瘤示意图。(C)右侧远端侧裂显露和分离,显示大脑中动脉各段。注意 M4 段的小型远端梭形动脉瘤。M1、M2、M3、M4,大脑中动脉的第 1、第 2、第 3 和第 4 段;ICA,颈内动脉;A1,大脑前动脉的第 1 段;RAH,Heubner 动脉(回返动脉);LA,内侧豆纹动脉。

• 传统的数字减影血管造影(DSA)仍然是动脉瘤诊断的金标准(图 71.2 至图 71.4)。DSA 可显示动脉瘤与岛阈、豆纹动脉的关系及其与动脉主干或分叉的距离。随着旋转造影和三维重建的出现,工作角度视图可提供动脉瘤或颈部相关的细节,特别是对于辨别远端 MCAA,因为 MCA 分叉或三分叉附近的血管襻和(或)微小动脉瘤,不从特定的角度观察,很难确诊(图 71.4)。

• 备好脑动脉瘤手术的常规设备,此外,还需微探头多普勒超声、血管搭桥器械。如果行术中血管造影,要使用透射线的 Mayfield 头架。另外,兼容静脉(IV)吲哚菁绿视频血管造影的显微镜,可用于术中评估手术效果。

• Rhoton 剥离子、Fukushima 泪滴形吸引器或 Sundt 吸引器。

专家建议/点评

• 远端 MCAA 很难定位,术中影像神经导航有助于病变的定位。

• 建议从远端向近端分离侧裂,因为操作简单迅速,脑组织牵拉较小。

• 感染性远端 MCAA 的手术解剖受到动脉瘤的形状、邻近血管和动脉瘤位置的影响。

• 所有病例都应进行血管搭桥准备,因为许多远端 MCAA 不适合直接夹闭,因此,术中保留颞浅动脉至关重要。

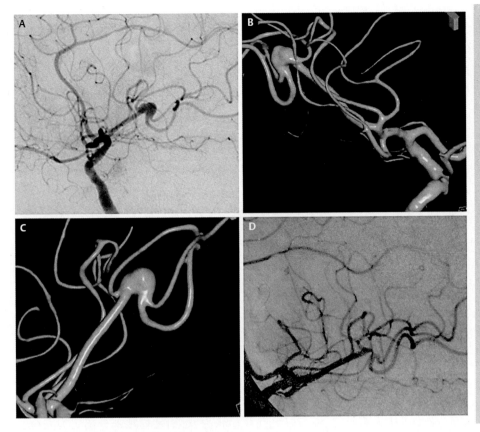

图71.2　患者,68岁，突发头痛。DSA 显示远端大脑中动脉动脉瘤(A–C)。(★)(B)和(C)三维重建显示详细的动脉瘤解剖结构。动脉瘤夹闭后术中血管造影显示动脉瘤完全闭塞及载瘤动脉和相邻分支(D)。患者完全康复。

• 感染性远端 MCAA 非常脆弱,外科手术风险很高。

• 继发于心内膜炎的感染性远端破裂 MCAA,首先处理脑动脉瘤,然后评估是否需要行心脏瓣膜手术。没有开颅指征时,先行心脏瓣膜手术,同时给予静脉抗生素治疗,并密切随访(图71.4)。

手术的关键步骤

患者取仰卧位。头部高于心脏水平，向对侧旋转45°,用三点式头架固定。在头部固定时，最好参考三维想象中的动脉瘤位置和指向。除了极远端 MCAA 之外,所有动脉瘤都可通过标准翼点入路处理。对于极远

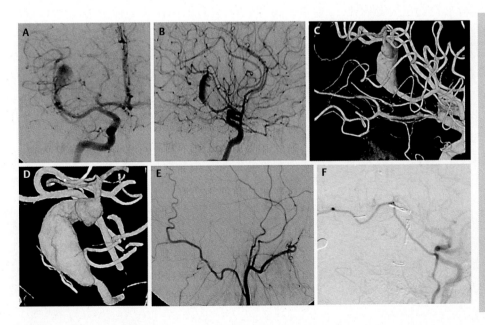

图71.3　患者,男性,21岁,间断复发性左侧感觉异常和癫痫发作。数字减影血管造影(DSA)显示复杂的大脑中动脉远端梭形动脉瘤(A–D),不适合栓塞或夹闭。(A)前后位和(B)侧位。(C)和(D)三维重建显示动脉瘤解剖的细节。患者接受颞浅动脉至大脑中动脉(STA-MCA)搭桥和动脉瘤孤立(E,F 示搭桥和孤立后的 DSA 图像)。患者术后症状消失。

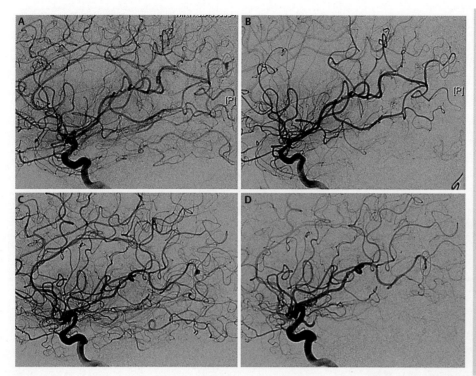

图 71.4　患者,女性,46 岁,短暂性脑缺血发作。已确诊心内膜炎和菌血症。数字减影血管造影(DSA)显示双侧大脑中动脉远端真菌性动脉瘤[左侧动脉瘤(A,B)和右侧动脉瘤(C,D)]。患者接受了心脏瓣膜置换术并给予静脉抗生素治疗 12 周。随访 DSA 显示完全恢复(B,D)。

端 MCAA,需要向后扩大的翼点入路。借助术中血管造影和(或)神经导航精确定位动脉瘤,有助于确定皮瓣和骨窗的范围。大多数 MCAA 处于双分叉或三分叉处,真正的远端 MCAA 不常见。远端 MCAA 可能是梭形动脉瘤或真菌性动脉瘤。但有时在 MCA 的最远端也可发现真正的囊状动脉瘤。许多远端动脉瘤在手术过程中定位比较困难;然而,通过神经导航的帮助和细致的侧裂分离,通常会找到动脉瘤。

　　行标准翼点或扩大翼点开颅。建议分离颞浅动脉,以备血管搭桥(图 71.3)。存在血肿和(或)巨大动脉瘤的情况下,皮瓣略向后扩大,以便于更好地处理动脉瘤和清除血肿。弧形剪开硬脑膜。如果侧裂较浅,则动脉瘤可能非常表浅,甚至可能附着在蝶骨翼的硬脑膜上。先从何处进入侧裂分离 MCA,取决于动脉瘤和血肿的解剖位置和特点,以及 MCA 的走行。可先从近端分离打开侧裂,打开视神经-颈动脉池,暴露颈动脉分叉,沿着 MCA 的主干分离,由内向外打开侧裂,直至显露动脉瘤。或者可以由远端向近端打开侧裂。大多数时候,打开侧裂释放脑脊液后,可获得足够的空间。在远端向侧裂深部进一步分离。若存在血肿,首先清除部分血肿获得足够的操作空间,然后继续分离显露侧裂结构。过度清除血肿可能导致术中动脉瘤未成熟破裂。

　　对于大多数 MCAA,包括更远端的 MCAA,临时阻断可降低动脉瘤张力,进而使瘤顶部分离更为安全、动脉瘤夹闭更加容易。临时阻断时,应给予巴比妥类药物,血压控制在合适的范围(用药物提升血压),并行术中脑电图(EEG)监测。值得注意的是,与颈动脉相比 MCA 远端循环临时阻断的耐受时间明显缩短,应限制在 10 分钟以内,并且需要根据 EEG 的波形变化调整。动脉瘤夹闭后立即移除临时阻断夹,检查 MCA 末端血管。然后使用术中多普勒确认血管通畅性。可以刺破动脉瘤顶以确认动脉瘤完全闭塞,并且电凝残余的动脉瘤顶。如有疑问,可行术中血管造影,明确血管的通畅性。

　　真菌性动脉瘤通常没有明显的瘤颈,扩张的瘤壁上常包含分支血管。这种病变通常需要近端闭塞或孤立,同时远端血管搭桥(图 71.3)。如果不牺牲载瘤动脉或分支血管,许多真菌性动脉瘤不可能夹闭或血管内栓塞。

　　瘤颈部动脉粥样硬化的巨大血栓性动脉瘤,可能需要在重建前打开瘤壁切除血栓或粥样斑块。建议阻断时,通过亚低温和(或)巴比妥类药物使脑电图爆发呈抑制,进行脑保护,同时升高血压。巨大动脉瘤需要特别的手术计划,做好血管搭桥和重建的准备。参见巨大颅内动脉瘤的外科治疗。

　　跟其他翼点开颅术一样,常规关颅。

规避/损伤/风险

- 当发生术中破裂时,临时阻断更为重要。

- 通常夹闭大动脉瘤时,瘤夹不要恰好放置在瘤颈部,因为局部动脉粥样硬化/增厚的瘤壁可能会影响载瘤动脉的腔内管径。

- 术中可通过微型多普勒和(或)血管造影检验载瘤动脉的通畅性,如果发现血流量下降,及时调整动脉瘤夹可避免缺血性并发症。

- 在脑压板下面铺置 TELFA™ 或橡胶皮,可避免脑组织牵拉损伤。广泛分离蛛网膜,减少脑组织牵拉。

- 临时阻断时的穿支动脉损伤,可通过仔细分离显露血管,使用肌片压迫止血(不要电凝)来降低或避免。

抢救与补救

- 动脉瘤未成熟破裂:应避免牵拉动脉瘤突入的脑叶。在临时阻断 M1 或 M2 之前,不应该过多地分离瘤颈。破裂时,阻断近端血管并且用棉片和吸引器压迫动脉瘤顶,然后夹闭动脉瘤(如果容易分离)。

- 分离侧裂时损伤远端 MCA 分支:应该尽可能避免使用双极电凝。仔细解剖和分离侧裂蛛网膜,而不是直接切开进入侧裂。可以将肌肉片放在出血血管上压迫止血而不应电凝,通常可保留血管的通畅性。

- 夹闭时近端的 M3 入瘤口闭塞:最好残留少量瘤颈并予以包裹,而避免近端血管闭塞而导致不可逆性梗死。不能总以"完美"夹闭为目的。可升高血压,促进软膜-软膜侧支代偿,降低预期梗死的范围。如果临床发现有血管闭塞,并且可在首次夹闭 2~3 小时内完成瘤夹调整,则可重新调整动脉瘤夹。晚期再灌注会加重病情。

- 动脉瘤残余:完全显露整个动脉瘤复合体,强烈建议术中血管造影。必要时可调整瘤夹、补充夹闭或包裹。

■ 结果和术后过程

术后注意事项

- 患者在重症监护病房密切观察,治疗血管痉挛和脑积水。

- 继续使用抗生素和抗惊厥药。

- 对于真菌性动脉瘤,密切监测潜在的新发动脉瘤、共存动脉瘤的变化和心血管功能状态非常重要。

并发症

- MCAA 患者,严重永久性功能缺损的(语言障碍、癫痫、偏瘫和视野缺损)发生率较高。

- 最近的 MCAA 研究发现,患者的年龄和动脉瘤的大小是手术预后唯一显著的独立危险因素。

- 多发感染性远端颅内动脉瘤的死亡率非常高。

参考文献

[1] Brust JC, Dickinson PC, Hughes JE, Holtzman RN. The diagnosis and treatment of cerebral mycotic aneurysms. Ann Neurol 1990;27:238–246

[2] Clare CE, Barrow DL. Infectious intracranial aneurysms. Neurosurg Clin N Am 1992;3:551–566

[3] Ducruet AF, Hickman ZL, Zacharia BE et al. Intracranial infectious aneurysms: a comprehensive review. Neurosurg Rev 2010;33:37–46

[4] Elowiz EH, Johnson WD, Milhorat TH. Computerized tomography (CT) localized stereotactic craniotomy for excision of a bacterial intracranial aneurysm. Surg Neurol 1995;44:265–269

[5] Flamm ES, Grigorian AA, Marcovici A. Multifactorial analysis of surgical outcome in patients with unruptured middle cerebral artery aneurysms. Ann Surg 2000;232:570–575

[6] Kannoth S, Thomas SV. Intracranial microbial aneurysm (infectious aneurysm): current options for diagnosis and management. Neurocrit Care 2009;11:120–129

[7] Kanter MC, Hart RG. Neurologic complications of infective endocarditis. Neurology 1991;41:1015–1020

[8] Komotar RJ, Zacharia BE, Mocco J, Connolly ES, Jr. Controversies in the surgical treatment of ruptured intracranial aneurysms: the First Annual J. Lawrence Pool Memorial Research Symposium—controversies in the management of cerebral aneurysms. Neurosurgery 2008;62:396–407, discussion 405–407

[9] Morgan MK, Mahattanakul W, Davidson A, Reid J. Outcome for middle cerebral artery aneurysm surgery. Neurosurgery 2010;67:755–761, discussion 761

[10] Qureshi AI, Vazquez G, Tariq N, Suri MF, Lakshminarayan K, Lanzino G. Impact of International Subarachnoid Aneurysm Trial results on treatment of ruptured intracranial aneurysms in the United States. J Neurosurg 2011;114(3):834–841

[11] Regli L, Dehdashti AR, Uske A, de Tribolet N. Endovascular coiling compared with surgical clipping for the treatment of unruptured middle cerebral artery aneurysms: an update. Acta Neurochir Suppl (Wien) 2002;82:41–46

[12] Shi ZS, Ziegler J, Duckwiler GR et al. Management of giant middle cerebral artery aneurysms with incorporated branches: partial endovascular coiling or combined extracranial-intracranial bypass—a team approach. Neurosurgery 2009;65 Suppl:121–129, discussion 129–131

[13] Son YJ, Han DH, Kim JE. Image-guided surgery for treatment of unruptured middle cerebral artery aneurysms. Neurosurgery 2007;61 Suppl 2:266–271, discussion 271–272

第**72**章

胼周动脉动脉瘤(大脑前动脉远端动脉瘤)Ⓐ

Mohamed Samy Elhammady, Jacques J. Morcos

■ 导言和背景

替代方法

- 单侧或双侧额下入路治疗胼胝体膝下方的近端大脑前动脉(ACA)动脉瘤。
- 血管内治疗。

目的

- 显露 ACA 近端和远端,同时对脑组织骚扰最小。

优点

- 避免皮质切开,脑组织牵拉最小。
- 为动脉瘤性蛛网膜下隙出血(SAH)的患者提供积极的血管痉挛治疗。

适应证

- 该入路可用于大部分远端 ACA 动脉瘤。
- 眶额动脉或胼胝体膝下方的动脉瘤,可通过额下/翼点入路,切开直回(类似于前交通动脉动脉瘤的处理方式)显露处理。

禁忌证

- 伴有内科并发症或神经功能状态较差的患者,强烈推荐血管内治疗。

■ 手术细节和准备

术前计划和特殊设备

- 普通 CT 扫描,评估症状性患者的蛛网膜下隙出血(图 72.1)。
- 术前数字减影血管造影 (DSA)(图 72.2 和图 72.3)或高质量计算机断层血管成像(CTA)或磁共振血管成像(MRA)。
- 常规术前实验室检查、全身麻醉、手术显微镜、细头双极电凝和动脉瘤夹。
- 超声血流探头或吲哚菁绿(ICG)造影,是术中确认动脉瘤夹闭完全和分支血管通畅的重要工具。
- 因胼胝体池内脑脊液(CSF)有限,通常术前放置腰椎引流,以早期松弛脑组织。另一种选择是术前/术中行脑室外引流。
- 在许多情况下,术中监测和亚低温等辅助措施是有用的。
- 在某些情况下,神经导航尤其有用,例如,当动脉瘤较小或胼周和胼缘动脉走行迂曲时。
- 充分的麻醉/药准备是至关重要的,包括中心静脉和动脉置管、术前抗生素和抗惊厥药物。

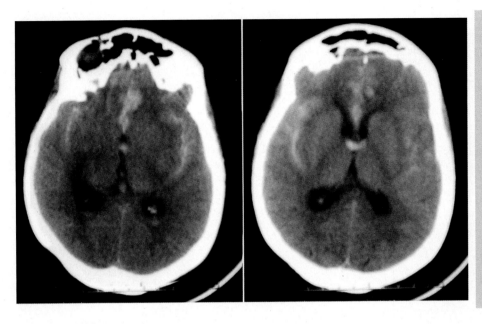

图 72.1　CT 扫描显示大脑前动脉远端动脉瘤的典型蛛网膜下隙出血形式。

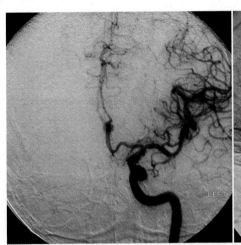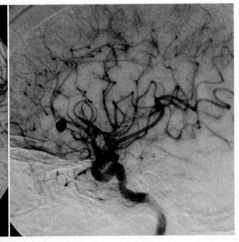

图 72.2　左侧颈动脉后前位和侧位造影显示变异的单支(奇)大脑前动脉 A2 段的动脉瘤。

专家建议/点评

- 这种手术通常由受过专业训练、经验丰富的脑血管外科医生进行。治疗小组还应该包括电生理医生和有经验的神经麻醉医生。

- 仔细研究术前的血管影像,包括静脉期血管造影。应特别注意明确动脉瘤的位置、方向、大小和桥静脉的位置,这对于决定左侧入路还是右侧入路至关重要。

- 此类动脉瘤最常见的部位是在胼周和胼缘动脉的分叉处。

手术的关键步骤

患者取仰卧位,头部中立,并根据动脉瘤沿大脑前动脉(ACA)的位置后仰。或者头部、颈部和躯干侧向旋转几乎呈 90°,或者取侧卧位(患侧在下方),使额叶因重力从大脑镰上自然垂落。这有利于分离纵裂,避免使用牵开器。取半冠状头皮切口,切口的长肢位于同侧。根据动脉瘤的位置确定骨瓣的位置。A2 和 A3 段动脉瘤可经额前部(冠状缝前)骨瓣显露,而 A4 和 A5 段动脉瘤需要更靠后的骨瓣。取跨中线、5cm×5cm 大小的骨瓣。骨瓣过中线,可向对侧牵拉上矢状窦和大脑镰,有

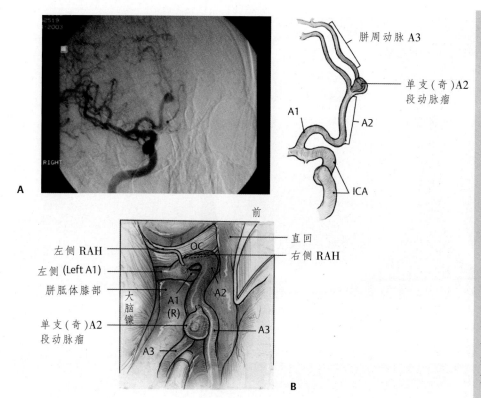

图 72.3 (A)后前位血管造影和(B)示意图显示右颈内动脉和大脑前动脉系统的解剖,单支的(奇)A2分叉处有一动脉瘤。动脉瘤位于单支的(奇)A2 段远端,两条 A3 动脉起始的部位,指向前上方。由于 A2段较短,选择从前部纵裂暴露动脉瘤。RAH,回返动脉;OC,视交叉;ICA,颈内动脉。

利于半球间的显露。以上矢状窦为基、U 形打开硬脑膜,置入显微镜。常会遇到附于硬膜或横跨纵裂的桥静脉,尽量保留这些桥静脉,确实需要时,牺牲最少的静脉,提供至少 2cm 长的操作空间。锐性分离纵裂,避免分入双侧软脑膜下。在有蛛网膜下隙出血或大脑镰不全/短小,尤其是扣带回交错时,纵裂分离非常困难。在存在扣带回血肿的情况下,可切开一小段皮层,经软膜下显露动脉瘤。扣带回和胼缘动脉常被误认为是胼胝体和胼周动脉。胼胝体呈均匀白色,几乎无血管,而扣带回具有典型的皮质外观。充分向前方分离,获得动脉瘤的近端控制。然后在胼胝体池内,沿胼周动脉向其远端分离,直至显露动脉瘤颈(图 72.4 和图 72.5)。常规在周围分离动脉瘤和远端分支。对于较大的动脉瘤,可能需要电凝缩小瘤体,以便于夹闭瘤颈。这一操作时,作者通常会放置近端临时阻断夹。动脉瘤夹闭后,作者总是用一个血流探头测量所有分支的绝对血流量(血流量 cc/mn,而不是血流速度 cm/s)。复杂的、较大的和梭状的动脉瘤可能需要进行血管重建,包括 A3–A3 侧侧吻合/孤立,血管桥接、血管再植和其他技术。

充分止血后,水密缝合硬脑膜,常规关颅。

规避/损伤/风险

- 开颅时损伤上矢状窦或分离纵裂时过度牵拉撕

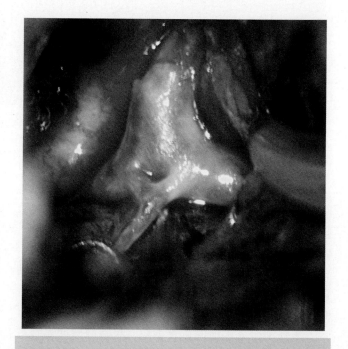

(★)图 72.4 纵裂入路术中显示单支(奇)的 A2 和动脉瘤颈,已用阻断夹完成近端阻断。

裂皮层的桥静脉。明智的做法是牺牲 1~2 根桥静脉(尤其是位置很靠前时),而不是冒着撕裂的风险过度牵拉。

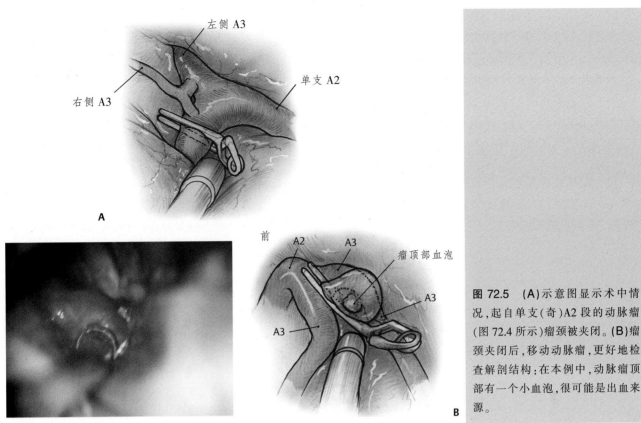

图 72.5　(A)示意图显示术中情况,起自单支(奇)A2 段的动脉瘤(图 72.4 所示)瘤颈被夹闭。(B)瘤颈夹闭后,移动动脉瘤,更好地检查解剖结构:在本例中,动脉瘤顶部有一个小血泡,很可能是出血来源。

- 获得近端血流控制之前,动脉瘤未成熟破裂。特别是骨窗位于动脉瘤冠状切面的后方, 或创伤性动脉瘤附着在大脑镰游离缘的情况下。

- 创伤性动脉瘤,可能没有真正的动脉瘤壁,实际上可能是假性动脉瘤。因此, 在暴露动脉瘤的过程当中,可能不可避免地导致载瘤动脉破裂出血。可能需要原位修补或血管搭桥。

- 动脉瘤顶可能黏附于扣带回;因此, 分离纵裂时,特别注意小心轻拉额叶, 以免动脉瘤破裂。避免使用自动牵开器。

- 难以正确鉴别遇到的 ACA 分支(眶额、额极、胼缘或胼周动脉)或侧别。此时, 神经导航可能有帮助。然而, 任何措施也无法取代对血管解剖和常见变异的全面了解。或者也可行术中血管造影。

- 通常远端 ACA 可发出许多中央穿支。这些血管必须被保留,特别是清除纵裂血肿时。

抢救与补救

- 开颅过程中的矢状窦损伤可能需要原位修复或补片修补。

- 未成熟破裂最好的处理办法是, 使用吸引器固定一小块棉片轻轻压迫出血点, 同时另一只手或助手

立即建立近端血流控制。另外, 短暂静脉使用腺苷(最高达 0.4mg/kg)可提供一个短暂的可逆性心搏停止和低血压期, 以便进行暂时性动脉瘤孤立。

■ 结果和术后过程

术后注意事项

- 患者应该被安置在重症监护病房, 每小时进行神经功能评估, 持续监测生命体征。持续密切监测血压,静脉补液,充分水化,维持正常的血管容积。

- 术后行影像学检查,确认动脉瘤的夹闭情况。

- 对于 SAH 的患者, 监测血管痉挛情况,可疑血管痉挛的患者早期给予三"H"疗法(血液稀释、高血压、高血容量)。

并发症

- 动脉损伤[远端 ACA、胼周动脉和(或)胼缘动脉]。

- 术中动脉瘤破裂。

- 长时间临时阻断导致 ACA 供血区缺血:对侧下肢单瘫、感觉丧失、视觉失认和失用。辅助性运动区功

能缺损也可能出现,但通常会恢复。

● 额叶过度牵拉导致脑组织损伤。无动性缄默症可能是由于长时间扣带回牵拉所致,通常为暂时性。

● 继发于桥静脉牺牲的静脉梗死。

● 上矢状窦损伤。

● 空气栓塞。

● 与蛛网膜下隙出血有关的并发症,包括血管痉挛。

● 与额部低位开颅时开放额窦有关的感染、脑脊液漏或黏液囊肿。对于这些患者,额窦应该颅骨化,剔除黏膜,填塞脂肪或肌肉。

参考文献

[1] Yasargil MG. Microneurosurgery. Volume 2. Clinical Considerations, Surgery of the Intracranial Aneurysms and Results. Stuttgart/New York: Thieme Medical Publishing; 1984:224–231

[2] Pandey A, Rosenwasser RH, Veznedaroglu E. Management of distal anterior cerebral artery aneurysms: a single institution retrospective analysis (1997–2005). Neurosurgery 2007;61:909–916, discussion 916–917

[3] Lehecka M, Niemelä M, Seppänen J et al. No long-term excess mortality in 280 patients with ruptured distal anterior cerebral artery aneurysms. Neurosurgery 2007;60:235–240, discussion 240–241

[4] Kawashima M, Matsushima T, Sasaki T. Surgical strategy for distal anterior cerebral artery aneurysms: microsurgical anatomy. J Neurosurg 2003;99:517–525

[5] Lehecka M, Dashti R, Lehto H, Kivisaari R, Niemelä M, Hernesniemi J. Distal anterior cerebral artery aneurysms. Acta Neurochir Suppl (Wien) 2010;107:15–26

[6] Gelfenbeyn M, Natarajan SK, Sekhar LN. Large distal anterior cerebral artery aneurysm treated with resection and interposition graft: case report. Neurosurgery 2009;64:E1008–E1009, discussion E1009

[7] Otani N, Takasato Y, Masaoka H et al. Clinical features and surgical outcomes of ruptured distal anterior cerebral artery aneurysms in 20 consecutively managed patients. J Clin Neurosci 2009;16:802–806

第73章

颞下入路治疗基底动脉尖动脉瘤 Ⓐ

Ken Lindsay

■ 导言和背景

替代方法

- 弹簧圈栓塞或球囊/支架辅助弹簧圈栓塞。
- 硬膜外经海绵窦入路。

目的

- 为瘤颈低于后床突的基底动脉尖动脉瘤提供手术通路。
- 闭塞动脉瘤颈。
- 保持相邻血管血流通畅。

优点

- 可显露鞍底以下18mm的视野范围。
- 可平行血管平面夹闭宽颈的基底动脉尖动脉瘤,进而减少血管扭曲的风险;同时可直接看到基底动脉后面的中脑穿支血管,避免其损伤。
- 不受前循环动脉瘤的影响,例如后交通动脉瘤。

适应证

- 需要手术处理的位置低于后床突的动脉瘤(或小脑上动脉动脉瘤、基底动脉干动脉瘤)。

禁忌证

- 血管内治疗,作为替代方法,所有这类动脉瘤都

应该考虑。
- 较大的动脉瘤会增加手术风险,特别是基底位于后方的动脉瘤和手术侧的Labbé静脉为优势引流。
- 伴有严重的内科疾病或高龄不能耐受手术得患者;Hunt-Hess分级较高的蛛网膜下隙出血患者。

■ 手术细节和准备

术前计划和特殊设备

- CTA或DSA及骨窗相,显示动脉瘤颈与后床突的关系。
- 腰大池引流。
- 仰卧位,肩下垫高,头部旋转至水平位。
- 三钉头架以及自动牵开系统。
- 手术显微镜、多种动脉瘤夹(包括成窗夹)及持器。
- 如果估计血管近端阻断困难,术中应准备球囊导管。
- 麻醉诱导后给予甘露醇。

专家建议/点评

- 术者需在开始手术前仔细旋转、观看CTA图像,判断动脉瘤颈与周围血管之间的关系。

手术的关键步骤

右侧手术入路为例。

问号形手术切口,将肌肉及骨膜同层剥离牵开。以颞颧缝(基底动脉的体表标志)为中心,行颞下骨瓣开颅。基底动脉分叉非常低时,骨瓣中心应向后方推移2~3cm,以便于经小脑幕显露和操作(图73.1)。手术通路需要脑组织与骨缘之间约一横指宽的空间。进一步牵拉脑压板尖端,显露中脑表面的蛛网膜和脚间窝。辨认小脑幕缘旁边或下方的滑车神经。动眼神经更靠近前方,在脚间窝穿越蛛网膜(图73.2)。注意保护滑车神经,将小脑幕缘向后反折缝合于中颅底硬膜上,进一步显露脚间窝。打开动眼神经和滑车神经之间的双层蛛网膜,暴露小脑上动脉(图73.2)。沿小脑上动脉向内侧追踪分离,轻轻牵拉动眼神经,可显露右侧大脑后动脉起始部和基底动脉分叉。

动脉瘤颈远远低于后床突时,大脑后动脉紧挨着

动脉瘤基底部,瘤颈显露和近端血流控制都比较困难。有时可通过打开小脑幕增加显露范围。常平行岩骨嵴电凝并切开小脑幕,从横窦与岩窦交界区附近切开至小脑幕切迹(滑车神经硬膜入口后方)(图73.1)。可以不使用临时阻断夹,通过术前预置的不可解脱球囊导管获得近端控制。

夹闭前,需要辨认左侧大脑后动脉,距离基底动脉分叉几毫米、垂直起自 P1 的丘脑穿动脉,和起自基底动脉后面、平行走行的中脑穿支动脉(图73.3)。颞下入路的缺点是很难显露左侧的 P1 和相关穿支,特别是动脉瘤较大时。更换显微镜角度,经动脉瘤前方分离显露,必要时轻压动脉瘤基底部,有助于辨认这些穿支血管。使用临时夹(或球囊充盈)临时阻断血流后,可使对动脉瘤体的操作更为容易和安全。注意不要将左侧小

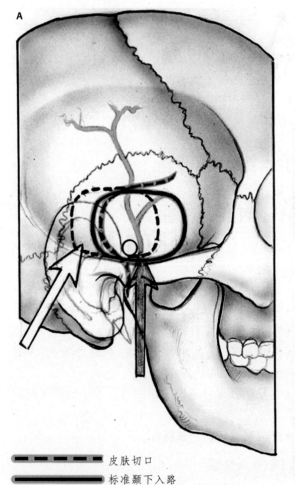

━━ ━━ ━━　皮肤切口

━━━━━━　标准颞下入路

━ ━ ━ ━ ━　低位基底动脉分叉的入路

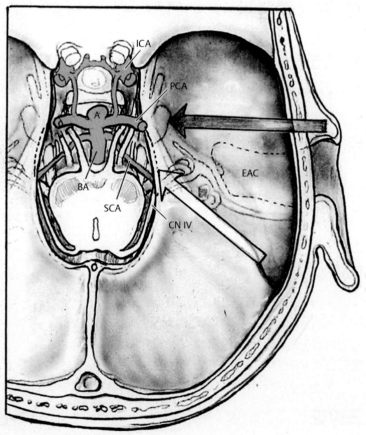

图73.1　(A)标准颞下入路骨瓣,中心位于颞颧缝上方。当基底动脉分叉部较低或动脉瘤位于基底动脉干上部时(黑色轮廓线)应选择更靠后部的手术入路。(B)小脑幕沿岩骨嵴切开(白色箭头)。灰色箭头显示动脉瘤的手术角度。ICA,颈内动脉;PCA,大脑后动脉;EAC,外听道;BA,基底动脉;SCA,小脑上动脉;CN,脑神经;A,动脉瘤。

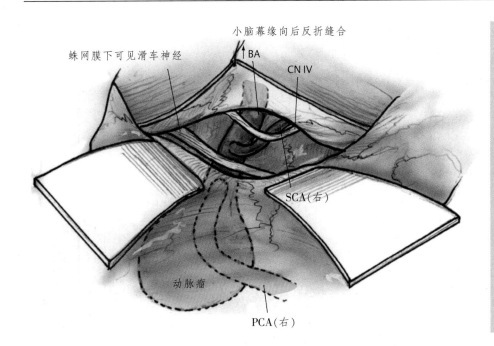

图 73.2　标准颞下入路显示基底动脉分叉部。小脑幕向中颅窝方向牵开,暴露确认滑车神经和动眼神经 (CN Ⅲ、CN Ⅳ),基底动脉干 (BA),后部穿支动脉,脑干外侧部,同侧大脑后动脉(PCA)和小脑上动脉(SCA)。

脑上动脉错认为左侧大脑后动脉。对侧动眼神经位于二者之间有助于鉴别。用剥离子或直角剥离钩确认穿支动脉已从动脉瘤基底部游离。颞下入路便于从瘤体后方探查、确认中脑穿支动脉与动脉瘤分离。大多数基底动脉尖动脉瘤指向上方。少部分指向前方的动脉瘤易于夹闭,因为穿支动脉很少包绕动脉瘤颈;相对,指向后方的动脉瘤常被丘脑和中脑穿支动脉包绕,风险最高。动脉瘤夹的长度非常重要,应足够闭塞动脉瘤颈,又不误夹对侧的大脑后动脉及穿支动脉。可使用头端光滑的直角剥离钩探查、估计动脉瘤颈部的宽度。根

据瘤颈的宽度,可用金属钳修剪瘤夹叶片的长度并用金刚砂钻头打磨尖端,然而这种方法可能会减弱瘤夹的闭合力。对于大多数动脉瘤,需要使用套环动脉瘤夹,以保护右侧大脑后动脉和(或)周围的穿支动脉。夹闭前,再次使用阻断夹(或球囊充盈)临时阻断血流,减少瘤内压力,降低瘤夹下滑夹闭基底动脉分叉的风险。如果发生,可使用第 2 枚瘤夹,紧贴第 1 枚瘤夹上方夹闭,然后移除第 1 枚瘤夹。大动脉瘤需要多枚动脉瘤夹,以防瘤颈残留。夹闭结束后,需要再次确认两侧的血管没有被夹闭。

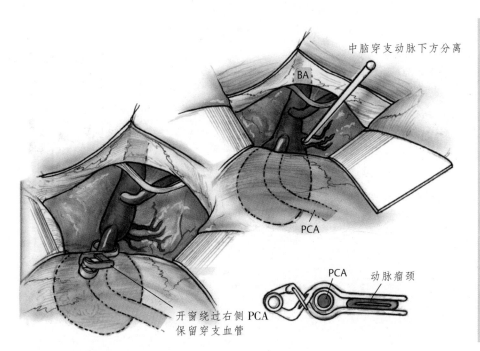

图 73.3　(A)动脉瘤暴露,确认大脑后动脉及穿支动脉。注意第Ⅲ脑神经,小脑上动脉、大脑后动脉之间的关系。(B) 动脉瘤夹闭后。PCA,大脑后动脉;BA,基底动脉。

最后常规关颅。

规避/损伤/风险

* 精细的显微分离技术可避免损伤脑干穿支血管。动脉瘤后壁在最终夹闭前需要完全暴露。应尽量减少对穿支血管的骚扰,避免使用双极电凝。

* 动眼神经在动脉瘤暴露过程中经常被骚扰,可能导致术后暂时性动眼神经麻痹,通常可恢复。分离时注意保护神经的供血动脉,尽量避免在神经周围使用电凝。

* 动脉瘤手术中,需要特别注意动脉瘤术中破裂的可能,提前计划最佳的近端血流控制方法。使用永久夹夹闭动脉瘤之前,先行近端的基底动脉干临时阻断,降低动脉瘤壁的张力,可降低动脉瘤破裂的风险。临时阻断前,尽量避免分离动脉瘤体。腰椎引流有助于降低脑组织张力。

* 颞叶静脉撕裂或脑压板移位可造成颞叶损伤。避免过度牵拉,不需要特意尝试分离辨认 Labbé 静脉。可使用宽棉条保护手术区域。脑压板移位可能引起脑组织损伤,是一种潜在风险,因此在手术过程中需要时刻关注牵开器头端的位置,特别是接近中颅窝底部硬膜深部时,避免其接触脑干。

* 患者的选择是避免手术并发症的关键。基底动脉瘤手术夹闭技术上比较困难。如果患者的分级较差,动脉瘤指向后方,或存在其他导致手术复杂的因素,需考虑血管内介入治疗。如果手术难度过高,超越术者的技术能力,最好放弃手术治疗,不要给患者带来不必要的风险。

抢救与补救

* 如果 Labbé 静脉区域出血,不需要确认出血来源——放松牵开器数分钟,使用可吸收氧化纤维素纱布 (Surgicei™,Johnson & Johnson Inc.,New Brunswick,NJ) 或可吸收明胶海绵 (Gelfoam™,Pfizer Inc.,New York,NY)压迫,可控制出血。尝试电凝血管可能导致大约 50%的患者出现静脉梗死。

* 夹闭动脉瘤后,如果发现穿支动脉被同时夹闭,需要重新调整动脉瘤夹,并在再次夹闭前,在穿支血管区域,局部使用罂粟碱。

* 如果出现动脉瘤术中破裂,可使用棉条或小片明胶海绵压迫动脉瘤破口,吸引器清理术野,使用永久性动脉瘤夹直视下夹闭。如果出血量较大,可先使用临时阻断夹控制出血,瘤颈清晰显露后,使用永久性动脉瘤夹夹闭。基底池需要用棉条封闭,避免血液灌入。

■ 结果和术后过程

术后注意事项

* 患者术后第一个 24 小时需要密切监护(例如监护病房)。

* 术后早期行 CT 扫描,患者出院前需要行血管检查,例如脑血管造影,或根据情况随时行血管检查(如蛛网膜下隙出血)。

* 如果出现脑脊液吸收障碍,需要腰大池或脑室外引流。

* 常规治疗蛛网膜下隙出血及血管痉挛。

并发症

* 主要的并发症包括丘脑及中脑穿支动脉损伤、大脑后动脉闭塞或狭窄、Labbé 静脉损伤引起静脉梗死、显露时滑车神经损伤或动眼神经牵拉/夹闭损伤(同侧或对侧)、后交通动脉及丘脑前穿动脉异常、颞叶损伤。

* 其他与蛛网膜下隙出血及血管痉挛相关的并发症包括梗死、缺血、癫痫、心肺功能异常、电解质紊乱及脑积水。

参考文献

[1] Drake CG. Surgical treatment of ruptured aneurysms of the basilar artery. Experience with 14 cases. J Neurosurg 1965;23:457–473

[2] Peerless SJ, Drake CG. Posterior circulation aneurysms. In: Wilkins RH, Rengachary SS, eds. Neurosurgery. New York: McGraw-Hill;1985:1422–1436

[3] Sugita K, Kobayashi S, Takemae T, Tada T, Tanaka Y. Aneurysms of the basilar artery trunk. J Neurosurg 1987;66:500–505

[4] Horowitz M, Kopitnik T, Samson D. Basilar tip aneurysms. In: Sekhar LN, Fessler R, eds. Atlas of Neurosurgical Techniques: Brain. New York: Thieme Medical Publishing; 2006:160–172

[5] Hernesniemi J, Ishii K, Niemelä M, Kivipelto L, Fujiki M, Shen H. Subtemporal approach to basilar bifurcation aneurysms: advanced technique and clinical experience. Acta Neurochir Suppl (Wien) 2005;94:31–38

第74章

经岩骨前部入路治疗鞍后上斜坡基底动脉瘤Ⓐ

Takeshi Kawase

■ 导言和背景

替代方法

- 枕下外侧入路。
- 颞下经小脑幕入路。

目的

- 为低位基底动脉的分叉部动脉瘤或上部斜坡后方的基底动脉干动脉瘤提供手术通路。此外,避免与其他入路相关的脑干及颞叶的牵拉损伤。

优点

- 直接观察动脉瘤及基底动脉穿支血管。
- 提供指向后方的动脉瘤的手术视野。

适应证

- 适用于上斜坡和后床突后方的基底动脉动脉瘤。
- 特别适用于弹簧圈栓塞困难的动脉瘤。

禁忌证

- 不可夹闭的梭形动脉瘤。

- 存在异常颞下静脉引流,直接进入小脑幕(小脑幕静脉)或进入岩上窦。

■ 手术细节和准备

术前计划和特殊设备

- 对于已破裂的动脉瘤,术前需放置腰大池引流。
- 推荐双侧椎动脉置入微球囊导管,用于术中动脉瘤未成熟破裂时临时阻断血流。
- 标准术前实验室检查,常规全身麻醉。
- 患者取仰卧位,肩部垫高,头部转向一侧,根据动脉瘤指向选择入路侧别。头部由头架固定。
- 腹部准备留取脂肪。

专家建议/点评

- 手术需要受过良好尸体解剖(此入路相关)训练的神经外科专业医生实施,并且有参与此类手术的经验。
- 术者需要具备处理棘孔周围硬膜外出血的经验。需要具备锁孔手术技术,因为在基底动脉附近操作时,手术通道非常有限(直径15mm)。

手术的主要步骤

切口和骨瓣

　　耳上 U 形局部剪发或刮头,皮肤消毒铺无菌巾。U 形皮肤切口,上缘沿蝶颞线;获取足够长的筋膜瓣用于关颅时修补,从肌肉上分离筋膜、下方留蒂,肌肉向前方牵拉。之后,颅骨表面钻孔 3 枚:一枚位于颧弓根上方,一枚位于星点前方 1cm,一枚沿鳞缝上缘。骨瓣轮廓几乎与鳞缝一致,骨瓣要足够低,以减少颞叶的牵拉。磨除颧弓根附近的骨窗前下缘,以暴露棘孔。

岩尖部显露和切除

　　硬膜外分离显露岩椎,直至看见岩骨缘。用 Sugita 锥形脑板(Mizuho Ika Co,Tokyo,Japan)牵开硬膜。在颧弓根内侧可暴露棘孔,电凝切断脑膜中动脉(MMA)。棘孔及卵圆孔周围的静脉出血需通过氧化纤维素纱布(Surgicel™,Johnson & Johnson Inc., New Brunswick, NJ)压迫并抬高头部来控制。在棘孔内侧,岩浅大神经(GSPV)被其硬膜附着于岩椎,可沿附着点切开硬膜的外层并分离该神经。由于其在岩椎内连接面神经,注意不要过度牵拉 GSPN。分离下颌神经上的骨膜可减少硬

膜的张力。在岩椎表面有两个解剖标记:弓状隆起(EA)和三叉神经压迹。内听道(IAM)的走行方向垂直于外听道。于 GSPN 内侧、EA 前方、IAM 上方尽可能多地磨除骨质,同时需保存听力(图 74.1)。岩椎中心的松质骨首先被磨除,残留薄层皮质骨,以免损伤岩上窦和岩下窦(SPS 或 IPS),最后去除深部三叉神经压迹的骨刺,之后可移动三叉神经。尽可能广泛地磨除骨质,直至 IAM 开口,其骨缘不要残留骨刺。岩尖前部磨除长度应限制在 7mm 以内,防止损伤经过 Dorello 管的展神经。

硬膜切开

　　朝 SPS 方向,向内切开中颅底硬膜,长约 2cm,然后沿 SPS,"T"形延长切口。打开后颅窝硬膜后,双向结扎并剪开 SPS。岩静脉汇入处,如果岩静脉较大,需要在结扎 SPS 时保留。然后朝向小脑幕切迹切开小脑幕。作者使用新型工具 Maniceps™ (Mizuho Ika Co., Tokyo, Japan)用于 SPS 结扎。小心不要损伤沿小脑幕游离缘走行的滑车神经。两侧结扎 SPS 时,小心固定 SPS 边缘,以防过度牵拉滑车神经。此时三叉神经位于术野中心,沿三叉神经上缘切开 Meckel 腔表面限制三叉神经的硬膜。然后可以移动三叉神经,增加手术视野。

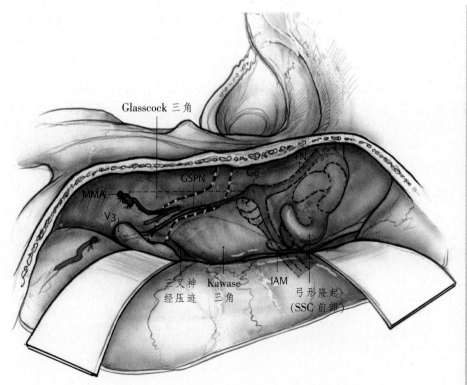

图 74.1　岩椎尖部硬膜外显露。听器叠加显示在岩骨上。红色区域显示骨质切除范围。虚线区域表示颈内动脉岩骨段的走行。MMA,脑膜中动脉;GSPN,岩浅大神经;Gg,膝状神经节;FN,面神经;IAM,内听道;SSC,上半规管;V3,三叉神经第 3 支。

动脉瘤暴露

动脉瘤的位置决定动脉瘤与脑神经之间的关系(图74.2)。基底动脉上段动脉瘤,包括低位基底动脉分叉动脉瘤,位于第Ⅳ和Ⅴ脑神经(CN)之间,或 CN Ⅴ 后方。动脉瘤被第Ⅴ脑神经根阻挡时,可向下移位该神经暴露。小脑前下动脉分叉部动脉瘤常位于第Ⅴ和Ⅵ脑神经之间。椎基底动脉交界处动脉瘤位于第Ⅵ和Ⅶ脑神经之间。指向后方的动脉瘤通常被脑桥穿支动脉所包绕,特别是椎基底动脉交界处的动脉瘤。动脉瘤夹闭时需要使用细头持器和长叶片瘤夹,经狭长的手术通路调整放置。

关颅

磨除的岩尖和气房需要用腹部脂肪填塞并覆以纤维蛋白胶。同时用颞肌筋膜瓣包裹,缝合于硬膜上。双层封闭可有效防止脑脊液漏和皮下脑脊液积聚、骨瓣常规复位并用钛板固定。

规避/损伤/风险

- 岩尖磨除,以避免颞叶的过度牵拉,损伤颞叶桥静脉。
- 磨除范围局限于岩骨前部无耳蜗结构的区域,可保护听力功能。

- 避免打开面神经及膝状神经节顶部的骨质,以防术后面神经麻痹。
- 显露近端基底动脉,以备必要时阻断。
- 使用脂肪组织、纤维胶和骨膜组织多层封闭,防止脑脊液漏。

抢救与补救

- 如果基底动脉近端不能在直视下控制,可术中使用球囊经血管内阻断。
- 脑室外引流或腰大池引流可缓解脑脊液压力升高和聚集,降低脑脊液漏的风险。

■ 结果和术后过程

术后注意事项

- 患者术后需要进入重症监护病房监护治疗。
- 如神经功能明显下降,需要紧急行头部 CT 扫描。
- 持续监测血压,需要良好的静脉液体水化维持正常血容量。
- 术后血管检查评估夹闭程度以及基底动脉、大脑后动脉、穿支动脉血流情况。
- 腰大池引流管可在术后观察数天后拔除。

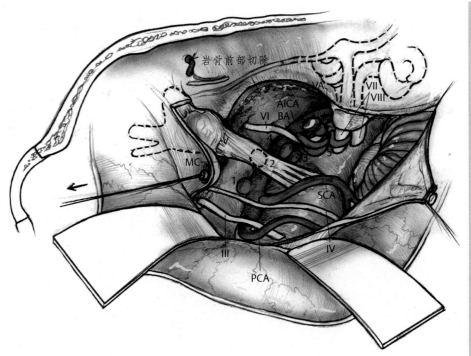

图74.2　动脉瘤与脑神经之间的关系:基底动脉干上部动脉瘤(1~3),基底动脉-小脑上动脉连接部动脉瘤(BA-AICA)(3,4),椎动脉基底动脉汇合部(VA-BA)动脉瘤(5,6)。MC,Meckel 腔;SCA,小脑上动脉;PCA,大脑后动脉;BA,基底动脉;VA,椎动脉;AICA,小脑前下动脉。

并发症

- 蛛网膜下隙出血的相关并发症：
  - 脑积水。
  - 脑血管痉挛。
  - 缺血/卒中。
- 手术入路的相关并发症：
  - 听力丧失（永久或暂时）。
  - 三叉神经感觉减退（暂时）。
  - 滑车神经麻痹。
  - 脑脊液漏（可能需要腰大池引流）。
  - 硬膜关闭不全导致帽状腱膜下积液。
- 动脉瘤夹闭的相关并发症：
  - 脑神经麻痹（动眼神经、滑车神经、展神经）。
  - 脑干梗死。
  - 动脉瘤破裂。
  - 由于血管内阻断导致椎动脉夹层。

参考文献

[1] Kawase T, Toya S, Shiobara R, Mine T. Transpetrosal approach for aneurysms of the lower basilar artery. J Neurosurg 1985;63:857–861

[2] Kawase T, Toya S. Anterior transpetrosal approach for basilar trunk aneurysms- futher experience. In: Pasqualin A, Da Pian R, eds. New Trends in Management of Cerebro-vascular Malformations. Heidelberg: Springer-Verlag;1994:255–260

[3] Kawase T, Bertalanffy H, Otani M, Shiobara R, Toya S. Surgical approaches for vertebro-basilar trunk aneurysms located in the midline. Acta Neurochir (Wien) 1996;138:402–410

[4] Kawase T, Shiobara R. Middle fossa transpetrosal approach to the clivus and acoustic meatus. In: Torrens M, ed. Operative Skull Base Surgery. New York: Churchill Livingstone;1997:263–278

[5] Kawase T. Technique of anterior transpetrosal approach. Operative Techniques in Neurosurgery 1999;2:10–17

[6] Aziz KM, Tew JM, Jr, Chicoine MR, Chicoine MR, van Loveren HR. The Kawase approach to retrosellar and upper clival basilar aneurysms. Neurosurgery 1999;44:1225–1234, discussion 1234–1236

第 **75** 章
小脑后下动脉动脉瘤

Michel W. Bojanowski, Felix Scholtes, Alexander G. Weil, Francesco Signorelli

■ 导言和背景

定义、病理生理学和流行病学

• 小脑后下动脉(PICA)动脉瘤占所有颅内动脉瘤的 3%,在多数研究中,女性患者占优势。发病的平均年龄是 60 岁,多数情况下发生在优势椎动脉(VA)。

• PICA 可起源于 VA 入颅到椎-基底动脉(VB)交界之间的任何地方。极少数情况下,PICA 的起源低于枕骨大孔。由于 VA 的走行迂曲,PICA 的起源可能会有所不同,有时可能起自中线部位。

• PICA 分为五段和两袢:
　○ 延髓前段:从 VA 起点至下橄榄体内侧缘。
　○ 延髓外侧段:至橄榄体外侧缘处的后组脑神经(CN)起源处。
　○ 扁桃体段:至小脑扁桃体的中部,包含尾袢。
　○ 扁桃体上动脉段:至小脑的皮质表面,包含颅袢。
　○ 皮层段。

• 典型的 PICA 动脉瘤发生在椎动脉和 PICA 交界处的远角。也可见于 PICA 各段的分支处。周围性 PICA 动脉瘤常常出现在高流量情况下,如小脑动静脉畸形。

• 由于 PICA 的变异和复杂解剖结构,以及其与脑干和后组脑神经的关系,使 PICA 动脉瘤的手术治疗极具挑战性。

临床表现

• 大多数患者在蛛网膜下腔出血(SAH)后引起临床关注。头痛都是位于后枕部;持续明显的颈项强直,可能是由于后颅窝脑池中的出血所致。

尽管 PICA 动脉瘤多数情况下与后组脑神经有密切关系,有时嵌入脑干,脑神经麻痹和心跳呼吸骤停的发生率却很低。

• 极少数情况下,由于脑干受压,可能表现出相应症状。或者由于第四脑室梗阻,而表现为脑积水。

诊断和影像

• SAH 后的第一项诊断检查是计算机断层扫描(CT)。血液通常位于小脑延髓池和第四脑室。

• CT 可发现脑积水,如果是较大动脉瘤,还可能显示钙化。

• 常规血管造影可从最佳视角详细评估 PICA 的解剖结构、与脑干的关系,以及其起自椎动脉的精确位置。侧位观可评估动脉瘤的高度,后前位(Towne 位)可评估其距中线的距离(图 75.1)。

• 对于多数近端动脉瘤,血管造影可评估瘤颈,以及动脉瘤从 VA-PICA 交界向 PICA 延伸的范围。

• 应行 4 条血管全脑血管造影,排除其他动脉瘤,这个概率大约为 20%。还可以发现其他相关血管病变,如动静脉畸形。

• 磁共振成像(MRI)对于大和巨大动脉瘤尤其有用。它有助于评估动脉瘤的血栓形成情况,对脑干的压

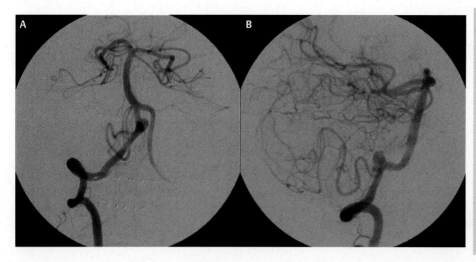

图 75.1　(A)前后位和(B)侧位常规椎动脉造影显示小脑后下动脉瘤。

迫程度及其与后组脑神经的关系。

- CT 血管造影(CTA)可显示动脉瘤与后颅底骨性结构之间的关系。然而,由于血管和动脉瘤本身靠近骨质,有时可能会显示不清。

治疗方案和备选方法

- 治疗方案:
  - 血管内栓塞。
  - 手术夹闭。
  - 动脉瘤孤立,伴或不伴血管搭桥。
- 有些情况下,观察仍然是首选方案。
- 应该注意鉴别夹层动脉瘤（血管造影或 CTA 上,通常呈非囊性或梭形）,这些动脉瘤不适合外科夹闭,通常更适合于血管内栓塞或支架植入。

所选手术的目的和优点

- 手术的目标是完全闭塞动脉瘤,同时保证相邻血管的血流通畅和神经组织的完整,尤其是脑干和后组脑神经。
- 对于近端 PICA 动脉瘤,手术入路与 PICA 起源的位置有关,包括 PICA 沿 VA 的高度及其与中线的距离。当 PICA 起源于 VA 近端时,动脉瘤多位于延髓的外侧。而当 PICA 起源于 VA 远端、靠近椎-基底(VB)交界时,动脉瘤更可能位于脑干前方(图 75.2)。
- 当动脉瘤位于 PICA 的前两个近侧段时,可采用枕下远外侧入路。当动脉瘤位于内侧或靠近 VB 交界处、指向脑干前方时,则需要使用远外侧经髁入路。
- 此入路最大限度地减少了对脑干、脑神经和小脑的牵拉,对于靠近 VB 交界的一些动脉瘤,幕上幕下(岩骨)联合入路是是另一种选择,可缩短到动脉瘤的距离。

- 起源于 PICA 远端 3 段的周围型动脉瘤,可根据其位置通过枕下外侧入路或双侧枕下正中入路处理。

适应证

- 动脉瘤破裂。
- 有症状的未破裂动脉瘤。
- 预期寿命较长的无症状动脉瘤患者。
  - 未破裂的后循环动脉瘤比前循环动脉瘤破裂风险更高。

禁忌证

- 全身状况不稳的患者。
- 不可接受的高手术风险。
- 夹层动脉瘤,通常最好行血管内治疗。

■ 手术细节和准备

术前计划和特殊设备

- 最佳入路取决于对血管造影的仔细评估。必须了解动脉瘤的大小、形状和朝向以及瘤颈的情况。
- 动脉瘤颈与中线的关系是一个非常重要的考虑因素,可能受椎动脉弯曲的影响。尽管大多数动脉瘤发生在 VA-PICA 交界远侧角,但也可能发生在远端 PICA 的任何位置。
- 后组脑神经的电生理监测可能有助于手术。
- 对于巨大的 VA 瘤,术前清醒条件下血管内闭塞实验很有必要,以便评估载瘤动脉闭塞的安全性以及是否需要血管重建。
- 术中血管造影有助于复杂的 PICA 瘤手术。

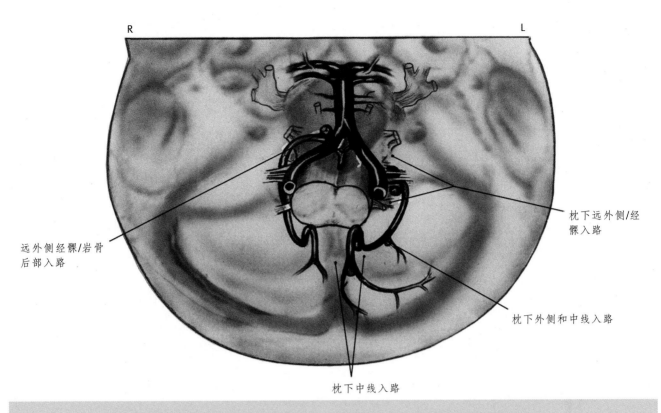

R　　　　　　　　　　　　　　　　　　　　　　　L

枕下远外侧/经髁入路

远外侧经髁/岩骨后部入路

枕下外侧和中线入路

枕下中线入路

图 75.2　小脑后下动脉瘤的手术入路。根据动脉瘤的位置给出了不同的入路选择。

- 手术辅助设备器械还包括手术显微镜、一系列不同尺寸和形状的动脉瘤夹包括开窗动脉瘤夹、自动牵开器(如 Budde Halo 或 Greenberg 牵开器)、微型多普勒探头、显微剥离子、高速颅钻和脑室引流管(破裂动脉瘤)或腰椎引流管。

专家建议/点评

- 与血管内神经介入医生组成跨学科团队。
- 对于所有动脉瘤,显露就是一切。
- 分离过程中早期临时阻断可能有助于减少动脉瘤张力,并防止破裂,还有助于分离脑神经。但是必须根据血管造影或 CTA,注意鉴别优势 VA。如果在 VA 优势侧进行手术,应注意限制临时阻断的时间(<15 分钟),以防脑干或小脑梗死。
- 在脑神经周围锐性分离和轻柔吸引。

手术的关键步骤

手术入路

枕下远外侧入路可用于大多数与后组脑神经关系密切的近端 PICA 动脉瘤。进一步磨除枕髁,可更好地

暴露接近 VB 交界、中线附近的动脉瘤以及较大的动脉瘤。

患者取公园长椅位,头部抬高 30°,与躯干平行;颈部屈曲,略朝对侧肩倾斜;注意不要影响静脉回流。

作者喜欢曲棍球棒切口,起自 C4 棘突水平延伸至枕骨粗隆,然后沿着上项线缓慢弯曲,止于乳突尖端。头皮和肌肉同层翻开,暴露枕骨和 C1 后弓。暴露并磨除枕髁(使用金刚砂钻头),进一步扩大骨窗范围。

暴露 C1 后弓上缘的颅外椎动脉,以备近端阻断。

打开硬膜,手术显微镜下确认扁桃体周围的 VA 和 PICA 远端。打开脑池,释放脑脊液(CSF),松弛小脑,增加显露范围。

由外到内轻柔地牵开小脑,向前分离追踪 VA,逆向追踪 PICA。

后组脑神经常覆盖在动脉瘤上,需要小心分离。大多数情况下,经第 XI 脑神经和第 IX/X 脑神经之间的间隙分离。有时还需在后组脑神经上方分离。

提前临时阻断椎动脉近端,可降低动脉瘤张力,对动脉瘤的操作更容易,从而降低了分离过程中动脉瘤破裂的风险,并且可更清楚地显露椎动脉远端,便于远端控制。

永久性动脉瘤夹放置完毕后，必须检查动脉瘤夹的位置，以保证完全闭塞动脉瘤，同时保持 VA、PICA 及其穿支的血流通畅。A 超探头可进一步评估血管血流量。

水密缝合硬膜，以防脑脊液漏。

位于 PICA 延髓扁桃体段的外周动脉瘤，可通过中线的枕下外侧开颅处理。不需要磨除枕髁。显露确认 PICA 近端后，轻轻牵开小脑扁桃体，沿动脉向其远端分离。

更远端的动脉瘤可经枕下正中开颅、打开小脑延髓裂，显露处理。

规避/损伤/风险

- 术中动脉瘤破裂：
  - 锐性分离而不是钝性分离，可降低风险。
  - 最小牵拉小脑。
  - 分离动脉瘤瘤颈时临时阻断。
- 脑神经损伤：
  - 小心、轻柔地分离，尽量减少牵拉后组脑神经。
  - 避免在脑神经周围电凝。
  - 轻轻吸除脑神经周围的血块。
- 血管闭塞：
  - 临时阻断载瘤动脉，缩小动脉瘤体积，以便看清血管。
  - 动脉瘤夹闭后，充分暴露载瘤动脉，评估血管情况。
  - 多普勒探头评估。

抢救与补救

- 动脉瘤难以暴露，需要牵拉脑干时。
  - 应该重新评估显露范围：
    - 可能需要扩大骨窗，增加侧方暴露，必要时磨除更多的枕髁；
    - 充分打开小脑延髓裂，释放脑脊液，轻柔地牵拉小脑，避免小脑肿胀。
- 术中动脉瘤破裂：
  - 用棉片压在动脉瘤顶上。
  - 暂时阻断椎动脉。
  - 暂时降低血压，使用巴比妥酸类神经保护剂。
  - 应该避免对脑神经和脑干不必要的骚扰。

■ 结果和术后过程

术后注意事项

- 如果对后组脑神经牵拉较重，应考虑保留气管插管至术后第 2 天。在拔管前必须进行充分的评估，以避免吸入性肺炎。
- 术后需要在重症监护室进行监护，有助于早期识别与后组脑神经损伤、颅内出血、脑积水或血管痉挛引起的中枢神经系统缺血。
- 所有患者都应进行血管造影，以评估动脉瘤的夹闭情况和正常脑血管的通畅性。

并发症

- 导致发病率和死亡率的原因与对后组脑神经的无意损伤有关。
- 这可能导致呼吸困难、吞咽困难，以及气道屏障功能不足引起吸入性肺炎。
- VA、PICA 或其穿支的闭塞可能导致脑干缺血，如延髓背外侧综合征（Wallenberg 综合征）。
- 脑脊液漏可能导致脑膜炎。
- 封闭远外侧入路中所有开放的乳突气房非常重要。

结果和预后

- 在过去的 10 年中，随着显微外科技术和颅底入路的发展，手术效果明显改善。
- 在最近的系列报道中，80% 的接受手术治疗的患者获得了良好预后。这比报道的前循环动脉瘤的手术效果还要好。
- 后组脑神经损伤是致残的主要原因，但神经功能部分缺损患者可能随着时间逐步改善。
- 瘤颈残余和动脉瘤部分闭塞分别与动脉瘤复发和生长有关。术后应行血管造影以鉴别这些患者。

参考文献

[1] Hoh BL, Ogilvy CS. Vertebral artery, posterior inferior cerebellar artery, and vertebrobasilar junction aneurysms. In: Winn HR, ed. Youmans's Neurological Surgery. Vol 2. 5th ed. Philadelphia, PA: Saunders; 2004

[2] Horowitz M, Kopitnik T, Landreneau F et al. Posteroinferior cerebellar artery aneurysms: surgical results for 38 patients. Neurosurgery 1998;43:1026–1032

[3] Lewis SB, Chang DJ, Peace DA, Lafrentz PJ, Day AL. Distal posterior inferior cerebellar artery aneurysms: clinical features and management. J Neurosurg 2002;97:756–766

[4] Rhoton AL, Jr. The cerebellar arteries. Neurosurgery 2000;47 Suppl:S29–S68

[5] Rhoton AL, Jr. The far-lateral approach and its transcondylar, supracondylar, and paracondylar extensions. Neurosurgery 2000;47 Suppl:S195–S209

[6] Rodríguez-Hernández A, Lawton MT. Anatomical triangles defining surgical routes to posterior inferior cerebellar artery aneurysms. J Neurosurg 2011; 114:1088–1094

第 76 章
椎动脉动脉瘤：远外侧入路 Ⓐ

José Maria de Campos Filho, Feres Chaddad, Hugo Leonardo Dória-Netto, Evandro de Oliveira

■ 导言和背景

• 后循环动脉瘤占颅内动脉瘤的 15%，椎动脉（VA）动脉瘤占后循环动脉瘤的 20%~30%。

• 大部分椎动脉动脉瘤位于小脑后下动脉（PICA）起始分叉远侧角处，另一常见部位是椎基底动脉交界处（VBJ），而 PICA 和 VBJ 之间则不太常见。PICA 动脉瘤在小脑后下动脉瘤中讨论。本章将重点介绍椎基底动脉交界处动脉瘤和其他 VA 动脉瘤的手术入路。

• 椎动脉动脉瘤有 3 种类型：囊状动脉瘤、夹层动脉瘤和动脉粥样硬化性梭形动脉瘤。

• 椎动脉动脉瘤女性多见。

• 后循环动脉瘤的破裂率高于前循环动脉瘤。

替代方法

• 保守观察。

• 血管内介入治疗。

• 其他手术入路：乙状窦后入路、迷路后跨乙状窦入路、经迷路和经耳蜗入路、经岩前部入路、极外侧入路以及经口经斜坡入路。

目的

• 从正常循环中完全消除动脉瘤，从而防止动脉瘤（再）破裂。

• 保护椎动脉、小脑后下动脉及相邻血管和穿支。

• 保护邻近的神经结构。

优点

• 直视下显露动脉瘤，从而加强对相邻重要结构的保护。

• 对不稳定的血管病变提供更确切和持久的治疗。

• 减轻动脉瘤的周围占位效应或清除动脉瘤内的血栓。

适应证

• 破裂的或未来破裂风险较高的椎动脉动脉瘤。

• 引起占位效应、后组脑神经缺损或脑干受压的椎动脉动脉瘤。

禁忌证

• 老年患者、有明显的内科禁忌证的患者，严重症状性血管痉挛或 Hun-Hess 分级较高的患者，应考虑血管内治疗。

■ 手术细节和准备

术前计划和特殊设备

• 术前脑血管造影或 CT 血管成像，需要注意的是，颅底附近的血管解剖有时由于伪影而难以评估。

• 手术器械和设备，如显微镜、自动牵开器、各种动脉瘤夹（临时的和永久性的）都应该是必备的。此外，锥形或泪滴状吸引器(Rhoton 或 Fukushima)、外科显微剥离子(Rhoton)、蛛网膜刀(beaver blade)、术中多普勒微探头都是有用的。

- 术中监测和亚低温等辅助措施有助于手术。还应准备好心脏停搏药物以备神经麻醉师术中应用。
- Foley 尿管。中心静脉置管,用于监控血容量,气栓时(坐位)从右心房抽吸空气。桡动脉置管用于监测动脉血压。经胸多普勒超声用于监测右心房气栓。
- 术前抗生素和抗癫痫药物,给予甘露醇和呋塞米,备好巴比妥类药物用于术中临时阻断动脉时,以及术中血压控制。
- 对于蛛网膜下隙出血者可行脑室外引流,对于动脉瘤未破裂者可行腰椎引流。
- 一些学术中心建议脑神经电生理监测,但这不是必需的。

专家建议/点评

- 髓前段和外侧段椎动脉动脉瘤,可经远外侧入路处理。
- 如果椎动脉非常靠外侧,可使用乙状窦后入路。
- 如果枕髁指向内侧,枕骨大孔呈梨形,可使用远外侧经髁入路。
- 术前血流动力学检查很重要,如通过球囊闭塞试验或 Allcock 试验,评估来自对侧椎动脉或后交通动脉(源自同侧颈内动脉)的侧支代偿血流。在孤立动脉瘤或长时间临时阻断的情况下,这些信息将是非常重要的。

手术的关键步骤

远外侧入路

此入路可充分显露髓前段和外侧段椎动脉动脉瘤,减少对神经结构的牵拉。

远外侧入路由以下步骤组成,具体技术细节见颅颈交界区的远外侧和极外侧入路一章。

1. 分离颅颈交界区后外侧肌群,以获得充分的外侧显露,减少术野深度。

2. 早期辨认寰椎后弓上方的椎动脉,或寰椎横突与枢椎之间的升段椎动脉。

3. 枕下开颅,至少去除一半的寰椎后弓。

4. 远外侧经髁入路中,磨除枕髁后半部提供更靠外侧的视野。

手术技巧与解剖

患者取坐位或侧卧位。在坐位时,患者的手自然地置于腹部,腿处于半曲位,根据情况,使用三钉或四钉头架牢牢固定头部。侧位需要用软垫垫于所有骨性结构下方,悬吊上臂,肩肘自然放松。

在坐位时,头部屈曲,下颌与胸部距离 2~3 横指,以免颈静脉受压。头部略微转向病变侧或直视前方(图76.1)。在侧位时,头部保持在中线位置,但头部屈曲并转向对侧(即朝向地面)。

可取火箭形、"S"形或曲棍球棒形切口。切口起自从颈外侧,胸锁乳突肌后缘后方,向上至乳突根部;然后,或向后、向下至颈椎棘突,或直接向下至 C2/C3 椎体的侧方(图76.2)。

从乳突上剥离胸锁乳突肌,翻向侧方。注意避免损伤副神经,因为副神经走行于胸锁乳突肌后方,在切口下缘进入斜方肌。暴露头夹肌、半棘肌、最长肌并翻向内侧。随后确认枕下三角的深部肌群,从 C1 横突分离上下斜肌,与头直肌一起翻向内侧。解剖分离肌肉并翻向内侧的技术,比皮肌瓣一起向后外侧牵拉更有优势,可以避免肌肉堆叠在一起,阻挡视野、妨碍手术操作(图76.3)。

行乳突后开颅,根据动脉瘤在椎动脉上的位置,部分或完全暴露乙状窦、横窦和横–乙交界处。动脉瘤越位于远端,窦的显露范围越大。显露范围低至枕大孔缘,有利于向外侧牵拉乙状窦,充分暴露下斜坡,减少对神经的牵拉。对于椎动脉硬膜入口附近的动脉瘤,切除 C1 后弓至横突孔、切除后枕髁 1/2 或 2/3 和 C1 侧块。磨除枕髁时,先磨除中心部分,然后再切除外层骨皮质,可避免损伤周围结构。

沿乙状窦后缘、椎动脉内侧切开硬膜(图76.4和图76.5)。硬膜应最大范围切开,同时确保能够水密缝合。硬膜外扩大切除骨质,可充分暴露下斜坡、脑干和颈椎上部。磨除枕髁和 C1 侧块后,可移位椎动脉。椎动脉一般在寰椎侧块上表面的后内侧进入硬膜,走行于寰椎后弓外侧上表面的骨沟,向前进入椎管至寰枕筋膜外侧。打开硬膜后,可直接显露硬膜内、脑干腹侧的椎动脉末段,无须牵拉神经结构。

硬膜内椎动脉起始部走行于 C1 神经背、腹侧根上方,脊髓后动脉、齿状韧带和副神经脊髓根前方。进入硬膜后,椎动脉从下外侧(延髓外侧段)上升至延髓上部前面(延髓前段)。轻轻抬起小脑半球外侧部,暴露副

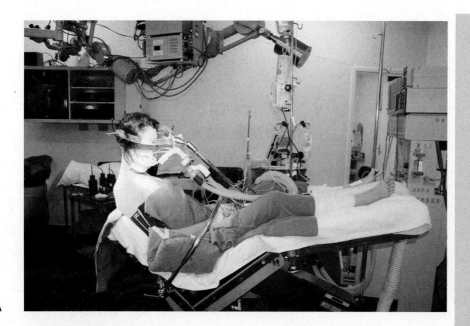

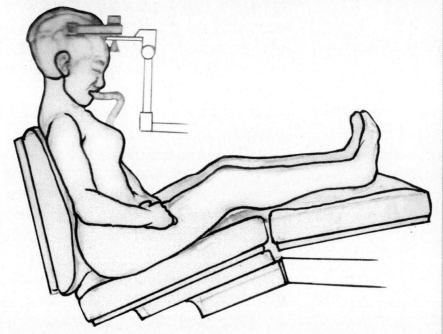

图 76.1 (★)(A)Mizuho 手术台,患者坐位手术。双上肢自然放在腹部,腿部半弯曲。头部 Sugita 三针头架固定,头部弯曲,下颌几乎与胸部接触;稍微转向病灶一侧。(B)坐位示意图,注意头部弯曲度、Mayfield 头架位置以及身体的半弯曲位置。

神经脊髓根和硬膜内椎动脉近段,并沿椎动脉向远端分离。清理椎动脉近段的蛛网膜粘连,准备可能的临时夹闭,以防动脉瘤未成熟破裂。然后锐性分离第Ⅸ~Ⅺ脑神经周围的蛛网膜,暴露椎动脉远段。椎动脉远段也应做好临时夹闭的准备,然而,由于正常情况下其指向内侧,实现起来比较困难。指向外侧的动脉瘤,可从内侧显露远端椎动脉,反之亦然。在中线附近,椎动脉与对侧椎动脉汇合成基底动脉,此处可经两个间隙分离:第Ⅺ和第Ⅸ/Ⅹ脑神经复合体之间,或第Ⅸ/Ⅹ和Ⅶ/Ⅷ脑神经复合体之间,具体取决于椎动脉的解剖走行情

况和动脉瘤颈位置。这两个操作空间是必不可少的:一个可用于观察术野和另一个可用于放置瘤夹。理想情况下,对侧椎动脉最上段也应显露,必要时用于临时阻断、孤立动脉瘤。有时可能还需要移位动脉瘤,显露基底动脉。通常情况下,应首先分离确认动脉瘤颈;脉瘤破裂口或未破裂动脉瘤壁的薄弱部位加固后,再分离动脉瘤体部。如果脑干有受压,可能还需从延髓表面分离动脉瘤体,通常在临时阻断或动脉瘤夹闭后进行。注意保留所有的延髓穿支动脉。

非 PICA 椎动脉动脉瘤常为梭形动脉瘤,很少呈囊

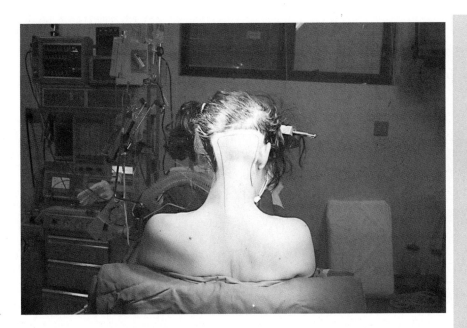

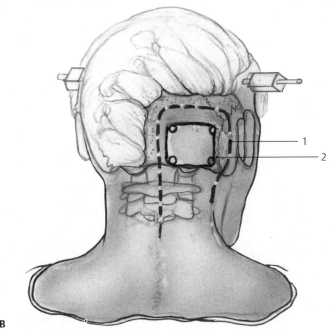

图 76.2　(★)(A)该图显示了"火箭形"切口。头部稍微转向病变侧。(B)示意图显示"火箭"或"曲棍球棒"切口和骨窗位置。1.切口;2.骨窗。

状。这些动脉瘤常常源于创伤和夹层。区分夹层还是创伤很重要,以便进行恰当的手术治疗。夹层动脉瘤通常不稳定,很脆弱。需要通过从动脉循环中完全孤立,或使用开窗架完全夹闭等方法确切闭塞动脉瘤,不残留任何病变组织。单纯包裹或不全夹闭是不可取的,病变常常会继续增大或破裂。虽然不常见,可有穿支动脉起自硬膜内椎动脉,必须保留。如果穿支动脉从动脉瘤体发出,需要采取各种非常规的策略来确保其正常血流,如血管搭桥。

水密闭合硬脑膜。如有硬脑膜缺损,可用骨膜修补。骨瓣复位,严密止血后,常规分层缝合肌肉、头皮。

规避/损伤/风险

• 沿 C1 后弓下缘剥离可避免损伤寰椎后弓动脉沟内的椎动脉。

• 术者应该熟悉正常解剖结构及其各种变异,以免在解剖异常的患者中迷失方向,尤其是在深部分离时,避免损伤椎动脉。

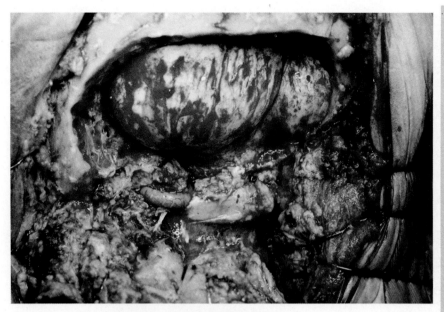

A

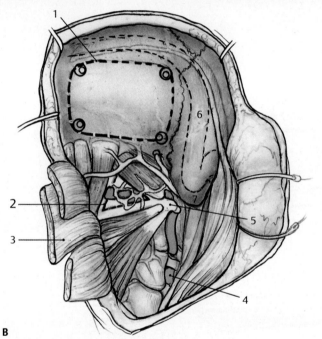

B

图76.3 （★）（A）该图显示枕下开
颅、C1后弓和硬膜外椎动脉（VA）。
（B）枕下三角区的解剖示意图。
注意颅外VA的走行及其与周围
肌肉的关系。开颅手术轮廓横窦-
乙状窦交界的相对位置。1.骨窗；2.
枕下三角和V3的静脉丛；3.椎
旁肌肉向内侧牵拉；4.右椎动脉；5.
C1横突；6.乙状窦轮廓；7.乳突尖。

• 显露小脑后下动脉起点以前和以后的椎动脉非
常重要，以便及早获取近端和远端的血流控制。

• 由于通常颅内段椎动脉长度较短，必须广泛暴
露颅颈交界区，以获得充分的近端控制。

• 远端控制是非常重要的，因为动脉瘤破裂时，仅
靠近端控制，不足以充分减少活动性出血。

• 尽管术中对脑神经的操作非常小心，术后还是
有可能出现脑神经损伤（只要神经被完整保留，受损症
状通常是暂时的）。

• 梭形动脉瘤通常有厚厚的壁；因此，使用开窗夹

重建动脉时，尽管血管外观大小合适，但常常存在腔内
管径狭窄。

• 应特别注意动脉临时阻断的时长及是否存在后
交通动脉，以确保脑干灌注充分。

抢救与补救

• 避免并发症的最好方法是提前预知。术中最主
要的潜在危险是动脉瘤破裂和载瘤动脉损伤。穿通动
脉或神经损伤的挽救最为困难。

• 预期动脉瘤会破裂，对动脉瘤操作之前，提前获

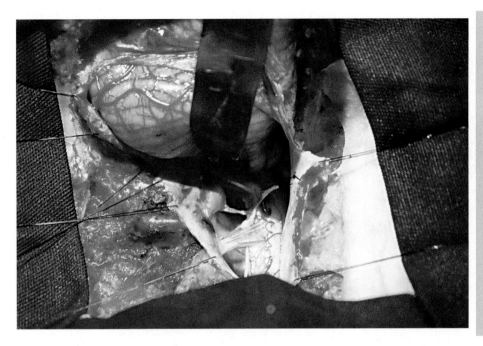

(★)图 76.4　该图显示沿着乙状窦后缘、椎动脉内侧切开硬膜。抬起小脑半球，暴露椎动脉颅内段。可见到周围的脑神经。

得近端和远端血流控制。如果分离早期动脉瘤破裂，可能需要临时阻断颅外段椎动脉减慢血流；或者通过药物临时心脏停搏，获得短暂的手术视野，在破裂部位放置瘤夹或一小块棉片。

* 载瘤血管损伤可能需要更极端的措施，尤其是在优势椎动脉侧手术。大多数损伤通常可通过压迫或缝合控制。另一方面，应当想到和准备紧急血管内介入治疗方案。但是在开始手术之前搭桥方案亦应当考虑在内，利用小脑后下动脉，或者枕动脉至小脑后下动脉，抑或小脑后下动脉至小脑后下动脉搭桥方案。

* 抢救的主要目的与初始目标相同，即维持载瘤动脉血流通畅的同时，闭塞动脉瘤。

■ 结果和术后过程

术后注意事项

* 患者术后应监护于经验丰富的神经重症监护室。应密切监测血压、血氧饱和度及吞咽功能，因为这些可能因脑神经受损而出现异常。

* 脊柱不稳定是一很少见并发症，尤其颅颈交接处完整保留、包括保留>65%枕髁。

* 对于坐位患者，应行全面的心脏检查，评估是否有术中气栓的证据。

* 术后可能发生脑脊液漏。需密切监测切口，以便及早发现假性脑膜膨出和潜在的脑脊液感染。

并发症

* 血管损伤，包括穿支动脉、载瘤动脉、小脑后下动脉。

* 麻醉并发症。

* 空气栓塞(坐位)。

* 脑脊液漏、脑膜炎。

* 操作或牵拉引起的小脑肿胀。

* 脑神经麻痹，需要术后对声带和吞咽功能进行详细评估。

* 切口感染。

* 血肿形成，因为术中切开了多层软组织和肌肉。

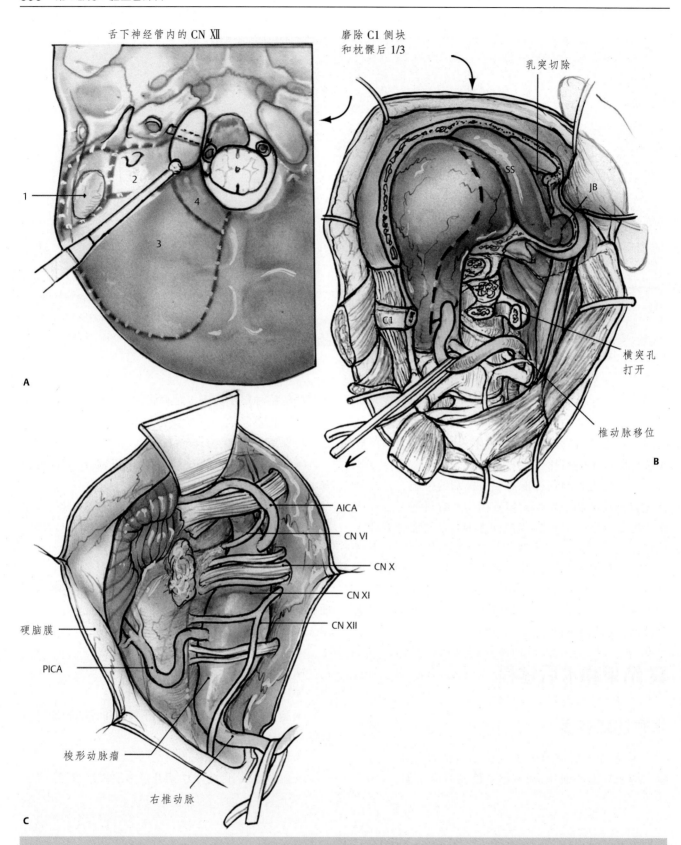

图 76.5　(A)颅底下面观,显示切除部分 C1 侧块和枕髁后 1/3。红色显示枕骨大孔水平起自颅内椎动脉(VA)的动脉瘤。 1.乳突切除;2.枕髁外侧骨质;3.远外侧开颅;4.枕骨大孔。(B)显示极外侧入路中硬膜打开之前,打开横突孔移位椎动脉。再次显示部分切除 C1 侧块和枕髁的后 1/3。还要注意,部分乳突切除后部分暴露的(在大多数情况下,这种暴露是不必要的)乙状窦(SS)和颈静脉球(JB)的相对位置。(C)示意图显示了 VA 的梭形动脉瘤的手术视野以及周围的脑神经和其他神经血管结构。PICA,小脑后下动脉;AICA,小脑上动脉;CN,脑神经。

参考文献

[1] Andoh T, Shirakami S, Nakashima T et al. Clinical analysis of a series of vertebral aneurysm cases. Neurosurgery 1992;31:987–993, discussion 993

[2] Braun JP, Tournade A. Venous drainage in the craniocervical region. Neuroradiology 1977;13:155–158

[3] Drake CG, Peerless SJ, Hernesniemi JA. Surgery of Vertebrobasilar Aneurysms. New York: Springer; 1996:167–203

[4] Gonzales-Portillo G, Coscarella E, Heros RC, Morcos JJ. Vertebrobasilar junction and vertebral artery aneurysms. In: Fessler RG, Sekhar L, eds. Atlas of Neurosurgical Techniques: Brain. New York: Thieme Medical Publishing; 2006:181–192

[5] Heros RC. Lateral suboccipital approach for vertebral and vertebrobasilar artery lesions. J Neurosurg 1986;64:559–562

[6] Hudgins RJ, Day AL, Quisling RG, Rhoton AL, Jr, Sypert GW, Garcia-Bengochea F. Aneurysms of the posterior inferior cerebellar artery. A clinical and anatomical analysis. J Neurosurg 1983;58:381–387

[7] Koos WTH, Spetzler RF, Pendl G et al. Color Atlas of Microneurosurgery. New York: Thieme Medical Publishing; 1985: 118, 125–134

[8] Lazorthes G, Piulhes J, Gaubert J. La dura-mere de la charniere cranio-rachidiene. C R Assoc Anat 1954;78:168–172

[9] Lee KS, Gower DJ, Branch CL, Jr, Kelly DL, Jr, McWhorter JM, Bell WO. Surgical repair of aneurysms of the posterior inferior cerebellar artery—a clinical series. Surg Neurol 1989;31:85–91

[10] de Oliveira E, Rhoton AL, Jr, Peace D. Microsurgical anatomy of the region of the foramen magnum. Surg Neurol 1985;24:293–352

[11] Peerless SJ, Hernesniemi JA, Drake CG. Posterior circulation aneurysms. In: Wilkins RH, Rengachary SS, eds. Neurosurgery. 2nd ed. New York: McGraw-Hill; 1996: 2341–2356

[12] Pia HW. Classification of vertebro-basilar aneurysms. Acta Neurochir (Wien) 1979;47:3–30

[13] Salcman M, Rigamonti D, Numaguchi Y, Sadato N. Aneurysms of the posterior inferior cerebellar artery-vertebral artery complex: variations on a theme. Neurosurgery 1990;27:12–20, discussion 20–21

[14] Sen CN, Sekhar LN. An extreme lateral approach to intradural lesions of the cervical spine and foramen magnum. Neurosurgery 1990;27: 197–204

[15] Spetzler RF, Grahm TW. The far lateral approach to the inferior clivus and the upper cervical region: technical note. Barrows Neurol Inst Q 1990; 6: 35–38

[16] Wiebers DO, Whisnant JP, Huston JI, II et al. International Study of Unruptured Intracranial Aneurysms Investigators. Unruptured intracranial aneurysms: natural history, clinical outcome, and risks of surgical and endovascular treatment. Lancet 2003;362:103–110

[17] Yamaura A, Watanabe Y, Saeki N. Dissecting aneurysms of the intracranial vertebral artery. J Neurosurg 1990;72:183–188

第 **77** 章
多发性颅内动脉瘤 Ⓟ

Leon Lai, Cristian Gragnaniello, Andrew Davidson, Remi Nader, Michael Kerin Morgan

■ 导言和背景

替代方法

- 血管内治疗。
- 血管内和显微外科治疗。

目的

- 通过一期或两期手术,对多个颅内动脉瘤进行安全有效的显微外科修复。

优点

- 显微外科修复(一期或二期)为多发颅内动脉瘤患者提供确切有效的治疗。
- 单侧入路一期手术,避免了分期手术相关的风险和不便,可降低总体致残率和死亡率,降低了进一步治疗的费用。

适应证

- 所有多发颅内动脉瘤的患者均应考虑进行显微外科手术。在以下情况尤其如此:
  ○ 年轻的患者。
  ○ 动脉瘤破裂。
  ○ 有症状的动脉瘤。
  ○ 大型或巨大动脉瘤。
  ○ 颅内动脉瘤的家族史。

- 在解剖允许的情况下,单侧入路优于双侧入路,一期手术优于分期手术。

禁忌证

- 在以下情况下应避免采用单侧入路一期治疗:
- 伴有 Hunt-Hess3 级或更高级别的蛛网膜下隙出血(SAH):在这种情况下,脑组织水肿,非常脆弱,从而阻碍了脑池的解剖。这可能使对侧入路变得更加困难。
- 大型或巨大的对侧动脉瘤(即>15mm):窄且深的单侧手术入路影响对侧巨大动脉瘤的暴露,限制多个动脉瘤夹的使用。
- 双侧大脑中动脉(MCA)动脉瘤且对侧 M1 段长度>10mm。此时对侧大脑中动脉瘤显露很困难。

■ 手术细节和准备

手术计划和特殊设备

- 与患者和家属详细讨论手术的风险、替代方案和手术的预期都是必要的。
- 手术模拟图像[例如数字减影血管造影(DSA)和三维计算机断层扫描血管成像(3D CTA)]是非常宝贵的,并为显露动脉瘤提供了正确的方向(图 77.1 至图 77.3 为动脉瘤的常见部位和典型病例)。
- 对于伴有 SAH 的多发颅内动脉瘤患者,破裂部位可能与以下因素有关:

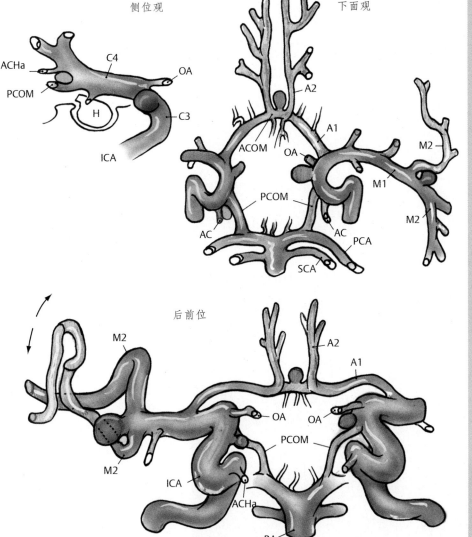

图 77.1　动脉树和多发颅内动脉瘤的最常见位置[双侧大脑中动脉床突旁,前交通(ACOM)、胼周动脉,后交通动脉(PCOM)]示意图。ACH,脉络膜前动脉;OA,眼动脉;SCA,小脑上动脉;PCA,大脑后动脉;BA,基底动脉;ICA,颈内动脉;H,垂体;M1 和 M2,大脑中动脉的第 1 和第 2 段;A1 和 A2,大脑前动脉的第 1 和第 2 段。

○ 大的和不规则形状的动脉瘤。
○ 脑内、蛛网膜下隙和硬膜下血肿。
○ 脑水肿的部位。
○ 前交通动脉瘤。
● 在决定手术入路的侧别时,应考虑以下因素:
○ 破裂部位:这决定了手术入路的侧别。
○ 对侧/远端动脉瘤的指向:指向垂直于术者视线的动脉瘤比平行于手术通道的病变更容易处理。
○ 达到远端动脉瘤所需的深度:如果单侧入路处理双侧 MCA 脑膜瘤,对侧的 M1 段>10mm 时,应考虑双侧开颅手术或二期手术,因为暴露和夹闭对侧病变可能很困难。
○ 只要有可能,应从较大动脉瘤(>15mm)的一侧进入。
○ 对于位于后交通区(PCOM)至脉络膜前动脉

区域的动脉瘤,入路通常选择在动脉瘤指向外侧的一侧。对侧入路很难处理指向外侧的动脉瘤。
○ 胚胎型 PCOM 动脉或 P1 段畸形 (例如其缺失)时,PCOM 动脉瘤术后脑梗死的风险较高。入路应选在畸形的一侧,以免 PCOM 动脉闭塞。
○ 在多发性动脉瘤的情况下,床突旁动脉瘤、颈动脉(ICA)末端动脉瘤和 A1 段动脉瘤对入路侧别的选择影响不大。
● 可以使用对侧入路的动脉瘤包括:
○ 指向内侧的眼动脉和垂体上动脉瘤时。
○ A1 段的动脉瘤时。
○ ICA 末段和分叉部时。
○ 指向内侧、后内侧和下方的 PCOM 动脉瘤时。
● 手术器械和设备包括显微镜、自动牵开器和各种动脉瘤夹(临时和永久性的,锥形或泪滴状吸引器

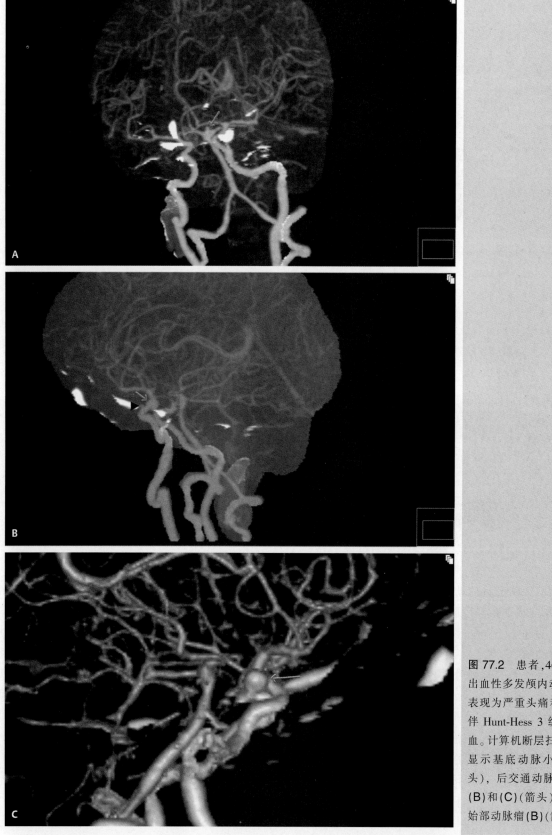

图 77.2　患者,46 岁,蛛网膜下隙出血性多发颅内动脉瘤。患者临床表现为严重头痛和动眼神经麻痹,伴 Hunt-Hess 3 级蛛网膜下隙出血。计算机断层扫描血管重建图像显示基底动脉小动脉瘤 (A)(箭头),后交通动脉大的破裂动脉瘤 (B) 和 (C)(箭头)伴小的眼动脉起始部动脉瘤 (B)(箭头)。

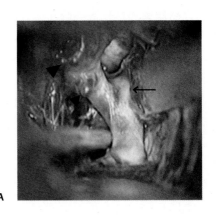
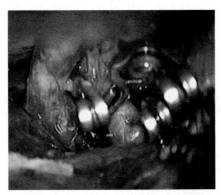

图 77.3　本文通讯作者 (R.N.) 对患者实施了改良颞弓/翼点入路动脉瘤夹闭术，首先夹闭破裂的后交通动脉瘤，然后夹闭两个较小的颈-眼动脉动脉瘤，残留小基底动脉瘤观察随访，并计划后期行血管内栓塞。术中照片 (A) 显示大的后交通动脉瘤的瘤颈 (箭头)，以及较小的颈动脉-眼动脉动脉瘤 (箭头)。夹闭后照片 (B) 显示瘤夹的相对位置。

头——Rhoton 或 Fukushima 型）、显微剪刀（Rhoton 型）、蛛网膜刀（beaver blade）和术中微型多普勒探头。

- 在许多情况下，术中监测和亚低温等辅助措施很有帮助。

- 合适的麻醉及药物准备是至关重要的，包括中心静脉和动脉置管，术前抗生素和抗惊厥药，过度通气至 pCO_2 为 30~35mmHg，使用甘露醇和呋塞米。如果计划使用临时夹闭，可使用巴比妥药物，以及控制好术中血压。

- 可行脑室外引流（SAH 病例）或腰椎引流（未破裂病例）。

专家建议/点评

- 在多发性颅内动脉瘤的手术中，应首先暴露并夹闭破裂的动脉瘤。应在破裂的动脉瘤一侧开颅。当未破裂的对侧动脉瘤难以修复时，建议同期对侧开颅或二期再手术。

- 多发未破裂动脉瘤或不确定哪个动脉瘤破裂时，以逆行的方式先后夹闭各个动脉瘤：先从最远端的动脉瘤开始，接着处理其他相对表浅的动脉瘤，然后向近侧逐步夹闭其他动脉瘤。

- 无症状未破裂动脉瘤是否需要手术应个体化确定，主要依据患者的年龄、临床情况、动脉瘤大小和位置，更重要的是术者的经验。

手术的关键步骤

本节介绍多发性动脉瘤的眶颧入路，因为眶颧入路可以同时处理大多数前循环动脉瘤和一些上部的后循环动脉瘤，并且阻碍较少，手术通道也较宽。

患者仰卧，头部保持在三点固定头架中，并稍微伸

展，使得颧凸位于最上方。同侧眼外眦到枕外隆凸的假想连线垂直于地面。这将确保外侧裂保持垂直，这样在侧裂广泛打开后，额叶和颞叶将自然下坠暴露出手术区域。

进行单侧眶颧开颅术应联合眶上缘和侧缘。需要切除上壁和侧壁，以便眶上裂的外侧和内侧硬膜的暴露。在存在同侧近端颈动脉瘤的情况下，需要在打开硬脑膜之前磨除前床突，这是使用小的菱纹磨钻和大量冲洗来完成的。大量的蛛网膜切除对于最大限度地释放大脑和达到最小的收缩非常重要。

包括以下内容：

- 广泛打开同侧侧裂、颈动脉池、视交叉池和终板池。

- 在视神经上方和下方，打开对侧颈动脉池，暴露对侧颈动脉。

- 进一步分离，沿对侧 MCA 分开外侧裂至其分叉处。沿着分支动脉平面分离通常比较容易，因为在侧裂动脉走行的相同方向上，蛛网膜很容易分开。

常规显露载瘤动脉和动脉瘤颈。对侧眼动脉瘤和垂体上动脉瘤可经同侧视神经上方和对侧视神经下方放置动脉瘤夹夹闭，尽量减少对视神经的骚扰。

对侧 PCOM 动脉近端的动脉瘤可从视神经下方处理，更远的对侧颈动脉瘤可经对侧视神经上方的平面处理。分离过程中，从视神经下方可很容易地临时阻断对侧颈动脉，以减少动脉瘤张力。瘤夹放置的位置取决于动脉瘤与对侧视神经的关系，特别注意避免瘤夹的任何部位压迫视神经。

一旦动脉瘤被夹闭。应使用术中多普勒超声对载瘤动脉的通畅性进行确认。术后行血管造影确认动脉瘤夹闭完全，无载瘤动脉狭窄。

规避/损伤/风险

• 一般来说，没有经验的血管神经外科医生应该避免单侧手术处理多发性双侧颅内动脉瘤，因为对侧远端病变位置较深，操作空间有限。

• 由于脑肿胀、脑积水和有限的脑池空间，出血性动脉瘤很难经对侧入路显露。

• 对于直径>15mm 的大动脉瘤，由于动脉瘤与载瘤血管和穿支血管的位置关系复杂多样，对侧入路中，多瘤夹夹闭、瘤颈缝合、动脉瘤缝闭或切除等技术受限。

• 避免脑组织牵拉，可降低神经血管损伤的风险。

• 手术的硬膜外部分，应该仔细止血。以免显微分离时术区渗血导致视野不清，干扰操作，影响手术速度，增加神经损伤的风险。

抢救与补救

• 一般而言，不应担心术中破裂而不敢分离动脉瘤。显露不佳和分离不足导致的并发症超过动脉瘤破裂相关的并发症。通过充分的术前准备和合理的手术策略，大多数术中动脉瘤破裂可以被控制。

• 动脉瘤夹可根据需要多次调整，以到达最好的夹闭效果，同时保留载瘤血管。有些动脉瘤不能直接夹闭，在这种情况下，重要的是要认识到困难并考虑其他方法。

• 所有（或大多数）动脉瘤都位于 Willis 环周围时，通过单侧入路一期夹闭所有动脉瘤可能很困难。表浅动脉瘤的瘤夹可能会限制或阻挡更深位置的动脉瘤的分离显露。最好的方法是中止手术，只夹闭破裂的动脉瘤和其他容易处理的动脉瘤。破裂或症状性动脉瘤夹闭后，二期对侧开颅或多期手术处理首次手术未能处理的未破裂动脉瘤相对比较安全。

■ 结果和术后过程

术后注意事项

• 术后在专门的 NICU 监护治疗至少 24 小时。

• 维持患者的正常血容量，血压控制在患者的正常上限；除非有血管痉挛的临床证据，否则不使用强心药或血管加压药。

• 不常规使用皮质激素和抗惊厥药物。

• 术后第 1 天行 CT 或 CTA 检查。如果动脉瘤夹闭不全，可以考虑再次手术或介入栓塞闭塞残余动脉瘤。

并发症

• 动脉瘤破裂（在前几章已经详细讨论）。

• 血管损伤、脑缺血。

• 载瘤血管狭窄。

• 动脉瘤夹闭不全。

• 脑神经损伤（CN Ⅰ、Ⅱ、Ⅲ、Ⅳ）。

• 血管痉挛和其他与 SAH 相关的并发症。

• 软组织肿胀。

• 牵拉损伤和脑水肿。

• 感染。

• 血肿（硬膜外、硬膜下、脑内）。

• 脑积水。

• 电解质紊乱。

参考文献

[1] Clatterbuck RE, Tamargo RJ. Contralateral approaches to multiple cerebral aneurysms. Neurosurgery 2005;57 Suppl:160–163, discussion 160–163

[2] de Sousa AA, Filho MA, Faglioni W, Jr, Carvalho GT. Unilateral pterional approach to bilateral aneurysms of the middle cerebral artery. Surg Neurol 2005;63 Suppl 1:S1–S7

[3] Hong T, Wang Y. Unilateral approach to clip bilateral multiple intracranial aneurysms. Surg Neurol 2009;72 Suppl 1:S23–S28, discussion S28

[4] Kaminogo M, Yonekura M, Shibata S. Incidence and outcome of multiple intracranial aneurysms in a defined population. Stroke 2003;34:16–21

[5] McMahon JH, Morgan MK, Dexter MA. The surgical management of contralateral anterior circulation intracranial aneurysms. J Clin Neurosci 2001;8: 319–324

[6] Mizoi K, Suzuki J, Yoshimoto T. Surgical treatment of multiple aneurysms. Review of experience with 372 cases. Acta Neurochir (Wien) 1989;96:8–14

[7] Nehls DG, Flom RA, Carter LP, Spetzler RF. Multiple intracranial aneurysms: determining the site of rupture. J Neurosurg 1985;63:342–348

[8] Rajesh A, Praveen A, Purohit AK, Sahu BP. Unilateral craniotomy for bilateral cerebral aneurysms. J Clin Neurosci 2010;17:1294–1297

[9] Rinne J, Hernesniemi J, Niskanen M, Vapalahti M. Management outcome for multiple intracranial aneurysms. Neurosurgery 1995;36:31–37, discussion 37–38

[10] Vajda J, Juhász J, Pásztor E, Nyáry I. Contralateral approach to bilateral and ophthalmic aneurysms. Neurosurgery 1988;22:662–668

[11] Wachter D, Kreitschmann-Andermahr I, Gilsbach JM, Rohde V. Early surgery of multiple versus single aneurysms after subarachnoid hemorrhage: an increased risk for cerebral vasospasm? J Neurosurg 2011;114(4):935–41

第 78 章
创伤性颅内动脉瘤 Ⓟ

Sung-joo Yuh, Mohammed Shamji, John Sinclair

■ 导言和背景

定义、病理生理学和流行病学

- 创伤性颅内动脉瘤(TIA)是罕见的血管病变,不到所有颅内动脉瘤的 1%。由于儿童中囊状动脉瘤的发生率较低,故 TIA 在儿科患者中的占比可能更高,占所有儿童动脉瘤的 33%。

- 它们最常见于 20~30 岁的男性,并且与高致残率和死亡率相关。

- 它们可能继发于钝性创伤(90%的病例)或穿透性创伤(10%的病例)。

- 闭合性头部损伤的患者中,床突下段颈内动脉(ICA)动脉瘤继发于颅底骨折,床突上段 ICA 动脉瘤继发于前床突导致的颈动脉挫伤,皮质动脉瘤继发于表面的颅骨骨折,大脑前动脉远端动脉瘤可继发于大脑镰游离缘对前动脉的损伤。

- 在头部穿透性损伤患者中,TIA 通常是由刺入的物体、骨碎片或外科手术引起的动脉直接损伤导致。

- TIA 的组织病理学分类可包括真性动脉瘤、假性动脉瘤或混合动脉瘤,大多数缺乏明确的结缔组织瘤壁。TIA 由动脉血管壁全层破坏引起的,周围被脑实质、纤维结缔组织残余和血管外血肿包绕,留下一薄层结缔组织膜,阻止血栓再通后出血。

- TIA 的真实发病率尚不确定,严重穿透性头部创伤的患者中发病率为 20%~50%。

临床表现

- TIA 的发生常伴有严重头外伤的症状,包括意识水平下降和硬膜外、硬膜下、蛛网膜下隙或脑实质实质内出血和颅骨骨折的相关症状。

- 出现症状后,大多数 TIA 于伤后 3 周内诊断,临床表现在很大程度上取决于动脉瘤的位置。严重头痛和意识水平下降是大多数 TIA 的典型症状;然而,少部分患者也可出现鼻出血、进行性脑神经麻痹或颅骨骨折扩大。有时可能会在 CT 扫描中偶然发现 TIA。

- 床突上段 TIA 的症状可能包括头痛、记忆力改变和视力丧失。床突下段 TIA 可能与尿崩症或脑神经功能障碍有关。鼻出血最常见于 ICA 海绵窦段或岩骨段 TIA,前者也常见于颈动脉-海绵窦瘘。远端分支动脉瘤会产生与其破裂位置相对应的神经功能缺陷。

- 对于伴有颅骨骨折或任何穿透性头部损伤的严重脑损伤患者,应考虑是否存在 TIA。不明原因的继发性神经功能恶化应考虑是否存在动脉瘤。其通常导致迟发颅内出血(80%的 TIA)或原发实质损伤部位周围进行性水肿。

- 在第一次出血后,未经治疗病变的死亡率高达 50%以上。较大的动脉瘤可能更具动态变化的特性,在破裂前倾向于生长。

- 尽管有证据表明,多达 20%的偶然发现的 TIA 可自发消退,但没有证据支持保守治疗对临床症状性 TIA 有效。

诊断和影像

• 临床上时刻警惕/怀疑创伤性动脉瘤形成,对于早期检查或二次检查发现动脉瘤,预防其破裂出血非常重要。

• 然而,头外伤后的神经功能恶化时,初始检查通常为普通 CT 平扫(图 78.1),血管造影才是可疑 TIA 检查的金标准。

• 在疑似 TIA 的情况下脑血管造影筛查的最佳时机尚不明确。这些病变最早可在伤后 2 小时检测到,也有近一半的病变在几天到几周内形成,需要重复检查。与常规导管血管造影相比,损伤更小的 CT 血管成像和 MR 血管成像的作用与价值仍在进一步研究中。

• 增强 CT 血管成像对小于 3mm 的动脉瘤敏感性有限,并且可能受到局部骨性结构或初次创伤时残留金属异物的干扰。

• 血管造影上,创伤性动脉瘤与先前存在的先天性动脉瘤的鉴别要点包括缺乏独立的瘤颈,不在常见

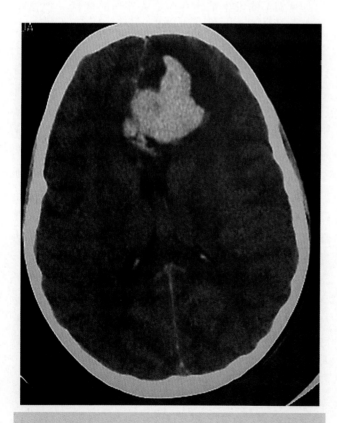

图 78.1　患者,16 岁,机动车事故后,出现迟发性精神萎靡,普通 CT 平扫可见沿大脑镰的左侧额叶出血。在随后的脑血管造影中发现胼周动脉假性动脉瘤。通过开颅手术和原位血管重建对假性动脉瘤进行修复。该患者术后功能恢复良好。

的动脉分叉部位,瘤顶部轮廓不规则,瘤内造影剂充盈延迟且排空缓慢,以及连续检查出现新发动脉瘤或动脉瘤快速增大。

• 合理的 TIA 诊断方法如下:对于合并颅骨骨折的重型闭合性头外伤或穿透性头外伤的患者,早期行血管造影。由于可能出现迟发性 TIA,应在 2 周内复查血管造影。如果出现迟发性蛛网膜下隙出血,不明原因神经功能恶化、脑神经麻痹或严重鼻出血,必须行血管造影。

治疗方案和备选方法

• 虽然少数的 TIA 可能会自发消退,但是高出血率和相关的高死亡率要求诊断后进行治疗。TIA 的预期进展是进行性增大并破裂。鉴于这种自然病史及破裂/再破裂后的高死亡率,建议一旦确诊,应积极从动脉循环中隔离 TIA。

• 这可以通过显微手术 (直接动脉瘤修复或动脉瘤孤立±血管搭桥)或血管内技术来实现。

• 如果动脉瘤无法治疗,强烈建议在 7~10 天复查血管造影。

所选手术的目的和优点

• 大多数 TIA 是假性动脉瘤,不适合直接显微外科修复或血管内栓塞。因此,常需动脉瘤孤立或载瘤动脉闭塞,相关缺血性损伤风险较高时,需考虑动脉搭桥。

适应证

显微手术

• 显微手术是治疗 TIA 的主要方式,因为可以采用多种手术方法进行干预,而无须牺牲载瘤动脉。

• 实际上,对于假性动脉瘤或宽颈真性动脉瘤,显微手术的可能处理方法有直接夹闭、肿瘤动脉重建、动脉瘤孤立伴或不伴血管搭桥。

• 显微外科手术还可在载瘤动脉重建的同时,清除伴发的相关血肿。

血管内技术

• 当临床状态影响手术安全时,血管内技术已成为可行的替代方法。开放手术的禁忌证包括颅内高压、症状性动脉血管痉挛和病情不稳定。

• 血管造影上,最佳指征是微导管可到位的窄颈真性囊状动脉瘤。

- 目前没有随机对照研究，证实血管内介入治疗 TIA 的疗效或等效性。

禁忌证

- 由于全身性创伤导致急性血流动力学不稳定的病例，应考虑血管内介入技术。
- 多发性创伤的活动性并发症（如感染、肺栓塞、急性呼吸窘迫综合征），应考虑血管内介入技术。

■ 手术细节和准备

术前计划和特殊设备

- 考虑开放显微外科手术时，应该做好搭桥和牺牲血管的准备。
- 动脉瘤手术的常规术前准备，包括围术期抗生素、抗癫痫药物、输血和高渗脱水药物。
- 术前准备还应包括全面的血管造影，包括可能搭桥时的相关供体动脉造影。
- 其他术前考虑内容包括电生理监测、吲哚菁绿荧光造影（ICG）、多普勒超声检查以及局部血管扩张剂如罂粟碱。

专家建议/点评

- TIA 无论是采用传统手术还是血管内技术都很难治疗。早期治疗通常会带来更好的预后，而延迟手术治疗会导致更高的并发症率和死亡率。
- 动脉瘤修复前不要进行血肿清除，以避免术中动脉瘤破裂。
- 鉴于 TIA 的不稳定性，在显微外科手术中首先获得近端血管控制是至关重要的。近端 TIA 可能有时需要准备和（或）分离暴露颈部颈动脉。

手术的关键步骤

手术治疗

根据血管构筑和病理特征，可通过多种技术实现手术闭塞动脉瘤：

- 动脉瘤颈部的显微手术夹闭。
- 显微手术夹闭和（或）血管重建（图 78.2）。
- 显微手术探查和动脉瘤包裹。
- 动脉瘤孤立±切除±搭桥手术。
- 近端血管结扎±搭桥手术。

无论是 TIA 的复杂形态，还是其非常见的位置（常位于脑沟内或颅底结构附近，如前床突或大脑镰），都给外科手术带来了困难。此外，TIA 通常缺乏明确的瘤颈，难以实现安全有效的夹闭。手术治疗可能需要牺牲载瘤动脉或孤立/切除动脉瘤。以上所有技术上的难点在于血管壁脆弱导致的术中动脉瘤高破裂率。血管搭桥的手术细节在巨大颅内动脉瘤的外科治疗章节中介绍。

在所有接受血管重建的患者中，术中脑保护是必不可少的，因为血管重建时几乎常规需要近端载瘤血管临时闭塞。巴比妥类药物和亚低温治疗的使用减少了脑基础能量消耗。

此类神经保护剂的实例包括：

- 异丙酚持续输注[(20~75μg/(kg·min)]。
- 戊巴比妥负荷剂量[10mg/(kg·30min)]，然后持续输注[1mg/(kg·h)]。

血管内修复

血管内治疗已成为一种重要的治疗方法，特别是对于真性的囊状 TIA 或为了闭塞血管。当存在显微外科手术禁忌时（颅内高压、症状性血管痉挛、临床病情不稳定），能够继续治疗是血管内技术的显著优势。血管内治疗的目标是完全闭塞 TIA，同时保留载瘤动脉。然而，有几种情况可能是难以实现的：①载瘤动脉管径太窄，微导管不能进入动脉瘤；②动脉瘤的形态不适合弹簧圈放置，例如宽颈或梭形 TIA；③某些情况下，例如假性动脉瘤，载瘤血管闭塞成为优选的治疗方法。

血管内治疗也有自己的困难。由于其位置与血流的关系，假性动脉瘤内的微导管到位比常规动脉瘤困难。一般情况下，动脉瘤位于血流流向应力最大的位置，同向的血流利于导管到位。然而，假性动脉瘤并不一定符合这一原理。此外，由于假性动脉瘤缺乏真性动脉壁、非常脆弱，对其瘤壁的任何骚扰，无论是微导管到位还是弹簧圈栓塞时，都会增加破裂的风险。

规避/损伤/风险

- 创伤性动脉瘤由脆弱的包裹血肿组成，与动脉腔连通，通常不能直接修复动脉瘤。
- 患者临床状况不佳，颅底动脉瘤搭桥存在技术困难时，很难通过开放手术孤立载瘤动脉。

抢救与补救

- 在所有穿透性脑损伤的患者中，应始终对 TIA

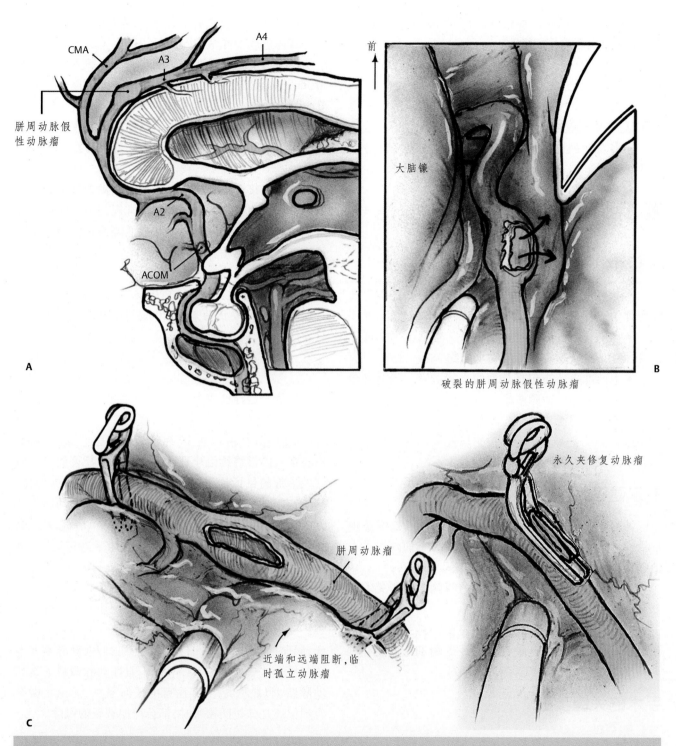

图 78.2 创伤性假性动脉瘤的原位修复示意图(上图 CT 显示的典型病例)。清除血肿,获得近端血管控制后,通过临时夹子孤立载瘤动脉,用 8–0 Prolene 显微缝线或动脉瘤夹闭合血管缺损,重建载瘤动脉。然后通过术中多普勒探头和 ICG 血管造影,确认血管修复后的血流。ACOM,前交通动脉;CMA,胼缘动脉。

进行高度怀疑,并通过系统的检查进行诊断或排除。

- 诊断 TIA 后最好立即进行治疗;然而,为保护急性创伤期进行腔内治疗的患者,有时可能需要分阶段治疗。

■ 结果和术后过程

术后注意事项

- 患者术后在重症监护病房进行观察。如果患者持续昏迷,立即进行 CT 扫描,或者如果患者能够被唤醒则在第二天进行 CT 扫描。每小时进行一次神经功能查体。

- 颅内压(ICP)(包括放置 ICP 监测)的管理参考与创伤性脑损伤相关章节中介绍的标准方案。包括抬高床头、镇静和可能的肌松等,保持 pCO_2 在 35~40mmHg 之间,以及其他常规措施。如果 ICP 难以控制,必要时可采取二级措施。

- 术后尽早行脑血管造影,以评估载瘤血管及相关搭桥血管的通畅情况。

- 动脉瘤闭塞后,如果出现症状性血管痉挛,可行标准三"H"疗法,包括血液稀释、高血压和高血容量。有时可能需要动脉内给予罂粟碱或维拉帕米。

并发症

- 由于显微手术涉及开颅、脑组织牵拉和血管分离,可能会出现各种并发症,包括迟发性脑水肿、血管痉挛、卒中、血肿形成和脑积水。

结果和预后

- TIA 的显微外科治疗仍然是首选,死亡率和致残率合计约为 20%(Jakobsson 等、Parkinson 等、Chedid 等)。

- Higashida 等的研究显示,血管内治疗可取得良好的预后,没有报道病例,短暂和持续性缺血并发症的发生率都很低:10.34% 和 4.6%。

- 一般不推荐保守治疗,因为死亡率高于手术治疗(41% vs. 18%,Fleischer 等)。其他报道也发现未治疗的 TIA 患者死亡率高达 50%(Aarabi 1988、Holmes 等、Parkinson 等、Kaufman 等、Rahimizadeh 等)。因此,只要可能,TIA 就应该积极治疗。

参考文献

[1] Buckingham MJ, Crone KR, Ball WS, Tomsick TA, Berger TS, Tew JM, Jr. Traumatic intracranial aneurysms in childhood: two cases and a review of the literature. Neurosurgery 1988;22:398–408

[2] Enomoto H, Shibata T, Ito A, Harada T. Traumatic aneurysm of the supraclinoid internal carotid artery: report of a case. Neurosurgery 1984;15:700–702

[3] Saito K, Baskaya MK, Shibuya M, Suzuki Y, Sugita K. False traumatic aneurysm of the dorsal wall of the supraclinoid internal carotid artery—case report. Neurol Med Chir (Tokyo) 1995;35:886–891

[4] Uzan M, Cantasdemir M, Seckin MS et al. Traumatic intracranial carotid tree aneurysms. Neurosurgery 1998;43:1314–1320, discussion 1320–1322

[5] Benoit BG, Wortzman G. Traumatic cerebral aneurysms. Clinical features and natural history. J Neurol Neurosurg Psychiatry 1973;36:127–138

[6] Ventureyra EC, Higgins MJ. Traumatic intracranial aneurysms in childhood and adolescence. Case reports and review of the literature. Childs Nerv Syst 1994;10:361–379

[7] Amirjamshidi A, Rahmat H, Abbassioun K. Traumatic aneurysms and arteriovenous fistulas of intracranial vessels associated with penetrating head injuries occurring during war: principles and pitfalls in diagnosis and management. A survey of 31 cases and review of the literature. J Neurosurg 1996; 84:769–780

[8] Cohen JE, Rajz G, Itshayek E, Shoshan Y, Umansky F, Gomori JM. Endovascular management of traumatic and iatrogenic aneurysms of the pericallosal artery. Report of two cases. J Neurosurg 2005;102:555–557

[9] Larson PS, Reisner A, Morassutti DJ, Abdulhadi B, Harpring JE. Traumatic intracranial aneurysms. Neurosurg Focus 2000;8:e4

[10] Sim SY, Shin YS, Yoon SH. Endovascular internal trapping of traumatic pericallosal pseudoaneurysm with hydrogel-coated self-expandable coil in a child: a case report. Surg Neurol 2008;69:418–422, discussion 422

[11] Bell RS, Ecker RD, Severson MA, III, Wanebo JE, Crandall B, Armonda RA. The evolution of the treatment of traumatic cerebrovascular injury during wartime. Neurosurg Focus 2010;28:E5

[12] Raju BS, Purohit AK, Murthy SR, Sundaram C, Sanjay T. Traumatic distal anterior cerebral artery aneurysm in a child: a case report. Neurol India 2001; 49:295–298

[13] Aarabi B. Traumatic aneurysms of brain due to high velocity missile head wounds. Neurosurgery 1988;22:1056–1063

[14] Haddad FS, Haddad GF, Taha J. Traumatic intracranial aneurysms caused by missiles: their presentation and management. Neurosurgery 1991;28:1–7

[15] Morard M, de Tribolet N. Traumatic aneurysm of the posterior inferior cerebellar artery: case report. Neurosurgery 1991;29:438–441

[16] Aarabi B. Management of traumatic aneurysms caused by high-velocity missile head wounds. Neurosurg Clin N Am 1995;6:775–797

[17] Jakobsson KE, Carlsson C, Elfverson J, von Essen C. Traumatic aneurysms of cerebral arteries. A study of five cases. Acta Neurochir (Wien) 1984;71:91–98

[18] Martin EM, Hummelgard AB. Traumatic aneurysms. J Neurosci Nurs 1986; 18:89–94

[19] de Andrade AF, Figueiredo EG, Caldas JG et al. Intracranial vascular lesions associated with small epidural hematomas. Neurosurgery 2008;62:416–420, discussion 420–421

[20] Ohba S, Kuroshima Y, Mayanagi K et al. Traumatic aneurysm of the supraclinoid internal carotid artery-case report-. Neurol Med Chir (Tokyo) 2009; 49:587–589

[21] Holmes B, Harbaugh RE. Traumatic intracranial aneurysms: a contemporary review. J Trauma 1993;35:855–860

[22] Fleischer AS, Patton JM, Tindall GT. Cerebral aneurysms of traumatic origin. Surg Neurol 1975;4:233–239

[23] Horowitz MB, Kopitnik TA, Landreneau F et al. Multidisciplinary approach to traumatic intracranial aneurysms secondary to shotgun and handgun wounds. Surg Neurol 1999;51:31–41, discussion 41–42

[24] Kieck CF, de Villiers JC. Vascular lesions due to transcranial stab wounds. J Neurosurg 1984;60:42–46

[25] Bell RS, Vo AH, Roberts R, Wanebo J, Armonda RA. Wartime traumatic aneurysms: acute presentation, diagnosis, and multimodal treatment of 64 craniocervical arterial injuries. Neurosurgery 2010;66:66–79, discussion 79

[26] Romijn M, Gratama van Andel HA, van Walderveen MA et al. Diagnostic accuracy of CT angiography with matched mask bone elimination for detection of intracranial aneurysms: comparison with digital subtraction angiography and 3D rotational angiography. Am J Neuroradiol 2008;29:134–139

[27] Young N, Dorsch NW, Kingston RJ. Pitfalls in the use of spiral CT for identification of intracranial aneurysms. Neuroradiology 1999;41:93–99

[28] Parkinson D, West M. Traumatic intracranial aneurysms. J Neurosurg 1980;52:11–20

[29] Fox AJ, Viñuela F, Pelz DM et al. Use of detachable balloons for proximal artery occlusion in the treatment of unclippable cerebral aneurysms. J Neurosurg 1987;66:40–46

[30] Komiyama M, Morikawa T, Nakajima H, Yasui T, Kan M. "Early" apoplexy due to traumatic intracranial aneurysm—case report. Neurol Med Chir (Tokyo) 2001;41:264–270

[31] Chedid MK, Vender JR, Harrison SJ, McDonnell DE. Delayed appearance of a traumatic intracranial aneurysm. Case report and review of the literature. J Neurosurg 2001;94:637–641

[32] Bavinzski G, Killer M, Knosp E, Ferraz-Leite H, Gruber A, Richling B. False aneurysms of the intracavernous carotid artery—report of 7 cases. Acta Neurochir (Wien) 1997;139:37–43

[33] Drake CG, Peerless SJ, Ferguson GG. Hunterian proximal arterial occlusion for giant aneurysms of the carotid circulation. J Neurosurg 1994;81:656–665

[34] Gelber BR, Sundt TM, Jr. Treatment of intracavernous and giant carotid aneurysms by combined internal carotid ligation and extra- to intracranial bypass. J Neurosurg 1980;52:1–10

[35] Lath R, Vaniprasad A, Kat E, Brophy BP. Traumatic aneurysm of the callosomarginal artery. J Clin Neurosci 2002;9:466–468

[36] Charbel FT, Gonzales-Portillo G, Hoffman W, Cochran E. Distal internal carotid artery pseudoaneurysms: technique and pitfalls of surgical management: two technical case reports. Neurosurgery 1999;45:643–648, discussion 648–649

[37] Quintana F, Diez C, Gutierrez A, Diez ML, Austin O, Vazquez A. Traumatic aneurysm of the basilar artery. Am J Neuroradiol 1996;17:283–285

[38] Eckard DA, O'Boynick PL, McPherson CM et al. Coil occlusion of the parent artery for treatment of symptomatic peripheral intracranial aneurysms. Am J Neuroradiol 2000;21:137–142

[39] Kocer N, Kizilkilic O, Albayram S, Adaletli I, Kantarci F, Islak C. Treatment of iatrogenic internal carotid artery laceration and carotid cavernous fistula with endovascular stent-graft placement. Am J Neuroradiol 2002;23:442–446

[40] Martin NA. The combination of endovascular and surgical techniques for the treatment of intracranial aneurysms. Neurosurg Clin N Am 1998;9:897

[41] Higashida RT, Halbach VV, Dowd C et al. Endovascular detachable balloon embolization therapy of cavernous carotid artery aneurysms: results in 87 cases. J Neurosurg 1990;72:857–863

[42] Cairns CJ, Finfer SR, Harrington TJ, Cook R. Papaverine angioplasty to treat cerebral vasospasm following traumatic subarachnoid haemorrhage. Anaesth Intensive Care 2003;31:87–91

[43] Kaufman HH, Makela ME, Lee KF, Haid RW, Jr, Gildenberg PL. Gunshot wounds to the head: a perspective. Neurosurgery 1986;18:689–695

[44] Rahimizadeh A, Abtahi H, Daylami MS, Tabatabei MA, Haddadian K. Traumatic cerebral aneurysms caused by shell fragments. Report of four cases and review of the literature. Acta Neurochir (Wien) 1987;84:93–98

[45] Achram M, Rizk G, Haddad FS. Angiographic aspects of traumatic intracranial aneurysms following war injuries. Br J Radiol 1980;53:1144–1149

第 79 章

颅内巨大动脉瘤的外科治疗 Ⓟ

Cristian Gragnaniello, Remi Nader, Nazih Assaad, Andrew Davidson, Marcus Stoodley, Michael Kerin Morgan

■ 导言和背景

定义、病理生理学和流行病学

• 动脉瘤的任一直径达到 2.5cm,称为巨大动脉瘤(GIA)。作者在本章讲述了巨大囊状动脉瘤的治疗。

• 如果不及时治疗,诊断后 5 年内,绝大多数巨大动脉瘤的患者会死亡和(或)严重的残疾。根据报道,未接受任何治疗的巨大动脉瘤患者,其 2 年和 5 年死亡率分别为 68% 和 85%。

• 近年来,颅内巨大动脉瘤手术治疗的进展包括颅底入路的应用,极大改善了这些复杂病变的预后,在大多数报道中,患者术后的预后良好率>80%,死亡率降低到 5%~22%。

• 载瘤血管闭塞、孤立和搭桥等技术的治疗效果优于该病的自然病史。

• 巨大动脉瘤的发病高峰年龄为 30~60 岁,好发于女性。

• 据报道,巨大动脉瘤的位置分布与小动脉瘤不同,颈内动脉(ICA)占 34%~67%,大脑前动脉(ACA)和大中脑动脉(MCA)占 13%~36%。后循环占 23%~40%,其中以基底动脉尖、大脑后动脉(PCA)和小脑上动脉(SCA)最常见。

• 巨大动脉瘤很少多发,约占 7%。

• 关于巨大颅内动脉瘤的形成机制有许多理论。一些学者认为巨大动脉瘤的形成是由于血管壁中层的缺失,而另一些学者则认为血流动力学因素在巨大动脉瘤形成和扩大过程中起重要作用。包括动脉粥样硬化和大血管的炎症在内的退行性改变也可能起作用。还有作者认为,巨大动脉瘤是由于动脉壁内反复出血,继发血栓形成和再通所导致。

临床表现

• 巨大动脉瘤最常见的表现是对周围结构的压迫(是蛛网膜下隙出血的 2 倍)。不同部位巨大动脉瘤所引起症状不同:前循环动脉瘤通常表现为视野缺损和眼外肌功能障碍,而运动障碍和认知、人格缺陷则不常见;后循环巨大动脉瘤则常表现为脑神经麻痹和脑干受压症状。

• 其他症状包括头痛、癫痫发作、鼻出血、栓塞性短暂性脑缺血发作(TIA)或与血栓性动脉瘤有关的卒中。

诊断和影像

• 评估 GIA 涉及不同的诊断方法,以充分了解病变的所有方面。

• 数字减影血管造影(DSA)是评估动脉瘤形态及其与相邻血管关系的金标准。DSA 还可提供有助于术前计划的其他重要信息,包括 Alcock 试验,它可评估侧支循环情况,这在确定是否可以牺牲载瘤血管或是否需要血管重建时至关重要。球囊闭塞试验也有助于评估主干血管急性闭塞可能造成的短期影响,这一试验可结合乙酰唑胺负荷 SPECT(单光子发射计算机断层扫描)进一步准确评估。

- 磁共振成像(MRI)可显示动脉瘤的可能血栓部分,这是 DSA 上不能显示的,而且有助于明确 GIA 周围的脑组织损伤。

- CT 和 CTA 可显示动脉瘤内可能的急性出血和钙化以及骨性解剖标志。

治疗方案和备选方法

- 巨大动脉瘤的自然预后极差,降低血压等保守治疗是最危险的策略。

- 对于未侵入蛛网膜下隙的海绵窦段巨大动脉瘤,保守治疗是一种很好的选择。

- 血管内治疗包括选择性闭塞载瘤动脉和放置血流导向支架。对于考虑急性闭塞颈内动脉的患者,需行 30 分钟的神经系统监测,并通过客观检查对闭塞区域的脑血流进行评估。70%的患者能耐受颈内动脉急性血流中断。血管内治疗对减少巨大动脉瘤的占位效应作用有限。

- 19 世纪 John Hunter 提出的颈内动脉结扎术,后来该方法被 Charles Drake 推广起来。

- 结扎载瘤动脉的近侧和远侧,孤立动脉瘤,以防止通过侧支循环供血引起的动脉瘤再生长。可同时行预防性的血管搭桥,可减少动脉瘤远端血管区域的卒中发生率。

- GIA 手术包括直接方法和间接方法:

  ○ 直接方法包括动脉瘤颈部夹闭,同时保留远端动脉和穿支血管的血流。

  ○ 间接方法包括孤立和搭桥、Hunterian 结扎以及载瘤动脉闭塞。此外,载瘤动脉远端闭塞加血管重建也被应用于基底动脉中段的动脉瘤。切除动脉瘤和局部载瘤动脉、吻合两端血管,可重建原有的血流模式。动脉瘤缝合术(Aneurysmorrhaphy)是动脉瘤不适合夹闭或孤立时的另一种处理方法,切除动脉瘤减压,缝合瘤颈重建血管壁,使载瘤血管尽可能接近正常生理形态。

- 对于迂曲扩张、形态复杂的基底动脉症状性动脉瘤,无法原位修复时,如果存在较粗的后交通(PCOM)动脉,并且临时闭塞载瘤动脉后患者反应良好,闭塞基底动脉可作为一种选择。

所选手术的目的和优点

- 上述方法旨在将动脉瘤从循环中切除,并保留与动脉瘤无关的其他动脉。

- 神经结构的减压包括脑实质、脑神经和(或)其他血管结构的减压。

- 前循环巨大动脉瘤常选择翼点入路,其中一些特定的动脉瘤需要眶颧入路,是否需要磨除前床突取决于动脉瘤位置和所需要的视角,目的是显露需要近端阻断的全部血管,同时尽量减少对脑组织的牵拉。

- 起源于后循环的动脉瘤,根据大小和位置等因素,需要个体化选择手术入路。比较困难的是位于小脑上动脉以下、椎-基底交界处以上的基底动脉中段巨大动脉瘤的入路选择。经中颅底入路,磨除岩骨尖可更好地暴露此段基底动脉。

适应证

- 所有的 GIA 都应该考虑治疗,无论是外科治疗还是血管内治疗。这是由于这些病变的自然史很差,如果不进行治疗,据文献报道,2 年死亡率在 68%~100%之间,75%的动脉瘤会进一步发展或导致蛛网膜下隙出血。

- 在患者较多的专业神经外科中心,积极的外科手术治疗已成为 GIA 治疗的金标准。

禁忌证

- 权衡手术风险和预期寿命期间的病变自然病史,不支持积极干预的患者。

- 存在严重并发症不适宜手术的患者。

■ 手术细节和准备

术前计划和特殊设备

- 巨大动脉瘤患者手术前,通过影像学和实验室检查,收集所有可能需要的信息,评估手术相关风险,减少围术期并发症,权衡手术,相比于自然病史和其他可能的替代治疗,可能带来的好处。

- 术前实验室化验包括血生化、肝功能、凝血功能、全血细胞计数、血型鉴定,手术备血最为重要,如手术期间大量失血,术中或术后立即输血。

- CT 和 CTA、MRI 和 MRA 对于明确动脉瘤的血管解剖、动脉瘤钙化、血栓形成以及周围的骨性结构(CT)非常重要。

- 在这些情况下,DSA 对于明确血管解剖是非常重要的,还可以量化血流以评估功能状态,包括进行颈动脉的交叉压迫和球囊闭塞试验。

- 如果拟行移植性血管搭桥术，手术前一天应标记供体血管，详细评估其走行、长度、质量和可获取性，以进行最佳的选择。
- 在计划搭桥手术的情况下，术前一晚应口服阿司匹林 150mg。
- 术中监测有躯体感觉诱发电位(SSEP)和脑电图(EEG)连续监测。

专家建议/点评

- 术中保护颞浅动脉(STA)和枕动脉(OA)是很重要的，因为如果需要的话，它们有可能被用作供血血管蒂。
- 对于前、后循环的远端 GIA，如果需要搭桥，可采用供应载瘤动脉远端脑组织的低流量血管搭桥。SCA 或 OA 搭桥可作为高流量搭桥的替代方案。根据动脉瘤的位置，有时可考虑颅内局部低流量搭桥，如 A3-A3(大脑前动脉第 3 段)或 PICA-PICA(小脑后下动脉)的侧-侧吻合。
- 获取较长的大隐静脉，是巨大动脉瘤搭桥或孤立的一个关键步骤。除了先前讨论的技术步骤外，取血管的时机和良好的吻合技术也起着重要的作用。静脉搭桥手术的主要危险是静脉扭曲，从而损伤内皮细胞。由于这个原因，获取静脉的最佳时间是在大脑动脉阻断血流之前。这样无须在移植前将静脉保存在容器中，而在静脉获取后将直接用于搭桥。
- 在加快吻合过程的技巧中，最重要的是简单化。吻合之前，剪短缝线至 3cm(远端吻合用 10-0 尼龙线，近端用 7-0 Prolene 线)。这样很容易打结，而且术者在吻合过程中可直视整根缝线，不必考虑拉线的长度是否适合打结。也可避免从显微镜下移开视野去寻找缝针。
- 床突旁巨大动脉瘤可使颈动脉移位，解剖结构分辨不清，难以辨认颈动脉的正常节段和周围的神经血管结构。对于这些病例，术者可通过一些固定的解剖标志来定位。指向上方的眼动脉巨大动脉瘤，颈动脉常向下移位；指向内侧的垂体上动脉动脉瘤，颈动脉常向外侧移位。因此，在这些病例中，正常的近端颈动脉位于视神经的外侧；磨除前床突并打开颈动脉周围的硬膜环，是获得近端血管控制的基本步骤。

手术的关键步骤

患者的体位需要考虑颈部颈动脉和双腿(用于静脉移植)的显露，同时确保头部位置有利于动脉瘤的暴露和脑组织松弛。胸部需要盖温毯，以避免手术室低温环境下，长时间大面积体表裸露导致的潜在问题。

需要注意的是，根据远端吻合的需要提前正确摆放固定头部位置。对于前循环和大脑后动脉的搭桥，头部轻度向对侧旋转并后仰，使得颧骨隆凸位于最高点，打开侧裂后额叶会由于重力作用自然下垂，有利于手术显露。椎动脉搭桥时，患者仰卧位，同侧肩部抬高；头部向对侧转 30°，朝地面侧屈，以利于颈部颈总动脉(CCA)的暴露。

直接手术夹闭(ICA 动脉瘤)

当考虑直接手术夹闭时，暴露载瘤动脉的近端和远端是最重要的。在颅内动脉瘤的病例中，眶壁和颧弓切除(本书其他章节介绍)后，通常需要硬膜内磨除前床突。在进行临时阻断之前，还应尽可能多地从周围结构(包括其他神经血管结构、脑神经、蛛网膜、脑实质和硬脑膜)解剖分离动脉瘤的颈部和顶部。临时阻断后，时间有限，尽快完成进一步的解剖分离。

只用一个动脉瘤夹很难完全夹闭巨大动脉瘤。由于瘤腔内高压和瘤颈较宽，动脉瘤夹容易被推挤到近侧，导致载瘤动脉闭塞。多瘤夹组合夹闭技术可更好地适应颈内动脉或其他载瘤血管的自然形态。在颈内动脉，巨大动脉瘤最常见于载瘤动脉腹侧，因为在腹侧动脉瘤壁可受到颅底硬脑膜的保护。通常使用多枚短叶片的环套型动脉瘤夹，呈轻度弧形(符合载瘤动脉的形状)串联排列夹闭动脉瘤。为了保证载瘤动脉的直径尽可能宽，瘤夹的套环要足够大。瘤夹放置要足够深，使套环的后部接触载瘤动脉。平行放置时，应使叶片重叠夹闭，同时避免叶片尖端交叉咬合(图 79.1)。

另一种可取技术是，临时阻断、孤立动脉瘤后，将一个小型蝶形针刺入动脉瘤顶部，通过注射器负压抽吸瘤腔内的血液，降低动脉瘤张力；然后再放置动脉瘤夹串联夹闭，从而获得良好的塑形效果。

如果动脉瘤壁发育良好、质地均匀，可使用低电流的双极，沿动脉瘤顶间断烧灼，使动脉瘤皱缩至更容易控制的大小，然后再行夹闭，有助于降低并发症。在夹闭颈内动脉动脉瘤时，必须注意保护任何分支或穿支血管，比如后交通动脉和脉络膜前动脉。

部分血栓形成的动脉瘤带来了另一个困难：动脉瘤夹可能夹闭不全。此时，可能需要孤立动脉瘤后，行动脉瘤内血栓切除，然后再行动脉瘤夹闭或载瘤动脉血管壁重建。接着用多普勒超声确定载瘤动脉血流是否通畅。对于血栓性动脉瘤，必须注意不要对动脉瘤过

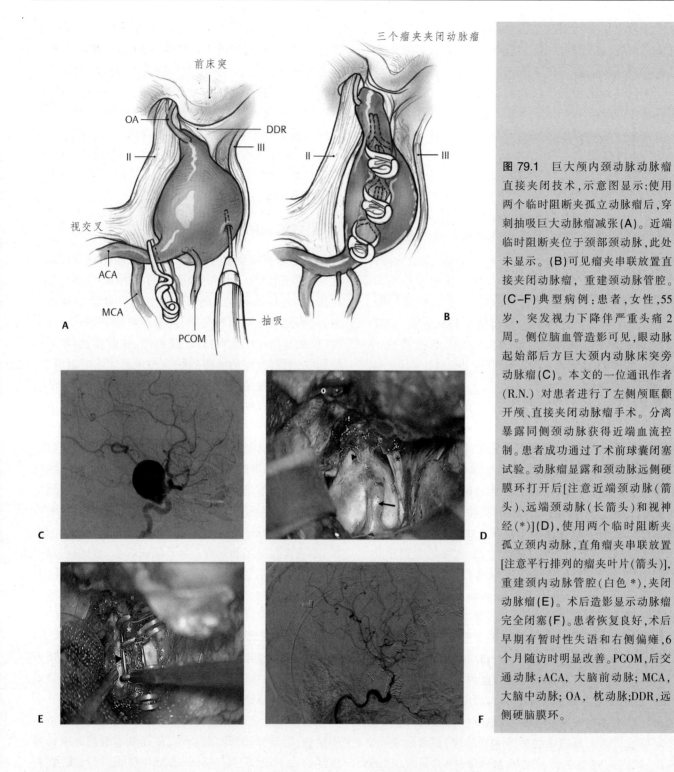

图 79.1 巨大颅内颈动脉动脉瘤直接夹闭技术，示意图显示：使用两个临时阻断夹孤立动脉瘤后，穿刺抽吸巨大动脉瘤减张(A)。近端临时阻断夹位于颈部颈动脉，此处未显示。(B)可见瘤夹串联放置直接夹闭动脉瘤，重建颈动脉管腔。(C–F)典型病例：患者，女性，55岁，突发视力下降伴严重头痛2周。侧位脑血管造影可见，眼动脉起始部后方巨大颈内动脉床突旁动脉瘤(C)。本文的一位通讯作者(R.N.)对患者进行了左侧颅眶颧开颅、直接夹闭动脉瘤手术。分离暴露同侧颈动脉获得近端血流控制。患者成功通过了术前球囊闭塞试验。动脉瘤显露和颈动脉远侧硬膜环打开后[注意近端颈动脉(箭头)、远端颈动脉(长箭头)和视神经(*)](D)，使用两个临时阻断夹孤立颈内动脉，直角瘤夹串联放置[注意平行排列的瘤夹叶片(箭头)]，重建颈内动脉管腔(白色 *)，夹闭动脉瘤(E)。术后造影显示动脉瘤完全闭塞(F)。患者恢复良好，术后早期有暂时性失语和右侧偏瘫，6个月随访时明显改善。PCOM，后交通动脉；ACA，大脑前动脉；MCA，大脑中动脉；OA，枕动脉；DDR，远侧硬脑膜环。

度操作或过早放置动脉瘤夹，以避免栓子脱落，造成远端梗死。

颈总动脉–大脑中动脉搭桥

任何涉及颈部颈动脉搭桥的手术，首先按颈动脉内膜切除一章中介绍的方法显露颈动脉。然后开颅，接着将隧道通条从颅骨骨窗处、经皮下组织推送至颈部切口，并留置在原位。

此时，最重要的是充分显露。广泛打开侧裂，充分显露动脉瘤颈、载瘤动脉和颈内动脉。接着，经通条将静脉穿过皮下隧道，隧道开口处要足够宽阔，以免造成移植血管扭曲。

与受体 MCA 分支相比,移植静脉管径更粗;因此,血管末端锐性切开,呈短鱼嘴样切口。

此时,在临时阻断之前,静脉给予肝素(100U/kg)和硫喷妥钠(15mg/kg),直到脑电图呈现爆发抑制。在颈动脉阻断期间,需要保持较高的血压。

使用动脉瘤夹临时阻断受体动脉,动脉瘤夹的放置方式不要干扰血管吻合,尤其是在深部吻合时。术者操作的舒适度对提高工作效率、缩短阻断时间非常重要。远端吻合口使用 10-0 尼龙线间断缝合。

第一针缝合静脉切口的"跟"部和受体动脉切口的远侧角,第二针缝合静脉切口的"趾"端和动脉切口的近侧角。接下来交替缝合两侧的血管壁,先缝合后壁。从中间开始缝合,可避免误挂到对侧血管壁,使缝线更加稳定。

吻合完成后, 松开静脉的远端和受体动脉上的临时阻断夹。此时,可能需要补缝几针,加固吻合口。针眼的渗血, 可通过浸润凝血酶的 Gelfoam™(Ptizer,Inc. New York,NY)止血。

下一步以同样的方式在颈总动脉进行近端吻合(可用 7-0 尼龙缝线)。

血管搭桥完成后,用动脉瘤夹和(或)缝线孤立动脉瘤。修剪骨瓣和硬脑膜,避免在出口处压迫桥静脉。

术中应多次检查桥血管和受体血管内血流的通畅性,特别是主要步骤的间期;至少要在骨瓣还纳后、关闭颈部切口之前检查一次。检查方法包括术中多普勒、吲哚菁绿血管造影(ICG)和(或)标准脑血管造影。

颈总动脉–颈内动脉搭桥

此搭桥手术主要不同的技术步骤是,需要显露、游离眼动脉起始部到后交通动脉之间的颈内动脉。

手术入路,需提供足够的操作空间进行深部缝合,考虑在此处巨大动脉瘤可能会遮挡颈内动脉,需要切除颧弓(可将颞肌牵拉到颞下窝,获得更多的空间),沿比较低的颅底位置进入。此外,还需要切除眶顶、眶外侧壁和前床突,进一步打开固定颈动脉的硬膜环。然后,广泛打开侧裂和脑池,以便松弛脑组织、避免使用牵开器。打开颈内动脉和后交通动脉周围的蛛网膜粘连,增加颈内动脉的移动性。

在眼动脉起始部上方的颈内动脉放置永久动脉瘤夹,在后交通动脉前方放置临时阻断夹,阻断夹尾端朝后(由后向前放置阻断夹),这样不会阻挡缝线,使吻合更容易。在永久夹后方切开颈内动脉并将其转向侧方,按前面介绍的方法与大隐静脉行端–端吻合。

使用永久动脉瘤夹或通过术中血管内介入使用永久性球囊,闭塞动脉瘤近端的颈内动脉(图 79.2 至图 79.4)。

颈总动脉–大脑后动脉搭桥

此搭桥的主要步骤与颈总动脉到大脑中动脉搭桥的过程非常相似。选择大脑后动脉 P2 段进行吻合,具有解剖学的优势;在内侧的脉络膜后动脉和远端的丘脑穿动脉之间,避开了主要的穿支血管。

此段动脉可经颞下颅底入路显露,使用牵开器轻轻抬起颞叶并固定,注意保护 Labbé 静脉,避免压迫其主要的属支静脉。

颈总动脉–椎动脉搭桥

通过远外侧入路(本书其他章节介绍),显露椎动脉(从 C2 椎体水平至颅内段)。

存在一些技术细节改良,以便充分显露椎动脉。包括从寰椎侧块上剥离头上斜肌,以利于开放枕骨大孔,必要时控制椎动脉(VA)。同时,在分离早期,辨认并离断枕下三角内的椎动脉肌支,以免剥离肌肉过程中牵拉椎动脉时撕裂这些动脉。出于同样的原因离断枕下神经,以便椎动脉向更外侧移位。

椎动脉周围的静脉丛不要电凝,因为这很可能导致椎动脉痉挛。用可吸收的氧化纤维素止血纱(Surgicel™, Johnson & Johnson Inc., New Brunswick,NJ)和(或)牛源明胶基质(Floseal™, Baxter, Deerfield, IL.)等其他止血材料填塞压迫,有助于控制这些静脉出血。其他技术步骤与前面介绍的大脑中动脉搭桥相似。

大隐静脉与 CCA 的近端吻合

在颈部大隐静脉刚穿出皮下隧道处放置临时阻断夹。

选择静脉与颈总动脉吻合的位置,原则是避免移植血管扭曲。吻合部位确定后,用 #11 刀片切开颈动脉,并用 Pott 剪刀进一步修剪。然后进行血管吻合。血管正常时,可连续缝合。如果可疑有任何斑块所致的管腔异常,则采用间断缝合;因为可能会发生斑块脱落,导致远端栓塞或吻合失败。在这种情况下,每一针缝合都需要穿过血管壁的全层。

吻合完成后,取下颈动脉上的阻断夹,用 25G 的针头穿刺静脉释放腔内的空气,以防气栓。然后,可取下静脉上的阻断夹,并再次确认整个吻合通路的血流是否通畅。

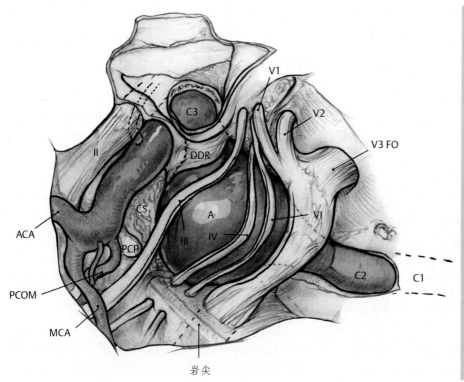

图 79.2 要孤立的巨大床突旁颈动脉瘤,颈内动脉近端和远端的显露。注意动脉瘤累及海绵窦及其内容物,颈动脉近、远侧硬脑膜环已打开,前床突已磨除。颈内动脉在 C1-C2 水平阻断。PCOM,后交通动脉;ACA,大脑前动脉;MCA,大脑中动脉;DDR,远侧硬脑膜环;PCP,后床突;A,动脉瘤顶;CS,海绵窦;FO,卵圆孔。

隐静脉的获取和处理

首先膝盖以上铺单,触诊股动脉并向下追踪;因为股动脉在大隐静脉的外侧,而膝盖以下该静脉的解剖标志很少。

在大隐静脉的正上方切开深至筋膜,以免电凝其属支。重要的是辨认和保护在胫骨内缘后方、与大隐静脉伴行的隐神经。

静脉属支多位于大隐静脉侧方。最好靠近大隐静脉结扎这些分支,避免在主干静脉上留下较长的分支残根而影响管腔内血流。整段大隐静脉取下后,下端连接肝素盐水注射器。此时,助手轻柔地注入肝素盐水的

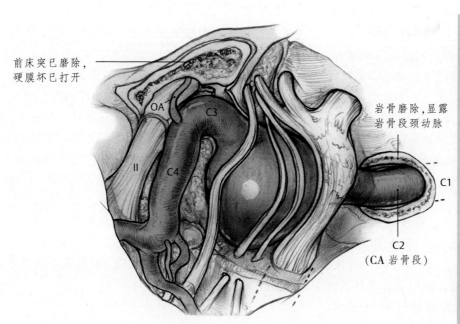

图 79.3 完全暴露颈内动脉 C1-C4 段,包括颈内动脉岩骨段,切除硬膜环,准备孤立动脉瘤后行血管搭桥。OA,枕动脉;ICA,颈内动脉。

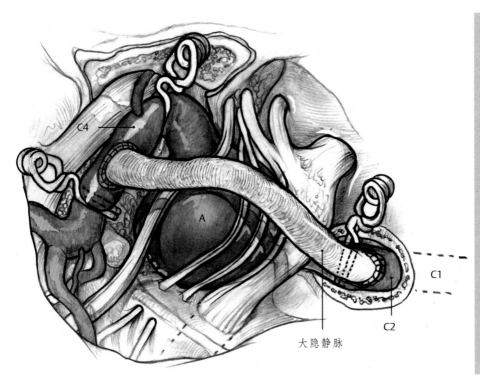

图 79.4　2 枚永久性动脉瘤夹孤立动脉瘤,远端瘤夹放在眼动脉近侧;在颈内动脉末端分叉前和颈部颈动脉放置临时阻断夹,然后行颈内动脉近–远侧高流量搭桥。OA,枕动脉;ICA,颈内动脉。

（图中标注：C4、A、大隐静脉、C1、C2）

同时,术者从静脉的尾端(踝端)向近端,用手指分段捏住静脉使其局部扩张,逐段检查管壁有无漏口。如果发现漏口用 7-0 Prolene 线修复,注意要沿静脉的长轴缝合,以避免局部管腔缩窄、增加血栓的风险。

规避/损伤/风险

● 即使在切除前床突后,眼动脉段动脉瘤近端控制也可能存在危险。应提前预见这种风险,在颈部及 Glasscock 三角显露 ICA。

● 使用多瘤夹串联放置重塑瘤颈或将部分瘤壁变成血管壁时,通过术中多普勒和术中造影评估载瘤动脉和远端分支的血流非常重要,因为瘤夹的重量和最后位置很容易扭曲这些血管。术中须对血流进行多次评估,并根据具体情况调整动脉瘤夹。

● 当巨大动脉瘤塑型时,需要考虑夹子的闭合力,特别是当一个长的动脉瘤夹被认为足以将动脉瘤夹闭时。我们应该认识到,与近端相比,夹子的远端具有相对较低的夹闭力,这可能导致动脉瘤夹闭不全,甚至是动脉瘤夹移位或滑脱。

● 前交通动脉巨大动脉瘤的血管控制是一个难题,因为这个区域有很多流出血管。包括前交通动脉后面的穿支动脉、两个 A2 分支和 Heubner 回返动脉。需要仔细辨认 Heubner 回返动脉、避免损伤或误夹,以防其供血区域梗死,导致严重的临床症状。

● 颈内动脉后壁的巨大动脉瘤与脉络膜前动脉关系密切,在处理这些动脉瘤的过程中可能存在危险。应提前预见这种风险,不惜一切代价,将脉络膜前动脉轻轻地从动脉瘤体上分离出来、加以保护。

抢救与补救

● 在分离动脉瘤顶端和周围神经血管结构时,临时阻断控制血管是至关重要的。前、后循环远端动脉瘤的载瘤动脉很容易控制,但当动脉瘤位于近侧 ICA、紧贴颅底(在 CCA 至 MCA/ICA 搭桥部分讨论),或动脉瘤位于基底动脉、椎–基底动脉交界处和椎动脉时,控制载瘤动脉技术要求较高。对椎动脉的控制可通过适当的显露椎动脉颅外段和颅内段来实现,但对基底动脉中段和椎–基底动脉交界处巨大动脉瘤的载瘤动脉控制比较困难,且脑干穿支动脉缺血的风险较高。如果需要临时阻断,应将阻断时间控制到最短,并在脑保护达到最大化的时候进行。

● 术中动脉瘤破裂,可按照之前动脉瘤相关章节中所介绍的方法常规处理。即使计划直接夹闭动脉瘤,术者也应该随时准备进行孤立和搭桥作为补救措施。如果不能立即搭桥,闭塞载瘤动脉可作为最后的手段。术前应行球囊闭塞试验,检查患者是否耐受动脉闭塞。血管闭塞可经血管内介入方法完成,也可直接夹闭或缝合载瘤动脉。

- 在处理巨大动脉瘤时，动脉瘤夹弹簧的闭合强度非常关键。即使采取了正确的措施成功优化夹闭条件、软化了动脉瘤颈，还是需要额外使用加强夹来增强夹闭力度。这一点很重要，因为动脉瘤内的残余充盈会导致灾难性的后果。加强夹放置困难时，另一种方法是平行第 1 枚瘤夹、在其后方放置一个套环夹（开窗夹），再以 1 枚直的迷你瘤夹夹闭套环内的残余部分。

- 动脉瘤夹移位：直接夹闭这些动脉瘤时，特别是使用单枚瘤夹的情况下，存在瘤夹移位和动脉瘤夹闭不全的可能。在这些情况下，同样需要使用额外的加强夹进行加固，通常与前一个瘤夹平行或串联放置。

■ 结果和术后过程

术后注意事项

- 围术期处理与手术同样重要。术后一般处理原则与其他开颅手术相同，但根据具体情况调整，主要目的是确保移植血管通畅，预防和治疗血管痉挛。

- 血压保持在正常范围稍高水平（130~150mmHg）。

- 术后常规应用阿司匹林，150mg/d；根据患者的情况，可以添加其他抗凝剂。患者出院后通常口服阿司匹林和低剂量的华法林（如果进行了搭桥手术）。

- 术后第一天，进行 CTA 和 CT 灌注检查，评估移植血管的通畅性、动脉瘤的夹闭情况、远端动脉的血流、血管痉挛、颅内出血、脑积水和卒中等情况。如果发生血管痉挛，可行三"H"疗法（高血压、血液稀释、高血容量），同时进行其他血管痉挛治疗，如 Mg^{2+} 剂；还可在 DSA 下行药物性和机械性血管扩张（必要时，甚至作为重症患者的常规治疗）。

并发症

- 巨大动脉瘤夹闭和血管重建最常见的手术并发症是脑梗死，可能的原因有：瘤夹扭曲血管导致其闭塞、误夹未发现的血管、过度的脑牵拉、临时阻断导致或桥血管血栓。也可发生迟发性脑梗死，常由血管痉挛或桥血管闭塞导致。

- 其他并发症包括再出血、感染、脑积水、电解质失衡、癫痫、骚扰神经血管结构导致的局部神经功能障碍（如脑神经功能缺损）、面部容貌异常和其他系统并发症（如深静脉血栓形成、心肌梗死和肺水肿）。

结果和预后

- 在过去的几十年里，随着手术技术的进步和颅底入路的发展，巨大动脉瘤的外科治疗效果不断改善。现代系列报道中，巨大动脉瘤手术的预后良好率为 67%~87%，死亡率为 5%~22%。

- 本文通讯作者的病例中，静脉搭桥的长期通畅效果满意，通畅率为 93% 左右。

参考文献

[1] Lawton MT, Spetzler RF. Surgical management of giant intracranial aneurysms: experience with 171 patients. Clin Neurosurg 1995;42:245–266

[2] Sundt TM, Jr, Piepgras DG, Fode NC, Meyer FB. Giant intracranial aneurysms. Clin Neurosurg 1991;37:116–154

[3] Cantore G, Santoro A, Guidetti G, Delfinis CP, Colonnese C, Passacantilli E. Surgical treatment of giant intracranial aneurysms: current viewpoint. Neurosurgery 2008;63 Suppl 2:279–289, discussion 289–290

[4] Hauck EF, Wohlfeld B, Welch BG, White JA, Samson D. Clipping of very large or giant unruptured intracranial aneurysms in the anterior circulation: an outcome study. J Neurosurg 2008;109:1012–1018

[5] Jafar JJ, Russell SM, Woo HH. Treatment of giant intracranial aneurysms with saphenous vein extracranial-to-intracranial bypass grafting: indications, operative technique, and results in 29 patients. Neurosurgery 2002;51(1):138–144; discussion 144–136

[6] Kattner KA, Bailes J, Fukushima T. Direct surgical management of large bulbous and giant aneurysms involving the paraclinoid segment of the internal carotid artery: report of 29 cases. Surg Neurol 1998;49:471–480

[7] Krisht AF, Krayenbuhl N, Sercl D, Bikmaz K, Kadri PA. Results of microsurgical clipping of 50 high complexity basilar apex aneurysms. Neurosurgery 2007;60(2):242–250; discussion 250–242

[8] Sharma BS, Gupta A, Ahmad FU, Suri A, Mehta VS. Surgical management of giant intracranial aneurysms. Clin Neurol Neurosurg 2008;110:674–681

[9] Ausman JI, Diaz FG, Sadasivan B, Gonzeles-Portillo M, Jr, Malik GM, Deopujari CE. Giant intracranial aneurysm surgery: the role of microvascular reconstruction. Surg Neurol 1990;34:8–15

[10] Sughrue ME, Saloner D, Rayz VL, Lawton MT. Giant intracranial aneurysms: evolution of management in a contemporary surgical series. Neurosurgery 2011;69(6):1261–1270; discussion 1270–12711

[11] Morgan MK, Morgan DK. Cerebral revascularization. In: Kaye AH, Black PM, eds. Operative Neurosurgery. Vol 2. Sydney, Australia: Harcourt; 2000:1163–1178

[12] Morgan MK, Brennan J, Day MJ. Interposition saphenous vein bypass graft between the common and intracranial internal carotid arteries. J Clin Neurosci 1996;3:272–280

[13] Morgan MK, Ferch RD, Little NS, Harrington TJ. Bypass to the intracranial internal carotid artery. J Clin Neurosci 2002;9:418–424

[14] Sia SF, Davidson AS, Assaad NN, Stoodley M, Morgan MK. Comparative patency between intracranial arterial pedicle and vein bypass surgery. Neurosurgery 2011;69:308–314

[15] Cooper BB. Lectures on the Principles and Practice of Surgery. 2nd ed. Philadelphia, PA: Blanchard & Lee;1852

[16] Kyoshima K, Shibuya M, Kobayashi S. Surgical management of paraclinoid aneurysms. In: Schmidek HH, Roberts DW, eds. Schmidek and Sweet Operative Neurosurgical Techniques. Philadelphia, PA: Saunders, Elsevier; 2006:1099–1114

第 **80** 章

急性颈动脉闭塞的外科治疗 Ⓐ

Gustavo Luzardo, Narayana K. Swamy, Joaquin A. Hidalgo

■ 导言和背景

替代方法

- 在许多机构,急性颈动脉闭塞采用药物治疗。
- 血管内血运重建,包括以下一项或多项:
  - 取栓,或用组织纤溶酶原激活剂(tPA)或尿激酶溶栓。
  - 血管成形术和支架置入。
  - 使用逆流装置或远端保护装置。

目的

- 通过重建非重度完全性卒中患者闭塞颈动脉的血流,以改善临床表现,并减低同侧或其他血管分布区短期和长期神经功能恶化的危险。
- 通过一次干预达到对原发动脉粥样硬化病变明确、迅速和长期的治疗,而避免使用需要长期抗凝的血管内植入耗材。
- 近端大血管的解剖结构异常可限制介入治疗或升高介入风险,外科手术的目的之一是克服这一困难。
- 此处作者特指急性粥样硬化相关的颈动脉分叉处闭塞,不包括心源性栓子、夹层和其他非粥样硬化性颅外颈动脉病变。

优点

手术治疗相对血管内治疗有许多优点:

- 手术可迅速完成,平均时间通常少于 2 小时。
- 避免血管内技术遇到的近端大血管解剖问题。近期颈动脉血运重建内膜切除术与支架置入试验(CREST)研究,虽然未包括颈动脉闭塞病例,但提示近端血管解剖结构困难和其他因素可能会影响血管内介入治疗的效果。直接外科手术可以避开这些问题。
- 阻断时间短。阻断时间通常不是很重要,因为手术通常是对已经耐受闭塞的、药物治疗稳定的患者进行的。进展性、恶化状态的患者尚未被证实能从外科手术或血管内介入治疗中获益。
- 手术可实现绝对的血流控制。血管内治疗需要血流逆转装置来控制血流。这需要时间,很麻烦,而且需要较大的髂动脉穿刺创口。相比之下,外科手术操作过程中,需要时,ICA 内可无任何正向血流,降低相关栓塞的风险。
- 术中血管造影也可获得,尽管一般不是双板成像。
- 对于主要的潜在疾病——颈动脉斑块,在术中可有效清除而无须使用植入耗材;因此,不需要应用阿司匹林(乙酰水杨酸)以外的任何其他抗凝剂 。

适应证

有卒中表现和以下情况的患者:

- 急性颅外颈动脉闭塞。由计算机断层扫描血管造影(CTA)或血管造影确定。超声不适用于手术评估。作者的偏好是CTA,因其在很大程度上淘汰了血管造影。在与临床病程结合方面,与CTA 相比,血管造影不能帮助确定闭塞的时相,CTA 可同时显示出血并提供额外的颅内外解剖细节。通常还可用同一设备行 CT 灌注检查。

● 闭塞少于 30 天。虽无客观证据,但作者没有对怀疑闭塞时间更长的患者进行过手术。

● 神经功能稳定。随着治疗进展,临床症状应该稳定下来。患者的血管内血容量逐渐增加,可耐受血压升高或保持高水平。颅外颈动脉闭塞的临床病程与颅内血管闭塞不同。这些患者在临床症状稳定的情况下可以尽快进行干预,时间从几小时到几周不等。等待确切的治疗期间,常静脉使用肝素。

● 闭塞段不超过 ICA 岩骨段。虽然仍有可能重新打开此段,但成功率较低。此外,评估 ICA 海绵窦段是否存在串联狭窄及狭窄程度是个难题,可能需要术中血管造影,最好在血管造影手术室完成手术。

● 没有广泛的严重神经功能障碍的患者。除非有明显的半暗带,广泛神经功能障碍的情况下,大部分脑组织受到了不可逆转的损害。此时,预期寿命可能已经下降;因此,患者不会再受益于手术对未来卒中的长期保护,可能不适合手术。

禁忌证

● 绝对禁忌证包括以下内容:

○ 同时合并颅内和颅外急性大血管闭塞。血管再通可能需要进一步进行颅内取栓或血栓切除。通常最好在血管造影手术室同期完成。

○ 全身状态或神经症状不稳定的患者。虽然重新开放 ICA 可稳定神经症状,但发生并发症的机会升高。

○ 神经症状恶化者。对于症状进展迅速的颈部 ICA 急性闭塞,没有研究证明其可从积极干预中获益,无论开放手术还是血管内治疗。这与颅内血管闭塞的结论相反。

○ 患者身体条件不适合外科手术。手术决策时要权衡并发症。应考虑患者的预期寿命和长期功能预后。

● 相对禁忌证包括以下内容:

○ 非常接近眼动脉起始部的闭塞。在这些情况下,成功的可能性较小,手术涉及部位会更长,可能会涉及串联病变(它们的严重程度还未明确)。这些情况下需要术中血管造影,使其不是特别适合外科手术。

○ 开通后再狭窄。在以前的手术干预中,作者的印象是血管内治疗更容易、更简单,因此更安全。然而,血管的长期通畅是胆固醇管理和降低危险因素的结果,而不依赖具体的开通技术。

■ 手术细节和准备

术前计划和特殊设备

● 按照脑卒中指南的推荐管理血压(BP)。避免快速降低血压,特别是全身麻醉患者的麻醉诱导期间。

● 抗血小板治疗。至少常规使用阿司匹林。其他的抗凝剂可单独使用或与阿司匹林一起使用。

● 对于任何卒中患者,都需要评估心脏功能,必要时进一步深入检查。首先处理心脏紧急事件。

● 如果需临时局部阻断,则应准备全身麻醉。Fogarty 导管的使用会导致患者躁动,影响手术。

● 动脉管路和两条外周静脉管路是必要的。很少需要中心静脉导管。

● 监护至关重要。在已经耐受闭塞的患者中,血压管理间接成为最大的问题。脑电图(EEG)、体感诱发电位(SSEP)或经颅多普勒(TCD)均可用于术中监测。全麻时至少应用其中一种监测措施。在这种情况下残端的压力是没有用的。在局部阻断的清醒患者中,通常临床症状监测即可,其他监测技术非必需。

专家建议/点评

● 对于神经功能状态不稳定的患者避免手术。理想的患者具有以下特征:轻微或没有意识障碍,稳定的神经功能缺失,卒中不超过 1/3 的大脑中动脉(MCA)支配区域,并且闭塞段不超过 ICA 的岩骨/破裂孔部分且没有明显的串联病变。大面积卒中、昏迷或严重残疾的患者应避免该手术。在这些情况下,风险更大,获益更不明确。

● 作者认为颈动脉夹层不适合外科手术。如果认为夹层是闭塞的原因,血管内治疗可能是最好的选择。

● 尽可能使用全身麻醉。

● 术者应该充分利用颈动脉鞘。沿着颈总动脉(CCA)和 ICA 的长轴打开颈动脉鞘,固定在皮肤上,ICA 分叉可被抬高并面向术者。

● 作者赞成在等待手术的同时使用静脉肝素。

手术的关键步骤

体位

患者取仰卧位。胸部抬高。肥胖、颈部短粗患者的手术操作空间狭小。增加下颌骨和胸骨之间距离的措施包括：在肩胛骨水平放置一个或两个垫枕以提升胸部。头部略展和下颌抬高，头略转向对侧。旋转过度使颈内静脉向前和向内，会遮挡 ICA。

手术技术

采用标准的颈动脉切口。通常以 CTA 上的舌骨和下颌角颈动脉球的位置为参考点。使用单极电刀分离，直至暴露面静脉。然后结扎该静脉后到达颈动脉鞘。或者根据个人喜好使用 DeBakey 组织钳和 Metzenbaum 剪刀进行分离。在颈动脉鞘这一层，向头尾方向充分分离显露。向上方分离时，要逐步偏向外侧，实质上沿着胸锁乳突肌或其底面前进，避免向内侧偏移。保持紧贴胸锁乳突肌分离，直到看到第一个蓝色或绿色标记（颈内静脉），然后转向内侧进一步暴露颈动脉鞘。通常在颈动脉鞘显露之前可见颈袢，将其置于内侧加以保护。颈动脉鞘显露后准备切开时，给予患者静脉内肝素，凝血时间（ACT）控制在 300 秒左右。

切开 CCA 段的颈动脉鞘。然后，先不切开血管，沿着 CCA/ICA 的长轴朝向 ICA 方向，分离颈动脉鞘下方。常规打开动脉鞘后，用缝线将两侧的鞘瓣吊起固定在皮缘（图 80.1）。这一操作很重要，因为它将 ICA 从术野的深处抬高到浅处。向 ICA 远端继续分离悬吊颈

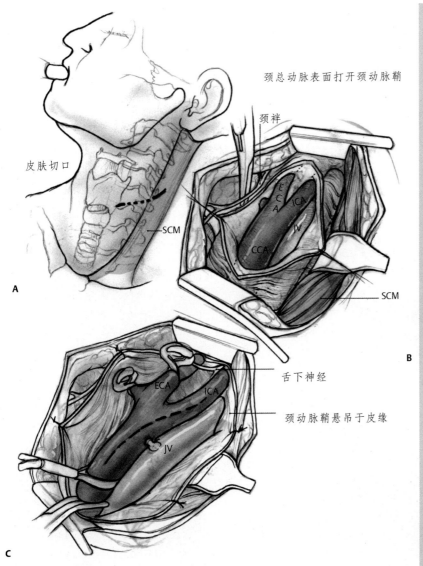

皮肤切口

SCM

颈总动脉表面打开颈动脉鞘

颈袢

ECA
ICA
JV
CCA

SCM

舌下神经

颈动脉鞘悬吊于皮缘

ECA
ICA
JV

图 80.1　(A)沿胸锁乳突肌内侧缘做一个标准的颈部切口。(B)将颈动脉鞘暴露并打开，识别和隔离颈总动脉、颈外动脉和颈内动脉。(C)临时夹沿颈总动脉、颈外动脉和甲状腺上动脉放置。辨认并保护舌下神经。SCM，胸锁乳突肌；CCA，颈总动脉；ECA，颈外动脉；ICA，内部颈动脉；JV，颈静脉。

动脉鞘,使分叉转向术者。ICA 通常比颈动脉(ECA)更偏外后侧。后一操作将 ECA 移开,使球部面对术者,将其置于更表浅的位置。进一步分离可能需要切断二腹肌的后腹。应该仔细辨认舌下神经,避免其随颈袢一起向内牵拉。注意沿 ECA 和甲状腺上动脉分离不要超过1cm,不要过度向内侧分离。

　　然后进行标准的颈动脉内膜切除术。首先,阻断CCA,接下来是 ECA,然后用双环线阻断甲状腺上动脉。ICA 最后阻断。无须碾碎远端 ICA 内的血栓。作者的经验,颈动脉内膜剥除后,由于最大的阻力已被消除,反向压力足以冲除血栓并重新建立血流。如果没有反向血流,沿着 ICA 将 Fogarty 2 号球囊导管向远端深入 10~12cm。球囊轻轻地充盈。然后回撤导管,取出血

栓,直到建立回流。这一操作可重复几次(图 80.2)。血栓清除后,在颈动脉球部远端的 ICA 进行阻断。

　　用6-0 Prolene 线从远端到近端完成动脉缝合,间断加连续缝合。管腔用肝素盐水不断冲洗。

　　如果需要,可以放置补片。

　　此时,阻断 ICA,开放 ECA 重建血流,然后开放CCA,10~15秒后,最后开放 ICA。伤口可以留置引流管。

规避/损伤/风险

　　• 如果 ICA 海绵窦段在 CTA 或血管造影均显示不清,成功的机会很低,应该避免手术。
　　• 避免麻醉期间出现低血压。

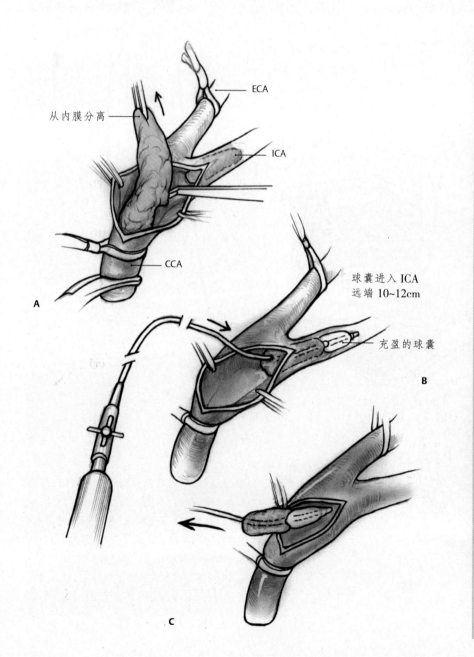

图 80.2　(A) 可见打开的颈动脉内腔,含有新鲜的血栓。血栓被分离和切除。(B)延伸入颈内动脉的残余血栓使用 Fogarty 导管取出。(C)导管到达血栓远端、充盈,然后与血栓一起撤回。CCA,颈总动脉;ECA,颈外动脉;ICA,颈内动脉。

• 避免麻醉过深。在一些患者中,这可能明显增加生理负荷,这对于已经承受血管闭塞的患者没有明确的益处。

• 没有一项检查可单独确定闭塞时间。临床病史和影像学检查在计划手术过程中都是必不可少的。

• 患者的选择仍是主要挑战之一,对于症状轻微或非常严重的患者都很容易确定治疗方案,即患者昏迷、大面积脑梗死明显不适合外科手术再通或介入治疗。同样,患者仅有轻度言语缺失、轻微偏瘫,并且没有严重的并发症,是急性或亚急性手术再通的最佳指征。然而,二者之间的患者最难抉择。对于存在严重神经功能缺损的患者,其手术指征是灌注成像中存在明显的半暗带区。

抢救与补救

• 如果回流不足,阻断 ICA,行 ECA 内膜切除。

• 急诊颅内-外搭桥尚未证明是有效的补救措施。如果没有足够的回流,则不应通过 ICA 恢复正向血流。为了避免这种情况,仔细的术前评估是关键。

■ 结果和术后过程

术后注意事项

• 在重症监护室内观察患者至少 24 小时。

• 手术后仅给予抗血小板治疗,阿司匹林通常足够。

• 至少 2/3 的患者通过手术可成功获得血运重建。血运重建失败仍然是一个主要问题。

并发症

术中并发症

• 动脉闭锁无法再通。关键在于患者的选择。在这种情况下,可行 ECA 内膜切除,不应再尝试 ICA 再通。

• 局麻患者术中躁动。根据作者的经验,无须转为全麻。然而在从远端 ICA 取出血栓过程中患者总会感到不适。如果感觉患者不太可能或无法全力配合,可行全身麻醉。

长期并发症

• 再狭窄:作者认为,再狭窄是疾病本身的问题而不是手术问题。通常可行颈动脉血管成形术和支架治疗。主要的长期问题仍是疾病相关危险因素的治疗和控制。

• 颈动脉海绵窦瘘形成。

• 抗凝相关并发症。除了使用阿司匹林之外,不需要长期抗凝。

• 其他并发症与颈动脉内膜剥脱术一样,将在颈动脉内膜切除术中详细讨论。

参考文献

[1] Sugg RM, Malkoff MD, Noser EA et al. Endovascular recanalization of internal carotid artery occlusion in acute ischemic stroke. Am J Neuroradiol 2005;26:2591–2594

[2] McCormick PW, Spetzler RF, Bailes JE, Zabramski JM, Frey JL. Thromboendarterectomy of the symptomatic occluded internal carotid artery. J Neurosurg 1992;76:752–758

[3] Hafner CD, Tew JM. Surgical management of the totally occluded internal carotid artery: a ten-year study. Surgery 1981;89:710–717

[4] Furlan AJ, Whisnant JP, Baker HL, Jr. Long-term prognosis after carotid artery occlusion. Neurology 1980;30:986–988

[5] Brott TG, Hobson RW, II, Howard G et al. CREST Investigators. Stenting versus endarterectomy for treatment of carotid-artery stenosis. N Engl J Med 2010;363:11–23

[6] Adams H, Adams R, Del Zoppo G, Goldstein LB. Stroke Council of the American Heart Association. American Stroke Association. Guidelines for the early management of patients with ischemic stroke: 2005 guidelines update a scientific statement from the Stroke Council of the American Heart Association/American Stroke Association. Stroke 2005;36:916–923

第 **81** 章

海绵状血管畸形(幕上) Ⓟ

Daniel C. Lu, Michael T. Lawton

■ 导言和背景

定义、病理生理学和流行病学

• 海绵状血管畸形也称为海绵状血管瘤(cavernacs angiomas, cavernomas),是一种在血管造影中不显影的隐匿性血管畸形(AOVM)。它们位于脑组织内,由规则的薄壁血管组成,但不含脑实质、较大的供血动脉或引流静脉。

• 占中枢神经系统(CNS)血管畸形的 5%~13%。大部分位于幕上(约 75%),约 15%位于后颅窝,5%位于脊柱。可分为散发型和遗传型。遗传模式通常是常染色体显性遗传。高达 80%的家族性患者为多发病变。遗传性病例占全部海绵状血管畸形的 30%~50%。

临床表现

• 这些病变在 50%以上的病例中是偶然发现的。症状性病变通常表现为头痛、癫痫发作和出血。其他神经功能缺损可能与出血或占位效应有关。病变常反复少量出血,极少致命。症状性出血不常见,占全部病例的 15%以下。

• 不同研究报道的出血率有所不同。总的来说,年出血率为 0.7%到 21%不等。已确定的几个出血危险因素包括女性、位于脑干、妊娠、两个峰年龄(儿童和 30 岁以上人群)以及先前的出血史。而病灶大小、多发病

灶或家族性病变并未增加出血风险。

诊断和影像

• 非强化的计算机断层扫描(CT)在检测这些病变时不是特别敏感。

• 首选的检查是磁共振成像 (MRI)。在 T2 加权 MRI 上,病变表现为伴有低信号边缘的混合密度病灶。常被描述为"爆米花状"病变。这可能与相邻的静脉血管瘤有关。通常情况下,病灶周围没有明显的水肿。

• 血管造影通常不显影(称 AOVM)。

治疗方案和备选方法

• 这种病变有三种治疗方案。有些病变可以观察随访,特别是幕上、单发、无症状的小病灶;位于功能区、很难处理的病灶;连续影像学检查多年未见生长的病灶。

• 对于需要干预的病变,手术切除是最常用的方法。后面将讨论手术切除的细节。

• 另一种治疗方式是放疗。立体定向放射外科在许多单位已被用于治疗外科手术无法到达的病变或累及功能区的病变,以及全身状态较差、不适合手术的患者。一些研究证明,放疗后 2 年内再出血的发生率下降。但是这是否仅为未治疗病变本身的自然病史仍不清楚。此外,放射线作用于周围脑组织,存在许多放疗相关并发症的风险。因此,采用放射疗法处理这类病变仍存在争议。

所选手术的目的和优点

- 完全切除海绵状血管畸形,以防将来出血,同时保留神经功能。
- 完全显微手术切除孤立性海绵状血管瘤是治愈性的。

适应证

- 手术适应证包括有海绵状血管畸形(症状性出血、癫痫发作、局灶性神经功能缺损)造成的神经系统症状或功能缺失、手术可及的病变以及较低的手术风险。
- 在反复出血导致进行性神经功能恶化时,尽管病变较难到达也选择手术切除。

禁忌证

- 无症状性海绵状血管畸形,没有出血或未导致神经症状。
- 手术无法到达的病变(位于丘脑、基底神经节、脑干和脊髓中,未到软脑膜或室管膜表面);或者位于功能区或附近的病变,虽可到达但存在高手术风险(例如,脊髓、小脑核和脑功能区皮层,如言语区、视觉皮层、运动和感觉区);高龄患者或有严重并发症的患者,其风险-收益分析倾向选择保守治疗。

■ 手术细节和准备

术前计划和特殊设备

- 术前 MRI 对于计划手术入路、研究病变的解剖结构以及术中导航至关重要。术中导航可提供到病变的最短距离,并可显示病变在大脑表面上的投影。此外,手术入路须能提供沿病变长轴的直接视野,以便尽量减少手术通道的盲点。任何可能被涉及的表面脑组织必须在术前进行严格地评估,最好用 T1 加权像。
- 患者体位的选择应充分利用重力的牵拉作用,特别是需要蛛网膜下分离的深部手术。使用 Mayfield 三点头架固定头部。
- 麻醉准备包括全身麻醉、中心静脉和动脉置管。术中给予地塞米松(10mg)、甘露醇(1g/kg)和抗生素。对癫痫患者给予抗惊厥药物。通常也可使用术中监测,如体感诱发监测和运动诱发监测。
- 手术辅助设备还包括术中显微镜、术中超声、显

微分离器械和自动牵开器。

专家建议/点评

- 所有海绵状血管畸形切除都应该准备无框架立体定向导航。理想情况下,解剖标志可引导术者到达病变而无须导航辅助,但偶尔脑表面没有病变的线索(即病变位置比预期更深、周围组织的含铁血黄素染色很少或需要经皮层分离进入)。

手术的关键步骤

可经皮层入路或经蛛网膜下隙入路到达海绵状血管畸形。经皮层入路允许小骨瓣开颅,因为可经脑组织直接到达病变。使用导航系统定位病变、最小化骨窗,并设计手术路径。经皮层入路时,手术通道创面覆以 Telfa 纱,以保护脑组织。随着脑组织分离的深入,可见含铁血黄素染色的踪迹,追踪黄染组织到达病灶。相比之下,蛛网膜下隙入路需要更大的骨窗,因为需要分离蛛网膜下界面,牵拉、移位脑组织。这些操作在广泛显露的条件才能很好地完成(图 81.1 至图 81.4)。

遇到病变后,清除其周围的出血以更好地显露病变的囊壁。显微切除的策略取决于病变是否位于脑功能区。对于非功能区病变,首先沿病变囊壁与周围脑胶

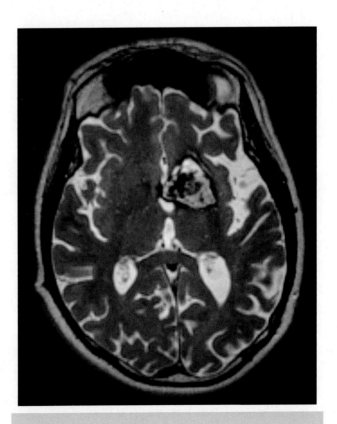

图 81.1 轴位片显示左侧基底节的海绵状血管畸形。

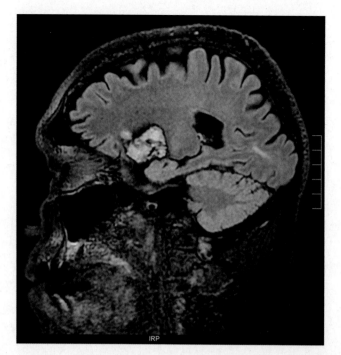

A

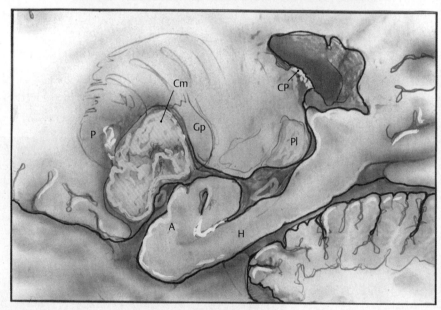

B

图 81.2　(A)矢状位片和(B)示意图显示海绵状血管瘤下方紧邻颈内动脉,上方紧邻基底节。Cm,海绵状血管瘤;Gp,苍白球;P,壳核;H,海马;CP,脉络丛;Pl,丘脑;A,杏仁核。

质之间的界面分离。使用双极电凝缩小病变体积,并控制其出血。向术腔中心牵拉病灶以利于分离周围的组织界面。最后,通常整块切除病灶。

　　相反,对于功能区病变,采用"由内至外"的切除方式。首先进入病变内,清空囊内出血,打通病灶内组织间隔,使病变塌陷缩小。然后,用显微分离刀沿其囊壁与周围脑组织之间的界面仔细分离,轻轻牵拉病灶,将其边缘拉至术腔中心。通过这种方法,四周游离病变。保持其囊壁完整,有利于将所有病变聚缩在一起。最后

整块切除,以确保切除完全。严格避免在功能区使用双极电凝。

　　静脉异常或畸形常常伴发于海绵状动脉畸形,应予以保留。它们参与正常的静脉循环,其闭塞可导致静脉梗死。还应保留过路动脉和相邻的穿支动脉。

规避/损伤/风险

　　• 术中并发症是由于病变表面正常脑组织的侵入、对周围神经结构的过度骚扰或相邻血管结构(过路

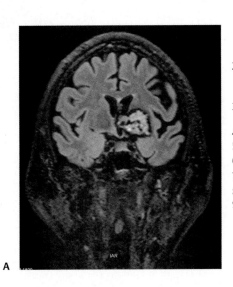

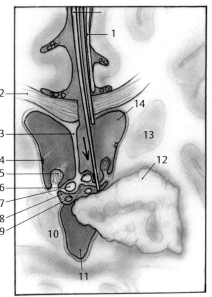

图 81.3　(A)冠状 MRI 和(B)示意图。通过对侧经胼胝体入路到达病变。进一步打开脉络裂(穹隆带)、扩大室间孔,可到达第三脑室。1.镰;2.胼胝体;3.透明隔;4.丘纹静脉;5.脉络丛;6.穹隆带;7.穹隆;8.脉络组织;9.大脑内静脉;10.丘脑;11.第三脑室;12.海绵状血管畸形;13.尾状核;14.侧脑室。

动脉或相关的静脉异常)的损伤所致。

• 术中神经电生理皮层定位或监测可以确认关键神经通路,以帮助避免损伤。分离病变必须轻柔精细。过路动脉和相关的静脉结构必须从病变中仔细分离并保存。

抢救与补救

• 与动静脉畸形(AVM)不同,海绵状血管畸形切除术中的活跃出血不是动脉性的,通常来自相关的静脉畸形。可通过使用可吸收的氧化纤维素止血纱布(Surgicel™,Johnson & Johnson Inc., New Brunswick, NJ)、轻轻压迫静脉和最小功率(尤其在功能区)的电凝等方法止血。典型的静脉畸形的小分支可以双极电凝,但主干不可以。

• 残留的海绵状血管畸形可导致出血和症状复发。因此,对切除后的术腔进行细致的检查是必需的。所有腔壁都被彻底检查,手术通道和解剖学障碍造成的盲点和角落也是如此。还应检查标本,确认切除组织的数量是否符合术前影像上病变的大小。

■ 结果和术后过程

术后注意事项

• 患者应该在重症监护病房过夜并进行监护,要反复进行神经系统评估。

• 给予 24~48 小时的地塞米松来控制脑水肿。给予抗高血压药物来控制血压。

• 对于无法活动或海绵状血管畸形伴活动障碍的患者,应考虑预防深静脉血栓形成。

• 通常在术后第 1 天行 CT 检查,如有神经体征改变,CT 应该尽早检查。

并发症

• 与海绵状血管畸形相关的特殊并发症在文献中未见报道或讨论。

• 与其他脑肿瘤一样,常见并发症与开颅部位、病变大小及部位有关,包括术后出血、局灶性神经功能缺损、脑功能区损伤、脑脊液漏、感染、癫痫等。

结果和预后

• 幕上海绵状血管畸形总体预后良好。95%~97%的幕上海绵状血管畸形和接近 80%的所有部位海绵状血管畸形切除术后,预后良好(恢复到之前的功能状态)。

• 关注癫痫控制的研究表明,伴有癫痫的海绵状血管畸形患者术后,约 85%平均随访 8 年后无致障碍性癫痫发作,66%以上平均随访 3 年无癫痫发作。

• 回顾性研究表明,良好的预后与术前的功能状态无关。

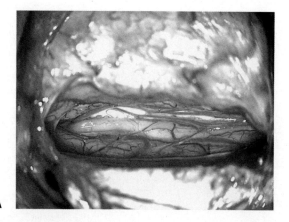

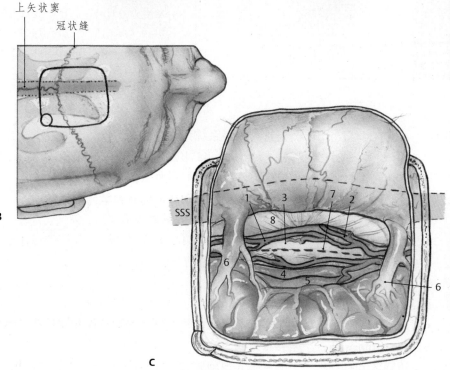

图 81.4　(A–C)患者头部旋转 90°,使中线呈水平位。骨瓣越过中线暴露上矢状窦。(★)(A)术中照片和(B,C)示意图显示,在右侧半球的两条桥静脉之间打开纵裂,显露胼周动脉和胼胝体。1.胼周动脉;2.胼缘动脉;3.胼胝体;4.扣带回;5.额内侧回;6.桥静脉;7.胼胝体和切口的喙侧;8.大脑镰。

参考文献

[1] Lawton MT, Vates GE, Quiñones-Hinojosa A, McDonald WC, Marchuk DA, Young WL. Giant infiltrative cavernous malformation: clinical presentation, intervention, and genetic analysis: case report. Neurosurgery 2004;55:979–980

[2] Quiñones-Hinojosa A, Lyon R, Du R, Lawton MT. Intraoperative motor mapping of the cerebral peduncle during resection of a midbrain cavernous malformation: technical case report. Neurosurgery 2005;56 Suppl:E439–, discussion E439

[3] Lawton MT, Quiñones-Hinojosa A, Jun P. The supratonsillar approach to the inferior cerebellar peduncle: anatomy, surgical technique, and clinical application to cavernous malformations. Neurosurgery 2006;59 Suppl 2:ONS244–ONS251, discussion ONS251–ONS252

[4] Quiñones-Hinojosa A, Chang EF, Lawton MT. The extended retrosigmoid approach: an alternative to radical cranial base approach for posterior fossa lesions. Neurosurgery 2006

[5] Chi JH, Lawton MT. Posterior interhemispheric approach: surgical technique, application to vascular lesions, benefits of gravity retraction. Neurosurgery 2006

[6] Chang EF, Gabriel RA, Potts MB, Berger MS, Lawton MT. Supratentorial cavernous malformations in eloquent and deep locations: surgical approaches and outcomes. J Neurosurg 2011;114:814–827

[7] Kivelev J, Niemelä M, Kivisaari R, Dashti R, Laakso A, Hernesniemi J. Long-term outcome of patients with multiple cerebral cavernous malformations. Neurosurgery 2009;65:450–455, discussion 455

[8] Stavrou I, Baumgartner C, Frischer JM, Trattnig S, Knosp E. Long-term seizure control after resection of supratentorial cavernomas: a retrospective single-center study in 53 patients. Neurosurgery 2008;63:888–896, discussion 897

[9] García-Muñoz L, Velasco-Campos F, Lujan-Castilla P, Enriquez-Barrera M, Cer-

vantes-Martínez A, Carrillo-Ruiz J. [Radiosurgery in the treatment of brain cavernomas. Experience with 17 lesions treated in 15 patients]. Neurochirurgie 2007 Jun;53(2-3 Pt 2):243-250 [Article in French]

[10] D'Angelo VA, De Bonis C, Amoroso R et al. Supratentorial cerebral cavernous malformations: clinical, surgical, and genetic involvement. Neurosurg Focus 2006;21:e9

[11] Ojemann RG, Ogilvy CS. Microsurgical treatment of supratentorial cavernous malformations. Neurosurg Clin N Am 1999;10:433-440

[12] Shih YH, Pan DH. Management of supratentorial cavernous malformations: craniotomy versus gammaknife radiosurgery. Clin Neurol Neurosurg 2005;107:108-112

[13] Baumann CR, Acciarri N, Bertalanffy H et al. Seizure outcome after resection of supratentorial cavernous malformations: a study of 168 patients. Epilepsia 2007;48:559-563

第 82 章

海绵状血管畸形(幕下) Ⓟ

Ruben Dammers, Ernst Delwel, Ali Krisht

■ 导言和背景

定义、病理生理学和流行病学

定义和病理生理学

- 海绵状血管畸形或海绵状血管瘤的大小差异很大(1mm~4cm),大部分(81%)的病灶直径在 10~30mm 之间。

- 海绵状血管瘤的定义很贴切。从其分叶的外观,它往往被比作桑椹,其暗红的颜色更为相似。整体是由许多大小不等、蜂窝状排列、充满血液的空腔组成,由纤细的纤维条索分隔。

- 血管空腔大小差异显著。它们的壁由胶原蛋白组成,弹性纤维分布在病变周围。充满血液的空腔内衬单层内皮细胞。

- 病变的动脉壁缺乏平滑肌层,周围常见含铁血黄素沉积提示慢性出血。局部血栓形成和机化使病变更加实体化;钙化甚至骨化可见于较大的海绵状血管瘤中心附近。

- 邻近的脑组织通常胶质增生,被含铁血黄素染成黄色或褐色。无血管增生表现,海绵状血管瘤没有明显供血动脉。

流行病学

- 普通人群中真正的脑海绵状血管瘤患病率不详。从尸检和回顾性队列研究收集的数据表明,海绵状血管瘤占脑血管畸形的 5%~13%,尸检诊断率高达 0.7%。

- 大多数的海绵状血管瘤发现于 20~50 岁,年幼或老年患者少见。

- 似乎有男性优势。

- 中枢神经系统的每个区域均可发现脑海绵状血管瘤,位置在幕上者占颅内病例的 70%~80%。

- 在幕下时,脑桥是好发部位。在 Abla 等最近的一篇研究文章中,300 例患者中有 64% 病变位于或延伸至脑桥。

遗传学

- 孤立单发的海绵状血管瘤大约是多发病变的 3 倍。病变可以散发或以常染色体显性遗传形式发生,家族性病例往往表现为多发性病变,而非家族性病例通常只有单一的畸形。

- 通过研究家族性病例,已对海绵状血管畸形遗传学方面的了解取得了很大的进展。到目前为止,在遗传性脑海绵状血管畸形(CCM)中发现了三个基因型:CCM1(在人类染色体 7q 上)、CCM2 在 7p 上、CCM3 在 3q 上。

- 在全部患者中,CCM1 约占遗传病例的 50%。遗传病例通常是多发性病变,而散发病例多为孤立性病变,常伴发育性静脉异常。

- 散发的多发性病变可能与未明确的家族史、单根发育性静脉畸形或全脑脊髓放疗有关。

临床表现

• 临床症状因病变部位的不同而明显不同。后颅窝较大的海绵状血管瘤可能会造成脑积水。

• 在脑干,反复出血可能会导致脑神经麻痹,甚至死亡。

• Fritschi 等报道,88%的脑干海绵状血管瘤有近期或过去出血的证据。33%有两次或两次以上的出血,年出血率为 2.7%。

• Wang 等报道出血复发率为 67%,年出血率为 6%。这些发现被 Porter 等(5%)证实,此外,他们认为女性患者的出血率高于男性。

• 在中脑,海绵状血管瘤表现为压迫传导束和神经核团导致的进行性神经功能缺损,包括意识改变(29%),颅内压增高如头痛(38%),脑神经障碍(37%),感觉障碍(3%~20%),眩晕(23%),半身共济失调(31%~38%),意向性震颤(10%),偏身舞蹈症,单侧手足徐动症和(或)偏瘫(51%)。

• 在 Fritschi 及其同事的系列研究中,只有 12%的患者表现为进展性症状,伴进行性神经功能恶化。

诊断和影像

• 由于血流缓慢,海绵状血管瘤在血管造影中是隐形的(隐匿的)。然而,血管造影可提供相关的发育性静脉异常(30%)的信息,以便术前分析静脉引流模式。

• 海绵状血管瘤的 CT 表现取决于内部血栓形成、出血和钙化的程度。与邻近的脑实质相比,病变表现为高密度,但是之间的发展,密度会发生变化。

• 首选影像学检查是磁共振成像(MRI)。通常情况下,海绵状血管瘤呈爆米花状,边界清楚,核心部分呈网状、信号混杂(不同时期的出血)。常见典型的含铁血黄素低信号环包绕整个病变,在梯度回波 T2 加权相显示最清楚(图 82.1)。在 T1 加权序列上,与正常脑组织相比,海绵状血管瘤核心部分可以是高信号或稍低信号,取决于血流速度和血栓降解的不同阶段。

• 与传统 MRI 相比,弥散张量成像(DTI)和白质纤维束成像(WMT)可使受累的脑干功能纤维束量化和可视化。此外,DTI 和 WMT 有助于脑干病变术前计划时辨认白质纤维束和术后评估。

治疗方案和备选方法

• 现在 CCM 唯一有效的治疗方式是显微神经外科切除。对于浅部或非功能区的症状性幕上脑海绵状血管瘤推荐手术治疗。通常认为对于这些患者,手术是安全的,可有效控制癫痫和预防再出血。

• 随着目前神经外科领域技术的进步 (例如功能性 MRI、神经导航及电生理监测)。已经证实,功能区或深部的海绵状血管瘤也可行显微外科切除。

• 在过去的几十年中,这种治疗策略(各种技术辅助下手术切除)也越来越多地用于幕下(脑桥、中脑、脑干)海绵状血管瘤。详细全面的神经解剖学知识和上述先进的术中导航技术,使得大多数脑干海绵状血管畸形可以安全地切除。

• 一些作者认为,线性加速器(LINAC)或伽玛刀立体定向放射外科可用于治疗那些反复出血且手术切除风险过高的脑干海绵状血管瘤。然而,根据现有的数

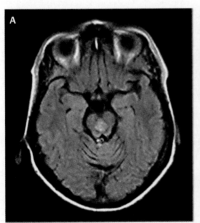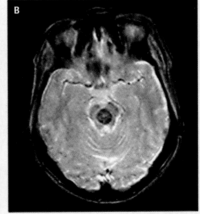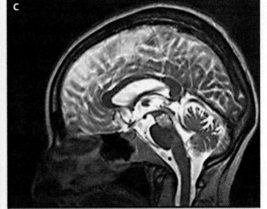

图 82.1　患者,女性,52 岁。中脑海绵状血管瘤术前 MRI 扫描。(A)T1 加权轴位图像;(B)梯度自旋回波成像轴位显示含铁血黄素沉积;(C)海绵状血管瘤 T2 加权矢状位图像。

据,放射外科并不能真正地完全消除出血的风险,而且可能导致放射相关并发症, 并不能证明这些治疗对此类病变更安全。

所选手术的目的和优点

- 虽然对于重要功能区的脑干海绵状血管瘤,手术并发症的风险很高;但完全切除病变可治愈该病,避免脑干反复出血和含铁血黄素沉积导致的破坏性症状。
- 因此,手术的目的是彻底切除海绵状血管瘤,同时保留所有相邻神经血管结构的功能。

适应证

- 手术适用于那些手术结果优于疾病自然病程的患者(即需要权衡手术的风险)。
  - 手术适应证包括:
    - 进行性神经功能缺损(由于占位效应或反复出血)。
    - 在 MRI 上伴有占位效应的(亚)急性出血。
    - 海绵状血管瘤/血肿到达软膜表面。

禁忌证

- 无症状的患者或可能需要穿过脑干组织以切除海绵状血管瘤的患者。患者未来出血事件可能为海绵状血管瘤切除术提供了一条更方便的途径。
- 相对禁忌证包括病情严重不能接受全身麻醉或开颅手术的患者。

■ 手术细节和准备

术前计划和特殊设备

- 脑干海绵状血管瘤的手术需要仔细的术前规划,并且必须根据个案的具体特点进行调整。理想情况下,症状性出血约 1 个月后进行手术。这种延迟可使血肿部分液化,提供病变周围自然缓冲带,减少手术相关创伤。
- 最佳的手术入路应能够直线到达病灶,对周围的脑组织影响最小,还可以适当地在病灶周围操作,以便能够完全切除海绵状血管瘤。
- 因为此,Brown 等提出了所谓的两点法。一点位于病变的中心,第二点位于病变最接近软膜表面或最安全的进入脑干的入口处(图 82.2)。连接这两点画一条直线并延伸到颅骨,指导选择最合适的骨瓣。

- 应用最多的是枕下入路(伴或不伴膜帆延伸)、乙状窦后入路、幕下小脑上入路(可以更多侧向延伸)、眶颧入路、翼点-侧裂入路、前颞下入路和远外侧入路。
- 神经导航或伴术中超声对于定位病变有很大的帮助, 但可能永远不会取代术者的经验和神经解剖学知识。
- 术中电生理监测也是一样,可以指导确定脑干的"安全进入区"。在后颅窝和脑干手术中,脑功能定位(mapping)技术可用于识别脑神经及其运动核团、皮质脊髓或皮质脑干神经通路及其可能的移位。
- 安全进入区只是相对安全的,但进入脑干的狭窄通路中,重要神经元结构稀疏,且没有穿支动脉。众所周知的安全进入区包括中脑外侧沟、脚间区、三叉神经周围区(第 V 和 VII 脑神经根之间)、上丘和下丘区、面丘上三角(面丘的正上方)、面丘下三角(面丘的正下方)和橄榄后沟。

专家建议/点评

- 这种具有挑战性和高要求的手术应由受过良好的显微神经外科训练、精通脑干和后颅窝解剖的神经外科医生完成。

手术的关键步骤

在两点法的帮助下建立合适的手术通路,确定"安全进入区"并进入。然后首先应清除病灶内血肿,接着辨认海绵状血管瘤与周围脑实质之间清晰的分离界面。由于先前出血后瘢痕形成,这一步有时会非常困难。沿着这一界面从上、下及双侧分离。可能会遇到畸形的微小供血动脉,应予以电凝并用显微剪刀离断,避免撕裂。电凝病变表面使其逐渐缩小,然后分块切除。在某些情况下,海绵状血管瘤可能没有周围胶质增生带而埋藏于脑实质内。此时需要特别注意,以确保完全切除。这种手术中发现的薄壁分叶状伴有卫星灶(被完整的薄层白质隔开)的海绵状血管瘤,与常见的厚壁孤立性病变相比,残留的风险更高。切除结束时,必须在高倍镜下仔细检查术腔,以确定病变完全切除并充分止血。用 Valsalva 试验检测小的残留病变,此时如果有病变残留可能会有出血。相关的异常静脉应予保留,因其损伤可能会导致静脉梗死或充血。

规避/损伤/风险

并发症可能与手术入路、患者的体位、麻醉、对周围血管或脑实质的损伤或显微外科技术有关。为了避

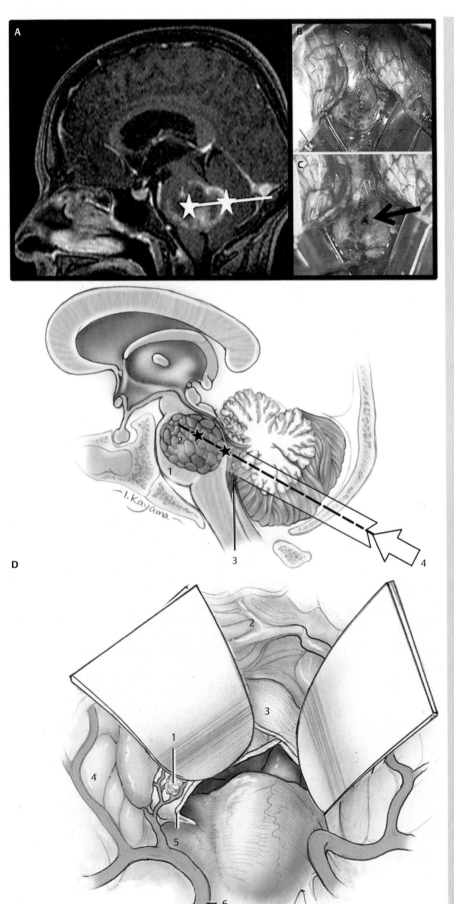

图 82.2　T1 加权钆增强磁共振图像显示两点法。图中显示的是由海绵状血管瘤导致的巨大脑桥出血,凸出菱形窝的室管膜/软膜表面。星号表示是病变中心和病变最靠近软脑膜表面处。连接这两点,该线显示最佳开颅位置(**A**)。患者,女性,31 岁,分娩一名健康男婴后反复出血,采用了枕下经膜帆入路。如术中照片(★)(**B**)所示,第四脑室底部的正常解剖结构被移位,并且确定病变与软脑膜表面最接近的位置(★)(**C**)为安全入口区。黑色箭头指示小的脑干入口,病变已行分块切除。(**D**)该例患者确定脑干海绵状血管瘤手术入路的两点法示意图。星号表示病变中心和病变最靠近软脑膜表面处。箭头表示首选的手术通路轨迹。1.脑桥;2.海绵状血管瘤;3.菱形窝;4.用于海绵状血管瘤手术的两点法。(**E**)示意图显示枕下中线入路,显露脑干海绵状血管瘤。注意脑干表面的变色区域对应最接近的脑干表面的海绵状血管瘤部分。1.脉络丛;2.蚓垂;3.下髓帆;4.扁桃体;5.脉络带;6.小脑后下动脉。

免幕下海绵状血管瘤手术后的并发症,应该:

- 选择最佳手术入路,仔细预测手术窗口和投射轨迹。
- 尽可能将脑干外侧作为首选入口区。
- 应用术中影像导航。
- 尽量减少对周围脑实质的骚扰和牵拉。
- 最好使用持续的电生理监测。
- 注意应该不惜一切代价保留相关的静脉异常。
- 避免在菱形窝中央区切开。
- 切除结束时,使用低功率双极在术腔内仔细止血。
- 水密缝合硬膜。

抢救与补救

- 应避免侵犯脑干功能区,可通过解剖标志、神经导航和电生理监测确定安全进入区,特别是当海绵状血管瘤导致脑干核团和结构移位时。

■ 结果和术后过程

术后注意事项

- 患者术后最好在神经重症监护病房监护至少48小时。
- 应尽快停用镇静剂,以监测意识和脑干功能。
- 收缩压应保持在 180mmHg(1mmHg=0.133kPa)以下,并且维持血容量正常和血液稀释。
- 拔管前应确定呼吸、吞咽功能和是否有声带麻痹。
- 所有患者尽可能在术后 72 小时内行 MRI 检查,以确定病变完全切除。在疑似残留病变的情况下,患者可能需要再次手术、切除残留的海绵状血管瘤,预防再出血。

并发症

- 在大多数患者中,脑干海绵状血管瘤的手术治疗会伴发新的神经功能缺损,其中大部分在随访过程中缓解。患者出现新的功能缺损如与先前出血的症状相似,经常随着时间推移而明显恢复。
- 神经症状与病变和手术入路区域的 (中脑、脑桥、延髓和小脑)的神经核团和结构损伤有关。
- 早期的脑内再出血是罕见的,但可能会造成破

坏性的结果。

- 此外,约 15%的患者可能发生脑积水和脑脊液漏。
- 轻微并发症包括局部伤口感染或血肿。残留的海绵状血管瘤可在术后 MRI 上发现,应密切监测。残留病变有再次出血的风险,虽然再出血风险比未接受手术的患者要低,但会随着时间而增加。

结果和预后

- 据文献报道,完全切除率为 67%~93%。
- 大约 85%的手术治疗患者在随访中症状好转或稳定。
- 此外,死亡率较低 (0~4%),严重并发症率为 10%~15%。
- 有人强调,脑干海绵状血管瘤的自然病程比其他部位差,出血风险高达 30%,而幕上海绵状血管瘤的出血风险约为 3%。此外,约 20%的海绵状血管畸形可能会增长(真正增长或由于多次无症状的出血),导致进行性神经功能障碍。

参考文献

[1] Abla AA, Turner JD, Mitha AP, Lekovic G, Spetzler RF. Surgical approaches to brainstem cavernous malformations. Neurosurg Focus 2010;29:E8

[2] Bertalanffy H. Intracranial cavernomas. In: Sindou M, ed. Practical Handbook of Neurosurgery from Leading Neurosurgeons. Wien, Germany: Springer-Verlag;2010:325–336

[3] Brown AP, Thompson BG, Spetzler RF. The two-point method: evaluating brain stem lesions. Barrows Neurol Inst Q 1996;12:20–24

[4] Brunereau L, Labauge P, Tournier-Lasserve E, Laberge S, Levy C, Houtteville JP. French Society of Neurosurgery. Familial form of intracranial cavernous angioma: MR imaging findings in 51 families. Radiology 2000;214:209–216

[5] Fritschi JA, Reulen HJ, Spetzler RF, Zabramski JM. Cavernous malformations of the brain stem. A review of 139 cases. Acta Neurochir (Wien) 1994;130:35–46

[6] Giliberto G, Lanzino DJ, Diehn FE, Factor D, Flemming KD, Lanzino G. Brainstem cavernous malformations: anatomical, clinical, and surgical considerations. Neurosurg Focus 2010;29:E9

[7] Monaco EA, Khan AA, Niranjan A et al. Stereotactic radiosurgery for the treatment of symptomatic brainstem cavernous malformations. Neurosurg Focus 2010;29:E11

[8] Morota N, Ihara S, Deletis V. Intraoperative neurophysiology for surgery in and around the brainstem: role of brainstem mapping and corticobulbar tract motor-evoked potential monitoring. Childs Nerv Syst 2010;26:513–521

[9] Porter RW, Detwiler PW, Spetzler RF et al. Cavernous malformations of the brainstem: experience with 100 patients. J Neurosurg 1999;90:50–58

[10] Sala F, Manganotti P, Tramontano V, Bricolo A, Gerosa M. Monitoring of motor pathways during brain stem surgery: what we have achieved and what we still miss? Neurophysiol Clin 2007;37:399–406

[11] Wang CC, Liu A, Zhang JT, Sun B, Zhao YL. Surgical management of brain-stem cavernous malformations: report of 137 cases. Surg Neurol 2003;59:444–454, discussion 454

第 **83** 章
皮质动静脉畸形的切除 Ⓟ

Pankaj Gore, Adib A. Abla, Robert F. Spetzler

■ 导言和背景

定义、病理生理学和流行病学

- 中枢神经系统动静脉畸形(AVM)是动脉和静脉不经过中间毛细血管而直接分流一种病变。
- AVM 常为一团血管。
- AVM 在胚胎发育和胎儿早期发育期间形成,但是可以随着时间生长,可在血管造影阴性之后新发或复发。
- 静脉动脉化,承受比正常高的压力。
- 病理生理学上有从其他正常血管/组织中"盗血"的风险。这种现象是由于 AVM 动静脉系统阻力低所致。
- 病理生理学也涉及静脉的破裂,因为静脉往往不能承受很高的压力,最终导致出血,最常见的位置是实质内。
- 根据诊断的时间不同(即在活体时还是尸检时),AVM 发生率为(10~500)/10 万人。

临床表现

- 实质内出血。
- 出血的风险每年为 1%~3%。
- 也可表现为新发癫痫。
- 可作为偶然发现。

诊断和影像

- 通常当患者由于出血或癫痫而出现症状时,才会发现并诊断。
- 在没有高血压病或药物引起的高血压 (例如可卡因)的年轻健康患者,计算机断层扫描(CT)发现实质内出血应进行血管检查。
- 头部 CTA 或磁共振血管造影 (MRA) 可用作 AVM 的初筛检查。磁共振成像(MRI)可以除外肿瘤引起的脑实质内出血。
- 如果没有正规的 4 根血管的脑血管造影术,动静脉分流是不能完全排除的。

治疗方案和备选方法

- AVM 的栓塞。
- 术前有无栓塞均可行手术切除。皮层 Spetzler Ⅰ级 AVM 通常不需要栓塞。
- 合适的小病灶(通常最大直径<3cm)可行放疗。
- 其他方法还有对偶发、无症状的 AVM 或预期寿命有限且生存期内累积破裂风险低的患者进行观察。

所选手术的目的和优点

目的

- 避免损伤功能区脑组织。
- 分辨供血动脉和引流静脉。
- 保留过路血管和周围脑组织的血液供应。
- 完全消除 AVM 病灶。
- 最后切断静脉引流。

优点

- 成功切除可即刻治愈。
- 栓塞有助于手术切除 AVM,但并不确定,也不会降低再出血的风险。事实上,如果不进行手术切除,栓塞可能会增加出血的风险。
- <3cm 的 AVM,放射外科治疗可改善自然病程,延缓或降低未来出血的风险。有时可以治愈。
- 放射外科可用于高风险 AVM 的治疗,这些 AVM 位置靠近基底神经节或脑室,需要首先行广泛的深部分离,找到并阻断深部供血动脉。几乎所有这些病变都有深静脉引流。

适应证

- Spetzler-Martin 分级 Ⅰ~Ⅱ级的 AVM。
- 适合手术的 Ⅲ级 AVM。
- 特定情况下的高分级病变,如波动性或永久性神经功能缺损患者。
- 出血合并功能障碍需要 AVM 切除和血肿清除的患者。
- 在其预期寿命期间累计有较高的出血风险的年轻患者。

禁忌证

- Spetzler-Martin Ⅳ级或更高级的 AVM。
- 预期寿命有限的患者。

■ 手术细节和准备

术前计划和特殊设备

- 术前诊断性和(或)治疗性血管造影、用于导航系统的术前脑 MRI 或 CT 血管造影(CTA)术中血管造影、荧光吲哚菁绿血管造影和不黏双极镊。

专家建议/点评

- Spetzler-Martin AVM 评分量表(表 83.1)对病变自然病史和手术风险的术前评估意义重大。
- Ⅰ级和Ⅱ级病变常规手术通常无须术前栓塞。
- Ⅲ级病变的治疗是个体化的,非功能区的Ⅲ级 AVM 通常栓塞治疗后手术切除。对于功能区的Ⅲ级病变,作者倾向于立体定向放射外科。
- Ⅳ级和Ⅴ级病变在没有高风险影像特征 (如与

血流相关的动脉瘤),无盗血相关的临床症状或无多次出血史的情况下保守治疗。

- 伴发的动脉瘤可通过显微手术或无血管内介入治疗。
- AVM 部分栓塞用于解决血管盗血或无法切除的病变中可疑反复出血的区域。
- 立体定向放射外科可用于消除 AVM 的深部区域,以降低病变的分级和未来手术切除中的风险。

手术的关键步骤

患者的体位应利于显露目标皮层。通过适度的反 Trendelenburg 体位和静脉给予甘露醇和硫喷妥钠来降低脑组织张力。硫喷妥钠逐渐静滴直至脑电图呈爆发抑制,可在手术过程中起到保护脑的作用。

无框立体定向系统引导下开颅。作者喜欢相对较大的暴露,骨窗比 AVM 病灶边缘多几厘米,以便于评估表面的流入和流出血管。AVM 血管往往被增厚的蛛网膜所掩盖,必须锐性分离这些蛛网膜才能暴露出来。

通过吲哚菁绿荧光血管造影确定病灶相关表面血管的血流方向,这一方法非常有用。参照患者术前血管造影对应表面的解剖结构。

追踪引流静脉和供血动脉至 AVM 血管巢。通常供血动脉紧挨着引流静脉。作者喜欢将主要引流静脉或静脉游离并保存到最后,直到 AVM 完全与周围分离且动脉供血完全离断。也可通过血管内的栓塞剂(术前栓塞)辨认供血动脉和血管巢。虽然术前栓塞是有用的,但它增加了无意中横断 AVM 进而残留病灶的可能性。而这样做在未栓塞的 AVM 中很困难,因为残留的血管巢会持续出血。

表 83.1 Spetzler-Martin AVM 分级系统 *

AVM 特点	分数
尺寸	
0~3cm	1
3~6cm	2
>6cm	3
深静脉引流	
是	1
否	0
功能区	
是	1
否	0

* 所得分数相加即为相应等级。

在非功能区,作者沿病灶边缘外明显的胶质增生界面,从周围分离切除 AVM(图 83.1)。正常的动脉可能切向经过此界面,发出分支向病灶供血,然后继续前行向正常脑组织供血,这些血管必须保留。真正的过路动脉是罕见的,可通过术前血管造影确定。在手术中,过路血管必须保留,可先在远离病灶的地方辨认过路血管,然后向近端追踪,进而保留这些血管。

胶质平面内的动脉和静脉沿其暴露的长度彻底电凝,并在它们与血管巢的连接面处切断。避免出血血管回缩到周围的脑组织内非常关键。或者,作者交替使用两把粗头(1~2mm)、不黏的双极电凝,未使用的置于冰盐水中备用。尖端的较大表面积和低温可促进传热并减少粘连。细致而精确的电凝止血是至关重要的,术中压迫止血增加术后出血的风险,应尽量避免。

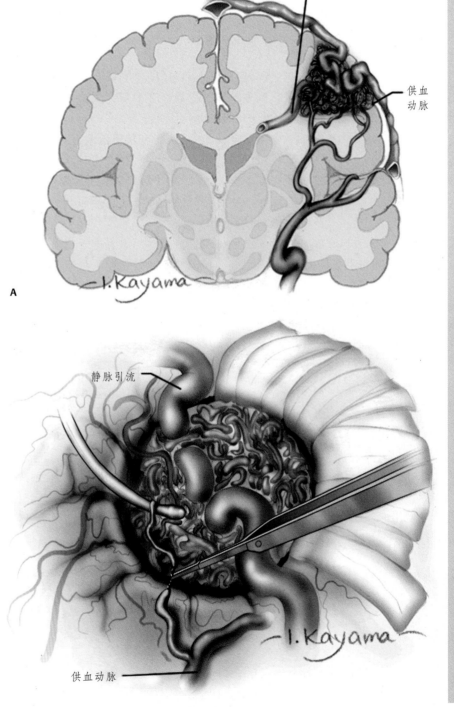

图 83.1　冠状面(A)和表面剖面(B)显示 AVM 的切除技术。保留过路血管和切线血管(发出肿瘤供血动脉)。引流静脉一直保留到切除结束再处理。分离沿血管巢边缘的胶质平面进行。

应保留引流静脉直到接近完全切除。切断引流静脉之前,通常先用血管夹夹闭,以确保离断引流静脉不会导致脑肿胀和(或)出血。如果术中或术后血管造影发现残留病变,血管夹还可作为参考点。

对于直接位于功能区内的 AVM,作者尽一切努力在血管-脑界面处进行分离,并保留所有周围的脑组织。偶尔作者通过电凝血管巢达到血管造影上 AVM 的原位闭塞,而不切除病灶。

AVM 切除后,术腔至少检查 10 分钟,以确保完全止血。

常规使用术中血管造影来初步确认 AVM 已被完全切除。

规避/损伤/风险

- 应避免暴露范围过小,使血管巢边缘紧贴骨窗边缘。还应该避免牺牲引流静脉,直到切除结束。

抢救与补救

- 巨大 AVM 有众多或弥漫性的供血动脉,无法分辨清楚,手术可以分期进行。期间的血管造影可提供更多血管构筑的信息。
- 因血肿、水肿导致严重脑肿胀的情况下,可以先行血肿清除和去骨瓣减压术,以备后续栓塞和手术切除。
- 作者使用与 CT 或 MRI 叠加的双维血管造影导航来进一步描绘病变,引导 AVM 手术。
- 切除供血动脉后,再次吲哚菁绿造影可帮助了解血管构筑。

■ 结果和术后过程

术后注意事项

- 切除后 24 小时内收缩压要严格控制在 120~140mmHg 以下,以降低正常灌注压突破出血的风险。
- 大型 AVM 切除后静脉滴注 24 小时的氨基己酸,以降低术腔出血的风险。
- 术后高质量的数字减影血管造影对于确认 AVM 的清除至关重要。

- 通常在手术后第 3 年和第 10 年进行随访血管造影,以确保残留的栓塞后的 AVM 无复发或再通。
- 对于儿童,尤其是 AVM 弥漫性患者,由于复发风险较高,因此需要早期和更频繁的血管造影复查。

并发症

- 正常灌注压突破。
- 由于过路血管损伤而造成的梗死。
- 栓塞后的 AVM 在手术前破裂。
- 栓塞和(或)切除后恶性水肿导致高颅内压。
- 围术期癫痫发作或癫痫持续状态。

结果和预后

- 较高级别 AVM(IV 和 V 级)或 AVM 位于基底节或丘脑中的患者应该保守治疗,因为治疗的风险比未经治疗的病变预后更差。
- 完全切除的 AVM 有希望治愈,然而也有可能反复(已证实)。术后 10 年间,在上述时间间隔进行血管造影复查至关重要,尤其是儿童复查需要更频繁一些。
- 治疗后,残留的 AVM 与新发病变具有相同的出血倾向,应予以治疗。
- 出血(或出血性卒中)患者由于出血损伤功能区脑组织引起的神经功能缺陷预期不会恢复。此类患者应积极治疗,即使是高级别 AVM。因为如果不治疗,将来可能会再次出血导致其他功能障碍,并使病变的分级增高。

参考文献

[1] Han PP, Ponce FA, Spetzler RF. Intention-to-treat analysis of Spetzler-Martin grades IV and V arteriovenous malformations: natural history and treatment paradigm. J Neurosurg 2003;98:3–7

[2] Spetzler RF, Martin NA. A proposed grading system for arteriovenous malformations. J Neurosurg 1986;65:476–483

[3] Spetzler RF, Wilson CB, Weinstein P, Mehdorn M, Townsend J, Telles D. Normal perfusion pressure breakthrough theory. Clin Neurosurg 1978;25:651–672

[4] Nakaji P, Gore P, Spetzler RF. Management of arteriovenous malformations: a surgical perspective. Neurol India 2005;53:14–16

[5] Killory BD, Nakaji P, Gonzales LF, Ponce FA, Wait SD, Spetzler RF. Prospective evaluation of surgical microscope-integrated intraoperative near-infrared indocyanine green angiography during cerebral arteriovenous malformation surgery. Neurosurgery 2009;65:456–462, discussion 462

[6] Gonzalez LF, Albuquerque FC, Boom S, Burling BS, Papadopoulos SM, Spetzler RF. Image-guided resection of embolized cerebral arteriovenous malformations based on catheter-based angiography. Neurosurgery 2010;67:471–475

第84章
深部动静脉畸形的切除 Ⓟ

Cristian Gragnaniello, Stavros Koustais, Nazih Assaad, Andrew Davidson, Remi Nader. Michael Kerin Morgan

■ 导言和背景

定义、病理生理学和流行病学

• 动静脉畸形(AVM)是以动脉不经毛细血管直接与静脉相通为特征的异常血管病变。

• AVM 发生于胚胎发育期,由供血动脉、引流静脉及异常血管网(巢)构成。

• AVM 中的大多数血管呈静脉形态,承受高于正常的压力。

• 根据巢的血管构筑,AVM 可分为局限型和弥散型。

• AVM 可伴发其他血管病变,例如静脉瘤、动脉瘤(包括巢内动脉瘤、血流相关性动脉瘤及不相关的动脉瘤)。

• 镜下可见在 AVM 与正常脑组织之间存在含铁血黄素沉积及胶质增生区。

• 由于动脉血直接引流入静脉造成血流阻力降低,引起 AVM 供血动脉周围血管床的脑灌注压(CPP)降低,因此只能扩张血管床内的小动脉来弥补降低的CPP。

• 持续的低灌注压可导致周围血管床的自动调节功能异常。

• AVM 内的血压突然升高可导致薄壁的异常引流静脉破裂出血。

• 由于静脉回流受阻导致静脉高压,可增加出血的风险和引发癫痫。

• AVM 的发生率为(10~500)/10 万,AVM 的自然史很难进行研究,因为大多数 AVM 患者一旦发现,就进行了相应的治疗。

• AVM 的年破裂风险约为 4%。首次破裂后第一年再次破裂率可增加至 6%~18%。如果 AVM 伴有动脉瘤或瘤样静脉扩张,破裂风险会更高。

• AVM 出血的高危因素包括位于后颅窝、弥散型病变、深静脉引流及伴有巢内动脉瘤。

临床表现

• 出血(脑室内、实质内或蛛网膜下隙)。
• 癫痫。
• 脑积水。
• 偶然发现。

诊断和影像

• 通常诊断于 AVM 破裂出血之后。

• 青年人,尤其是既往体健者,突发实质内出血,必须排除 AVM 的可能。

• CTA 或 MRA 可能确诊 AVM。

• 4 根血管全脑血管造影仍是诊断 AVM 的金标准。

治疗方案和备选方法

• 无论术前是否行介入栓塞治疗,手术切除均可即刻消除出血风险。对于位于深部的 Spetzler-Martin

(SM)Ⅱ级的 AVM,手术切除有 10% 的病残率。手术的并发症概率主要与 AVM 的大小、位置、是否位于功能区、是否存在深静脉引流和血管巢是否弥散有关。

• 对于某些深部 AVM,介入栓塞是唯一的方法,但并不适用于所有病例,应综合考虑其血管构筑学的特征。对于脉络膜动脉、大脑后动脉或丘脑穿支动脉远端供血的深部畸形,介入栓塞率很低,且出血风险较高。介入治疗造成神经功能损伤的概率约为 6%,其中 2% 为引流静脉的栓塞造成的出血。

• 小的 AVM(最大直径小于 3cm)可用立体定向放射外科治疗,其畸形血管巢管腔内皮细胞可进行性增生,治疗后 1~2 年的闭塞率约为 60%。主要的并发症包括深部重要结构产生放射性坏死(约为 10%)以及延期治疗而导致的出血风险。

• 对于Ⅳ~Ⅴ级(Spetzler-Martin 分级)弥漫性病变的无症状患者,或合并多种疾病且预期寿命内低出血风险的患者应观察随访。

• 外侧豆纹动脉供血的病灶,手术极易造成内囊的损伤。

所选手术的目的和优点

• 对于幕上的深部 AVM,可选择纵裂经胼胝体和经皮层(顶叶、颞上/中/下回)入路。

• 对于后颅窝 AVM(幕下),应根据其位置、周围神经血管结构、血管构筑学、引流静脉以及是否邻近脑表面来选择不同的入路。包括后正中、枕下外侧,乙状窦后,乙状窦前,颞下或经岩骨入路。这些入路不属于本章讨论的内容。

目的

• 以最小的风险闭塞畸形血管巢。

• 以最小的深部/功能结构的损伤,暴露病灶及周围解剖结构。

• 辨认和闭塞供血动脉和引流静脉,保留"过路"血管。

• 沿周围无功能的胶质增生分离血管巢,对于出血病例,沿血肿腔周围进行分离。

• 在进入畸形血管巢处电凝供血动脉,有助于保留过路血管。

• 只有所有供血动脉闭塞后,才处理引流静脉。

优点

• 经纵裂经胼胝体入路将在此进行阐述。

• 经纵裂经胼胝体入路可充分暴露中线旁深部 AVM 的相关动脉(胼周、脉络膜及大脑后动脉)及静脉。

• 可沿静脉窦边缘切开大脑镰及小脑幕,从而最大范围地暴露深部 AVM。

• 同经皮层入路相比,由于不经过脑组织,可减少对脑实质的损伤。

• 经纵裂入路可首先暴露深部中线旁 AVM 的供血动脉及引流静脉。

• 可以充分松弛脑组织,减少术中的脑牵拉。

适应证

• 偶然发现的Ⅱ级(Spetzler-Martin 分级)或部分适合手术的Ⅲ级患者。

• 伴有永久性神经功能损伤的Ⅳ级患者。

• 偶然发现但在预期生存期内具有高出血风险的年轻患者。

• 以出血起病,有神经功能损伤,并有生存希望的患者。

禁忌证

• 高龄或病情较重的患者。

• 无症状Ⅳ级以上 AVM(或无法手术切除)的患者(相对禁忌证)。

■ 手术细节和准备

术前计划和特殊设备

• 手术时机非常重要。对于深部 AVM,手术并非唯一的治疗方式。对于危及生命的出血,应首先进行血肿清除术,并进行康复及全面检查。检查完毕,并且患者具备手术条件后,才考虑手术切除深部 AVM。

• 所有Ⅲ~Ⅴ级的 AVM 患者应在术前一天给予 β-受体阻滞剂、激素和抗癫痫药物治疗。术前 10 天应停用抗血小板药物。

• 术前检查应包括 4 根血管全脑血管造影、脑 MRI、CTA 以及无框架立体定向导航系统的 MRI 注册。

• 手术显微镜应具备荧光吲哚菁绿显影及红外摄像的功能。或者术中可以行造影检查或 CTA。术中常规进行神经功能监测。此外,术中常常使用可滴水的不黏双极镊。

• 由于 AVM 血管壁非常薄弱,难以电凝止血,术中应常备迷你或小的动脉瘤夹。

专家建议/点评

• 术中应避免损伤静脉。最好在病灶周围进行分离并切除畸形团,但有时静脉位于脑表面,在分离过程中造成损伤,从而导致 AVM 的出血。可经脑室内进入,首先闭塞深部的供血动脉。

• 切除畸形血管巢后,充分止血是非常重要的,以确定没有病灶残留及防止少量渗血进入脑室,降低术后梗阻性脑积水的风险。术中应充分冲水,并在脑室表面放置棉条进行保护,最后移除。

• 脑室表面的 AVM 与皮层 AVM 的处理方式相似。

手术的关键步骤

前纵裂入路

对于位于丘脑、基底节、额角、第三脑室前部及侧脑室体部的 AVM 适合前纵裂入路,可早期控制大部分供血动脉,保证手术切除的顺利进行。

患者取仰卧位,三点头架固定,头部微屈。骨瓣 2/3 位于冠状缝前,1/3 位于冠状缝后。打开硬膜并翻向上矢状窦。脑压板分别放置同侧额叶的扣带回下及大脑镰上(图 84.1)。

参照脑血管造影,辨认显露的解剖结构,定位 AVM 的位置。首先分离蛛网膜,暴露胼周动脉及胼缘动脉,沿其走行确认其主干是否进入 AVM,或哪些分支进入 AVM。在内侧,切开胼胝体前部 2cm,可确认大脑前动脉及脉络膜动脉的供血。此外,常常可以看见一只红色的引流静脉,可沿其追踪至 AVM。

对于胼周前部的 AVM,胼周动脉的前部分支常常为其主要的供血动脉,并应首先处理,避免损伤胼周动脉主干。额极动脉的某些分支也可为其供血动脉,应仔细分离并电凝。主要的供血动脉闭塞后,切开胼胝体,暴露病灶,并沿周围脑组织切除 AVM。AVM 周围往往存在一薄层胶质增生的异常脑组织,很容易进行辨认,呈淡黄色且极易吸除。一定严格这一平面内分离。有时不可避免地进入侧脑室,一定要确认重要结构,包括 Monro 孔、隔静脉以及大脑内静脉。丘纹静脉和大脑内静脉在切除过程中应严格保护。AVM 的分离首先远离引流静脉,沿异常的胼胝体组织进行,逐渐并完全从供血动脉中孤立 AVM。最后电凝并切断引流静脉(常为

隔静脉),取出畸形团(图 84.2)。

后纵裂入路

位于第三脑室后部和胼胝体压部的病变往往选择后纵裂入路。最常见的供血动脉为大脑后动脉、脉络膜后内/后外侧动脉及胼周动脉远端。患者取俯卧位,头部微屈,三点头架固定。手术通道于枕外隆凸上 3cm,中线部位,垂直到达胼胝体压部。骨窗应跨过中线暴露上矢状窦。打开硬膜,并翻向窦侧,分离大脑纵裂暴露胼胝体压部。打开胼胝体压部,可在第三脑室后部和四叠体池暴露胼周动脉远端及脉络膜后动脉。

对于胼胝体后部的 AVM,一定需先找到胼周后动脉,电凝,切断。同时大脑后动脉的顶枕支和距状沟支也常发出分支向 AVM 供血,充分暴露环池可控制其起始部。只有所有血供得到控制,才可切除畸形血管团(如上所述)。切开胼胝体压部旁边、压部与距状裂之间的皮质,向侧脑室房部分离,即可发现 AVM。AVM 切除过程:向上、向前抬起畸形团,沿周围胶质增生组织分离,分离完成后,电凝离断引流静脉(通常为三角区内侧静脉),切除 AVM。常规关颅,留置脑室外引流防止梗阻性脑积水。

规避/损伤/风险

• 所有供血动脉离断后,临时夹闭主要引流静脉,观察畸形团是否充盈,一旦出现这种情况,应撤除阻断夹,再次寻找是否仍存在其他供血动脉。过早地牺牲引流静脉可造成术中严重出血。

• 如果供血动脉血管壁非常薄弱,可使用小的动脉血管夹夹闭后离断,这样可保证手术安全进行。

• 暴露深部 AVM 的通路往往需经脑部功能区。术中分离时一定注意神经纤维的功能,避免造成串联性损伤(例如如果视觉中枢受到损伤,尽量避免再次损伤胼胝体压部,导致视觉中枢与语言中枢的中断)。

• 如果 AVM 出血,并行脑室外引流术,应意识到可能已经损伤了穹隆,术中应避免损伤对侧记忆中枢。如果双侧均损伤,会导致严重并发症。

• 切除嵌入功能区的 AVM 时,应沿病变侧分离,使用棉片轻轻压迫病灶,不要冒险损伤脑组织。

抢救与补救

• 采用后纵裂入路手术时,如果发现病灶过于靠外至三角区时,建议从对侧经大脑镰和下矢状窦入路,而不是过分牵拉同侧脑组织。

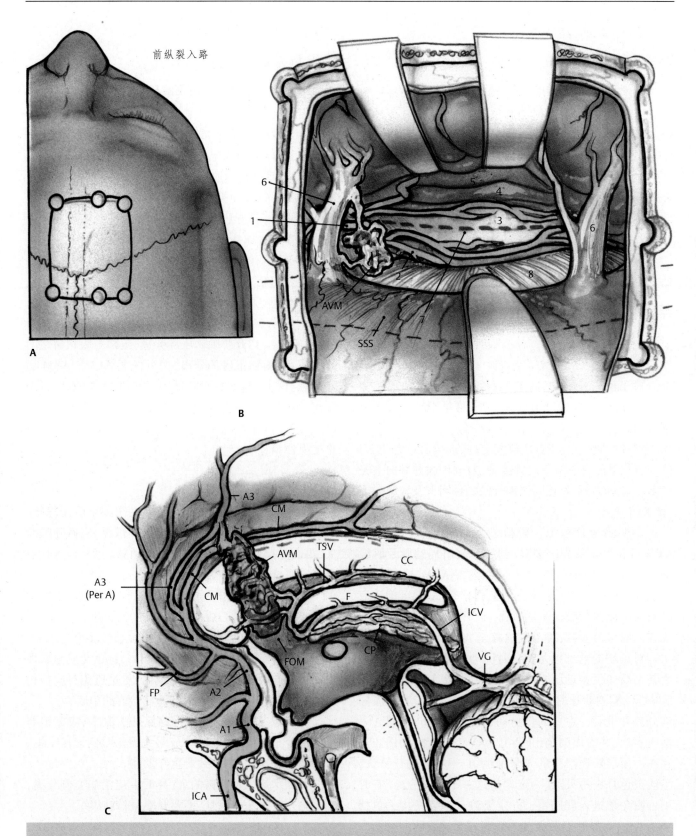

图84.1 前纵裂入路深部AVM切除术示意图(A)头部的上面观,显示骨孔和骨瓣的位置及其与前囟点(冠矢点)的关系。(B)经纵裂入路,打开骨瓣和硬膜,分开纵列,显示胼胝体和胼周、胼缘动脉。注意保留桥静脉。(C)正中矢状位显示胼胝体AVM及其供血动脉和引流静脉。1.胼周;2.胼缘动脉;3.胼胝体体部;4.扣带回;5.额内侧回;6.桥静脉;7.胼胝体和切口的喙侧;8.大脑镰;A1,A2,A3,大脑前动脉第1、2、3段;FP,额极动脉;FOM,Monro孔;Der A,胼周动脉;CM,胼缘动脉;SSS,上矢状窦;F,穹隆;ICN,大脑内静脉;CP,脉络丛;VG,Galen静脉;CC,胼胝体;ICA,颈内动脉;TSV,丘纹静脉;ICV,颈内静脉。

AVM 巢周围剥离

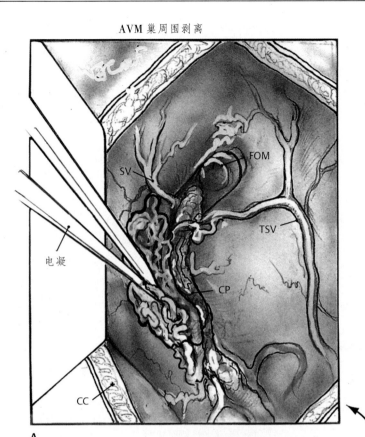

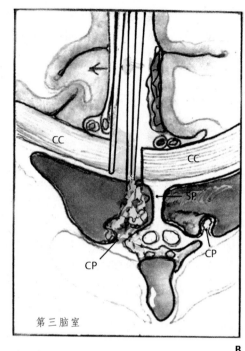

切除 AVM,然后将引流
静脉电凝至 TSV 和 SV

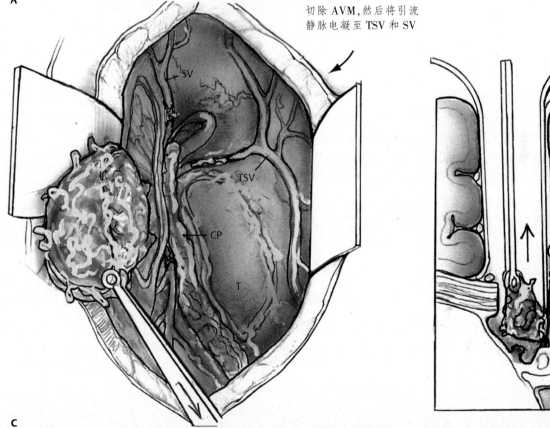

图 84.2　经前纵裂入路深部 AVM 切除术的步骤示意图。(A)AVM 显露及相关结构确认后,电凝供血动脉,保留引流静脉,如丘纹
静脉。(B)冠状位显示,切开胼胝体切除深部脑室旁 AVM。(C)切除 AVM 最后一步是电凝与丘纹静脉和隔静脉连接的引流静脉。
(D)冠状位显示从瘤床取出 AVM。CP,脉络丛;SP,透明隔;FOM,Monro 孔;T,丘脑;CC,胼胝体;TSV,丘纹静脉;SV,隔静脉。

- 采用前纵裂入路时，仔细设计对 Rolandic 皮层牵拉最小、能保留所有皮层静脉的手术通道。
- 在切除枕叶 AVM 需切开皮层时，应在距状沟前切开，防止造成永久性视野缺损。

■ 结果和术后过程

术后注意事项

- 术后 7 天内收缩压控制在 90~10mmHg，平均动脉压保持在 70mmHg 以下，以避免动脉-毛细血管-静脉高压综合征造成迟发性脑出血。脑灌注压维持在 60mmHg 以上。
- 术后一周继续给予 β-受体阻滞剂和激素。抗癫痫药物维持一年。
- 术后 24 小时常规复查 CT，如果神经功能症状加重，及时复查 CT，以排除急性出血或梗死。术后 5~7 天复查 DSA，观察病灶是否残留、引流静脉系统冗余（可能要注意蔓延性静脉血栓形成）和供血动脉系统重塑（可能需要控制血压）情况。
- 如果术后造影排除危险因素后，患者即可出监护室，术后 2 周出院进行康复治疗或回家休养。

随访

- 出院后 6 周，门诊行常规检查。
- 术后一年应考虑是否停用抗癫痫药物。如果术后出现癫痫，或无癫痫症状但长期开车的患者，建议继续服用抗癫痫药物。
- 术后 2 年行 CTA 观察病灶有无残留，如果术中留置动脉瘤夹等金属异物，应行 DSA 检查。若没有残留病变，每 5 年复查一次。

并发症

- 畸形血管巢破裂造成的术中出血。
- 脑梗死。
- 癫痫。
- 由于动脉-毛细血管-静脉高压导致的术后出血。
- 恶性脑水肿。
- 正常灌注压突破。
- 脑积水。
- 感染。

结果和预后

- 在最近一组 132 例镰旁 AVM 手术切除的研究中，完全切除率为 93%，预后良好（MRS 0~2 分）约为 86%，预后不良（MRS 3~6 分）为 14%。神经功能改善为 56%，无变化为 31%。死亡率为 3.8%。
- 在此研究中，深部病灶更容易出血：深部病灶出血率为 74%，而浅表病灶仅为 44%。

参考文献

[1] Solomon RA, Stein BM. Interhemispheric approach for the surgical removal of thalamocaudate arteriovenous malformations. J Neurosurg 1987;66:345–351

[2] Sisti MB, Kader A, Stein BM. Microsurgery for 67 intracranial arteriovenous malformations less than 3 cm in diameter. J Neurosurg 1993;79:653–660

[3] Starke RM, Komotar RJ, Hwang BY et al. Treatment guidelines for cerebral arteriovenous malformation microsurgery. Br J Neurosurg 2009;23:376–386

[4] Davidson AS, Morgan MK. How safe is arteriovenous malformation surgery? A prospective, observational study of surgery as first-line treatment for brain arteriovenous malformations. Neurosurgery 2010;66:498–504; discussion 504-505

[5] Morgan MK et al. Delayed hemorrhage following resection of an arteriovenous malformation in the brain. J Neurosurg 2003;99:967–971

[6] Morgan MK, Sekhon LH, Finfer S, Grinnell V. Delayed neurological deterioration following resection of arteriovenous malformations of the brain. J Neurosurg 1999;90:695–701

[7] Morgan MK. Classification and decision-making in treatment/ perioperative management including surgical/ radiosurgical decision. In: Winn RH, ed. Youmans Neurological Surgery. Philadelphia, PA: WB Saunders, 2003:2185–2204

[8] Kim YB, Young WL, Lawton MT. UCSF BAVM Study Project. Parafalcine and midline arteriovenous malformations: surgical strategy, techniques, and outcomes. J Neurosurg 2011;114:984–993

[9] Yasargil MG. Microneurosurgery. Volume 3B. AVM of the Brain, Clinical Considerations, General and Special Operative Techniques, Surgical Results, Non-operated Cases, Cavernous and Venous Angiomas, Neuroanesthesia. Stuttgart/ New York: Thieme Medical Publishing; 1988:225–247

[10] Chi JH, Lawton MT. Posterior interhemispheric approach: surgical technique, application to vascular lesions, and benefits of gravity retraction. Neurosurgery 2006;59 Suppl 1:discussion ONS41–ONS49

第 **85** 章

颅内外动脉搭桥：颞浅动脉- 大脑中动脉 Ⓐ

Marco Lee, Gary K. Steinberg

■ 导言和背景

替代方法

- 脑-硬膜-动脉血管融合术(EDAS)或脑-肌肉血管融合术(EMS)(烟雾病的治疗)。
- 高流量血管搭桥,如颈动脉-大脑中动脉,常作为巨大或复杂动脉瘤的血流转向的治疗方法。详见颅内巨大动脉瘤的外科治疗。

目的

- 增加脑血流。
- 替代脑血流。

优点

- 通过增加脑血流来改善脑灌注不足引发的卒中。
- 在牺牲动脉的时候,替代远端的血流。

适应证

- 脑灌注不足,如烟雾病和动脉粥样硬化性闭塞性疾病。
- 复杂动脉瘤需结扎或血管内闭塞载瘤动脉。
- 复杂颅内肿瘤需同时切除累及的动脉。

禁忌证

- 血流增加或替代不会改善症状,或增加出血风险的新发或陈旧性卒中患者。
- 医疗风险较高的患者。

■ 手术细节和准备

术前计划和特殊设备

- 术前脑血管造影,必须包括颈外动脉;根据不同病变,必要时需行 MRI 或 CT 检查。
- 术前脑灌注的评估:包括氙-CT、PET、SPECT、定量 MRA 或动态 CTP,以评估搭桥的必要性和可行性。
- 术中器材包括手术显微镜、显微吻合器械、多普勒超声探头、缝合线(9.0~10.0Prolene 或 nylon 线)、自动牵开器。
- 建议术中诱发电位和脑电监测、超声血流探头和术中 ICG 荧光造影。

专家建议/点评

- 血管神经外科医生或整个手术团队必须具备丰富的微血管吻合经验。
- 根据病变性质,需要的血流量和专家经验来选择血管。通常为颞浅动脉(STA)、桡动脉和大隐静脉。

• 微血管吻合的方式包括端–侧、端–端、侧–侧吻合。

手术的关键步骤

本章仅是讨论颞浅动脉–大脑中动脉搭桥的方法，其他方法已在颅内巨大动脉瘤外科治疗的章节中涉及。

体位

患者取仰卧位，三点头架固定，抬高同侧肩部。头部向对侧旋转 90°，背板抬高 15°，使头部高于心脏。于颧弓以上超声描记颞浅动脉的走行，根据管径大小决定术中选择前支或后支，一般后支比较粗大且美观（图 85.1）。

切皮、游离颞浅动脉

自颧突起，在颞浅动脉正上方，镜下切开真皮层，每次长 1~2cm。

使用显微剪刀及双极分离 STA 直至计划的长度，其下面的筋膜需要保留（图 85.2）。

于颞浅动脉两侧各 5mm 处，平行切开筋膜组织。牵开头皮和筋膜组织。暴露出 STA 及颞筋膜和颞肌。动脉底部分离，游离动脉及其周围的筋膜。

剔除颞浅动脉末端 5mm 左右的筋膜，注意不要切断颞浅动脉。颞浅动脉近端的筋膜也剔除一小段，以备在吻合时进行阻断。

骨瓣及打开硬膜

分离好的颞浅动脉无张力地移至一侧，沿头–尾方向于骨瓣中线纵行切开颞肌。使用高速磨钻上下分别钻孔，铣下额颞顶骨瓣。十字形切开硬膜，骨缘钻孔悬吊硬膜。仔细止血，保持周围骨缘视野清晰，以使吻合顺利进行。

微血管吻合

从动脉管径、方向、位置等综合考虑，确定需要吻合大脑中动脉的分支。同颞浅动脉末端血管管径相近的受体血管是非常理想的（直径至少 1.5mm 以上）。头–尾方向的血管走行易于吻合。尽量避免使用脑沟深处或骨窗边缘的血管。分离蛛网膜，使用微双极离断受体血管发出的小分支，垫片置于血管下方以获高清的背景。

临时阻断颞浅动脉的近端和远端，于远端阻断夹近侧斜形剪开 STA，末端修剪成鱼嘴样结扎远端阻断夹侧的 STA。将 STA 近端移到手术视野外，撤掉近端临时阻断夹，确定颞浅动脉血流通畅并可测量。再次阻断，血管腔内充盈肝素盐水。

准备阻断受体血管之前，升高血压并降低体温至 33℃~34℃。使用巴比妥类药物或异丙酚降低脑代谢。分别临时阻断大脑中动脉吻合处的远端和近端。使用显微剪刀椭圆形造口，肝素盐水冲洗管腔，使用靛青蓝染动脉创口缘，增强可视性。

使用 10.0 或 9.0 缝线（大一些的血管）进行间断缝合。此处介绍端–侧吻合技术。STA 鱼嘴基部缝在受体血管的一侧，其尖部缝合在另一侧，注意缝合应包含内膜层。先缝合术野远侧的血管壁，再缝合近侧壁（图 85.3）。

一旦完成吻合，撤掉临时阻断夹并探查吻合口的

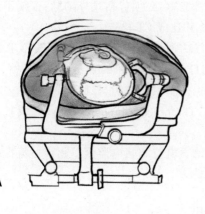

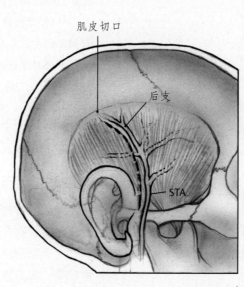

图 85.1 （A）头部及身体的体位。注意应抬高肩部及旋转头部，使颞骨位于最高点。（B）沿颞浅动脉（STA）走行切开皮肤及肌肉（术前超声标记走行）。

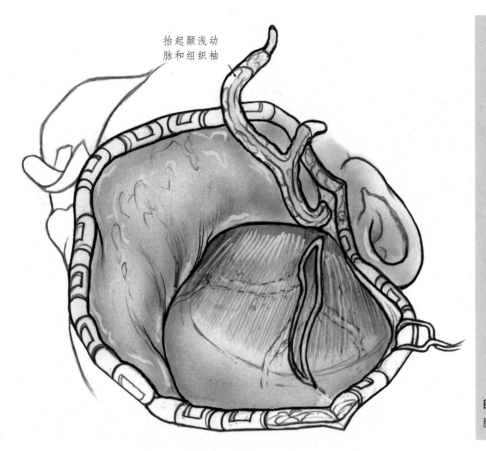

抬起颞浅动脉和组织袖

图 85.2　皮肤切开、暴露颞浅动脉,形成动脉筋膜袖。

完整性。利用显微超声,超声血流探头或 ICG 荧光造影等技术手段验证血流的通畅性。

关颅

缝合硬膜,但保留下端 STA 的入口处。扩大下端骨孔,避免 STA 近端受压或扭曲(图 85.4)。还纳骨瓣并固定,常规依次缝合肌肉、筋膜和皮肤,注意不要损伤 STA 近端。

规避/损伤/风险

- 术中避免血压波动、低血压或高血压、移植血管或受体血管损伤、对移植或受体血管过多操作、不熟练的微血管吻合技术、术中未发现血流不畅或血流阻塞。
- 吻合处的少量渗血是非常常见的,周围覆以少量止血氧化纤维素(Surgicel™,Johnson & Johnson Inc.,New Brunswick,NJ)或棉絮即可控制。如果吻合处明显渗漏持续存在,则需另行间断缝合。

抢救与补救

- 如果在分离过程中损伤了 STA,可换用其他备用的血管。如果没有可使用的,则需停止手术。或可使用 10.0 或 9.0 缝线进行修补。
- 在缝合后发现血流不畅,可将收缩压提高至 110mmHg 以上,并静脉给予右旋糖酐(40)500mL,有助于降低血小板功能。术中局部使用罂粟碱可改善血流。如果不行,可使用儿科造影管导入并冲洗 STA,有时可解除顽固性闭塞。
- 如果 STA 远端管径不足以进行吻合,可使用大隐静脉在 STA 与 MCA 的 M2 或 M3 之间进行吻合。
- 其他补救措施包括 EDAS 或 EMS 或其他类型的血管搭桥,如 CCA-MCA。在后者,提前准备腿部,以备必要时获取大隐静脉。

■ 结果和术后过程

术后注意事项

- 术后患者应在监护室内进行血压监测。
- 术后患者应给予阿司匹林,并保持液体入量。
- 床旁使用手持超声探头来监测血管的通畅性,但避免过力压迫颞部。术后行基线血管造影来确定 MCA 的血流。

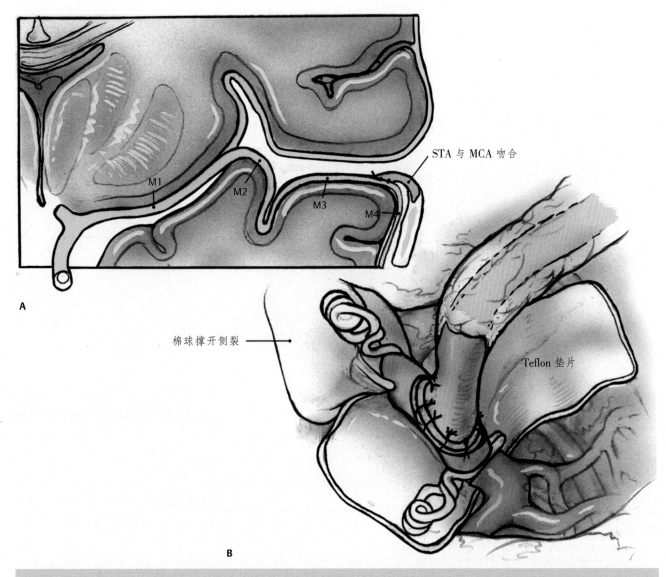

图 85.3　(A)图示侧裂水平冠状切面,可见大脑中动脉及其与颞浅动脉的吻合口位于 M3-M4 水平。(B)吻合步骤包括鱼嘴样切开颞浅动脉远端、大脑中动脉造口和吻合血管。注意临时阻断夹的位置和吻合口后壁的间断缝合。快速吻合完成后移除临时阻断夹。

并发症

• 最常见的并发症包桥血管血流不畅或闭塞。

• 其他并发症包括硬膜下或硬膜外血肿、皮瓣坏死、帽状腱膜下血肿、伤口感染、卒中、癫痫、局灶性神经功能障碍和其他系统性并发症。

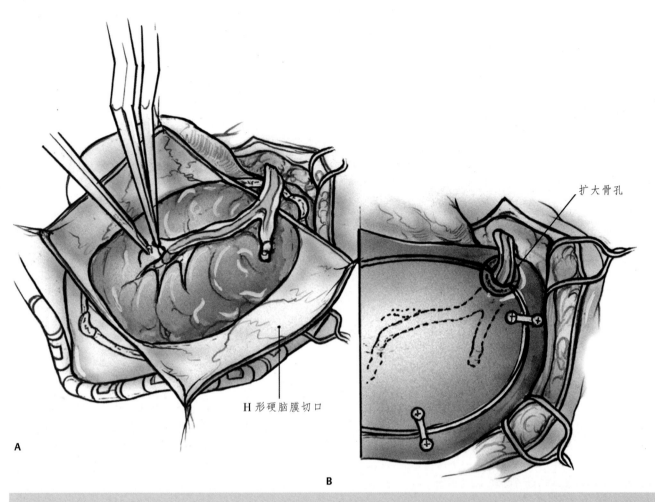

扩大骨孔

H 形硬脑膜切口

A

B

图 85.4　(A)硬脑膜开放及脑暴露范围示意图。显示吻合口缝合的最后步骤。注意保留 STA 周围的软组织。(B)关颅的细节:骨孔扩大,骨瓣复位固定。

参考文献

[1] Firlik AD, Newell DW, Steinberg OK. Cerebral revascularization. In: Neurosurgery Clinics of North America. Vol. 12, No. 3. Philadelphia: WB Saunders; 2001

[2] Mesiwala AH, Newell DW, Britz GW. Surgical management of moyamoya disease in adults. In: Schmidek HH, Roberts DW, eds. Schmidek and Sweet Operative Neurosurgical Techniques. Philadelphia: Saunders, Elsevier; 2006:1075–1083

[3] Pandey P, Steinberg GK. Outcome of repeat revascularization surgery for moyamoya disease after an unsuccessful indirect revascularization. Clinical article. J Neurosurg 2011;115:328–336

[4] Charbel FT, Guppy KH, Ausman JI. Cerebral revascularization: superficial temporal middle cerebral artery anastomosis. In: Sekhar LN, Fessler R, eds. Atlas of Neurosurgical Techniques: Brain. New York: Thieme Medical Publishing; 2006: 370–377

[5] Yasargil MG, Yonekawa Y. Results of microsurgical extra-intracranial arterial bypass in the treatment of cerebral ischemia. Neurosurgery 1977;1:22–24

[6] Latchaw RE, Ausman JI, Lee MC. Superficial temporal-middle cerebral artery bypass. A detailed analysis of multiple pre- and postoperative angiograms in 40 consecutive patients. J Neurosurg 1979;51:455–465

[7] Vilela MD, Newell DW. Superficial temporal artery to middle cerebral artery bypass: past, present, and future. Neurosurg Focus 2008;24:E2

[8] Mesiwala AH, Sviri G, Fatemi N, Britz GW, Newell DW. Long-term outcome of superficial temporal artery-middle cerebral artery bypass for patients with moyamoya disease in the US. Neurosurg Focus 2008;24:E15

[9] Newell DW. Superficial temporal artery to middle cerebral artery bypass. Skull Base 2005;15:133–141

[10] Charbel FT, Meglio G, Amin-Hanjani S. Superficial temporal artery-to-middle cerebral artery bypass. Neurosurgery 2005;56 Suppl:186–190, discussion 186–190

第 **86** 章
间接血管重建技术:脑-肌肉血管融合术 Ⓟ

Tamer Altay, Peter A. Rasmussen

■ 导言和背景

定义、病理生理学和流行病学

● 由于颞浅动脉-大脑中动脉直接血管吻合技术要求高,以及颞浅动脉太细不易获取(尤其是儿童),间接血管重建技术成为烟雾病治疗的另一选择。1977年 Karasawa 等首次提出 EMS(脑-肌肉血管融合术),其他间接血管重建技术包括 1981 年 Matsushima 提出的 EDAS(脑-硬膜-动脉血管融合术)和 1993 年 Kinugasa 提出的 EDAMS(脑-硬膜-动脉-肌肉血管融合术)。

● 烟雾病是以颅内血管进行性闭塞为特征的慢性脑血管疾病。当狭窄逐渐进展至闭塞后,于颅底可继发形成一团异常血管网,影像上表现为"云雾状"(Moyamoya 来自日语)。

临床表现

● 典型的临床症状在成人表现为缺血性卒中,儿童为脑出血。尤其儿童采用间接血管重建技术可恢复缺血区域的血供。由于成人相对缺少侧支循环的发育,因此对于闭塞性脑血管疾病,常常采用 STA-MCA 搭桥等直接的血管重建技术。

● 颈内动脉或颅内其他大血管的闭塞伴有灌注不足可表现为缺血性卒中的症状。但在临床上,无法与其他原因引起的卒中相鉴别。在某些患者,通过详细的病史可发现脑或视网膜缺血的区域,从而诊断颈内动脉闭塞。最初采用颈外-颈内动脉(EC-IC)搭桥来增加缺血半球的血供。

● 之后,大量的随机对照研究表明,STA-MCA 搭桥手术并不能预防症状性颈内动脉闭塞患者卒中的发生。一些研究显示,通过复杂和高级的影像学技术对血流动力学缺陷患者的仔细筛选,直接血管重建可使症状性颈动脉闭塞的患者获益。但当供血血管直径<1.5mm 时,则应采用间接血管重建技术。同样,对于颈内动脉闭塞伴同侧大脑中动脉狭窄的患者,采用直接搭桥可能由于血液逆流、狭窄的 MCA 血栓形成或穿支血流降低而加重其临床症状。

诊断和影像

● 选择适当的患者对于良好的预后至关重要。脑灌注不足或脑血流储备明显降低的患者是非常适合外科手术的。

● 单光子发射计算机断层扫描(SPECT)或灌注磁共振成像只是半定量检查方法;而氙-CT 和正电子发射断层扫描(PET)可提供具体的定量数据。

● 建议常规进行激发试验检查,如乙酰唑胺负荷 SPECT 或 TCD(经颅多普勒)测定二氧化碳反应性来评测脑血流储备。

● 虽然具有创伤性,但仍应行脑血管造影,来评价静脉回流、侧支循环、过度灌注、竞争血流、特定动脉供血区的逆流、狭窄节段,同时应观察 STA 的管径以备后期行血管搭桥。

治疗方案和备选方法

- 脑-硬膜-动脉血管融合术(EDAS)。
- 脑-硬膜-动脉-肌肉血管融合术(EDAMS)。
- 脑-动脉血管融合术(EAS)。
- 脑-硬膜血管融合术(EDS)。
- 脑骨膜联合术(EGS)。
- 大网膜移植。
- 颅骨钻孔。
- 直接血管重建(STA-MCA 吻合)。
- 联合血管重建,包括间接血管重建手术联合 STA-MCA 吻合。
- 所有的外科技术基于一个原则,即将 STA 和(或)颞肌等富含血管组织和(或)硬膜直接贴敷于脑表面。

所选手术的目的和优点

目的

- 促进脑血管生成,诱发侧支循环形成,增加脑灌注不足区域的血供。
- 降低今后缺血和出血事件的发生。

优点/缺点

- 每种治疗方法都有各自的优势和不足,目前没有临床依据表明一种治疗方法明显优于其他方法。
- 同直接血管重建相比,间接血管重建手术技术要求不高且相对安全,但需数周或数月才能到达上述要求。另一方面,直接血管重建术后即刻可以改善脑灌注,是目前血管重建的首选方法,尤其适用于通常对间接血管重建反应较差的成年人,但需要管径合适的供体血管。
- 然而,儿童对于间接血管重建有良好的血管再生反应;而对于直接血管重建,儿童供血动脉管径较小且远期通畅率低。间接血管重建骨瓣较大,但可以覆盖较大范围的缺氧脑组织;而直接搭桥手术所需骨瓣较小,但大部分额叶不再恢复的缺血区域之内。

适应证

- 具有和缺血或出血相关临床症状的烟雾病患者,脑灌注检查证实有缺血区域、可能再次卒中的患者。

- 症状性颈内动脉闭塞患者,检查显示有明显脑灌注异常。
- 单侧症状性烟雾病或颈内动脉闭塞的患者,另一侧虽无症状,但脑灌注检查提示无症状侧具有卒中的风险。
- 烟雾病或颈内动脉闭塞患者,STA 直径小于 1mm 无法行 STA-MCA 吻合手术。

禁忌证

- 间接血管重建技术相对比较简单,没有绝对禁忌证,除非患者患有严重的内科疾患不足以耐受手术,或由于出血或梗死范围较大,患者临床症状较重。
- 无论何种重建手术,无法证实血流动力异常,为相对禁忌证。
- 患者供血动脉条件较好,为间接重建手术的相对禁忌证。

■ 手术细节和准备

术前计划和特殊设备

- 完整的术前检查。
- 根据血管造影和 3D CTA 结果来制订手术计划。
- 术前利用多普勒超声标记 STA 防止术中损伤,并评估桥血管的通畅性。
- 手术显微镜和分离 STA 的显微器械。
- 术中监测体感或运动诱发电位。
- Gigli 线锯保证移除骨瓣而不损伤远端组织(此将在手术的关键步骤中具体描述)。
- 围术期激素、抗癫痫及抗生素治疗。

专家建议/点评

- 避免为了止血而皮下注射局部麻醉,因为此可能损伤到 STA。
- 此类患者如果对侧已经行血管重建手术,安装头架时一定避免头钉进入颅骨缺损部位或损伤对侧重建的血管。

手术的关键步骤

患者取仰卧位,并垫高同侧肩部。Mayfield 头架固定头部,并转向对侧,术区平行于地面。多普勒超声描记 STA 走行。备皮后,T 形切口,沿 STA 走行自颧弓向上至颞上线约 2cm,然后向前约 3cm、向后约 4cm。尽量保持 STA 在原位并切开皮肤至 STA 平面,在动脉上方的平面沿其后支走行分离动脉。向两侧牵开皮瓣暴露肌肉。用 Bovie 电凝在 STA 两侧约 5cm 的距离分别切开颞肌(图 86.1)。切开至颅骨,然后从颅骨上钝性剥离颞肌。注意保护颞肌上下的血供。这样可形成颞肌"桥",其下端附着于下颌骨髁状突,上端附着于颞上线上。这个颞肌"桥"越宽越好,以能够在其下方开颅为限。

上下各钻孔 2 枚,使用铣刀完成垂直方向截骨,然后用线锯完成肌肉下面的横向骨切开。取下骨瓣。H 形切开硬脑膜,切口垂直部在颞肌下方与肌纤维平行。避开血管结构,使用蛛网膜刀平行脑沟在其上方锐性、间断多处切开蛛网膜。将颞肌桥贴敷于脑表面。颞肌筋膜固定于侧方硬膜缘,于颞肌表面缝合硬脑膜。硬膜无须不透水缝合(图 86.2)。骨瓣切边打薄,以防在上下方卡住颞肌影响其血运。连接片固定骨瓣,依次缝合皮下组织及皮肤。

常用替代方法简介

• EDAS:分离并游离 STA 全长。线性切开硬膜,边缘向内反折,动脉直接贴敷于脑表面。STA 周围的软组织缝合在硬膜边缘。

• EDAMS:这是间接血管重建的改良方法,是 EDAS 和 EMS 联合手术。分离并游离 STA 全长。多处线性切开硬膜,边缘向内反折,暴露皮层。颞肌缝在硬膜边缘,STA 贴敷于脑表面,并附着于硬膜边缘。

• EAS:分离 STA,硬膜线性打开,STA 附着于皮层表面,在 STA 上缝合硬膜。

规避/损伤/风险

• 切皮时注意 STA 的保护。切皮首先严格按照 STA 的走行,切开一半的深度。然后使用剪刀再向深部进行分离,避免损伤 STA。此步最好在显微镜或手术放大镜下进行操作。

• 当使用 Gigli 线锯游离骨瓣时,尤其是骨窗上缘时,尽量使用脑压板进行保护,防止损伤或切断颞肌。

• 于肌肉上缝合硬膜时,保持一定的松弛度,防止肌肉向下压迫脑组织。

• 颞肌筋膜与硬膜缘需紧密缝合,防止出现脑脊液漏。

• 还纳骨瓣时需防止过度压迫肌肉而影响 STA 的血供。在关颅的每一步都需使用多普勒监测 STA 的血流。

抢救与补救

• 如果损伤 STA,尽量在镜下使用 9-0 或 10-0 Prolene 缝线进行修补。

• 如果在开颅过程中上端离断颞肌,应尽可能将其紧密缝合于颞上线。

• 在关颅过程中,如果诱发电位出现变化,应抬起骨瓣减少其对肌肉的压迫,直至恢复基线水平。影响血供的最主要原因就是骨瓣过度压迫肌肉所致。

■ 结果和术后过程

术后注意事项

• 建议保持足够的液体入量和血压,避免低血压给患者带来的危害。

• 术后给予激素并逐渐减量,抗癫痫药物维持 3~6 周。

• 维持抗血小板药物。

• 术后 4~6 个月行脑血管造影和灌注成像,评估新生血管及血流和灌注的改善。

并发症

• 癫痫。

• 转置的供体组织产生的占位效应(STA,肌肉或网膜)。

• 脑脊液漏。

• 硬膜下积液或血肿。

• 由于过度压迫造成 STA 血栓。

• 脑卒中。

• 影响颞部的美观。

结果和预后

• 现有文献表明,间接血管重建可获得良好的结果。患者的年龄和采用的方法不同可影响其预后(图 86.3 和图 86.4)。

• EMS 的疗效与联合手术(EDAS、EDAMS)并无明显差异。70%~100% 的患者采用间接血管重建手术,血供可得到明显改善,尤其在儿童,其疗效更佳。单纯硬膜或 STA 贴敷血供改善的概率较低。

• 术后 70%~80% 的患者神经功能和神经认知功能完全恢复。

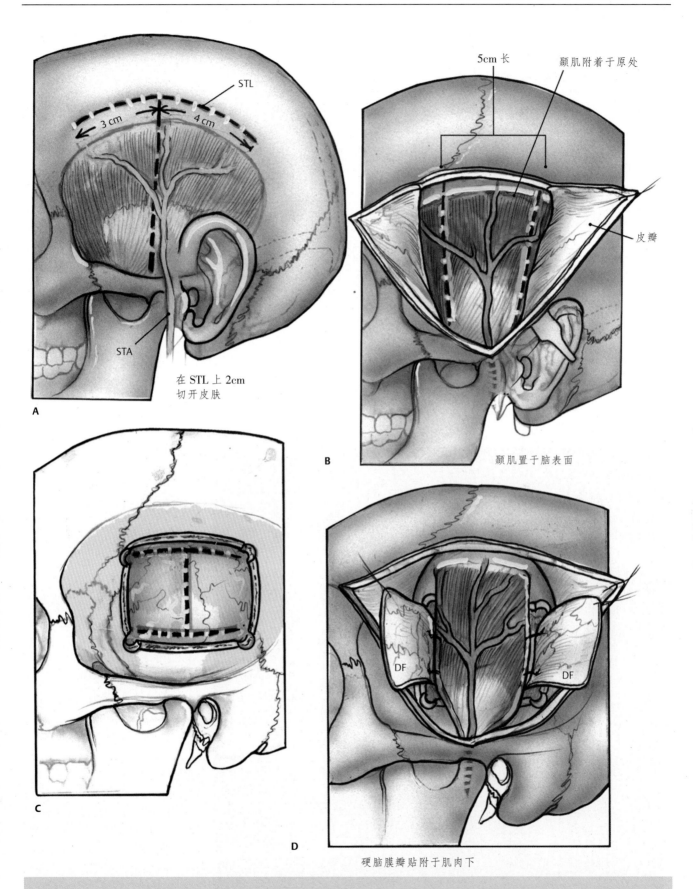

图 86.1　脑-肌融通(EMS)手术步骤示意图。(A)颞肌及其附着处的正常解剖外观;皮肤切口位置由虚线标记。其从颧弓延伸至STL上方 2cm。(B)打开皮瓣后,颞肌和筋膜予以保留,STA 被识别,保持其附着于肌肉。(C)开颅后,颞上线处颞肌不切开,硬脑膜以 H 形切开。(D)硬脑膜在颞肌表面对位缝合,颞肌覆于软膜上。DF,硬脑膜瓣;STL,颞上线;STA,颞浅动脉。

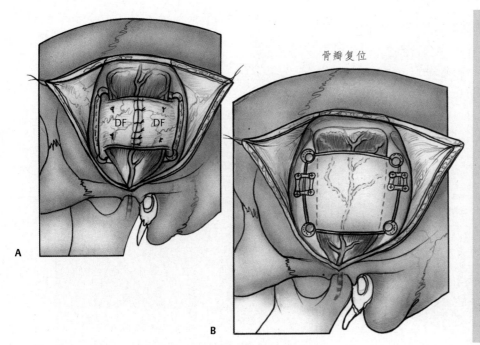

骨瓣复位

图 86.2　(A)肌肉血管桥覆于软脑膜后,硬脑膜边缘在颞肌上对位缝合。(B)骨瓣放置在覆盖肌肉的硬脑膜上。

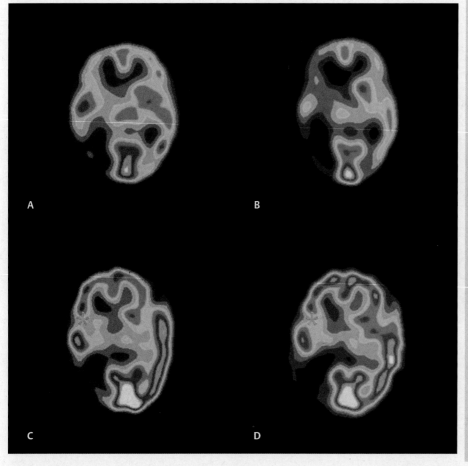

图 86.3　应用单光子发射计算机断层扫描(SPECT)对一位 45 岁的烟雾病患者进行脑血流动力学定性评估。上排,术前图像 (A)给 Diamox™ 前(Duramed Pharms Barr Inc,Cincinnati,OH)显示,相对于左半球,右侧额颞顶低灌注。(B)给 Diamox™ 后,相比之下右侧灌注更差,表明脑血管储备功能的丧失。下排,术后 1 年图像(C)给 Diamox™ 前,相对于基线,灌注改善。(D)给 Diamox™ 后,给予乙酰唑胺后没有血流缺失,表明相对于基线的灌注改善。流量改善的区域是由红色星号标注。

I

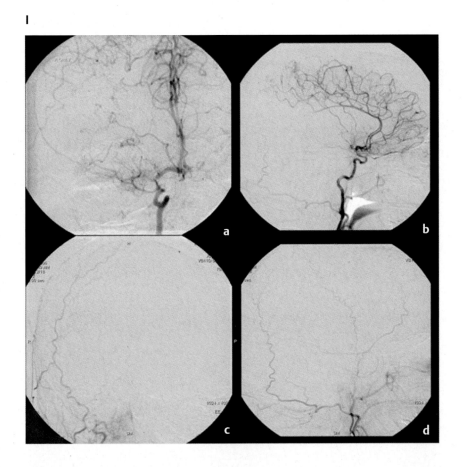

II

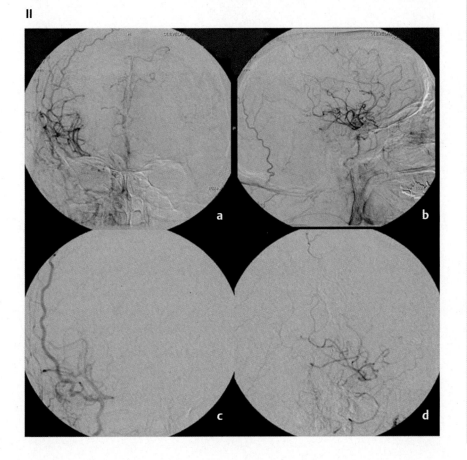

图 86.4　术前(Ⅰ)和术后 1 年(Ⅱ)血管造影评估同一患者的血管重建。Ⅰ:上排,右侧颈内动脉前后位(AP)(A)和侧位(B),未显示吻合;下排,右侧颈外动脉前后位(C)和侧位(D)显示没有来自颈外动脉系统的明显血运重建。Ⅱ:上排,右侧颈总动脉造影,前后位(A)和侧位(B),显示 RICA 狭窄和右侧大脑中动脉(MCA)充盈,血流来自颈外系统的侧支吻合。

参考文献

[1] Andaluz N, Choutka O, Zuccarello M. Trends in the management of adult moyamoya disease in the United States: results of a nationwide survey. World Neurosurg 2010;73:361–364

[2] Baaj AA, Agazzi S, Sayed ZA, Toledo M, Spetzler RF, van Loveren H. Surgical management of moyamoya disease: a review. Neurosurg Focus 2009;26:E7

[3] Houkin K, Kuroda S, Ishikawa T, Abe H. Neovascularization (angiogenesis) after revascularization in moyamoya disease. Which technique is most useful for moyamoya disease? Acta Neurochir (Wien) 2000;142:269–276

[4] Houkin K, Ishikawa T, Yoshimoto T, Abe H. Direct and indirect revascularization for moyamoya disease surgical techniques and peri-operative complications. Clin Neurol Neurosurg 1997;99 Suppl 2:S142–S145

[5] Karasawa J, Kikuchi H, Furuse S, Sakaki T, Yoshida Y. A surgical treatment of "moyamoya" disease "encephalo-myo synangiosis". Neurol Med Chir (Tokyo) 1977;17:29–37

[6] Kinugasa K, Mandai S, Kamata I, Sugiu K, Ohmoto T. Surgical treatment of moyamoya disease: operative technique for encephalo-duro-arterio-myo-synangiosis, its follow-up, clinical results, and angiograms. Neurosurgery 1993;32:527–531

[7] Matsushima Y, Fukai N, Tanaka K et al. A new surgical treatment of moyamoya disease in children: a preliminary report. Surg Neurol 1981;15:313–320

[8] Scott RM, Smith JL, Robertson RL et al. Long-term outcome in children with moyamoya syndrome after cranial revascularization by pial synangiosis. J Neurosurg. 2004; 100(2 Suppl Pediatrics):142–149

[9] Starke RM, Komotar RJ, Connolly ES. Optimal surgical treatment for moyamoya disease in adults: direct versus indirect bypass. Neurosurg Focus 2009;26:E8

第 **87** 章

自发性脑出血的外科治疗 Ⓟ

Ralph Rahme, Alexander G. Weil, Robert Moumdjian

■ 导言和背景

定义、病理生理学和流行病学

• 自发性脑出血(sICH)占首次卒中的 10%~15%,年发病率为(20~30)/10 万。年轻人出血性卒中较缺血性多,好发于 55~75 岁。男性及黑人居多,黑人通常为普通人群的 2 倍。发病部位多位于深部结构(基底节、丘脑、内囊),约为 50%,半球(脑叶)约为 35%,小脑为10%,脑干为 5%。

• 60%~70%的患者主要是由高血压导致的出血,一般认为长期高血压导致颅内小动脉逐渐形成 Charcot-Bouchard 粟粒样动脉瘤破裂出血所致(例如豆纹动脉、丘脑穿支动脉)。其他病因包括脑淀粉样血管病(15%,好发于血压正常的老年患者,通常出血部位位于脑叶)、凝血障碍(如抗凝药物的使用、肝脏疾病)、血管疾病(如动脉瘤、动静脉畸形)或出血性肿瘤(如转移性黑色素瘤、胶质母细胞瘤)、脑静脉血栓形成及服用毒品(如可卡因、苯丙胺类)。

临床表现

• 典型的临床表现为突发的局灶神经功能障碍,在数分钟或数小时内进行性加重,常伴有头痛、呕吐和意识障碍。

• 症状的性质和严重程度主要与出血的部位和出血量有关。临床上,颅内出血有时与缺血性卒中很难进行鉴别,因此,部分患者最初误诊而按照缺血性卒中进行治疗。

诊断和影像

• 对于急性神经症状的患者应急诊行头部 CT 检查,即可明确诊断脑出血。脑室出血(IVH)占 40%~45%。

• 当怀疑伴有血管病变时,应行血管造影或 CTA 检查。例如年轻患者(<45 岁)无高血压病史、脑叶出血、单纯脑室出血或不常见的出血部位(弥漫于侧裂内)。

• 对于不典型病例应行平扫或强化 MRI,以排除海绵状血管瘤或肿瘤。对怀疑静脉血栓形成的患者应行 MRV 检查。

• 对于需急诊手术的患者,不应因行影像检查而耽误手术时间。对于考虑动脉瘤或血管畸形的患者,术中应行造影检查。

• 术前常规行实验室检查,对于中青年患者应行毒品检查,育龄妇女应行妊娠试验。

• 发病后 24 小时内,30%~40%的患者出现血肿增大或再出血,而导致临床症状加重。脑室出血常伴发脑积水,因此发病后 24 小时内密切监测和复查头部 CT 至关重要。

治疗方案和备选方法

• 内科治疗:所有患者应于监护室内进行密切监护和积极的内科治疗。行标准的 ABC 处理(呼吸道、呼吸和循环),必要时应给予气管插管和机械通气。

○ 及早发现并纠正凝血病。

○ 口服抗凝药物的患者应立即静脉给予维生素K 和新鲜冰冻血浆(FFP),将国际标准化比率(INR)降至 1.5 以下。如有可能,凝血酶原复合体浓缩物(如Octaplex™,Octapharma AG,Lachen,Switzerland)明显优于 FFP,其在不明显增加入量的前提下,快速纠正凝血障碍。口服抗血小板药物的患者,尤其是氯吡格雷(Plavix™,Bristol-Myers Squibb/Sanofi,Bridgewater,NJ),应静脉给予血小板。

○ 控制血压降低出血的风险。静脉给予降压药(如尼卡地平、拉贝洛尔)。将收缩压降至基础血压的15%~20% 为金标准。对于高血压患者,收缩压最好控制在 140~180mmHg。如果血压易于控制,单纯袖带血压监测就足够了,否则最好行动脉血压监测。

○ 如果患者行颅内压监护,应将颅内压控制在20mmHg 以下,脑灌注压维持在 60mmHg 以上。高糖血症及发热可导致继发性神经功能损害,应予以积极治疗。

○ 使用气动压迫装置、弹力袜或皮下注射低分子-肝素(发病后 2 天)预防血栓形成。

○ 预防性癫痫药物和激素不仅无利反而有害,抗癫痫药物只能应用于具有癫痫症状的患者。

○ 虽然活化的重组因子Ⅶ(Novoseven™,Novo Nordisk A/S,Kobenhavn,Denmark)可降低早期的再出血,但对预后无明显改善。因此,临床上对于脑出血患者不应常规使用。

• 外科手术:主要包括颅内压监护或脑室外引流(EVD)、微创血肿清除(内镜或立体定向)和开颅血肿清除术。

• 放弃治疗:由于早期(24~48 小时)无法精确预测结果,应尽量避免。特殊患者包括无法满足家属预期或巨大颅内血肿及临床症状较重的老年人。

所选手术的目的和优点

• 预防由于占位效应和脑疝导致患者的死亡。

• 尽可能清除脑实质内的血肿,降低由于血细胞降解产物的毒性效应继发的神经损害。

• 通过颅内压及脑灌注压监护来优化内科治疗方案。

适应证

• GCS 评分低于 9 分的患者应行颅内压监护或脑室外引流。

• 脑室出血继发梗阻性脑积水的患者应行脑室外引流术。对于脑室出血量较大且没有血管病变的患者,脑室内给予重组组织纤溶酶原激活物(rtPA)可促进清除血肿,预防脑室梗阻。

• 根据具体情况,占位效应造成临床症状进行性加重的患者应行急诊开颅血肿清除术,尤其适用于既往体健的中青年患者(图 87.1)。

• 对于表浅(距皮层<1cm)、中大量出血(>30mL)的有症状的脑叶血肿可考虑早期行外科血肿清除术。

• 幕上血肿的外科清除并非常规。STICH 试验(脑出血的国际外科临床试验)表明,对于幕上出血的患者,早期常规的手术治疗(96 小时内)并不会改善生存和功能恢复的预后。

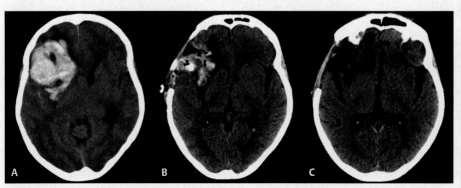

图 87.1　患者,女性,61 岁,因主动脉瓣置换长期服用华法林突然出现严重的头痛,伴有呕吐和意识水平下降(格拉斯哥昏迷量表评分为 10 分)。迅速补充维生素 K 和新鲜冷冻血浆后,国际标准化比例为3。(A) 紧急头部计算机断层扫描(CT)显示右额大片血肿,伴有明显的中线移位。(B)急诊行去骨瓣减压和血肿清除,术后头部 CT 显示占位效应消退,邻近脑组织破坏较小。术后,患者意识水平恢复正常,并且无明显的神经功能缺损。(C)术后 6 周头部 CT 随访。

- 对于小脑血肿直径>3cm 引起脑干的压迫症状，梗阻性脑积水或神经症状进行性加重的患者应行手术清除术，在后颅窝减压前，尽量避免行脑室外引流术，以免引起上疝。
- 微创血肿吸除技术仍在研究中。

禁忌证

- 高龄患者(80 岁以上)。
- 预期生存时间短的患者(如癌症晚期)。
- 全身状况较差的患者(无法耐受全身麻醉)。
- 发病前重残患者(如既往脑卒中)。
- 神经症状非常严重的患者 (如 GCS 评分 3~4 分,无脑干反射)。
- 无症状、血肿较小(小脑<3cm,脑叶<4cm)的患者。
- 脑干出血的患者。

■ 手术细节和准备

术前计划和特殊设备

- 切皮前 30 分钟给予Ⅳ类抗生素，术后维持 24 小时。
- 术前预防性给予抗癫痫药物，术后维持不超过 1 周(除非患者具有癫痫症状)。
- 患者固定于手术床上，旋转头部尽量使进入血肿腔的轨迹垂直于地面。以此轨迹为中心进行切皮和开颅。Mayfield 头架固定头部，并抬高头部 30°~45°以利于颈静脉回流。如有可能，术中超声可定位血肿位置。

专家建议/点评

- 手术的入路尽量避免损伤正常功能区的脑组织。仔细研究术前影像以制订合理的手术入路。
- 术中尽量避免吸除脑白质,因为这种水肿的、可挽救的脑组织对术后神经功能的恢复至关重要。
- 术中充分止血,可明显降低再出血的风险。关闭硬膜前,应升高血压至 140~160mmHg,仔细观察血肿腔内有无活动性出血。

手术的关键步骤

对于脑叶出血,常采用马蹄形皮瓣。骨瓣应足够大(至少 6~7cm)以松弛肿胀的脑组织(图 87.2A)。十字形(X 或 H 形)或弧形切开硬膜。对于巨大血肿,应行大的外伤骨瓣。尤其对于术前即考虑行去骨瓣减压的患者。

对于基底节脑出血,常采用经典的翼点入路,弧形切开硬膜。显微镜下分离侧裂,暴露岛叶皮层(经侧裂–岛叶入路)。

对于小脑出血,常采用后正中或旁正中入路,也可采用中线至耳廓的"曲棍球杆样"切口。如需暴露乙状窦、横窦和枕大孔则需采用扩大的枕下入路,并十字形打开硬膜。

暴露脑皮层后,显微镜或手术放大镜下使用双极和显微剪刀做 1~2cm 的小软膜–皮层切口(图 87.2B)。使用 Penfield 1 号剥离子分离皮下白质组织直至血肿腔。向两侧轻柔牵开脑组织并由助手或自动牵开器固定。然后使用细径吸引器清除血肿,同时助手间断冲洗。血肿的实质部分可用肿瘤钳或垂体刮匙取出(图 87.2C)。吸除血肿直至周围显露正常的脑组织,避免损伤这些可恢复的结构。改变方向和脑压板的位置,可以帮助显露更多的血肿,达到更好的清除效果。使用双极和局部止血药物 (例如 polyan-hydroglucuronic acid oxidized cellulose polymer,Surgicel™, Johnson & Johnson Inc.,New Brunswick,NJ;microfibrillar collagen,Avitene™,Davol Inc., Warwick,RI; 或 bovine-derived gelatin matrix component, Floseal™,Baxter,Deerfield,IL)充分止血。缝合硬膜前升高血压,观察血肿腔内有无活动性出血。

对于幕上开颅手术,应综合术中和术后脑肿胀的程度,考虑是否行去骨瓣减压术或行颅内压监护。

规避/损伤/风险

- 术中出现动脉瘤或动静脉畸形破裂很难进行处理,往往给患者带来严重后果。
- 清除血肿的过程可能损伤周围功能区的脑组织。

抢救与补救

- 如果术前考虑伴有血管病变时,尽量行脑血管造影或 CTA 检查。如果患者病情进展迅速,没有时间进行检查,应行术中造影。
- 应避免经功能区脑组织分离进入,在清除血肿时保护血肿周围可挽救水肿的脑白质结构同样重要。

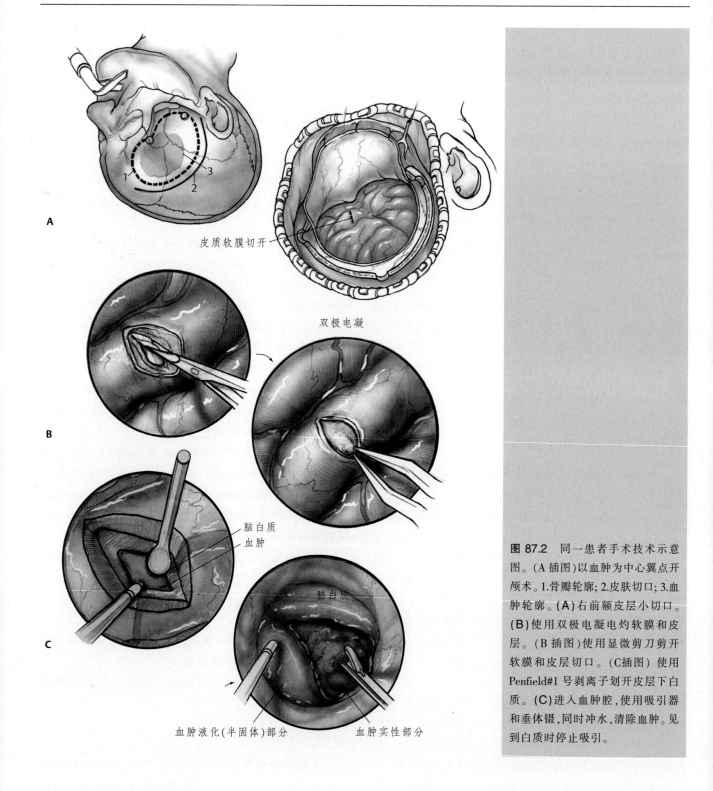

皮质软膜切开

双极电凝

脑白质
血肿

脑白质

血肿液化(半固体)部分   血肿实性部分

图 87.2   同一患者手术技术示意图。(A 插图)以血肿为中心翼点开颅术。1.骨瓣轮廓;2.皮肤切口;3.血肿轮廓。(A)右前额皮层小切口。(B)使用双极电凝电灼软膜和皮层。(B 插图)使用显微剪刀剪开软膜和皮层切口。(C插图)使用Penfield#1 号剥离子划开皮层下白质。(C)进入血肿腔,使用吸引器和垂体镊,同时冲水,清除血肿。见到白质时停止吸引。

■ 结果和术后过程

术后注意事项

• 术后患者进入监护室,并按照上述的原则进行内科治疗。

• 如有必要,早期行气管切除和留置胃管有助于患者的恢复。

• 如病情稳定,应尽早活动,可在住院期间或康复中心进行肢体、语言的康复治疗。

• 出院后咨询内科医生长期控制高血压。

并发症

- 功能区脑组织损伤,加重神经症状。
- 再出血,尤其手术后早期(出血 4 小时内)。
- 脑脊液漏,尤其是后颅窝手术。
- 感染:伤口感染、脑膜炎。

结果和预后

- 自发性脑出血病死率(50%以上)及病残率(生存患者 60%以上存在永久性功能丧失)都较高。

- 血肿容积和 GCS 评分是 30 天死亡率的最重要的预后因子。对于血肿量<30mL、评分>9 的患者死亡率为 19%,而血肿量超过 60mL、评分<9 分的患者死亡率可高达 91%。

- 其他不良预后因素包括脑室出血(死亡率增加 2 倍)、幕下血肿(脑干出血>5mL 或小脑出血>30mL 通常是致命的)、高龄患者(80 岁以上)。

- 经常使用这 5 种预后因素对脑出血患者进行综合评分,来预测 30 天死亡率和 1 年后的功能预后(表87.1 和表 87.2)。

表 87.1　脑出血评分

因素	评分
GCS 评分	
13~15	0
5~12	1
3~4	2
出血量	
<30mL	0
≥30mL	1
脑室出血	
否	0
是	1
位置	
幕上	0
幕下	1
年龄	
<80	0
≥80	1
总计	0~6

表 87.2　脑出血评分对预后的预测价值

评分	30 天死亡率(%)	1 年后功能恢复(%)*
0	0	70
1	13	60
2	26	35
3	72	15
4	97	5
5~6	100	10

参考文献

[1] Aghi M, Ogilvy CS, Carter BS. Surgical management of intracerebral hemorrhage. In: Schmidek HH, Roberts DW, eds. Schmidek & Sweet Operative Neurosurgical Techniques: Indications, Methods, and Results. Vol. 1, 5th ed. Philadelphia, PA: Elsevier; 2006:1061–1074

[2] Broderick J, Connolly S, Feldmann E et al. American Heart Association. collab: American Stroke Association Stroke Council. collab: High Blood Pressure Research Council. collab: Quality of Care and Outcomes in Research Interdisciplinary Working Group. Guidelines for the management of spontaneous intracerebral hemorrhage in adults: 2007 update: a guideline from the American Heart Association/American Stroke Association Stroke Council, High Blood Pressure Research Council, and the Quality of Care and Outcomes in Research Interdisciplinary Working Group. Stroke 2007;38: 2001–2023

[3] Morgenstern LB, Hemphill JC, III, Anderson C et al. American Heart Association Stroke Council and Council on Cardiovascular Nursing. Guidelines for the management of spontaneous intracerebral hemorrhage: a guideline for healthcare professionals from the American Heart Association/American Stroke Association. Stroke 2010;41:2108–2129

[4] Mendelow AD, Gregson BA, Fernandes HM et al. STICH investigators. Early surgery versus initial conservative treatment in patients with spontaneous supratentorial intracerebral haematomas in the International Surgical Trial in Intracerebral Haemorrhage (STICH): a randomised trial. Lancet 2005;365: 387–397

[5] Broderick JP, Brott TG, Duldner JE, Tomsick T, Huster G. Volume of intracerebral hemorrhage. A powerful and easy-to-use predictor of 30-day mortality. Stroke 1993;24:987–993

[6] Hemphill JC, III, Bonovich DC, Besmertis L, Manley GT, Johnston SC. The ICH score: a simple, reliable grading scale for intracerebral hemorrhage. Stroke 2001;32:891–897

[7] Hemphill JC, III, Farrant M, Neill TA, Jr. Prospective validation of the ICH Score for 12-month functional outcome. Neurology 2009;73: 1088–1094

第 **88** 章
涉及脑静脉和静脉窦的手术入路 Ⓐ

Cristian Gragnaniello, Remi Nader, Mohammad Almubaslat, Ossama Al-Mefty

■ 导言和背景

• 神经外科医生已从损伤静脉结构、牺牲未知静脉和过度牵拉加静脉性梗死所导致的并发症和严重后果中得到了深刻的教训。

• 现在已意识到脑静脉和静脉窦的保留和重建是至关重要的,一旦出现静脉问题,外科医生应该能够熟练地进行处理。重点是应该提前预防这些静脉问题,而不是损伤时如何面对。

• 所有神经外科手术都会不同程度上涉及静脉系统。因此本章将由高级医生详细描述静脉系统及其处理技巧,广泛回顾了静脉及静脉窦在手术入路中的作用和地位。

替代方法

• 直接外科手术治疗静脉窦疾病现在仍是主流,这将在下面的章节详细阐述。

• 血管介入治疗静脉系统疾病主要包括硬脑膜动静脉漏(DAVF)、动静脉畸形、Galen 静脉畸形和脑静脉血栓形成。采用的技术主要包括弹簧圈、栓塞胶(例如乙烯醇聚合物)、支架或联合使用。

• 放疗或放射外科(伽马刀)可单独或补充治疗某种静脉疾病。

目的

• 保护静脉流出道。像窦汇、上矢状窦后 2/3、优势

引流侧的横窦、Galen 静脉、大脑内静脉及 Labbé 静脉等重要的静脉结构在大多数情况下需要保留。

• 在全切肿瘤、夹闭动脉瘤或栓塞动静脉畸形的手术中,对于累及或邻近的静脉结构也需保护。

优点

• 外科手术与血管介入和放射外科相比,具有明显的优势,具体如下:

  ○ 可以直接控制血管。

  ○ 在术中即可修补或重建血管。

  ○ 术中直接可处理潜在的并发症,使手术更加安全。

适应证

• 涉及静脉和静脉窦入路的指征取决于病变的类型和病理性质、病变的位置及其与相邻静脉的关系。

• 通常为需要静脉保护或重建的病变:

  ○ 肿瘤侵入静脉窦或包绕静脉结构。

  ○ 血管畸形。

禁忌证

• 由于全身状况差或并发症,不能耐受或不适合外科手术的患者。

• 患者采用其他非侵袭性治疗方法即可获得良好效果的(放射敏感性肿瘤可采用放疗,或者某些血管病变可采用血管介入治疗,例如颈动脉海绵窦疾病)。

■ 手术细节和准备

术前计划和特殊设备

- 术前详细询问病史，明确静脉高压或静脉回流不畅的相关症状是至关重要的。神经科体格检查应包括神经高级功能和认知功能的评估。
- CT 扫描可显示颅骨受累、出血和钙化情况。
- MRI 扫描应包括动脉和静脉的血管序列，必要时可进行强化扫描，以尽可能获得病灶与静脉窦的关系。尤其 MRV 可以显示从皮层静脉至头皮、颅骨和板障整个静脉通路，必须注意这些通路，以便在术中予以保留。
- 对于某些疑难病例，术前行脑血管造影，其三维重建与 MRV 相比，来评估静脉窦的通畅性、静脉受累/移位情况以及相邻皮层引流静脉的位置，以便术中保护。这项检查为手术提供明确的个体化治疗方案。
- 必须使用三点头架固定头部，以便术者在手术不同时期倾斜手术台时保持头部的稳定性。同时，这样对控制静脉窦出血、防止静脉窦空气栓塞也是至关重要的。一般认为，通过呼气末正压(PEEP)抵消脑静脉窦负压是降低空气栓发生率的一个好方法。
- 经食管超声心动图或心前区多普勒探头常用来术中监测静脉空气栓塞。心房内提前预置导管，一旦发生情况，可吸出气体。
- 术中应使用体感诱发电位(SSEP)、运动诱发电位(MEP)以及其他术中监测(如脑干听觉诱发电位和脑电图)来降低神经损伤的风险。
- 神经导航在术中是非常有用的，尤其病灶累及功能区或位于颅底。
- 脑脊液引流并非一定必要，但考虑术后可能出现脑脊液漏时，应考虑留置引流管。
- 麻醉诱导或打开硬膜时，给予 20% 的甘露醇，0.5~1g/kg 持续 30 秒。

专家建议/点评

- 二次手术前，应仔细研究静脉的解剖结构。第一次手术非优势的静脉可能已经成为主要的流出道。
- 阻塞静脉窦的病变周围的粗大静脉术中一定要保留，因为其可能已经代替静脉窦成为主要的引流通路。
- 皮瓣的静脉广泛电凝会导致皮肤或皮下静脉引流不畅，进而出现皮瓣水肿。如果导静脉粗大，可用骨蜡或明胶海绵进行封闭(图 88.1A)。
- 当于窦上钻孔时，应保留一薄层骨片，防止温度和机械损伤静脉窦(图 88.1B)。而这蛋壳样薄层骨片在最后很容易使用剥离子或 Kerrison 咬骨钳去掉。
- 静脉陷窝常见于额后和顶部，接受脑膜静脉的引流。引流入上矢状窦的皮层静脉通常在静脉陷窝的下方路过，直接汇入上矢状窦；一小部分皮层静脉可先与静脉陷窝汇合后，共同进入上矢状窦。静脉陷窝出血往往可用止血材料压迫止血。
- 保护桥静脉对于预防静脉性梗死和水肿非常重要。因此尽量减少硬膜开放的范围，仅暴露达到病变的必要结构即可。Sugita 等(Hakuba，1996)提出保护桥静脉的方法是从蛛网膜及皮层上将静脉游离 10~20mm 的长度，这样允许一定的活动度，防止牵拉受损(图 88.1C)。
- 如果引流静脉被肿瘤包绕而无法进行分离时，将肿瘤及累及的静脉部分一同切除，同时将两残端进行吻合。众所周知，静脉很少出现血管痉挛，而且具有一定的伸展性，如果两残端从蛛网膜上游离出米，直接吻合技术上是可行的。
- 当肿瘤(例如脑膜瘤)累及静脉窦或侵入静脉窦时，针对这种情况有几种处理方法：一种为残留窦内部分的肿瘤术后行放疗，但复发率较高；另一种全切后行窦修补。后者要求术者具有熟练的缝合技术，而且患者的风险较高，但可达到治愈的效果，并为作者所提倡。窦内部分能否被切除，只能在术中探查静脉窦时才能确定。有人提出电凝静脉窦一侧管壁并不影响其通畅性(Malis，1991，1996)。
- 切除受累的窦部后，静脉窦并未完全闭塞时可行窦修补(图 88.2)。如果切除后静脉窦完全闭塞，则保留侧支静脉回流至关重要。
- 从腿部获取的自体静脉是血管搭桥并保持其通畅性的最佳选择。如果由于增加手术时间和并发症，无法获取自身静脉时，采用颞肌筋膜或骨膜修补静脉窦也是不错的选择。移植的血管包括大隐静脉(需长移植物时)或颈外静脉(需短移植物时)。静脉纵向切开，按移植需要长度裁剪，使静脉瓣顺血流方向。首先缝合静脉窦的下部，为防止出血，可用棉片塞入两侧静脉窦的断端。另一种方法是助手用手指直接压迫。移植物主要是取代静脉窦一侧或两侧壁。当两侧窦壁受累时，保留第三侧窦壁的完整性，以保留对侧 Rolandic 静脉的回流，同时可作为吻合血管的缝合处。整个静脉窦的搭桥

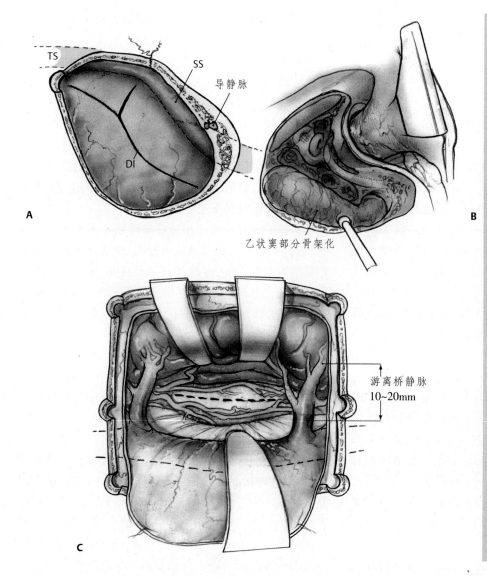

乙状窦部分骨架化

游离桥静脉
10~20mm

图 88.1 (A)枕下入路开颅并剪开硬膜，暴露横窦及乙状窦结合处。使用骨蜡封闭或使用可吸收明胶海绵填塞导静脉。(B)经岩入路乙状窦的暴露及骨质磨除。在窦上磨除骨质时，保留一层薄薄的骨质，以防止对窦壁的热损伤和钻头意外进入窦。(C)中线经胼胝体入路显示桥静脉的保护。从蛛网膜和皮层分静脉，长 10~20mm，以便其游离至术野之外。TS，横窦;SS,乙状窦;DI,硬脑膜切口。

也是可行的，但其术后的通畅性仍存有争议。如果静脉窦完全闭塞，可切除静脉窦而不必搭桥。

•静脉窦呈三角形，为避免吻合后静脉窦阻塞，尽量在静脉窦重建后保持其形状。Brotchi 等建议吻合结束后，术者可将一小片硬膜缝于移植血管和骨缘之间，保持一定的张力，以保持静脉窦的形态及通畅性。

•Morimoto 等(1995)研究表明，复位缝合硬膜时，要注意保护静脉结构尤其是桥静脉，避免使其受到牵拉。

手术的关键步骤

累及上矢状窦和邻近中线静脉的入路

通常患者的体位由病灶的位置而定。对于上矢状窦前 1/3 或第三脑室前部的病灶，可采用仰卧位，头部与躯体平行。对于第三脑室中部或经后纵裂的手术，患者头部微曲，使顶部位于最高点;或者采用侧卧位，使脑组织因重力作用下垂，而暴露病变。对于上矢状窦后 1/3 或窦汇部位的病变可采用坐位、公园长椅位或俯卧位。开颅时应保留骨膜，用以修补硬膜和静脉窦。

经前纵裂入路可充分暴露额叶和鞍上内侧的病灶。在此入路中，切开胼胝体是否可导致术后神经功能的缺陷一直是讨论的热点。遗憾的是，术中脑牵拉和牺牲桥静脉造成的损伤一直被低估。Kubota 等(2001)认为，通过术前造影，计算桥静脉引流区域指数(DTI)，如果术中保留 DTI 大于 50%，则术后出现神经功能损伤的机会非常小。Park 和 Hamm(2004)证实了这一结果，同时发现并发症也与引流不畅指数(DII)和侧裂浅静脉(SSV)的发育有关。

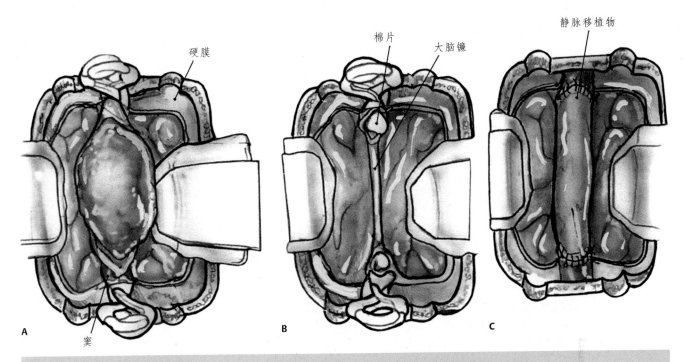

图 88.2 上矢状窦(SSS)脑膜瘤切除术后窦重建。(A)双侧冠状开颅暴露脑膜瘤,在切除侵犯窦的脑膜瘤之前夹闭孤立上矢状窦。(B)脑膜瘤切除,两个窦残端隔离,以便植入静脉。(C)静脉移植物近远端吻合,窦内血流恢复。

累及脑凸面和皮层静脉的入路

当进行脑凸面或经凸面行实质内病灶手术时,一定要确认和保护浅表皮层静脉。额叶、顶叶和枕叶的内表面和外表面的上部和额底前部的静脉往往经桥静脉汇入上矢状窦。部分可直接进入上矢状窦,或经位于矢状窦侧方 0.5~3cm 的(静脉湖)硬膜脑膜窦进入上矢状窦。

累及深静脉引流系统的入路

充分了解患者个体化的深静脉解剖结构非常重要,选择的手术入路需对这些深静脉结构的损伤风险最低,并且可以安全地游离或电凝这些静脉(必要时)。在第三脑室、松果体区、胼胝体区、侧脑室和丘脑区域手术时,静脉解剖决定手术入路的选择。从解剖的角度,这一点非常容易理解:环池、顶盖池、Galen 静脉池和横裂同属一个蛛网膜间隔,许多纤维和静脉纵横交织,需特别仔细分离。术者应具有熟练的显微技术,沿静脉走行进行无创分离,尽量减少对静脉的操作,同时思考将静脉向何处移位,进而获得安全的手术通道(如大多数来自小脑的静脉靠近中线,经枕入路时容易损伤)。

邻近第三脑室静脉的入路

在到达第三脑室顶的入路,即颞下入路中往往需要过度牵拉脑组织,有一个静脉结构需要不惜一切代价的保护:Rosenthal 静脉。Rosenthal 静脉常为单干,但也可表现为紧贴中脑和丘脑枕部走行的一组小静脉。不伴随大脑后动脉进入脑池。此手术的真正风险是损伤中脑外侧静脉,其沿大脑脚后面走行,连接 Rosenthal 静脉和岩上静脉。

从小脑上进入第三脑室后部,Galen 静脉与周围结构的粘连非常紧密,特别是在环池、顶盖池和横窦交汇处,容易受到损伤。此区域包含数条重叠及交叉的纤维束。克服这一困难的办法是松果体上隐窝释放脑脊液,使第三脑室塌陷,松弛周围的粘连,易于安全分离。有时 Galen 静脉可能会很长,很难在大脑内静脉之间进入第三脑室顶。在这种情况下,可以将静脉游离移位至一侧,然后切开中间帆进入是比较安全的。

经 Monro 孔进入第三脑室,一定要注意丘纹静脉行程中的可能变异,因为它是手术通道的后界(前界为穹窿柱)(图 88.3A 为正常的解剖)。Monro 孔和丘纹静脉之间的距离非常短,可见丘纹静脉沿室管膜向后走行。有时其可在室管膜下走行甚至根部看不见。如果术中在未发现它的情况下电凝或切除脉络丛,极易损伤该静脉。

邻近后颅窝外侧及颅底静脉的入路

经乙状窦后入路切除桥小脑脚病变时可能会损伤

脑桥外侧静脉。这些静脉经常被移位,常见其拉伸张覆于肿瘤表面。如果存在岩上静脉,牺牲这些静脉不会出现症状。但很多作者指出,缺少侧支静脉引流的情况

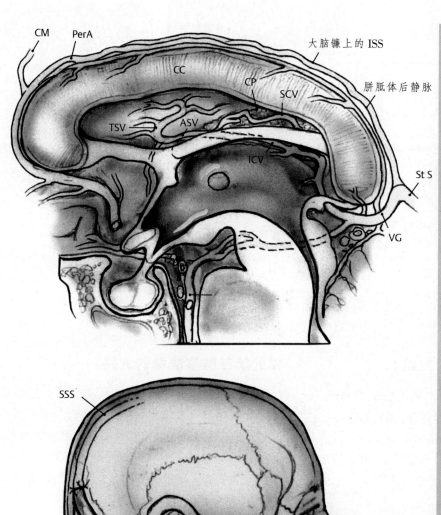

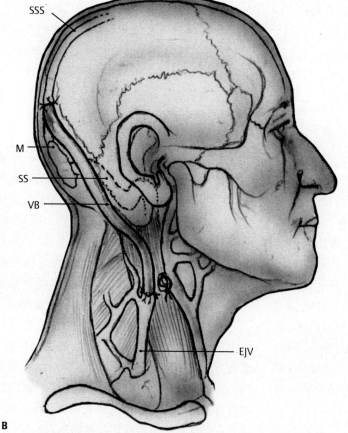

图 88.3　(A)正中矢状位,在第三脑室水平显示正常的静脉解剖结构。注意丘纹静脉(TSV)及其与周围神经血管结构的关系。(B)示意图显示窦汇完全闭塞时用自体大隐静脉（因移植血管较长,>6cm)行上矢状窦到颈外静脉的搭桥。SSS,上矢状窦; SS,乙状窦; VB,大隐静脉; M,脑膜瘤; EJV,颈外静脉; SCV,大脑前静脉; ISS,下矢状窦; CC,胼胝体; CP,脉络丛;ICV 大脑内静脉; ASV,大脑上静脉; VC, Galen 静脉; St S,直窦; ISS,下矢状窦; PerA,胼周动脉;CM,胼缘动脉。

下,牺牲岩上静脉是会致命的。

经岩骨入路已在本书其他章中进行描述。在经岩骨联合入路治疗岩斜区病变时,牺牲岩上窦是非常安全的。但在下列情况下则可造成严重的脑梗死,包括 Labbé 静脉直接汇入岩上窦和优势的蝶顶窦汇入岩上窦(如侧裂静脉进入中颅窝的硬膜)。在这种情况下,除非能够保留岩上窦,否则应放弃手术。Hafez 等(2011)证明岩上窦是可以保留的。他们在岩尖部肿瘤切除时,朝 Meckel 腔沿静脉窦完全切开硬膜,将窦从岩骨脊上游离下来,在小脑幕上下进行手术。

如果横窦闭塞,Sindou 和 Hallacq(1998)利用大隐静脉原位搭桥于横窦和颈内静脉之间(图 88.3B)。

Labbé 静脉和下吻合静脉的变异很大,可为单支或多支静脉。在颞下手术时,这些静脉较少需要保留,通常可通过扩大骨窗,释放脑脊液,调整体位来实现。Axel Perneczky 详细分析了损伤这些静脉的预后指出,在大多数情况下,术后仅有短期的症状,但当合并过度牵拉后,脑耐受程度降低,出现的问题较多。在 30% 的病例中,Trolard 静脉占优势,损伤后可造成严重的运动功能缺失。

规避/损伤/风险

- 在处理镰幕病变时,了解深静脉和静脉窦水平静脉引流的改道情况至关重要。在这些病例中,侧支循环往往经皮层浅静脉回流,所以在开颅过程中尽量保护皮层浅静脉,防止严重的脑肿胀。Asari 等(1994)将 Galen 静脉系统闭塞后侧支循环引流分为 5 种情况:①Rosenthal 静脉经一支或多支中脑静脉(前方和侧方脑桥中脑静脉)引流至岩静脉;②深静脉系统经顶枕叶静脉汇入上矢状窦;③通过表浅吻合静脉;④后颅窝静脉直接汇入横窦和乙状窦,后者在开颅过程中容易损伤;⑤大脑镰静脉汇入上矢状窦。

- 当需离断静脉时,应注意一些细节,防止不必要的出血。尽量在远离脑表面的地方电凝和剪断静脉,因为当血压升高时可能造成再出血,而血管残端一旦回缩到脑组织内很难止血。为了避免这种情况,作者建议电凝血管的长度是其直径的 5 倍,且剪断后对其残端再次电凝巩固。

- 桥静脉,尤其位于 Rolandic 区域时,应尽量从脑组织、硬膜及肿瘤上游离出来,并加以保护。当离断肿瘤供血动脉前,需仔细观察其走行,以明确不是脑皮层的过路血管。

- 术中尽量避免脑牵拉,防止造成脑实质梗死。如果牵拉不可避免,压力尽量不要超过 20mmHg。过高的压力可导致静脉回流障碍,引起皮层下梗死,尤其在牵拉的情况下合并牺牲皮层静脉,风险性更高。过度牵拉脑组织可造成皮层静脉网的阻力增高,桥静脉张力增加降低静脉回流和静脉血栓形成最终导致局部充血。

- 窦内放置球囊可破坏窦内分隔,一般不建议采用。同样血管钳和动脉瘤夹由于持力过大可造成静脉窦壁的损伤。直接将吸引器置入窦内可造成短时间内大量失血。如果静脉窦出血汹涌,应用棉片压迫漏口,同时取下部分骨膜作为补片,连续缝合或间断缝合修补静脉窦。

- 如果桥静脉阻挡手术视野,可阻断后剪开,尽量避免过度牵拉而造成出血。如果必要,可再行血管吻合。

- 通常牺牲一支严重妨碍肿瘤全切或与肿瘤本身相关的静脉是安全的,但仍需注意一些问题:直径小于 1cm 的静脉壁非常薄弱,即使在高倍放大的情况下,仍很难分清内膜层。如需吻合,甲基紫有助于分辨血管残端,利用 10-0 或 11-0 缝线进行端-端或端-侧吻合。如考虑牺牲静脉可能造成术后严重并发症,宁愿残留部分肿瘤也应保护静脉。

- 在处理进入大脑镰的脑深静脉及其在镰壁内的部分时,小心准备是避免其不必要的牺牲和难控性出血的关键。用 11 号刀片切开大脑镰时,应在静脉入镰处几毫米之前停止,然后开始切开大脑镰浅层:平行静脉走行方向、两侧离开静脉几毫米追踪静脉全程。在纤维剥离子(即 Al-Mefty #2 剥离子或 Penfield #1 剥离子)的辅助下,从其下方组织松解大脑镰浅层,使静脉可安全地游离,同时仍包含在镰内。

- 当脑静脉窦需要被结扎时(安全的情况下),有几点要牢记,以尽量减少对相脑静脉的损伤或造成不必要的静脉出血。与往常一样,透彻了解具体的静脉结构是至关重要的,因为窦的真实直径与预期相比可能发生变化。例如,蛛网膜颗粒和陷窝可开口于窦,增加其直径;并且如果在这些结构的内侧发生窦撕裂,出血将非常难以控制,除非将其结扎。这些结构可通过并行其走行、围绕静脉窦切开硬膜的方法来显露。如果在此过程中损伤静脉窦,用棉片临时压迫止血,然后逐步缝合闭塞静脉窦。

- Kanno 等(1993)的实验研究表明,牺牲单侧乙状窦和横窦(通常为非优势侧窦)通常是安全的,因为可经 Labbé 静脉、岩上窦和岩静脉建立侧支循环。

抢救与补救

- 如果遇到蛛网膜颗粒,其常常突入陷窝底壁(即蛛网膜细胞紧贴静脉腔隙底部的内膜细胞层),双层可吸收止血材料压迫足以止血，或者用纤维蛋白胶和可吸收明胶海绵来止血。

- 静脉窦或流入静脉小的出血，一小块止血材料填塞入窦内或流出静脉口内可获得短暂性止血。

- 如果桥静脉部分撕破，可用一小片可吸收的止血材料(或沾有纤维蛋白胶的明胶海绵)包绕血管或静脉窦，尽量保持静脉的通畅性。

- 如果静脉受到小的点状损伤，用可吸收的止血材料包绕、细尖双极镊电凝或用 10-0 尼龙线缝合。

- Auque 等(1996)报道，在难治性病灶切除术中，如果重要引流静脉难以分离，可残留病变，待侧支静脉回流建立后，行二期切除。

■ 结果和术后过程

术后注意事项

- 术后头部轻度抬高便于颅内静脉回流。

- 术后监测血压和血液黏滞性保证静脉的通畅性。术后 3 周持续给予肝素治疗，后以华法林替代，预防重建静脉窦的血栓形成，直至内皮化形成。要注意，神经外科颅脑手术中，只有在重要静脉窦重建时，才给予患者肝素化。

- 患者术后 24 小时应在监护室内严密监测。

- 术后 24 小时内行 CT 及 CTA 或 CTV。

- 术后 48 小时持续给予抗生素，如果累及任何含气窦或乳突时，应适当延长抗生素的治疗时间。

并发症

- 并发症主要与病灶的位置和选择的入路有关。

- 并发症主要包括丘脑或中脑穿支的损伤、大脑后动脉的闭塞/受压、上矢状窦闭塞导致的静脉梗死、Labbé 静脉的损伤、脑神经损伤如滑车(入路时损伤)或动眼神经损伤(牵拉或夹闭，同侧或对侧)、后交通动脉和丘脑前穿支损伤以及颞叶损伤。

- 其他与特定静脉解剖无关的并发症包括空气栓塞造成低血压和血流动力学不稳定、动脉血管痉挛导致的梗死、卒中、癫痫、心肺功能和电解质紊乱以及脑积水。

参考文献

[1] Ardeshiri A, Ardeshiri A, Tonn JC, Winkler PA. Microsurgical anatomy of the lateral mesencephalic vein and its meaning for the deep venous outflow of the brain. Neurosurg Rev 2006;29:154–158, discussion 158

[2] Seeger W, ed. Microsurgery of Cerebral Veins. New York: Springer-Verlag; 1984

[3] Hafez A, Nader R, Al-Mefty O. Preservation of the superior petrosal sinus during the petrosal approach. J Neurosurg 2011;114:1294–1298

[4] Schmidek HH, Auer LM, Kapp JP. The cerebral venous system. Neurosurgery 1985;17:663–678

[5] Saito R, Kumabe T, Kanamori M et al. Preoperative evaluation of the deep cerebral veins using 3-tesla magnetic resonance imaging. Minim Invasive Neurosurg 2011;54:105–109

[6] Hakuba A, ed. Surgery of the Intracranial Venous System: Embryology, Anatomy, Pathophysiology, Neuroradiology, Diagnosis, Treatment. New York: Springer-Verlag; 1996

[7] Park J, Hamm IS. Anterior interhemispheric approach for distal anterior cerebral artery aneurysm surgery: preoperative analysis of the venous anatomy can help to avoid venous infarction. Acta Neurochir (Wien) 2004;146:973–977, discussion 977

[8] Sindou M, Hallacq P. Venous reconstruction in surgery of meningiomas invading the sagittal and transverse sinuses. Skull Base Surg 1998;8:57–64

[9] Kapp JP, Schmidek HH, eds. The Cerebral Venous System and Its Disorders. Orlando, FL: Grune and Stratton; 1984

[10] Malis LI. Venous Involvement in tumor resection. In: Hakuba A, ed. Surgery of the Intracranial Venous System: Embryology, Anatomy, Pathophysiology, Neuroradiology, Diagnosis, Treatment. New York: Springer-Verlag; 1996: 281–288

[11] Brotchi J, Patay Z, Baleriaux D. Surgery of the superior sagittal sinus and neighboring veins. In: Hakuba A, ed. Surgery of the Intracranial Venous System: Embryology, Anatomy, Pathophysiology, Neuroradiology, Diagnosis, Treatment. New York: Springer-Verlag; 1996:207–219

[12] Malis LI. The petrosal approach. Clin Neurosurg 1991;37:528–540

[13] Bonnal J, Brotchi J. Surgery of the superior sagittal sinus in parasagittal meningiomas. J Neurosurg 1978;48:935–945

[14] Kawaguchi S, Sakaki T, Morimoto T, Hoshida T, Nakase H. Surgery for dural arteriovenous fistula in superior sagittal sinus and transverse sigmoid sinus. J Clin Neurosci 2000;7 Suppl 1:47–49

[15] Morimoto T, Yamada T, Ishida Y, Nakase H, Hoshida T, Sakaki T. Monitoring of venous blood flow velocity during interhemispheric approach for deep seated lesions. Acta Neurochir (Wien) 1995;137:44–47

[16] Tsujimoto S, Sakaki T, Morimoto T. [A study of pial vessel behavior on superior sagittal sinus and cortical venous occlusion] No To Shinkei 1990;42:1185–1190

[17] Niwa J, Ohtaki M, Morimoto S, Nakagawa T, Hashi K. [Reconstruction of the venous outflow using a vein graft in dural arteriovenous malformation associated with sinus occlusion] No Shinkei Geka 1988;16:1273–1280

[18] Kubota M, Saeki N, Yamaura A, Ono J, Ozawa Y. Influences of venous involvement on postoperative brain damage following the anterior interhemispheric approach. Acta Neurochir (Wien) 2001;143:321–325, discussion 325–326

[19] Perneczky A, Knosp E, Vorkapic P, Czech T. Direct surgical approach to infraclinoidal aneurysms. Acta Neurochir (Wien) 1985;76:36–44

[20] Vorkapic P, Perneczky A, Tschabitscher M, Knosp E, Flohr A. Transsylvian approach to the tentorial hiatus—anatomical remarks on the microsurgical exposure. Zentralbl Neurochir 1985;46:2–10

[21] Perneczky A, Knosp E, Matula C. Cavernous sinus surgery. Approach through the lateral wall. Acta Neurochir (Wien) 1988;92:76–82

[22] Fries G, Wallenfang T, Kempski O, Hennen J, Velthaus M, Perneczky A. Brain oedema and intracranial pressure in superior sagittal sinus balloon occlusion. An experimental study in pigs. Acta Neurochir Suppl (Wien) 1990;51: 231–232

[23] Asari S, Yabuno N, Ohmoto T. [Collateral venous channels in occlusion of deep cerebral veins and sinuses] No To Shinkei 1994;46:935–939

[24] Kanno T, Kasama A, Suzuki H. Safety of ablation of the sigmoid and transverse sinuses: an experimental study. Skull Base Surg 1993;3:146–151

[25] Sindou M, Auque J, Jouanneau E. Neurosurgery and the intracranial venous system. Acta Neurochir Suppl (Wien) 2005;94:167–175

[26] Auque J, Civit T. [Superficial veins of the brain] Neurochirurgie 1996;42 Suppl 1:88–108

[27] Sindou M, Auque J. The intracranial venous system as a neurosurgeon's perspective. Adv Tech Stand Neurosurg 2000;26:131–216

颅外血管外科

第 **89** 章

颈动脉内膜切除术 Ⓐ

Vladimír Beneš

■ 导言和背景

替代方法

- 翻转式颈动脉内膜切除术(CEA)、颈动脉支架。

目的

- 切除颈动脉分叉部及颅外颈内动脉(ICA)内的动脉粥样硬化斑块,以消除栓子的来源,增强颈动脉系统内的血流。
- CEA 是一种二级预防缺血性卒中的方法。

优点

- 标准 CEA 是最常被使用的高效和低致残致死(MM)率的血管手术之一。
- 它的实用性和持久性都经过了时间和一系列大型随机试验的考验。

适应证

- 颈动脉狭窄在 50%~99% 之间的有症状且预期手术的 MM 率小于 6% 的患者[美国心脏协会/美国卒中协会(AHA/ASA)指南]。
- 颈动脉狭窄在 60%~99% 之间的无症状且预期手术 MM 率低于 3% 的患者(AHA/ASA 指南)。
- 颈动脉内膜切除术也可能使那些虽经严格内科治疗仍有反复短暂性脑缺血发作(TIA)的具有大溃疡

斑块的患者获益。

禁忌证

- 轻度狭窄：颈动脉狭窄小于 50% 或完全闭塞的症状性患者并不能从颈动脉内膜切除术中获益。对颈动脉狭窄小于 50% 的患者的建议是严格抗血小板药物的使用和高血压的治疗。
- 全身系统疾病也可能成为禁忌证。许多患者通常合并缺血性心脏病、高脂血症、动脉性高血压及糖尿病。

■ 手术细节和准备

术前计划和特殊设备

- 术前影像学研究在评估过程中是至关重要的,这些术前影像检查包括二维彩超、磁共振血管造影(MRA)、计算机断层成像血管造影(CTA)或者传统的血管造影术(通常那些不能接受 MRI 的患者,或二维彩超和 MRA 或 CTA 之间存在差异的患者才做,因为血管造影术有 0.5% 的卒中和死亡率)。
- 心脏危险因素的评估也很重要。允许使用抗凝药物,并应在术前几天使用肝素替代口服药物。
- 对麻醉风险全面的术前评估——全身/局部麻醉[无血压(BP)的波动;BP 最好保持稍高的水平]。动脉内置管监测血压。
- 仰卧位,头略偏向对侧,同侧肩下垫枕。

• 其他设备可能包括外科显微镜、电生理监测系统、经颅多普勒(TCD)、动脉瘤夹和腔内分流管。

专家建议/点评

• 虽然整个手术过程没有特别的挑战性,但整个手术室团队应该具备神经血管手术经验。

• 这一手术应该在经验丰富的机构中完成。

手术的关键步骤

手术区域常规消毒铺单。沿着胸锁乳突肌的前缘从下颌角开始到甲状腺上部水平切开约 10cm 皮肤(图89.1A)。切开颈阔肌,暴露颈动脉鞘。面静脉被分离、结扎和切断。颈总动脉(CCA)、ICA、颈外动脉(ECA)、甲

状腺上动脉被切开。用局麻药浸泡的小棉片浸润颈动脉球部。舌下神经被牵向前。使用自动牵开器牵开伤口。分叉位置较高或具有较长斑块患者的二腹肌下腹应仔细分离并保护,避免损伤第Ⅻ脑神经。此时予以全身肝素化。如果在这个过程中,TCD 或体感诱发电位发现远端大的栓塞形成,手术将被暂停,几天之后再行手术治疗。

第一个动脉瘤夹在斑块的远端阻断颈内动脉。接下来,阻断 ECA 和甲状腺上动脉。最后,使用颈动脉钳夹闭 CCA。从 CCA 的颈动脉分叉近端约 1cm 处切开颈动脉并沿 ICA 前外侧一直切开至斑块远端 (图89.1B)。当术中监测系统显示血流量或脑电活动显著减少时,应使用腔内转流管。该转流管一端由一根橡皮

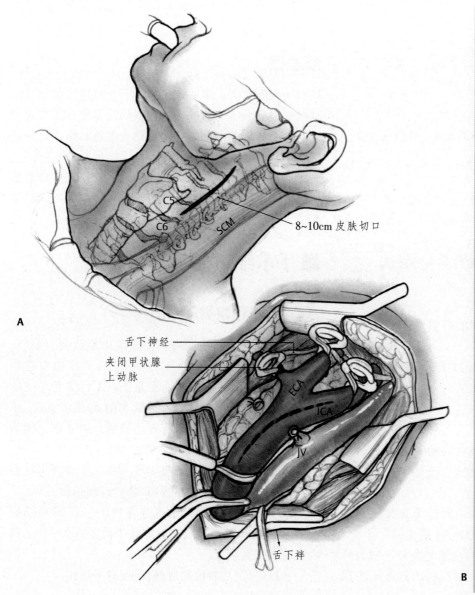

A

舌下神经
夹闭甲状腺
上动脉

ECA
ICA
JV

舌下袢

图 89.1 (A)颈部体位及沿胸锁乳突肌(SCM)内侧缘走行的切口线。(B)暴露颈总动脉、颈内动脉和颈外动脉复合体以及甲状腺上动脉,并在合适的位置阻断这些血管(详细内容参见正文)。图中虚线 L 表示动脉切口。ECA,颈外动脉;ICA,颈内动脉;JV,颈静脉。

B

条与 CCA 固定在一起的,另一端通过一个大小合适的套环动脉瘤夹与 ICA 固定(图 89.2)。使用剥离子确认斑块与血管壁之间的正确层次,然后分步切除斑块,首先是 CCA,然后是 ICA,最后是 ECA。切除斑块以后,仔细检查血管壁,去除所有疏松物质。特别要留意动脉切口的远端,所有的内膜瓣都应该被切除,如果有一些薄的斑块残留物或疏松的内膜仍然残留,应使用 8-0 缝线钉缝 3~4 针(从外到内,再由内到外)。应用注射器内的肝素盐水反复冲洗动脉内壁是检查动脉切口远端是否平滑和牢固的最好办法。

使用 6-0 聚丙烯缝线连续缝合动脉切口。为了避免缝线断裂,通常再进行一层连续缝合。在作者的中心并不是常规使用补片,当使用显微镜和显微技术时,血管壁足够用来缝合。作为一种选择,补片可用来增加血管直径。外科狭窄最危险的部位是动脉切开位置的远端。在完全闭合动脉切口之前,ICA 上的动脉瘤夹会打开一段很短的时间,让血液回流,冲洗出任何可能残留的碎片。在缝合完成后,动脉瘤夹按照同样的顺序被取下,最后取下的是 ICA 上的动脉瘤夹。使用无菌手术套或手套包裹的多普勒探头(16MHz PW),来检查颈动脉分叉部特别是动脉切口远端的血流。

无须中和肝素,缝线位置的任何渗出都可以通过温盐水冲洗血管来控制。然后用一条可吸收的氧化纤维素止血剂 (Surgicel™,Johnson & Johnson Inc.,New Brunswick,NJ)覆盖缝合位置。最后,利用双极镊子电凝整个伤口的所有出血点。沿血管长轴放置引流管,分层缝合伤口,皮内缝合皮肤。

规避/损伤/风险

● 术后的 ICA 闭塞是术后脑血管意外最常见的原

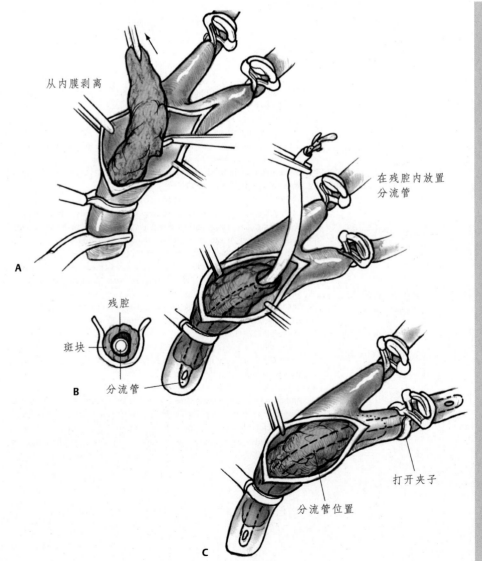

图 89.2　(A)首先切除颈总动脉(CCA)内斑块。(B,C)首先将分流管近端置于 CCA 内,然后将分流管远端通过颈内动脉,重新放置血管夹固定转流管,最后进一步分离斑块。

因。肝素可引起术后高凝状态。动脉内膜切除术术后血管腔表面 4 小时就可以形成血栓，因此，不应中和肝素。

- 方法：如果闭塞是在术后即刻发生的，应该立即探查 ICA 夹闭的位置，防止远端栓子的形成。如果没有远端反流血的存在，使用 Fogarty 导管进行远端再通。患者应给予静脉输液、血管升压药、氧气及肝素。

- 此外，也可立即行脑血管造影，如果脑血管造影没有发现闭塞血管，那么行 CT 扫描，寻找可能引起术后并发症的其他原因。

抢救与补救

- 任何结构的损伤都应被修复。

- 超声多普勒能够发现内膜切除部分的异常。应该在关闭伤口前重新打开动脉切口来找到这些异常的区域。

- 动脉切口的破裂是一种罕见和紧急的并发症。它可能会出现颈部肿胀、气管受压、吞咽困难、呼吸窘迫或进展性声音嘶哑。这种并发症的危险包括窒息、卒中、大出血、血肿和假性动脉瘤的形成。并发症的处理包括立即敞开伤口和行气管插管，随后进行急诊手术探查。患者术后保留气管插管直至病情平稳。

■ 结果和术后过程

术后注意事项

- 患者术后应该在重症监护室中观察 24 小时。经动脉导管的持续血压监测。在监测时，允许患者适当走动。

- 如果术前的药物治疗被中断，尽可能早地恢复口服药物的治疗。

- 由于血管自主调节功能障碍，脑过度灌注可能导致脑出血。控制高血压是防止脑过度灌注的重要方法。

- 术后第 2~3 天，如果病情稳定的话，患者可以出院。

并发症

- 围术期远端血管栓塞或术后颈动脉血栓形成会导致严重的卒中，甚至死亡。

- 围术期或术后即刻发生的心肌梗死。

- 第Ⅶ、Ⅹ、Ⅻ脑神经的损伤。

- 需要修复的大血管的损伤。

- 术后 TIA 很可能是由于微栓塞的发生引起的。在这种情况下，需要行 CT 或血管造影检查对 ICA 残留狭窄或闭塞进行评估。

- 局灶性癫痫发作一般发生于术后晚期（1~2 周后），常常继发于栓塞事件或脑出血。

- 术后晚期（1~2 年之后）再狭窄通常继发于内膜增生或动脉粥样硬化。

- 脑过灌注综合征或正常灌注压突破通常发生在丧失自主调节区域内的血液再灌注的情况下，可表现为同侧头疼、眼痛、癫痫，有时可出现脑出血。

- 由于喉头水肿或喉返神经损伤而导致的声音嘶哑。

- 头痛。

- 术后 5~7 天可能出现高血压。

参考文献

[1] Honeycutt JH, Jr, Loftus CM. Carotid endarterectomy: general principles and surgical technique. Neurosurg Clin N Am 2000;11:279–297

[2] Little NS, Meyer FB. Carotid endarterectomy – indications, techniques, and Mayo Clinic experience. Neurol Med Chir (Tokyo) 1997;37

[3] Loftus CM. Technical aspects of carotid endarterectomy with Hemashield patch graft. Neurol Med Chir (Tokyo) 1997;37:805–818

[4] Loftus CM. Carotid Endarterectomy. Principles and Technique. 2nd ed. New York: Informa Healthcare; 2006

[5] Thiele BL. Technique of carotid endarterectomy. In: Ziegler RE, ed. Surgical Management of Cerebrovascular Disease. New York: McGraw-Hill; 1994: 357–377

[6] North American Symptomatic Carotid Endarterectomy Trial Collaborators. Beneficial effect of carotid endarterectomy in symptomatic patients with high-grade carotid stenosis. N Engl J Med 1991;325:505–507

[7] Endarterectomy for asymptomatic carotid artery stenosis. Executive Committee for the Asymptomatic Carotid Atherosclerosis Study. JAMA 1995;273: 1421–1428

[8] Randomised trial of endarterectomy for recently symptomatic carotid stenosis: final results of the MRC European Carotid Surgery Trial (ECST) Lancet 1998;351:1379–1387

[9] Hobson RW, II, Weiss DG, Fields WS et al. The Veterans Affairs Cooperative Study Group. Efficacy of carotid endarterectomy for asymptomatic carotid stenosis. N Engl J Med 1993;328:221–227

[10] JAMA 1995;273:1421–1428

[11] American Heart Association/American Stroke Association Council on Stroke. Guidelines for Prevention of Stroke in Patients With Ischemic Stroke or Transient Ischemic Attack A Statement for Healthcare Professionals. Available at: http://circ.ahajournals.org/cgi/content/full/113/10/e409?maxtoshow. Accessed August 3, 2008

第 90 章

椎动脉的暴露：外侧入路 Ⓐ

Bernard George

■ 导言和背景

替代方法

- 血管内治疗。

目的

- 通过经颈椎体的后外侧、横突和椎间孔的通路，来暴露椎动脉(VA)。
- 可控的游离 VA。
- 术中控制椎动脉血流。

优点

- 经前入路和后入路可以完全暴露在颈椎和颅颈交界处的病变。
- 可阻断与 VA 相关病变的血供并完全切除。
- 在不损伤 VA 的同时，提供到达椎管和椎间孔的微创入路。

适应证

- 与 VA 相关的病变，主要包括肿瘤和血管畸形。
- 远端 VA 的血管重建。
- 颅颈交界区的硬膜内(脑脊膜瘤和神经鞘瘤)和硬膜外(脊索瘤和骨肿瘤)肿瘤。
- 通过部分椎体切除术对脊髓病和神经根病（主要是颈椎病)进行脊髓和神经根的减压。

禁忌证

- 对侧 VA 血流欠佳。
- 局部瘢痕过度增生,游离椎动脉很困难,血管损伤的风险很高。
- 肿瘤已损伤破坏椎动脉。

■ 手术细节和准备

术前计划和特殊设备

- 全身麻醉。
- 仰卧位,头部过伸、略旋转,Mayfield 头架固定。
- 神经外科手术显微镜。
- 滴水双极电凝。
- 磁共振动脉造影(MRA)或计算机断层成像血管造影(CTA)对于评估血管解剖及其与周围结构的关系是极为重要的。
- 骨肿瘤和骨畸形的病变应行 CT 扫描。
- 传统的血管造影术可进一步评估血流动力学和椎动脉优势侧的情况。
- 其他有效的辅助器械设备包括显微剥离子、标准和 Kerrison 咬骨钳、术中神经监测和自动牵开系统。

专家建议/点评

- 通过合适的手术技术,VA 和其他血管一样,很容易暴露和控制。

- 当打开胸锁乳突肌(SM)和颈内静脉(IJV)的侧面之间这个区域时，沿椎体和横突充分游离颈长肌对充分暴露 VA 是很重要的。

- 有时为了暴露 C1-C2，需要切断与 C1 横突相连的一些小肌肉。

- 如有可能，术者应该在包绕着 VA 及其静脉丛的骨膜鞘外操作。

- VA 的损伤会带来严重后果，故在尸头上训练是很有帮助的。

- 术者应具备神经血管重建和搭桥手术的临床经验及专业知识。

手术的关键步骤

前外侧入路

皮肤的切口位于 SM 的内缘。C6 以下暴露时，切口沿锁骨弧形弯曲、切断 SM 辅着点；C3 以上暴露时，切口沿乳突弧形弯曲，切断 SM 辅着点。在 SM 和 IJV 之间分离、打开，直至椎前肌肉。分离肌肉表面的脂肪并牵向外侧。在 C3 水平以上，从脂肪中游离副神经，翻转脂肪垫包绕副神经，一起牵向内侧。

隔着肌肉可以触摸到横突。通常将交感神经链与椎前腱膜一起，在腱膜的保护下，牵向外侧(图 90.1)。

沿椎体和横突外侧面分开颈长肌和头长肌。在 C1-C2 的水平，平 C1 横突切断这些肌肉。在 C1 和 C2 之间，C2 神经根跨过 VA。

在切断横突间肌肉的一些肌纤维以后，将横突和横突孔内的骨膜剥离下来。使用普通或 Kerrison 咬骨钳在骨膜下扩大横突孔，以保护骨膜。由于 VA 的走行变得复杂，横突孔的扩大在 V3 段(C2-C0)上变得更加困难。骨膜下暴露寰椎后弓可从上方到达 VA 沟。此处位于枕下水平，头部位置不同(转离中线的角度大小不同)，导致横突和寰椎后弓前移的程度不同，寰椎后弓两侧 VA 的拉直程度各异(图 90.2)。

从横突孔游离骨膜包绕的 VA，将其移位至横突孔外，从而提供了更广阔的到达椎体侧面的空间。这一步需要将骨膜鞘从颈神经根上分离下来。有时骨膜鞘已被打开，比如在瘤囊水平。对 VA 动脉壁操作(搭桥或

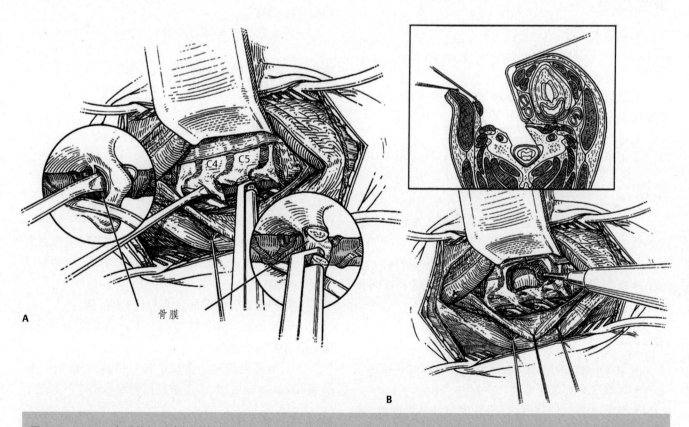

图 90.1 C4-C5 水平外侧入路的手术步骤。(A)皮肤切口，在胸锁乳突肌和颈静脉之间分离。(插图)椎前肌肉被切断，暴露横突并在骨膜下切除。(B)磨除椎体的后外侧(斜行切除骨质)。轴向切面观(顶部)和手术视图(底部)。注意，此步骤非必需，可在处理椎体肿瘤或其他病变时选择性进行。

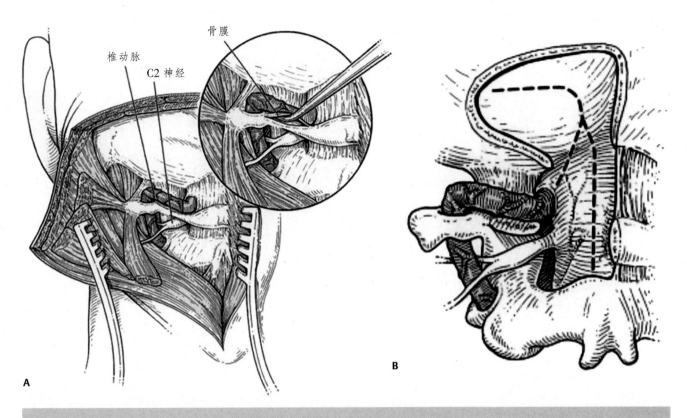

图 90.2　枕骨大孔的后外侧入路。(A)皮肤和肌肉向外侧牵拉,从骨膜下显露枕骨和寰椎后弓。(插图)骨膜下分离的细节。(B)C1后弓的开口、枕骨开口、硬膜切口(虚线)。

修复时)时,也可能需要打开骨膜鞘。近远端 VA 血流的控制使手术更加安全并减少失血。VA 周围的静脉丛通过压迫或双极电凝来止血。

后外侧入路

在枕骨大孔的水平上,尤其是在对髓内和硬膜内病变的处理上,后外侧入路常常被用来替代前外侧入路。体位可以是坐位、侧位或俯卧位。切口可以是斜的,但一般使用沿中线的直切口并沿着枕线弧形朝向乳突的切口。开口从常规的后部中线入路开始,随后沿着寰椎后弓向外侧骨膜下延伸。在骨膜下将 VA 抬离 C1 后弓的沟,进一步切除枕骨和寰椎外侧广泛的骨质。在这个入路中,因为在骨膜鞘和寰枕膜之间没有明显的界线,所以最主要的问题是分离、控制 VA 的上面。另外,当寰枕膜钙化或骨化时,VA 的分离将更加困难(图 90.3)。

规避/损伤/风险

- 在较低水平(C4–C7),必须保护交感神经链,以避免 Horner 综合征的发生。

- 在较高水平(C0–C3),副神经必须被游离和保护。避免神经的过度牵拉。

- 应该时刻留意 VA 的直径,检查 VA 是否走行异常或存在其他变异。

抢救与补救

- 有时,把肿瘤包膜从 VA 壁上分离下来是困难和危险的。

- 只要保留骨膜鞘,就不会发生 VA 撕裂。然而,应常规获取 VA 近端和远端的控制,以便控制出血并进行安全的血管修复。如果发生 VA 撕裂,可能需要原位修复或血管搭桥。

- 当 VA 被肿瘤包裹,特别是在恶性病变的情况下,术前行球囊闭塞试验是一项安全的评估方法。

■ 结果和术后过程

术后注意事项

- 围术期应严格控制血压,特别是在对 VA 操作

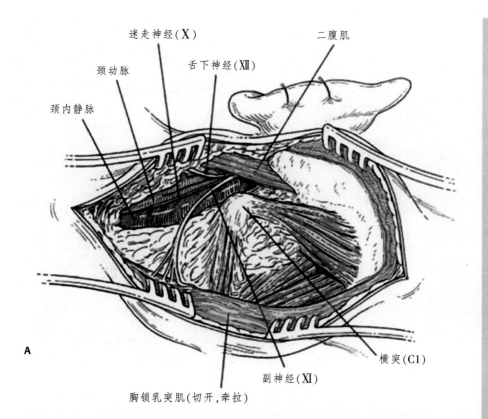

迷走神经(Ⅹ)
舌下神经(Ⅻ)
二腹肌
颈动脉
颈内静脉
横突(C1)
副神经(Ⅺ)
胸锁乳突肌(切开,牵拉)

A

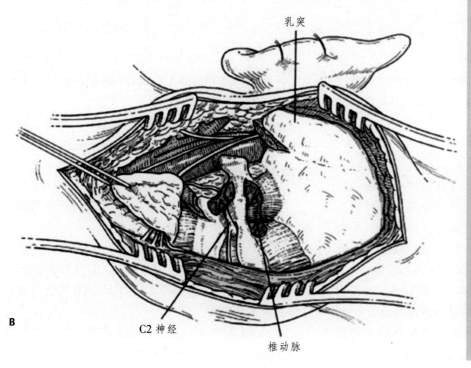

乳突
C2 神经
椎动脉

B

图 90.3 颅侧交界区的前外侧入路。(A)在胸锁乳突肌(从乳突离断)和颈静脉之间打开分离。(B)骨性显露:将第Ⅺ脑神经与脂肪垫一起牵向内侧,离断附着在 C1 横突上的小肌肉。骨膜下暴露椎动脉(C1–C2 和 C1 上段)。

较多的情况下。

- 术后行 MRA/CTA，评估 VA 的通畅性。
- 术后出现功能改变时，应行脑 MRI 检查。

并发症

- 术中 VA 破裂或撕裂。
- 缺血性或栓塞性脑卒中，伴后颅窝或脑干综合征。
- 术后血肿。
- VA 痉挛。
- 脊柱不稳定。
- 对周围神经血管结构的损伤包括颈传出神经根、副神经、交感神经干以及颈动脉鞘内的结构。
- 与体位和颈部旋转有关的并发症，如脊髓损伤。

参考文献

[1] Bruneau M, Cornelius JF, George B. Anterolateral approach to the V2 segment of the vertebral artery. Neurosurgery 2005;57 Suppl:262–267, discussion 262–267

[2] Youssef AS, Uribe JS, Ramos E, Janjua R, Thomas LB, van Loveren H. Interfascial technique for vertebral artery exposure in the suboccipital triangle: the road map. Neurosurgery 2010;67(2 Suppl Operative):355–361

[3] Nourbakhsh A, Yang J, Gallagher S, Nanda A, Vannemreddy P, Garges KJ. A safe approach to explore/identify the V(2) segment of the vertebral artery during anterior approaches to cervical spine and/or arterial repairs: anatomical study. J Neurosurg Spine 2010;12:25–32

[4] Tubbs RS, Shoja MM, Acakpo-Satchivi L et al. Exposure of the V1-V3 segments of the vertebral artery via the posterior cervical triangle: a cadaveric feasibility study. J Neurosurg Spine 2006;5:320–323

[5] Bruneau M, Cornelius JF, George B. Anterolateral approach to the V1 segment of the vertebral artery. Neurosurgery 2006;58(4 Suppl 2):ONS-215–219; discussion ONS-219

[6] George B. Vertebral artery surgery. In: Spetzler RF, ed. Operative Techniques in Neurosurgery. Parts I and II. Philadelphia, PA: Saunders; 2001: Vol 4-4, 167–222, Vol 5-1, 1–74

[7] George B. Extracranial vertebral artery anatomy and surgery. In: Pickard JD, ed. Advances and Technical Standards. Heidelberg, Germany: Springer Wien 2002;27:179–211

第 **91** 章

颅内动脉瘤的血管内治疗 Ⓐ

Min S. Park, Michael F. Stiefel, Felipe Albuquerque, Cameron C. McDougall

■ 导言和背景

替代方法

- 显微外科夹闭。
- 血管内与显微外科联合治疗。

目的

- 将动脉瘤完全与颅内血液循环隔绝。
- 如果不可能完全栓塞动脉瘤,尽可能达到血流导向或保护血流动力学流入区的目的。

优势

- 避免了开颅。
- 更少的即刻致残率。
- 缩短住院时间。

适应证

- 可以血管内治疗的破裂或未破裂动脉瘤,最好选择血管内治疗,而不是观察或显微手术。
- 宽颈、复杂和(或)大/巨大的动脉瘤,可以在球囊辅助或支架辅助下栓塞。

禁忌证

- 不适合血管内治疗的破裂或未破裂动脉瘤,最好观察或选择血管内治疗以外的其他技术治疗。

■ 手术细节和准备

术前计划和特殊设备

- 术前实验室检查 [特别是血尿素氮 (BUN)、肌酐、部分凝血活酶时间(PTT)、凝血酶时间(PT)和国际标准化比值(INR)]、麻醉师、神经功能监测、影像学检查。
- 特殊设备包括导引导管、微导管、导丝、微导丝、弹簧圈、球囊导管和(或)颅内支架。

专家建议/点评

- 手术应由受过专业训练的介入神经外科医生、介入神经放射科医生或介入神经科医生完成。
- 需要经验丰富的麻醉团队;同时备好一间开放手术室,以便随时转为开放手术。

手术的关键步骤

右侧和(或)左侧腹股沟区备皮,常规消毒,铺巾展单。穿刺点位于耻骨联合和髂前上棘中点、腹股沟韧带下 2~3cm 处,局部浸润麻醉。穿刺点切一个小的皮肤切口,穿刺针穿刺股总动脉。导丝引导下使用血管扩张器和动脉鞘交换穿刺针。肝素溶液持续冲洗动脉鞘,用缝线固定动脉鞘。置鞘后,局部抽血测活化凝血时间(ACT)作为基线,同时术中连续监测 ACT 监控整个手术过程中的抗凝效果。

常规行选择性或全脑血管诊断性造影，全面了解术前颅内循环状况。如果可能的话，应行三维(3D)旋转血管造影来更好地了解动脉瘤的形态，以及它与载瘤动脉和附近分支的关系。从这些图像中，获取合适的工作角度来显示动脉瘤颈、动脉瘤的形态和载瘤动脉，并行工作角度放大造影(图91.1)。

将诊断导管更换为管径更大的导引导管（有时可通过长交换导丝交换）。如果是未破裂动脉瘤，应在导管交换之前团注肝素；如果为破裂动脉瘤，可以在动脉瘤部分栓塞后应用肝素。定期监测 ACT，使其保持在基线值的两倍。时常双重冲洗导管，特别是使用了导丝之后。

将导引导管置于目标血管内、颅底或接近颅底的位置，以便为微导管提供支撑。将导引导管连接在有持续肝素冲洗的 Touhy-Borst 旋转止血阀上。注射少量造影剂确认导管周围血流通畅。经导引导管，用微导丝导引，同轴推进微导丝和微导管，放大图像、做路图，导丝导引微导管超选进入动脉瘤。根据动脉瘤的位置，微导丝和(或)微导管的尖端可以蒸汽塑形，以便导管到位。本章范围外的其他附加技术此处不予讨论。

备好各种不同类型、形状和长度的弹簧圈。选择并填入适当大小的成篮弹簧圈为置入后续弹簧圈提供框架。理想情况下，这个成篮圈应该勾勒出动脉瘤的顶和颈。接着填入较小的弹簧圈，直至获得合适的填塞密度。有时，可以调整微导管的位置，以便尽可能完全闭塞动脉瘤。如果微导管被从动脉瘤中顶出，可小心回拉弹簧圈，同时推进微导管重新到位。间断血管造影，以便了解动脉瘤的栓塞程度。

最后行工作角度造影了解动脉瘤的栓塞程度(图91.2)。此外，行栓塞后常规造影，除外血栓栓塞性并发症，确认远端血管通畅性。

如果需要的话，可静脉团注鱼精蛋白中和肝素。动脉穿刺部位可以用缝合器缝合，或者直接压迫止血。根据封闭穿刺点的方法，右(或左)腿应该在手术后的几小时内保持伸直。

规避/损伤/风险

* 术中动脉瘤破裂，需要立即中和肝素和快速栓塞动脉瘤，如果有球囊的话，也可以用球囊闭塞近端血管或动脉瘤颈。应急行脑室外引流，嘱神经麻醉团队监测患者生命体征，并给予镇静。

抢救与补救

* 出现血栓栓塞并发症，可根据动脉瘤的栓塞情况和血栓的位置，选择经微导管直接局部灌注溶栓药物接触性溶栓，或者进行机械取栓。如果患者抗血小板

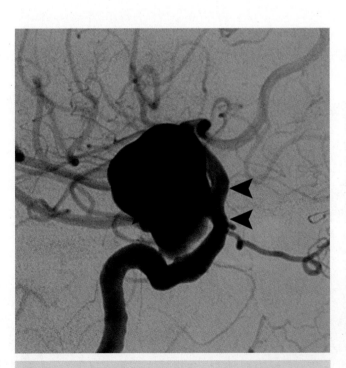

图91.1　左颈内动脉工作角度血管造影，患者，69岁，女性，左颈内动脉巨大窄颈动脉瘤。箭头所指部位为动脉瘤颈。

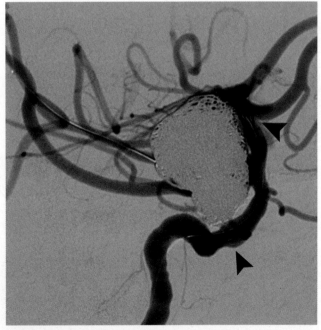

图91.2　左颈内动脉血管造影显示，支架辅助弹簧圈栓塞动脉瘤。箭头所指部位为支架标记。

不充分,使用血管重建装置时,可发生急性支架内闭塞。因此,要准备好各种化学性溶栓和机械性取栓的药物和设备。

● 栓塞时,有些弹簧圈可能被拉长解旋,解旋后不能再被拉回到微导管中,实际上失去了其螺旋的属性。这可能导致一长段弹簧圈滞留于载瘤动脉中,有时离动脉瘤很远。如果解旋的弹簧圈很短,仅位于动脉瘤附近,通常抗血小板治疗足以防止术后血栓栓塞并发症。如果是长段弹簧圈解旋,有些术者会在载瘤动脉中放一个支架,有效地将弹簧圈贴压于载瘤动脉内壁,最终血管内皮化、覆盖线圈(图91.3);极少数情况下,还需要在动脉瘤的颈部放置一枚支架,在两处贴压弹簧圈。对于凸入载瘤动脉腔内的弹簧圈袢,通常术后抗血小板治疗即可,如阿司匹林。

■ 结果和术后过程

术后注意事项

● 术后患者于监护病床(常在重症监护室)过夜,对生命体征、神经功能状态、穿刺部位和远端脉搏进行监测和评估。

● 作者常规行术后磁共振检查,包括弥散加权成像和磁共振血管成像,以发现无症状的血栓栓塞并发症,并获得长期随访的对照基线。

并发症

● 主要的并发症包括血管损伤(夹层)或痉挛、动脉瘤破裂、血栓性栓塞、脑血管事件、肾衰竭、脱发和腹膜后血肿。

● 血管损伤可见于任何血管内手术,包括夹层、穿孔、腹股沟或腹膜后血肿、置鞘部位血栓形成和血管痉挛。如果在夹层血管中可见明显的内膜瓣,可以放置一个支架将内膜瓣贴在血管壁上。

● 动脉穿孔的急救措施与动脉瘤破裂的紧急处理类似。对于股动脉穿刺点,手法压迫失败或血管封闭装置无效时,应该挤出局部血肿,由医生或压迫装置[如FemoStop™(RADI Medical Systems,Uppsala,Sweden)]继续长时间压迫。极少数情况下,腹股沟或腹膜后血肿可能需要外科手术干预。

● 如果股动脉的血栓形成导致了肢端体温低,同样需要外科手术清除血栓。

● 最后,血管对刺激敏感的患者,可能发生血管痉挛。通常动脉内注射血管扩张剂,可有效缓解。注射时

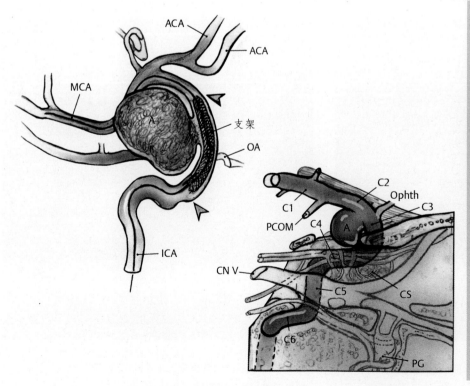

图91.3 弹簧圈栓塞过程中的动脉瘤示意图。载瘤动脉内置入一枚支架,有效地将线圈挤压到载瘤动脉的内壁上,最终支架内皮化覆盖解旋的弹簧圈。插图显示相似位置的一个较小动脉瘤,源于眼动脉起始处的后方,与脑神经、前床突和海绵窦关系密切。ACA,大脑前动脉;MCA,大脑中动脉;ICA,颈内动脉;Ophth 或 OA,眼动脉;PCOM,后交通动脉;C1-C6,颈内动脉的分段;PG,翼腭神经节;CS,海绵窦;CN V,三叉神经;A,动脉瘤。

必须小心谨慎，因为此类药物可能会影响患者的生命体征，造成严重的低血压。对于破裂动脉瘤的患者，这可能是致命的。

参考文献

[1] Jacobs JM. Diagnostic neuroangiography: basic techniques. In: Osborn AG, ed. Diagnostic Cerebral Angiography. 2nd ed. Philadelphia, PA: Lippincott Williams & Wilkins; 1999:421–444

[2] Morris P. Performing a cerebral or spinal arteriogram. In: Morris P, ed. Practical Neuroangiography. Baltimore, MD: Williams & Wilkins; 1997:7–61

[3] Orbach D, Becske T, Nelson PK. Endovascular management of intracranial aneurysms. In: Hurst RW, Rosenwasser RH, ed. Interventional Neuroradiology. New York, NY: Informa Healthcare; 2008: 239–261

[4] Kashiwazaki D, Ushikoshi S, Asano T, Osanai T, Kuroda S, Houkin K. Endovascular treatment for aneurysms of the posterior cerebral artery: 12 years' experience with 21 cases. Acta Neurochir (Wien) 2011;153(11):2151-2158

[5] Koebbe CJ, Veznedaroglu E, Jabbour P, Rosenwasser RH. Endovascular management of intracranial aneurysms: current experience and future advances. Neurosurgery 2006;59 Suppl 3:S93–S102, discussion S3–S13

[6] Zang P, Liang C, Shi Q, Wang Y. Intraprocedural cerebral aneurysm rupture during endovascular coiling. Neurol India 2011;59:369–372

[7] Sakai N, Taki W, Yoshimura S et al. RESAT Study Group. Retrospective survey of endovascular treatment for ruptured intracranial aneurysm in Japan: Retrospective Endovascular Subarachnoid Aneurysm Treatment (RESAT) study. Neurol Med Chir (Tokyo) 2010;50:961–965

[8] Pierot L, Cognard C, Anxionnat R, Ricolfi F. CLARITY Investigators. Ruptured intracranial aneurysms: factors affecting the rate and outcome of endovascular treatment complications in a series of 782 patients (CLARITY study). Radiology 2010;256:916–923

第 **92** 章
脑动静脉畸形的血管内治疗 Ⓐ

James Byrne

■ 导言和背景

替代方法

- 使用颗粒部分栓塞和暂时性栓塞。
- 显微外科切除。
- 立体定向放射治疗。

目的

- 外科手术很困难,或动静脉畸形(AVM)位于脑功能区(手术切除可能导致严重并发症)时,通过血管内治疗完全闭塞动静脉(AV)分流。

优点

- 可通过血管造影监测栓塞过程。
- 微创。
- 避免与显微外科手术切除和立体定向放射治疗相关的风险。

适应证

本章所讨论的方法是对畸形供血动脉超选置管,使用液体栓塞剂,或弹簧圈,或两者结合,栓塞 AVM。

适应证包括:

- 供血动脉较少且导管可以进入、能够获得解剖学治愈的病变。
- 作为显微外科手术的辅助治疗,以降低总血流

量、减少术中出血、辅助术中定位。
- 处理高出血风险的巢内或巢旁病变,如动脉瘤。
- 症状性 AVM,如出血、难治性癫痫、"盗血"相关症状、静脉高压或血管过度导致的神经压迫症状。
- 为伽马刀立体定向放疗提供术中定位、减少病变体积。

禁忌证

- 血管的解剖结构限制,如口径太小、路径迂曲或有明显的血管性疾病。
- 无症状性动静脉畸形的治疗仍有争议。
- 肾功能受损、活动期感染、妊娠、凝血障碍、肝素过敏以及(或)危及生命的碘造影剂过敏。

■ 手术细节和准备

术前计划和特殊设备

- 常规术前身体检查和实验室检查,评估手术风险。
- 大多数术者建议全身麻醉。
- 在栓塞过程中,控制性降低血压有助于减缓 AVM 血流,促进栓塞剂铸型。
- 通过超选血管造影、双平面和旋转造影,详细了解病变的血管构筑,至关重要。此外,注意与 AVM 相关的血管异常(如动脉瘤、静脉曲张、狭窄等)。现代的 DSA 设备可方便地做路图,微导管可安全有效地进入

供血动脉。

- 磁共振成像(MRI)对于精确定位病变、评估病变周围脑实质以及预测栓塞相关潜在并发症，是非常重要的。
- 术前功能成像[例如，磁共振功能成像(fMRI)和弥散张量成像(DTI)]，有助于定位 AVM 周围的功能皮质和白质传导束。
- 由于手术时间可能较长、术后可能发生水肿或充血，因此应考虑应用抗生素和皮质激素。如有指征，按日常剂量维持抗癫痫药物。

专家建议/点评

- 此手术应由受过介入培训、至少 2 年 AVM 栓塞专业训练的神经外科医生、神经放射科医生或神经科医生进行。

手术的关键步骤

采用常规的血管内通路。通常在 5F 或 6F 动脉鞘(连接肝素水持续冲洗)内置入导引导管，可加用远端通路导管(笔者注：中间导管)。如果之前未造影，首先行 6 根血管标准血管造影，同时做 AVM 供血颈动脉和(或)椎动脉的三维旋转造影(图 92.1)。

接下来用微导管行病变供血动脉的超选择性造影。导引导管通常放置在目标颈动脉或椎动脉的颅底部位。中间导管应尽量放至远端，为微导管提供更好的支撑。为了操作更为简单方便、触觉反馈更为灵敏，操纵微导管时通常不接冲洗水。用 2mL 注射器推注肝素盐水，3mL 的 Luer 卡锁注射器推注造影剂。通过可剥离导引器小心地将漂浮导管导入导引导管内，确保微导管尖端无损伤。目标血管做路图，前推和后拉微导管尾端的操纵柄，同时注射少量冲洗盐水(流量导向)；或者使用 Seldinger 技术，通过抖动微导丝(0.007"~0.010")来调整导管尖端方向。漂浮导管可通过血流导向作用，在 AVM 的供血血管内前进，对于较小的和远端的血管置管非常有用。在远端细血管内使用微导丝可能会刺破血管和导致血流阻滞，因为通常微导丝的直径与这些远端分支血管的口径大小相似。

术前周密计划对于避免并发症至关重要，比如应避免不完全栓塞，栓塞不全时血流可能重新分布至高破裂风险的区域(如动脉瘤或部分闭塞的引流静脉)，进而导致自发出血。如果畸形巢的血管构筑由不同的供血血管构成，建议分期栓塞，首先"削减"(选择性栓塞)病变的外周部分，不要将 AVM 血管巢碎片化，保留

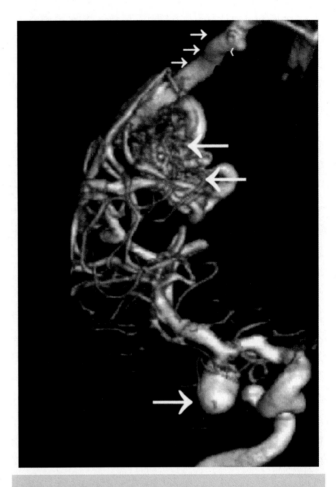

图 92.1 三维旋转血管造影、表面渲染重建，显示大脑中动脉分支过度增生和血流相关动脉瘤(长箭头)。双箭头标记畸形巢，箭头指示主要引流静脉。

中心部位的血管巢备以二期栓塞。同样，栓塞时应首先闭塞血管巢内高流量动静脉分流的供血血管，减慢整个病变的血流；这样随后注入的液体栓塞剂就会扩散到血管巢内，而避免直接进入引流静脉。闭塞高流量的直接型分流时，可能需要先通过较大的微导管(1.4~2.4F)填入弹簧圈减慢血流，然后再用液体栓塞剂栓塞。最常用于 AVM 栓塞的两种液体栓塞剂是氰基丙烯酸丁酯(NBCA)与碘油(碘化罂粟籽油脂肪酸乙酯)的混合物和乙烯-乙烯醇共聚物(EvOH；Onyx™，MicroTherapeutics Inc.，Irvine，CA)。NBCA 与碘油的混合比例不同，凝固时间也不同，1:1 的 NBCA 比 20% 的 NBCA 的凝固速度要快得多，而后者需要更长的时间才能完全凝固。Onyx™ 溶解于二甲基亚砜(DMSO)中，与离子环境(如血液)接触时，会沉淀凝固。栓塞的目标是使栓塞剂渗透入血管巢。不幸的是，栓塞剂很可

能会在导管头端周围逆流、粘住导管。NBCA 是一种强力的黏合剂,如果黏管,微导管很难撤回;而 Onyx™ 没有黏合性,小心缓慢地回拉可撤回导管。由于 Onyx™ 栓塞时需使用 DMSO,必须使用与之兼容(耐溶剂的)的专用微导管。另一种选择是,使用头端可解脱的微导管(虽然目前还未在美国上市),从而减少黏管的问题。明确病变的血管构筑和栓塞策略后,选择每次栓塞使用的微导管类型。

栓塞时,微导管末端应远离正常脑供血动脉、尽量接近血管巢或动静脉分流(图 92.2),向血管巢内注射共聚物(Onyx™ 胶)。先用 DMSO 冲洗微导管,然后缓慢注射乙烯-乙烯醇共聚物溶液(溶于 DMSO 中的 Onyx™),以确保有毒的溶剂随血流缓慢播散;如果注射过快,DMSO 会引起血管炎。根据术者的习惯,选择单板或双板透视监控注胶情况,尽可能多地显露微导管尖端。如果发现液态胶在导管头端形成塞子,并开始逆流至管尖后方;或发现液态胶进入静脉引流系统时,应暂时中断注胶。如果持续注胶超过 20 分钟或管周逆流距头端超过 1cm,会有黏管(微导管无法撤回)的风险。注射 NBCA 混合物的原则与上述一样,因为 NBCA 的黏合性很强,凝固速度非常快;在开始注射的几分钟内或怀疑有反流时,必须及时拔除导管。使用计时器记录注胶时间。注射 NBCA 时,通常没有足够的时间做 DSA 评估;但是注射 Onyx™ 时,可行 DSA,有助于评估每次注胶的效果,每次继续注胶前重新做路图也非常有用。

注胶结束时,抽吸一会儿微导管,然后轻轻牵拉撤管。这一过程要有耐心,将微导管从非黏滞性的 Onyx™ 铸型中抽出常常需要几分钟的时间。经导引导管行脑血管造影评估栓塞效果。如果供血血管栓塞不完全,重复上述过程,直至目标血管完全闭塞、栓塞剂逆流或到达分期治疗的目标结果。

栓塞完成后,撤回导引导管,拔除血管鞘。可手压穿刺点 10~15 分钟,或使用血管闭合装置,完成伤口止血。分期栓塞,时间间隔 4~6 周;如果行外科手术,在栓塞后一周内进行。

规避/损伤/风险

● 主要风险是正常血管闭塞、静脉回流受阻和继发的出血。

● 注射 NBCA 最常见的并发症之一是注射导管无法拔出、长期留置在体内。为了避免这一风险,可使用头端可解脱的微导管。

● 体内保留导管需要使用抗血小板药物,会给患者带来不便,但通常不会引起症状。

抢救与补救

● AVM 供血血管穿孔应立刻封堵。

● 如果 AVM 的静脉引流系统严重堵塞,应该立即降低血压,迅速切除或栓塞整个 AVM,否则会明显增加 AVM 的破裂风险,或导致局部脑组织充血和出血。

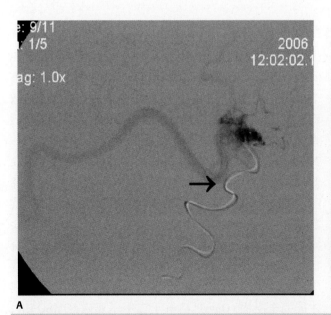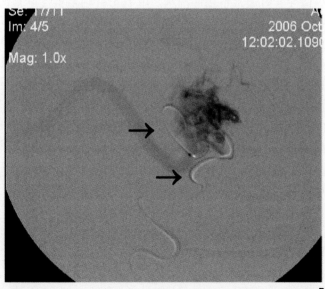

图 92.2　(A)经微导管(箭头)超选造影,显示畸形巢的一个巢室。(B)放置第 2 个微导管,2 个微导管(箭头)同时造影,显示畸形巢的 2 个巢室。

- 对于 NBCA 或 Onyx™ 部分或完全闭塞静脉窦的患者,应给予 48 小时至 4 周的抗凝治疗,包括静脉或皮下注射肝素。
- 如果微导管粘在供血动脉上, 不得不留置在体内,将微导管拉直到腹股沟穿刺点,从近端切断,这样微导管会回缩到动脉内。

■ 结果和术后过程

术后注意事项

- 术后患者应在神经重症监护室监护至少 24 小时,每小时监测生命体征并进行神经查体。
- 大型 AVM 完全栓塞后,有些团队提倡持续镇静或全身麻醉,直到术后第 2 天,以便精确地控制血压。由于周围高灌注的脑组织出血的风险增加, 因此避免高血压至关重要。
- 除非有明显的静脉淤滞, 否则不推荐预防性抗凝治疗。
- 如果新发神经功能缺损或为了预防深部和功能区脑水肿,可使用皮质激素。

并发症

- 可出现血管通路和选择性置管的常见并发症。AVM 栓塞的并发症可能发生在术中或术后。
- 最常见的围术期并发症是动脉穿孔、栓塞剂流入远端静脉系统或正常供血动脉内,或微导管留置。
- 术后第 2~4 天内,可发生迟发性自发出血(不全栓塞的 AVM)、头痛和癫痫。由于长时间透视、头皮的辐射剂量过高,暂时甚至永久性脱发并不少见。

参考文献

[1] The Arteriovenous Malformation Study Group. Arteriovenous malformations of the brain in adults. N Engl J Med 1999;340:1812–1818
[2] Sellar R. Endovascular Techniques. In: J.V. Byrne (Ed.), A Textbook of Interventional Neuroradiology. Oxford, New York: Oxford University Press;2002:45–78
[3] Cognard C, Spelle L, Pierot L. Pial arteriovenous malformations. In: Forsting M, ed. Intracranial Vascular Malformations and Aneurysms. Berlin, Heidelberg, New York: Springer Verlag; 2004: 39–62
[4] Morris P. Embolization of pial arteriovenous malformations. In: Practical Neuroangiography. 2nd ed. Philadelphia, PA: Lippincott Williams & Wilkins; 2007: 456–466
[5] Harrigan MR and Deveikis JP. In: Handbook of Cerebrovascular Disease and Neurointerventional Technique. New York: Humana Press, 2009: 522–523

第93章
颈动脉海绵窦瘘的血管内治疗 Ⓟ

David D. Gonda, Min S. Park, Michael F. Stiefel, Felipe Albuquerque, Cameron G. McDougall

■ 导言和背景

定义、病理生理学和流行病学

- 颈动脉海绵窦瘘（CCF）是动脉系统和海绵窦（表93.1）之间的异常连接。与所有介入手术相同，理解血管的构筑对于手术的成功实施至关重要。
- 直接的颈动脉海绵窦瘘是高流量的，是颈动脉和海绵窦的直接连通。间接的海绵窦是低流量的，是颈内和（或）颈外动脉的脑膜支与海绵窦的连通。
- 向后引流的瘘通常引流到岩上窦或岩下窦。这种情况虽然可产生脑神经或脑干症状，但大部分是无症状的。向前引流的瘘通常引流到眼上或眼下静脉，导致眼部症状（图93.1和图93.2）。
- 高流量的瘘（A型）经常由头部外伤引起。
- 脑外伤后发生CCF的概率是0.2%，合并颅底骨折时CCF的发生率为3.8%。
- 自发性CCF的病因尚不明确，可能与颈动脉动脉瘤破裂、医源性因素和血栓导致的自发性静脉高压有关。这种血栓往往是先天性硬膜变异或小的颈动脉硬脑膜支撕裂导致。

临床表现

- 经典的CCF所致的眼部三联症包括波动性突眼、眼眶杂音和结膜充血。这些眼部症状是由于高压的动脉血通过颈海绵窦直接进入眼静脉引起静脉高压所致。
- 症状可能会在伤后数小时（直接，A型）或数月（间接，B~D型）出现。
- 其他表现包括头痛、视力减退、眼压增高、动眼神经麻痹、复视、面部麻木。
- 间接瘘经常症状轻微，低流量病变常不能听到杂音。

诊断和影像

- 尽管数字血管造影（DSA）仍是诊断CCF的金标准，但磁共振血管造影（MRA）和CT血管造影也经常

表93.1 颈动脉海绵窦瘘的Barrow分型

类型	流量	来源	评价
A	高	直接ICA	最常见，通常由脑外伤所致
B	低	ICA脑膜支	常见，可能自发地闭塞；然而，这些患者需要随访，因为这些低流量、间接瘘可导致进展性症状
C	低	ECA脑膜支	
D	低	ICA和ECA脑膜支	

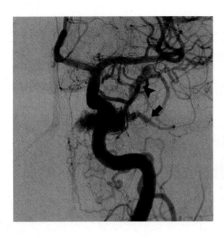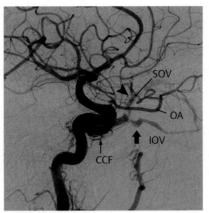

图 93.1　左颈内动脉血管造影正位(A)和(B)侧位,显示一位 88 岁女性患者颈动脉海绵窦瘘,出现眼球突出、结膜水肿、动眼神经麻痹、眼内压升高。血管造影显示早期扩张的眼上(三角箭头)和眼下(箭头)静脉显影。SOV,眼上静脉;OA,眼动脉;IOV,眼下静脉;CCF,颈动脉海绵窦瘘。

用来诊断 CCF。反向的皮层静脉充盈被认为是扩张静脉破裂出血的危险因素(表 93.1)。

- MRI 显示扩大的海绵窦,海绵窦内和周围有多个流空。
- 强化 T1 加权成像可见海绵窦和眼上静脉增强。
- CT 扫描可发现眼球突出、眶周水肿和可能存在的蛛网膜下隙出血。

治疗方案和备选方法

- 随访观察。
- 人工颈外动脉压迫。
- 可解脱球囊闭塞(美国没有)。
- 经动脉或静脉弹簧圈栓塞。
- 球囊或开环支架辅助的弹簧圈栓塞。
- 覆膜支架或闭环支架。

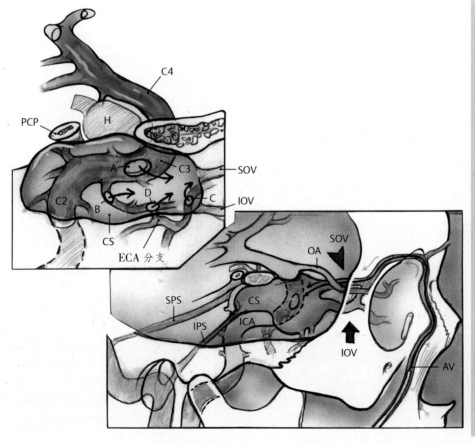

图 93.2　颈动脉瘘的解剖结构(上一例患者)示意图。颈内动脉(ICA)或其分支和海绵窦之间的瘘口由字母 A~D 分别表示。颈外动脉(ECA)分支与海绵窦之间的瘘口用字母 C 表示。用 C2-C4 标记 ICA 分段。CS,海绵窦;IOV,眼下静脉;SOV,眼上静脉;AV,角静脉;SPS,岩上窦;IPS,岩下窦;OA,眼动脉;H,垂体;PCP,后床突。

- 颈内动脉闭塞。

对于无症状的低流量瘘可以选择随访观察，病变可能随时间自愈。选择血管内治疗时闭塞是主要的治疗策略，血管内治疗失败时可选择手术治疗。

所选手术的目的和优点

- 闭塞瘘口，维持颈内动脉的通畅，降低对眼眶和海绵窦内脑神经的压迫效应
- 减少血流相关的静脉瘀血。
- 避免开颅手术。
- 降低介入治疗术后恢复时间。
- 相对于保守治疗和放射外科，能快速解决 CCF。

适应证

- 不可接受的或进展性的症状，包括眼睑水肿、球结膜水肿、眼球突出、复视、视力丧失、眼眶疼痛、动眼神经麻痹、脑神经病变、脑干充血、眼压增高和皮质静脉引流。
- 血管内治疗失败。

禁忌证

- 间接 CCF 无症状或轻微症状。
- 血管内治疗无法进入的 CCF。

■ 手术细节和准备

术前计划和特殊设备

- 术前实验室检查 [特别是血尿素氮（BUN）、肌酐、部分凝血活酶时间（PTT）、凝血时间（PT）和国际标准化比值（INR）]。

- 麻醉医生、神经监护仪和影像学检查。
- 设备包括导引导管、微导管、导丝、微导丝、栓塞剂、支架和可解脱的线圈。

专家建议/点评

- 手术应该由经过培训的介入神经外科医生、介入神经放射科医生或介入神经内科医生完成。

手术的关键步骤

直接型 CCF 可通过经动脉或经静脉路径来处理。以前通常在瘘内放置可解脱的球囊，但是这种球囊在美国不可以使用，目前更多的是利用经动脉弹簧圈或液体栓塞剂栓塞。为了预防治疗后的血栓栓塞并发症，重要的是保持 ICA 的通畅性和完整性。

间接型 CCF 也可通过动脉路径来处理。超选择性导管进入相应的脑膜分支进行海绵窦栓塞或栓塞近端供血动脉。

经静脉栓塞治疗前部引流的间接型 CCF 时，可经股静脉或经颈内静脉途径通过颈内静脉、面静脉和角静脉进入眼上静脉，或通过手术暴露后直接行眼上静脉（SOV）穿刺（图 93.3）。也有经扩张的眼下静脉治疗成功的病例报道。经静脉栓塞的目的是用可解脱的球囊、线圈或液体栓塞剂闭塞海绵窦。

规避/损伤/风险

- 硬脑膜–海绵窦瘘有时会在栓塞后复发或形成新的异常血管，术后应随访。
- 主要危险包括血管损伤、撕裂或痉挛。
- 其他潜在风险：失明、血栓栓塞、脑血管意外、肾衰竭、脱发（来自过度辐射）、腹膜后血肿等。

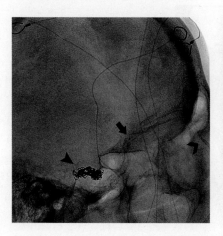
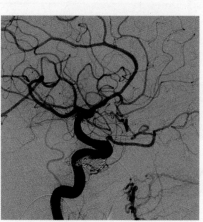

图 93.3　(A) 经静脉栓塞术的海绵窦（三角箭头）的非减缩侧位投影。眼上静脉可见微导管近端标记是可见的（箭头）。导引导管在超选择内眦静脉的操作中是可见的。(B) 眼静脉充盈和颈内动脉通畅（ICA）的栓塞海绵窦侧位投影。

抢救与补救

- 如果初次尝试经动脉栓塞治疗失败,可再经静脉途径治疗。
- 手术闭塞海绵窦通常用于血管内治疗失败。

■ 结果和术后过程

术后注意事项

- 患者术后应监护生命体征、神经系统状态,对穿刺部位和远端脉搏进行评估。
- 症状经常在成功治疗后迅速消失。
- 气压计用于测量和监测眼动脉搏动振幅。
- 颈动脉海绵窦瘘可能在闭塞后复发,需要定期观察和进行血管造影随访。

并发症

- ICA 闭塞伴脑梗死。
- 脑神经麻痹加重。

结果和预后

- 如果不进行治疗,CCF 会导致视力逐渐丧失。
- 直接型 CCF 的球囊或弹簧圈栓塞后症状缓解和最终血栓形成的概率为 80%~99%。
- ICA 闭塞风险或脑神经麻痹加重的发生率为 10%~40%。
- 约 50% 的间接型或低流量 CCF 可不经治疗自发性闭塞
- 间接型 CCF 的血管内治疗治愈率为 70%~78%,并发症率约为 5%。
- 颈动脉压迫,用于治疗间接型 CCF,治愈率为 30%。

参考文献

[1] Fattahi TT, Brandt MT, Jenkins WS, Steinberg B. Traumatic carotid-cavernous fistula: pathophysiology and treatment. J Craniofac Surg 2003;14:240–246

[2] Gemmete JJ, Ansari SA, Gandhi DM. Endovascular techniques for treatment of carotid-cavernous fistula. J Neuroophthalmol 2009;29:62–71

[3] Gobin PG, Duckwiler GR, Vinuela F. Direct arteriovenous fistulas (carotid cavernous and vertebral-venous), diagnosis and intervention. In: Meyer RE, ed. Neurovascular Malformations: Diagnosis and Intervention. Philadelphia, PA: WB Saunders; 1996:425–443

[4] Kanamalla US, Jungreis CA, Kochan JP. Direct carotid cavernous fistula. In: Hurst RW, Rosenwasser RH, eds. Interventional Neuroradiology. New York: Informa Healthcare; 2008:231–238

[5] Liang W, Xiaofeng Y, Weiguo L, Wusi Q, Gang S, Xuesheng Z. Traumatic carotid cavernous fistula accompanying basilar skull fracture: a study on the incidence of traumatic carotid cavernous fistula in the patients with basilar skull fracture and the prognostic analysis about traumatic carotid cavernous fistula. J Trauma 2007;63:1014–1020, discussion 1020

[6] Miller NR. Diagnosis and management of dural carotid-cavernous sinus fistulas. Neurosurg Focus 2007;23:E13

第 94 章
硬脑膜动静脉瘘的血管内治疗 Ⓟ

David D. Gonda, Min S. Park, Justin Charles Clark, Felipe Albuquerque, Cameron G. McDougall

■ 导言和背景

定义、病理生理学和流行病学

- 硬脑膜动静脉瘘(DAVF)是一种硬脑膜动脉和硬脑膜窦或软脑膜静脉之间的异常连接。
- DAVF 被认为是获得性病变，而不是先天性病变，因此，它们很少在儿童中发现。
- 它们占所有颅内动静脉畸形(AVM)的 10%~15%。目前有两种常用的分类系统(表 94.1)。
- 头部创伤已被证明是最常见的诱发 DAVF 的事件。特发性 DAVF 的形成可能继发于硬脑膜窦血栓形成及随后出现的侧支血运重建。
- 许多 DAVF 具有良性的自然病史和预后。
- 神经系统症状进展的危险因素是软脑膜静脉引流、静脉曲张或动脉瘤样静脉扩张、Galen 静脉引流和皮层静脉逆向引流。

临床表现

- DAVF 的症状和体征取决于病变的位置及其静脉引流模式。
- 许多 DAVF 可能是无症状而偶然发现的。
- 部分患者可能出现进行性症状、神经系统功能的快速衰退和(或)脑出血。
- 常见的体征和症状包括搏动性耳鸣、头痛、枕部杂音、眼肌麻痹、视盘水肿或进行性局灶性神经功能缺损。

诊断和影像

- 包括外颈动脉的数字减影脑血管造影是诊断和评估 DAVF 的金标准。可能会看到多支供血动脉起自

表 94.1 硬脑膜动静脉瘘的分类

类型	Borden 分类	Cognard 分类
I	I A:顺行引流入窦内,由单支动脉供血 I B:顺行引流入窦内,由多支动脉供血	局限于窦壁,伴顺行引流
II	流入静脉窦,伴顺行和逆行静脉引流	II A:局限于窦,窦内逆行引流不进入皮质静脉 II B:引流入窦,但有逆行皮质引流 II A+B:局限于窦内,同时逆行流入窦和皮质静脉
III	流入静脉窦,只有逆向引流	直接流入皮层静脉而不是硬脑膜窦
IV	NA	直接流入皮质静脉而不是硬脑膜窦,伴静脉扩张
V	NA	脊髓周围静脉引流,有进行性症状

颈外动脉或小脑幕的颈内动脉和椎动脉硬脑膜分支。静脉逆行引流入软脑膜和蛛网膜下隙静脉的情况也可利用造影评估。受累硬脑膜窦常有血栓形成。

- 虽然时间分辨磁共振血管造影(MRA)、计算机断层扫描动脉 (CTA) 或静脉造影的影像质量逐步改善,但其空间分辨率通常不足以显示小动脉瘘。
- MR 表现可能是正常的,但有时可见到血栓形成的硬脑膜窦内流空或与静脉瘀滞有关的水肿。
- 头部 CT 扫描可能见到扩大的硬脑膜窦或皮层静脉引流。可以评估颅内出血和蛛网膜下隙出血。

治疗方案和备选方法

- 观察。
- 经动脉栓塞。
- 经静脉栓塞。
- 手术切除。
- 立体定向放射外科手术。

手术切除的风险很高,与 DAVF 深在位置和累及静脉窦系统有关。立体定向放射外科手术已被证明有效,但其作用不是立即的,因此在等待疗效期间不会改变出血风险。常用于手术无法到达的病变或其他方法失败的情况。

所选手术的目的和优点

- 经动脉途径和(或)经静脉途径闭塞瘘口。
- 避免开颅手术。
- 恢复时间短。

适应证

- 难以忍受的症状(搏动性耳鸣)。
- 皮质静脉引流/逆流等高危因素。
- 颅内出血或静脉高压/梗死。

禁忌证

- 无症状或症状轻微,没有影像支持的危险因素。
- 血管内路径不可到达的 DAVF。
- 曾经治疗失败。

■ 手术细节和准备

术前计划和特殊设备

- 术前实验室检查 [尤其是血尿素氮 (BUN)、肌

酐、部分凝血活酶时间(PIT)、凝血时间(PT)和国际标准化比值(INR)]。
- 麻醉师、神经监测和神经影像。
- 设备包括导引导管、微导管、微导丝、栓塞剂和可解脱的弹簧圈。

专家建议/点评

- 手术应由血管神经外科医生、介入神经放射科医生或介入神经内科医生完成。

手术的关键步骤

该手术的第一步应是通过选择性颈内动脉、颈外动脉和瘘口同侧的椎动脉造影,全面了解血管构造(图 94.1 和图 94.2)。因为静脉的高危特征可影响治疗,所以(如逆行的静脉窦引流或皮层静脉引流)记录静脉引流解剖非常重要。如果对侧的硬脑膜窦是通畅的,主要流入静脉窦的 DAVF 可通过经静脉途径治疗闭塞静脉窦。由于瘘口的供血动脉为许多复杂多样的小血管,这些病变的经动脉途径治疗是复杂的。具有逆行皮质静脉引流的 DAVF 可经动脉途径用液体栓塞剂治疗。经动脉治疗的主要目的是堵塞瘘口。

经动脉途径栓塞时,通常在股总动脉置鞘,导引导管通常位于供血动脉所在的主干血管中。使用兼容液态栓塞剂的微导管超选进入供血动脉,建议尽可能将微导管置于瘘口位置。在减影透视下,注射栓塞剂堵塞瘘口及其周围的血管网(图 94.3A)。栓塞结束后立即取下微导管并重复造影以评估 DAVF 的栓塞程度 (图 94.3B)。如果存在多支供血动脉,可根据需要重复上述过程。

经静脉入路是以类似经动脉途径的方式进行右股静脉置鞘,并且将导引导管定位在接近病变同侧颈静脉球的位置。将微导管置于邻近瘘口的窦内或扩张的静脉"囊"内(pouch)。常规栓塞直到静脉窦的完全闭塞。识别并保存 Labbé 静脉或其他重要静脉非常重要。

规避/损伤/风险

- 主要风险:血管损伤、撕裂或痉挛、失明、血栓栓塞、脑血管意外、肾衰竭、脱发(来自过度的辐射照射)、腹膜后血肿。
- Labbé 静脉闭塞会导致灾难性后果,应避免。

抢救与补救

- 如果病变采用血管内技术未完全治疗且不可能

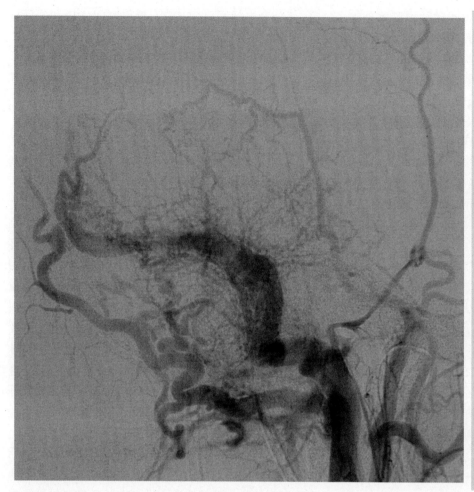

图 94.1　右侧颈外动脉侧位造影显示,硬脑膜动静脉瘘(DAVF)在横窦乙状窦交界处有多处小动脉供血。造影晚期可见逆行引流到对侧。

自发闭塞或再次血管内治疗,高风险的 DAVF 具备外科手术探查的指征。

- 残余 DAVF 可采用放射外科治疗或再次栓塞。
- 有时微导管可能会"粘到"栓塞位置和(或)在导管撤回期间断裂。与残留微导管有关的并发症通常很少。

■ 结果和术后过程

术后注意事项

- 术后应监测生命体征、神经系统状态、穿刺部位和远端肢体血管搏动。
- 尽管治疗看似完全,但 DAVF 仍可以复发,患者应进行影像学随访。

并发症

- 并发症包括脑出血、缺血性卒中、血管内血栓形成、腹股沟血肿、癫痫发作、脑神经麻痹、静脉梗死和死亡。

结果和预后

- 没有高危因素的 DAVF 的自然病程是良性的,出血风险较低。
- 良性的 DAVF 应该长期随访,因为<5%的良性 DAVF 病变随着时间的推移可发展为更具侵袭性的病变。
- (根据 Jiang 等、Kirsch 等和 van Rooij 等的报道)高风险 DAVF 血管内治疗后的预后良好率为 50%~90%。联合多种模式可提高成功率。
- 血管内治疗的并发症通常<10%。

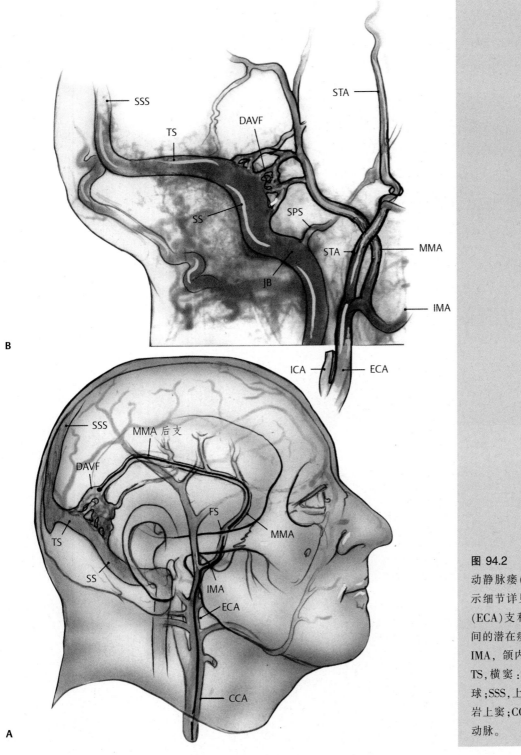

图 94.2　(A)示意图显示硬脑膜动静脉瘘(DAVF)的解剖结构,所示细节详见 (B)。可见颈外动脉(ECA)支和乙状窦和(或)横窦之间的潜在瘘管。MMA,脑膜中动脉;IMA,颌内动脉;STA,颞浅动脉;TS,横窦;SS,乙状窦;JB,颈静脉球;SSS,上矢状窦;FS,棘孔;SPS,岩上窦;CCA,颈总动脉;ICA,颈内动脉。

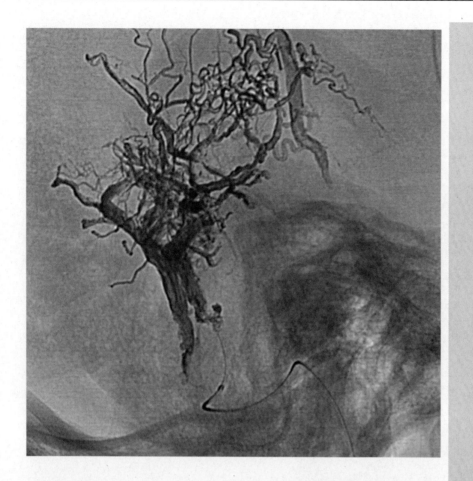

A

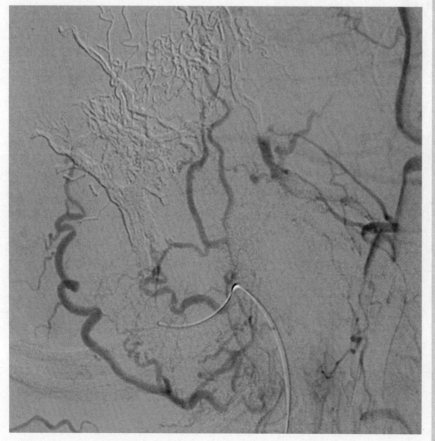

B

图 94.3 (A) 非减影侧位造影显示了使用 Onyx™ 通过脑膜中动脉和颞浅动脉经动脉途径栓塞病变或经静脉栓塞并行静脉的 "囊" (pouch)。(B) 右颈外动脉的侧位造影显示硬膜动静脉瘘完全闭塞。颈内动脉造影显示保存了横窦和乙状窦与正常的前向血流(无图)。

参考文献

[1] Awad IA, Little JR, Akarawi WP, Ahl J. Intracranial dural arteriovenous malformations: factors predisposing to an aggressive neurological course. J Neurosurg 1990;72:839–850

[2] Borden JA, Wu JK, Shucart WA. A proposed classification for spinal and cranial dural arteriovenous fistulous malformations and implications for treatment. J Neurosurg 1995;82:166–179

[3] Cifarelli CP, Kaptain G, Yen CP, Schlesinger D, Sheehan JP. Gamma knife radiosurgery for dural arteriovenous fistulas. Neurosurgery 2010;67:1230–1235, discussion 1235

[4] Jiang C, Lv X, Li Y, Zhang J, Wu Z. Endovascular treatment of high-risk tentorial dural arteriovenous fistulas: clinical outcomes. Neuroradiology 2009;51: 103–111

[5] Kirsch M, Liebig T, Kühne D, Henkes H. Endovascular management of dural arteriovenous fistulas of the transverse and sigmoid sinus in 150 patients. Neuroradiology 2009;51:477–483

[6] van Dijk JMC, Willinsky RA. Endovascular management of dural arteriovenous fistulas. In: Hurst RW, Rosenwasser RH, eds. Interventional Neuroradiology. New York: Informa Healthcare; 2008:335–351

[7] van Rooij WJ, Sluzewski M, Beute GN. Dural arteriovenous fistulas with cortical venous drainage: incidence, clinical presentation, and treatment. Am J Neuroradiol 2007;28:651–655

第 95 章
Galen 静脉畸形的血管内治疗 Ⓟ

Chiazo S. Amene, Min S. Park, Michael F. Stiefel, Felipe Albuquerque, Cameron G. McDougall

■ 导言和背景

定义、病理生理学和流行病学

- Galen 静脉动脉瘤样畸形(VGAM)是罕见的血管畸形,涉及 Galen 静脉的胚胎前体,即前脑正中静脉(Markowski 前脑静脉)。
- 这种先天性畸形在妊娠 6~11 周内发生,在前体静脉形成 Galen 静脉和直窦的过程中发生。
- 由高流量动静脉瘘(AVF)组成,根据瘘口的位置(在脉络膜裂还是扩张的静脉壁)(图 95.1 和图95.2),分为脉络膜和血管壁两种类型。
- VGAM 的发生率在很大程度上是未知的,约占所有动静脉畸形(AVM)的 1%。

- VGAM 最近被认为与毛细血管畸形–动静脉畸形(CM-AVM)(一种常染色体显性遗传疾病涉及VGAM、其他颅内和颅外 AVM 和 Parkes-Weber 综合征)有关。VGAM 应区别于 AVM,因为治疗原则不同。
- VGAM 通常的特征是由脉络膜和骈周动脉或大脑中部分支动脉直接供血,包括丘脑穿动脉、豆纹动脉和(或)跨侧裂的分支。在真正的 AVM 中,Galen 静脉仅仅是由于分流而扩张,并不是被直接涉及。

临床表现

- 新生儿:心力衰竭是最常见的(通常是唯一的)症状。后遗症可以从轻度心脏肥大至严重心力衰竭并存或以后出现多脏器功能衰竭。产前评估可能会显示心脏肥大。高输出 AVF 导致静脉回流增加和右心超负荷,进一步导致肺动脉高压和左心回流增加。新生儿心

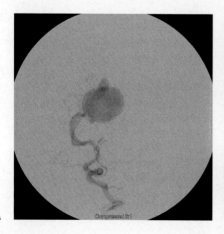
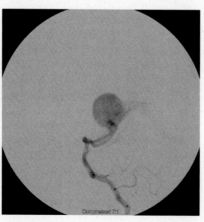

图 95.1　左椎动脉造影汤氏位(A)和侧位(B)显示一个 8 个月大癫痫男婴的 Galen 壁静脉畸形。

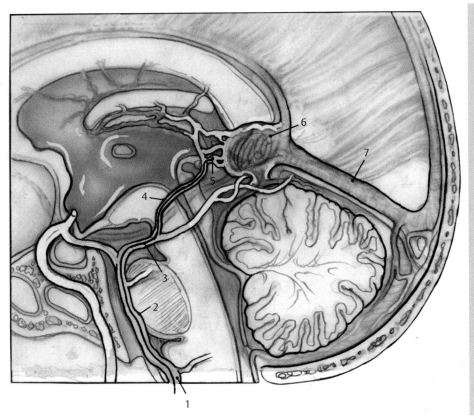

图 95.2　Galen 壁静脉畸形的(上例患者)的解剖示意图。可见脉络膜后动脉分支与 Galen 静脉之间的潜在瘘管和 Galen 静脉扩张畸形。1.椎动脉;2.基底动脉;3.大脑后动脉;4.脉络膜后动脉;5.瘘管连接部;6.扩张/畸形的 Galen 静脉;7.直窦。

脏功能无法应对逐渐增加的工作负荷,最终导致双心室衰竭。

- 婴儿:婴儿通常伴有血流动力学障碍、脑积水和继发的神经功能障碍,包括精神发育迟滞和癫痫发作。VGAM 引起的脑积水很少是梗阻性的,脑脊液分流可能导致脑水肿和 VGAM 的大小增加。出血虽是罕见的,但也有可能发生。

- 成人:虽然非常罕见,VGAM 可以在成年时出现。常见的表现症状包括头痛、癫痫发作、脑积水和出血。成年人 VGAM 中罕见心脏异常。

诊断和影像

- 脑血管造影是 VGAM 诊断的主要方法。脑血管造影可进行血管构筑和血流动力学的详细评估来区分 VGAM 和 AVM。

- 时间分辨磁共振和计算机断层扫描动脉/静脉造影(MRA/CTV;MRV/CTV)。尽管在时间和空间上的分辨率可能会劣于脑血管造影,但在初诊时非常有帮助。

- 计算机断层扫描(CT)可为占位性病变伴广泛明显强化。脑积水也可同时评估。

- 磁共振成像(MRI)或 MRA/MRV 也可提供精细

的脑和硬脑膜窦的解剖信息。

- 应完成心脏检查和评估。

治疗方案和备选方法

- 心力衰竭的医疗管理。

- 尽管有学者已报道了 VGAM 的手术切除,但效果并不理想。

- 可行放射外科治疗。然而,仅限于手术或血管内治疗后的年长儿童(例如小的残余病变)。

- 血管内治疗是最好的治疗方式,将在下文讨论。

所选手术的目的和优点

- 完全闭塞 VGAM。

- 治疗的最终目标是使神经系统正常发育。

- 重建正常的心血管和脑血血液循环。

- 与手术治疗相比,发病率/死亡率低。

适应证

- 心力衰竭、大头畸形、脑积水、神经认知发育延迟、癫痫发作、颅内出血。

- 在成人中,持续性和渐进性的头痛。

禁忌证

- 一般状况不佳,不能耐受手术。

■ 手术细节和准备

术前计划和特殊设备

- 麻醉师和神经监测。
- 心肺检查和全面的影像学检查。
- 设备包括适当尺寸的血管鞘(儿童通常是4F)、适当大小的导引导管(通常为4F)、微导管、微导丝、栓塞剂、可解脱的弹簧圈。

专家建议/点评

- 由接受过专科训练的血管内神经外科医生、介入神经放射医生或介入神经病学医生实行手术。
- VGAM 应与 Galen 静脉曲张或 Galen 静脉动脉瘤样扩张(AVM 引流入静脉)相区别,因为经静脉的栓塞在后两种类型禁忌。

手术的关键步骤

Galen 静脉畸形是神经介入治疗尤为困难的问题。如前面提到的,基于它们的动脉供血,VGAM 被分为脉络膜或管壁型(图95.1 和图95.2)。在脉络膜 VGAM,由来自脉络膜、胼胝体和(或)丘脑穿动脉的多支动脉供血。管壁型 VGAM 通常具有较少的动脉沟通,由丘动脉和脉络膜后动脉供血,瘘口位于畸形的管壁。显然,这些解剖差异对 VGAM 的治疗技术有影响。

复杂的血管构筑和儿童细小的血管条件给手术增加了困难。由于造影剂剂量和放射线暴露的限制,手术

经常需要分期进行。在新生儿中使用4F血管鞘可能会有股动脉闭塞的风险。在某些情况下,如果出生时保留脐带,可以从脐带插入导管。

如果患者的神经系统稳定,作者建议推迟治疗,让神经系统发育尽可能完全,尽可能减少辐射暴露对发育中脑组织的危害。计算造影剂用量(5mL/kg 体重)并通常稀释成50%浓度的溶液。像所有的手术一样,一个全面的诊断性脑血管造影是必要的,其可准确地显示 VGAM 的血管构筑。

栓塞可经动脉或经静脉进行。如果只存在有限数量的动脉供血血管,一般首选经动脉栓塞。如果有多支小动脉供血则选择经静脉入路,这样可更有效地进行治疗。液体栓塞剂和(或)可解脱的弹簧圈可用于此手术(图95.3)。多次治疗的时间通常是由患者在每次治疗之后的临床状况决定的。

规避/损伤/风险

- 主要风险包括肾衰竭、腿部缺血、血栓栓塞、脑血管意外、颅内出血和死亡。

抢救与补救

- 静脉流出道闭塞可能导致颅内出血。这可能需要手术血肿清除或脑室外引流。
- 可能需要分期栓塞以减少造影剂用量和(或)辐射暴露。

■ 结果和术后过程

术后注意事项

- 监测生命体征、神经系统状态、穿刺点、远端脉

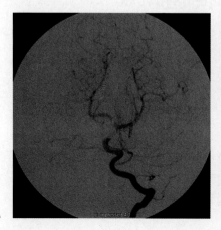
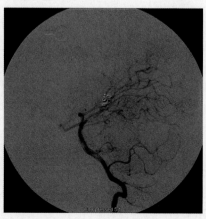

图 95.3　弹簧圈和氰基丙烯酸正丁酯(NBCA)胶栓塞后的左椎动脉汤氏位(A)和侧位(B)随访。

搏等。

- 术后，患者常常需要镇静治疗并监测收缩期血压（24 小时内）。
- 应继续围生期监测。

并发症

- 静脉梗死和出血。
- 硬脑膜窦闭塞。
- 穿刺部位血肿或假性动脉瘤。

结果和预后

- 有报道，大约 70% 的 VGAM 患者血管内栓塞后的神经系统预后良好。相比之下，未经治疗的症状性患者几乎 100% 死亡。
- 最近一项研究中，5 例患者接受 VGAM 联合栓塞治疗（Ellis 等，2012），实现完全或接近完全的闭塞有 4 例，次全闭塞有 1 例。中位随访时间为 63 个月，所有患者保存了认知和神经功能的完整。
- 在 Lasjaunias 等的一项大型研究中，43 例患者中有 34 例使用丁基丙烯酸酯（异丁基-氰基丙烯酸酯，IBCA）或丙烯酸（氰基丙烯酸正丁酯，NBCA）栓塞。47% 的患儿实现完全闭塞病变。在 6 个月后死亡率为 5.8%；全部患儿中的 74.4% 在最后的临床随访中智力正常或智力低下水平正在减退。栓塞组中可见 3% 的神经系统并发症。这些结果与手术或其他动脉栓塞技术以及经静脉入路（球囊或颗粒）相比明显更优。

- 在 Lasjaunias 等的一项队列研究中，317 例 VGAM 患者中 216 例经血管内治疗，其中 74% 术后神经功能正常。死亡率为 10.6%。其他研究的患者数量较少，但也获得了类似的结果。

参考文献

[1] Heuer GG, Gabel B, Beslow LA et al. Diagnosis and treatment of vein of Galen aneurysmal malformations. Childs Nerv Syst 2010;26:879–887

[2] Berenstein A, Niimi Y, Song JK, Lasjaunais P. Vein of Galen aneurysmal malformation. In: Principles and Practice of Pediatric Neurosurgery. New York: Thieme Medical Publishers; 2008: 1014–1028

[3] Iizuka Y, Kakihara T, Suzuki M, Komura S, Azusawa H. Endovascular remodeling technique for vein of Galen aneurysmal malformations—angiographic confirmation of a connection between the median prosencephalic vein and the deep venous system. J Neurosurg Pediatr 2008;1:75–78

[4] Lasjaunias PL, Chng SM, Sachet M, Alvarez H, Rodesch G, Garcia-Monaco R. The management of vein of Galen aneurysmal malformations. Neurosurgery 2006;59 Suppl 3:S184–S194, discussion S3–S13

[5] Lasjaunias P. Vein of Galen aneurysmal malformation. In: Vascular diseases in neonates, infants and children. Berlin: Springer-Verlag; 1997:67–202

[6] Lasjaunias P, Garcia-Monaco R, Rodesch G et al. Vein of Galen malformation. Endovascular management of 43 cases. Childs Nerv Syst 1991;7:360–367

[7] Moon JH, Cho WS, Kang HS, Kim JE, Lee SJ, Han MH. Vein of Galen aneurysmal malformation: endovascular management of 6 cases in a single institute. J Korean Neurosurg Soc 2011;50:191–194

[8] Ellis JA, Orr L, Ii PC, Anderson RC, Feldstein NA, Meyers PM. Cognitive and functional status after vein of Galen aneurysmal malformation endovascular occlusion. World J Radiol 2012;4:83–89

[9] Lasjaunias PL, Chng SM, Sachet M, Alvarez H, Rodesch G, Garcia-Monaco R. The management of vein of Galen aneurysmal malformations. Neurosurgery 2006;59 Suppl 3:S184–S194, discussion S3–S13

第 96 章
颈动脉闭塞的血管内治疗 Ⓐ

Victor Kairouz, Anne Schmitt, Adnan A. Siddiqui, William D. Freeman, Ricardo A. Hanel, Rabih G. Tawk

■ 导言和背景

• 在美国,由于脑卒中死亡率和发病率高,所以其是致残的主要原因。脑卒中的发生75%归咎于颈动脉因素,颈动脉粥样硬化性疾病占原发卒中病因的10%~20%。颈动脉完全闭塞(CAO)患者的总体卒中发生率为5%~7%,同侧闭塞的发生率为2%~6%。脑卒中约6%的次要原因是急性颈内动脉(ICA)闭塞。这部分患者由于颅内动脉——最常见的是大脑中动脉(MCA)——阻塞而导致预后不良。1998年,St. Louis Carotid颈动脉闭塞研究小组认为,Ⅱ型血流动力学衰竭患者[通过正电子发射断层扫描 (PET) 增加氧提取分数(OEF)的方法确定无血流]的这种风险在31.5个月内可达28.2%。

• 在过去的几十年中,已经出现了几种颈动脉再灌注的方法。第一次颈动脉扩张是1980年由Kerber及其同事提出的。2005年,Terada等第一次报道了使用近端保护的慢性颈动脉完全闭塞患者成功血管内再通,结果令人满意,脑血流恢复良好。随后,血管介入技术发展以及神经介入医生经验的进步使临床结果得以改善,并使复杂解剖病例的治疗成为可能。虽然慢性无症状颈动脉完全闭塞再通的好处是有争议的,但在急性缺血事件和急性颅内动脉闭塞的早期血运重建和预后良好之间有很强的相关性。本章作者将讨论颈动脉闭塞的血管内治疗的现有方法、技术和基本原理。

替代方法

• 颅内外(EC-IC)搭桥:颅内外搭桥通常用于治疗症状性颈动脉完全闭塞。然而,颅内外搭桥的临床研究(1985)未能证实其预防颈动脉完全闭塞患者脑缺血的效果。最近,颈动脉阻塞手术研究(COSS)被设计用于确定颅内外搭桥手术是否能减少同侧缺血性卒中2年的发病率,尤其是近期发生同侧症状的慢性颈动脉完全闭塞。符合条件的受试者进行了PET扫描,随机接受颅内外搭桥或最大药物治疗。根据对前139例参与者进行2年随访的早期分析,该研究被提前终止。尽管移植物通畅性良好,脑血流动力学改善,但颅内外搭桥手术并不能提供针对2年卒中复发的总体益处。

• 颈动脉内膜剥脱术(CEA):虽然颈动脉内膜剥脱术对于颈内动脉狭窄的治疗可获益,但是其对颈动脉完全闭塞的患者常面临较高的失败率和风险。De-Bakey等(1965)提出颈内动脉闭塞24小时后血管重建的外科手术成功率降低。Thompson等(1970)重新强调闭塞向颅内血管快速延伸限制了这种治疗手段。尽管在颈动脉完全闭塞的研究中没有血管内技术和开放手术之间的对比,但是大量的试验比较了颈内动脉狭窄进行颈动脉内膜剥脱或颈动脉支架(CAS)治疗的临床结局。在颈动脉支架组中,年龄小于69岁的患者在原发性和继发性卒中预防方面略有改善,减少了围术期心肌梗死和脑神经麻痹的发生。

保守治疗:北美症状性颈动脉内膜切除试验(NAS-

CET)和欧洲颈动脉手术试验(ECST)等研究已经证明，对于颈动脉狭窄手术治疗可改善患者的预后。虽然颈动脉完全闭塞的药物治疗的数据有限，但在 NASCET 研究中，颈内动脉闭塞手术患者的并发症较高。目前，血供较好的无症状患者主张保守治疗。根据 COSS 研究，现代药物治疗在短期随访中证明是非常有效的，但是长期的效果还有待证实。

目的

CAO 血管内治疗的目的是个体化的。

● 在无症状颈动脉完全闭塞的患者，未来缺血的风险非常低。对 30 例患者长达 32 个月的调查研究，卒中的风险只有 3.3%。尽管无症状患者的血管重建被认为可以预防缺血性卒中，并且可以避免潜在的颈动脉完全闭塞的并发症，如脑缺血或灌注不足，但由于未来卒中的风险较低，因此此种治疗手段具有争议。由于 PET 应用的局限性，计算机断层扫描(CT)灌注(有或无乙酰唑胺负荷)更常用于评估血流情况。如果在乙酰唑胺负荷前后 CT 灌注没有显示脑灌注显著差异，通常建议继续观察。

● 有症状的颈动脉完全闭塞的患者，推荐血管重建治疗，特别是急性重症神经功能缺损的患者[例如美国国立卫生研究院卒中量表(NIHSS)>8 或严重失语症的患者]。然而，如果患者出现急性闭塞，只有轻微的神经功能缺损，建议使用药物治疗，因为血管重建术后血栓栓子造成新卒中的风险显著。

优点

● 血管内血运重建在高危手术患者中提供了独特的优势，并表现出短期的安全性和有效性。避免了手术造成的医源性组织损伤，缩短了恢复时间。

● 患者清醒，可迅速识别脑灌注不良和症状性栓塞并发症，并可迅速干预。

● 与开放手术相反，高度延伸的颈动脉病变，甚至是延伸到颅底或进入颅内循环的病变都可以治疗。

● 有几项研究显示，如果由经验丰富的血管内重建医生进行手术的话，短期临床并发症较少。EVAS(有症状的颈动脉狭窄的患者行颈动脉内膜剥脱术 vs. 颈动脉支架置入术)与 CREST(颈动脉内膜剥脱术 vs. 颈动脉支架置入术)方法学之间存在结果差异，CREST 试验的颈动脉支架置入术短期疗效优于 EVAS。

● 在栓塞保护技术中，血流逆转或血流阻滞对预防血栓栓塞并发症特别有帮助。

适应证

虽然没有明确的指南，但是血管重建在以下临床情况中可能是有益的。

● PET 或灌注 CT(有或无乙酰唑胺负荷有低灌注区域，虽经最大药物治疗仍有反复发作的神经系统症状的患者。

● 急性闭塞严重但有可能逆转的神经功能缺损的有症状患者。

● 同侧卒中风险较高的无症状患者。该组基于脑血流量(CBF)和 OEF 测量值确定，其 31.5 个月内的脑卒中风险可达 28.2%。最主要的发现是 PET 检查中 II 型血流衰竭，这些患者的血流储备缺失和 OEF 增高。

● 此外，血管重建术在短段闭塞和颈内动脉远端通畅的患者，风险/获益比相对较低。

禁忌证

● 在风险/获益比高的情况下，不推荐使用血管内血管重建术。

● 患者相关条件：

○ 过敏史。

○ 大的梗死面积增加再灌注出血的风险 (例如超过 1/3 大脑中动脉区域)。

○ 急性颈动脉闭塞仅伴有颅内远端栓塞的轻微神经症状。在这组患者中，血管重建的收益低于闭塞颈动脉打开后新发栓塞的风险。

○ 严重的痴呆症。

● 限制导管鞘、导管或支架的安全进入的相关疾病。

○ 颈内动脉的闭塞较长 (例如从颈总动脉分叉延伸至床突上段，甚至大脑前和中脑动脉)。

○ 严重血管弯曲。

■ 手术细节和准备

术前计划和特殊设备

● 颈内动脉闭塞确认后，确定闭塞的持续时间至关重要。长期闭塞的症状通常是由于逐渐不足的脑灌注和随后的缺血导致的。

● 在急性情况中，神经功能恶化可能由"动脉–动脉"栓塞(通常是颈内动脉至大脑中动脉)且侧支循环不足导致局部缺血或脑梗死。如为脑梗死，单独颈内动脉血运重建即使成功,临床获益也较少。

- 患者评估应包括确认性影像学检查 [例如计算机血管造影(CTA)、磁共振血管造影(MRA)或传统血管造影术]。CTA 可以在急性期迅速定位和明确症状的病因。血管解剖学的粗略评估使血管内介入治疗计划成为可能。
- CT 或 MR 检查可记录脑血流量,并确定感兴趣的脑卒中区域是缺血性的[正常的脑血容量(CBV)]还是梗死的(低 CBV)。
- 由于 PET 的相对局限性,CT 和 MRI 灌注(使用或不使用乙酰唑胺)越来越受欢迎。
- 脑弥散加权成像的磁共振成像(MRI)有助于评估缺血性损伤的大小、位置和进展情况。

术前用药

- 择期患者, 建议使用抗血小板药物:氯吡格雷(75mg,每日 2 次)+阿司匹林(325mg,每日 1 次),应用5~7 天,或者术前 4 小时给予负荷剂量,氯吡格雷 600mg +阿司匹林 650mg。
- 阿司匹林和氯吡格雷敏感性反应试验可能是有益的。
- 心动过缓或低血压应禁止使用降压药物。
- 清醒镇静可改善神经系统症状和避免血压过低。作者对于不配合的患者使用全身麻醉。
- 格隆铵 0.2~0.4mg 或阿托品 0.6~1mg 静脉注射可用于预防颈动脉窦受压引起的心动过缓和反射性低血压。

专家建议/点评

- 急性和慢性闭塞可采用相似的治疗方法, 慢性闭塞的血管重建更具挑战性。
- CTA 可显示闭塞段的长度。然而,微导管通过闭塞段在远端造影有助于更好地理解闭塞的长度和血管再通的可行性,但长段闭塞时不推荐。
- 手术的成功率与通过病变和选择适当器械的能力有关。虽然栓塞并发症是慢性闭塞的一个主要问题,但没有通过近期闭塞(新鲜闭塞)过程中导致栓塞的报道。

- 静脉溶栓(IAT)可改善颅内闭塞的发生率和预后。在颈内动脉急性梗死的情况下,脑栓塞伴有严重的神经功能缺损, 颈内动脉的血管重建可通过静脉溶栓或其他颅内血管重建的方法作为补充手段。

手术的关键步骤

血管造影仍然是诊断颈动脉闭塞的金标准, 它可显示病变的特征和周围脑血管解剖。颈内动脉闭塞可依据以下的血管造影表现诊断:

- 颈内动脉显影中断≥5mm。
- 远端顺行血流的 TIMI (心肌梗死溶栓分级)分级为 0。
- 通过侧支循环维持颈内动脉供应区域的血运。
- 假性和节段性闭塞也应该被识别(表 96.1,图96.1)。

导管放置

标准血管穿刺、导管鞘和诊断导管是用于血管造影的基本设备。一旦诊断性血管造影完成后,将导管更换为 8F 的导引导管,可允许同时使用多个器械。在血管解剖困难的情况下,可使用支撑导管或远端穿刺。更换导管时,导丝通常位于颈外动脉内,以尽量减少并发症的发生。球囊导引导管是有用的,其能提供足够的支撑和使血流停滞或逆转。球囊通常位于颈总动脉或颈内动脉闭塞的近端。在颈内动脉近端或颈总动脉闭塞的情况下, 可用 Amplatz™ 超硬导丝 (Boston Scientific Corp., Natick, MA)进行交换。一旦通过病变,即应该使用肝素。活化凝血时间(ACT)维持在 200~250 秒,需要间断给予肝素来维持。

通过病变

中等硬度的 0.014 或 0.016 英寸导丝通过标准的微导管进入闭塞的近端残端,然后用"穿入–前进"的方式谨慎操作。穿过闭塞可能具有挑战性,特别是慢性钙化的病变。应用 0.035 英寸的导丝和 5F 导管支撑可能有助于通过颈内动脉病变。穿过病变部位以后,进一步

表 96.1　颈动脉闭塞的分型	
Ⅰ型(次全,假性闭塞)	进展缓慢的狭窄,整个颈内动脉顺行显影
Ⅱ型	颈总动脉分叉处颈内动脉完全闭塞,颈内动脉的颈段和虹吸段经不典型近端 ICA 侧支循环,顺行延迟充盈显影
Ⅲ型	颈内动脉颈段不显影,岩段和虹吸段通畅,由于经 Willis 和眼动脉(OA)的逆行供血充盈显影

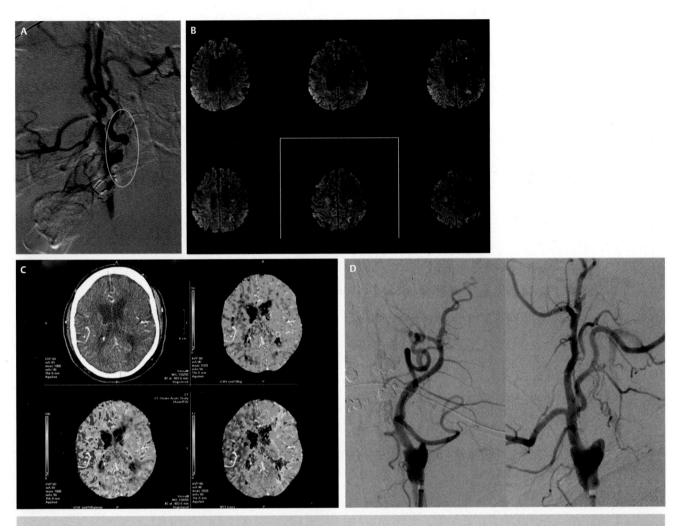

图 96.1　(A)颈总动脉(CCA)造影显示颈内动脉严重狭窄和迂曲。(B)头部 MRI(DWI 序列):行颈动脉膜剥脱术后第 2 天,患者出现神经功能症状,结果显示在大脑中动脉(MCA)和大脑前动脉(ACA)供血的部分区域呈现高信号。(C)颈动脉内膜剥脱术后 2 天的 CT 灌注图,显示左大脑半球(高灌注区,MTT 和 CBV 呈灰色)低灌注(左下图),MTT 值延长(右下图),CBV 值增加(右上图)。(D)颈总动脉血管造影正位(AP;左)和侧位(右)显示颈总动脉和颈内动脉的充盈情况。颈内动脉的闭塞的证据是分叉远端可见一小段显影,而更远处无造影剂充盈。

确定颈内动脉闭塞段的直径和长度。

栓子保护装置(EPD)

　　血流阻断或逆转技术可以更好地预防血栓栓塞并发症。使用任何一种技术,穿越梗死的部位或颈动脉支架期间产生的栓子都不会到达远端,经逆流或抽吸清除。

血流阻断技术和球囊闭塞装置

　　在颈内动脉这种技术可实现血流阻断,以降低血栓栓塞风险。在颈总动脉和颈外动脉中用球囊扩张来实现血流阻断,以防颈外动脉到颈内动脉的侧支血流。在远端颈内动脉闭塞的情况下,导管头端位于闭塞的近端,在颈内动脉内充盈球囊即可阻断血流。抽吸可能导致颈内动脉血流逆向,以去除栓子,应在松懈球囊和血流恢复之前进行。在市场上的几种设备中,MoMa™(Invatec,Roncadelle,Italy)通过颈总动脉和颈外动脉中充盈球囊可使颈内动脉内的血流停止。需要一个 11F 的血管鞘。

血流逆转技术

　　血流逆转技术涉及颈外动脉和颈总动脉中的球囊闭塞,除了阻断这些血管的血流外,还可使用颈内动脉血流逆行,以防颅内栓塞。逆流装置是一个密闭的系统,能够持续负压,增强颈内动脉的逆向血流,后面将会详叙。

预扩张

建议在行颈内动脉支架之前使用小球囊扩张,提供至少2.5mm的宽度以输送支架系统。研究表明,跳过这个步骤或用较大的球囊扩张时,血栓栓塞事件的发生率增加。在闭塞段前有狭窄的情况下,球囊尺寸的逐渐增加可降低斑块破裂等相关并发症的风险。此时长球囊是首选。

支架放置

自膨式支架往往是首选,因为球扩支架容易被外部事件损坏,通常需要更大的输送系统。多种尺寸的支架直径可供选择,通常比最宽处管径大1~2mm即可。可能需要额外的支架,套叠以覆盖整个病灶。鉴于制造和设计的差异,应始终参考支架制造商的建议。如果支架没有扩张至预期的直径,通常可根据需要使用球囊进行后扩。应该避免支架扩张过度,以防止栓子通过支架孔进入血管腔。支架结构覆盖颈外动脉的起始部通常不会有明显的临床后果。作者倾向于使用闭环和小环支架,这有助于固定支架和血管壁之间的斑块或血栓,减少斑块或血栓通过支架孔隙突入血管腔。

取栓

在恢复血流之前进行颈内动脉取栓,轻柔地注射造影剂填充血管,血栓表现为充盈缺陷。血管内超声(IVUS)也可用于识别腔内血栓,以发现潜在的栓子。

确认造影

进行最后血管造影以确认满意的支架位置和血流方向。对于发现任何潜在的并发症,如颈内动脉夹层、颈内动脉血管痉挛、支架内血栓或颅内栓塞等也是至关重要的。最终直径测量使用NASCET标准计算。实现TIMI 3级远端顺行血流即为手术成功(即完全灌注)。

逆流:创新设备和技术
Parodi抗栓系统(PAES)设备介绍

Parodi Antiembolism系统(PAES;ArteriA Medical Science,San Frandsco,CA)和MoMa™设备(Invatec,Roncadelle,Italy)代表了市场上的主要逆流系统。为了便于说明,作者将介绍PAES系统。

这个特定的系统为逆转血管再通和颈动脉支架置入期间的血流而设计。该装置有3个组件。

1. PAEC™(Parodi抗栓导管)是一个9.5F、90cm长、尖端带球囊的导引导管,球囊可以闭塞颈总动脉并实现逆流。它也可作为支架和其他治疗装置的输送系统。

2. PEB™(Parodi颈外球囊)是一个安装在0.019英寸导丝上的软球囊,可导入并阻断颈外动脉。

3. BRS™(血液回流系统)是将PAEC的侧流反向端口连接到静脉鞘的导管。BRS包含一个180μm的过滤器,用于在血液反流入静脉系统之前收集栓子。

PAES安装技术

PAEC放置在颈总动脉,使用硬导丝作为导引。然后PEB通过PAEC的相应端口进入颈外动脉。最后,BRS排气并连接到6F股静脉鞘。作者使用对侧静脉通路来降低医源性动静脉(AV)瘘的风险。PAEC的侧口经BRS连接到股静脉鞘,在颈内动脉中形成AV分流和逆流。血流逆转可通过三通阀控制。然后,就可以通过闭塞段和放置支架。在造影剂注射之前应抽吸,进行关键步骤(例如松懈球囊和放置支架)之前也应该进行抽吸(图96.2)。

规避/损伤/风险

● 造影剂可能导致肾脏和(或)神经系统症状(例如短暂的"造影剂脑病"),因此,尽可能减少注射剂量。

● 最具挑战性的一步是通过闭塞部位,应该避免过度旋转;相反,反复轻轻的前-后动作将有助于穿越阻塞。

● 使用所有的血管内治疗器械时,都应最大限度地减少医源性损伤。

● 血流反转技术可预防大部分栓塞的发生,它的主要优势是在通过病变时无须再提前行保护措施。虽然它提供了在特殊情况下(例如痉挛闭塞、极其扭曲的血管或者远端很窄的颈内动脉)的优势,然而也有不便之处,因为它需要股静脉血管通路以及粗的血管鞘(10F和9F,PAEC)。

● 同侧头痛、恶心或局灶性神经功能缺损而无影像学改变的情况下怀疑高灌注综合征。可能机制是在长期低灌注和继发的自身调节抑制之后快速重建CBF。症状可能会发生在手术后6小时至4天,严格控制围术期血压和密切观察可避免并发症。血流阻断或血流逆转系统用于远端保护,在闭塞球囊释放之前应降低血压以防脑高灌注。目前尚不清楚为什么有些患者会出现高灌注综合征,而其他患者却不会。

● 残端综合征定义为同侧颈内动脉闭塞后持续存

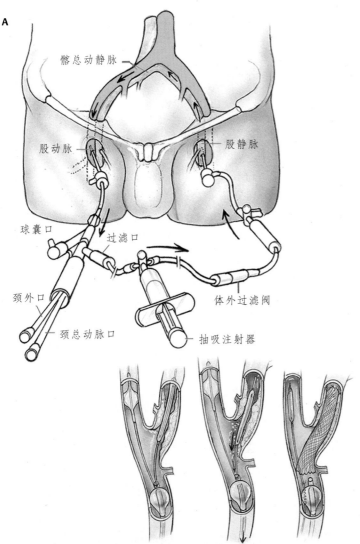

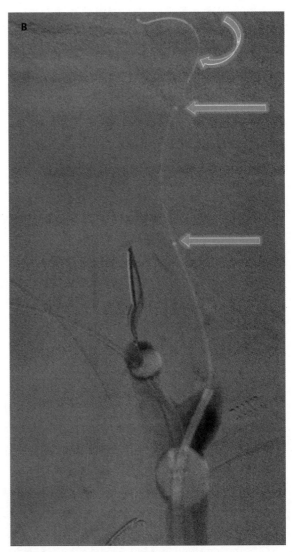

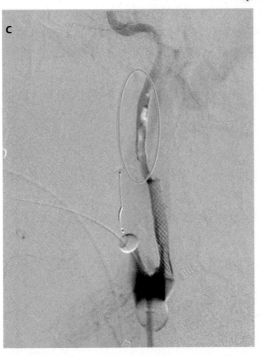

图 96.2　(A)Gore 设备显示在颈总动脉和颈外动脉(顶部)内扩张的球囊。动静脉瘘近端经过滤阀连接于右股动脉鞘(经导管连接至颈总动脉),远端经过滤阀连接到左侧股静脉。(B)左颈总动脉造影侧位显示,颈总动脉和颈外动脉球囊扩张后的血流停滞。可见通过闭塞段的微导管 (直箭头指示微导管近端和远端的标记)和微导丝(弯箭头表示)。(C)第一支架置入后的左颈总动脉造影侧位图显示充盈缺损提示血栓形成;球囊之间可见造影剂滞留。

在大脑或视网膜缺血症状。颈内动脉闭塞段远离分叉部,同时颈外动脉血流通畅时,偶尔可见颈内动脉的近端残留。颈内动脉残留部分被称为"残端",可能成为微栓子的来源。在这种困难的情况下,将支架从颈总动脉,跨过颈内动脉起始部,放置到颈外动脉。可减少残端的血流量,促进其血栓形成。

抢救与补救

• 在清醒的患者中,不良事件的产生通常首先表现为患者对此意外事件的不耐受,比如激动、不合作或在手术台上的乱动。任何患者不耐受的迹象都应引起重视,并仔细评估分析。作者建议如下。

○ 在近端血管迂曲、导管输送困难的情况下,可使用三轴系统逐渐推进,直到导管送至最终位置。

○ 球囊导管应准备,空气应该被移除。还应预充球囊以防止破裂和相应的空气栓塞风险。

○ 在通过闭塞段困难的情况下,可使用 5F 导管置于闭塞近端支撑微导管和微丝,或者可使用 0.035 或 0.038 英寸的导线穿过闭塞段。

○ 在出现神经系统症状的情况下,作者建议行颈内动脉和颅内血管的血管造影以寻找夹层、管腔内血栓、血管痉挛、颅内血管缺失或远端颅内血管显影延迟的迹象(表明栓塞的位置在远端分支)。

○ 如果在支架腔内观察到血栓,应尝试抽吸血栓。如果血栓不能被移除,作者推荐使用第二枚支架将血栓与血管腔贴合。

○ GP Ⅱ b/Ⅲ a 抑制剂(阿昔单抗或依替巴肽)也可用于溶栓治疗,这些是有效的抗血小板药物,但有高度的颅内出血风险。

－阿昔单抗使用剂量: 0.25mg/kg,以 10μg/min 12 小时静脉输入。

－依替巴肽使用剂量 :130μg/kg,以 0.5μg/kg 24 小时静脉输入。

－可以给的其他药物是重组组织型纤溶酶原激活物(rTPA)和替罗非班(Aggrastat™ Medicure Pharma,Somerset,NJ)。

○ 如果血管造影不能解释神经系统症状的改变和患者头痛,应怀疑有颅内出血(ICH)。

■ 结果和术后过程

术后注意事项

后续程序

• 手术后建议在重症监护室持续监测血压,收缩压通常维持在 100~140mmHg 之间。

• 颈动脉支架置入术后 30% 的神经症状变化发生在术后 2~14 天内。在这种情况下,推荐头部 CT 和颈动脉超声,并考虑血管造影。通常不需要肝素,而使用阿司匹林和氯吡格雷双重抗血小板治疗,并不会导致出血风险增加。

• 存在神经系统症状改变而无法解释时,可使用弥散加权成像 MRI,对于确定微小的缺血性改变是有价值的。

• 当影像学不能证实病因时,在术后神经系统改变的情况下,应怀疑有暂时性造影剂脑病。

• 该脑病非强化 CT 可能不显示急性病变,可能在后循环供血区表现出短暂的脑水肿或白质低密度,通常具有自愈性,预后良好。

• 常规随访为颈动脉多普勒超声检查(术后 1 个月、6 个月和 12 个月)。当再狭窄大于 50% 时,可行血管造影或 CTA。

推荐药物

• 氯吡格雷 75mg/d(或噻氯匹定 250mg,每天 2 次)持续 1~3 个月。在颈部既往放射史的情况下,药物治疗应持续 1 年。

• 除非禁忌,否则所有患者长期服用阿司匹林 325mg/d。

并发症

• 颈总动脉完全闭塞患者血栓栓塞性并发症发生率较低,可用顺行血流缺失来解释。危险因素主要有血流曲折、病变较长、对侧颈动脉疾病、腔内血栓等。

• 最常见的并发症包括:

○ 血栓形成。

○ 假性动脉瘤和动脉夹层。

○ 继发于导丝穿出的颈动脉海绵窦瘘。

○ 自发性脑出血或继发颅内过度灌注的水肿。

○ 围术期心肌梗死。

参考文献

[1] Straus SE, Majumdar SR, McAlister FA. New evidence for stroke prevention: scientific review. JAMA 2002;288:1388–1395

[2] Sacco RL, Ellenberg JH, Mohr JP et al. Infarcts of undetermined cause: the NINCDS Stroke Data Bank. Ann Neurol 1989;25:382–390

[3] Grubb RL, Jr, Derdeyn CP, Fritsch SM et al. Importance of hemodynamic factors in the prognosis of symptomatic carotid occlusion. JAMA 1998;280:1055–1060

[4] Meves SH, Muhs A, Federlein J, Büttner T, Przuntek H, Postert T. Recanalization of acute symptomatic occlusions of the internal carotid artery. J Neurol 2002;249:188–192

[5] Kerber CW, Cromwell LD, Loehden OL. Catheter dilatation of proximal carotid stenosis during distal bifurcation endarterectomy. Am J Neuroradiol 1980;1:348–349

[6] Terada T, Yamaga H, Tsumoto T, Masuo O, Itakura T. Use of an embolic protection system during endovascular recanalization of a totally occluded cervical internal carotid artery at the chronic stage. Case report. J Neurosurg 2005;102:558–564

[7] Carnevale FC, De Blas M, Merino S, Egaña JM, Caldas JG. Percutaneous endovascular treatment of chronic iliac artery occlusion. Cardiovasc Intervent Radiol 2004;27:447–452

[8] Dippel E, Shammas N, Takes V, Coyne L, Lemke J. Twelve-month results of percutaneous endovascular reconstruction for chronically occluded superficial femoral arteries: a quality-of-life assessment. J Invasive Cardiol 2006;18:316–321

[9] Brekenfeld C, Schroth G, Mattle HP et al. Stent placement in acute cerebral artery occlusion: use of a self-expandable intracranial stent for acute stroke treatment. Stroke 2009;40:847–852

[10] The EC/IC Bypass Study Group. Failure of extracranial-intracranial arterial bypass to reduce the risk of ischemic stroke. Results of an international randomized trial. N Engl J Med 1985;313:1191–1200

[11] Grubb RL, Jr, Powers WJ, Derdeyn CP, Adams HP, Jr, Clarke WR. The Carotid Occlusion Surgery Study. Neurosurg Focus 2003;14:e9

[12] Beneficial effect of carotid endarterectomy in symptomatic patients with high-grade carotid stenosis. North American Symptomatic Carotid Endarterectomy Trial Collaborators. N Engl J Med 1991;325:445–453

[13] Randomised trial of endarterectomy for recently symptomatic carotid stenosis: final results of the MRC European Carotid Surgery Trial (ECST) Lancet 1998;351:1379–1387

[14] Debakey ME, Crawford ES, Cooley DA, Morris GC, Jr, Garret HE, Fields WS. Cerebral arterial insufficiency: one to 11-year results following arterial reconstructive operation. Ann Surg 1965;161:921–945

[15] Thompson JE, Austin DJ, Patman RD. Carotid endarterectomy for cerebrovascular insufficiency: long-term results in 592 patients followed up to thirteen years. Ann Surg 1970;172:663–679

[16] Brott TG, Hobson RW, II, Howard G et al. CREST Investigators. Stenting versus endarterectomy for treatment of carotid-artery stenosis. N Engl J Med 2010;363:11–23

[17] Yadav JS, Wholey MH, Kuntz RE et al. Stenting and Angioplasty with Protection in Patients at High Risk for Endarterectomy Investigators. Protected carotid-artery stenting versus endarterectomy in high-risk patients. N Engl J Med 2004;351:1493–1501

[18] Powers WJ, Derdeyn CP, Fritsch SM et al. Benign prognosis of never-symptomatic carotid occlusion. Neurology 2000;54:878–882

[19] Lin MS, Lin LC, Li HY et al. Procedural safety and potential vascular complication of endovascular recanalization for chronic cervical internal carotid artery occlusion. Circ Cardiovasc Interv 2008;1:119–125

[20] Kao HL, Lin LY, Lu CJ, Jeng JS, Yip PK, Lee YT. Long-term results of elective stenting for severe carotid artery stenosis in Taiwan. Cardiology 2002;97:89–93

[21] Paty PS, Adeniyi JA, Mehta M et al. Surgical treatment of internal carotid artery occlusion. J Vasc Surg 2003;37:785–788

[22] Hauck, EF et al. Direct endovascular recanalization of chronic carotid occlusion: should we do it? Case report. Neurosurgery 2010;67(4): E1152–E1159; discussion E1159

[23] Mas JL, Chatellier G, Beyssen B. EVA-3S Investigators. Carotid angioplasty and stenting with and without cerebral protection: clinical alert from the Endarterectomy Versus Angioplasty in Patients With Symptomatic Severe Carotid Stenosis (EVA-3S) trial. Stroke 2004;35:e18–e20

[24] Gaunt ME, Martin PJ, Smith JL et al. Clinical relevance of intraoperative embolization detected by transcranial Doppler ultrasonography during carotid endarterectomy: a prospective study of 100 patients. Br J Surg 1994;81:1435–1439

[25] Wholey MH, Wholey MH, Tan WA et al. Management of neurological complications of carotid artery stenting. J Endovasc Ther 2001;8:341–353

[26] Parodi JC, Schönholz C, Parodi FE, Sicard G, Ferreira LM. Initial 200 cases of carotid artery stenting using a reversal-of-flow cerebral protection device. J Cardiovasc Surg (Torino) 2007;48:117–124

[27] Rabe K, Sugita J, Gödel H, Sievert H. Flow-reversal device for cerebral protection during carotid artery stenting—acute and long-term results. J Interv Cardiol 2006;19:55–62

[28] Beretta S, Boccardi E, Santoro P, Pappadà G, Ferrarese C. Treatment of transiently symptomatic acute internal carotid artery occlusion: learning from the interventional field. J Stroke Cerebrovasc Dis 2009;18:458–459

[29] Kniemeyer HW, Aulich A, Schlachetzki F, Steinmetz H, Sandmann W. Pseudo- and segmental occlusion of the internal carotid artery: a new classification, surgical treatment and results. Eur J Vasc Endovasc Surg 1996;12:310–320

[30] Al-Mubarak N, Roubin GS, Vitek JJ, Iyer SS. Microembolization during carotid stenting with the distal-balloon antiemboli system. Int Angiol 2002;21:344–348

[31] Sadato A, Satow T, Ishii A, Ohta T, Hashimoto N. Use of a large angioplasty balloon for predilation is a risk factor for embolic complications in protected carotid stenting. Neurol Med Chir (Tokyo) 2004;44:337–342, discussion 343

[32] Parodi JC, Ferreira LM, Sicard G, La Mura R, Fernandez S. Cerebral protection during carotid stenting using flow reversal. J Vasc Surg 2005;41:416–422

[33] Spearman MP, Jungreis CA, Wechsler LR. Angioplasty of the occluded internal carotid artery. Am J Neuroradiol 1995;16(9):1791–1796; discussion 1797–1799

[34] Tissue plasminogen activator for acute ischemic stroke. The National Institute of Neurological Disorders and Stroke rt-PA Stroke Study Group. N Engl J Med 1995;333:1581–1587

[35] Furlan A, Higashida R, Wechsler L et al. Intra-arterial prourokinase for acute ischemic stroke. The PROACT II study: a randomized controlled trial. Prolyse in acute cerebral thromboembolism. JAMA 1999;282:2003–2011

[36] Endo S, Kuwayama N, Hirashima Y, Akai T, Nishijima M, Takaku A. Results of urgent thrombolysis in patients with major stroke and atherothrombotic occlusion of the cervical internal carotid artery. Am J Neuroradiol 1998;19:1169–1175

[37] Dabitz R, Triebe S, Leppmeier U, Ochs G, Vorwerk D. Percutaneous recanalization of acute internal carotid artery occlusions in patients with severe stroke. Cardiovasc Intervent Radiol 2007;30:34–41

[38] Jovin TG, Gupta R, Uchino K et al. Emergent stenting of extracranial internal carotid artery occlusion in acute stroke has a high revascularization rate. Stroke 2005;36:2426–2430

[39] Nedeltchev K, Brekenfeld C, Remonda L et al. Internal carotid artery stent implantation in 25 patients with acute stroke: preliminary results. Radiology 2005;237:1029–1037

[40] Criado E, Doblas M, Fontcuberta J et al. Carotid angioplasty with internal carotid artery flow reversal is well tolerated in the awake patient. J Vasc Surg 2004;40:92–97

[41] Atkins MD, Bush RL. Embolic protection devices for carotid artery stenting: have they made a significant difference in outcomes? Semin Vasc Surg 2007;20:244–251

[42] Kumar SM, Wang JC, Barry MC et al. Carotid stump syndrome: outcome from surgical management. Eur J Vasc Endovasc Surg 2001;21:214–219

[43] Trani C, Burzotta F, Coroleu SF. Transradial carotid artery stenting with proximal embolic protection. Catheter Cardiovasc Interv 2009;74:267-272

[44] Dangas G, Monsein LH, Laureno R et al. Transient contrast encephalopathy after carotid artery stenting. J Endovasc Ther 2001;8:111-113

[45] Abou-Chebl A, Yadav JS, Reginelli JP, Bajzer C, Bhatt D, Krieger DW. Intracranial hemorrhage and hyperperfusion syndrome following carotid artery stenting: risk factors, prevention, and treatment. J Am Coll Cardiol 2004;43: 1596-1601

[46] Qureshi AI, Luft AR, Janardhan V et al. Identification of patients at risk for periprocedural neurological deficits associated with carotid angioplasty and stenting. Stroke 2000;31:376-382

[47] McKevitt FM, Randall MS, Cleveland TJ, Gaines PA, Tan KT, Venables GS. The benefits of combined anti-platelet treatment in carotid artery stenting. Eur J Vasc Endovasc Surg 2005;29:522-527

[48] Rothwell PM, Warlow CP. Low risk of ischemic stroke in patients with reduced internal carotid artery lumen diameter distal to severe symptomatic carotid stenosis: cerebral protection due to low poststenotic flow? On behalf of the European Carotid Surgery Trialists' Collaborative Group. Stroke 2000;31: 622-630

第 **97** 章

颅外颈动脉和椎动脉系统动脉瘤和夹层的血管内治疗 Ⓟ

Babu C. Welch, Christopher Eddleman

■ 导言和背景

定义、病理生理学和流行病学

● 在更敏感的影像学诊断技术出现之前，颅外血管夹层和动脉瘤被认为与严重创伤密切相关。其他因素包括感染、放射损伤和肿瘤侵犯，可能导致血管内皮细胞增生。

流行病学

● 自发性颅外动脉夹层在颈总动脉(eCAD)中每年发生率为(2.5~3)/10 万，在椎动脉(eVAD)中约为 1.5/10 万(Schievink 等,1994)。

● 颅外动脉夹层约占所有卒中的 2%。

● 颈内动脉夹层，尤其是 45 岁以下的患者，占卒中的 20%(Schievink 等,1994)。

● 创伤性血管损伤发生率在颈动脉中为 0.5%~1.1%，在椎动脉中为 0.4%~0.77%(Miller 等,2001;Biffl 等,2001)。

● 颈椎损伤与 67%~74%的颅外椎动脉夹层(e-VAD)密切相关(Biffl 等,2001)。

● 颅外颈内动脉瘤治疗中，常规外科手术少于 0.5%(Painter 等,1985;Sundt 等,1986)。

● 颈动脉破裂是一种特有的严重表现，常是颈部手术和(或)放疗的延迟性并发症。据报道，发病率为 4.3%(Maran 等,1989)。这种并发症的死亡率约为 40%，主要的神经功能障碍发生率为 60%(Chaloupka 等,1996)。

临床表现

● 占位性症状、缺血或出血，可能需要手术探查或血管内治疗。

● 在当前，影像学诊断经常在临床诊断之前。大多数治疗都是为了避免症状的产生，而不一定是缓解症状。

● 动脉夹层和假性动脉瘤有共同的病理生理学特征，都起始于血管壁撕裂，血液进入内膜和外膜层之间(图 97.1)。

危险因素

● 几种常见的血管相关的先天畸形或遗传性动脉病与血管夹层或医源性损伤有关，如纤维肌性发育不良(FMD)、动脉中膜囊性坏死、马方综合征、Loeys-Dietz 综合征、Ehlers-Danlos 综合征Ⅳ型或肿瘤侵蚀。

● 动脉夹层也可能是医源性的，或与外源性血管损伤有关，包括脊椎按摩和手术操作。

● 血管造影是导致动脉夹层或假性动脉瘤形成的主要原因，发生率为 0.4%(Cloft 等,2000)。

● 易导致动脉夹层的全身性因素包括高血压、糖

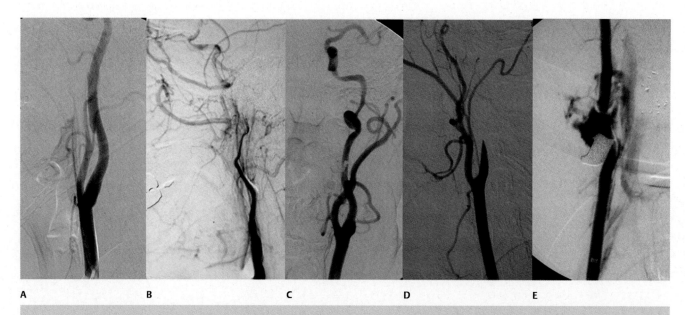

图 97.1　血管损伤的分类和影像。从左至右:(A) Ⅰ型;(B) Ⅱ型;(C) Ⅲ型;(D) Ⅳ型;(E) Ⅴ型。

尿病、吸烟、高脂血症、FMD 和口服避孕药的使用。

诊断和影像

- Biffl 等(2001)针对颈动脉和椎动脉的损伤提出了一个有用的分类方案。他们把动脉夹层根据严重程度分为 5 个级别。为了使命名标准化,许多人使用了类似的分类系统(表 97.1 和图 97.2)。

- 传统的数字减影血管造影仍然是诊断方式的金标准,可进行正确的诊断,并可通过造影对血流进行动态评估。

- 高质量计算机断层扫描血管造影(CTA)非常有助于术前评估,包括主动脉弓结构、近端血管迂曲度以及病灶的连续性。三维重建提供病变的形态学信息。动态 CTA 也可提供重要的血流动力学信息。

- 标准 CT 和磁共振成像(MRI)能够评估周围神经和软组织结构,可对周围解剖结构更好地理解。

所选手术的目的和优点

- 虽然抗血小板或抗凝药物是一线治疗方法,然而血管介入方法才是治疗颅外动脉夹层的主要方法。

- 外科手术治疗是患者有急诊手术指征,或者有血管内治疗或抗血小板治疗禁忌证的治疗方案(例如复杂的外伤或手术的患者)。

- 当外科手术指征确实存在时,考虑介入联合外科手术治疗是非常重要的。

目的

- 保持载瘤动脉血流通畅。
- 预防部分/完全血栓栓塞后遗症。
- 解决与出血相关的血流动力学不稳定性。
- 缓解占位效应。
- 将动脉夹层或假性动脉瘤从正常循环中完全排除或除去,从而防其生长和(或)再破裂。

表 97.1　颅外血管损伤分类

分级	血管造影表现	预后	优选的治疗手段
Ⅰ	血管壁不规则/血管夹层占血管直径<25%	好,7%预后不良	抗凝(有争议)
Ⅱ	血栓、动脉夹层、血肿或内膜瓣占血管直径>25%	治疗后预后良好,否则70%有进展	抗凝
Ⅲ	假性动脉瘤	需要干预	手术或血管内治疗(例如支架置入术)
Ⅳ	100%闭塞	预后在于就诊的时间	抗凝
Ⅴ	血管断裂	预后较差	手术干预

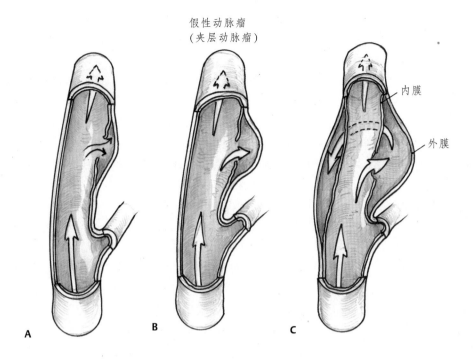

假性动脉瘤
(夹层动脉瘤)

内膜

外膜

A　　　B　　　C

图 97.2　动脉夹层和假性动脉瘤病理生理学。假性动脉瘤的发展过程(由左至右)。(A)内膜撕裂,然后是 (B) 内膜和外膜之间的血液进入,导致(C)假性动脉瘤的生长和球囊样扩张。

血管内治疗的优点

- 微创。
- 不要长时间阻断血管。
- 对于外伤患者,可避开损伤组织。
- 可以在既往抗凝和抗血小板凝集的情况下治疗。

适应证

- 颅外动脉瘤/夹层破裂,血流动力学不稳定。
- 与动脉瘤生长或扩大性血肿有关的占位性症状。
- 动态描述动脉瘤/动脉夹层形态的变化。
- 对于抗血小板或抗血栓治疗无效的复发性栓塞性疾病。
- 恶性肿瘤(治疗时可能需要对受伤的动脉进行操作)。

禁忌证

- 近端通路较差(例如股动脉损伤/疾病或近端迂曲、掌弓不完整)。
- 对造影剂过敏。
- 对抗血小板药的敏感性过强 (例如消化道出血史、溃疡)。
- 并存的创伤性损伤限制使用抗血小板药或抗血栓药。
- 慢性肾衰竭(肌酐>1.5mg/dL)。
- 通过 MRI 弥散加权成像(DWI;Yoo 等,2009)显示急性脑梗死容积大于 70mL。

- 存在感染或败血症;用于修复的支架和弹簧圈可以成为进一步感染的病灶。

■ 手术细节和准备

术前计划和特殊设备

- 标准血管造影和 CTA 三维重建 (如果条件允许)是必不可少的(如"诊断和成像"中所述部分)。
- 可能长时间球囊闭塞颈内动脉的患者,应考虑术中监测[脑电图(EEG)或体感诱发电位(SSEP)]。
- 与麻醉师探讨的相关事项包括预期的收缩压或平均动脉压范围,所使用的监测方法以及心脏起搏或血管活性药物(例如去氧肾上腺素、去甲肾上腺素、腺苷)。
- Foley 尿管,中心静脉线以监控血容量和液体复苏,动脉血压监测。
- 应使用术前抗生素,尤其是使用弹簧圈和(或)血管重建装置时。
- 一些机构利用术前血小板聚集试验来评估血小板活性,然而目前对于评估方法和血小板抑制水平均没有达成共识。
- 了解股或髂血管既往手术史对于尽量减少与血管通路有关的并发症是重要的。
- 如果考虑牺牲载瘤动脉,则应另行球囊闭塞试验。

专家建议/点评

- 制订一个能够促进自然愈合同时预防和解决后遗症的治疗计划。

- 此计划应包括对导引导管/血管鞘、微导管、球囊导管尺寸兼容性的了解。

- 如果有载瘤动脉破裂的可能（例如假性动脉瘤或最近的肿瘤切除），应该能够进行血管重建(覆膜支架)或牺牲血管。

- 可能必须使用共轴或三轴导管"系统"来提供更坚硬的装置。

- 考虑长动脉鞘和远端入路导管（如颈动脉入路）。

- 辨别动脉夹层的真腔，造影剂滞留不应出现在真腔里。

- 一些假性动脉瘤瘤壁仅为新鲜的血栓，如果动脉瘤是"生长的"，考虑这一点很重要。

- 尽管假性动脉瘤的"颈部宽度"符合要求，但建议使用支架增加壁稳定性。

- 因为脆弱和受伤的血管组织容易被刺穿，微导丝操作时应特别小心。

- 应考虑使用远端保护装置，以尽量减少发生栓塞的危险。

- 如果由于其他创伤的出血风险，短期或围术期不能应用口服抗血小板药物时，可术中静脉给予 II b/ III a 抑制剂(如依替巴肽、阿昔单抗、替罗非班)。

- 在弹簧圈栓塞过程中，可能难以确定弹簧圈是否在先前放置的支架之外。在这种情况下,用尺寸合适的球囊进行辅助栓塞是有用的。

- 动脉夹层瓣可用单个支架修复,无须使用弹簧圈。

- 假性动脉瘤应使用弹簧圈辅助支架或覆膜支架技术。如果病变近端血管迂曲,很难放置覆膜支架,建议使用柔软的有孔支架。在动脉的可移动段,应考虑放置更为柔软的支架。

- 阿司匹林抵抗的发生率为 0.4%~60%,氯吡格雷抵抗的发生率为 5%~31%。

手术的关键步骤

如果预估患者需要进行血管重建，则患者应该提前使用双重抗血小板药物，最常用的是阿司匹林和氯吡格雷。对于择期患者，在术前至少给予 7 天的剂量是相对标准的。

穿刺完成后,应按体重团注肝素,使活化凝血时间(ACT)>200 秒，并根据患者体重持续滴注或间断团注肝素来维持。

内腔宽阔的导引导管放置在病变近端的目标血管中,导引导管的直径由要使用的材料确定。

应该评估初始血管造影，以便了解串联夹层/狭窄、远端解剖结构和血管内造影剂排空情况。血管内造影剂排空不良提示存在近端血管痉挛或假腔。

确定工作角度,以便能最佳观察动脉夹层和(或)假性动脉瘤的颈部。

用 0.014 或 0.018 英寸的系统导引微导管越过病变段或损伤段动脉,如可能放支架,需使用交换导丝。由于颈部血管通常很直,将微导管"困"(通常用支架卡住)在动脉瘤内,可提供更好的弹簧圈支撑。此方法只有在使用支架时才能应用。

远端栓塞保护可能会导致创伤性病变的进一步损伤,应根据具体情况而定。

尺寸的选择对于覆膜支架的使用是至关重要的。聚四氟乙烯(PTFE)或 Dacron™(聚对苯二甲酸乙二醇酯)是常见的覆盖物,限制了支架的大小。为了获得良好的贴壁效果,常使用超过血管支架 1~2mm 的覆膜支架。由于孔隙率较高,Dactron™ 不推荐用于出血性病变。

治疗后的血管造影应评估"内漏"、新血栓和远端的栓子事件。

见图 97.3 至图 97.5 所示的病例。

规避/损伤/风险

- 造影评估创伤性血管损伤时,导管应于近侧远距离病变的位置可使血管的医源性损伤最小化。

- 经过夹层段动脉时,微导丝头端预先成袢可能会进一步降低损伤风险。

- 应警惕微导管或微导丝操作时的阻力,以免造成进一步的动脉夹层、血管破裂或血管痉挛。

- 在决定植入材料时,应该评估感染风险(例如共存感染、食管创伤等)。

- 在使用抗血小板药物前（例如使用覆膜支架技术需要延长抗血小板药物的使用时间),应评估远期出血风险(例如消化性溃疡疾病、出血病变)。

- 在多发性创伤患者的治疗过程中使用抗血小板药物治疗可能会出现问题。

- 虽然可使用球扩（常为不锈钢）支架,但扩张满意所需的壁压可能会导致进一步的血管损伤。

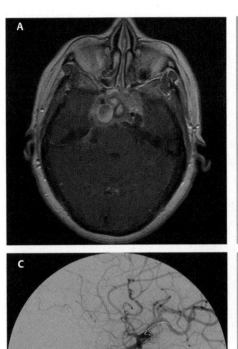

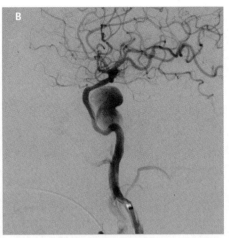

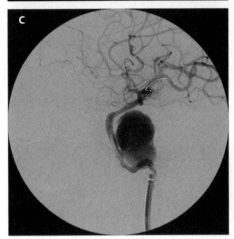

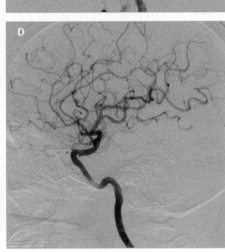

图 97.3　与侵袭性垂体瘤有关的颈动脉假性动脉瘤。患者,女性,51 岁,表现为头痛、溢乳以及动眼神经麻痹。计算机断层扫描(CT)和磁共振成像(MRI)显示存在一个较大的颅底病变,似乎起源于垂体窝(A)。进一步检查显示骨质受累和颈内动脉岩骨段周围侵犯。血管造影证实其为巨大动脉瘤(B 和 C)。该患者球囊闭塞试验为阴性,其可能的治疗方法包括颈动脉闭塞、血管搭桥与病变孤立以及血流导向技术。由于其位置较远且瘤颈部较短,也可超标使用覆膜支架。在最初的治疗尝试中,Viabahn®(Gore,Flagstaff,AZ)支架被发现太硬,因此被放弃。最后,很容易地放置了更小的 Jostent Graftmaster®(Abbott Vascular,Abbott Park,IL)支架。最终完全闭塞动脉瘤 (D)。应该注意以下几点:1.在颅内血管的远端使用覆膜支架在文献中已有介绍,但是这属于超标应用;2.硬支架与合金支架相比,由于灵活性降低,使用较为困难;3.与更受欢迎的血流导向支架(如 Pipeline®,ev3 Endovascular,Inc.,Plymouth,MN;Silk™,Balt,Montmorency,France)相比,覆膜支架可即刻闭塞动脉缺损,无须再叠放支架;4.此类技术也可应用于肿瘤手术切除前,但需足够的时间给予抗血小板药物。

抢救与补救

- 限流性血管痉挛、夹层恶化、蔓延性血栓和材料相关性并发症等有可能发生。

- 限流性血管痉挛的最好处理方法是移除刺激的器械设备,无效者可经动脉给予尼莫地平(0.1mg/mL)。给药剂量受全身性低血压的限制,经颈动脉和椎动脉给药时,总量不超过 10mg(Badjatia 等,2004)。

- 并发症治疗的一个重要方面就是对整个颅内血管和侧支循环系统的了解和掌握。如果已经进行了球囊闭塞试验(且为阴性),那么对于任何并发症,闭塞血管是最好的应急方法。

- 在存在良好的远端血流的情况下,新的血栓通常会随着 gⅡb/Ⅲa 给药而消失(如 Integrilin®,Millenium Phannaceuticals,Cambridge,MA;Aggrastatf®,Iroko Cardio International,Geneva,Switzerland;ReoPro® Eli lilly & Co.,Indianapolis,IN)。

- 当血流减慢时,应考虑抽吸、给予组织纤溶酶原激活剂(tPA)或使用可回收的支架装置来解决血栓性闭塞。

- 在血栓栓塞性并发症的情况下,可能需要抗凝治疗,手术完成后可能还需要持续 24~48 小时。

- 有时候可能需要放置额外的血管重建装置(支架)解决夹层、瘤颈部不良覆盖或弹簧圈疝入载瘤动脉。

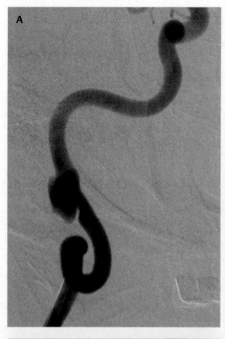
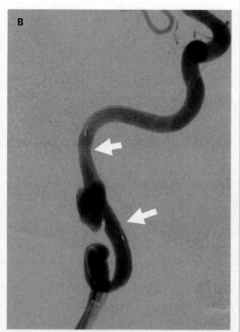
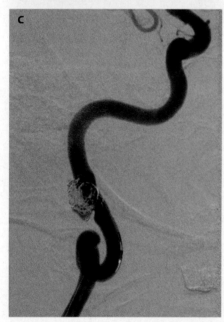
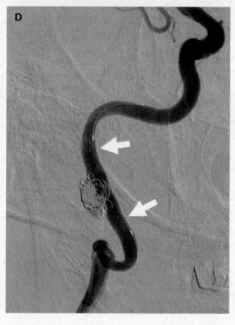

图 97.4　支架辅助的颈内动脉(I-CA)的非自愈性假性动脉瘤的栓塞。患者，男性，67 岁，在急诊室表现为左侧偏身麻木和意识障碍。在发病 30 分钟内这些症状消失，提示出现短暂性缺血。磁共振血管造影(MRA)显示左侧后交通动脉有约 12mm 的病变，属于偶然发现。进一步的 MRA 提示右颈内动脉假性动脉瘤，下方可见一个动脉环。口服阿司匹林 325mg 和 Plavix®(Bristol-Myers Squibb，New York，NY)75mg 的双重抗血小板治疗，在此期间进行支架辅助的颅内动脉瘤栓塞。3 个月后颈动脉假性动脉瘤没有结构性改变并且患者仍无症状。决定支架辅助栓塞该病变(A)。通过一个 6F 系统，一个 0.017 英寸的微导管通过 4.5mm×20mm Neuroform®支架锚定于动脉瘤内(Stryker Neurovasular，Fremont，CA)(B)(在两个白色箭头之间)。选择多个直径小于动脉瘤的 0.1 英寸弹簧圈填塞动脉瘤，直到不能再填塞。动脉瘤内的造影剂滞留提示血栓形成(C)。放置第 2 个 4.5mm×20mm 的 Neuroform®支架（见于两个白色箭头之间）以促进进一步的血栓形成(D)。应该注意以下几点：1.如专家建议/点评部分所述，使用球囊可能容许更多的弹簧圈填塞；2.由于外伤可能引起支架变形，因此应该在颈动脉的运动节段上强烈推荐使用覆膜支架的替代方案。

• 放置不良的装置(弹簧圈/支架)可以回撤到输送系统中，随后撤出整个系统。

• 捕捉或 Alligator™ 装置可能有助于取回放置不良的装置，此时，重要的是微导管保留在出问题的位置，有助于捕捉装置快速到位。

• 如果无法拉回移动的弹簧圈，术中可能会选择将弹簧圈推送到有侧支循环可以代偿的地方，以防发生缺血性并发症。

■ 结果和术后过程

术后注意事项

• 术后可常规进入重症监护室(ICU)行神经功能和生命体征的监测；也可以在"卒中单元"进行术后评估。麻醉师和 ICU 医生之间关于术前和术中情况的交

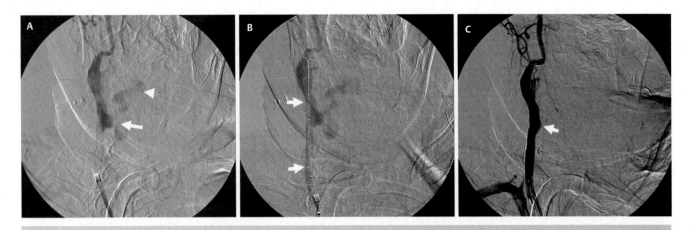

图97.5 与头颈部癌有关的颈动脉破裂。患者,女性,61岁,因口腔大出血就诊,患者既往病史主要是化疗无效的复发会厌癌和多次放疗史,尝试通过耳鼻喉科方法止血没有成功。急诊血管造影显示,右侧颈段颈动脉造影剂外溢至颈部(A)。颅内侧支循环差提示不能闭塞颈动脉。显影早期可以观察到出血的可能部位。由于既往放疗病史和紧急情况,没有考虑外科手术。在损伤的部位放一个覆膜支架可能是一个好的选择。股动脉至7F鞘,7F球囊导管用于支架的放置和临时阻断。通过0.018英寸导丝,透视下推送Viabahn(Gore,Flagstaff,AZ)支架,造影确认其位置满意后,顺利释放支架。但随后的造影仍可见支架周围的造影剂外渗,考虑其可能来自颈外动脉的反流(B)。通过交换导丝,释放第2个支架闭塞颈外动脉(ECA)。随访造影未见再有造影剂外渗(C)。由于患者的血流动力学不稳定性,支架置入后,给予一次负荷剂量的氯吡格雷和阿司匹林(ASA)。没有栓塞并发症的出现。应该注意以下几点:1.在这种情况下,覆膜支架提供的血流动力学稳定性超过变形的风险;2.在放疗和肿瘤侵蚀的情况下,可能会导致颈外动脉的损伤;3.在动脉内支架的紧急放置中也可考虑使用gⅡb/Ⅲa抑制剂。

流也至关重要。

- 应该始终维持目标血压。

- 虽然再通后强调避免收缩压的波动,然而在评估血管闭塞区域的脑组织灌注时,平均动脉压可能更有用。

- 在长期狭窄的情况下,术后高灌注可能是导致新的神经功能缺损的原因。尽管在临床实践中,血压是最好的检查方法,但是CT或MRI灌注成像可能是评估患者的有用工具。DWI改变是再灌注损伤的良好指标。

- 血栓栓塞性并发症常发生在术后,可能以亚急性的方式发生。急诊CTA成像是确定是否需要再次手术的重要手段。

并发症

- 再灌注损伤伴随慢性或亚急性缺血,通常严格控制血压(见上文)。

- 动脉夹层可能与穿刺和器械放置有关,幸运的是,手术所需的抗血小板治疗是无血流动力学损害的血管夹层的一线治疗。在出现血流动力学损害的情况下,可采用本章所描述的方法处理。

- 麻醉相关的并发症通常与血压控制有关,这通常是团队沟通较差的结果,这种情况的发生不能被低估。许多中心实行局麻手术,以避免麻醉相关并发症并及早发现急性神经功能变化。这样的做法会导致血管造影成像质量的下降。

结果和预后

- 在Cohen等(2011)最近的一项研究,23例颈动脉夹层患者进行支架辅助的血管重建。动脉夹层相关狭窄由72%下降至4%。在接下来28.7个月的随访中,69.6%的患者症状改善,26.1%维持稳定,1例患者因多发创伤死亡。在长期随访中,没有患者发生短暂性脑缺血、脑卒中和新的血管狭窄及血栓形成。

- 最近Ohta等(2011)又有一项关于43例颈动脉夹层患者的研究中,再通[心肌梗死溶栓治疗(TIMI)2级或3级]率为95.5%。4例患者残留血管狭窄。手术相关并发症发生在7例患者,包括大脑中动脉栓塞、颅内出血、动脉夹层恶化、支架位置不良、保护伞过载、保护伞回收装置断裂。在随访(平均19.2个月)期间,没有新发卒中报道,1例患者因先前存在的慢性肾衰竭而死亡。

- 颅外椎动脉系统的动脉夹层发生较少。Pham等(2011)最近的文献报道共有10例患者,病因是创伤性

的、自发的和医源性的。支架治疗结果显示成功率为
100%。平均随访 26 个月,没有新的神经症状发生。

● 尽管首诊时损伤较轻,但是如果存在颅外血管
损伤,常规影像随访至关重要;多达 61%的患者可能需
要改变治疗方法(Biffl 等,2001)。

● 由于这些损伤通常是一个愈合和重塑的动态过
程,作者强烈建议制订一个治疗计划,促进自然愈合的
同时预防和解决显著的临床并发症。从外科手术到血
管内治疗的历史性转变已经扩大了治疗选择,但是我
们仍然缺乏对这些病变自然史的全面了解。当考虑进
行血管内修复时,医生应考虑这些医疗和技术上的风
险以降低年轻患者的远期缺血或出血风险的目标。

参考文献

[1] Badjatia N, Topcuoglu MA, Pryor JC et al. Preliminary experience with intra-arterial nicardipine as a treatment for cerebral vasospasm. Am J Neuroradiol 2004;25:819–826

[2] Baril DT, Ellozy SH, Carroccio A, Patel AB, Lookstein RA, Marin ML. Endovascular repair of an infected carotid artery pseudoaneurysm. J Vasc Surg 2004;40:1024–1027

[3] Biffl WL, Moore EE, Offner PJ, Burch JM. Blunt carotid and vertebral arterial injuries. World J Surg 2001;25:1036–1043

[4] Biffl WL, Ray CE, Jr, Moore EE et al. Treatment-related outcomes from blunt cerebrovascular injuries: importance of routine follow-up arteriography. Ann Surg 2002;235:699–706, discussion 706–707

[5] Chaloupka JC, Putman CM, Citardi MJ, Ross DA, Sasaki CT. Endovascular therapy for the carotid blowout syndrome in head and neck surgical patients: diagnostic and managerial considerations. Am J Neuroradiol 1996;17:843–852

[6] Cloft HJ, Jensen ME, Kallmes DF, Dion JE. Arterial dissections complicating cerebral angiography and cerebrovascular interventions. Am J Neuroradiol 2000;21:541–545

[7] Kim LJ, Albuquerque FC, McDougall CG, Spetzler RF. Resolution of an infectious pseudoaneurysm in a cervical petrous carotid vein bypass graft after covered stent placement: case report

[8] Maran AG, Amin M, Wilson JA. Radical neck dissection: a 19-year experience. J Laryngol Otol 1989;103:760–764

[9] Miller PR, Fabian TC, Bee TK et al. Blunt cerebrovascular injuries: diagnosis and treatment. J Trauma 2001;51:279–285, discussion 285–286

[10] Painter TA, Hertzer NR, Beven EG, O'Hara PJ. Extracranial carotid aneurysms: report of six cases and review of the literature. J Vasc Surg 1985;2:312–318

[11] Schievink WI, Mokri B, O'Fallon WM. Recurrent spontaneous cervical-artery dissection. N Engl J Med 1994;330:393–397

[12] Sundt TM, Jr, Pearson BW, Piepgras DG, Houser OW, Mokri B. Surgical management of aneurysms of the distal extracranial internal carotid artery. J Neurosurg 1986;64:169–182

[13] Yoo AJ, Verduzco LA, Schaefer PW, Hirsch JA, Rabinov JD, González RG. MRI-based selection for intra-arterial stroke therapy: value of pretreatment diffusion-weighted imaging lesion volume in selecting patients with acute stroke who will benefit from early recanalization. Stroke 2009;40:2046–2054

[14] Cohen JE, Gomori JM, Itshayek E et al. Single-center experience on endovascular reconstruction of traumatic internal carotid artery dissections. J Trauma Acute Care Surg 2012;72:216–221

[15] Ohta H, Natarajan SK, Hauck EF et al. Endovascular stent therapy for extracranial and intracranial carotid artery dissection: single-center experience. J Neurosurg 2011;115:91–100

[16] Pham MH, Rahme RJ, Arnaout O et al. Endovascular stenting of extracranial carotid and vertebral artery dissections: a systematic review of the literature. Neurosurgery 2011;68:856–866, discussion 866

第**98**章

颈动脉和椎动脉的球囊试验性闭塞 Ⓐ

Robin Sellar, Philip M. White

■ 导言和背景

替代方法

- 通过使用动脉夹或血管支架来保留动脉。
- 有些人认为选择性注射异戊巴比妥或丙泊酚可导致暂时性功能障碍性闭塞。

目的

颈动脉球囊试验性闭塞

- 对病变直接累及颈动脉或与其紧密相关的情况下,治疗时可能需要牺牲动脉,如当动脉被需要手术切除的肿瘤包住时,大颈动脉瘤需要载瘤动脉牺牲或闭塞(图98.1),或不太常见的直接颈动脉海绵窦瘘(CCF)。
- 急性颈内动脉闭塞患者,神经功能缺损的发生率可高达50%,所以应该评估颈动脉牺牲的安全性,以避免并发症和(或)选择其他外科手术或血管内治疗方案。

椎动脉球囊试验性闭塞

- 确认椎动脉闭塞的可行性和安全性,通常在椎动脉动脉瘤的情况下,特别是对于非囊性动脉瘤如梭形或夹层动脉瘤(图98.2)。

优点

颈动脉球囊试验性闭塞

- 球囊试验性闭塞(BTO)可测试是否可永久性闭塞/牺牲颈动脉。
- 根据球囊闭塞试验的结果,无论是颈总动脉还是颈内动脉都可闭塞。

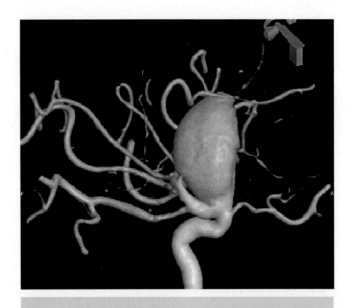

图98.1 三维重建血管造影显示巨大眼动脉瘤,经球囊闭塞治疗。外科手术无法完全显露动脉瘤颈,血管内支架辅助栓塞动脉瘤虽然可行,但动脉瘤的复发比较常见。

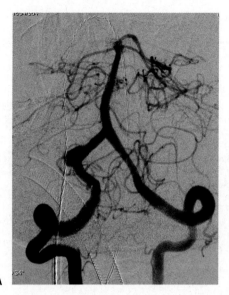

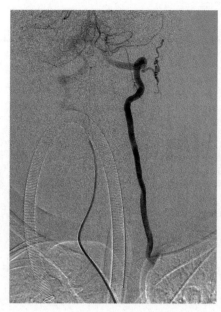

图 98.2　(A) 数字减影血管造影显示右侧椎动脉梭形动脉瘤。(B) 在球囊闭塞之前,注射造影剂显示继发于左锁骨下动脉闭塞的对侧椎动脉的反流。

椎动脉球囊试验性闭塞

- 允许评估椎动脉闭塞的安全性。
- 这个试验通常在对侧椎动脉细小或终于小脑后下动脉(V4 段缺如)的情况下是必需的。
- 如果后交通动脉直径<1.5mm,那么只靠后交通动脉自己就不可能维持基底动脉区域的血流灌注。

适应证

颈动脉球囊试验性闭塞

- 动脉瘤的治疗可能需要牺牲颈总动脉或颈内动脉,包括但不限于巨大的、复杂的和颈内动脉的动脉瘤,一些创伤性颈动脉假性动脉瘤/瘘,以及侵袭性头颈部肿瘤(特别是侵袭颈动脉的)。
- 对于任何需要长期或永久性闭塞颈总或颈内动脉的手术都可从 BTO 中获益。
- 预防反复发作的颈动脉来源栓塞事件,或用于不适合手术患者的颈动脉介入治疗;很少应用于复杂的血管畸形,包括硬脑膜瘘、CCF 和动静脉畸形(AVM)。

椎动脉球囊试验性闭塞

- 不稳定的椎动脉夹层,不能通过外科或血管内治疗的椎动脉动脉瘤(梭形和夹层),或者不能治疗的小脑后下动脉(PICA)动脉瘤(图 98.3)。

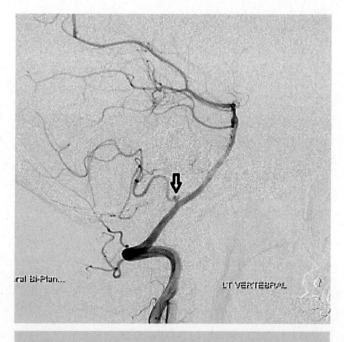

图 98.3　数字减影血管造影显示了一个直径 1.4mm 的小型小脑后下动脉动脉瘤(箭头),对于栓塞来说太小,然后用椎动脉球囊闭塞治疗。

- 部分颅底和颈椎的肿瘤。
- 椎动脉的创伤性疾病。
- 主要由椎动脉供血的症状性或高出血风险的动静脉瘘(AVF)。

禁忌证

颈动脉球囊试验性闭塞

- 既往存在对侧颈内动脉闭塞或严重的颅内循环灌注不足,特别是对于动脉粥样硬化显著的患者。
- 虽然动脉瘤的大小和位置存在争议,但未经治疗的对侧动脉瘤为禁忌证。

相对禁忌证

- Willis 环侧支引流不畅或缺如,例如前后交通动脉细小或缺如和(或)BTO 同侧的胚胎型后循环供血。

椎动脉球囊试验性闭塞

- 在对侧发育不良或 V4 段缺如的情况下,没有后交通动脉是椎动脉球囊试验闭塞的禁忌。
- 既往存在对侧椎动脉阻塞,小脑后下动脉的供血来自同侧的椎动脉系统。

■ 手术细节和准备

术前计划和特殊设备

- 颈部的详细影像对于明确颈动脉相关疾病 (如肿瘤)或颈动脉本身的情况(即狭窄的区域、钙化、斑块和大小)至关重要。
- 应做详细的颅内循环影像学检查,以确定大脑半球的替代血流通路(即前后交通动脉)。
- 应使用合适大小的球囊导管进行实验。如果球囊闭塞在颈总动脉,那么还应该同时使用合适大小的球囊放入颈外动脉。
- 如果使用核成像,放射性核苷酸应该在球囊测试闭塞开始之前准备就绪,在适当的时候注射。

椎动脉球囊试验性闭塞

- 在蛛网膜下隙出血的情况下,手术时机是一个问题。如果有严重迟发性血管痉挛,椎动脉急性期弹簧圈闭塞(第 2~9 天)可能使患者发生不可预见的缺血并发症。然而,晚期再行椎动脉弹簧圈闭塞(9 天以后)可能导致动脉瘤再次出血。不稳定夹层动脉瘤的出血和再出血风险都很高,但是稳定的夹层动脉瘤破裂的风险相对较低(Mizutani)。

专家建议/点评

- 应该由受过专业培训的神经介入医生进行椎动脉球囊闭塞试验,并且整个过程密切监测患者。
- 手术过程应在患者清醒或少量镇静的情况下进行,需监测其生命体征。患者的神经功能状态需要在手术过程中定期进行检查。
- 对大脑半球的功能测试应包括适当的肢体力量和感觉。全脑测试应该包括理解、重复和脑神经功能等。大多数情况下,患者在整个测试过程中保持交谈,通常可以及时发现任何神经功能恶化。一些中心利用其他医务人员对患者进行功能测试。
- 这个测试只能由在这方面训练有素的神经介入医生来完成。每个中心应保留所有椎动脉球囊闭塞试验的前瞻性记录,以确保其并发症发生率在可接受的范围。
- 美国神经介入和治疗放射学会(ASITN)报道了 500 例患者(Mathis 等)的并发症发生率,其中一过性并发症发生率为 1.2%,永久性神经系统并发症发生率为 0.4%。
- ASITN 建议在并发症发生率超过所描述的概率时,应对机构的实践能力进行评估(表 98.1)。在完成至少 100 例患者之前,这些并发症的发生率通常会有很宽的置信区间。

手术的关键步骤

患者充分补液。在手术过程中以及随后的 48 小时内,开放 1 根桡动脉通路,用于监测收缩压(SBP)。两个腹股沟均准备用于股动脉穿刺。可使用 6F 导引导管,例如 Envoy(Cordis Corp.,Miami,FL。0.070 英寸内径)或 8F 的 Merci 球囊导管 (Concentric Medical,Inc.,Mountain View,CA。0.078 英寸内径)。如果治疗动脉瘤,Envoy 导管的优点是可同时通过球囊闭塞装置和微导管以便随后输送弹簧圈。如果颈动脉特别弯曲,可使

表 98.1　如果并发症发生率超过阈值,应予以审查

指标阈值	%
无症状动脉夹层	4
暂时性神经功能缺损	5
永久性神经功能缺失	5
穿刺部位血肿	10
死亡	0

用长鞘来增加稳定性。如果左颈动脉要进行检测，带有 Simmons 或 shepherd 弯曲的导管通常可进入陡直的左颈动脉起始部。Merci 球囊导管既可用于球囊闭塞还可以通过其他的装置（例如可以很容易地在颈总动脉闭塞时进入另一个微球囊到达颈外动脉）。建议使用软头超滑导丝，尤其是颈动脉粥样硬化或曲折时，应确保导丝的可视化，以防止血管损伤或剥离。对于椎动脉，通常应用 5F 导引导管，但如果椎动脉很粗大，可应用 6F 导管，其优点是允许球囊装置和微导管同时通过，以便进行治疗。

应进行完整的诊断性血管造影检查，以评估对侧颈动脉的血流情况，尤其是前交通动脉的血流情况（图 98.2 和图 98.4）。这可以通过从导引导管送入诊断导管或从另一腹股沟直接进入诊断导管来完成。如果对侧颈动脉（颈动脉 BTO）或椎动脉完全闭塞（椎动脉 BTO），则是球囊试验性闭塞的禁忌证，除非通过后交通动脉能提供良好的代偿供血。直径至少为 1.5mm 的后交通动脉才能够提供必需的颈动脉血供。只有通过压迫临时阻断目标颈动脉时才能真正地准确评估侧支代偿情况。然而，这在肿瘤包绕颈动脉或颈动脉疾病时是不可能的。在椎动脉 BTO，直径≤1.5mm 的后交通动脉通常被认为不足以提供后循环的血流代偿。因此后交通动脉直径小于 1.5mm 可认为是椎动脉（存在对侧椎动脉闭塞）或近端基底动脉试验性闭塞的禁忌证。

通过血管造影确定了侧支循环（即 Willis 环存在血管代偿），神经介入医生可进行球囊试验性闭塞。患

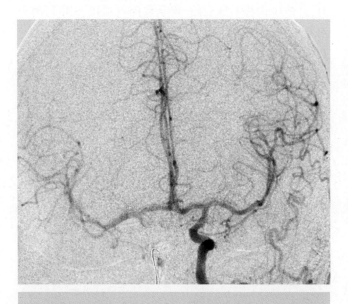

图 98.4 数字减影血管造影显示经前交通动脉的侧支血流。

者应肝素化（70kg 患者应用 5000U）。

如果没有 Merci 球囊导管，市场上还有一些其他的球囊。作者通常使用可塑型球囊，例如 7×7 Hyper-Form™（ev3 Endovascular, Inc., Plymouth, MN）。应总是在患者的体外进行检查以预防膨胀破裂，球囊充盈 50%造影剂，更重要的是充盈至合适的大小。球囊大小应与血管直径匹配以达到最小的内皮损伤。有些球囊需要导丝辅助才能膨胀。可通过撤出中心导丝释放球囊。如果注液通道扭曲，其他类型的球囊可能难以释放，因此，保持系统平直是最重要的。

颈动脉球囊试验性闭塞

球囊的位置至关重要，如位置不当可导致严重后果。如果可能，应该选择一个平直的部位。如果涉及病变，则应放在病变部位以下；如果是在颈内动脉，则在虹吸段的上方。刺激颈动脉窦可能导致心动过缓，球囊扩张应远离分叉处，同时还应在颈外动脉另置一个球囊，因为颈外动脉的侧支血流可能会连接颈内动脉（例如通过眼动脉）。球囊的充盈应该是缓慢逐渐的。当球囊开始变长时，说明已经贴合血管（扁平形状），达到了闭塞的目的（图 98.5）。可通过导引导管推入少量造影剂，以确保颈动脉完全闭塞。通常导引导管连接肝素盐水，整个手术过程持续缓慢滴注。而此时再另给一次团注肝素（70kg 患者给 5000U）。释放球囊之间，推荐抽吸近端颈动脉。

当球囊充盈时，应该仔细检查患者同侧大脑半球的体征和症状。通过与患者的术中交谈可以很容易地监测运动语言功能和意识水平，如果发生缺血，这些功能通常会受到影响。神经系统检查通常每隔几分钟进行一次，包括认知、言语和运动功能的监测。双侧都应测试，避免出现意料之外的神经功能障碍。虽然存在争议，部分中心会进行脑电图（EEG）监测，甚至在闭塞期间降低患者血压。没有研究显示球囊闭塞期间不同测试方法的结果有显著差异。

如球囊充盈期间，患者状态平稳（15~30 分钟），则可进行其他测试，以预测颈动脉长期闭塞的安全性。在欧洲，应用最广泛的辅助临床查体的方法是对侧血管造影，每秒 6 帧。比较两个大脑半球血管静脉早期的充盈延迟。目前已经发现，小于 1.5 秒的延迟与缺血事件不相关。对侧血管造影应检查闭塞的颈动脉及任何可能需要治疗的动脉瘤的逆行充盈情况。如果动脉瘤可逆行显影，有时可能需要闭塞动脉瘤远端的颈动脉。这个测试对许多全麻下行 BTO 而不行临床查体的中心

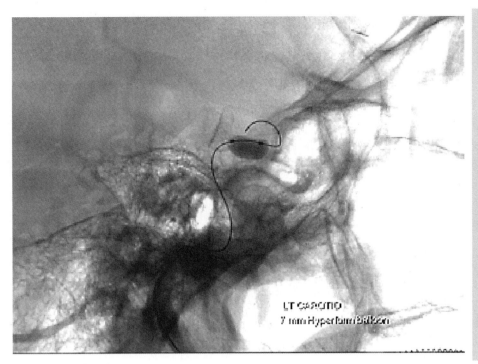

图 98.5　造影显示，颈动脉中球囊充盈。

是有用的(Abud 等)。其他中心，特别是在美国，单光子发射计算机断层扫描(SPECI)或 ¹³³Xe 计算机断层扫描(CT)成像被用来评估脑灌注和潜在的低灌注区域。两项检查都是缺血的可靠检查方法，但需要将患者从血管造影手术台上移走，这对于带有双侧股动脉导管和

许多其他血管通路的患者来说可能有许多问题。在手术结束时，进行同侧血管造影以评估血栓栓塞事件。

如果 BTO 成功，通过手术或血管介入使用可解脱弹簧圈或球囊，可以安全地闭塞颈内动脉(Gold Valve，BALT Montmorency，France)(图 98.6)。美国目前尚无

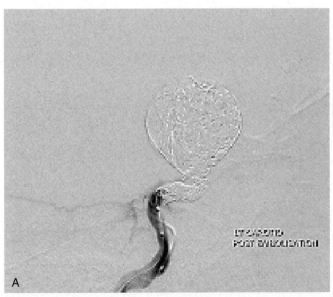

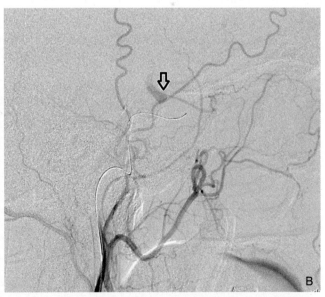

图 98.6　(A)数字减影血管造影显示弹簧圈永久闭塞颈动脉。注意，动脉瘤也被栓塞。这是因为在球囊充盈时颈外动脉造影(B)显示经眼动脉的逆向血流，可充盈显影颈内动脉(箭头)。

可用的可脱球囊。

特殊的情况

眼动脉闭塞

如果颈动脉闭塞需要包括眼动脉或眼动脉未逆行充盈,则需要考虑其他可能性。经眼动脉的逆向血流,可充盈显影视力障碍的风险仅为 10%,然而,基于 1951 年的一篇文章,该文章报道了 107 例颈动脉闭塞,发现只有 11 例有视力缺失(Johnson 和 Walker)。这些结果不一定适用于 BTO。如果可能需要闭塞眼动脉,建议在眼动脉起始点进行颈内动脉 BTO 试验。球囊闭塞眼动脉期间, 视力可使用 Snellen 量表进行测试(Shibani 等)。

头颈部肿瘤的颈动脉闭塞

如果是一个可能涉及大量失血的手术,那么建议在 BTO 期间降低血压。麻醉师可控性降低血压 20~30mmHg。

椎动脉球囊试验性闭塞

临时阻断期间使用 SPECT 或 ^{133}Xe CT 评估后循环灌注(在椎动脉 BTO 情况下)用处不大,因为这些方法不能很好地评估关键的脑干灌注。然而,多探头 CT 和磁共振(MR)灌注对于后循环越来越有用。虽然不是常规的影像学检查,^{133}Xe CT 或其他 MR 示踪剂可能是有用的,可对后颅窝进行生理学评估。

与前循环的 BTO 相似,患者在球囊充盈前进行肝素化。顺应性球囊(例如 HyperForm™ 7mm×7mm 球囊)被导入到椎动脉中。理想情况下,椎动脉球囊应位于 C2 以上,因为来自颈外动脉的侧支循环(通常为枕动脉分支)可导致 BTO 的假阴性结果(图 98.7)。球囊闭塞的位置水平取决于后续程序的目的。对于肿瘤和创伤性病变,椎动脉应该在病灶下方闭塞。对于 AVF,通常在瘘的位置闭塞。对于动脉瘤,通常在动脉瘤的下方闭塞。然而,如果动脉瘤位于远端,则应闭塞载瘤动脉。颈动脉和对侧椎动脉造影是非常有价值的,以发现血流停滞的区域(图 98.8)。在球囊充盈之前,患者应该再次给予负荷量肝素 4000~5000U。

大多数椎动脉闭塞测试将持续 30 分钟。在闭塞期间, 同侧椎动脉注射造影剂确定血管是否完全闭塞。也可进行对侧椎动脉造影, 以确定双侧小脑后下动脉造影,如果可能也应包括脊髓前动脉。

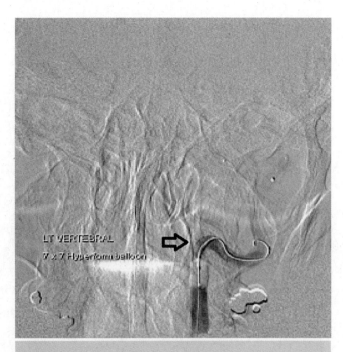

图 98.7 数字减影血管造影显示 7mm×7mm HyperForm™ 球囊在 C3 水平的椎动脉中充盈。箭头所指的是基底动脉区域。球囊闭塞位于 C2 水平。来自颈外动脉(例如枕动脉)的侧支血管可能会导致闭塞试验的假性结果。

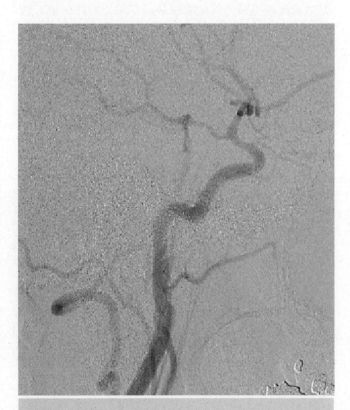

图 98.8 数字减影血管造影显示椎动脉通过左后交通动脉充盈良好。注意椎动脉同时也有来自无名动脉的供血。在这种情况下,基底动脉有潜在的血流停滞,建议肝素化 24 小时以上。

如果不需要额外的检查，患者通过闭塞试验的临床检测后，可以用可脱球囊或弹簧圈进行永久性椎动脉闭塞。可脱球囊目前在美国无法使用（图 98.9）。从血管内闭塞或孤立椎动脉动脉瘤的长期预后是可以接受的（Peluso 等，Wang 等）（图 98.10）。

规避/损伤/风险

● 临时球囊闭塞的风险应该小于 0.4%（长期神经功能缺陷）。

● 应评估对侧颈动脉侧支血管通畅情况，确保闭塞试验期间的血供。

● BTO 期间的抗凝非常重要，可避免不必要的血栓栓塞事件。

● 合适的球囊尺寸和适度的充盈压力可避免血管损伤。

抢救与补救

● 球囊过度充气可能导致动脉夹层，在急性颈动脉闭塞的情况下，可能不得不采用远端血流重建技术，即血管成形术、溶栓，并可能放置支架。如果 Willis 环侧支引流代偿良好，期待治疗更加合理。

● 如果 BTO 期间发生神经功能变化，尽快释放球囊，然后进行造影检查，寻找可能的血管闭塞或血栓形成。

● 如果发现颅内血管有较大的血栓，可能需要动脉溶栓、取栓装置取栓或放置支架等措施。

● 如果由于球囊过度充盈导致颈动脉破裂，可能需要覆膜支架来修复颈动脉。或者如果损伤严重无法修复，可能需要牺牲颈动脉。因此，用于永久性颈动脉闭塞的装置。

● 在球囊过度膨胀造成椎动脉破裂的情况下，可

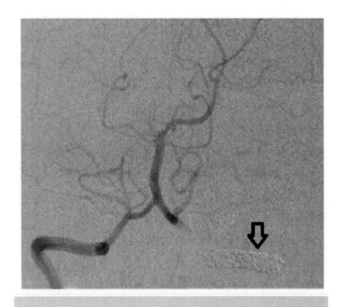

图 98.9　数字减影血管造影显示椎动脉的闭塞（箭头）用于治疗椎动脉夹层。

能需要急性闭塞血管。因此，用于椎动脉闭塞的装置也应提前准备。

■ 结果和术后过程

术后注意事项

● 术后应监测神经系统变化，任何围术期的变化都应进行颅内影像学和一系列检查。

● 在术中和术后应监测生命体征，尤其是收缩压和心率。如果在手术过程中观察到变化，应该考虑对患者进行整夜的重点监测。

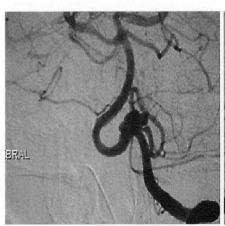
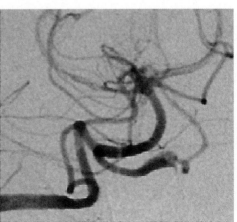

图 98.10　治疗前（左）和术后 6 个月（右）数字减影血管造影可见小脑后下动脉与椎动脉交界处夹层动脉瘤，于动脉瘤近侧闭塞椎动脉。术后复查动脉瘤完全消失。

● 应行标准的穿刺点检查，特别是使用大导管鞘时。

● 与相关疾病的专业医疗团队进行沟通是至关重要的，可以详细恰当地解读检查结果。

并发症

● 最常见的严重并发症是术后卒中，预防措施包括：闭塞前和闭塞时给予肝素，在球囊充盈期间和释放过程中维持合适的血压和规律的神经功能检查。

● 大多数动脉夹层可通过抗血小板保守治疗。如果在 BTO 期间发生血管完全闭塞，但没有发生神经功能缺失，无须干预。然而，如果患者 BTO 失败，则如上所述，必须考虑远端血流重建。

参考文献

[1] Mathis JM, Barr JD, Jungries CA et al. Temporary balloon occlusion test of the internal carotid artery: experience of 500 cases. Am J Neuroradiol 1995;16:749–754

[2] Abud DG, Spelle L, Piotin M et al. Venous phase timing during balloon occlusion as a criterion for permanent internal carotid occlusion. Am J Neuroradiol 2005;26:2602–2609

[3] Johnson HJ, Walker E. The angiographic diagnosis of spontaneous thrombosis of the internal and external carotid arteries. J Neurosurg 1951;8(6):631–659

[4] Shibani A, Khawar S, Bendok B et al. Temporary balloon occlusion to test accuracy of collateral flow to the retina and tolerance for endovascular coiling Am J Neuroradiol 2004;25:1384–1386

[5] Zhao WY, Krings T, Alvarez H et al. Management of spontaneous haemorrhage from intracranial vertebro-basilar dissection; review of 21 consecutive cases. Acta Neurochir (Wien) 2007;149:585–596

[6] Mizutani T. Natural history of intracranial arterial dissections. J Neurosurg 2011;114:1037–1044

[7] Lee JM, Kim TS, Joo SP, Yoon W, Choi HY. Endovascular treatment of ruptured dissecting vertebral artery aneurysms–long-term follow-up results, benefits of early embolization, and predictors of outcome. Acta Neurochir (Wien) 2010;152:1455–1465

[8] Peluso JP, Van Rooij WJ, Sluzweski M et al. Endovascular treatment of symptomatic intradural vertebral dissecting aneurysms. 2008;29:102–106

[9] Wang Q, Leng B, Song D, Chen G. Fusiform aneurysms of the vertebrobasilar arterial trunk: choice of endovascular methods and therapeutic efficacy. Acta Neurochir (Wien) 2010;152:1467–1476

第 **99** 章
血管痉挛的脑球囊血管成形术治疗 Ⓐ

Robin Sellar. Philip M. White

■ 导言和背景

替代方法

- 尼莫地平是一种二氢吡啶类钙通道阻滞剂,大型试验研究显示, 常规预防性口服尼莫地平对蛛网膜下腔出血(SAH)的患者有一定疗效。
- 三"H"(高血压、高血容量、血液稀释)疗法:等容高血压已是目前最有效的组合, 但是没有标准的指南。高容量血液稀释可能导致并发症增加。
- 动脉应用血管扩张药物(间歇或连续)可使用尼莫地平、尼卡地平、维拉帕米、罂粟碱和硝酸甘油(GIN)。目前最常见的药物是维拉帕米和尼卡地平。但是每种药剂的半衰期都非常短,并且其效果有限。

目的

- 预防或改善迟发性缺血性神经功能缺损(DIND)。后者常由血管痉挛引起,是动脉瘤性 SAH 后死亡率/发病率的主要原因。即使应用最好的药物治疗,仍有超过一半的 DIND 患者会死亡或严重残疾。与 DIND 的死亡优势比为 4~5。

优点

- 脑球囊血管成形术(CBA)疗效的维持时间较长,再治疗或再狭窄的概率较低。
- 相关文献荟萃分析显示, 脑球囊血管成形术的有效率高达 74%,而即使应用最好的药物治疗,有效率也仅为 44%~50%(Zwienenberg-Lee 等,Turjman 等,Jestaedt 等)。

适应证

- 血管痉挛区域的迟发性缺血性神经功能缺损,对三"H"疗法治疗和其他辅助措施(例如给予氧气,纠正/排除其他临床恶化的原因,如脑积水、癫痫发作、电解质紊乱等)无效者。
- DIND 发病的 12 小时内(最多 24 小时):距离发病时间越近,预后可能越好。
- 没有 CT 脑梗死证据。梗死区域再灌注会增加出血转化的风险。以维持或增加血容量时 CT 或磁共振(MR)仍表现灌注不足为指征。
- 在一些血管痉挛风险很高的患者中, 可以进行预防性治疗(如 Zwienberg-Lee 等所述的高级别 SAH)。但是目前还不推荐。

禁忌证

- 经 CT 或磁共振成像(MRI)证实已明确梗死的组织区域。此外,显著的脑水肿或中线移位可能是灌注改变的病因,应考虑为禁忌证。
- 未处理的破裂动脉瘤(载瘤动脉为绝对禁忌证)。

- 虽然建议在全身麻醉下行脑球囊血管成形术，但是无法全麻只是相对禁忌证。紧急情况下可以在深度镇静下行脑球囊血管成形术。
- 对碘造影剂有明显过敏史。
- 弥漫性小动脉血管痉挛仍可能从近端血管成形术中受益，因为远端的血管"痉挛"可能是继发于近端血管痉挛的血管塌陷。

■ 手术细节和准备

术前计划和特殊设备

- 无创影像学检查如计算机断层扫描血管造影（CTA）可能有助于确定靶血管，CT 灌注可能是确定缺血区域范围/程度的有价值的辅助手段。
- 高清的双板脑血管造影设备极其重要。低血压和血容量不足等加重病情的因素应予纠正。
- 麻醉考虑包括清醒镇静或全身麻醉。
- 严格控制血压，控制血容量。

专家建议/点评

- 脑球囊血管成形术的术者必须具有丰富的颅内动脉瘤血管内治疗经验，包括规范使用球囊辅助技术。脑球囊血管成形术轻柔精细、缓慢逐渐地充盈球囊，以防止血管破裂。
- 在全身麻醉下比在局部麻醉下进行更安全。推荐通过空白路图监控球囊充盈过程，此外，选择顺应性血管成形球囊（至少在开始时）。

手术的关键步骤

快速转运患者至造影室。获得动脉通路（通常为经股动脉），并通过脑血管造影确认血管痉挛（图 99.1）。推荐行全脑血管造影，获得血管直径作为对比基线。按流程给予静脉肝素，如果近期有 SAH 病史，某些医院会等待微导管放置确切后再给予肝素。目前的争论包括在 CBA 之前是否必须给予动脉扩张药物（如尼卡地平、维拉帕米或尼莫地平），因为这些药物会导致快速而严重的低血压。目前建议缓慢给药。

在高清的路图导航下，将顺应性球囊[例如，Hyperform™/Hyperglide™（eV3 Endovascular Inc.，Irvine，CA）或 Eclipse™（Balt. Montmorency，France）]置于痉挛血管内（图 99.1 和图 99.2）。必须注意的是，微导丝金属丝尖端需要始终保持在成像视野内，以防止意外

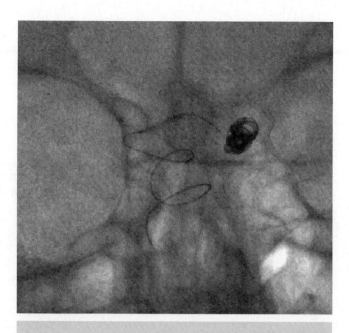

图 99.1　血管造影前后位，显示血管成形术球囊在大脑前动脉充盈。请注意 2mm 球囊充盈能见度较低。

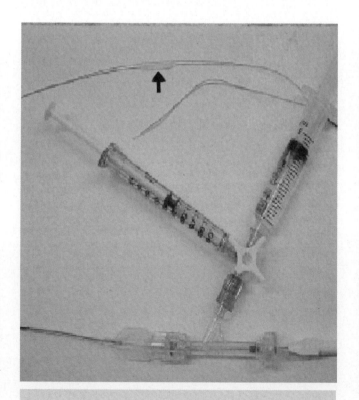

图 99.2　血管成形术套件。箭头指向充盈球囊。

穿孔。

球囊到位后，用半稀释的造影剂轻柔、缓慢、逐渐地充盈球囊。可扩张 2~3 次，每次持续 30~60 秒，球囊

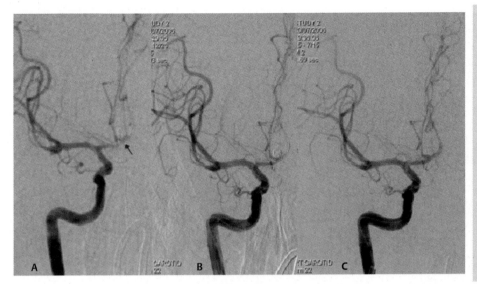

图 99.3　（A）右颈内动脉数字减影血管造影正位图，显示大脑前动脉 A1、A2 和 A3 段严重血管痉挛（箭头）。（B）球囊行近端痉挛 A1段的血管成形术。注意栓塞后的大脑前动脉动脉瘤。（C）A2 段的血管成形术，显示血管直径改善。

直径不超过原血管直径的 75%~80%（图 99.3）。随后复查血管造影。有些医生选择从 ICA（图 99.4）（或椎动脉）近端开始，向远端操作，但另一些医生更喜欢相反的策略。没有确切证据支持或反对这两种方法。如果这种柔性扩张技术难以解决血管痉挛，那么可能需要尝试延长充盈持续时间，或使用硬度更大、顺应性差的球囊作为最后的手段（只有经验丰富的操作者才可以尝试），但仅限于更大的近端血管。根据患者的症状和血管痉挛的程度，颈内动脉远端（ICA）、大脑中动脉（MCA）M1 段、优势侧椎动脉和基底动脉是常见的靶血管。有时候，通往破裂动脉瘤的血管段会严重痉挛和（或）产生症状，但是通常需要对所有痉挛血管进行更广泛的 CBA。如果具有顺应性球囊的使用经验，可以对大脑前动脉 A1 段（甚至 A2 近段）和近端 M2 以及 P1-2 段进行安全谨慎的 CBA（图 99.3 和图 99.5），但是只有非常有经验的操作者才能进行，因为远端球囊导引定位以及在小血管中扩张球囊会增加手术风险（Eskridge 等，Eddleman 等，Zwienberg-Lee 等）。

规避/损伤/风险

• 虽然 CBA 引起内皮细胞、平滑肌扁平化和细胞外基质破坏，但并不会对所涉及的血管造成严重的不可逆的结构损伤。一般来说，CBA 在血管成形术后可以使血管保持持久的通畅，并能对抗进一步的痉挛。然而值得注意的是，所涉及的动脉可能对血管扩张药物的反应性降低。

• CBA 通常可用于颅内较大的（>2mm）近端血管，某些情况下还可用于更远端的分支。通常由于球囊的大小限制而应避免的节段包括小脑前后动脉（AICA；PICA），大脑前后动脉的第二段（P2 & A2）和大脑中动脉（M3）以及其他更远端分支（Eddleman 等）。

• 必须特别注意避免过度扩张先天发育不全的动脉，例如某些情况下的 A1、P1 和后交通动脉。

• 必须避免牵拉充盈的球囊而继发剪切力，因此

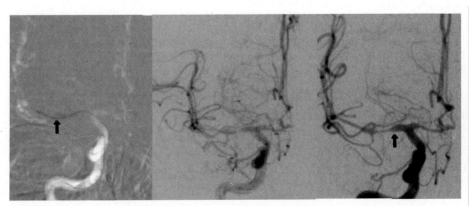

图 99.4　右颈内动脉血管造影正位图，显示远端 M1 血管成形术失败。（A）M1 远端可见球囊。（B）球囊撤回。（C）只留下近端的 M1 扩张（箭头），通常患者的状态能得到改善。

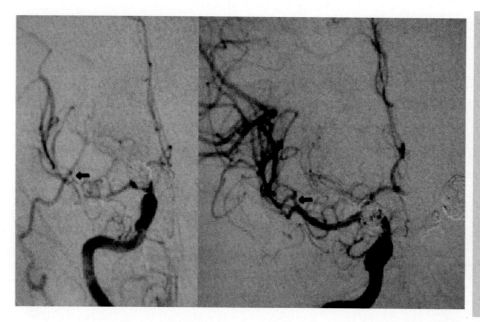

图 99.5   右颈内动脉数字减影血管造影正位图显示成功的 M1（箭头）和 M2 血管成形术。应极其谨慎地进行远端血管的扩张。

在导管回撤之前必须完全松懈球囊。

抢救与补救

- 明确的或可疑的血栓栓塞并发症可能需要抗凝治疗。手术完成后可能需要继续应用 24~48 小时。
- 在夹层或难治性的血管痉挛病例中，有些机构可能会放置血管重建装置；但应慎重选择，因为如果患者需要接受其他外科手术，那么抗血小板治疗可能会带来许多问题。

■ 结果和术后过程

术后注意事项

- 术后 CT 检查（如果有，可行血管造影 CT）。
- 患者继续给予三"H"疗法和口服尼莫地平。
- 患者转到重症监护病房监测神经系统状态。
- 始终保持目标血压。

并发症

- 血管破裂（如果使用局部麻醉，可高达 4%~5%，但如果在全身麻醉控制下，则低于 2%）通常是灾难性的，尤其是当患者肝素化时（Zwienberg-Lee 等）。

- 血栓栓塞[如果感到安全，经静脉或联合动脉给予小剂量（IV±IA）肝素和血管扩张剂]。
- 血管夹层（近端或远端，<1%）。
- 麻醉相关并发症。

参考文献

[1] Zwienenberg-Lee M, Hartman J, Rudisill N, Muizelaar JP. Endovascular management of cerebral vasospasm. Neurosurgery 2006;59 Suppl 3:S139–S147, discussion S3–S13

[2] Turjman F, Mimon S, Yilmaz H. [Epidemiology, clinical study and pathology of vasospasm] J Neuroradiol 1999;26 Suppl:S10–S16

[3] Jestaedt L, Pham M, Bartsch AJ et al. Balloon angioplasty in the treatment of vasospasm. Clin Neuroradiol 2007;3:180–186

[4] Rosenwasser RH, Armonda RA, Thomas JE, Benitez RP, Gannon PM, Harrop J. Therapeutic modalities for the management of cerebral vasospasm: timing of endovascular options. Neurosurgery 1999;44:975–979, discussion 979–980

[5] Kassell NF, Torner JC, Haley EC, Jr, Jane JA, Adams HP, Kongable GL. The International Cooperative Study on the Timing of Aneurysm Surgery. Part 1. Overall management results. J Neurosurg 1990;73:18–36

[6] Eskridge JM, McAuliffe W, Song JK et al. Balloon angioplasty for the treatment of vasospasm: results of first 50 cases. Neurosurgery 1998;42:510–516, discussion 516–517

[7] Eddleman CS, Hurley MC, Naidech AM, Batjer HH, Bendok BR. Endovascular options in the treatment of delayed ischemic neurological deficits due to cerebral vasospasm. Neurosurg Focus 2009;26:E6

[8] Zwienberg-Lee M, Hartman J. The effect of transluminal balloon angioplasty on cerebral vasospasm and outcome in patients with Fisher grade 111 subarachnoid hemorrhage: results of a phase 11 multicentre, randomised, clinical trail. Stroke 2008;39:1759–1765

第 **100** 章
颅外颈动脉和其他部位血管成形术 Ⓐ

Robin Sellar, Philip M. White

■ 导言和背景

替代方法

- 抗血小板和他汀类药物治疗。
- 颈动脉内膜剥脱术(CEA)。
- 颈动脉支架置入±颈动脉血管成形术(CA)。

目的

- 降低颈动脉狭窄程度,改善远端脑灌注。
- 为了降低未来短暂性脑缺血发作(TIA)或永久性梗死(卒中)的风险。

优点

- 如果手术难度大[如高位颈动脉狭窄和(或)颈总动脉起始部狭窄],则可行血管成形术(图100.1)。
- 与颈动脉手术相比,血管成形术具有较低的并发症发生率,并不一定需要全身麻醉。这些特点有助于降低医疗费用,缩短住院时间。
- 血管成形术在手术风险可能较高的患者(如新发心肌梗死、最近发生过神经系统疾病以及对侧颈动脉完全闭塞)中优势明显。
- 某些颈动脉病变可能更适合于血管成形术(如由于头/颈放疗、纤维肌性发育不良和颈总动脉起始部

狭窄)。
- CA避免了与颈动脉内膜剥脱术相关的手术风险。喉返神经麻痹的标准手术暴露风险据报道高达5%。钳夹颈动脉可能导致侧支循环不良的患者发生脑缺血。当患者接受CEA时,需要面对全身麻醉的风险和更长的住院时间。

适应证

- 颈动脉血管成形术适用于不适合手术或手术风险过高的病变(根据国际颈动脉支架术研究调查)。
- 颈动脉血管成形术用于由于放射性纤维化和纤维肌性发育不良造成的狭窄。
- 症状性颈动脉、无名动脉、锁骨下动脉和椎动脉起始部的血管狭窄都是血管成形术的适应证,包括短暂性脑缺血发作伴颈动脉起始部狭窄、运动时出现的后循环症状(眩晕、复视和构音障碍)伴无名动脉或锁骨下动脉狭窄以及与运动无关的后循环症状伴椎动脉狭窄。

禁忌证

- 近端血管解剖过于弯曲无法到达目标血管。
- 恶性造影剂过敏或有明显的肾脏疾病。

相对禁忌证

- 颈动脉狭窄段严重钙化或溃疡;狭窄处存在新

鲜或流动的血栓。

- 同时存在对侧颈动脉闭塞。

- Willis 侧支循环不佳(例如前后交通动脉细小和缺如)。

- 扭曲和动脉粥样硬化的主动脉弓和(或)头臂干。

■ 手术细节和准备

术前计划和特殊设备

- 术前影像学检查应确定明显狭窄的部位和程度。可通过多普勒超声、磁共振动脉造影(MRA)和计算机断层扫描血管造影(CTA)来完成。CT 具有详细描述病变钙化的优点,并且可提供关于主动脉弓和颈部大血管起始部的信息。

- 应对患者进行危险分层,以便可以预测围术期并发症。

- 应该使用高质量的监测设备,因为患者生命体征的改变可能意味着重要的系统性变化。大多数医疗中心利用起搏器垫来预测颈动脉球部操作时的极度心动过缓。

- 在全身麻醉的情况下,通常建议进行脑电图(EEG)监测,以便观察大脑半球信号变化。发生并发症时可能用到的所有设备都应备于手术室内,以便需要时及时应用。

专家建议/点评

- 该操作应由受过训练的神经放射介入医生进行。这些医生应在指导下完成过几个类似的操作。

- 手术通常在患者清醒的状态下进行,由麻醉师监测生命体征。但是由于一些患者的心理因素,不允许这样做,必须使用全身麻醉。另外,由于低血压或心动过缓可能突然发生,有些医疗机构喜欢通过桡动脉监测血压,或者可以在导引导管的末端监测血压。

手术的关键步骤

因为有可能需要放置颈动脉支架,患者应该在手术前一天晚上服用阿司匹林 300mg 和氯吡格雷 600mg。一些机构将进行血小板功能检查,以确定患者是否对抗血小板药物耐药。但是目前还没有关于这些检测方法选择和结果分析的标准指南。

放置导管鞘后一般团注 5000U 的肝素。监测活化凝血时间(ACT)并在后续手术过程中多次给予肝素以保持 2<ACT<3。大多数医疗中心每小时会给予 1000~1500U 肝素来维持 ACT。颈动脉狭窄的患者通常会有广泛的粥样斑块。股动脉置鞘后,逆行髂内动脉造影以评估狭窄是明智的。随后的路图将有助于防止内膜。0.035 英寸导丝的尖端上有一段小的弯曲,可用于通过狭窄段和夹层段。虽然并不是标准方案,一些医疗机构在导引导管进入颈动脉后通过导管给予血管扩张剂(例如 1mg 尼莫地平)。

将具有宽内径的导引导管放置在狭窄近侧的目标血管中。通常为 0.098 英寸内径(Cordis Miami,FL)的 8F 或 9F 导管 (例如 Cordis Brite™ 尖端导向导管)或 Neuropath™ (Micrus Endovascular Corp,San Jose,CA)。如果需要对非常狭窄的节段(图 100.1)进行预扩张,则可使用冠状动脉成形术球囊[例如 Guidant™,gateway 球

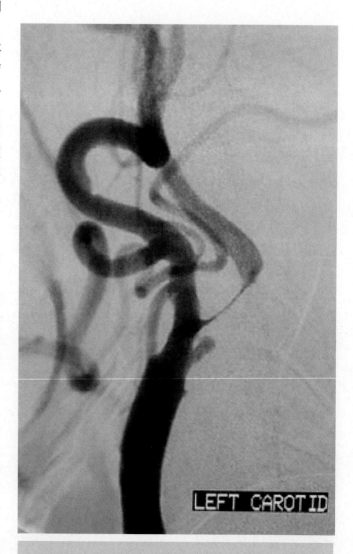

图 100.1 血管造影显示颈内动脉狭窄通常需要预扩张。

囊(Boston Scientific，Natick，MA)]。为了防止血栓移位或产生假腔或内膜瓣(图 100.2)，必须非常小心地操纵任何穿过狭窄段的导丝，导丝尖端应远离溃疡区域。对于原位血管成形术，球囊选择是非常重要的。应优先选择低张球囊[例如 Optiplast™(Bard，Murray Hill，NJ)]，其具有梭形尖端，可以安全地膨胀到 8 个大气压(atm)。一些医疗机构喜欢选择长的球囊(例如 4cm 长)，因为这样可在充盈过程中提供更好的稳定性。关于球囊直径的选择有很多的争议。过度扩张可导致夹层的发生率增加；因此，应当选择比狭窄段的"原始"直径小 1mm 的球囊(颈内动脉为 5~6mm，颈总动脉为 8~9mm)。

目前也存在关于使用远端保护装置的争论。过滤器/球囊装置的倡导者主张必须使用(根据 CAVATAS 2001 年调查结果)，而另一些人(Theron 等)则认为，这使得程序复杂化，导致额外部位的内膜的损害，并且增加了颈动脉闭塞的时间。尽管目前还没有任何重要的

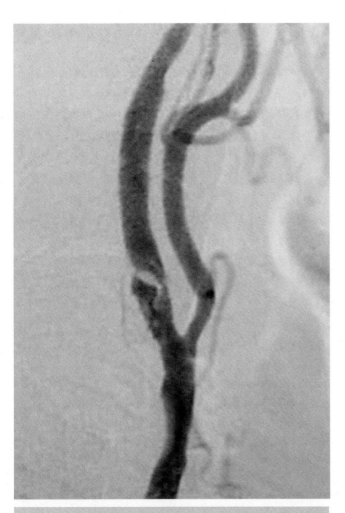

图 100.2 血管造影术显示血管成形术后的内膜瓣。

证据，但是现在越来越多的学者(Veith 等)倾向于前者。建议使用同一种类型的设备以获得经验和熟悉度。通过实验发现，Angioguant™(Cordis，Miami，FL)产生的内皮损伤最小(Muller-Hulsbeck 等报道)。

使用压力监测装置和螺旋增量注射器使球囊缓慢膨胀。对不同压力下球囊大小的深入了解是非常重要的。约 2atm 的压力通常足以破坏介质并实现动脉的成功扩张。有经验的术者可以简单地使用装有 50% 低黏度造影剂的手持式注射器。建议使用 5mL 或更大的注射器来防止产生过高的压力。球囊通常充盈 1~2 分钟。虽然一些医生的充盈时间要短得多，但充盈时间越长，血管的重塑和内膜-中膜贴附越好。

颈动脉、无名动脉、锁骨下动脉和椎动脉起始部的血管成形术采用类似的技术。然而，对于宽径的导引导管来说，到达所有这些不同的血管起始部可能是困难的，因此需要改进技术。复杂病例可使用 Simmons 2 型或 3 型导管到达起始部，再用交换导丝 [例如 250cm Terumo™(Terumo，Japan)]通过狭窄部位(图 100.3)，然后可以将 Simmons 导管更换为内径更大的导引导管，最后经交换导丝推送合适大小的球囊到位。

规避/损伤/风险

- 应有受过专业培训神经介入医生进行颅外球囊血管成形术，整个手术过程中严密监测患者。
- 应该时刻明确导丝尖端的位置，因为它很容易刺入周围的斑块和受损的内膜。
- 为了防止球囊"西瓜籽"样扩张，可能需要在球囊导管上施加少量的向前张力，特别是在狭窄的部位。
- 球囊血管成形术期间的抗凝可以避免不必要的血栓栓塞事件。
- 适当大小的球囊和适当的充气压力可避免血管受伤。
- 如果在全身麻醉下进行，可考虑脑电图(EEG)监测以评估潜在的血栓栓塞并发症。
- 应该使用术后血管造影评估血栓栓塞并发症。

抢救与补救

- 球囊过度膨胀可能会发生动脉夹层。在急性颈动脉闭塞的情况下，必须采用重建远端血流的技术，即重复血管成形术、溶栓治疗或可能的支架置入术。
- 在出现神经功能改变的情况下，重要的是尽快松懈球囊，然后进行血管造影，以寻找潜在的血管闭塞或血栓形成区域。在颅内循环存在较大血栓的情况下，

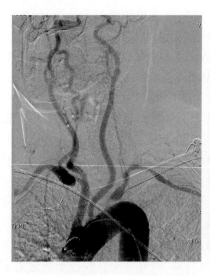 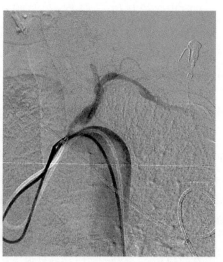

图 100.3 迂曲的主动脉弓 (A) 也是常见的，使得进入颈部的大血管困难，尤其是左颈动脉。(B)Simmons 3 型导引导管可能有助于通过。

可能需要使用动脉内溶栓药物，取栓装置或支架。

• 当球囊过度充盈而导致颈动脉爆裂的情况下，可能需要使用覆膜支架修复颈动脉。如果损伤无法修复，可能需要牺牲颈动脉。因此，应该准备好颈动脉闭塞的装置以便随时应用。

■ 结果和术后过程

术后注意事项

• 应规律进行神经查体。任何围术期改变都应保证有颅内成像和系列检查。

• 保持生命体征稳定，特别是收缩压(SBP)和心率。术后 24~48 小时应严格控制血压，以避免再灌注综合征和可能的颅内出血。

• 穿刺点行标准的预防措施，尤其是在使用大号鞘时。

• 与治疗治疗相关疾病的专业医疗团队进行交流是至关重要的，可以详细恰当地解读检查结果。

并发症

• 最常见的严重并发症是术后卒中和再灌注综合

征。可通过使用远端保护装置、球囊扩张前和扩张时给予肝素、保持适当的血压以及在球囊充气期间和松懈之后的定期神经功能测试来降低其发生率。严格控制血压，通常术后 24~48 小时收缩压控制在 130mmHg 以内，因为脑血流突然增加可能导致同侧颅内出血或脑充血/水肿。

• 如果手术过程中由于使用球囊干扰颈动脉球而出现心动过缓，可静脉给予阿托品 0.5~1.0mg(无效者可能需要临时起搏)。通常可以提前放置起搏器垫以防这种并发症。低血压可用拟交感神经药物治疗。

• 从技术上讲，如果血管成形术成功，总是会发生颈动脉夹层。对于夹层导致的轻度狭窄，可使用抗血小板治疗和肝素化治疗(图 100.4)。有时，内膜瓣或壁间血肿会造成血管严重狭窄甚至闭塞。在这些情况下，重要的做法是导丝通过真腔并用血管重建装置(支架)替换球囊导管。如果发生完全闭塞而没有解决，应该给予脑保护剂，并在允许的范围内升高血压，直到可以确认侧支血流。患者可能需平卧 48 小时，收缩压比术前升高 20mmHg。然而这种做法并无对照研究。持续监测患者的生命体征，如果发生并发症(例如颅内出血)，应该进行神经系统查体。

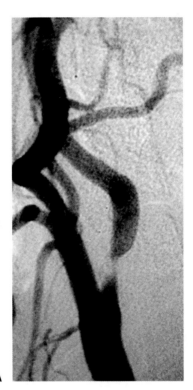
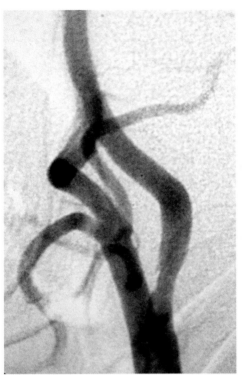

A　　　　　　　　　　　　　　　　　　　　　　　　　**B**

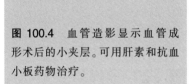

图 100.4　血管造影显示血管成形术后的小夹层。可用肝素和抗血小板药物治疗。

参考文献

[1] Ederle J, Dobson J, Featherstone RL et al. International Carotid Stenting Study investigators. Carotid artery stenting compared with endarterectomy in patients with symptomatic carotid stenosis (International Carotid Stenting Study): an interim analysis of a randomised controlled trial. Lancet 2010;375: 985–997

[2] Gurm HS, Yadav JS, Fayad P et al. SAPPHIRE Investigators. Long-term results of carotid stenting versus endarterectomy in high-risk patients. N Engl J Med 2008;358:1572–1579

[3] The CAVATAS investigators. Endovascular versus surgical treatment in patients with carotid stenosis in the Carotid and Vertebral Artery Transluminal Angioplasty Study (CAVATAS): a randomised trial. Lancet 2001;357: 1729–1737

[4] Theron JG, Payelle GG, Coskun O et al. Carotid artery stenosis: treatment with protected balloon angioplasty and stent placement. Radiology 1996;201(3): 627–636

[5] Veith FJ, Amor M, Ohki T et al. Current status of carotid bifurcation angioplasty and stenting based on a consensus of opinion leaders. J Vasc Surg 2001;33 Suppl:S111–S116

[6] Müller-Hülsbeck S, Stolzmann P, Liess C et al. Vessel wall damage caused by cerebral protection devices: ex vivo evaluation in porcine carotid arteries. Radiology 2005;235:454–460

第 **101** 章
血管病变的液体栓塞治疗 Ⓐ

Chiazo S. Amene, Min S. Park, Michael F. Stiefel, Felipe Albuquerque, Cameron G. McDougall

■ 导言和背景

替代方法

- 血管病变的颗粒或弹簧圈栓塞。

目的

- 阻塞血管病变的动脉供应,而不影响静脉回流或过路血管,或逆流到其他重要的动脉分支。

优点

- 避免手术切除时的出血。
- 为之后的放疗缩减病灶的体积。
- 手术时间短。
- 使手术切除时可以看得更清楚。
- 与弹簧圈栓塞相比,可以更好地渗入血管巢。
- 可分期处理较大的病变。

适应证

- 术前处理动静脉畸形(AVM)或血运丰富的肿瘤。

禁忌证

- 经血管内通路不能到达的血管病变。
- 严重和(或)广泛血管痉挛。
- 相对禁忌证包括肾衰竭、过敏反应。

■ 手术细节和准备

术前计划和特殊设备

- 术前实验室检查 [特别是血尿素氮 (BUN)、肌酐、部分凝血活酶时间(PTT)、凝血酶原时间(PT)和国际标准化比值(INR)]。
- 影像学检查:包括血管造影以详细地了解血管构筑。磁共振成像(MRI)以充分了解病灶和供血动脉与周围正常大脑结构的位置关系。
- 经验丰富的团队是必不可少的。
- 在某些情况下,可能需要体感或运动诱发电位的神经监测。
- 手术耗材包括导引导管、微导管、导丝、微导丝以及栓塞剂。

专家建议/点评

- 手术只能经由受过专业训练的血管神经外科医生、神经介入放射科医生或神经介入科医生进行。
- 手术前应制订详细的治疗方案。
- 非神经外科医生操作时,如果出现并发症和治疗等相关问题,则应与神经外科小组讨论。

手术的关键步骤

对于血管病变,是否行液体栓塞取决于病变类型(图 101.1 和图 101.2)。对于软脑膜动静脉畸形

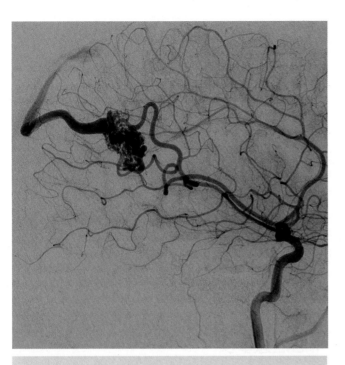

图 101.1　右颈内动脉血管造影侧位，显示顶枕动静脉畸形伴早期浅静脉引流。

(AVM)，术前栓塞常规用于 Spetzler-Martin Ⅲ 级病变，除非不能进入供血动脉。Ⅱ级病变偶尔需要栓塞。Ⅰ级 AVM 不常规栓塞，除非通过栓塞可以完全治愈（例如硬脑膜 AVM 或伴少量动脉瘤的 AVM 可能是这种情况）。Ⅳ级和Ⅴ级 AVM 主要依靠栓塞。某些血运丰富的瘤（如成血管细胞瘤、副神经节瘤、脑膜瘤、转移性肾细胞癌）可能需要术前栓塞。

　　之前已经讨论了脑血管造影的技术操作和参数设置，这里不再重复。该栓塞手术的目标是安全地闭塞病变的供血动脉，而不影响周围的重要正常血供和静脉回流。使用微导管进行远端动脉的超选择性血管造影以更好地了解血管解剖结构。辨认正常脑组织、脊髓或脑神经的供血血管是很重要的。微导管的位置应尽可能地接近病灶，尽量减少非目标栓塞，并促进栓塞剂在病灶内弥散。对于软脑膜动静脉畸形，要保证静脉引流通畅，因为在充分控制供血动脉之前，闭塞静脉流出道可能导致破裂出血，并可能造成灾难性后果。

　　两种最常用的液体栓塞剂是氰基丙烯酸酯聚合物[即氰基丙烯酸正丁酯 （NBCA）；Trufill NBCA，Cordis Neurovascular，Miami，FL]和二甲基亚砜溶剂基乙烯–乙烯醇共聚物（即 Onyx™，eV3 Neurovascular，Irvine，CA）。

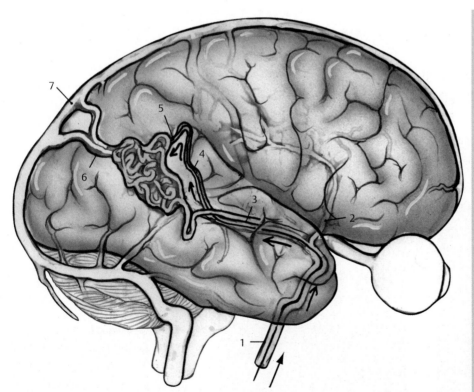

图 101.2　上述顶枕动静脉畸形解剖示意图。1.颈内动脉；2.大脑前动脉；3.大脑中动脉；4.大脑中动脉后支；5. 导管尖端刚好在病灶附近；6.皮质引流静脉；7.上矢状窦。

这些试剂具有不同的性质,需要不同的术前准备方法。简而言之,NBCA 是一种黏性栓塞剂,要求注射的持续时间较短,对栓塞剂回流的耐受性最小。NBCA 的黏度取决于 NBCA 与用前准备过程中混合的乙基碘油的比例,并依靠血流弥散入病变。Onyx™ 是一种非黏性栓塞剂,因此注射时间可以更长,可缓慢地将药物"推"到病灶的深处。此外,Onyx™ 需使用与二甲基亚砜相容的导管。如果在栓塞之后及时撤管(即立即快速撤出 NBCA 导管,有条不紊地撤回 Onyx™ 导管),两种药剂都可能将微导管"黏合"于原位。

在液体栓塞期间可在路图影像下观察不透射线的栓塞剂在病变内的弥散情况。需要特别强调的是对栓塞剂三维形态的充分理解和耐心。如果发生非靶向栓塞,通常为逆流所致,应立即停止栓塞,并进行血管造影以评估误栓血管的范围。不幸的是,很少有非目标栓塞的挽救办法。预防是减少此类并发症的最重要措施。

常规撤回微导管,通过导管进行最后的血管造影,以检查栓塞的程度,并通过正常血管(图 101.3)识别任何潜在的损失。

规避/损伤/风险

- 主要风险包括血管损伤、撕脱或痉挛、非目标栓塞、血栓栓塞、脑血管意外、静脉阻塞、肾衰竭、脱发、腹膜后血肿和留置导管。
- 应操作好血管造影技术,以避免血管损伤、腹膜后血肿和穿刺部位血肿。
- 如果遇到严重的血管痉挛,应停止手术。
- 非目标栓塞可无临床症状,也可导致严重的神经功能缺损甚至死亡。为了预防这种并发症,充分理解栓塞前周围血管解剖是至关重要的。

- 密切关注微导管尖端周围的栓塞剂逆流是非常重要的,以防止导管滞留。

抢救与补救

- 由于 NBCA 和 Onyx™ 都是永久性液体栓塞剂,非靶向栓塞可能会造成灾难性和永久性的后果。 有时微导管可"黏"在供血血管中。
- 据报道,留置微导管而导致的并发症并不多见。在这些情况下,介入治疗结束后,可将血管鞘和微导管滞留于原位。
- 微导管可在穿刺点切断,也可通过手术将其与导管鞘一起移除。随后给予患者抗血小板药物。

■ 结果和术后过程

术后注意事项

- 患者于监护病床过夜,监测评估生命体征、神经系统状况、穿刺部位和穿刺点远端脉搏。
- AVM 栓塞后,应严格控制收缩压,以尽量减少术后出血的潜在风险。

并发症

- 脑血管意外。
- 颅内出血。
- 血管损伤。
- 微导管留置。
- 腹膜后血肿。
- 穿刺部位血肿或假性动脉瘤。

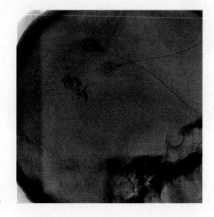
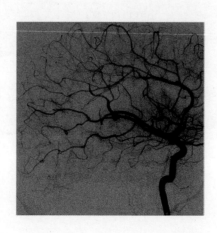

图 101.3 (A)侧位非减影血管造影显示,NBCA 在动静脉畸形(AVM)巢中的铸型。(B)术后侧位造影,显示 AVM 完全闭塞。

参考文献

[1] Gore P, Theodore N, Brasiliense L et al. The utility of onyx for preoperative embolization of cranial and spinal tumors. Neurosurgery 2008;62:1204–1211, discussion 1211–1212

[2] Fiorella D, Albuquerque FC, Woo HH, McDougall CG, Rasmussen PA. The role of neuroendovascular therapy for the treatment of brain arteriovenous malformations. Neurosurgery 2006;59 Suppl 3:S163–S177, discussion S3–S13

[3] Weigele JB, Al-Okaili RN, Hurst RW. Endovascular management of brain arteriovenous malformations. In: Hurst RW, Rosenwasser RH, eds. Interventional Neuroradiology. New York: Informa Healthcare; 2008: 275–303

[4] Gruber A, Bavinzski G, Killer M, Richling B. Preoperative embolization of hypervascular skull base tumors. Minim Invasive Neurosurg 2000;43:62–71

[5] Dean BL, Flom RA, Wallace RC et al. Efficacy of endovascular treatment of meningiomas: evaluation with matched samples. Am J Neuroradiol 1994;15: 1675–1680

第 **5** 部分
颅脑损伤神经外科

第 **102** 章
幕上轴外血肿清除术 Ⓐ

M. Sean Grady, Nathan J. Ranalli

■ 导言和背景

替代方法

• 椎颅术、钻孔术、骨瓣开颅、颞下减压±硬膜修补。

目的

• 为急性硬膜外血肿 (EDH) 或急性硬膜下血肿 (SDH) 提供最佳显露及手术通路,以便清除血肿,迅速控制颅内高压。

优点

• 在创伤性颅脑损伤合并轴外血肿的情况下,大骨瓣开颅可充分显露矢状窦旁的桥静脉和额颞极。前者常被撕裂,需电凝止血;后者常被挫伤,需要清除。

• 去骨瓣减压可为此类患者常见的术中或术后脑肿胀预留空间。

适应证

• 该方法适用于急性 DEH 或急性 SDH、伴或不伴皮层损伤的患者。

• 目前急性硬膜下血肿手术指征为:CT 上血肿厚度>10mm,或中线移位>5mm;和(或)血肿未达上述标准,但格拉斯哥昏迷评分<9 分,瞳孔不等大和(或)颅内压(ICP)>20mmHg。

• 对于急性硬膜外血肿, 在 CT 上血肿>30cm³ 或厚度>15mm;和(或)患者 GCS 评分<9 分,瞳孔不等大,应尽快手术清除。

禁忌证

• 凝血病或血小板减少症 (通常可通过输入新鲜冷冻血浆和血小板或静脉注射维生素 K 来纠正)。

• 相关检查提示脑死亡。

• 血流动力学不稳定或心肺功能差。

• 年龄>75 岁,去脑强直和(或)单侧或双侧瞳孔散大固定(尽管外科手术干预仍预后不良)。

■ 手术细节和准备

术前计划和特殊设备

• 常规术前实验室检查包括凝血功能检查、交叉配血、插管后胸椎和颈椎 X 线检查、根据需要颈部固定、深静脉导管、Foley 导尿管、动脉导管、下肢连续加压装置、CT 扫描。

• 全身麻醉 (避免高碳酸血症和脑血管扩张的技术)。

• 术前予以抗生素、抗惊厥药和甘露醇。

• 仰卧位,头部置于环形胶垫上抬高 20°,并转向术区对侧,准备放大镜、头灯、双极和 Bovie 电刀、基本开颅手术包、高速钻,以及颅内压监测或脑室外引流系统。

专家建议/点评

• 手术的关键是骨窗足够大，以便术中在直视下止血，并为术后脑肿胀提供足够的空间以防止进一步脑损伤。

• 骨瓣的前后径至少12cm，且硬脑膜也必须尽可能大地打开。

手术的关键步骤

全身麻醉诱导后，患者取仰卧位，头部置于环形头垫上，抬高20°，并转向术区对侧。将同侧额颞顶部头发剃去/剪掉，标记问号形切口。术区消毒铺单，沿切口皮下注射含肾上腺素的1%利多卡因。使用10号手术刀在颧弓水平的耳屏前1cm处切开头皮，弧形向上、向后延伸6cm，至耳廓后；然后弧形向上至中线，接着向前延伸，在额部跨中线至发际线后缘(图102.1和图102.2)。头皮夹用于头皮止血。用单极电凝沿皮切口切开颞肌，用骨膜起子向前整体翻开皮肌瓣，并用巾钳和橡皮筋固定。

用高速颅钻先在颞部钻孔，位于颧弓上方2.5cm处。如有脑疝或病情迅速恶化，可经此孔打开硬膜减压。否则在额部和顶部还需钻2~3个骨孔。用刮匙清除骨孔内残留的骨片，用3号Penfield剥离子将下方的硬脑膜与颅骨剥离。用带护板的铣刀连接骨孔，切下骨瓣，骨瓣内侧缘距中线至少1.5cm。可将骨瓣放入无菌袋内，-20℃冷冻保存，或移植入腹部皮下。术中需要准备几个凝血酶浸泡的大块明胶海绵(Ptizer,lnc.,New York,NY)和棉片，以备静脉窦撕裂时止血。用Leksell咬骨钳进一步咬除蝶骨翼外侧骨嵴和颞骨，充分暴露中颅窝和颞极。

如果有硬膜外血肿，此时已完全显露。用吸引器清

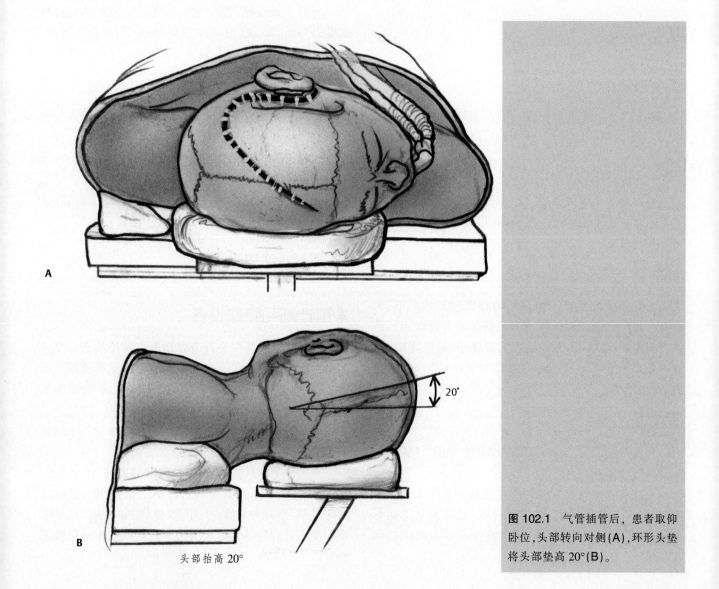

A

B

头部抬高20°

20°

图102.1　气管插管后，患者取仰卧位，头部转向对侧(A)，环形头垫将头部垫高20°(B)。

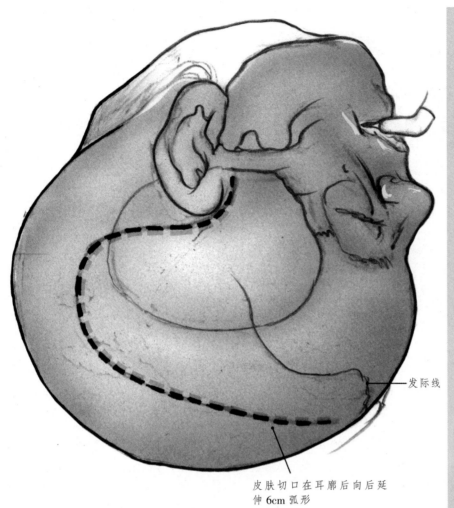

发际线

皮肤切口在耳廓后向后延伸 6cm 弧形

图 102.2　左侧额颞顶问号形切口示意图。切口起自耳屏前 1cm 颧弓水平,弧形向上、向后延伸 6cm,至耳后;然后弧形向上至中线,接着向前延伸,在额部跨中线至发际线后缘。

除血肿,同时冲水;并用杯状镊轻轻地分离,探查出血点。多数情况是脑膜中动脉出血。可使用双极电凝止血,或用骨蜡填塞棘孔。

如果是硬膜下血肿,用 15 号刀片、Cushing 镊和 Metzenbaum 剪 U 形打开硬膜,U 形的基底位于矢状窦(图 102.3)。通过吸引器、冲洗和取瘤镊清除血肿,同时用棉片小心地保护下方脑组织。头灯有助于发现硬膜下遗漏的血肿和皮层挫伤。浅表脑组织出血和桥静脉撕裂,可用双极电凝止血;而静脉窦损伤则需用可吸收明胶海绵(Gelfoam™)轻轻压迫或填塞止血。硬脑膜切缘也常常需要电凝止血。

如果 CT 上可见或硬膜打开后发现有脑实质挫伤或血肿,可用双极电凝、杯状钳和小口径吸引器行局部皮质切开。由于中-重度创伤时,脑组织很容易出血和挫伤;所以操作时必须特别小心,避免损伤皮质血管造成进一步出血。多数情况下,脑组织会严重水肿,关闭硬脑膜不安全;需要在硬膜上做 3~4 个放射状切口,形

成若干个基底部朝矢状窦的硬膜小"叶",尤其得要切开中颅窝的硬脑膜。然后将硬脑膜替代物,如合成的硬膜贴片(DuraGen™,Integra LifeSciences,Plainsboro,NJ)松弛地铺置于脑组织和硬脑膜之间,并弃去骨瓣。没有必要做到水密封性闭合。头皮关闭之前,可在术侧放置脑室引流导管或颅内压监测探头, 或者术后经对侧完整的颅骨植入脑氧脑温监测探头(Licox™,Integra Life-Sciences)。充分止血后颞肌和帽状腱膜用 2-0 Vicryl 缝线间断缝合,并用订皮器对合头皮(不用缝针缝合头皮,以免在无骨瓣的部位误伤脑组织)。骨瓣应存储在手术室的冰箱或患者的腹部以便日后修复。

规避/损伤/风险

• 骨瓣距中线<1.5cm,开颅时的上矢状窦或窦旁蛛网膜颗粒损伤。

• 继发于脑血管扩张或癫痫发作的术中颅内压增高。

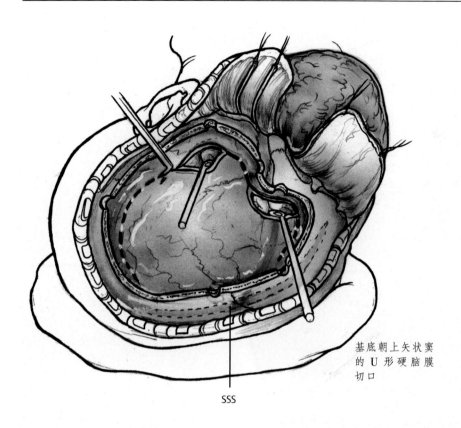

基底朝上矢状窦
的 U 形硬脑膜
切口

SSS

图 102.3   骨窗和硬膜打开的示意图。第一骨孔位于颞骨弓上约 2.5cm 处，第二、第三骨孔分别在额、顶部。中线左侧旁开 1.5cm 处。骨瓣切口和皮肤切口一致，距骨缘约 1cm，"U"形切开硬脑膜，"U"形基底朝矢状窦。

• 硬膜打开或血块清除时，颅压下降过快导致的血流动力学不稳定。

抢救与补救

• 如果在开颅时矢状窦或其主要引流静脉损伤，需使用大棉片和明胶海绵充分压迫，直到控制出血为止。

• 无法控制的出血：可能为弥散性血管内凝血（DIC），此时应该评估凝血功能。经深静脉置管输入红细胞、血小板和新鲜冷冻血浆。创面大量使用止血剂，包括明胶海绵、可吸收氧化纤维素止血纱布(Surgicel™, Johnson & Johnson Inc., New Brunswick, NJ) 和微原纤维蛋白胶 (Avitene™, Davol Inc., Warwick, RI)。维持体温正常、血碳酸正常、血压正常很重要。

■ 结果和术后过程

术后注意事项

• 术后患者带气管插管，监护于神经外科重症病房，每小时进行神经系统检查，并对动脉、中心静脉和颅内压进行有创监测。

• 颅内压升高的治疗方法，包括高渗治疗（甘露醇，高渗盐水 3%）、镇静（异丙酚、巴比妥）、脑室外引流术。

• 如果术前患者 GCS 评分<9 分，术后立即行 CT 检查；如果术前患者神经系统查体有异常，24 小时内行 CT 检查，以评估是否有再出血或对侧血肿形成。

• 静脉抗生素持续应用 24 小时，即使无癫痫发作，抗癫痫药物持续使用 7 天。

• 颅骨修补术通常根据脑肿胀的情况在术后 4~6 周进行。

并发症

术中并发症

• 脑水肿：处理方法有抬高床头、过度通气至 pCO_2 30~35mmHg，使用渗透剂（如甘露醇或呋塞米），脑室外引流，合适的颈部位置和麻醉深度，给予苯巴比妥。术中超声可能有助于进一步查找原因。如果所有这些措施无效，应快速缝合头皮，立即行 CT 扫描，排除对侧或脑实质血肿。

• 失血过多。

• 上矢状窦损伤。

• 额窦开放：可能需要额窦颅骨化，用明胶海绵填塞,反转骨膜瓣封闭开口。

术后并发症

• 血肿:可能是实质内(挫伤进展或止血不彻底)、硬膜外(硬膜悬吊不充分)或硬膜下(残留或再出血),也可能由于凝血功能障碍导致。治疗取决于血肿的大小和患者的神志情况(或颅内压)以及其他全身性因素。

• 积液(硬膜下、硬膜外或帽状腱膜下)。

• 感染(确保抗生素全面覆盖,尤其是有头皮裂伤或擦伤时)。

• 脑水肿加重。

• 脑脊漏或瘘。

• 神经结构损伤,如功能脑组织或脑神经(可能需要一定时间才能显现;术中应仔细小心地分离,以避免其损伤)。

• 其他:癫痫、脑积水、神经认知障碍。

参考文献

[1] Bullock MR, Chestnut R, Ghajar J et al. Surgical management of acute epidural hematomas. Neurosurgery 2006; 58(3 Suppl):S16–S24

[2] Prabhu SS. Surgical management of traumatic brain injury. In: Winn HR, ed. Youmans Neurological Surgery. 5th ed. Philadelphia, PA: Saunders; 2004: 5145–5180

[3] Chibbaro S, Tacconi L. Role of decompressive craniectomy in the management of severe head injury with refractory cerebral edema and intractable intracranial pressure. Our experience with 48 cases. Surg Neurol 2007;68:632–638

[4] Stiver SI. Complications of decompressive craniectomy for traumatic brain injury. Neurosurg Focus 2009;26:E7

[5] Servadei F, Compagnone C, Sahuquillo J. The role of surgery in traumatic brain injury. Curr Opin Crit Care 2007;13:163–168

第 **103** 章
急性硬膜下血肿 Ⓟ

Ahmad Yahyt Abdullah Al Jefri, Abdulrahman J. Sabbagh

■ 导言和背景

定义、病理生理学和流行病学

- 急性硬膜下血肿(ASDH)是指在硬脑膜与蛛网膜之间急性形成的血肿。
- 脑损伤的病理生理学可分为原发性和继发性损伤。原发性损伤是由于外力打击和血肿直接压迫造成的脑组织损伤;继发性损伤是由于血肿对皮层的刺激、水肿、缺血、占位效应以及脑疝造成的脑组织损伤。
- ASDH 可覆盖整个患侧大脑半球，需要快速干预，控制其扩展。
- 病因一般是颅脑创伤，出血来源通常是静脉血，比如剧烈加速-减速运动导致桥静脉撕裂。
- 皮层动脉破裂出血占急性硬膜下血肿的 20%~30%,蛛网膜下隙或脑实质血肿可破入硬膜下隙。
- 其他病因还包括医源性因素，例如腰穿、脑脊液(CSF)分流以及某些开颅术后大量 CSF 流失，导致的颅内压力过低。自发性 ASDH 很少见。
- 由于血肿自身压迫以及颅内压(ICP)增高，出血常常自行停止。
- 有以下风险因素的人即使是轻微创伤也更易造成硬膜下血肿，包括:
  ○ 抗凝治疗或凝血功能障碍。
  ○ 硬膜下隙大,例如:
    - 脑萎缩(尤其是老年人)
    - 婴儿(如婴儿摇晃综合征)
    - 家族性巨颅症
    - 轴外脑积水
  ○ 颅脑手术后残留的较大术腔。
- 硬膜下血肿分为以下几类
  ○ 超急性 SDH:发病数分钟到数小时内。
  ○ 急性 SDH:1~3 天。
  ○ 亚急性 SDH:4~14 天或 21 天。
  ○ 慢性 SDH:大于 3 周。
  ○ 急性 SDH 比亚急性和慢性 SDH 严重。
- 急性硬膜下血肿在青壮年男性中最为常见,占所有重型颅脑损伤患者的 1/4。

临床表现

临床表现可根据致病机制分类
- 直接撞击头部、脑震荡、剪切损伤:
  ○ 意识突然丧失。
  ○ 中间清醒期后昏迷。
- 颅内压升高症状和体征:
  ○ 头痛。
  ○ 恶心、呕吐。
  ○ 意识水平下降。
- 脑原发性(直接)压迫或损伤:
  ○ 临床表现取决于损伤的位置，例如运动皮层受损时会出现无力、偏瘫,语言区受损时会出现言语障碍,小脑受损时会影响平衡。
- 脑疝所致的继发性局部损伤。

    ◦ 大脑镰下疝：

    –一个或多个脑室的脑积水,取决于脑脊液通路受压梗阻的位置。

    ◦ 海马钩回疝：

    –可压迫动眼神经,引起同侧瞳孔扩大。

    –脑干/大脑脚受压,导致对侧偏瘫和意识水平下降。

    ◦ 其他类型脑疝,如导致展神经麻痹的中心疝、小脑扁桃体疝。

诊断和影像

- 影像学检查的首选是计算机断层扫描(CT)。
- 由于速度快、简单、通用性好、成本低,CT比磁共振成像(MRI)应用更广泛。
- CT扫描对需要紧急手术治疗的出血性病变敏感性很高。
- 创伤性硬膜下血肿可伴有其他损伤,如颅骨骨折、其他部位/类型的血肿等。
- CT表现(图103.1)

    ◦ 遍及半球凸面的新月形血液积聚。

    ◦ 超急性期血肿:与相邻的脑组织相比,呈低-等密度,代表形成血肿之前的出血。随着出血的凝固,凝固的血块呈高密度,其内的涡状低密度代表出血点。

    ◦ 急性出血的典型表现为硬膜下隙新月形、高密度病灶。

    ◦ 凝血障碍或严重贫血患者的出血可能为低或等密度,也可因所谓的"血细胞沉积"作用(hematocrit effect)表现为凝固的血块呈高密度,由于重力作用位于后部;液化部分由于较轻,位于前部(常见液平)。

- MRI敏感性更高,但在创伤情况时很少使用。怀疑SDH但CT上无明显血肿的证据,或者怀疑弥散性轴索损伤的患者,需行MRI检查。表现为:

    ◦ 超急性期出血:T1加权像呈等信号,T2加权像呈高信号。

    ◦ 急性期出血:T1加权像呈等或稍低信号,T2加权像呈明显低信号(表103.1)。

治疗方案和备选方法

- 非手术治疗(见适应证部分)：

    ◦ 密切观察。

    ◦ 连续影像学检查。

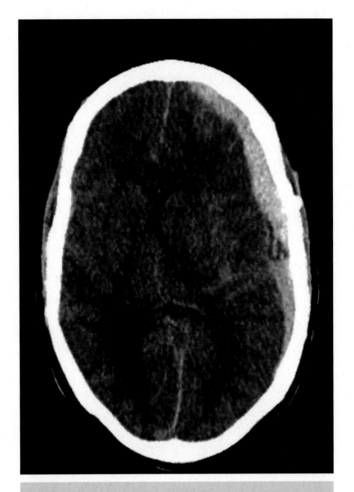

图103.1 平扫CT轴位,显示左侧大脑凸面的硬膜下血肿,伴明显占位效应,脑沟消失,中线移位。

    ◦ 颅内压监测。

- 手术治疗：

    ◦ 钻孔血肿清除,这种方式在急性出血中无效,因为血肿常为固态的血块,不能经骨孔简单引流。

    ◦ 开颅血肿清除、骨瓣复位。

    ◦ 开颅血肿清除+去大骨瓣减压。

所选手术的目的和优点

- 尽快清除血肿,减轻(消除)局部占位效应。
- 降低颅内压。
- 预防可能出现的并发症,最常见的是脑疝。
- 出血常为厚厚的血凝块,因此必须充分显露大部分血肿。
- 开颅比钻孔清除血肿更彻底。

表 103.1　急性出血在 T1 呈等信号或稍低信号，在 T2 呈明显低信号

类别	时间	CT	MRI	
			T1	T2
超急性期	几分钟至几小时	低/等信号	等信号	等/低信号
急性期	1~3 天	高信号	等/稍低信号	明显低信号

适应证

• 根据 Bullock 等（Ⅲ级证据）的证据，以下是开颅血肿清除术的常见适应证：

　　○ 无论患者格拉斯哥昏迷评分（GCS）为多少，CT 上血肿厚度>10mm 或中线移位>5mm。

　　○ 若 CT 上血肿厚度<10mm 且中线移位<5mm，有以下情况也需立即手术：

　　　　–GCS 评分比入院时下降≥2 分

　　　　–和（或）瞳孔不等大、对光反应消失、瞳孔扩大

　　　　–和（或）颅内压>20mmHg

• GCS<9 分的患者需要监测颅内压。

禁忌证

• 没有症状的患者，无神经功能缺失、无视盘水肿、血肿厚度<10mm、无明显占位效应。

• 患者身体状况较差、血流动力学不稳定、不能耐受手术治疗。

■ 手术细节和准备

术前计划和特殊设备

• 建立通畅的气道，尽可能维持血流动力学稳定。

• 出血第一周给予癫痫药物，预防早期癫痫发作。

• 血肿清除前，可给予甘露醇和过度换气，暂时降低颅内压，延缓病情进展。

专家建议/点评

• 应常规采用外伤大骨瓣开颅，如果骨瓣太小，脑皮质和硬膜下静脉会嵌顿骨窗边缘，可能导致脑水肿，继发脑组织损伤。

手术的关键步骤

此处介绍额颞顶骨瓣开颅术（关于骨窗开颅，参见相关章节）。患者取仰卧位，同侧肩抬高。头部旋转45°~60°，放置在环形或马蹄形头垫上。剪发后，术区消毒铺单，完全露出术侧半颅，直到枕骨。皮肤切口起从颧弓并向上，接着朝枕外粗隆方向弧形向后，再弧形向上至中线旁，然后向前至发际线（美人尖，widow's peak）。皮肌瓣同层翻向前下方，用丝线和(或)拉钩固定（图103.2A）。

在颞骨鳞部、关键孔、顶骨和额骨（距中线 2cm，避开上矢状窦）钻孔，高速钻（带护板的铣刀）连接骨孔。用 Penfield 3 号剥离子从颅骨剥离硬膜，取下骨瓣。骨窗应包含蝶骨小翼和颞骨鳞部，应显露额极和颞极。放射状切开硬脑膜至骨窗缘。

然后可见血肿，通过吸引器、冲洗和杯状钳清除血

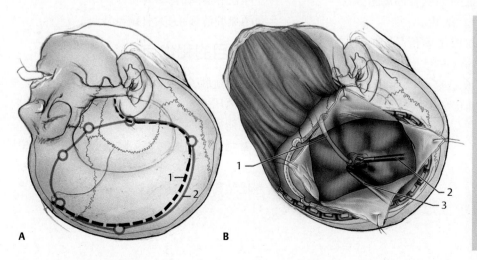

图 103.2　（A）右侧额颞顶急性硬膜下血肿的切口（虚线部分），钻孔和骨瓣位置。1.皮肤切口；2.骨瓣。（B）切开硬脑膜后，用吸引器和取瘤钳清除硬膜下血肿。1.吸引器；2.活检钳；3.Penfield 1 号剥离子。

肿。应小心仔细地分块逐步清除血肿(图 103.2B)。血肿大部分被清除后,应广泛检查硬膜下隙(常需术者改变姿势和视角,并使用头灯和手术放大镜)。然后充分冲洗硬膜下隙,用双极镊电凝所有的皮层表面出血点和可处理的桥静脉出血点。沿术野边缘和复杂的出血点使用止血材料。包括含凝血酶的可吸收明胶粉(Gelfoam™,Ptizer Inc.,New York,NY)和(或)可吸收氧化纤维素止血纱布(Surgicel™,Johnson & Johnson Inc.,New Brunswick,NJ)。

对于非功能或弱功能区的挫伤脑组织,如果为不可逆性损伤(混杂的紫色外观),应将其清除,为后期脑水肿预留空间;可通过吸引器轻轻吸引和双极电凝完成。然后水密关闭硬膜。骨瓣复位,用钉板固定。常规缝合帽状腱膜、颞肌筋膜和皮肤。帽状腱膜下留置引流管。

规避/损伤/风险

* 对于较硬的固态血肿,不要用镊子过度牵拉,以免撕裂下面的血管或损伤脑组织。应该在血肿表面反复脉冲式冲洗,逐渐软化血肿,使其更容易被切除。
* 应避免过于靠近上矢状窦,这可能导致无法控制的出血,大大延长手术时间。

抢救与补救

* 为预防硬膜外血肿,应沿骨缘悬吊硬膜,并行硬膜中心悬吊。
* 手术中,如果脑组织明显疝出骨窗,可让麻醉医生行过度通气,同时抬高患者头部。还可放置脑室外引流管引流脑脊液。极少数情况下,需要扩大骨窗。
* 如果脑组织仍明显肿胀,关颅时应行硬膜成形术。可使用硬脑膜替代物,无须紧密缝合,以允许脑组织肿胀扩张。骨瓣无菌冷藏或者埋植于腹部,以便后期修补(即将手术转为骨窗开颅)。

■ 结果和术后过程

术后注意事项

* 患者应在 ICU 观察 24 小时,每小时进行一次神经功能检查。
* 应在 24~48 小时内复查 CT。
* 如患者意识水平持续较低,或者改善后又新发功能缺损,应立即进行 CT 扫描。

* 应放宽颅内压监测的指征,尤其是年轻患者(脑组织饱满)。
* 继续使用抗生素和癫痫药物。

并发症

* 术中和(或)术后出血。
* 与手术部位有关的神经功能缺损,包括瘫痪、语言或感觉障碍、癫痫、卒中、昏迷、死亡、脑膜炎。
* 脑积水。

结果和预后

* 术后死亡率为 17%,总体死亡率为 50%~90%。
* 63% 的患者 6 个月后预后良好(根据 GCS 评分)(表 103.2)。
* 年龄和相关的脑损伤(继发的颅内压升高)与预后有关。
* 早期手术可改善预后(即在伤后 4 小时内):在 4 小时内手术可达到 65% 的功能存活率(即 GCS 评分 ≥4)。
* 受伤 4 小时内手术的患者死亡率为 30%,如果超过 4 小时,则死亡率为 90%。
* 术后 ICP <20mmHg 死亡率为 40%,而 ICP>

表 103.2 基于 6 个月的格拉斯哥(GCS)评分,63% 的患者预后良好		
因素	死亡率	功能恢复
GCS		
3	90%	5%
4	76%	10%
5	62%	18%
6&7	51%	44%
8	70.2%	7%
9~12	54.3%	28.5%
13~15	23.8%	76.2%
手术时间		
<4 小时	30%	26%~65%
>4 小时	60%~90%	16%
瞳孔		
正常	42.8%	42.8%
异常	74%	6%
年龄		
0~17	34.7%	43.4%
18~60	57.5%	24.2%
>60	75%~82%	5%~16.6%

45mmHg 则死亡率为 100%。

- 所有研究的因素，神经外科医生只能直接影响手术时间和术后颅内压。

参考文献

[1] Maxeiner H, Wolff M. Pure subdural hematomas: a postmortem analysis of their form and bleeding points. Neurosurgery 2002;50:503–508, discussion 508–509

[2] Bullock MR, Chesnut R, Ghajar J et al. Surgical Management of Traumatic Brain Injury Author Group. Surgical management of acute subdural hematomas. Neurosurgery 2006;58 Suppl:S16–S24, discussion Si-iv

[3] Tallon JM, Ackroyd-Stolarz S, Karim SA, Clarke DB. The epidemiology of surgically treated acute subdural and epidural hematomas in patients with head injuries: a population-based study. Can J Surg 2008;51:339–345

[4] Ajlan A, Marcoux J. Traumatic acute subdural hematoma. In: Nader R, Sabbagh AJ, eds. Neurosurgery Case Review. New York: Thieme Medical Publishing; 2009: 168–170

[5] Bratton SL, Chestnut RM, Ghajar J et al. Brain Trauma Foundation. collab: American Association of Neurological Surgeons. collab: Congress of Neurological Surgeons. collab: Joint Section on Neurotrauma and Critical Care, AANS/CNS. Brain Trauma Foundation. American Association of Neurological Surgeons, Congress of Neurological Surgeons, guidelines for the management of severe brain injury. Anti-seizure prophylaxis. J Neurotrauma 2007;24 Suppl 1:S83–S86

[6] Dusik JR, Kelly DF, Vespa P, Becker DP. Surgical management of severe closed head injury in adults. In: Schmidek HH, Roberts DW, eds. Schmidek and Sweet Operative Neurosurgical Techniques. Philadelphia, PA: Saunders Elsevier; 2006: 44–69

[7] Seelig JM, Becker DP, Miller JD, Greenberg RP, Ward JD, Choi SC. Traumatic acute subdural hematoma: major mortality reduction in comatose patients treated within four hours. N Engl J Med 1981;304:1511–1518

[8] Wilberger JE, Jr, Harris M, Diamond DL. Acute subdural hematoma: morbidity, mortality, and operative timing. J Neurosurg 1991;74:212–218

第 **104** 章
慢性硬膜下血肿 Ⓟ

Shivanand P. Lad, Henry jung, Criffith Harsh IV

■ 导言和背景

定义、病理生理学和流行病学

• 硬膜下血肿是指硬脑膜和蛛网膜之间的积血。硬膜下血肿(SDH)根据伤后时间来分类。当外伤发生的具体时间未知时,CT 上血肿的表现可帮助判断血肿的时期。伤后 2~3 周的血肿为慢性,CT 上比脑组织密度低。

• 急性硬膜下血肿液化后可能形成慢性硬膜下血肿(CSDH),血肿外周形成高度血管增生的假膜。膜内血管容易出血,导致血肿扩大。或者 CSDH 可源自硬膜下积液。脑膜细胞可增生包裹积液(脑脊液),脆弱的新生血管形成并出血,血液进入这个间隙形成 CSDH。

• 慢性硬膜下血肿通常发生于老年人,男性发生率更高。CSDH 的危险因素包括酗酒、脑萎缩、凝血功能障碍(尤其是服用华法林的患者)、癫痫发作和脑室腹腔分流术。

• 慢性硬膜下血肿可无外伤或仅有轻微外伤,尤其是老年患者。

临床表现

• 老年患者的表现可类似于脑卒中、短暂性脑缺血发作、痴呆。

• 患者经常表现为记忆力减退、意识错乱、语言障碍、视盘水肿、局灶性运动/感觉障碍或步态不稳。

• 高颅内压(ICP)的症状,如头痛、恶心、呕吐,也可能出现。

诊断和影像

• CT 扫描可显示为低密度新月形轴外占位性病变,可伴脑沟消失和中线移位。若反复出血,则可出现混杂密度,说明同时存在急性和慢性两种出血。当病变与邻近脑组织等密度时,CT 诊断会很困难。

• MRI 上,慢性血肿在 T1、T2 像都呈现低信号。相比之下,超急性血肿在 T1 像为等信号、T2 像为高信号。急性血肿 T1 呈等信号,T2 呈低信号。晚期亚急性血肿 T1、T2 都为高信号(表 104.1)。

治疗方案和备选方法

• 影像学随访观察。
• 手术治疗:
  ○ 钻双孔,同时冲洗和吸引。
  ○ 钻单孔,同时冲洗和吸引。
  ○ 钻单孔,放置硬膜下引流管。
  ○ 锥颅。
  ○ 开颅,切除包膜。

所选手术的目的和优点

• 对于 CSDH 的最佳外科治疗方案存在分歧。钻孔和锥颅可能都是最安全的手术方法。开颅手术的复发率最低,但总体来说并发症较高。

• 无论钻孔还是椎颅,使用引流管都可减少复发。

表 104.1　硬膜下血肿磁共振成像(MRI)评估(基于血肿时期)

阶段	时间	血红蛋白,部位	表现	
			T1 加权 MRI	T2 加权 MRI
超急性期	<24 小时	氧合血红蛋白,细胞内	等信号或低信号(I)	高信号(B)
急性期	1~3 天	脱氧血红蛋白,细胞内	等信号(I)	低信号(D)
亚急性早期	>3 天	高铁血红蛋白,细胞内	高信号(B)	低信号(D)
亚急性晚期	>7 天	高铁血红蛋白,细胞外	高信号(B)	高信号(B)
慢性期	>14 天	铁蛋白和含铁血黄素,细胞外	低信号(D)	低信号(D)

注:I,isodense,等信号;B,bright,亮;D,dark,暗。记为"IB,ID,BD,BB,DD"。

根据血肿的密度有时可能需要开颅手术。复发史或存在分隔也可能需要开颅手术。

- 椎颅引流可使颅内压下降更缓慢,避免其他方法引起的快速颅压变化。因此,颅内出血的风险可能较低。可在床旁实施。
- 双侧 CSDH,可行双侧钻孔引流。

适应证

- 症状性或有占位效应的 CSDH。

禁忌证

- 占位效应小和无神经系统体征/症状(头痛除外)的 CSDH 患者,可动态观察影像学变化。
- 禁忌证与每个患者的具体情况有关。患者神经功能状态差、并存脑部病变、身体状况禁忌麻醉或手术,可能不适合手术。

■ 手术细节和准备

术前计划和特殊设备

- 标准术前实验室检查:评估患者的凝血状态(全血计数、肝功能检查、凝血曲线、血小板计数、纤维蛋白原)。
- 用新鲜冷冻血浆或凝血因子Ⅸ复合物可快速纠正凝血功能障碍。抗凝状态纠正的标准为国际标准化比率(INR)小于 1.5。维生素 K 的临床作用要给药后 8 小时才开始显效。因此,维生素 K 在紧急情况下是无用的。
- 术前脑部 CT 和磁共振成像(MRI)检查。
- 术前预防性使用抗生素和抗癫痫药物。

专家建议/点评

- 如果存在明显的分隔或急性血肿,不能通过钻孔排出,则应转为开颅手术。
- 放置帽状腱膜下引流,代替硬膜下引流,可以把引流相关再出血或皮质损伤的风险降到最低。
- 仔细止血,用生理盐水完全置换 CSDH,可降低硬膜下进气的风险。

手术的关键步骤

钻两孔法

患者取侧仰卧位,头部取完全侧位、置于马蹄形头托上;按照开颅手术的需要消毒铺单。根据 CSDH 的位置,沿着预计的开颅手术切口,在额、叶部凸处做两个约 3cm 长的线性切口。在额骨和顶骨(或颞骨)上钻两个直径为 1.5cm 的骨孔(图 104.1)。第一个孔应位于较低的(后下)位置。钻孔的方向要有一定的角度,这样的话,引流管就可以沿切线贴近皮质表面。

然后十字形打开硬膜,并电凝。CSDH 应自发流出。自发引流后,用生理盐水大量冲洗,直到硬膜下液体变得清澈。这样便清除了残余的血肿。经单独的皮口导入 Jackson-Pratt 7 号引流管;在 Penfield 3 号剥离子的辅助下,将引流管置入硬膜下隙。将骨孔缘变成"斜坡"或钻孔时成角,可平缓局部的角度,降低导管刺入脑实质的风险。可吸收明胶海绵(Gelfoam™,Pfizer Inc., New York,NY) 放置在骨孔处, 帽状腱膜用 3.0 Vicryl 线反向缝合。皮肤用皮钉闭合。

在引流管口 U 形缝针、预置缝钱,以便在拔除引流管时,闭合皮肤伤口。引流管连接无菌引流袋(靠重力引流),或指压式负压引流球(给予轻微负压)。患者保

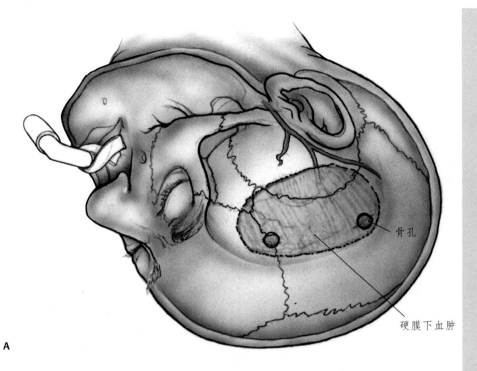

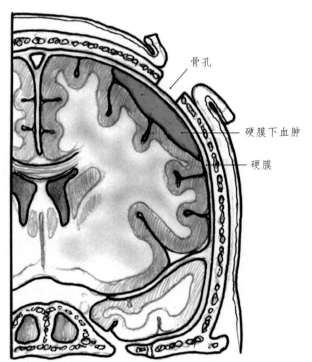

图 104.1 （A)示意图显示慢性硬膜下血肿钻孔引流术。注意头部的位置和角度。注意:在可能的开颅骨瓣轮廓线上钻孔。骨孔尽可能位于硬膜下血肿最厚的部分。(B)冠状位示骨孔位于血肿的最厚部位。

持平卧,引流管放置约 24 小时,帮助脑组织再膨胀,充分引流残余硬膜下血肿。

钻单孔和椎颅引流

对于单孔法,推荐直径<2.5cm 的大孔。这样可以持续引流液体进入颞肌。

对于椎颅引流术,在血肿的后部做一个 0.5cm 长的切口。锥孔方向与颅骨呈 45°、朝向 SDH 的纵轴。将导管放入硬膜下隙,引流瓶位置低于骨孔 20cm。

规避/损伤/风险

- 放置 Jackson-Pratt 引流管时,应该避免损伤大脑表面或撕裂皮层血管。
- 冲洗时,避免压力过高。

- 骨缘或硬膜缘可能会出血，形成新的硬膜下血肿；可通过骨缘抹骨蜡、电凝硬膜缘来预防。

抢救与补救

- 如果脑组织膨胀不良，可能需要开颅手术清除残余血肿或包膜，尤其是术后神经功能改善不佳时。
- 新发持续出血可能需要开颅手术。

■ 结果和术后过程

术后注意事项

- 清除血肿后，应采取措施帮助大脑再膨胀：充分水化、保持患者头部水平位以增加颅内静脉压力。患者保持平卧，直至 24~48 小时后拔除引流管。带管期间，给予覆盖革兰阳性菌的抗生素。
- 连续的神经功能检查和凝血指标监测。
- 术后第 1 天开始，根据临床需要，连续头部 CT 检查至引流管拔除后。
- CT 示脑组织膨胀良好、无新发出血、引流量 <100mL/d、引流液类似脑脊液（CSF）而非血液，可拔除引流管。
- 若患者在术前接受抗凝治疗，必须权衡抗凝治疗的益处与再出血的风险。建议至少（停止抗凝）1 周后手术。
- 术后残留硬膜下积液很常见；尽管 CT 显示引流不完全，但患者的临床症状会明显改善。CT 上持续存在的积液无须处理，除非积液增大或患者症状无改善/恶化。

并发症

- 术后引流的患者，并发症包括癫痫发作、肺炎、硬膜下积脓和其他感染。

- 手术并发症包括血肿复发、急性硬膜下血肿、脑内血肿和张力性气颅。

结果和预后

- 大约 90% 的患者术后好转。
- CSDH 手术的总体死亡率是 1%~10%。
- 10% 的患者残留永久性神经功能缺损。
- 大约 80% 的患者可恢复到出血前的功能水平。
- 术后可残留硬膜下积液；尽管 CT 上可见积液引流不完全，但患者的临床症状通常会明显改善。
- 使用引流管可减少复发，降低术后 6 个月的死亡率。

参考文献

[1] Quebada P, Schmidek H. Surgical management of chronic subdural hematoma in adults. In: Schmideck HH, Sweet WH, eds. Operative Neurosurgical Techniques. Philadelphia, PA: WB Saunders; 2005:81–88
[2] Subdural hematomas. In: Connolly E, McKhann G, Huang J, Choudhri T, eds. Fundamentals of Operative Techniques in Neurosurgery. New York: Thieme Medical Publishing; 2002:568–574
[3] Weigel R, Schmiedek P, Krauss JK. Outcome of contemporary surgery for chronic subdural haematoma: evidence based review. J Neurol Neurosurg Psychiatry 2003;74:937–943
[4] Mori K, Maeda M. Surgical treatment of chronic subdural hematoma in 500 consecutive cases: clinical characteristics, surgical outcome, complications, and recurrence rate. Neurol Med Chir (Tokyo) 2001;41:371–381
[5] Mondorf Y, Abu-Owaimer M, Gaab MR, Oertel JM. Chronic subdural hematoma—craniotomy versus burr hole trepanation. Br J Neurosurg 2009;23:612–616
[6] Muzii VF, Bistazzoni S, Zalaffi A, Carangelo B, Mariottini A, Palma L. Chronic subdural hematoma: comparison of two surgical techniques. Preliminary results of a prospective randomized study. J Neurosurg Sci 2005;49:41–46, discussion 46–47
[7] Lee JK, Choi JH, Kim CH, Lee HK, Moon JG. Chronic subdural hematomas : a comparative study of three types of operative procedures. J Korean Neurosurg Soc 2009;46:210–214
[8] Horn EM, Feiz-Erfan I, Bristol RE, Spetzler RF, Harrington TR. Bedside twist drill craniostomy for chronic subdural hematoma: a comparative study. Surg Neurol 2006;65:150–153, discussion 153–154
[9] Santarius T, Kirkpatrick PJ, Ganesan D et al. Use of drains versus no drains after burr-hole evacuation of chronic subdural haematoma: a randomised controlled trial. Lancet 2009;374:1067–1073

第 105 章

脑实质内血肿 Ⓟ

Jonathan R.Jagid, Ramsey Ashour, Leo Harris, M.Ross Bullock

■ 导言和背景

定义、病理生理学和流行病学

• 脑实质内血肿(IPH)在创伤性颅脑损伤(TBI)中比较常见,占重度 TBI 的 13%~35%。这些在 CT 上表现为高密度的脑内局部占位性病变可能是单发或多发,体积或大或小,并且常常伴随其他创伤性病变,包括颅骨骨折、轴外血肿、弥散性轴索损伤、脑积水、中线移位以及基底池消失。

• 较大的血肿引起占位效应,加重颅内高压,造成脑组织缺血、受压和移位,导致神经功能缺损。因此,外科手术的目的是减轻占位效应和缓解颅内高压,手术方法包括血肿清除、脑叶切除和去骨瓣减压。

临床表现

• 根据损伤的严重程度和时间的不同,患者可能会出现头痛、瞳孔放大、意识错乱、脑震荡、运动功能障碍、癫痫、昏迷甚至脑死亡。

• 创伤性 IPH 可动态变化,容易在原发创伤后早期(几小时内)出现临床症状,在影像学检查中发现。就诊时 CT 检查局部脑组织正常的中至重度 TBI 患者中,有 3.3%~7.4%会出现迟发性实质内血肿。

• 出现瞳孔扩大、颅内压(ICP)升高或格拉斯哥昏迷评分(GCS)下降常提示新发 IPH 或血肿增大。

诊断和影像

• 当询问病史和体格检查发现有明显的头部创伤时,头部平扫 CT 是首选的检查。

• 在 CT 上,IPH 常表现为散在的、高密度的肿块,最常见于颞叶或额叶底部。

• 在脑积水的低密度区,散在分布的高密度、小斑块状脑挫伤("胡椒盐"征),可能会融合在一起,形成额底或颞叶的较大血肿。

• 复查头部 CT 显示,创伤后 24 小时内,半数 IPH 患者会发生血肿增大。

• 凝血功能障碍的患者,影像学检查可见液–液平面。

治疗方案和备选方法

• 观察,连续的神经查体和 CT 检查。

• ICP 监测和降颅压治疗[头部抬高、渗透性利尿剂、高渗性药物、适当过度通气、脑脊液(CSF)引流、镇静和麻醉药物等]。

• 输注血液制品纠正凝血功能障碍/血小板减少症(新鲜冰冻血浆、血小板、凝血因子Ⅶa 等)。

• 去骨瓣减压术。

• 血肿清除术。

• 脑叶切除术。

• 一般而言,对于那些血肿体积较大出现占位效应,引起中线移位、脑池受压和神经功能恶化的患者需要手术,而血肿体积较小、无明显占位效应且神经功能完好者则不需要手术。

• 对于不确定是否需要立即开颅手术的患者,ICP监测有助于判断哪些患者会出现神经功能恶化、需要手术治疗。当然,没有哪一种方法是绝对可靠的,还需要我们对这方面进行积极的研究。

所选手术的目的和优点

• 清除出血性占位性病灶,快速释放颅内空间,从而恢复脑灌注,降低颅内压,避免脑疝的发生。

适应证

• 病变所致的进行性神经功能恶化。

• 难治性颅内压升高。

• CT 上出现占位效应的征象,包括挫伤>20mL、中线移位≥5cm 和(或)脑池受压。

• 非"不可救治(GCS=3 分,瞳孔散大固定)"患者、病变>50mL。

• 脑萎缩的老年患者可耐受较大的 IPH,不需要手术;尤其是伴有凝血功能障碍或其他并发症,保守治疗可能是最好的选择。在临界情况下,应该行 ICP 监测,以便早期预警 ICP 升高和脑疝。

禁忌证

• 如果患者颅内病灶较小,没有神经功能损伤,CT上未见明显占位效应,ICP 已经得到控制,则无须手术治疗。

• 排除神经肌肉麻痹的、"不可救治(GCS=3 分,瞳孔散大固定)"的患者,不应手术。

• 70 岁以上的昏迷患者(GCS 评分≥8 分)伴优势半球出血性病灶,不太可能自行恢复;术前要与家属充分沟通。

• 明确的凝血功能障碍[国际标准化比值(INR)>1.4;血小板<100 000;部分凝血酶时间(PIT)>36 秒]手术前应快速纠正。

■ 手术细节和准备

术前计划和特殊设备

• 在麻醉诱导前,交叉配血 2U,建立 2 条粗径静脉通路,动脉置管,留置尿管,排除气胸,X 线或 CT 评估颈椎情况,确保患者的血流动力学稳定。

• 血管扩张性麻醉药(如氟烷和氧化亚氮)应绝对禁止使用,因为这类患者的血管自动调节和舒缩控制功能是异常的,这些药物会导致严重的脑肿胀。

• 麻醉诱导时,将 $PaCO_2$ 降至 30mmHg 左右,并保持至血肿清除;然后,将 $PaCO_2$ 恢复到 35mmHg 左右,至术后。

• 建议使用 2 个双极电凝(一个为滴水双极)以及 2 个吸引器和一个高效铣刀。术者最好佩戴放大镜和头灯,以便深部血肿腔视野清晰。

• 必须告知麻醉医生术中可能会有大量出血、打开硬膜时可能会有血压下降。为了确保脑灌注充分的同时避免灌注压突破,建议将平均动脉压维持在 70~80mmHg 水平。

• 对于高 ICP 导致病情恶化或脑疝的患者,凝血功能需要快速纠正时,重组凝血因子Ⅶa(Novo seven™,Novo Nordisk,Bags-Vaerd,Denmark),60~90μg/kg,或许是他们的救命药。

• 病灶侧广泛剃发,仔细标记中线。给予抗癫痫药,术前给予甘露醇(1~1.5g/kg)。

专家建议/点评

• 对于复杂病例,最好能有两位有经验的外科医生一起合作。

• 应该有经验丰富的神经麻醉医生。

手术的关键步骤

• 患者头部固定于软的"甜甜圈"或马蹄形头垫上,头部抬高约 10°,并转向一侧以颞骨为最高点。在患侧肩下加垫,有助于避免颈部过度扭曲和继发的静脉回流受阻。如果怀疑有潜在的颈椎损伤,可以取侧位。

• 在少数情况下,需要进行双额开颅处理双额IPH。最好使用 Mayfield 三点头架固定头部。关键点是头部适当后仰,骨瓣足够低,以免牵拉额叶。这种体位的目的是利用重力将额叶从颅底分离,以暴露额叶眶面。当然,在使用这个体位之前,必须明确颈椎情况。

• 大多数情况下,需要采用减压性大骨瓣,以便显露颞窝底部:80%的创伤后 IPH 位于颞窝(图 105.1)。当需要双额开颅时,骨瓣应跨双侧额叶、尽可能低至眉弓上缘(图 105.2)。此外,无须在上矢状窦表面保留中线骨条,否则可能会影响减压效果。

开颅技巧

• 首先在血肿最大的部位钻孔,然后先经骨孔抽

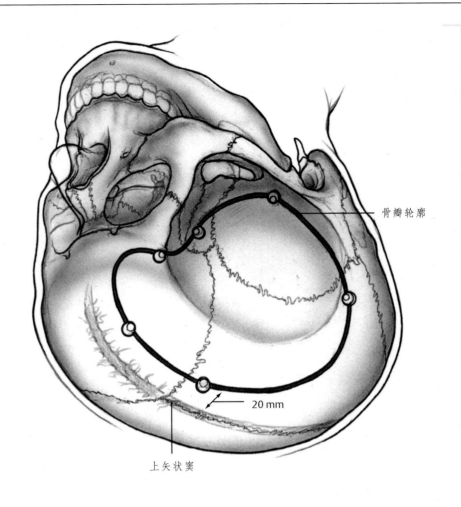

骨瓣轮廓

20 mm

上矢状窦

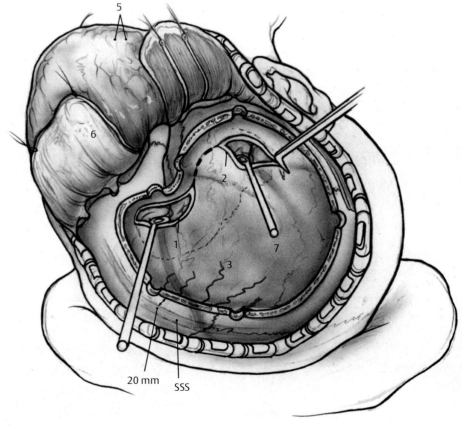

图 105.1 头部位置、可能的钻位置和骨瓣位置。注意与上矢状窦(SSS)的关系。1.打开额部;2.打开颞部;3.上矢状窦静脉桥(避免在此处切开硬膜);4.SSS 旁 20mm 开颅;5.肌皮瓣;6.修复额窦的帽状腱膜;7.硬脑膜。

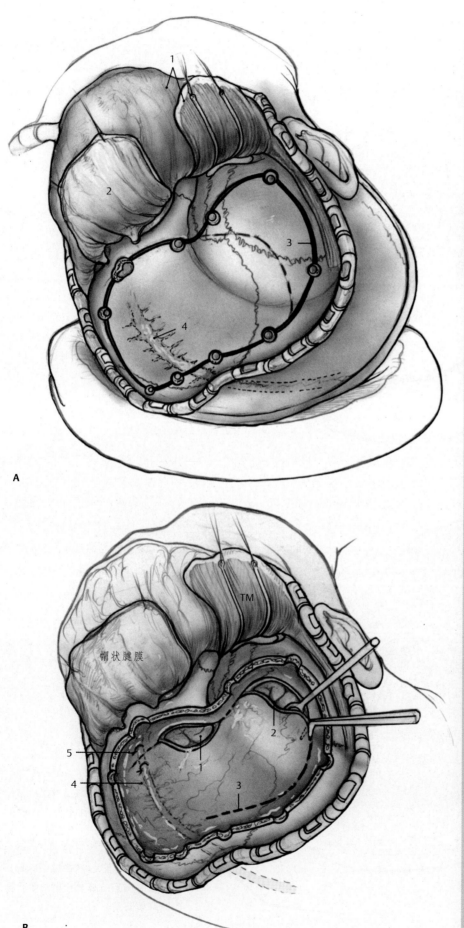

A

B

帽状腱膜

TM

图 105.2　(A)暴露双额的开颅：骨瓣低至颞部同时显露对侧。注意：中线部位跨过额窦、颅底显露很低，以达额和颞叶底面。1.皮瓣；2.帽状腱膜瓣；3.开颅轮廓；4.上矢状窦。(B)在额颞血肿和脑水肿最明显的部位打开硬膜，以便清除病变减压。1.额部的硬脑膜切口；2.颞部的硬膜切口；3.硬膜瓣切口；4.上矢状窦；5.缝线结扎。TM，颞肌。

吸 15~20mL 血肿,这样可解除即刻脑疝的威胁,使后续的开颅过程不那么着急,有时间充分止血,减少术中出血量。

● 从颞叶下部和额颞突上方打开硬膜(图 105.2)。从这两个部位,向颅底延长硬膜切口,跨过蝶骨嵴和脑膜中动脉,并用 Weck 夹或电凝止血。先在 IPH 最大处打开硬膜约 5cm,在 2 分钟内吸除大部分血肿(图105.2)。脑组织松弛后,向中线方向延长硬膜切口,沿着矢状窦反折、翻开硬膜瓣。

脑实质内出血的处理:部分或全脑叶切除

在 IPH 和"爆裂的脑叶(burst lobe,脑叶内血肿破入硬膜下)"周围存在广泛的脑灌注不足区,血流量低于神经元存活的阈值。清除这些 IPH 有助于恢复病变周围脑组织和整个大脑的血流灌注,消除迟发性高ICP、脑疝甚至死亡的风险。很少完全切除左侧脑叶,但如果右侧颞叶严重损伤,可行标准的颞叶切除术,这是确切止血、降低 ICP 的最好办法。切除的后界距颞叶顶端小于 6cm, 可用带刻度的脑室引流管 (如 Dandy 导管)测量。

术中尽可能地将血肿清除干净,包括那些结构破坏、部分液化的脑组织,因为有研究表明,这样的脑组织已无法恢复正常。必须佩戴手术头灯和手术放大镜以便获得更确切的止血效果。血肿清除后,麻醉医生恢复正常 PaCO$_2$,术腔用大量盐水冲洗,创面铺止血纱布(Surgicel™,Johnson & Johnson,New Brunswick,NJ)进行大量灌注和内衬。冲洗几百毫升的温盐水后,冲洗液恢复清亮,则为充分止血。

通常,不应原位缝合硬脑膜。术后脑水肿的发生率为 80%~90%,因此,应该使用骨膜或合成硬膜补片(例如 DuraGen™,Integra LifeSciences,Plainsboro,NJ;Dura-Guard™,Synovis,St.Paul,MN)进行硬脑膜成形术。可以松弛地固定,或仔细地缝合,或简单地平铺;没有证据表明其中哪一种方法更优于其他。

骨瓣的处理

有些患者,因为存在脑肿胀、术后脑肿胀很可能更为严重,应弃去骨瓣减压。可将骨瓣无菌封存于人体组织冰箱中;或者将其埋置于患者腹部 (手术的环境较差,或远离患者住所),因需要额外的手术切口,尽可能获得患者家属的知情同意。

规避/损伤/风险

术中风险主要包括:
● 术中无法控制的凝血障碍性出血。
● 矢状窦和桥静脉出血。
● 大面积脑肿胀(恶性脑膨出)。

这些情况的发生率为 1/10,术前积极准备可很好地避免相关风险。由于重组因子 Ⅶa(NovoSeven™, Novo Nordisk,Bagsvaerd,Denmark)的广泛使用,术前凝血疾病, 特别是由华法林导致的凝血功能障碍可在20~30 分钟内纠正。对于血小板计数 100 000~120 000的患者,有必要输注血小板。对于既往长期饮酒史或近期大量饮酒的患者, 由于肝依赖性凝血因子抑制和急性短暂性血小板功能障碍联合作用,患者凝血功能障碍更为棘手。

● 骨窗内侧缘应距离中线≥20mm,术前应在头皮上仔细标记,因为开颅时有误伤上矢状窦旁的较大静脉湖和桥静脉的风险,这在老年患者中尤为严重,可能会导致严重的出血甚至死亡。

抢救与补救

● 如果估计会出现大面积脑肿胀,特别是弥散性脑损伤合并脑水肿的患者,可局部切开硬膜进行手术,而不必完全打开硬膜。如果需要打开硬膜,可先行颞叶切除术、控制脑肿胀后,再打开硬脑膜。

● 如果其他方法止血效果不佳时, 可使用过氧化氢浸泡过的棉球进行术腔止血。

■ 结果和术后过程

术后注意事项

● 应考虑行颅内压监测, 脑室穿刺置管是最好的方法,可在手术最后进行。穿刺点位于骨窗最内侧缘,瞳孔中线和冠状缝的交界处。有时术后脑室仍向对侧移位,穿刺的轨迹要向内侧偏斜更多。

● 通常情况下, 肌松和镇静至少维持 24 小时以上,如果 ICP 不高,且头部 CT 尚可,可停用相关药物,以检查神经功能状态。

● 如果 ICP 偏高,治疗措施包括输注甘露醇、脑室外引流、保持头抬高 20°、亚低温(35°C)、控制通气和镇静、维持 $PaCO_2$ 在 (32 ± 2) mmHg。

- 术后,苯妥英钠持续应用 7~10 天,预防性抗生素应用 24 小时。

并发症

- 并发症包括损伤/切除可恢复的脑组织、出血、静脉窦损伤、大面积脑肿胀、颈椎损伤加重、感染、创伤后癫痫和脑积水/假性脑脊膜膨出。

结果和预后

- 实质内血肿存在与否,比患者年龄和术前 GCS 评分对患者预后的影响要小。

- 多发、双侧、额下和较大的实质内血肿,很有可能出现神经心理学障碍,但仍可能获得独立生活的能力。右侧半球的孤立性较小病灶、GCS 评分较高的患者,预后最好,功能恢复、独立生活的可能性较高。

参考文献

[1] Bullock MR, Chesnut R, Ghajar J et al. Surgical Management of Traumatic Brain Injury Author Group. Surgical management of traumatic parenchymal lesions. Neurosurgery 2006;58 Suppl:S25–S46, discussion Si–iv

[2] Narayan RK, Maas AI, Servadei F, Skolnick BE, Tillinger MN, Marshall LF. Traumatic Intracerebral Hemorrhage Study Group. Progression of traumatic intracerebral hemorrhage: a prospective observational study. J Neurotrauma 2008;25:629–639

[3] Bratton SL, Chestnut RM, Ghajar J et al. Brain Trauma Foundation. collab: American Association of Neurological Surgeons. collab: Congress of Neurological Surgeons. collab: Joint Section on Neurotrauma and Critical Care, AANS/CNS. Guidelines for the management of severe traumatic brain injury. IX. Cerebral perfusion thresholds. J Neurotrauma 2007;24 Suppl 1:S59–S64

[4] Bullock R, Golek J, Blake G. Traumatic intracerebral hematoma—which patients should undergo surgical evacuation? CT scan features and ICP monitoring as a basis for decision making. Surg Neurol 1989;32:181–187

[5] Jones N, Bullock R, Reilly P. The role of surgery for intracranial mass lesions after head injury. In: Reilly P, Bullock R, eds. Head Injury, Pathophysiology and Management. London: Hodder Arnold; 2005:368–383

[6] Diringer MN, Skolnick BE, Mayer SA et al. Thromboembolic events with recombinant activated factor VII in spontaneous intracerebral hemorrhage: results from the Factor Seven for Acute Hemorrhagic Stroke (FAST) trial. Stroke 2010;41:48–53

第 **106** 章

后颅窝减压术治疗轴内外血肿 Ⓐ

Jaime Casco Tamarit, J. Alan Muns, Emad T. Aboud, Joel T. Patterson

■ 导言和背景

• 导致成人小脑血肿临床上最常见的原因有高血压、糖尿病和凝血功能障碍。

• 虽然后颅窝轴外创伤性血肿发生的概率要比幕上少;但这些患者发生颅颈交界区神经功能障碍的风险较高,掌握手术指征非常重要。

• 在新生儿中,血肿常为第四脑室室管膜下生发基质出血,但也可能跟母体因素和围生期创伤有关。

• 在儿童中,血管畸形是最常见的出血原因。目前研究的重点是依据患者的临床状况、年龄和神经系统功能状态制订正确的治疗策略和判断预后。

• 本章重点介绍开放性减压手术治疗小脑血肿的术前准备、操作技巧和术后处理。

替代方法

• 非手术:

　○ 创伤性轴外血肿进行颅内压力监测,行保守观察。

　○ 无手术指征的患者要控制血压。

　○ 如果梗阻性脑积水持续进展,可行脑室外引流或脑室腹腔分流术。

• 手术:

　○ 内镜下血肿清除。

　○ 计算机断层扫描(CT)引导下的血肿抽吸。

目的

• 避免脑干重要核团受压,保护患者生命。

• 彻底清除血肿。

• 术中充分止血和围术期控制血压,预防再次脑出血。

• 由于血管畸形引起出血的患者,行一期减压治疗。

优点

• 骨瓣开颅(骨瓣复位):

　○ 可避免肌肉粘连、牵拉硬脑膜,减少围术期疼痛。

　○ 避免以后的创伤性颅脑损伤。

　○ 美容。

• 骨窗开颅(去骨瓣减压):

　○ 如果术后发生脑肿胀,小脑可向外膨出,从而避免脑干受压。

适应证

轴内血肿

• 出血后,神经功能恶化。

• 血肿直径>3cm 或出血量>30mL。

• 影像学上第四脑室消失,严重脑积水和脑干受压的表现。

- 初期保守治疗的患者,临床症状加重。
- 如图 106.1 所示。

轴外血肿

- 神经功能恶化。
- 出现脑干受压征象或局部占位效应 (第四脑室不对称)。
- 最初保守治疗的患者,血肿体积增大。
- 如图 106.2 所示。

禁忌证

轴内血肿

- 格拉斯哥昏迷评分(GCS)为 3 分,符合脑死亡标准,且排除麻醉或镇静药物的影响。
- 有凝血功能障碍,但禁忌使用重组凝血因子Ⅶ或输注新鲜冰冻血浆和维生素 K 后仍无法纠正的患者。
- 出血累及脑干。
- 影像学检查可见明显的脑干梗死。
- 术前姑息性治疗阶段。

轴外血肿

- 格拉斯哥昏迷评分(GCS)为 3 分,符合脑死亡标准,且排除麻醉或镇静药物的影响。
- 无脑干或第四脑室受压、神经病功能正常的患者。

- 对于此类患者,可以考虑行颅内压监测,并密切观察神经系统功能变化。

■ 手术细节和准备

术前计划和特殊设备

术前计划

- CT 检查作为首选,可发现潜在病变。
- 有可能是脑肿瘤或血管畸形出血,应做好准备 [例如海绵状血管瘤、动静脉畸形 (AVM)]。如果存在 AVM,则需延期切除,术中仅进行部分血肿清除,以达到减压的目的,术后应完善磁共振成像(MRI),结合血管造影,明确血管畸形的具体情况。
- 确认手术侧别(如果只是单侧小脑半球受累)。
- 依据影像学检查确定血肿与横/乙状窦的距离。
- 手术间内备好血液和血液制品。如果患者有凝血障碍,则应准备输血。
- 如果合并骨折,应评估其与横/乙状窦的关系,据此设计骨瓣或骨窗。
- 应准备好术中超声,可发现新发的出血性脑挫伤。

麻醉注意事项

- 麻醉团队立即行中心静脉穿刺和置管,不要延误手术进程。

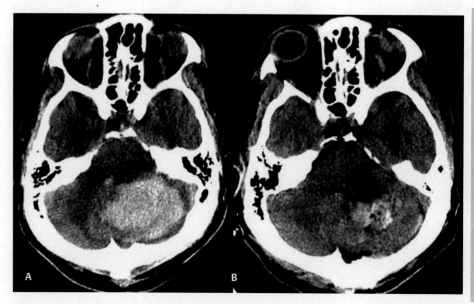

图 106.1 典型病例:高血压性小脑实质内血肿。患者,45 岁,男性,高血压,左侧小脑实质内出血。查体时,因为患者已经气管插管,无法听到指令,只能疼痛刺激。GCS 评分为 E2VtM5。患者及时行后颅窝减压术,预后良好。(A)左侧小脑血肿。血肿直径>3cm,早期脑积水伴有颞角扩张。(B) 术后 24 小时 CT 显示颅内血肿压迫已解除,脑干压迫征象得到好转。

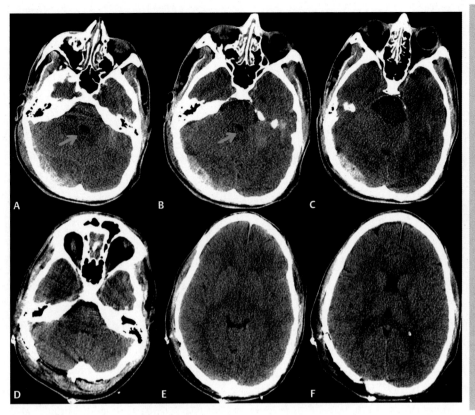

图 106.2　典型病例：创伤性硬膜外血肿。患者，25 岁，男性，车祸后头部创伤。因为患者已行气管插管，只能疼痛刺激，排除镇静剂的影响后，GCS 评分为 E3VtM5。患者为跨天幕上、下的硬膜外血肿。骨折线由枕骨延伸至横窦水平。幕上、幕下分别开颅、清除血肿，以避免损伤横窦，术后预后良好。(A-C) 右侧后颅窝硬膜外血肿延伸到幕上区域。红色箭头指示第四脑室的移位。(D-F) 幕上、下分别开颅，清除血肿（从而有潜在的空间以防脑肿胀）和幕上骨瓣复位。

- 在手术过程中确保患者血压和体温正常。

- 如果是患者意识丧失或下降、怀疑有颈髓损伤或者是老年患者，需考虑应用体感诱发电位(SSEP)监测。

- 切皮之前给予单剂量地塞米松 10mg 静脉注射(IV)。

- 如果患者无头孢类药物过敏史或最近住过院，抗生素可以使用头孢唑啉（如果患者体重<70kg，IV 1g；如果体重>70kg，IV 2g)或万古霉素(IV 1g)。

- 应准备好戊巴比妥以防手术过程中发生大出血或脑水肿。

手术设备

- 患者如果有脑积水，应准备脑室外引流导管。

- 应准备硬脑膜替代物，如牛心包补片、异体硬脑膜或人工合成补片。

- 如果计划骨窗开颅，准备合适的高速钻（如 Midas™ M-32 钻头，Medtronic Inc.，Memphis, TN)。

- 如果计划骨瓣开颅，应准备颅骨气动打孔钻、带护板的 Midas™ B-1 钻头和硬脑膜剥离子。

- 备好 Kerrison 咬骨钳，用于咬除残余骨质，完成开颅。

专家建议/点评

- 在所有患者手术摆体位时应该想到颈部损伤的可能性。

- 骨窗/骨瓣的横向和纵向范围要足够大，以便充分减压。

- 如果能看见，打开枕大池释放脑脊液。

- 如果存在坏死性小脑组织，可能会造成术后脑肿胀，建议行局部坏死组织切除。

- 即使没有打开第四脑室或枕大池，也必须水密闭合硬膜。建议使用硬膜补片，因为大多数患者如果不使用补片，小脑向外膨胀受限、脑干不能减压。补片应大于脑膜缺损的范围（扩大修补）。

- 对于老年患者，开颅时应多钻骨孔，减轻骨瓣与硬膜的粘连。

- 在关闭硬脑膜之前和之后，应进行 10 秒钟的 Valsalva 试验，确保术区充分止血和硬膜水密闭合。

- 此手术通常为急诊手术，从决定手术到脑组织减压的时间尽可能短于 45 分钟到 1 小时。

手术的关键步骤

体位

患者取俯卧位,Mayfield 三钉头架固定头部,避免颈部过度屈曲(下颏和胸壁之间两指宽)。婴儿或新生儿手术时,头部置于马蹄形头垫上。受压部位加垫,上肢内收固定。所有患者使用 TED 长筒袜及相关加压装置,以防深静脉血栓。

术前准备和备皮

术区矩形剃发,上方至枕外隆凸以上 2cm。因为是急诊手术,有可能需要双侧开颅,最好双侧剃发、消毒铺单。标记中线,确定枕外隆凸、乳突和 C2 棘突等解剖标志。横窦位于沿颞弓向后延伸的假想连线水平。作者习惯在患侧取倒置的"曲棍球棒"状切口,上界至枕外隆凸,下界至 C2(图 106.3A)。当血肿跨越小脑半球时,可以做"T"形或正中切口(侧方暴露较少)(图 106.3B)。

暴露

使用 10 号刀片切开头皮,深至皮下组织;然后使用 Bovie 电刀切开,同时助手逐步推进小脑自动牵开器,牵开深部软组织。应严格沿着中线切开以免肌肉出血。确保枕骨和 C1 充分显露。在乳突附近分离肌肉时,可能遇到导静脉,要准备好骨蜡。用 Penfield 1 号剥离子或弧形小刮匙游离枕骨大孔下缘。皮瓣牵向后下方,通过拉钩–橡皮条–血管钳(Kelly clamps)固定在器械台(Mayo stand)上,充分显露术野。

骨窗/骨瓣开颅和硬膜打开

对于创伤性轴外血肿,根据其大小和位置确定骨窗/骨瓣的范围。建议暴露 C1,以备突发脑肿胀时行枕大池减压;这一点对创伤性和非创伤血肿都适用。对于小脑实质内血肿,应取"泪滴形"骨窗或骨瓣,侧方和下方显露要充分。硬脑膜暴露后,可用双极镊电凝止血,或用可吸收明胶海绵(Gelfoam™,Pfizer Inc.,New York,NY)轻压止血。

如果行骨窗开颅(去骨瓣),可使用 Midas™ M-32 钻头,而枕骨下部可能需要使用"火柴头"磨钻或小切

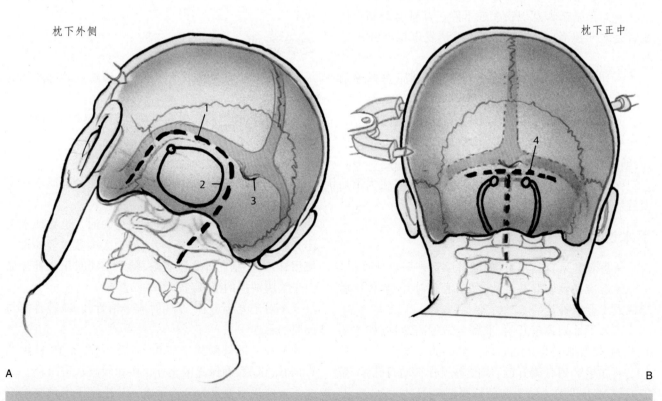

枕下外侧

枕下正中

图 106.3 **(A)** 马蹄形切口处理左侧小脑血肿。**(B)** 双侧小脑半球出血的备用切口(红线=正中切口;黑色= T 形切口)。1.马蹄形切口(左侧);2.骨瓣轮廓;3.枕外隆凸;4.备用切口。

割钻小心打开。用 Kerrison 咬骨钳咬除残余骨质,抬起硬膜表面的颅骨内板,完成开颅;必要时可用 Penfield 3 号或硬膜剥离子适当剥离,确保安全。

对于骨瓣开颅(骨瓣复位),建议在乙状-横窦交界旁钻 1 个骨孔,或钻 4 个骨孔(用于老年患者,硬膜与颅骨粘连)。然后使用带护板的铣刀 (MidasTM B-1),连接骨孔。如果需要低位显露,有些术者偏好从枕骨大孔开始,使用铣刀截骨。

硬膜暴露后,可用术中超声确认肿块位置(图 106.4A)。使用 11 号刀片、硬脑膜剥离子以及 Metzenbaum 剪刀,将硬脑膜十字形切开,用 4-0 丝线或 Nurolon 线固定于皮缘,注意保护下方粘连的软膜血管(图 106.4B)。然后以血肿为中心,在小脑小叶之间切开

皮质,用吸引器小心吸除血肿,用活检钳清除零碎的血块。　使用 0.5 英寸×3 英寸的棉片垫在血肿周围以保护小脑组织。对于较大的血肿,可手持脑压板显露视野,辅助血肿清除。对于止血,建议双极镊电凝后,用浸润凝血酶盐水的中型棉球压迫;轻轻移开棉球,电凝黏附在棉球边缘的小血管。辅助性止血材料也有助于止血,如单层块状可吸收氧化纤维素止血纱布(SurgiceTM, Johnson & Johnson Inc.,New Brunswick,NJ) 或牛源基质蛋白胶(FlosealTM,Baxter,Deerfield,IL)。止血完成后,需进行 Valsalva 试验以确保彻底止血。使用硬膜补片修补缺损脑膜,水密缝合硬膜;通常使用 4-0 Nurolon 线或 5-0 Prolene 线缝合。硬膜缝合后,再次进行 Valsalva 试验以确保水密闭合。使用 0-Vicryl 线间断缝合

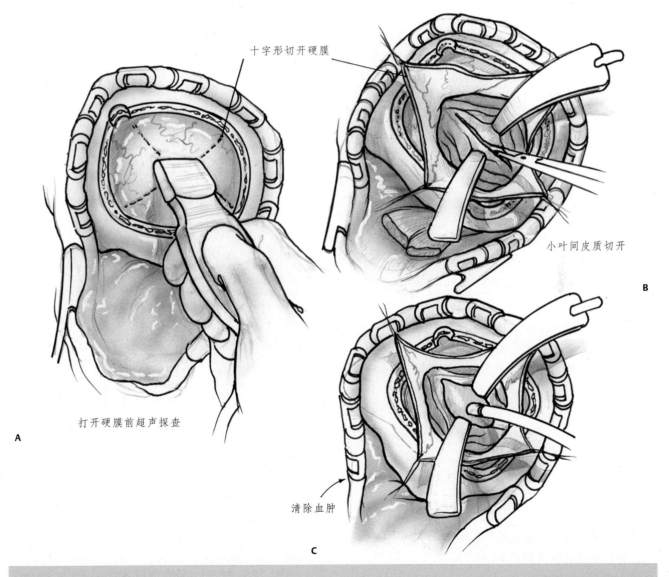

十字形切开硬膜

小叶间皮质切开

打开硬膜前超声探查

清除血肿

A

B

C

图 106.4　(A)在打开硬膜之前使用超声探头检查。十字形虚线为硬膜切口。(B)十字形切开并牵开硬膜,暴露小脑叶。(C)以血肿为中心,在小叶间切开皮层。

肌肉筋膜,2-0 Vicryl 线缝合皮下组织。头皮可使用 3-0 Nylon、3-0 Prolene 缝合,或皮钉对合。

规避/损伤/风险

- 打开硬膜时,避免进入上方的横窦、外侧的乙状窦以及中间的枕窦。
- 骨缘充分涂抹骨蜡,同时注意多冲水,以防止静脉空气栓塞。
- 如果第四脑室开放,止血时,应避免使用小块止血材料,以防止它们移位到脑室系统。
- 如果术前放置了脑室外引流(EVD),应避免脑脊液过度引流,以防小脑上疝。术后应将脑脊液压力控制在 20cmH_2O,以免形成凸面硬膜下血肿,尤其是老年患者。

抢救与补救

- 如果横突或乙状窦有损伤,可用 4-0 Nurolon 线原位缝合,控制出血,也可使用止血夹;然后用术中超声探头监测或直视观察,确保血流通畅。
- 如果发生静脉栓塞,应立即降低床头,术区进行大量液体冲洗,经中心静脉导管抽吸,快速结束手术,同时麻醉医生控制好患者的血压和氧合。

■ 结果和术后过程

术后注意事项

- 床头抬高 30°。
- 术后第一天使用尼卡地平静脉滴注控制血压,保证收缩压(SBP)<140mmHg。
- 围术期给予抗生素治疗。
- 如果放置脑室外引流管,需要每隔 1 小时监测颅内压,维持颅内压在 20cmH_2O 水平。
- 24 小时内启动经胃管营养支持。
- 每 6~8 小时静脉注射地塞米松 4~6mg,持续 2~3 天,然后逐渐减量。
- 手术后 12~24 小时进行头颅 CT 检查。

结果

和术后预后不良有关的一些因素:
- 入院时角膜反射消失。
- 角膜反射存在,但"娃娃眼"(doll's eyes,译者注:头眼反射)消失的急性脑积水。

- 入院时收缩压>200mmHg。
- 血肿直径>3cm。
- 脑干扭曲/梗死。
- 脑室内出血。
- 老年患者(>70 岁)。
- 手术延迟超过 2 小时。
- 特发性或高血压性出血以外的其他原因。

并发症

- 需要清除的再出血。
- 感染。
- 脑脊液漏,可能会导致脑膜炎。
- 假性脑脊膜膨出。
- 窦损伤、空气栓塞、静脉梗死。
- 术后出现不可控的脑肿胀,继而引发脑干梗死或急性脑积水。
- 小脑缄默症。
- 颈椎损伤。

参考文献

[1] Ausman JI. How I remove a spontaneous cerebellar hematoma in a deteriorating patient. Surg Neurol 2001;55:162

[2] Brockmann MA, Groden C. Remote cerebellar hemorrhage: a review. Cerebellum 2006;5:64–68

[3] Chang SH, Yang SH, Son BC, Lee SW. Cerebellar hemorrhage after burr hole drainage of supratentorial chronic subdural hematoma. J Korean Neurosurg Soc 2009;46:592–595

[4] Hill MD, Silver FL. Epidemiologic predictors of 30-day survival in cerebellar hemorrhage. J Stroke Cerebrovasc Dis 2001;10:118–121

[5] Maddalena P, Gibbins S. Cerebellar hemorrhage in extremely low birth weight infants: incidence, risk factors, and impact on long-term outcomes. Neonatal Netw 2008;27:387–396

[6] Salvati M, Cervoni L, Raco A, Delfini R. Spontaneous cerebellar hemorrhage: clinical remarks on 50 cases. Surg Neurol 2001;55:156–161, discussion 161

[7] Uno M, Shichijo F, Hondo H, Matsumoto K. [Surgical treatment of hypertensive cerebellar hemorrhage; stereotactic aspiration surgery vs suboccipital craniectomy] No Shinkei Geka 1991;19:1121–1127

[8] Yamamoto T, Nakao Y, Mori K, Maeda M. Endoscopic hematoma evacuation for hypertensive cerebellar hemorrhage. Minim Invasive Neurosurg 2006;49:173–178

[9] Yanaka K, Meguro K, Fujita K, Narushima K, Nose T. Immediate surgery reduces mortality in deeply comatose patients with spontaneous cerebellar hemorrhage. Neurol Med Chir (Tokyo) 2000;40:295–299, discussion 299–300

[10] Yoshimoto H, Fujita H, Ohta K et al. [Clinical study of hypertensive cerebellar hemorrhage: surgical indication and measurement of volume of hematoma] No Shinkei Geka 1989;17:1105–1110

[11] Hayashi T, Kameyama M, Imaizumi S, Kamii H, Onuma T. Acute epidural hematoma of the posterior fossa—cases of acute clinical deterioration. Am J Emerg Med 2007;25:989–995

[12] Karasu A, Sabanci PA, Izgi N et al. Traumatic epidural hematomas of the posterior cranial fossa. Surg Neurol 2008;69(3):247–251; discussion 251–242

[13] Asanin B. Traumatic epidural hematomas in posterior cranial fossa. Acta Clin Croat 2009;48:27–30

第 107 章
去骨瓣减压术 Ⓐ

Abdulrahman J. Sabbagh, Abdulmajeed Al-Ahmari, Faisal A. Al Otaibi, Fahmi Al-Senani

■ 导言和背景

• 1783 年 Alexander Monro 提出颅骨就像是一个"坚硬的盒子",里面放着"几乎不能被压缩的大脑",1824 年 George Kellie 证实了这一学说。这一学说解释了为什么大面积缺血性卒中和严重的头部损伤的患者,显著升高的颅内压(ICP)是最需要去处理的问题。去骨瓣减压术(DC)的原理是把颅骨从一个"容量有限的封闭的盒子"转化为一个"开放的盒子"(1980 年 Cooper 提出)。

• Monro-Kellie 明确了 ICP 与脑脊液(CSF)容量、血液以及脑组织之间的压力-容量关系。由于颅内空间是恒定的,而颅内的血容量、脑脊液和脑组织的总量之和是固定的,这就建立了一种平衡。因此,上述所说的任何一种成分的增多必然会导致另一种成分(代偿性)的减少,以维持这种平衡。颅内物质的容量变化在 100~120mL 时,可通过这种平衡维持正常颅内压。

• 主动去骨瓣减压术(即预防性去骨瓣减压术)用于颅内病变清除的手术患者(伴或不伴脑组织切除),主要目的是预防术后可能的颅内高压。

• 被动去骨瓣减压术(即治疗性去骨瓣减压术),主要目的是缓解药物难治性颅内高压(如 Sahuquillo 和 Arikan 所述)。

治疗方案和备选方法

• 半侧去骨瓣减压术。
• 双额去骨瓣减压术。
• 双侧去骨瓣减压术。
• "铰链"式漂浮骨瓣减压术("hinge craniotomy",如 Schmidt 等所述)。

目的

• 增加颅腔的容积。
• 减少脑疝发生的概率,或者将受伤或坏死的脑组织移位至颅骨缺损处。
• 减少脑干压迫。
• 有助于控制颅内压。
• 提高脑灌注压。
• 降低难治性脑水肿患者的致残率和死亡率。

优点

• 降低颅内压,增强药物控制颅压的效果。
• 减少药物治疗的并发症(如渗透性利尿剂、低碳酸和低体温治疗)。
• 防止由缺血或压迫导致的继发性、进行性神经元损伤。
• 快速、持续地恢复正常颅内压。

- 降低死亡率并促进功能恢复。
- 稳定和(或)改善患者的神经功能状况。
- 能够进行神经查体。

适应证

- 对于创伤性颅脑损伤(TBI)来说,需要从两方面考虑。
  - 原发损伤:需要紧急干预,特别是存在脑水肿或预期发生脑水肿的患者,比如:
    - 手术清除颅内血肿(硬膜外、硬膜下或实质内血肿);
    - 异物取出(穿透性的头部损伤)。
  - 继发损伤:改善预后。
    - 目前文献对于手术的适应证仍未达成明确的共识。去骨瓣减压术治疗难控性颅内高压的疗效评估随机研究(RESCU-ICP)是一项正在进行的欧洲多中心随机对照临床研究,旨在研究颅脑创伤患者去骨瓣减压的手术适应证和预后。通常,下列情况可认为是颅脑创伤患者去骨瓣减压的手术指征:
    - 药物难以控制的、明确的颅内高压;
    - 进展性的中线移位或钩回疝。

- 急性大面积脑卒中(AMS)。
  - 进展性的中线移位或钩回疝,尤其是大面积大脑中动脉卒中患者。
  - 大面积出血性脑卒中需要手术、预期发生脑水肿的患者(图 107.1)。
- 颅内感染,尤其是与脑炎和脑水肿有关的颅内感染,如:
  - 脑脓肿;
  - 硬脑膜下积脓;
  - 脑膜炎/脑炎。
- 急性播散性脑脊髓炎。
- Reyes 综合征继发性脑病。
- 弓形虫脑病。
- 硬膜静脉窦血栓形成。

禁忌证

- 大于 50 岁的卒中患者以及大于 65 岁的创伤性颅脑损伤(TBI)患者(然而不同学者/文章中的观点存在差异)。
- 无法纠正的凝血功能障碍。
- 长时间严重的低格拉斯哥昏迷评分。
- 脑干反射消失。

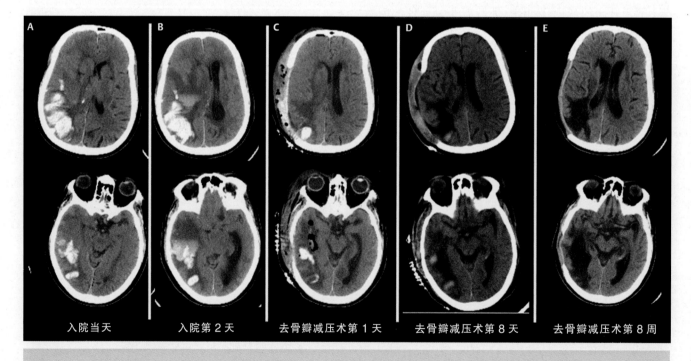

入院当天　　入院第 2 天　　去骨瓣减压术第 1 天　　去骨瓣减压术第 8 天　　去骨瓣减压术第 8 周

图 107.1　1 例出血性卒中患者的头部计算机断层扫描(CT)显示了需行去骨瓣减压术的进展性中线移位和钩回疝。术后早期可见脑组织经颅骨缺损向外膨出,随后中线移位和脑组织疝出显著性改善,水肿逐渐消退。(A)患者入院当天的 CT;(B)患者入院第 2 天的 CT。(C)患者行去骨瓣减压术后第 1 天的 CT;(D)术后第 8 天的 CT;(E)术后第 8 周的 CT。

- 陈旧性损伤或损害。
- 影像学提示不可逆的脑损伤。
- 影像学检查缺乏颅内压增高的证据。
- 严重的基础病不能耐受手术者。

■ 手术细节和准备

术前计划和特殊设备

- 除了全血细胞计数、凝血功能检查、血型和交叉配血，至少要进行颅脑 CT 检查，用于制订手术计划。
- 患者选择方面的考虑：Wani 等认为，具有以下特征的患者预后较差。
  - 年龄：50 岁以上的患者。
  - 术前的神经系统评分：低格拉斯哥评分(GCS)、瞳孔反射消失或脑干反射消失的患者。
  - CT 检查：CT 上的损伤情况是死亡的独立预测因素，包括脑池的通畅情况和脑水肿的严重程度。
  - 优势半球脑卒中。
- 手术时机：去骨瓣减压术应在伤后 48 小时内、脑肿胀高峰期前进行。
- 术前在 ICU 或者在手术室行术前准备时给予抗生素。
- 术前需准备足量的甘露醇及其他利尿剂，在开颅时输注。

专家建议/点评

- 选择适合的患者十分重要，一般来说，具有术后预后不良特征的患者不宜行手术治疗。
- 术后可能长期昏迷或无自理能力的患者，需考虑伦理问题。

手术的关键步骤

双额去骨瓣减压

患者取仰卧位，头部屈曲 15°~30°，用环形或马蹄形头托固定。常规术前备皮、消毒、铺巾，暴露两侧耳前连线、向前至眉弓的区域。采用双侧冠状皮肤切口，从一侧颧弓至另一侧颧弓，顶部位于冠状缝后约两横指。将皮瓣往前翻，两侧颞肌向下牵拉，暴露从头皮切口至眶缘之间的颅骨。对于双额去骨瓣减压，两侧颅骨钻孔点位于两侧蝶骨嵴上方的颞骨处。另外两个钻孔点分别位于中线两侧(避开上矢状窦)、冠状缝后两横指处，

用 Penfield 3 号剥离子将静脉窦从颅骨剥离。用高速钻沿眶缘和鼻根上方连接两侧的颞部骨孔。然后从颞部骨孔向后切开颞骨，尽可能向后进入中颅窝，接着向上与顶骨骨孔连接。最后连接两侧的顶骨骨孔，取下骨瓣(图 107.2)。

切开硬脑膜有两种方法。方法一是在矢状窦两旁，双侧额部做十字形切口，保留矢状窦(有些术者甚至在矢状窦表面残留骨桥)。方法二是尽可能靠前，接近鼻根处，结扎矢状窦，然后放射状切开硬脑膜。硬膜修补时，只需将硬膜补片铺放在硬膜开口下方，无须紧密缝合，以防术后早期脑组织肿胀扩张。

额颞顶去骨瓣减压

患者取仰卧位，同侧肩部垫高。头部旋转 45°~60°，置于环形或马蹄形头托上。常规术前备皮、消毒、铺巾。暴露整个患侧半球直至枕骨部。手术切口起自颧弓，向上、向后走向枕外隆凸，然后向上至中线旁，再向前至额部发际内("美人尖")。皮肌瓣一起翻向前下方，用缝线/拉钩固定。分别在颞骨鳞部、关键孔、顶骨及枕骨(中线旁开 2cm，避开上矢状窦)钻孔。用高速铣刀连接骨孔，用 Penfield 3 号剥离子将硬膜从骨瓣上剥离，取下骨瓣、切开范围应包含蝶骨小翼和颞骨鳞部。星状切开硬脑膜。按前述的方法，使用硬膜补片、疏松的扩大修补硬膜，为脑组织扩张预留空间(图 107.3)。

规避/损伤/风险

- 注意打开骨瓣或脑膜时，有脑组织过度膨出的风险，要知道如何处理这种风险。
- 由于脑组织过度向外疝出，可能无法缝合伤口。
- 有出血的风险(特别是上矢状窦出血)，并准备好随时止血。备好血液，必要时输血。

抢救与补救

- 打开骨瓣或脑膜时，脑组织疝出：要提前预判其发生的可能性，开颅前团注甘露醇，0.5g/kg。如果仍然发生脑组织疝出，可按顺序采取下列措施。
  - 过度通气，维持 pCO_2 在 30mmHg 左右。
  - 再次团注 0.5g/kg 的甘露醇。
  - 给予其他利尿剂，如 20mg 呋塞米。
  - 放置脑室外引流，释放脑脊液。
  - 如有必要，紧急扩大骨窗。
  - 避免骨缘压迫静脉，用咬骨钳咬除引流静脉表面的颅骨。

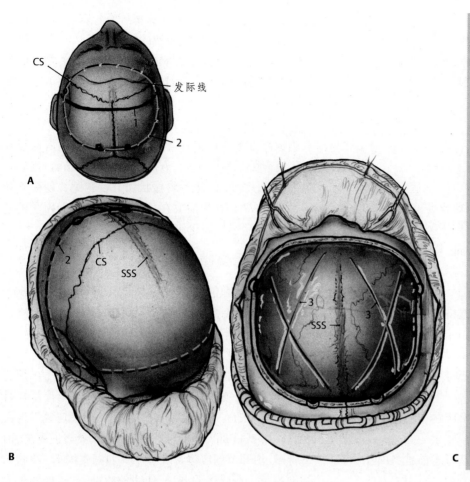

图 107.2　双额去骨瓣减压的手术步骤示意图。头颅 (A) 正面观和 (B) 侧面观,显示采用双侧冠状皮肤切口,从一侧颧弓至另一侧颧弓,顶部位于冠状缝后约两横指。两侧颅骨钻孔点位于蝶骨嵴上方的颞骨处,另外两个钻孔点分别位于中线两边、冠状缝(CS)后两横指。用高速钻头沿眶缘和鼻根上方连接两侧的颞部骨孔。然后从颞部骨孔向后切开颞骨,尽可能向后进入中颅窝,接着向上与顶骨骨孔连接(C)。最后连接两侧的顶骨骨孔,取下骨瓣,暴露硬脑膜和上矢状窦(SSS)。1.前发际;2.骨瓣范围;3.硬脑膜切口。

○ 颞叶和(或)额叶前部切除,可作为最后解决方案。

• 由于脑组织疝出,无法缝合伤口。除了上述提到的方法,以下方法也有助于缝合皮肤:

○ 如果使用了头架 (Mayfield, Sugita),松开头夹,松弛头皮,使其向切口移动。

○ 切开骨窗周围颅骨的帽状腱膜能使头皮变得松弛。

○ 另一种方法是,在皮瓣内面做帽状腱膜切口,不切开表皮。

• 出血与止血:

○ 必须清楚有上矢状窦出血的可能,除了熟悉止血技术,还需备好止血材料,必要时可予输血治疗。

○ 在关颅过程中,必须做到严格止血,以防血液持续渗出,积聚在硬脑膜和帽状腱膜之间,尤其这个手术因为没有骨瓣悬吊硬脑膜比较困难。

• 术后颅内压监测:

○ 建议术后通过一定的方法监测颅内压。

○ 对于创伤的患者,通常在入院时已经放置颅内压监测和脑室引流管。

○ 对于脑卒中的患者,脑室通常较小、解剖结构可能扭曲变形。此外,脑组织比较脆弱,更容易出血。只有在行额颞顶去骨瓣减压时,建议放置同侧和(或)对侧颅内压监测导管。

• 安全性:术后局部伤口敷料必须用粗体字标记"无骨瓣"。医护人员(包括医生、护士、治疗师、医技人员等)在处理患者时必须注意到这一点,避免术后治疗过程中意外损伤。对于可以活动但存在平衡障碍的患者,可以佩戴定制的保护性头盔。

• 骨瓣贮存:每个医院都必须有自己的骨瓣贮存流程。骨瓣必须无菌冷冻保存,比如存于血库。或者将骨瓣分为两块,埋入患者的腹壁内——避开胃——为以后可能的经皮内镜胃造口术(PEG)预留空间。也可后期通过头颅薄层 CT 扫描塑形、定制假体修补材料,但费用较高。

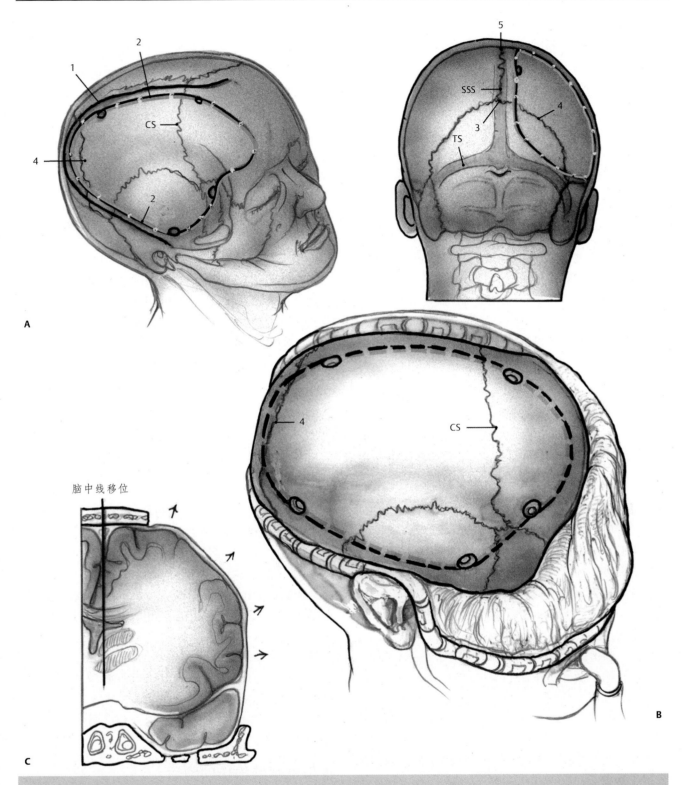

图 107.3 额颞顶去骨瓣减压手术步骤示意图。(A)侧面观显示头皮切口起自颧弓,向上、向后走向枕外隆凸,然后向上至中线旁,再向前至额部发际内(美人尖)。在颞骨(鳞部)、关键孔、顶骨及枕骨(中线旁开 2cm,避开上矢状窦)钻孔。(B)显示用高速铣刀连接骨孔,取下骨瓣。(C)减压后,脑组织向外扩张(小箭头),中线移位减轻(大箭头)。1.皮肤切口;2.骨瓣范围;3.人字点;4.人字缝;5.矢状缝;CS,冠状缝;TS,横窦。

■ 结果和术后过程

术后注意事项

- 术后 12~24 小时内复查 CT,排除新发出血(图 107.1)。
- 在大多数情况下, 去骨瓣减压术能将颅内压降至 20mmHg 以下(Aarabi 等报道)。
- 持续监测颅内压直至颅内压恢复正常水平,此时可拔除脑室引流管。
- 加强康复[职能治疗(occupational therapy)、物理治疗、语言及吞咽治疗)]是必需的。
- 当有经皮内镜胃造口术和气管切开术的适应证时,应尽早施行手术。
- 尽可能早地予以营养支持治疗。

并发症

去骨瓣减压术后并发症

不仅去骨瓣减压术后可能会发生并发症,颅骨缺损修补术后也可能发生并发症。去骨瓣减压术本身技术上不复杂,很少发生并发症。然而,可能出现间接的并发症,并影响预后,大多数都是由脑脊液回流受阻引起的。并发症出现的概率主要受以下两方面的影响:患者的年龄(60 岁以上的患者预后较差)和入院时 GCS 评分。并发症通常包括(Yang 和 Stiver 等报道):

- 颅内出血
  - 脑挫伤(15%~50%);如果出血量大于 20mL,预后较差。
  - 脑室内血肿。
- 硬膜下及硬膜外血肿(5%~25%)。
- 快速降低的颅内压会导致对侧新发硬膜外血肿(创伤性颅脑损伤患者),特别是 CT 上可见明显骨折线者。
- 去骨瓣减压术后,由于脑肿胀和高灌注,脑组织通过骨缺损处疝出,导致大脑皮层静脉卡压在骨缘,引起进一步的静脉充血和缺血。骨窗要足够大,以避免这种情况。
- 硬膜下水瘤(25%~50%)。
- 脑脊液动力学的障碍:保守治疗通常能解决这一问题。硬脑膜成形术能降低其发生率。
- 创伤后脑积水(10%~25%)。

- 减压术后脑脊液回流或动力学异常可能会导致脑积水的发生。脑积水会导致某些患者预后不良。在颅骨修补之前,可能需要行脑室-腹腔分流术。
- 颅内感染(1%~6%)。
- 环钻综合征(皮瓣塌陷综合征)通常在去骨瓣减压术后几周出现。症状包括头痛、头晕、易怒、情感障碍等。颅骨缺损修补可使脑脊液循环和脑血流恢复正常,改善症状。
- 癫痫及新发癫痫。
- 骨瓣吸收(6%)。

颅骨缺损修补术后并发症

去骨瓣减压术后行颅骨缺损修补的患者并发症发生的可能性高(达 1/3 的患者出现并发症),特别是行双额去骨瓣的患者。并发症通常包括:

- 早期并发症(修补后 30 天内):
  - 术中并发症,比如大出血和血流动力学不稳。
  - 切口感染或裂开(最常见)。
  - 硬膜外及硬膜下血肿(图 107.4)。
  - 脑水肿。
  - 深静脉血栓。
  - 癫痫。
- 晚期并发症(30 天后):
  - 骨吸收和骨瓣回缩(骨板下沉)。
  - 感染和伤口开裂。

预后比较

- Kim 等比较了创伤性颅脑损伤组(TBI)、颅内出血(ICH)组和急性大面积脑卒中(AMS)组共 75 例患者去骨瓣减压术后 6 个月的疗效。创伤性颅脑损伤组的患者死亡率为 21.4%,颅内出血组为 25%,急性大面积脑卒中组为 60.9%。创伤性颅脑损伤组 GCS 4~5 分的患者为 57.1%,颅内出血组为 50%,急性大面积脑卒中组为 30.4%。在到达复苏室后,3 组患者脑室内压力下降程度相近,约为 24.8%。

创伤性颅脑损伤的预后

- Rutigliano 等、Sahuquillo 和 Arikan, 以及 Hejazi 等的研究显示,去骨瓣减压有可能提高患者生存率,能够提高小儿患者的生存率,改善预后。
- 虽然结果仍有争议,Cooper 等的随机对照初步研究显示,对于创伤性颅脑损伤的患者,早期行去骨瓣减压术没有明显益处。

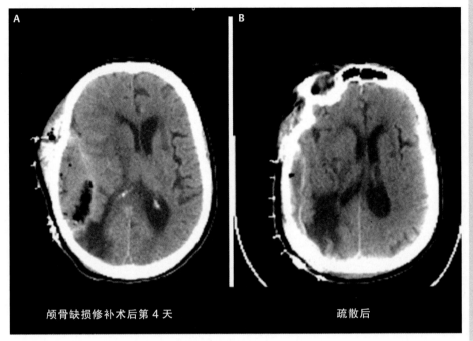

图 107.4 图 107.1 中患者的颅骨修补术后 CT。术后 4 天，患者神志和意识水平较前下降，CT 显示有新发的硬膜外血肿(A)，立即送手术室行硬膜外血肿清除术。(B)术后患者 CT。

• RESCUE 试验的结果仍未公布，届时可能提供更多综合性数据。

急性大面积脑卒中的预后

• Hofmeijer 等的一项 64 例患者的随机对照研究(HAMLET)表明，没有降低绝对危险度，但的确减少了死亡例数。Hofrnejjer 对卒中 48 小时内的 3 项随机研究进行荟萃分析，发现去骨瓣减压可降低不良预后[绝对危险降低率(ARR)16%和死亡例数(ARR 50%)]。

• Kastrau 等报道，对优势半球实行减压术能促进语言恢复。

• 年龄：一项系统研究回顾了 15 篇文章总共 138 例患者。年龄被认为是影响预后的决定性因素（由 Gupta 等指出），30 岁以下患者的预后比 31~50 岁患者预后要好（生存率 93%:83%，功能恢复更好）；51 岁以上的患者预后较差（生存率 68%）。

• Gupta 等的研究表明，优势半球与非优势半球的去骨瓣减压术并没有明显的预后差异。

参考文献

[1] Chen C, Smith ER, Ogilvy CS, Carter BS. Decompressive craniectomy: physiologic rationale, clinical indications, and surgical considerations. In: Schmidek HH, Roberts DW, eds. Schmidek and Sweet Operative Neurosurgical Techniques. Philadelphia: Saunders, Elsevier; 2006:70–80

[2] Quinn TM, Taylor JJ, Magarik JA, Vought E, Kindy MS, Ellegala DB. Decompressive craniectomy: technical note. Acta Neurol Scand 2011;123:239–244

[3] Elwatidy S. Bifrontal decompressive craniotomy for malignant brain edema. Saudi Med J 2006;27:1547–1553

[4] Wani AA, Dar TI, Ramzan AU. Decompressive craniectomy in head injury. Indian J Neurotrauma 2009;6:103–110

[5] Monro A. Observations on the Structure and Function of the Nervous System. Edinburgh: Creech & Johnson; 1783

[6] Kellie G. Appearances observed in the dissection of two individuals; death from cold and congestion of the brain. Trans Med Chir Sci Edinb 1824;1:84–169

[7] Mokri B. The Monro-Kellie hypothesis: applications in CSF volume depletion. Neurology 2001;56:1746–1748

[8] Kim KT, Park JK, Kang SG et al. Comparison of the effect of decompressive craniectomy on different neurosurgical diseases. Acta Neurochir (Wien) 2009;151:21–30

[9] Inamasu J, Kuramae T, Nakatsukasa M. Does difference in the storage method of bone flaps after decompressive craniectomy affect the incidence of surgical site infection after cranioplasty? Comparison between subcutaneous pocket and cryopreservation. J Trauma 2010;68:183–187, discussion 187

[10] Aarabi B, Hesdorffer DC, Ahn ES, Aresco C, Scalea TM, Eisenberg HM. Outcome following decompressive craniectomy for malignant swelling due to severe head injury. J Neurosurg 2006;104:469–479

[11] Hejazi N, Witzmann A, Fae P. Unilateral decompressive craniectomy for children with severe brain injury. Report of seven cases and review of the relevant literature. Eur J Pediatr 2002;161:99–104

[12] http://www.rescueicp.com

[13] Gupta R, Connolly ES, Mayer S, Elkind MS. Hemicraniectomy for massive middle cerebral artery territory infarction: a systematic review. Stroke 2004;35:539–543

[14] Hofmeijer J, Kappelle LJ, Algra A, Amelink GJ, van Gijn J, van der Worp HB. HAMLET investigators. Surgical decompression for space-occupying cerebral infarction (the Hemicraniectomy After Middle Cerebral Artery infarction with Life-threatening Edema Trial [HAMLET]): a multicentre, open, randomised trial. Lancet Neurol 2009;8:326–333

[15] Kastrau F, Wolter M, Huber W, Block F. Recovery from aphasia after hemicraniectomy for infarction of the speech-dominant hemisphere. Stroke 2005;36:825–829

[16] Cooper DJ, Rosenfeld JV, Murray L et al. Early decompressive craniectomy for patients with severe traumatic brain injury and refractory intracranial hypertension—a pilot randomized trial. J Crit Care 2008;23:387–393

[17] Stiver SI. Complications of decompressive craniectomy for traumatic brain in-

jury. Neurosurg Focus 2009;26:E7

[18] Gooch MR, Gin GE, Kenning TJ, German JW. Complications of cranioplasty following decompressive craniectomy: analysis of 62 cases. Neurosurg Focus 2009;26:E9

[19] Schmidt JH, III, Reyes BJ, Fischer R, Flaherty SK. Use of hinge craniotomy for cerebral decompression. Technical note. J Neurosurg 2007;107:678–682

[20] Yang XF, Wen L, Shen F et al. Surgical complications secondary to decompressive craniectomy in patients with a head injury: a series of 108 consecutive cases. Acta Neurochir (Wien) 2008;150:1241–1247, discussion 1248

[21] Rutigliano D, Egnor MR, Priebe CJ et al. Decompressive craniectomy in pediatric patients with traumatic brain injury with intractable elevated intracranial pressure. J Pediatr Surg 2006;41:83–87, discussion 83–87

第108章
头部高速投射物伤 Ⓟ

M. Sean Grady, Nathan J.Ranalli

■ 导言和背景

定义、病理生理学和流行病学

• 头部高速投射物伤定义为任何高速飞行的物体撞击头部造成的损伤。包括：

  ○ 民用子弹。
  ○ 军用子弹。
  ○ 弹片。
  ○ 其他爆炸物的碎片。
  ○ 弓箭。

• 高速投射物伤大都是穿透性损伤，能通过以下方式引起损伤：

  ○ 初始的穿透伤。
  ○ 冲击波效应。
  ○ 碎片留置。
  ○ 假性动脉瘤形成以及其他延迟并发症。

流行病学

• Bukur 等(2010)在研究中发现洛杉矶郡立医院在 11 年间收治了 753 例自我伤害患者。

  ○ 这些患者中，大约有一半的是穿透性损伤，20%是枪伤(GSW)。
  ○ GSW 患者最常受伤的身体部位为头部(80%的病例)。
  ○ 总的来说，GSW 患者多为男性并且多为头部

损伤。

• Hofbauer 等(2010)的系列研究中发现,来自维也纳的 85 例头部民用枪伤患者中,平均年龄为 48 岁,87%的病例为男性。

  ○ 60 例为穿透性 GSW 及 25 例为非穿透 GSW。
  ○ 根据格拉斯哥昏迷量表(GCS)评分,58 例穿透性 GSW 患者和 7 例非穿透性 GSW 为 3~5 分。
  ○ 16 例穿透性 GSW 患者进行了手术治疗。

临床表现

• GCS 评分范围广泛,多为中至重度颅脑损伤。

• 通常情况下, 在小口径子弹伤中, 穿入伤口较小,可无穿出伤口。然而,大口径子弹伤可能会有一个较大的穿出伤口。

• 霰弹枪伤有严重的体表软组织损伤。

诊断和影像

• 健康患者、青年患者、CSG 评分较低、头部有小的穿入伤口时,应高度怀疑头部高速投射物伤。

• 可以通过 X 线和 CT 明确诊断,CT 还可显示脑损伤程度。

• 如果头部没有残留的子弹碎片或任何金属 (通过 CT 扫描确认),可检查磁共振成像(MRI)和 MR 血管造影(MRA)。这可显示脑组织损伤和血管损伤。

• 一些患者可能需要进一步检查常规脑血管造影[数字减影血管造影(DSA)]来评估假性动脉瘤是否存在。

治疗方案和备选方法

- 保守治疗。
- 简单或表浅创口清创。
- 大骨瓣开颅(为了减压)。
- 去骨瓣减压,并深部清创。

所选手术的目的和优点

- 对于颅内枪伤,与简单的浅部清创相比,开颅手术可更好地显露弹道,清除水肿坏死的脑组织和凹陷的骨片,同时可探查硬膜裂口并原位修补。
- 这种方法不切除正常脑组织,避免了相关手术风险和并发症;激进的脑组织切除无任何益处。
- 其他治疗目的包括:
  - 控制出血。
  - 清除异物。
  - 修补硬膜及清除坏死脑组织。
- 减少脑肿胀,降低颅内压(ICP)。
- 减少发生感染和脑脊液(CSF)漏的风险。

适应证

- 单侧半球枪伤患者,尤其是年轻人。
- CT 显示有异物留置(子弹、骨折碎片)、脑实质内或轴外血肿和(或)脑脊液鼻漏或耳漏,以及不越过中线的弹道。
  - 患者条件。
    - 血流动力学稳定。
    - 格拉斯哥昏迷量表(GCS)评分>4(GCS 评分>8 的患者最有治疗价值)。
    - 存在对光反射。
    - 单侧半球受累。

禁忌证

- 双侧半球受累。
- 优势半球或脑干广泛损伤。
- GCS 评分为 4 分以下和(或)瞳孔散大及对光反射消失,符合脑死亡标准。
- 血流动力学或心肺功能不稳定。
- 凝血障碍或血小板减少症 (通常可以通过输新鲜冷冻血浆、血小板以及因子Ⅶ来纠正)。

■ 手术细节和准备

术前计划和特殊设备

- 常规术前实验室化验包括凝血功能、交叉配血等;在创伤急救室通过缝合或加压包扎对创口止血。
- 插管后胸部和颈部 X 线检查,必要时进行颈部固定。
- 大口径静脉导管、Foley 导管、动脉导管、下肢连续加压装置。
- 颅骨平片及颅脑 CT 平扫。
- 全身麻醉(避免高碳酸血症和脑血管扩张)。
- 术前应用破伤风疫苗、抗生素、抗癫痫药、甘露醇。
- 仰卧位,环形头托垫头,头部抬高 20°,转向对侧;或俯卧,头部置于小脑头托,呈中立位。
- 手术显微镜及照明头灯。
- 双极和电刀、高速开颅钻、用于微生物学和法医学鉴定的标本容器。
- 颅压监测和脑室外引流管。

专家建议/点评

- 手术中的一个重要步骤是探查可能存在的脑脊液漏,尤其是有颅底骨折时。
- 脑脊液漏常用骨膜或阔筋膜修补。开颅时注意保留骨膜,同时大腿部要消毒铺单,以便需要时阔筋膜。
- 要做好去骨瓣减压的准备,以防术中发生恶性脑水肿。

手术的关键步骤

本文主要介绍右额损伤(子弹从右前额穿入,从同侧后部穿出)的手术方式;不同的弹道及相应的脑损伤需要适当改变头位,选择最佳的切口。

首先给予广谱抗生素。全身麻醉后,患者取仰卧位,头部置于环形头托、抬高 20°、转向左偏,这样可以暴露子弹穿入穿出口。整个右侧头部备皮。第一切口呈弧形,起自颧骨水平、耳屏前 1cm,向上、向前弯曲,刚过额部中线至左侧发际后。第二个切口包含穿出伤口,确保除了可以修复头皮损伤,还能够修复颅底和硬脑膜损伤。应注意避免平行切口,以保证头皮血供。头皮严格冲洗,清除碎屑,然后消毒、铺巾。右大腿外侧常规消毒、铺巾,以备获取阔筋膜。皮下注射 1% 利多卡因和肾上腺素,使用 10 号刀片切开第一切口。切除穿入口的坏死皮缘后,使用头皮夹(Raney clips)止血。使用电刀、骨膜起子和组织剪(Metzenbaum scissors),小心地从颅骨剥离颞肌-筋膜和骨膜,须保留骨膜,以备移植修补。然后将皮肌瓣整体翻向前方,用巾钳和橡皮筋固定于无菌巾上。

颅骨钻孔,第一个孔位于颧弓上方 2.5cm,第二孔距中线至少 1.5cm,以避免撕裂矢状窦(图 108.1)。用刮匙和 Penfield 剥离子经骨孔剥离颅骨下方的硬脑膜,使用带护板的铣刀,绕弹孔四周连接骨孔铣下骨瓣(骨瓣包含弹孔骨折)。如果需要沿矢状窦切开颅骨,应最

后进行。在窦旁钻孔,用 Penfield 剥离子剥离下方的硬脑膜,然后切开。注意准备好凝血酶浸润的大块明胶海绵,以防静脉窦损伤。另外,骨瓣前方不要过低,以免损伤额窦。如果额窦开放,需要剔除窦黏膜,填塞肌肉,然后用骨膜或筋膜封闭。

接下来,在骨缘钻 4~5 个小孔,悬吊硬膜。根据硬膜弹孔破损的位置,用 15 号刀片、Cushing 镊和 Metzenbaum 剪,十字形打开硬膜(图 108.2)。用棉片保护脑组织,小心翻开硬膜,显露弹道。通过冲洗、使用细径吸引器和杯状镊,清除硬膜外/硬膜下血肿、骨片或异物。使用双极、棉片和吸引器探查弹道,清除坏死组织;此时头灯非常有帮助。不要穿过正常脑组织显露子弹、

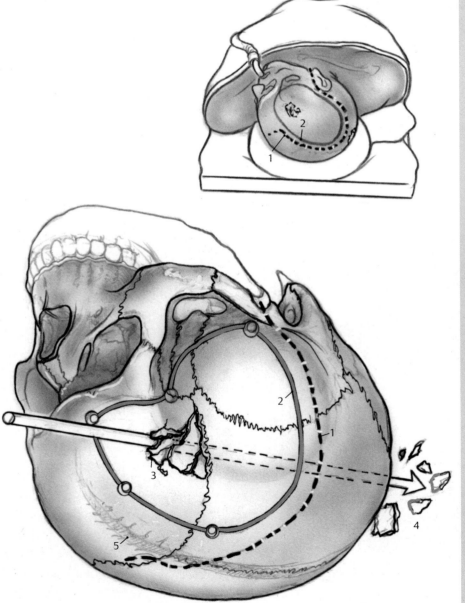

图 108.1　患者插管后,取仰卧位,头部转向一侧、置于环形头垫上、抬高 20°(插图)。切口呈弧形,起自颧骨水平、耳屏前 1cm,向上、向前弯曲,刚过额部中线至左侧发际后。骨瓣和硬膜开口。第一孔位于颧弓上方 2.5cm,第二孔位于右侧额骨,距中线至少 1.5cm。绕弹孔四周铣下骨瓣(骨瓣包含弹孔骨折),最后切开靠近矢状窦一侧的颅骨。骨瓣前方尽量低,但不要开放额窦。1.皮肤切口;2.骨瓣轮廓;3.子弹和骨折碎片;4.出口伤;5.上矢状窦。

骨片或实质内血肿。

　　牵拉额极，显露前颅底，局部探查可能的颅底骨折和相关脑脊液（CSF）漏。如果发现硬膜破损，则从硬膜外游离周围硬膜，然后从硬膜内用 4-0 Nurolon 线（Ethicon™，Plainsboro，NJ）原位缝合，或使用骨膜/阔筋膜移植修补。

　　在后部出口部位重复同样的步骤，使用双极和可吸收的明胶海绵（Gelfoam™，Pfizer Inc.，New York，NY）彻底止血。用上述材料修补硬膜破口，除了严密缝合，有时可使用纤维蛋白胶，有助于防止脑脊液漏。硬脑膜必须做到水密缝合，因为术后脑脊液漏是非常严重的并发症。骨瓣上的弹孔用咬骨钳或高速磨钻清创，用钛板和螺钉复位固定骨瓣。可用钛网修补颅骨缺损。重洗伤口，用 2-0 Vicryl 线间断缝合用于颞肌和帽状腱膜，皮钉钉合头皮。如果考虑颅内压监测和脑脊液引流，可在关颅之前于术侧置入脑室外引流管，在术后经骨瓣置入颅内压监测探头（例如脑氧监测装置；Licox，Integra Inc.，Plainsboro，NJ）。

规避/损伤/风险

- 在术前影像学检查中要特别注意矢状窦或大静脉等血管结构的损伤以及创伤性假性动脉瘤。这些情况可能带来严重的术中风险，尤其是术前诊断不明确时。

- 准备好明胶海绵、棉片、双极和动脉瘤夹等非常重要。

- 如果高度怀疑窦损伤，强烈推荐在上腔静脉/右心房交界处放置中心静脉导管，以备空气栓塞时抽吸栓子。

抢救与补救

- 如果术中遇到明显的脑肿胀和水肿，应给予利尿剂、过度换气以及脑脊液引流。

- 如果上述方法无效，应转为标准的外伤大骨瓣，紧急减压。

- 设计原来的手术切口时，要兼容标准外伤大骨瓣的需要，这一点很重要。

■ 结果和术后过程

术后注意事项

- 手术后，患者保留气管插管，转至神经外科重症

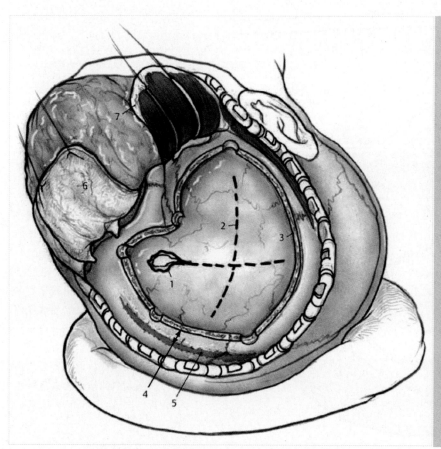

图 108.2　显示颞肌-筋膜和帽状腱膜组成的肌皮瓣翻向前方，保留骨膜瓣以备硬膜修补。十字形方式打开硬膜，硬膜切口包含子弹入口。1.硬膜弹孔；2.硬脑膜切口；3.骨窗；4.骨窗距离上矢状窦20mm；5.上矢状窦；6.帽状腱膜瓣；7.肌皮瓣。

监护病房,每小时进行一次神经检查,并监测动脉、中心静脉和颅内压。

- 积极控制颅内压(ICP),包括高渗治疗(甘露醇、3%盐水)、镇静(丙泊酚、苯巴比妥)和脑室外引流。
- 如果患者术后 GCS 评分<9,应立即行 CT 检查;如果患者可配合神经查体,24 小时内检查 CT,以排除脑实质内血肿或轴外血肿。
- 如果有脑脊液漏,静脉抗生素应用 1 周;如果无癫痫发作,抗癫痫药物应用 7 天。
- 密切关注脑脊液鼻漏或耳漏,必要时进一步干预。
- 应在第一周内考虑脑血管造影,以评估可能存在的创伤性假性动脉瘤。

并发症

- 脑脊液漏。
- 术后出血。
- 伤口感染。
- 脑积水。
- 恶性脑水肿。
- 窦出血。
- 空气栓塞。
- 癫痫发作。

结果

- 存在以下情况提示预后不良:
  - GCS 评分低。
  - 多脑叶受损。
  - 对光反射迟钝/消失。
  - 血流动力学不稳定。
  - 广泛脑组织损伤。
  - 凝血功能障碍。
  - 穿透脑室系统。
  - 颅底受累。
- 在 Hofbauer 等(2010)85 例患者的研究中,穿透性枪伤总死亡率为 87%,非穿透性病例总死亡率为 4%。

参考文献

[1] Bakir A, Temiz C, Umur S, Aydin V, Torun F. High-velocity gunshot wounds to the head: analysis of 135 patients. Neurol Med Chir (Tokyo) 2005;45:281–287, discussion 287

[2] Carey ME. Bullet wounds to the brain among civilians. In: Winn HR, ed. Youmans Neurological Surgery. 5th ed. Philadelphia, PA: Saunders; 2004: 5223–5242

[3] Jandial R, Reichwage B, Levy M, Duenas V, Sturdivan L. Ballistics for the neurosurgeon. Neurosurgery 2008;62:472–480, discussion 480

[4] Bayston R, de Louvois J, Brown EM, Johnston RA, Lees P, Pople IK. Use of antibiotics in penetrating craniocerebral injuries. "Infection in Neurosurgery" Working Party of British Society for Antimicrobial Chemotherapy. Lancet 2000;355:1813–1817

[5] Polin RS, Shaffrey ME, Phillips CD, Germanson T, Jane JA. Multivariate analysis and prediction of outcome following penetrating head injury. Neurosurg Clin N Am 1995;6:689–699

[6] Bukur M, Inaba K, Barmparas G et al. Self-inflicted penetrating injuries at a Level I trauma center. Injury 2011;42:474–477

[7] Rosenfeld JV. Gunshot injury to the head and spine. J Clin Neurosci 2002;9: 9–16

[8] Stone JL, Lichtor T, Fitzgerald LF. Gunshot wounds to the head in civilian practice. Neurosurgery 1995;37:1104–1110, discussion 1110–1112

[9] Hofbauer M, Kdolsky R, Figl M et al. Predictive factors influencing the outcome after gunshot injuries to the head-a retrospective cohort study. J Trauma 2010;69:770–775

[10] Kim TW, Lee JK, Moon KS et al. Penetrating gunshot injuries to the brain. J Trauma 2007;62:1446–1451

第 **109** 章
创伤后颅面重建 Ⓐ

Sherif Elwatidy, Khaled El-Sayed

■ 导言和背景

- 颅面骨包括受力骨和非受力骨。通常非受力骨的无移位骨折可以保守治疗,除非影响美观;而受力骨骨折需要接骨固定,且需尽快完成。
- 多学科协作可获最佳的颅面创伤重建效果,包括神经外科、颌面外科、眼科、整形外科、耳鼻喉科和作业治疗(occupational therapy)。

替代方法

- 观察和保守治疗。

目的

- 颅面重建的总体目标,通过最小/隐藏的瘢痕或容貌缺陷,尽快恢复患者伤前的功能和外观。
- 美容矫正。

优点

- 快速恢复到伤前状态。
- 预防晚期并发症,如脑脊液(CSF)漏、复视、眼球内陷和咬合不正。

适应证

- 凹陷性、粉碎性或其他额窦前壁或后壁移位骨折(开放或闭合性)。
- 骨折延伸到额窦底部,累及鼻额管。

- 保守治疗无效的创伤后/术后脑脊液漏。
- 造成毁容的骨折。
- 眼球内陷或眼球运动受限。
- 张嘴受限或咬合不正。

禁忌证

- 额窦前壁或后壁无脑脊液漏、无移位的简单骨折。
- 稳定、无移位的面部骨折,不影响美观或功能。

■ 手术细节和准备

术前计划和特殊设备

评估

- 患者应由多学科小组评估,首先要解决的是威胁生命的问题。
- 获取相关病史是必需的,特别是既往有脑脊液漏病史。
- 在评估过程中应密切观察患者的病情,因为随着时间的推移,脑肿胀、出血或其他器官结构损伤的延迟效应可能会导致病情变化。

临床检查和影像学检查

- 颅面损伤患者的临床检查应包括:
  ○ 检查面部是否对称、挫伤、肿胀和裂伤。

○触诊整个面部骨骼,发现不规则或不稳定的区域。

• 手动操作骨折节段,可明确骨质离断的水平和部位以及固定点。

• 通过"弓弦试验"测试内眦附着点的稳定性。

• 鼻部触诊并检查是否有骨折迹象。

• 测量下颌骨的活动范围,触诊颞下颌关节。

• 仔细检查口腔,明确是否存在咬合不正,评估牙齿是否有松动、断裂或撕脱。

• 从牙科记录中回顾损伤前的咬合状态,非常有助于恢复患者的实际咬合状态,可节省手术时间。

• 评估面部运动神经和感觉神经的功能状态。

• 仔细检查眼部,特别是眼球内陷、眼球运动、视力视野以及眼底检查。

• 影像学检查:颅骨 X 线片、后前位、瓦氏位(Water's)和全口曲面体层片。计算机断层扫描(CT)轴位、冠状位、矢状位和三维图像,进行术前评估和手术计划。磁共振成像(MRI)可诊断创伤后脑脊液漏、弥漫性轴索损伤和脊髓损伤。对于穿透性头颈部损伤或怀疑血管损伤的患者,其他影像学检查如血管造影和多普勒超声有诊断价值。

术前准备

• 知情同意书、与患者/亲属面对面沟通以及使用照片和插图做演示讲解是至关重要的。

• 应该与麻醉医生评估气道情况和插管的需要,麻醉医生要掌握经鼻及复杂插管技术。

• 术前设计的切口要能够充分显露骨折部位。

• 精确而充分的骨折复位至关重要,因为眼眶容积或内眦距离的微小变化会导致外观的巨大差异。

• 固定材料 [小型板 (miniplate)、微型板(microplate)、可吸收板和 28 号不锈钢丝]应在手术前准备。1.0~1.3mm 的微型板用于无应力的区域;使用 2.0mm 小型板固应力骨。

• 手术时机很重要。

○颌面部损伤可立即手术,如病情不重可在 2~3 周后处理。

○合并颅内损伤病情不稳定的患者可考虑延迟手术。

○气道受压,严重出血和伤口较大的患者需要立即手术。

• 高速钻和小切削钻头有助于骨质切割,可缩短手术时间。

• 手术显微镜对止血和修复硬脑膜非常有帮助。

• 手术器械包开睑器(Desmarres)、眼罩、虹膜剪刀和 Colorado 刀(用于软组织剥离)。Rowe 钳、颧骨拉钩和 Carroll-Girard 螺钉对于面中部损伤复位非常重要。口内长牵开器,如 Langenbeck 牵开器、反 Langenbeck 牵开器和其他口腔内牵开器,对于口腔内手术是必不可少的。

• 用于颅骨重建的移植物和生物材料包括以下几种。

○骨移植物:自体移植物(裂开的颅盖骨或髂骨)、同种异体移植物(尸体骨)和异种移植物(牛骨)。

○生物材料:聚甲基丙烯酸甲酯(PMMA)、羟基磷灰石、磷酸钙、多孔聚乙烯移植物和聚醚醚酮(PEEK)。

○钛移植物和联合生物材料。

专家建议/点评

• 为方便术中转头以及缝合伤口时松动、游离头皮,不建议采用三点头部固定。

• 颌面部复杂骨折重建的顺序是:软组织损伤"从内向外",骨质缺损"从上向下"。

• 牙齿咬合对齐是全面部骨折患者中线水平和垂直重建的标准。

手术的关键步骤

由于额底和颌面部骨折的重建方法和技术有所不同,下面将分开介绍。

额底重建

患者取仰卧位,头部呈中立位、稍微抬高,置于马蹄形头枕上。手术铺单,显露范围从冠状缝到鼻尖;大腿部和(或)腹部同时铺单,以备获取阔筋膜和脂肪。手术切口应包含伤口和骨裂区域。对于广泛额底损伤和脑脊液漏的患者,取双冠状头皮切口:从一侧耳,经冠状缝,至另一侧耳。头皮和骨膜一起翻开,保留骨膜用于后期修补(带蒂骨膜瓣)。分离皮瓣时,注意保护滑车神经和眶上神经。

行标准双额开颅,显露前颅窝底。作者偏好在中线部位、矢状窦硬膜的乏血管区钻两个骨孔。然后向两侧截骨至颞上线、后方至冠状缝、底部至眶上缘上方。清除所有坏死脑组织,然后充分止血。在骨窗可及的范围内仔细探查硬脑膜破损。较大的硬脑膜缺损常需通过骨膜移植修补。最好在显微镜或手术放大镜下,使用

5-0 不可吸收线水密缝合硬脑膜；同时额外使用自体组织或(和)纤维蛋白胶加强修补。硬脑膜修复完成后，嘱麻醉医生对患者行 Valsalva 试验，检查硬膜渗漏点并进一步修补。

然后处理额窦损伤：任何累及额窦底部和鼻额管的骨折都需要将额窦颅骨化。剔除所有的额窦黏膜，用高速磨钻磨除表面的骨质，用骨碎片封闭鼻额管，用带蒂骨膜瓣铺盖窦前壁下方的开口。如果需要植骨修补，取一大块顶骨并在内板和外板之间劈开；内板用于修补重建，外板放回原位。多学科团队在不同的操作台上同时工作，塑形眶、面、颅重建所需的骨移植物。使用抗生素(例如庆大霉素或万古霉素)盐水反复冲洗伤口，以清除所有碎屑并保持组织湿润。必须充分止血，可使用低功率双极电凝来完成。恰当的解剖修复、软组织复位和伤口愈合条件对获得最佳美容效果至关重要(见图109.1 的案例说明)。

颌面骨折重建

颌面部创伤可发生下列骨折：额窦骨折，眶颧骨折(ZOF)，Le Fort Ⅰ、Ⅱ型或Ⅲ型骨折，或鼻筛和下颌骨骨折。手术入路和重建技术在一定程度上取决于不同类型骨折的组合情况。手术入路取决于需要显露的骨折部位和骨折数量。

- 额颧缝：眉弓切口、眼睑成形术切口或冠状切口(同时合并较复杂的面部骨折时)。
- 眶下缘和眶底：经结膜联合外眦切开、睑下切口、眶下切口。
- 上颌骨和颧骨根部：口内前庭切口。
- 鼻额缝：Lynch 切口或"露天"切口(open-sky incision)。

由于创伤后解剖标志不清和缺乏复位固定的支撑点，复杂的颌面骨折重建极具挑战性。按顺序分步复位固定非常重要，以获得满意的美容效果和牙齿对合。第一步是用小型板固定下颌骨骨折；髁突骨折时，必须通过刚性固定恢复下颌骨升支的垂直高度。然后复位眶颧复合体、复位固定上颌骨。接着固定眶颧复合体、固定额骨。最后固定鼻骨。

切口注射局麻药(1:20 万的肾上腺素)止血。如果

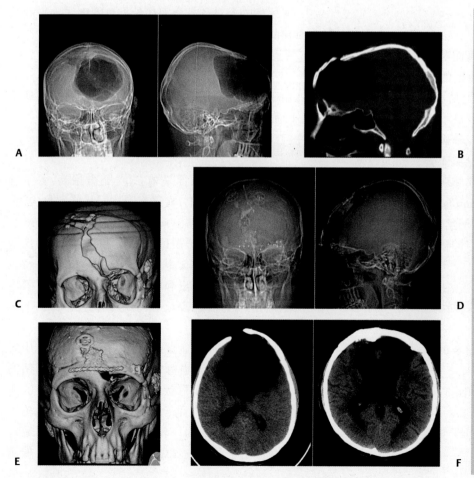

图 109.1　(A-F)病例说明：本病例显示电锯碎片颅面撞击伤。患者有广泛的皮肤裂伤，额骨骨折，累及眶缘和内侧眶壁，额窦前、后壁，额鼻管，硬脑膜和颅脑损伤，脑脊液漏，气颅。(A)术前颅骨 X 线片显示额骨骨折和颅内积气。(B)计算机断层扫描(CT)，矢状位重建图像，显示额窦的前壁和后壁受累，以及颅内积气。(C)颅骨三维重建 CT 图像显示累及额骨、额窦的开放性颅面骨折以及眶缘和眶内壁的骨折。(D)术后颅骨 X 线片显示固定骨碎片和修复头部轮廓的钛板和螺钉。(E)术后三维重建的 CT 图像显示，薄层聚甲基丙烯酸甲酯(不显影)覆盖的眶顶裂隙。(F)术前(左)和术后(右)CT 扫描显示颅面重建和硬膜修复术后张力性气颅和左额角扩张消失。

下颌骨受累,使用小型板经口内复位固定。使用 Rowe
上颌复位钳复位 Le Fort Ⅰ、Ⅱ、Ⅲ型骨折。然后,颌间牵
引辅助下矫正牙齿咬合、用小型板固定上颌骨。Le
Fort Ⅰ型骨折使用 Y 形或 L 形小型板复位固定,每侧
2 个。在固定过程中,将中面部骨骼压向颅底是很重要
的,可在下颌骨施加向上的压力来实现的,以恢复面部
受伤前的垂直高度。如果眶颧骨折复位有困难,使用颧
钩或 Carroll-Girard 螺丝刀可有效地将颧骨拉向前方。
Le Fort Ⅲ型骨折复位后,在双侧额颧缝使用低切迹小
型板固定。同时存在 Le Fort Ⅱ和Ⅲ型骨折时,需要显
露并复位固定眶下缘和眶底。此时,要仔细检查眶底,
松解陷入的脂肪或眼外肌。使用网状眶底修复钛板或
Medlpore™(Porex Surgical,Newnan,GA)修复小、中型眶
底骨缺损;通过颅骨或髂骨移植,重建严重的眶壁缺
损。

　　最后用微型板复位固定鼻骨、修复内眦韧带(图
109.2)。

规避/损伤/风险

　　• 充分的术前讨论和计划至关重要,可减少手术
时间。

　　• 所有的无效腔都应填塞脂肪、肌肉或筋膜,并用
纤维蛋白胶封闭。

　　• 尽量减少组织创伤,避免使用单极电凝。

　　• 在整个手术过程中,需用消毒溶液浸泡过的湿
纱布覆盖创口,保持组织湿润。

　　• 在眶颧骨折中,不要向后过多分离,避免视神经
损伤。

　　• 充分的止血非常重要,以免术后血肿形成。

　　• 关闭眼眶伤口之前,应行被动牵拉实验,确认眼
球活动度。

　　• 在经结膜入路中,内翻缝合黏膜,以防角膜刺
激。

　　• 在睑下切口中,只缝合皮肤层,以减少睑外翻的
发生。

抢救与补救

　　• 必须清楚地显露硬脑膜缺损,并严密修补。

　　• 应摘除骨折线上受损的牙齿以减少感染。

　　• 对于重建术后发生持续性或迟发性腰椎感染的
患者,推荐腰椎引流。中线腰椎部位切一个小口置管,
引流管经皮下潜行至侧方,以减少感染的风险。然后持
续引流脑脊液,5~10mL/h,脑脊液漏完全消失后 48 小

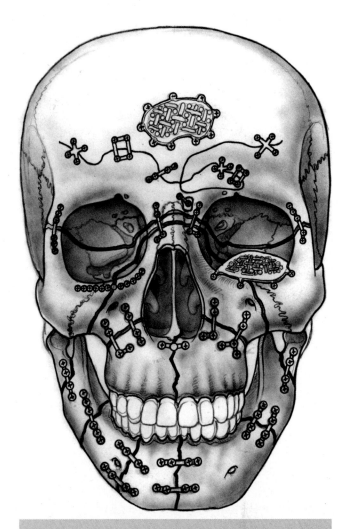

图 109.2　该图显示了颅面骨折的不同部位和固定类型。

时拔除引流管。引流期间,需要应用抗生素。

■ 结果和术后过程

术后注意事项

　　• 术后患者应安排在神经外科重症监护病房观察
几天。

　　• 头部抬高 30°~40°。

　　• 伤口引流 2~3 天。

　　• 术后预防性应用广谱抗生素 5~7 天。

　　• 眶颧受累时,给予滴眼液和润滑剂 1 周。

　　• 水肿消退后,由眼科医生重新检查患者。

　　• 早期张口训练,并延长张口时间。

　　• 术后在颌间弹力牵引的辅助下进行下颌运动。

- 额窦骨折患者应每年随访,至少 5 年。

并发症

- 颅内血肿。
- 脑脊液漏和脑膜炎。
- 局部感染和伤口裂开。
- 额窦并发症:引流障碍、黏液腺囊肿、脓肿、颅内感染、容貌缺陷、骨髓炎。
- 脑神经功能障碍。
- 咬合不正和开口受限。
- 脸颊扁平和面部不对称。
- 鼻畸形包括马鞍鼻、偏斜、不对称和粘连。
- 睑内翻和睑外翻。
- 眼球并发症:球后血肿、眼球内陷、持续性复视、眼球运动受限及眼距过宽。

参考文献

[1] Champy M, Loddé JP, Schmitt R, Jaeger JH, Muster D. Mandibular osteosynthesis by miniature screwed plates via a buccal approach. J Maxillofac Surg 1978;6:14–21

[2] Neovius E, Engstrand T. Craniofacial reconstruction with bone and biomaterials: review over the last 11 years. J Plast Reconstr Aesthet Surg 2010;63:1615–1623

[3] Garg M, Rastogi B, Jain M, Chauhan H, Bansal V. Submental intubation in panfacial injuries: our experience. Dent Traumatol 2010;26:90–93

[4] Hardt N, Kuttenberger J. Craniofacial Trauma: Diagnosis and Management. Heidelberg: Springer-Verlag;2010

[5] Rhim CH, Scholz T, Salibian A, Evans GR. Orbital floor fractures: a retrospective review of 45 cases at a tertiary health care center. Craniomaxillofac Trauma Reconstr 2010;3:41–47

[6] Stanley RB, Jr. Management of complications of frontal sinus and frontal bone fractures. Operat Techniq Plast Reconstruct Surg 1998;4:296–300

[7] Worthington P, Evans JR. Controversies in Oral and Maxillofacial Surgery. Philadelphia, PA: WB Saunders;1994

[8] He D, Zhang Y, Ellis E, III. Panfacial fractures: analysis of 33 cases treated late. J Oral Maxillofac Surg 2007;65:2459–2465

第110章

脑室外引流及脑室通路装置 Ⓐ

Henry Jung, Shivanand P. Lad, Griffith Harsh IV

■ 导言和背景

替代方法

脑室外引流术

- 替代方案取决于脑室外引流（EVD）的应用目的。
- 降低颅内压(ICP)的替代方法包括高渗治疗、改变体位、过度通气、巴比妥诱导昏迷和去骨瓣减压术。
- 监测 ICP 的替代方法包括蛛网膜下隙螺栓或光纤脑实质内监测探头。
- 对于脑积水，可行第三脑室内镜造瘘术或脑室腹腔分流术(VP)。

脑室通路装置

- 可通过 EVD 注射行脑室内抗生素治疗。
- 可通过腰穿给药行鞘内化疗/抗生素治疗。
- 可通过静脉(IV)给药行全身化疗。

目的

脑室外引流

- 减轻急性脑积水的脑室压力。
- 通过引流脑脊液(CSF)降低升高的 ICP。

脑室通路装置

- 鞘内注射抗肿瘤药物化疗。
- 鞘内给予抗生素治疗慢性脑膜炎。
- 对于婴幼儿脑室内出血,缓慢引流脑脊液。
- 抽吸液体治疗耐药的慢性肿瘤性囊肿。

优点

脑室外引流

- 可引流脑脊液,监测和降低颅内压。

脑室通路装置

- 为抗菌药物或化疗药物提供脑室内给药途径。

适应证

脑室外引流

- 急性脑积水:脑室减压。
- 颅内压升高:引流脑脊液或监测 ICP。
- 分流术后感染:引流被感染的脑脊液。
- 术后引流脑脊液，促进伤口愈合和防止脑脊液漏。

脑室通路装置

- 为抗菌药物或化疗药物提供脑室内给药途径。

禁忌证

脑室外引流

- 导管路径上有占位性病变,如血管畸形、肿瘤或脓肿。
- 相对禁忌证包括凝血障碍/血小板减少症 [先用新鲜冷冻血浆(FFP)和(或)血小板纠正]、中线过度偏移、裂隙脑室。

脑室通路装置

- 相对禁忌证是存在进展性脑脊液感染。

■ 手术细节和准备

术前计划和特殊设备

脑室外引流

- 头部 CT 或 MRI 检查,注意引起脑室缩小或移位的占位效应。
- 实验室检查包括凝血功能和血小板计数 (应在穿刺置管前调节至正常范围)。
- 然后确定穿刺的位置。最常见的位置是 Kocher 点(鼻根后 10~11cm、中线旁 3~4cm)。如果有左侧脑出血或右脑室塌陷,导管应放在左侧。选择 Kocher 点是因为其可避开后方的运动区, 切口在发际内, 同时可避开上矢状窦及其较大的额叶桥静脉属支(图 110.1A, B)。
- 另一个钻孔位置是 Frazier 孔(中线旁开 3~4cm、枕外隆凸上方 7cm)。
- 静脉注射抗生素可杀死常规菌群。
- 设备包括:
  ○ 无菌手套、手术衣。
  ○ 1%利多卡因。
  ○ 常规脑室外引流套件(刀片、记号笔、尺子、无菌巾、纱布、无菌生理盐水、手术刀、手摇颅骨钻、持针器、镊子、剪刀)。
  ○ 常规脑室外引流管;蛛网膜下隙出血首选创伤导管,以尽可能减少引流孔堵塞。
  ○ 外部引流收集装置。

脑室通路装置

- 评估头部 CT/MRI。注意脑室受压或移位的占位效应。
- 评估实验室检查结果包括凝血功能和血小板计数(应在穿刺置管前调节至正常范围)。
- 确定置管位置。优先选择右侧额部。
- 通常使用基本分流器械。
- 带有成角导管和贮液囊的脑室穿刺装置(Ommaya 贮液囊等)。

专家建议/点评

- 如果脑室较小或移位, 立体定向导航有助于置管。
- 内镜可术中确认导管的位置。

手术的关键步骤

经 Kocher 点的脑室外引流术

该手术通常采用清醒镇静麻醉,使用咪达唑仑、吗啡或异丙酚(除非同时的开颅手术或其他头部手术需要全麻)。患者取半坐仰卧位,头呈中立位。术区备皮。用标尺和记号笔确认并标记穿刺点 (通常为 Kocher 点)。无菌擦洗备皮区,穿刺点消毒铺单。切口注射 1%利多卡因。

然后做一个 1~1.5cm 的矢状头皮切口,深至颅骨。从颅骨上剥离骨膜。然后,用麻花钻垂直于颅骨钻孔,钻透颅骨内外板至硬膜。注意不要穿透硬脑膜进入脑实质。新型的一次性手动麻花钻,可将螺栓设置在特定的高度,以避免这种危险。然后清除骨屑。

用 11 号刀片十字形切开硬膜或用粗针头刺破硬膜(如果骨孔很小)。如果有双极电凝,烧灼硬膜缘止血。脑室导管用无防腐剂的生理盐水冲洗。然后用腔内探针导引导管垂直脑表面穿刺。注意穿刺深度距硬膜不超过 6cm。穿刺方向沿垂直于轴位的两个平面的交线,一个平面经过同侧内眦,另一个平面经过同侧颧弓根。通常导管尖端穿透室管膜时会有轻微的突破感。

从导管内拔出探针确认有脑脊液流出。导管远端在距切口 2cm 处另行穿出,并用 3-0 尼龙线缝合固定,经接口连接引流系统和压力传感器(图 110.1),以外耳道水平为零点设置引流阈值。伤口局部固定引流管,用 3-0 尼龙线连续或间断缝合头皮,无菌敷料包扎。

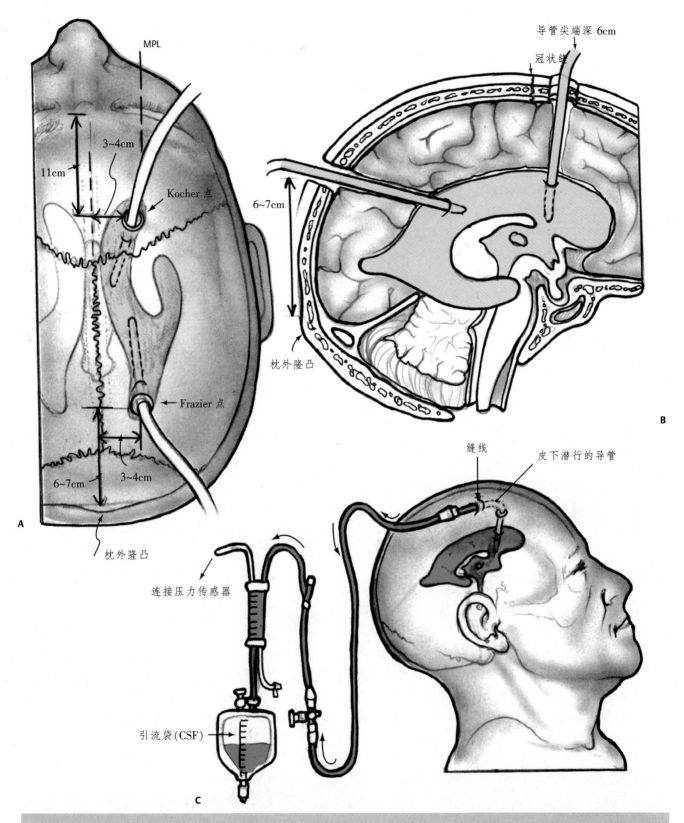

图 110.1　(A)头部上面观显示脑室外引流的穿刺点:Kocher 点或 Frazier 点及其各自距体表解剖标志的距离。(B)头部矢状(侧)面观,显示沿 Kocher 点或 Frazier 点置管的路径,以及导管在脑室内的理想位置。(C)图示引流管皮下潜行,从更远处穿出,连接引流袋和监测装置,监测颅内压、引流脑脊液。MPL,瞳孔中线。

脑室通路装置

手术可在全麻或局麻加镇静下进行。患者取半坐卧位。术区备皮，无菌擦洗备皮区，穿刺区消毒铺单（Kocher 点附近）。切口皮下注射 1% 利多卡因。

可采用比储液器大的倒 U 形切口或矢状切口。用骨膜剥离子从颅骨上剥离骨膜。然后用液压钻垂直颅骨表面钻孔，钻透颅骨内外板至硬膜。

在帽状腱膜下钝性分离出一个区域，将储液器置入其中，并缝合固定在帽状腱膜上。如前所述，垂直于脑表面穿刺置入导管。注意深度不要超过 6cm。进管方向同样朝向同侧内眦和颧弓根。将导管送入脑室后，尾端与储液器连接并用 2.0 的丝线固定。

冲洗并缝合切口。用 3-0 可吸收缝线间断缝合帽状腱膜层，皮钉钉合皮肤或用含二苯乙醇酮的免缝胶带 Steri-Strips™（3M，St. Paul，MN）关闭皮肤。

规避/损伤/风险

- 避免引流系统内残留空气，因为空气会在压力传导过程中减弱波形，使颅内压监测读数错误。在与脑室引流管连接之前，远端导管和引流袋需用无防腐剂的生理盐水冲洗。
- 导管误偏向侧方会损伤内囊，误偏向中线会损伤脑干。
- 长时间的脑室外引流有导致脑室炎的风险（脑室内的脑脊液感染）。

抢救与补救

- 若脑室扩大，导管进入硬膜内约 4cm 的深度时便可见脑脊液流出。
- 若未见脑脊液流出，再次穿刺前，需拔出探针、用生理盐水冲洗导管。重新评估影像学检查和解剖标记点后，再次置入导管。通常目标点稍靠中间是安全的。导管最佳位置是引流管尖端在同侧室间孔旁，导管前段位于侧脑室额角。
- 如果尝试了 3 次还未成功，则原位留置引流管，停止手术，重新评估解剖标记。行头颅 CT 检查评估引流管的位置。

■ 结果和术后过程

术后注意事项

脑室外引流

- 为了降低颅内压，可经脑室外引流管引流脑脊液。
- 长时间留置脑室外引流会增加脑室炎的风险。如果预防性应用抗生素且引流管皮下潜行几厘米（距穿刺点），脑室外引流可留置 2 周。同时常规化验脑脊液监测感染，脑脊液的检验项目通常有细菌培养、革兰染色、葡萄糖含量、蛋白含量和细胞计数。在无菌环境下，从离脑室端引流管最近的连接器留取脑脊液 5~10mL。没有证据表明预防性更换引流管能减少感染的发生概率。
- 如果脑室外引流放置时间超过预期，考虑用永久性的解决办法，比如脑室腹腔分流术（VP）代替脑室外引流。
- 脑室外引流治疗分流感染时，先移除分流管，然后给予抗生素。EVD 通常放置一周，可通过 EVD 向脑室内注射抗生素。再次置入分流管之前，EVD 需关闭 8~12 小时，使脑室再扩张。

脑室通路装置

- 抗生素应用 24 小时。
- 通常使用 25 号针头无菌穿刺储液器。

并发症

- 感染。
- 颅内出血：如果硬膜切开不充分，插入导管时前推硬膜可能造成硬膜外血肿。引流管尖端或探针的直接损伤，可能导致脑实质、脑室内或硬膜下血肿。多数 EVD 导致的出血可自行吸收。
- 穿刺方向错误导致脑功能区损伤。
- EVD 故障/堵塞。
- EVD 出口处脑脊液渗漏导致感染。
- 由于脑积水，不能拔除 EVD，需要行脑室腹腔分流术(VP)。

　　●动脉瘤性蛛网膜下隙出血行 EVD 时,由于压力梯度突然下降,理论上有动脉瘤破裂的可能。然而,没有明确的证据表明动脉瘤手术前行脑室外引流增加再出血风险。

参考文献

[1] Dunn I, Freirichs K, Day A, Kim D. Perioperative management of severe traumatic brain injury in adults. In: Schmideck HH, Sweet WH, eds. Operative Neurosurgical Techniques. Philadelphia, PA: WB Saunders; 2005:35

[2] Dusick J, Kelly D, Vespa P, Becker D. Surgical management of severe closed head injury in adults. In: Schmideck HH, Sweet WH, eds. Operative Neurosurgical Techniques. Philadelphia, PA:WB Saunders; 2005:62–63

[3] Meyer F. Cerebrospinal fluid drainage procedures. In: Atlas of Operative Neurosurgery. Philadelphia, PA:Churchill Livingstone;1999:359–361

[4] Connolly E, McKhann G, Huang J, Choudhri T. External ventricular drain (ventriculostomy). In: Fundamentals of Operative Techniques in Neurosurgery. New York:Thieme Medical Publishing;2002:627–633

[5] Lozier AP, Sciacca RR, Romagnoli MF, Connolly ES, Jr. Ventriculostomy-related infections: a critical review of the literature. Neurosurgery 2002;51:170–181, discussion 181–182

[6] Connolly E, McKhann G, Huang J, Choudhri T. Ventricular access device. In: Fundamentals of Operative Techniques in Neurosurgery. New York: Thieme Medical Publishing;2002:635–638

[7] Lishner M, Perrin RG, Feld R et al. Complications associated with Ommaya reservoirs in patients with cancer. The Princess Margaret Hospital experience and a review of the literature. Arch Intern Med 1990;150:173–176

[8] Sandberg DI, Bilsky MH, Souweidane MM, Bzdil J, Gutin PH. Ommaya reservoirs for the treatment of leptomeningeal metastases. Neurosurgery 2000; 47:49–54, discussion 54–55

第 **111** 章
颅内压螺栓 Ⓐ

Canesczlingom Narenthiran, Ali Nader-Sepahi

■ 导言和背景

替代方法

- 通过脑室外引流(EVD)传导颅内压(ICP)。
- 通过硬膜下导管传导 ICP。
- EVD 和 ICP 螺栓联合应用。
- 硬膜外或蛛网膜下隙 ICP 螺栓。
- 腰椎穿刺开放测压,如果压力梯度过大,有脑疝的危险。
- 连续 CT 检查,监测影像学变化,并与神经系统查体相结合。

目的

- ICP 螺栓通过脑实质内探头测颅内压(图 111.1)。
- 目的是提供一种准确、可靠且同时风险最低的颅内压监测方法。

优点

- 提供了可靠、微创(相比脑室外引流)ICP 监测方法。
- 可监测脑室塌陷或裂隙样脑室患者的颅内压,对于此类患者脑室外引流置管困难,相对风险较高。
- 感染的风险较低。

适应证

- 创伤性颅脑损伤(TBI)。
- 由于颅内疾病(如蛛网膜下隙出血),镇静和机械通气的患者。
- 评估脑脊液分流手术是否起作用。
- 颅内血肿清除或占位性病变切除术后。
- 对于有脑内血肿和严重高血压的昏迷患者,可以指导调控血压。
- 怀疑自发性或医源性(脑脊液引流过度)低颅压的患者。
- 影响脑功能的代谢性疾病(代谢性脑病),如肝功能衰竭。

禁忌证

- 凝血功能障碍。
- 血小板减少($<100\times10^9$/L)。
- 血小板功能异常。
- 1 岁及以下儿童。

■ 手术细节和准备

术前计划和特殊设备

- 特殊设备:已上市的颅内压监测系统。比如:
  - Camino™ ICP monitor (Integra Neuroscience, Plainsboro, NJ)。

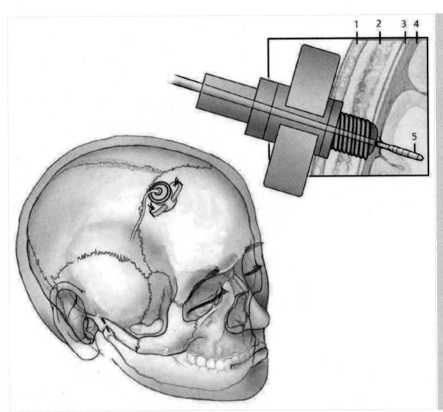

图 111.1　(插图)示意图显示颅内压螺栓置入技术，通过脑实质内探头监测颅内压。注意首选置入点在右侧的 Kocher 点。1.头皮；2.颅骨；3.硬脑膜；4.蛛网膜下隙；5.脑实质内探头尖端。

　　○ Codman microsensor™ (Johnson & Johnson, Raynham, MA)。

　　○ Spiegelberg™ ICP monitor (Spiegelberg GmbH, Hamburg, Germany)。

　　○ Neurovent-P™ ICP monitor (Raumedic AG, Munchberg, Germany)。

专家建议/点评

●昏迷和清醒合作的患者，均可在重症监护病房(ICU)、局麻下手术。

●通常选择右侧(非优势)额叶置入螺栓。

●Kocher 点可避开矢状窦和运动区。

●用小型牵开器牵开伤口，防止颅内压螺栓接触伤口边缘，从而降低感染的风险。

●钻孔时应避免过度用力。

●手动调节停钻阀，控制钻孔的深度，避免"漏钻"、损伤硬膜和脑组织。

●钻头应始终垂直于颅骨表面。

手术的关键步骤

　　大多数情况下，患者(创伤性颅脑损伤患者)在镇静状态下置入颅内压螺栓；对于清醒合作的患者，也可在局麻下进行。通常颅内压螺栓的放置位置在右侧(非优势)额叶运动区前方，远离中线(Kocher 点)。Kocher 点距中线 2.5cm(瞳孔中线)，在冠状缝前方 1cm，可避开矢状窦和运动区。用不掉色的标记笔标画头皮切口(如果用普通笔，消毒和铺巾时头皮标记很容易消失)。穿刺点周围理发备皮、用碘附或氯己定消毒。

　　用 15 号刀片切开头皮，剥离骨膜。或者切口稍微长一点，置入一个很小的牵开器；这样颅内压螺栓置入过程中可不接触伤口边缘，从而降低感染的风险。用手摇麻花钻锥颅(钻孔)。颅内压监测系统的产品包装内配备适合螺栓类型的钻头，钻头是一次性的，非常锋利。在钻孔时不要用力过大，并随时查看钻孔深度，避免"漏钻"、损伤硬膜和脑组织。通常可手动调节停钻阀，控制钻入深度。钻头始终垂直于颅骨表面。头皮非常容易滑动，钻头应"抓牢"颅骨，避免向内侧中线移动。随着钻头深入，阻力会发生变化。开始时阻力较大(颅骨外板)，随后阻力减小(板障)，接着阻力再次增加(颅骨内板)，最后钻透内板时有突破感。感觉钻透颅骨后(可用探针确认)，用 21 号针头开放硬脑膜。

　　然后将颅内压螺栓拧入骨孔，参照产品说明书将颅内压监测仪"归零"至大气压。将颅内压探头从颅内压螺栓表面插入至一定深度(通常螺栓导管侧面有标

记,指示插入深度)。最好不要用手指/手套直接接触探
头及其尖端,以免增加感染和(或)探头损坏的风险。探
头末端的预期位置在脑实质内(图111.1)。拧紧转接器
螺丝将探头固定在颅内压螺栓上。颅内压螺栓基部用
聚维酮碘棉签消毒,以降低感染的风险。

规避/损伤/风险

- 椎颅时避免"漏钻":
  ○ 根据头部 CT 确定颅骨厚度,在适当的深度固
  定停钻阀。
  ○ 停钻阀只是一个标记。
  ○ 其他预防措施有避免用力过度, 同时在钻孔
  过程中随时用探针检查钻入深度。
- 站姿:
  ○ 稳定的姿势很重要,非优势脚在前,另一只脚
  外旋。
  ○ 内收持钻侧的上臂和肘部紧贴胸部。
  ○ 如果出现"漏钻",因为手臂抵在胸部,这个姿
  势可限制钻入深度(图111.2)。
- 防止探针损伤:
  ○ 经螺栓置入探头时, 如有阻力, 不要强行插
  入,否则会损坏探头。
  ○ 阻力可能是由于颅内压螺栓旋入骨孔时偏
  斜,或因为硬膜切开太小。
  ○ 颅内压螺栓应与骨孔同轴,否则探头通过时,
  会顶到内板或未打开的硬脑膜。
  ○ 如果需要,可使用探针扩大硬脑膜开口。
- 确认颅内压监测仪工作正常:
  ○ 颅内压波形良好(图111.3)。
  ○ 将床头抬高时,颅内压读数应该下降。
  ○ 在极少数情况下,因为探针位于小动脉附近,
  颅内压读数可能会很高。

抢救与补救

- 探头置入后颅内压迅速升高, 需要紧急行影像
学检查,以排除硬膜外或脑实质内血肿。
- 数天后,数值或波形可能会降低、漂移或不准确
(可能源于局部血肿、水肿或其他混杂因素)。CT 表现、
查体可能与监测数值明显不符。此时,通过 CT 或其他

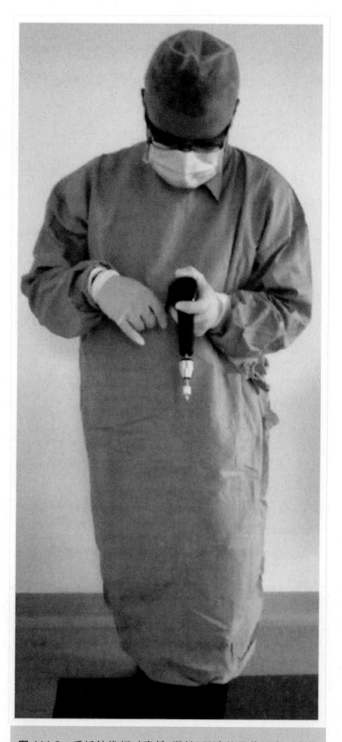

图 111.2 手摇钻椎颅时降低"漏钻"风险的最佳站姿。非优
势脚在前, 另一只脚外旋, 内收持钻侧的上臂和肘部紧贴胸
部。

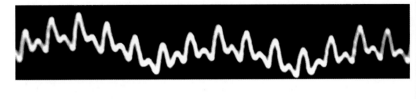

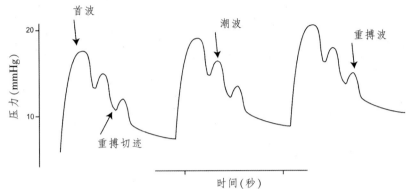

图 111.3　(A)将颅内压探头插入脑实质时，如图所示，在监测仪上寻找一个良好的波形非常重要。(B)脑组织顺应性良好的典型 ICP 波形。当颅内压升高脑顺应性降低时，潮波比脉首波更为突出。注意波的三个组成部分：脉首波、潮波和重搏波。

检查排除引起颅内压改变的病理性因素后，移除 ICP 监测装置。可能需要在另一个不同的穿刺点重新放置颅内压螺栓、脑室外引流或脑氧监测。

■ 结果和术后过程

术后注意事项

- 护理伤口，避免感染。
- 可预防性应用抗生素和抗癫痫药物。
- 术后 24~48 小时进行 CT 扫描，明确探头位置及原发颅内病变情况。
- 指导护理人员每小时记录颅内压、脑灌注压和平均动脉压，报告任何波形变化或减弱。医生根据颅内压和脑灌注压的参数进行相应治疗。
- 术前、术后记录对比神经系统查体结果。
- 如果想要检查 MRI，通常需要移除螺钉(不同产品可能不一样，具体细节需要查阅产品说明书)。

并发症

- 头皮感染。
- 脑膜炎。
- 脑脓肿。
- 颅内(脑实质内、外)血肿。
- 癫痫。
- 探头故障；数值漂移。
- 探头从螺栓中移出。

参考文献

[1] Morgenstern LB, Hemphill JC, III, Anderson C et al. American Heart Association Stroke Council and Council on Cardiovascular Nursing. Guidelines for the management of spontaneous intracerebral hemorrhage: a guideline for healthcare professionals from the American Heart Association/American Stroke Association. Stroke 2010;41:2108–2129

[2] Sciubba D. External ventricular drain (ventriculostomy). In: Connolly ES, Jr, McKhann GM, II, Huang J, Choudhri TF, Komotar RJ, Mocco J, eds. Fundamentals of Operative Techniques in Neurosurgery. 2nd ed. New York: Thieme Medical Publishing; 2010:371-375

[3] Fletcher JJ, Nathan BR. Cerebrospinal fluid and intracranial pressure. In: Goetz, CG, ed. Textbook of Clinical Neurology. 3rd ed. Philadelphia, PA: Saunders Elsevier; 2007: chap 26

[4] Lang EW, Chesnut RM. Intracranial pressure. Monitoring and management. Neurosurg Clin N Am 1994;5:573–605

[5] Ghajar J. Intracranial pressure monitoring techniques. New Horiz 1995;3:395–399

[6] Bullock R, Chesnut RM, Clifton G et al. Guidelines for the management of severe head injury, The Brain Trauma Foundation (New York), The American Association of Neurological Surgeons (Park Ridge, Illinois), and The Joint Section of Neurotrauma and Critical Care. Park Ridge, IL: American Association of Neurological Surgeons; 1995

[7] Smith RW, Alksne JF. Infections complicating the use of external ventriculostomy. J Neurosurg 1976;44:567–570

[8] Holloway KL, Barnes T, Choi S et al. Ventriculostomy infections: the effect of monitoring duration and catheter exchange in 584 patients. J Neurosurg 1996;85:419–424

[9] Ostrup RC, Luerssen TG, Marshall LF, Zornow MH. Continuous monitoring of intracranial pressure with a miniaturized fiberoptic device. J Neurosurg 1987;67:206–209

[10] Piek J, Bock WJ. Continuous monitoring of cerebral tissue pressure in neurosurgical practice—experiences with 100 patients. Intensive Care Med 1990;16:184–188

[11] Gopinath SP, Robertson CS, Contant CF, Narayan RK, Grossman RG. Clinical evaluation of a miniature strain-gauge transducer for monitoring intracranial pressure. Neurosurgery 1995;36:1137–1140, discussion 1140–1141

第 **6** 部分
颅内感染

第 **112** 章

骨瓣感染 Ⓟ

Cristian Gragnaniello, Rosalinda Albanese, Mario Ganau, Remi Nader

■ 导言和背景

定义、病理生理学和流行病学

定义和病理生理学

- 骨瓣感染可为任何无菌开颅手术的并发症,因为完全游离的骨瓣无血液供应,因此对致病菌几乎无抵抗力。在这种情况下,抗生素也不能在骨瓣中达到有效浓度来清除致病菌。

- 骨瓣感染可为原发性,也由邻近的硬膜外或帽状腱膜下感染播散而来。硬膜外积脓可能是感染扩散至硬膜外隙形成,对下方的硬膜及脑组织产生压迫。帽状腱膜下积脓由伤口感染穿透至帽状腱膜与骨膜之间的间隙形成。这两种感染的致病菌主要是金黄色葡萄球菌、表皮葡萄球菌、短小棒状杆菌和其他厌氧菌。

- 术后伤口感染有3个基本因素:易感因素(如高龄、糖尿病或免疫受损状态)、局部组织损伤、伤口有细菌或微生物污染。可在手术开始时,针对这些因素进行有效的干预。比如尽可能减少局部组织损伤,应用确切的无菌技术,减少细菌的污染。已经证实不预防应用抗生素,不会增加感染的概率。

- 伤口的细菌繁殖取决于细菌的侵袭力以及局部切口抵抗力的对比。一些全身性的因素可降低机体抑制细菌生长的能力,比如说高龄、糖尿病、免疫缺陷、放疗史、脑脊液漏和再次手术。

- 了解头皮的解剖对于理解头皮感染的可能结果是很重要的。头皮分五层结构(皮肤层、皮下结缔组织层、帽状腱膜层、帽状腱膜下疏松结缔组织层及骨膜层)。在手术时前三层常作为一层分离。进入帽状腱膜下层的细菌可能通过板障静脉或导静脉扩散,不仅可导致骨髓炎,而且还可导致硬膜外、硬膜下感染,甚至是脑脓肿。

- 伤口浅层感染是最常见的术后感染,据报道有4%~10%的患者会发生。有些因素似乎可以破坏皮肤的抗菌机制,导致细菌的污染。头皮需氧及厌氧定植菌比较多,头皮的短小棒状杆菌定植量比身体其他部位多。这些细菌不同程度地成为伤口感染的致病菌,因此,无菌神经外科手术时,严格的术前皮肤去污准备会明显降低术后的切口感染。

- 如上所说,切口感染可扩展到骨膜上、下的所有组织,导致更深层的组织感染,比如骨髓炎。骨髓炎是一种骨组织的炎症,开始是髓腔的感染,然后扩散至Haversian系统及骨外膜。

流行病学

- 大组病例研究显示,术前预防应用抗生素的神经外科手术,术后的骨瓣感染率在0.4%~11%,与以下因素有关:手术类型(颅面部及急诊手术有较高的感染率)、手术持续时间较长和存在脑脊液漏。

- 增加感染风险的因素可能还包括再次开颅及术前的放射治疗,复杂的手术切口和存在暂时或永久的异物(颅内压监测、脑室外引流、钛板或者棉片、明胶海绵)。

- 感染风险也和手术类型有关：
  - 洁净手术(理想手术条件下的择期手术)。
  - 洁净-污染手术(超过2小时的手术和涉及污染的自然解剖区域，包括经蝶手术、涉及鼻旁窦及颅底骨折的手术)。
  - 污染手术(虽然没有明确的脓毒症，但手术区域已经存在污染，即复杂的颅骨骨折、开放的头皮撕裂伤、枪伤或有脑脊液漏)。
  - 感染伤口 (手术时已经存在脓毒血症或肉眼可见的感染，如脑脓肿、硬膜下积脓、脑室炎、脑膜炎及化脓性的皮肤感染)
- 文献中报道的最常见的致病菌是甲氧西林敏感的金黄色葡萄球菌，然后是革兰阴性菌(如肠道菌属、假单胞菌属及沙雷菌属)，在少数情况下是多重细菌感染或念珠菌感染。在厌氧菌感染中，短小棒状杆菌逐渐被认为是神经外科术后感染原因之一。作为皮肤的正常菌群的一部分，它们是头皮伤口擦拭物的常见污染菌，但是因为它们在厌氧条件下缓慢生长，所以难以分离出来。

临床表现

- 骨瓣感染的患者表现为发热、食欲减退等全身炎症症状伴特异性的局部表现。根据是否有骨髓炎、是否侵及帽状腱膜下或硬膜外隙，局部表现各不相同。
- 骨髓炎的表现是皮肤触痛，或伴窦道排脓。
- 另一方面，硬膜外脓肿可表现为头痛、恶心、呕吐、昏睡、发热、假性脑膜炎、眶周肿胀、皮肤触痛，由脓肿位置决定的局灶神经功能缺损。

诊断和影像

诊断依赖以下几方面：
- 临床表现。
- 分泌物培养(如果有分泌物的话)、血液、尿液、痰或脑脊液培养(尤其怀疑有脓毒血症时)。
- 血液检查，包括白细胞计数、血沉、C反应蛋白和降钙素原。
- 头颅X线片、CT、MRI (包括强化和不强化)、放射性骨扫描(显示受累的骨质和疾病的进展程度)。对于怀疑有骨瓣感染而临床证据不能确诊的，要进一步行强化CT检查以明确诊断。
- 对于磁共振成像，化脓性骨髓炎在T1加权像上骨髓为异常的低信号，在T2加权像上骨髓为高信号，可见明显强化和局部骨质破坏。
- 放射性骨扫描是骨瓣感染最敏感检查方式，特别有助于骨髓炎的早期诊断。对两种同位素摄取均衡的组织区域是正常生理代谢区，无感染，图像呈蓝色；镓摄取高于锝的区域，呈粉红色或红色，颜色深浅对应感染的程度(即骨髓炎时，镓/锝摄取比特别高，图像上呈红色)；如果锝摄取超过镓，图像呈绿色或黄色；最后，靠近骨瓣的骨重建区，有稍增加的锝摄取，但无镓摄取，图像上呈白色。

治疗方案和备选方法

- 术后感染是颅脑手术的严重并发症，需要立即确诊和治疗。某些患者，如术后脑膜炎，可单纯给予抗生素治疗，并严密观察炎症是否向周围结构扩散，如骨瓣。然而，确诊为骨瓣感染、硬膜下积脓或脑脓肿时，往往需要再次手术。
- 骨瓣的低氧状态有利于细菌增殖，并且降低抗生素的穿透力，突出了手术切除这些组织的重要性。标准的处理方式是手术清创和去除死骨，几个月后再行颅骨成形术。这种策略虽然能成功处理大部分感染，但是需要额外行颅骨成形术，遗留容貌缺陷，而且在颅骨成形之前，脑组织缺少保护，降低了患者的满意度。
- 手术处理颅盖骨感染遵循以下原则：
  - 清除坏死的骨质和组织。
  - 获得培养物确定感染菌。
  - 消灭清创术后留下的无效腔。
- 根据感染的范围和严重程度，有不同的手术处理骨瓣感染的方法。清创术足够处理大多数简单的开颅术后感染，无须去除骨瓣及之后的颅骨成形。既往局部手术史、既往放化疗史、此次为颅底手术等危险因素的感染患者可通过这种策略来治疗，成功率很高。涉及鼻窦的颅面部手术感染患者，风险较高，最好去除骨瓣，延迟行颅骨成形术。
- Auguste 和 McDermott 提出了一种挽救感染骨瓣的方法，建立流入和流出通路，使用抗生素溶液冲洗，可作为去除骨瓣和延迟颅骨成形的替代方法。在清创后，取下骨瓣用聚维酮碘溶液冲洗，接着用1.5%过氧化氢浸泡。然后骨瓣复位，连接冲洗系统。用抗生素溶液冲洗5天，同时静脉应用抗生素2周，接着口服抗生素3个月。
- 以前用负压-冲洗系统来处理感染的骨瓣，但是这种办法成功率很低。准备和建立这个系统很耗时，患者感到不舒服，据报道有高达40%的失败率。

• 高压氧疗法(HBOT)可用来治疗各种感染的伤口,HBOT 可提高氧浓度,从而提高白细胞的抗菌能力,诱导新的毛细血管形成,提高组织的氧分压和防御能力。

所选手术的目的和优点

• 去除不可逆的感染坏死组织,可防止感染进一步向深部组织扩散,降低形成脑脓肿、硬膜下积脓、脑膜炎或败血症的风险,这些严重感染可导致患者严重的损伤,甚至死亡。

• 构建完整的颅骨,保护脑组织免受外伤。

• 获得满意的美容效果。

适应证

• 累及骨瓣的感染发生耐药或感染范围广泛以至于单纯药物治疗难以控制。

• 影像学、临床资料或实验室检查证明感染扩散,包括脓液积聚、骨髓炎和坏死。

• 在感染的情况下做出去除骨瓣的决定是很复杂的,要根据以下临床评估做出决定:①炎症的范围;②尝试保守的复发风险;③去除骨瓣的并发症及风险。

禁忌证

• 不适合手术的患者。

• 没有明确骨瓣受累的临床和影像学证据的浅表感染。

■ 手术细节和准备

术前计划和特殊设备

• 用拭子在伤口创缘收集分泌物行培养及药敏试验,寻找有效的抗生素。

• 影像学检查包括 CT 和 MRI(平扫加强化),以及 SPECT 骨扫描确定感染的范围。

• 仔细地制订开颅计划,以求完整地切除病变。

• 早期经验性应用万古霉素加第三代头孢菌素(如头孢他啶)。一般来说,选择万古霉素是因为虽然其抗菌谱较窄,但是也能覆盖大部分常见致病菌。当细菌培养及药敏实验结果出来后再调整药物。

专家建议/点评

• 当去除骨窗边缘感染骨的时候,咬骨钳咬骨头的声音会从几乎无声变为爆裂的声音,这意味着正常骨头被咬断,表明达到了清创的范围。

手术的关键步骤

一旦确诊,骨髓炎应该积极治疗,因为炎症可能扩散到深部的脑组织。根治性清创术优于局限性清创术。所以应该在感染的骨质周围形成一个大的骨窗,用咬骨钳扩大咬除周围所有的死骨。当骨头太厚时,骨钻可能更有助于切除。感染骨瓣或区域周围骨质的去除范围是见到健康的骨质,即板障静脉开始出血的地方。应该避免使用骨蜡,强烈建议反复用抗生素溶液及过氧化氢冲洗。所有化脓的组织及异物均需去除(图 112.1)。

如果硬膜没有受累,应该保持硬膜的完整,尤其是没有影像学资料(如 MRI)证实有硬膜下积脓,从而避免增加脑膜炎、脑炎及脑室炎的风险。对于肉芽增生而导致的增厚硬膜,只简单的清创,清除失活或坏死的组织(直到出现组织出血),因为过于激进的清创可能会撕裂硬膜,导致炎症扩散。

对于受累的鼻窦或乳突窦,应予磨开并颅骨化。剔除窦内黏膜,然后骨膜瓣或者脂肪等其他自体组织填充。最好避免填充任何异体组织。

如果骨瓣有明显感染,常规弃去骨瓣。颅骨修补术一般在感染完全控制且完成一个完整疗程的抗生素治疗后的几周到几个月进行。

使用不可吸收、非编织缝线单层缝合关闭切口,以后要拆除缝线,目的是避免任何异物残留体内。作者喜欢用 0-Prolene 之类的尼龙线全层缝合切口。间断垂直褥式缝合可把张力平均分配到皮肤的表面,以降低切口边缘的张力。皮下留置引流。

规避/损伤/风险

• 如果在清创过程中切除了一块皮肤或头皮,那么可能需要一个减张切口,以便在最小的张力下缝合切口。如果去掉的头皮比较大,那么可能需要设计一个独立的转移皮瓣,建议整形外科医生或颅面外科医生协助完成此类手术。

抢救与补救

• 通过游离皮瓣移植(特别是肌皮瓣)来增加血液供应已被证明是治疗迁延感染伤口的有效方法,因为血液供应的增加有助于根除感染并促进伤口快速愈合。

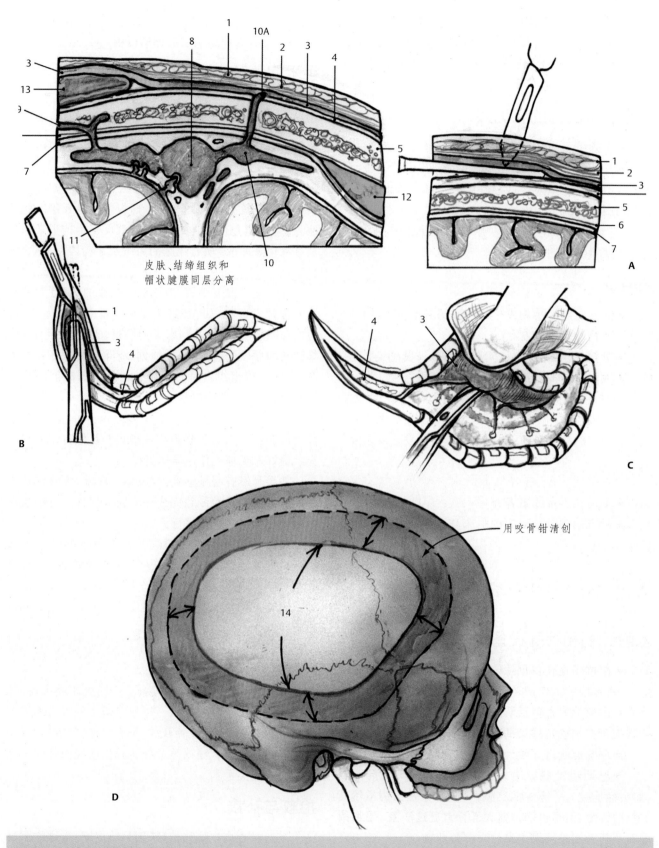

图 112.1　治疗骨瓣感染的步骤示意图。(A)显示头皮的各层解剖及脓肿的位置,(B)开始切开时小心保护帽状腱膜及骨膜,(C)皮肤和结缔组织一层翻开,(D)感染的骨瓣移除后,用咬骨钳清除骨缘周围的感染骨,直到出血的健康骨出现。1.皮肤;2.致密结缔组织;3.帽状腱膜;4.骨膜;5.颅骨;6.硬膜外隙;7.硬膜;8.上矢状窦;9.板障静脉;10.静脉陷窝;10A.导静脉;11.蛛网膜颗粒;12.硬膜外积脓;13.帽状腱膜下积脓;14.感染的骨瓣。

• 在骨瓣去除后需要部分或全部自体骨修补时，骨瓣去除与下次修补的时间从 7 天到 2 年不等。在这段时间内，有几种方法保存取出的骨瓣，这些方法包括腹部皮下保存、切口边缘的帽状腱膜下保存和−80℃冷藏。

• 有多种重建材料可用于颅骨成形术，然而感染后颅骨修补不只是重建材料选择的问题，提供足够的软组织覆盖修补材料同等甚至更重要。

■ 结果和术后过程

术后注意事项

• 通常患者在监护病房监护一夜。

• 术后 CT 表现满意后转至普通病房。

• 出院后需要静脉应用抗生素时，可在经外周静脉留置中心静脉导管（PICC）用于给药。

• 密切监测白细胞、血沉及 C 反应蛋白，观察治疗的效果。

• 10~14 天后拆除缝线。

并发症

• 颅骨成形术后并发症常见，据报道可高达 23.6%，最常见的两种是感染和骨瓣吸收，理论上，当缺损较大时，二者的发生率较高。

• 如果骨髓炎在急性期没有治愈，其可能演变成慢性炎症。如果缺血的骨质比较大，它将以死骨的状态留在体内，并成为感染复发的重要因素；即使没有被污染，它的存在也会激活机体的排异反应，机体会像对待异物一样，将死骨隔离起来。机体对死骨的反应产生的新骨叫作骨包壳。慢性骨髓炎的临床证据是少量分泌物及感染部位的炎症反应。

• 其他并发症包括出血、脑脊液漏、炎症扩散到邻近组织、伤口不愈合、伤口边缘坏死、脑梗死、败血症、发展为耐药菌和神经功能缺失。

结果和预后

• Dashti 等报道的一项 15 000 例开颅手术的回顾性研究中，50 例术后颅内感染，其中 22 例在处理炎症的手术中把骨瓣去除。没有严重骨瓣感染（通常伴深部脑脓肿）的患者骨瓣重新复位。此研究表明，骨瓣

去除和感染复发之间无统计学相关性。

• 通过洗入/洗出系统用含抗生素的溶液冲洗来保留骨瓣（Auguste 和 McDermott 的研究）的研究表明，90% 以上感染的颅骨可以完全治愈，避免脑脓肿发生，降低多次手术所需的费用和避免标准治疗中 6 个月的颅骨缺损。

参考文献

[1] Hansis M. Pathophysiology of infection—a theoretical approach. Injury 1996;27 Suppl 3:SC5–SC8

[2] Blomstedt GC. Post-operative aseptic meningitis. Acta Neurochir (Wien) 1987;89:112–116

[3] Malis LI. Prevention of neurosurgical infection by intraoperative antibiotics. Neurosurgery 1979;5:339–343

[4] Auguste KI, McDermott MW. Salvage of infected craniotomy bone flaps with the wash-in, wash-out indwelling antibiotic irrigation system. Technical note and case series of 12 patients. J Neurosurg 2006;105:640–644

[5] Tenney JH, Vlahov D, Salcman M, Ducker TB. Wide variation in risk of wound infection following clean neurosurgery. Implications for perioperative antibiotic prophylaxis. J Neurosurg 1985;62:243–247

[6] Bruce JN, Bruce SS. Preservation of bone flaps in patients with postcraniotomy infections. J Neurosurg 2003;98:1203–1207

[7] Narotam PK, van Dellen JR, du Trevou MD, Gouws E. Operative sepsis in neurosurgery: a method of classifying surgical cases. Neurosurgery 1994;34:409–415, discussion 415–416

[8] Dashti SR, Baharvahdat H, Spetzler RF et al. Operative intracranial infection following craniotomy. Neurosurg Focus 2008;24:E10

[9] Blumenkopf B, Hartshorne MF, Bauman JM, Cawthon MA, Patton JA, Friedman AH. Craniotomy flap osteomyelitis: a diagnostic approach. J Neurosurg 1987;66:96–101

[10] Cadotte DW, Sharma M, Bernstein M. Intracranial infection. Review. Available at: http://www.ptolemy.ca/members/archives/2009/Intracranial%20Infections/index.html. Accessed January 24, 2011

[11] Erickson DL, Seljeskog EL, Chou SN. Suction-irrigation treatment of craniotomy infections. Technical note. J Neurosurg 1974;41:265–267

[12] Larsson A, Engström M, Uusijärvi J, Kihlström L, Lind F, Mathiesen T. Hyperbaric oxygen treatment of postoperative neurosurgical infections. Neurosurgery 2002;50:287–295, discussion 295–296

[13] Boeckx WD, van der Hulst RR, Nanhekhan LV, De Lorenzi F. The role of free flaps in the treatment of persistent scalp osteomyelitis. Neurosurgery 2006;59 Suppl 1:ONS64–ONS67, discussion ONS64–ONS67

[14] Baumeister S, Peek A, Friedman A, Levin LS, Marcus JR. Management of post-neurosurgical bone flap loss caused by infection. Plast Reconstr Surg 2008;122:195e–208e

[15] Tandon, PN, Ramamurthi B. Surgery of pyogenic infection. In: Tandon PN, Ramamurthi R, Textbook of Operative Neurosurgery. Vol.2. New Dehli, India: Jaypee Borthers Medical Publications; 2005:309–310

[16] Moreira-Gonzalez A, Jackson IT, Miyawaki T, Barakat K, DiNick V. Clinical outcome in cranioplasty: critical review in long-term follow-up. J Craniofac Surg 2003;14:144–153

[17] Park JS, Lee KS, Shim JJ et al. Large defect may cause infectious complications in cranioplasty. J Korean Neurosurg Soc 2007;42:89–91

[18] Korinek AM. Service Epidémiologie Hygiène et Prévention. Risk factors for neurosurgical site infections after craniotomy: a prospective multicenter study of 2944 patients. The French Study Group of Neurosurgical Infections, the SEHP, and the C-CLIN Paris-Nord. Neurosurgery 1997;41:1073–1079, discussion 1079–1081

第113章
硬膜下积脓 Ⓟ

Alexandra D. Beier, Samuel H. Cheshier

■ 导言和背景

定义、病理生理学和流行病学

● 硬膜下积脓(SDE)是脓液积聚在硬膜及蛛网膜之间的腔隙。硬膜下隙的解剖结构可使感染不受阻碍地扩散,这可能导致双侧大脑半球都受累。

● 在抗生素出现之前,最常见的感染来源是中耳炎,然而,目前最常见的来源是额窦炎。其他原因还包括外伤、神经外科手术、脑膜炎及龋齿。

● 因为最常见的原因是额窦炎,最初认为致病机制是炎症集中侵蚀额窦后壁,然后侵蚀邻近的硬膜,扩张到硬膜下隙。然而,目前尸体活检很难发现这样的瘘管。因此,目前认为硬膜下积脓是鼻窦黏膜静脉中的菌栓逆行引流至硬膜静脉窦和皮质静脉所致。

● 其他提出的发病机制包括直接感染、术后感染、儿童复杂脑膜炎侵及硬膜下。

● 硬膜下积脓的发病率因地区的不同而不同。据估计,SDE占颅内化脓病例的10%~41%,SDE常见于年轻男性。

临床表现

● 积脓患者通常有鼻窦炎、中耳炎的症状和体征,伴有发热或仅有发热。可同时或紧接着发生脑膜刺激症状、神经功能缺失、癫痫发作和(或)颅内压增高的症状。

● 患者的意识水平可在几天内从嗜睡到朦胧,再到昏迷。硬膜下积脓进展迅速是因为硬膜下缺少间隔。深面皮质静脉的细菌性血栓性静脉炎也可发生。皮质静脉梗死的风险是深部的皮质及白质坏死,进而脑脓肿形成。

● 不是所有的患者都存在上述的症状表现,其他常见的症状还有发热、头痛、局灶性神经功能缺失、颈强直、癫痫及不同水平的意识障碍。

● 鉴别诊断包括细菌性脑膜炎、脑脓肿、硬膜外脓肿、静脉窦血栓和蛛网膜下隙出血。硬膜外脓肿、脑脓肿与硬膜下积脓相比,临床表现略有不同。硬膜外脓肿患者很轻或几乎没有颈强直。对于脑脓肿患者,起病更加隐匿,病程更迁延,发热不总发生,没有颈强直。

诊断和影像

● 计算机断层扫描(CT):普通平扫CT,SDE常被错误诊断为慢性硬膜下血肿。强化CT表现为新月形强化影包绕着低密度的脓液。

● 磁共振成像(MRI):在T1加权像上表现略高于脑脊液的高信号,T2加权像也表现为这种信号。在钆强化的T1加权像上表现为边缘强化,隔开脑组织和其外侧的脓液。

● 因为幕上的占位效应,腰穿一般是禁忌的。然而,如果能行腰穿获得脑脊液,典型表现为颅内压增高、糖含量正常、蛋白高、轻到中度的多核细胞增多。

治疗方案和备选方法

- 可选的治疗方式:
  - 观察/单纯药物治疗。
  - 手术治疗。
- 手术治疗包括钻孔术和开颅术。
- 从鼻窦炎引起的硬膜下积脓培养出的细菌一般是需氧或微需氧的链球菌和厌氧菌。
- 首选抗生素应覆盖上述细菌及葡萄球菌、革兰阴性杆菌:头孢噻肟,或头孢曲松加奈夫西林,或万古霉素加甲硝唑。如果怀疑假单胞菌属感染,就要应用头孢他啶。通常静脉应用抗生素 4 周再加 2 周口服抗生素。
- 最佳手术方式是钻孔引流还是开颅存在争议。明确的目的是快速地排空脓肿。有些术者认为,在病程的早期,脓液黏稠度低,因此钻孔引流可以很容易地排空脓液;如果存在分隔,则行开颅手术。还有人主张应该同时治疗原发感染(比如窦引流)。根据最近的文献报道,首选的治疗方式是开颅排脓,因为单纯的钻孔引流术有较高的复发率、再次手术率及死亡率。
- 极少数情况下,当 SDE 比较小且无神经系统症状时,可经验性应用抗生素治疗。

所选手术的目的和优点

- 提倡在病程早期脓液稀薄时采用钻孔引流术。然而由于其下脑组织的炎症反应,引流后脑组织会膨胀。膨胀后会堵塞引流孔,导致脓液引流不畅,经导管冲洗也有危险,因为下方的脑组织比较脆弱。
- 硬膜下脓肿导致的疾病:
  - 深部脑组织的炎症和水肿。
  - 细菌性血栓性静脉炎。
  - 静脉梗死。
  - 颅内压增高。
  - 占位效应。
- 这些可以通过开颅术来缓解。

适应证

- 诊断 SDE,为了进一步选择抗生素并治疗。
- 复发性 SDE。
- 占位效应或神经功能缺失。
- 硬膜下有明显占位的败血症患者出现精神状态改变。

禁忌证

- 患者不适合手术治疗(因为年龄或明显潜在的内科疾病)。
- 可以用药物解决的 SDE。

■ 手术细节和准备

术前计划和特殊设备

- 术前仔细读片,确定 SDE 的位置,评估分腔。
- 开始抗癫痫治疗。
- 全身麻醉,气管插管,动脉置管和中心静脉置管,密切监测血压变化,避免术中低血压(在败血症的情况下)。

专家建议/点评

- 早期应用抗生素,然后根据培养结果调整。
- 应该对手术区域进行细致清创。

手术的关键步骤

根据脓肿位置确定骨瓣。应该考虑引流后可能出现脑组织水肿,根据这一情况确定骨瓣的大小、范围及采用的入路(图 113.1)。一般来说,应用较大的骨瓣。典型的骨瓣应到中线部位,以便于到达纵裂积脓,硬膜应最大限度地切开,留取样本培养,应用抗生素。

彻底地清除感染组织,包括脓和骨瓣,对于避免纵裂积脓感染复发是必要的。用大量抗生素盐水反复冲洗。所有包膜或间隔都应该小心地切开,以便引流包裹的脓液。切除包膜时应该小心,因为包膜可能与下方的皮质有粘连。

在关颅时,应该尽量尝试缝合硬膜,然而如果是由于脑组织膨胀无法缝合,可用移植物修补(不要用异体材料),骨膜是很好的修补材料。仔细检查骨瓣,切除所有感染的骨质。有时需要去除骨瓣直至感染控制;或者术区和骨瓣广泛清创后,骨瓣复位。某些特殊患者,可以考虑用人工合成材料(聚醚醚酮或聚甲基丙烯酸甲酯)代替骨瓣;然而这种方法仅限于自体骨瓣广泛骨髓炎时,且感染完全清除后才能实施。常规放置帽状腱膜下引流。同一手术中,还应考虑引流导致 SDE 的原病灶。

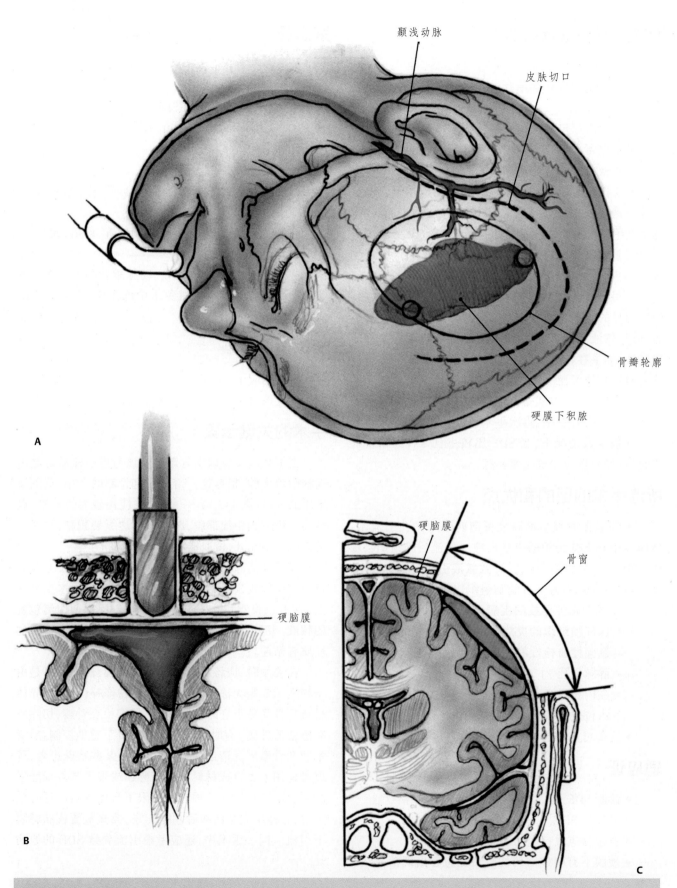

颞浅动脉

皮肤切口

骨瓣轮廓

硬膜下积脓

A

硬脑膜

B

硬脑膜

骨窗

C

图 113.1 (A)图片展示开颅排空硬膜下积脓。图示切口位置,骨孔、骨瓣和深部硬膜下积脓的关系。(B)截面显示应用火柴形或橡子形钻头钻孔的位置及其下方的硬膜及硬膜下积脓。(C)考虑到有脑水肿的可能,在硬膜下积脓上方进行扩大开颅。

规避/损伤/风险

- 应避免撕下皮质表面粘连的包膜。
- 设计骨瓣时,应该考虑到有脑水肿的可能。
- 如术中出现严重脑水肿,应该去除骨瓣。

抢救与补救

- 如果出现严重脑水肿,应该检查颈静脉并解除可能的压迫,给予甘露醇静脉输注,并进行过度换气。
- 关颅后应马上行颅脑 CT 检查,以评估是否有脑血肿、静脉梗死或对侧积液或积血。

■ 结果和术后过程

术后注意事项

- 术后患者应该在重症监护室密切观察神经系统变化。
- 根据术中的培养结果予以应用广谱抗生素。一般来说,开始时应用青霉素和第三代头孢菌素,然后根据培养结果和存在的葡萄球菌将青霉素更换为万古霉素。
- 出院后应该继续给予静脉抗生素及家庭保健治疗,抗生素的使用一般持续 4~6 周。
- 如果去除骨瓣,那么应该用一个防护帽保护直至颅骨修补(大概术后 6~12 个月)。

并发症

- 积脓复发。
- 术后出血。
- 因 SDE、深部脑损伤或脑肿胀导致的偏瘫及其他神经功能缺损。
- 静脉梗死(有时是致命的)。
- 感染性血栓性静脉炎。
- 脑脓肿。
- 癫痫。
- 脑脊液漏。
- 切口愈合不佳。

结果和预后

- 入院时的意识水平和预后相关。
- 已经证明术后皮质静脉血栓形成和死亡率在统计学上显著相关。
- 开颅手术结果较好,并且再次手术率比较低。
- 总体死亡率是 10.8%。
- 后遗症包括轻偏瘫、言语障碍和癫痫。

参考文献

[1] Banerjee AD, Pandey P, Devi BI, Sampath S, Chandramouli BA. Pediatric supratentorial subdural empyemas: a retrospective analysis of 65 cases. Pediatr Neurosurg 2009;45:11–18

[2] Bernardini GL. Diagnosis and management of brain abscess and subdural empyema. Curr Neurol Neurosci Rep 2004;4:448–456

[3] Bockova J, Rigamonti D. Intracranial empyema. Pediatr Infect Dis J 2000; 19:735–737

[4] Courville CB. Subdural empyema secondary to purulent frontal sinusitis. Arch Otolaryngol 1944;39:211–230

[5] Hlavin ML, Ratcheson RA. Subdural empyema. In: Kaye AH, Black P, eds. Operative Neurosurgery, Vol. 2. London: Churchill Livingston Harcourt Publishers; 2000

[6] Mat Nayan SA, Mohd Haspani MS, Abd Latiff AZ, Abdullah JM, Abdullah S. Two surgical methods used in 90 patients with intracranial subdural empyema. J Clin Neurosci 2009;16:1567–1571

[7] Nathoo N, Nadvi SS, Gouws E, van Dellen JR. Craniotomy improves outcomes for cranial subdural empyemas: computed tomography-era experience with 699 patients. Neurosurgery 2001;49:872–877, discussion 877–878

[8] Roos KL. Evaluation and treatment of patients with central nervous system infections. In: Batjer HH, Loftus CM, eds. Textbook of Neurological Surgery Principles and Practices, Vol. 2. Philadelphia, PA: Lippincott Williams & Wilkins; 2002:12

[9] Stephanov S, Sidani AH. Intracranial subdural empyema and its management. A review of the literature with comment. Swiss Surg 2002;8:159–163

[10] Tewari MK, Sharma RR, Shiv VK, Lad SD. Spectrum of intracranial subdural empyemas in a series of 45 patients: current surgical options and outcome. Neurol India 2004;52:346–349

[11] Widdel L, Winston KR. Pus and free bone flaps. J Neurosurg Pediatr 2009; 4:378–382

[12] Yilmaz N, Kiymaz N, Yilmaz C et al. Surgical treatment outcome of subdural empyema: A clinical study. Pediatr Neurosurg 2006;42:293–298

第 **114** 章
脑脓肿 Ⓟ

Kevin Chao, Sunjay V. Sharma, Samuel H. Cheshier

■ 导言和背景

定义、病理生理学和流行病学

定义

• 脑脓肿可定义为脑组织局部的化脓性感染,典型的为细菌感染,少数情况下可为真菌或寄生虫感染。

病理生理学

主要有 4 个病理阶段。

• 脑炎早期(1~5 天):早期局部感染,局部中性粒细胞浸润,水肿,散在坏死和点状出血,神经元中毒性改变伴血管套状浸润。病变和周围的脑组织很难区分。

• 脑炎晚期(5~14 天):网状基质开始形成,在周围形成一薄层肉芽组织。点状坏死开始融合成为坏死中心。

• 脓肿早期(2 周至 1 个月):病变形成新生血管。在这一阶段,液化的坏死中心形成,其周围包绕着致密的网状结构。

• 脓肿晚期(几个月):脓肿壁变厚,包含胶原组织、肉芽组织及巨噬细胞,随着脓肿壁的增厚,囊腔越来越缩小,在这一期病变也诱导周围胶质细胞增生。

常见致病菌

• 血源播散:

○ 远离脑组织的原发灶播散而来 (胸腔是最常见的部位)。

○ 在 15% 的病例为多发病灶,发生于灰白质交界处。

○ 大脑中动脉供血区(顶叶)是最常见的区域。

○ 超过 25% 的病例不能确定感染源。

○ 常见的原发灶包括皮肤感染、牙齿脓肿、骨髓炎、败血症(静脉吸毒者)、右向左分流的先天性心脏病。

• 直接扩散:

○ 大部分病例的感染来自面部、鼻窦、中耳或乳突感染。

○ 脓肿的位置提示感染的来源 (乳突炎导致小脑脓肿,中耳炎会侵蚀颞骨导致感染)。

○ 逆行的栓子通过颅内外沟通的、无静脉瓣的静脉感染颅内。

• 外伤:

○ 常见于穿透性颅脑损伤后异物存留。

○ 很少见的情况是颅底骨折后长期的脑脊液漏导致脓肿形成。

• 机体免疫功能低下:

○ 糖尿病。

○ 结节病。

○ 恶性肿瘤、器官移植后、人类免疫缺陷病毒/获得性免疫缺陷综合征(HIV/AIDS)和长期应用激素。

• 20%~30% 的脑脓肿是原因不明的。手术的原因也应考虑在内。

流行病学

- 脑脓肿可发生于任何年龄,但多见于 20~40 岁,25%的患者发病年龄小于 15 岁。
- 相对少见,在美国每年只有 2500 例。
- 男性与女性之比约为 2:1。

临床表现

- 头痛、恶心和(或)呕吐是最常见的症状。
- 发热(见于 50%的病例,超过 39℃不常见)。
- 超过 50%的患者有癫痫发作。
- 根据脓肿的位置及大小可能会发生局灶性神经功能缺损。
- 精神状态改变伴有颈强直, 见于占位效应明显的病例(可能导致脑疝)或脓肿破入脑室的病例。

诊断和影像

检查
- 白细胞计数(50%会增高,多表现为中性粒细胞增高)。
- 血沉(ESR:75%的患者会增快)。
- 血培养(早期很少阳性)。
- 首选的影像学检查:普通和增强 CT, 平扫和增强 MRI。
- 进一步影像学检查: 正电子计算机断层扫描(PET)[氟脱氧葡萄糖(FDG)和甲硫氨酸摄取增加]、磁共振波谱分析。
- 颅外检查(根据临床症状决定):胸部 X 线检查,普通和增强的窦 CT 检查,普通和增强的胸、腹、盆腔 CT 检查,标记的白细胞扫描。

可能的致病菌
- 细菌:葡萄球菌属、链球菌属、肺炎球菌属(约 30%细菌性脑脓肿患者中,不止一种微生物存在)。
- 糖尿病患者:肺炎克雷伯菌。
- HIV 感染患者:弓形虫、分枝杆菌属、结核杆菌。
- 免疫抑制患者:奴卡菌属、曲霉菌、念珠菌属。
- 新生儿:柠檬酸细菌属、变形菌、假单胞菌属、黏质沙雷菌、金黄色葡萄球菌属。

影像学表现

CT 表现
1.脑炎早期:可能正常,也可能表现为皮质下不明确的低密度占位影。强化 CT 可见轻度的斑片状环形强化。

2.脑炎晚期:表现为中间低密度区周围伴有水肿,CT 可见病变边缘强化。

3.脓肿早期:这一时期是水肿的高峰期,脓肿壁强化不均匀(深部的脓肿壁比较薄,浅部的脓肿壁较厚)。

4.脓肿晚期:水肿消失,低密度区缩小,这一期的脓肿壁最厚。

MRI 表现
- T1 加权像
  - 脑炎早期:没有明确边界的混杂信号区,斑片状强化。
  - 脑炎晚期:低信号的中心,略高信号的边缘,明显但不规则的边缘强化。
  - 脓肿早期:边缘和脑白质一样呈等信号,中心和脑脊液类似呈低信号, 有一个界限清楚的薄层强化边缘。
  - 脓肿晚期:囊腔缩小和囊壁增厚,强化的边缘增大。
- T2 加权像
  - 脑炎早期:界限不清的高信号团块。
  - 脑炎晚期:中心呈(细胞、碎片)高信号,周围呈不规则的低信号,外周为高信号水肿带。
  - 脓肿早期:低信号边缘(与胶原、出血及顺磁性的自由基有关)。
  - 脓肿晚期: 囊壁周围高信号范围变小和占位效应减轻。
- 弥散加权像(DWI)
  - 脑炎及脓肿期均为高信号。
  - 表观扩散系数成像(ADC)脓肿中心为低信号。
- 磁共振波谱分析
  - 中心坏死区域可见醋酸盐、乳酸盐、丙氨酸、琥珀酸盐、丙酮酸盐和氨基酸峰。
  - 脑脓肿不含正常的神经元,因此无 N-乙酰天冬氨酸(NAA)峰或磷酸肌酸/肌酸(PCr/Cr)峰。
- 影像鉴别诊断
  - 原发颅内肿瘤:DWI 上呈典型的低信号。
  - 液化中的血块:外伤史、梯度回波序列(GRE)为暗色。
  - 脱髓鞘:典型的不完全的环状强化,伴有其他病变存在,很小的占位效应。
  - 转移瘤:DWI 上呈典型的低信号和可疑的既往临床病史。

○亚急性脑梗死:有卒中病史,病变位于血管供应区,脑回样强化。

● MRI 诊断的要点

○考虑应用 DWI 和 MR 波谱分析鉴别脓肿和相似疾病。

○在治疗有效的患者,T2 加权像的低信号边缘早于强化边缘消失。

治疗方案和备选方法

●病变小于 2.5cm 且处于脑炎早期可单纯应用抗生素(抗生素不能很好地穿透脓肿壁)。

●对于其他所有的病变,外科引流或(和)切除是首选的治疗方式。

●激素有助于控制水肿。

所选手术的目的和优点

因为脓肿可发生在脑部的任何地方, 最有效的手术方式是立体定向引导的小骨瓣开颅, 清除和引流囊肿。目的和优点包括:

●减轻占位效应。

●清除大部分感染灶。

●明确致病菌。

●微创。

适应证

●占位效应。

●癫痫发作。

●神经功能缺损和(或)颅内压升高。

●经验性抗生素治疗无效。

禁忌证

●抗生素治疗有效。

●全脑播撒。

●位置很深或位于功能区的很小的病灶。

■ 手术细节和准备

术前计划和特殊设备

●血培养,常规术前实验室检查。

●全身麻醉,预防癫痫,术中应用抗生素。

●立体定向影像导航系统,术中超声。

● Mayfield 头架。

● Greenberg 或其他自动牵开系统。

●高速颅钻,显微剥离子。

●显微镜或头灯照明的手术放大镜。

●含抗生素的冲洗溶液。

专家建议/点评

●影像导航穿刺抽吸结合抗生素治疗显著改善了脑内脓肿患者的预后(图 114.1)。

●有占位效应时,腰穿是危险的。

●通过腰穿很难确定致病菌。

●血源播散表现为灰白质交界处的多个脓肿。

●不发热不能排除脑脓肿。

●有可疑结核临床病史的患者, 要高度怀疑为结核性脓肿,要进行呼吸系统检查。

●完整切除脓肿时,必须小心,避免脓肿术中破裂及脓液流出,尤其避免脓液进入脑室。

●手术切除应作为外伤性脓肿和真菌性脓肿治疗的首选方式。

●如果采用抽吸的方法治疗脑脓肿时, 可能需要反复抽吸几次,直到脓肿完全清除干净。

手术的关键步骤

这里介绍脓肿切除和(或)减压的开颅手术。立体定向穿刺将在另一章详细介绍。

术前应获得 CT/MR 影像资料,制订立体定向方案。仔细研究这些影像资料以制订手术路径。这些对确定体位、固定钉放置的位置、切口方式及位置等有帮助。患者在全麻下手术,患者体位是骨窗朝上,朝向术者。固定钉应该放置在距手术位置较远的地方。设计的手术切口应该可以根据需要延长。根据手术需要剃发。牢固地固定在头架上,以免在手术过程中移动。导航系统注册完成和激活后,即可进一步引导切口和入路。

手术类型和部位等细节计划完成后, 于切口部位局部麻醉。一种方法是做一个"S"形切口,长度是骨瓣直径的 1.5~2 倍。用 10 号刀片切开头皮,Bovie 电刀进一步切开皮下组织,自动牵开器牵开切口,影像导航辅助下进一步确定开颅位置。通常用高速颅钻,钻 1~2 孔足矣。尽量把骨孔隐藏在肌肉下方。然后用 Penfield 3 号剥离子,将硬膜从预切除的骨瓣上剥离。使用侧切钻小心切下骨瓣。

取下骨瓣、硬膜暴露后,用导航参考探针再次确认到达脓肿的路径。骨缘用骨蜡止血,根据骨窗的大小,硬膜悬吊数针。一种选择是十字形剪开硬膜,这样如果

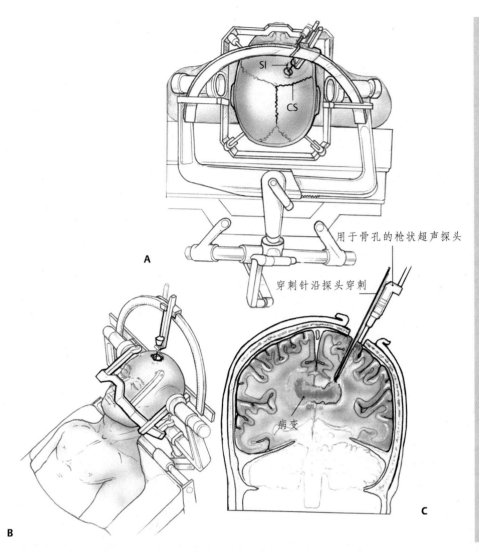

用于骨孔的枪状超声探头

穿刺针沿探头穿刺

病变

图 114.1　(A)轴位显示患者的体位，根据术前影像确定穿刺点和通路位置，根据穿刺点和通路位置确定框架的位置，避开重要的功能结构。应用定向活检和抽吸方式来获得致病菌和降低深部脓肿的压力。(B)前斜位展示图 A 中描述的设备和体位。(C)在一些特选的病例可以在无框架立体定向引导下行微创切开，通过纤小的超声探头引导到达脓肿，抽吸取样并减压。SI,S 形皮肤切口;CS,冠状缝。

需要可以延长硬膜切口。硬膜用 15 号手术刀片切开。用 4-0 尼龙线将硬膜瓣从术野牵开。此时，置入显微镜,有些病例可用 Greenberg 牵开器(或其他自动牵开系统)。为把脑损伤降到最低,用影像导航系统引导进入脑实质。到达脓肿后,要注意脓肿壁有可能韧性很大、需要刀片切开(脓肿较大时,可能需要在切除前排空部分脓液)。应该尝试完整切除脓肿壁(整块切除)。如果不能安全地完整切除,至少应该引流脓液,标本送至微生物实验室以明确致病菌。脓液应常规行需氧、厌氧培养,并寻找真菌及抗酸杆菌。如果脓肿靠近脑室,注意避免脓液破入脑室(图 114.2)。

一旦脓肿被完全切除,用大量的、含或不含抗生素(根据手术医生的喜好,因为一些抗生素有神经毒性)的盐水冲洗。应用双极电凝及含凝血酶的吸收性明胶粉剂(Gelfoam™ Powder,Pfizer Inc.,New York,NY)彻底止血。可吸收止血纱布 (Surgicel™,Johnson & Johnson

Inc.,New Brunswick,NJ) 可铺置于术腔。用 4.0 的 Nurolon 缝线缝合硬膜。骨瓣复位,用钛板钛钉固定。用 2.0 Vicryl 缝线反向缝合帽状腱膜,最后用皮钉钉合皮肤。

规避/损伤/风险

- 避免脓肿破溃至脑室。
- 选择功能最少的皮质作为手术路径。
- 避免过度牵拉脑组织,考虑通过脓肿引流来增加显露。

抢救与补救

- 如果脓肿破裂进入脑室,应该用含或不含抗生素的溶液充分冲洗。
- 如果病变不能完全显露或不可能完全切除时,术者应该在安全的基础上尽可能地多切病变。至少可

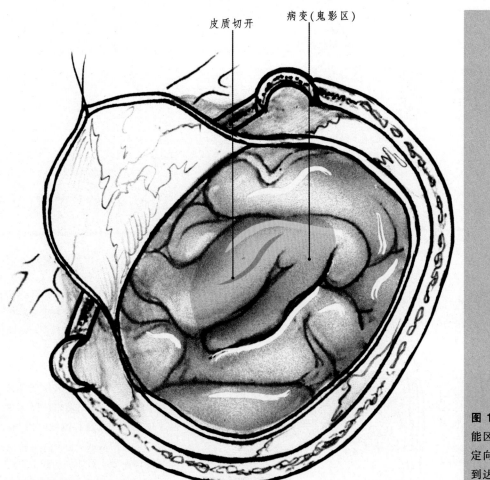

皮质切开　病变(鬼影区)

图 114.2　标准开颅术切除非功能区浅部的脓肿。根据术前的立体定向图像,沿增宽的脑回切开皮质到达脓肿。

以得到标本,指导针对性的治疗。

● 如果骨窗太小,显露不充分,可以扩大骨窗,但是这种情况应该在手术开始选择切口和位置时提前考虑。

■ 结果和术后过程

术后注意事项

● 至少术后 24 小时内,患者在重症监护室严密观察神经功能状态。

● 每 2~4 周进行一次影像学检查,直到病变完全消失。

● 当病变在皮层,尤其是在颞叶时,应该考虑预防应用抗癫痫药物。

● 应该严密观测 C 反应蛋白、血沉、全血细胞计数及体温。

● 应请感染专科医生会诊,以获得专业的抗生素

应用建议。根据培养结果和药敏实验选择抗菌药物。

并发症

● 脓肿破入脑室。

● 术后或术中出血。

● 牵拉损伤、卒中及脑水肿。

● 脑脊液漏。

● 感染扩散:脓肿复发、脑膜炎及脑室炎。

● 长期并发症:包括认知功能减退、迟发癫痫发作及局灶性神经功能缺损。

结果和预后

● 文献报道,无论单发或多发的脓肿,外科手术和药物联合治疗,总体治愈率约 90%。

● 死亡率在 0~30%之间,预后依赖于脓肿的大小、位置、致病菌及并发症。

● 存在有脑室内破溃、脑室炎、脑膜炎及脓肿有明显的占位效应时,预后较差。

• 脓肿发现比较早,病原菌可以确定,有敏感抗生素,而且患者无明显并发症如免疫系统缺陷时,预后较好。

参考文献

[1] Lu CH, Chang WN, Lui CC. Strategies for the management of bacterial brain abscess. J Clin Neurosci 2006;13:979–985

[2] Mamelak AN, Mampalam TJ, Obana WG et al. Improved management of multiple brain abscesses: a combined surgical and medical approach. Neurosurgery 1995;36:76–85

[3] Cavusoglu H, Kaya RA, Türkmenoglu ON, Colak I, Aydin Y. Brain abscess: analysis of results in a series of 51 patients with a combined surgical and medical approach during an 11-year period. Neurosurg Focus 2008;24:E9

[4] Shachor-Meyouhas Y, Bar-Joseph G, Guilburd JN, Lorber A, Hadash A, Kassis I. Brain abscess in children - epidemiology, predisposing factors and management in the modern medicine era. Acta Paediatr 2010

[5] Kastrup O, Wanke I, Maschke M. Neuroimaging of infections. NeuroRx 2005;2:324–332

[6] Osborne A, Salzman KL, Barkovich AJ. Diagnostic Imaging: Brain. 2nd ed. Salt Lake City, UT: Amirsys; 2009; I8.24–28

[7] Moorthy RK, Rajshekhar V. Management of brain abscess: an overview. Neurosurg Focus 2008;24:E3

[8] Kapsalaki EZ, Gotsis ED, Fountas KN. The role of proton magnetic resonance spectroscopy in the diagnosis and categorization of cerebral abscesses. Neurosurg Focus 2008;24:E7

第 **115** 章
神经系统囊虫病 Ⓟ

Maziyar A. Kalani, Samuel H. Cheshier

■ 导言和背景

定义、病理生理学和流行病学

- 神经系统囊虫病(NNC)是世界上最常见的中枢神经系统寄生虫病。
- 它是由猪肉绦虫引起的。
- 人是绦虫的最终宿主,猪是中间宿主。囊虫病是由人类摄取绦虫卵引起的。
- 摄入后,幼虫喜欢定植于脑、肌肉、眼睛。在这些部位它们发展为囊肿,存活几个月或几年。
- NNC 被认为是世界上导致癫痫最常见的原因。
- 据说全世界有 5000 万以上的人是这种寄生虫的携带者。
- 由于卫生标准较低,囊虫病主要发生在发展中国家。
- 这种寄生虫主要传播途径是含有绦虫的人类粪便污染的蔬菜。
- 由于墨西哥和其他发展中国家移民增加,从 20 世纪 80 年代起美国的 NNC 感染率开始升高。
- 在美国,加利福尼亚州南部及其他边境地区有较高的发病率。
- 据报道,NCC 在加利福尼亚南部一些医院的神经外科住院患者中占 2%。

临床表现

- 潜伏期可为几个月到几年,某些感染这种寄生虫的患者可能永远不会产生症状。
- 脑内的囊虫幼虫被人类免疫系统长期抑制,在免疫反应的作用下,最终钙化。中枢神经系统中幼虫易于寄居的 3 个部位是脑实质、脑室及脑膜。

存在的体征和症状

- 由于炎症对周围脑实质的刺激,患者可表现为癫痫。癫痫可发生在 70% 以上的 NCC 患者中。癫痫是 NCC 最常见的临床表现。
- 如果囊肿在脑室内生长,导致梗阻性脑积水,会出现颅内压增加症状(头痛、恶心/呕吐、意识改变及最终的心动过缓、血压增高及呼吸节律紊乱)。
- 如果囊肿在脑室内移动,间歇阻塞脑脊液循环,梗阻性脑积水的症状及体征会间歇出现。这种奇特的症状形式称为 Brun 综合征。
- 如果幼虫定植在颅底硬膜,会出现脑神经的症状。

诊断和影像

- 头部 CT 是最常用的检查方法。
  - 散在的脑实质内高密度影提示 NCC 感染,尤其是从发展中国家来的患者。
  - 这种 CT 扫描中的高密度影是幼虫被免疫系统抑制以后的钙化。

○ CT 图像偶尔也能检测到活着的幼虫,表现为伴中心低密度的环状强化囊。

● 当 CT 显示不佳时,MRI 可能会有帮助。

○ 在 T2 及液体衰减反转恢复序列(FLAIR)可见水肿。有时可在囊中看到活着的寄生虫的头节。

○ 另外更重要的是,钆强化 MRI 可见室管膜炎。

● 获得影像学资料后,酶联免疫法(ELISA)最有助于确诊该病。在少数病例,需行脑活检来确诊。在怀疑有颅内压增高的患者,腰穿是禁忌的。

治疗方案和备选方法

● NCC 一般不用手术治疗。

● 主要是药物治疗,应用的药物是驱虫剂(如吡喹酮、阿苯达唑)。

● 应用驱虫药的同时,是否应用类固醇来对抗炎症反应有争论。

● 大多数临床医生赞同应用驱虫剂的同时加地塞米松治疗 2 周。

● 根据临床表现,可能还需要抗癫痫药物。

● 有些用驱虫剂及类固醇药物效果欠佳的病例,需要手术干预。

● 手术治疗 NCC 的主要原因是颅内压增高或局部脑神经(或脑干)受压。

● 绝大多数颅内压增高的原因是急性或慢性的梗阻性脑积水。

● 第四脑室是最常见的也是最危险的囊虫梗阻的部位,第三脑室及侧脑室同样也可能受累。

● 紧急临时性脑室造瘘术可能是必要的,以减轻患者的急性 ICP 增加。后期可能需要行脑脊液分流术。

● 如果能通过脑室到达病变的话,内镜切除阻塞脑室的囊肿是首选方式。

● 可切除的、孤立的、无炎症反应的病例有比较好的预后。

● 然而,强化 MRI 提示囊性 NCC 伴发蛛网膜炎或室管膜炎时,单纯囊肿切除是不够的,可能需要行脑室腹腔分流或脑室心房分流。此外,此类患者术后可能需要翻修分流管,因为增高的脑脊液蛋白和囊壁/囊虫碎屑很容易堵塞分流管。

● 伴发脑室炎的 NCC 需要推后行脑室腹腔分流或脑室心房分流,因为分流管容易被增高的脑脊液蛋白和囊或寄生虫的碎片所阻塞。

● 虽然积极手术治疗此类患者的高颅压,但是炎症性 NCC 仍有较高的致残率和死亡率。

所选手术的目的和优点

● 去除导致中脑导水管狭窄和其他形式脑积水的囊虫头节。

● 急性脑积水时,分流脑脊液。

● 去除可以生长的、导致出血的和引发癫痫的囊虫。

适应证

● 急性脑积水。

● 感染导致的中脑导水管狭窄。

● NCC 相关的癫痫。

● 压迫脑功能区或(和)导致颅内压增高。

禁忌证

● 单纯药物即可治愈的小病变。

● 一般来说,除非发生脑积水,一般不用手术治疗。

● 病因不明的病变。

■ 手术细节和准备

术前计划和特殊设备

以下为手术设备及器械:

● 神经内镜。

● 控制面板、摄像头、光耦合器、光源及录像机。

● 冲洗泵。

● 脑室套管:12F 或 14F 可剥脱导管,或者 7mm 的硬质导管。

● Bugbee 导丝。

● 用来做第三脑室造瘘的球囊导管,3F 的 Fogarty 球囊导管被认为是最合适的导管。

专家建议/点评

● 内镜手术时,必要时可考虑使用 30°内镜。

● 如果术中定位室间孔时迷失方向,它的位置往往比自己的感觉更靠后。

● 当选择经皮质或经脑室途径时,最好选择 Kocher 点为穿刺点,以免术后癫痫及其他神经功能缺损。

手术的关键步骤

如果虫囊位于室间孔或第三脑室的中脑导水管,

导致梗阻性脑积水,建议手术摘除。患者取仰卧位,头稍前屈,以利于经恰当的路径进入第三脑室。切开头皮,颅骨钻孔。尽量选择非优势半球进入。摘除室间孔虫囊或行第三脑室造瘘时,骨孔在轴面位于冠状缝前、在矢状面位于中瞳线上;最佳位置是冠状缝前8mm、中线旁开28mm(对应瞳孔中线)。摘除第三脑室后面的中脑导水管虫囊时,骨孔最好更靠前一些。然后,十字形切开硬脑膜,将12F可剥离套管或7mm硬鞘置入侧脑室额角。内镜经套管进入侧脑室额角。通过脉络丛、前室间隔和丘纹静脉定位室间孔。在脑积水患者室间孔可能会扩张;用吸引器吸除所有可能导致脑室扩张的头节。如果脑室扩大很明显,内镜可能很容易通过室间孔进入更远的第三脑室,行第三脑室造瘘术。

小的虫囊可经内镜通道,用显微抓钳取出。有些病例,虫囊比较大或者囊壁厚实,不能直接通过内镜通道。这时可用显微抓钳固定住虫囊的一部分,然后和内镜一块撤出。在切除过程中虫囊经常破裂。在这些病例,黄色的囊液及头节应该先于囊壁清除。囊壁一般用显微抓钳夹住后经内镜的工作通道拉出。头节摘除、引流通畅后,撤出内镜,按常规方式关闭骨孔和头皮(图115.1)。

如果病变不适合内镜治疗,或者没有内镜,可行标准开颅手术做一个通道到达目标病变。到达侧脑室及第三脑室的显微手术入路将在其他章节详细叙述。

规避/损伤/风险

• 同别的脑室手术一样,一定要小心避免损伤穹窿、乳头体和血管结构(基底动脉、脉络膜前动脉、丘纹动脉、透明隔前静脉及丘纹静脉)。

• 在内镜手术中,当小的虫囊位于重要血管结构(如大脑前动脉)后边时,强行摘除虫囊,血管损伤的风险很好。将其留置于血管后边可能更为明智,尤其是当囊肿很小或压迫症状很轻时。

• 也可能发生常见的麻醉相关风险。

抢救与补救

• 如果发生脑室铸型,留置一个脑室造瘘引流管可能会挽救生命。

• 在术中,把平均动脉压(MAP)升至90mmHg检查止血效果很重要。

• 在内镜手术过程中,对于小的出血,用生理盐水持续冲洗几分钟可达到止血效果。

• 有时脑室出血控制不佳,需要脑室造瘘或其他

形式的分流术。

• 最大限度地减少对脑组织牵拉有助于获取良好预后。

• 水密性闭合可预防术后可能出现的脑脊液漏。

■ 结果和术后过程

术后注意事项

• 当高度怀疑术后出血时,头部CT扫描可确定。

• 如果患者有癫痫或术中软膜受损,应给予抗癫痫药物。

• 为了明确切除的程度,在术后24~48小时行MRI检查。

• 术后继续服用驱虫剂及类固醇药物;或行分流术(控制脑积水)后再开始用药,以防药物治疗引起的颅内压进一步增高(因为突然破坏明显的寄生虫负荷可能会导致高颅压恶化)。

• 只有钙化的患者不需驱虫治疗,因为钙化表示寄生虫已被杀灭。

并发症

• 术后出血。

• 牵拉损伤。

• 卒中。

• 感觉异常。

• 运动障碍或(和)乏力。

• 癫痫。

• 残余囊肿或感染复发。

• 脑实质损伤。

• 伤口感染、脑膜炎。

• 脑脊液漏。

结果和预后

• 一般来说,需要手术治疗的NCC预后不良。伴有急性脑积水的脑室囊虫病死亡率在13%左右。Colli等曾报道,34例手术治疗的NCC患者,总的死亡率为21%。

• 囊虫位于基底池,年龄小于40岁是不良预后的危险因素。

• 脑实质外病变总体上与不良预后相关。

• 有癫痫的患者4年复发率高达49%。

• 第二次癫痫发作后,6年的复发风险率估计是

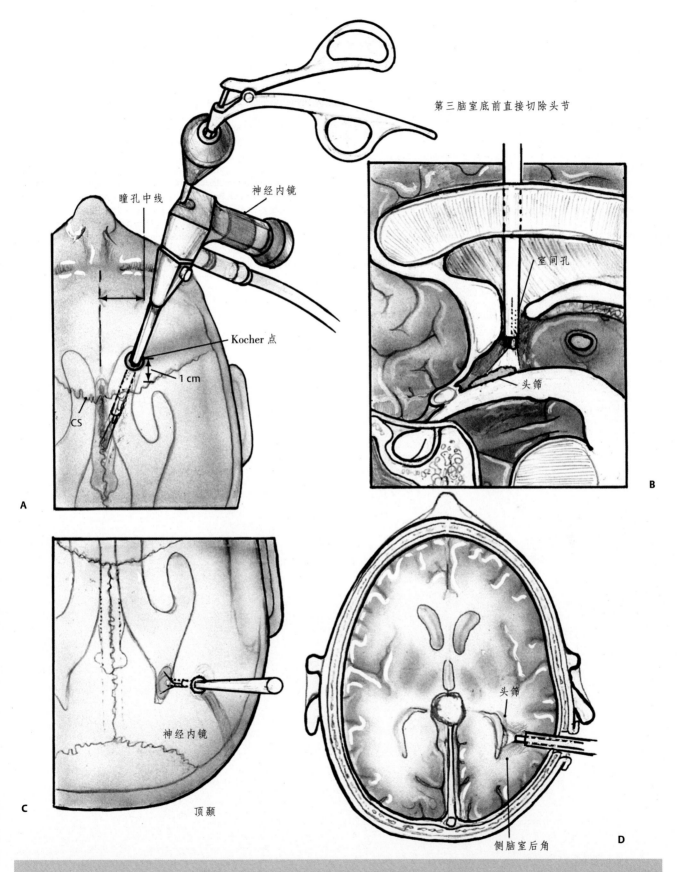

图 115.1　(A)应用柔性内镜到达第三脑室小的囊虫头节。轴位上面观:柔性内镜经右侧 Kocher 点的骨孔进入脑室。(B)正中矢状位显示上图一样的入路,柔性内镜直接经室间孔进入第三脑室底前部,摘除囊虫头节。(C)应用硬性内镜到达侧脑室房部的囊虫头节。注意:骨孔及手术通道避开功能区。(D)轴位显示硬性神经内镜到达侧脑室后角病变的路径。

68%。

- 新发癫痫伴钙化病灶患者的预后好于那些癫痫伴活动病灶的患者。100%的钙化患者 2 年内无癫痫发作,而 83%的活动病灶患者 2 年内无癫痫发作。

参考文献

[1] Cataltepe O. Endoscopic third ventriculostomy: indications, surgical technique, and potential problems. Turk Neurosurg 2002;12:65–73

[2] Couillard P, Karmi MZ, Abdelkader AM. Microsurgical removal of an intraventricular meningioma with ultrasound guidance, and balloon dilatation of operative corridors: case report and technical note. Surg Neurol 1996;45: 155–160

[3] Drake JM. Ventriculostomy for treatment of hydrocephalus. Neurosurg Clin N Am 1993;4:657–666

[4] Gubbay AD, Brophy BP, Henley S, Sage M. Neurocysticercosis. J Clin Neurosci 1998;5:203–207

[5] Jallo GI, Kothbauer KF, Abbott IR. Endoscopic third ventriculostomy. Neurosurg Focus 2005;19:E11

[6] McNickle HF. The surgical treatment of hydrocephalus. A simple method of performing third ventriculostomy. Br J Surg 1947;34:302–307

[7] Mixter WJ. Ventriculoscopy and puncture of the floor of the third ventricle. Boston Med Surg J 1923;188:277–278

[8] Rangel-Castilla L, Serpa JA, Gopinath SP, Graviss EA, Diaz-Marchan P, White AC, Jr. Contemporary neurosurgical approaches to neurocysticercosis. Am J Trop Med Hyg 2009;80:373–378

[9] Sinha S, Sharma BS. Neurocysticercosis: a review of current status and management. J Clin Neurosci 2009;16:867–876

[10] Cuetter AC, Andrews RJ. Intraventricular neurocysticercosis: 18 consecutive patients and review of the literature. Neurosurg Focus 2002;12:e5

[11] Gravori T, Steineke T, Bergsneider M. Endoscopic removal of cisternal neurocysticercal cysts. Technical note. Neurosurg Focus 2002;12:e7

[12] Colli BO, Carlotti CG, Jr, Assirati JA, Jr, Machado HR, Valença M, Amato MC. Surgical treatment of cerebral cysticercosis: long-term results and prognostic factors. Neurosurg Focus 2002;12:e3

[13] Sotelo J, Del Brutto OH. Review of neurocysticercosis. Neurosurg Focus 2002;12:e1

第 7 部分
立体定向神经外科

立体定向手术

第116章
有框架立体定向脑活检 Ⓐ

Alfred Lüippert, Tiit Rähn

■ 导言和背景

替代方法

- 无框架立体定向脑活检。
- 显微手术开放活检。

目的

- 允许对微创到达脑组织大部分部位。
- 对感兴趣的病变获取组织进行活检。

优点

- 在成人可用局部麻醉。
- 活检轨迹可从大动脉和大静脉等关键结构附近经过。
- 与开放显微手术相比,时间较短。
- 与常规无框架立体定向活检相比,该方法具有更高的准确性,尤其是在深部的小病灶中(这仍然是有争议的,特别是当无框架技术使用了新的固定装置)。

适应证

- 在诊断有占位效应的病变时（垂体瘤、颅咽管瘤、脑膜瘤、转移瘤、颅底肿瘤、原发脑肿瘤与脑脓肿、感染性或炎症过程、放射性坏死等),尤其是当 X 线影像显示出一种可治疗的疾病,如淋巴瘤或小细胞癌时。
- 囊肿的排出和囊液的细胞学分析。

- 连接到皮下贮液囊,以便在必要时进行经皮穿刺抽吸,或连接不同的腔隙,如囊肿–脑室造瘘术。

禁忌证

- 血管病变包括动静脉畸形(AVM)和海绵状血管瘤。
- 水肿程度较大的巨大病变应予以减压,而不是活检,因为活检创伤可造成额外的严重肿胀,导致脑疝。
- 某些重要部位很难到达,甚至活检也有很大的风险,例如延髓。

■ 手术细节和准备

术前计划和特殊设备

- 标准术前实验室检查。
- 儿童或不合作的患者使用全麻。在成人合作性患者中,使用轻度镇静剂和丙泊酚静脉输注是足够的。
- 如果在半坐位,为了进入后颅窝,需要使用 Leksell 框架适配器及 Mayfield 头架。另外,在仰卧位,如果使用全麻,也可以使用 Mayfield 固定。在清醒患者的仰卧位时,头部(及框架)由普通枕头支撑在颈部更舒服。
- 术前检查包括 CT 和 MRI 是在框架放置之前进行的,以确保在所选择的成像方式上病灶是可见的,以及在固定架放置后确定病变的位置。如果怀疑有血管性病变或动脉瘤,可能需要脑血管的检查,如 CT 血管造影(CTA)、MR 血管造影(MRA)或常规血管造影,血管性病变是活检的禁忌。

• 患者在手术前至少 7 天停止服用任何乙酰水杨酸类药物(阿司匹林)或抗凝血剂。

专家建议/点评

• 这个手术受过血管清除训练的神经外科医生完成,出血是最危险但很少见的并发症。

• 在 5 岁以上的儿童常规使用 4 钉固定框架。在 2~5 岁的儿童中,最好用 6 钉固定,这可以沿较薄的头骨分配压力。

手术的关键步骤

立体定向框架的安装

Leksell 立体定向框架采用 4 根固定螺钉。两个在前面,两个在后枕部。如果之前的骨瓣或开颅位置位于螺钉的预定位置,则可通过延长固定杆、使用前片并滑动额部固定杆,或仅仅通过框架旋转来避免这种情况,以确保螺钉固定在"坚实的位置"上。对于后颅靶标,框架应向后移动并向后倾斜,使后颅窝正对框架的后部或水平部(并避免穿刺道通过小脑幕)。固定钉的位置通常以利多卡因(1%或 2%)与肾上腺素局部麻醉。固定钉按先后顺序旋入,直到所有 4 个固定钉都接触头皮。然后用螺丝刀将它们固定到手指无法转动的程度。

计划

在框架放置之后,将适配于 CT 或 MRI 的坐标定位框固定在框架上,并进行影像成像。在图像上选择靶标,用 CT 或 MRI 相应的软件计算坐标(X,Y,Z)。或者将图像传送到 Leksell SurgiPlan™ 系统 (SPS;Elekta 仪器 AB,Stockholm,Sweden)进行坐标计算。在 SPS 中,颅骨入口点也可以进行选择,以避开浅表。穿刺轨道也可以一层一层地显示,来规划最少危险的轨迹。

对于后颅窝中线部位的目标,可以不旋转框架。对于靶标位于一侧小脑半球,框架应该旋转,以确保入颅点与后部固定钉不冲突。对于非常侧位的靶标(通常在颞区)。我们可以考虑使用弧形弓架和 Z 杆。另一种选择是将弧弓安装在前后方向 (而标准的方式为横向安装)。然后将一个直形前片安装在框架上(图 116.1)。

钻孔

消毒铺单,预留穿刺点位置。手术区铺自黏的外科

贴膜。在切开皮肤之前,通过模型检查靶标和入颅点相关的全部计算数据:先将弧弓安装在模型上,将虚拟靶标置于模体的中心,将活检针和针套管安装在弧弓上,并推进到靶标位置。整个过程是在手术室(OR)后桌以无菌的方式完成的。

皮肤局部浸润麻醉后,做一个小的线形切口(约 2cm)或锥刺切口准备钻孔。对于幕上靶点,通常使用直径 8~12mm 的普通孔。十字形打开硬脑膜将提供足够的空间显示皮质血管。可选一个没有血管的区域作为入口点。对位于脑干的靶点,通常沿冠状缝进行穿刺。这条轨迹经脑室一直到脑干,平行于神经纤维束。与垂直于纤维束的穿刺轨迹,这条轨迹破坏的纤维较少(例如从一个更横向的轨迹起点)。

在颅底部或后颅窝,优先采用经皮钻颅器刺穿较厚的肌肉。在小脑表面,血管通常都很细,所以用这种技术不容易出现危险的出血。但是在颞部区域,出血的风险相当大,因此在规划阶段应特别注意研究影像。影像图像需要有足够的质量来显示邻近的皮质血管。皮层血管通常位于脑沟中,因此入口点应该选择一个脑回。

活检

有两种套管(图 116.2),如下所述。

Backlund 螺旋活检套件在顶端有一个螺旋。这种针是通过旋转运动(例如顺时针旋转进入目标)来推进的。然后将外套管向下推,逆时针旋转,以切割下样本。整个装置随后被撤回。这为样本提供了外部套管的保护。然后,样本在戴手套的指尖之间"松开"。分离一小块标本涂片进行即时细胞学检查,其余的样本被送往组织学检查。螺旋针的优点在于它的触觉反馈:你可以感觉到螺旋是否进入了致密组织或血管。通过轻微的拉力,你可以感觉到螺旋是在疏松组织中还是被卡住了。如果被卡住,可以反旋几圈,松开外套管,简单地解决。螺旋针还可通过逐渐增加深度获取连续的样本。然后将样本按其在肿瘤内部的方向排列。

侧窗套管(也称为侧方套管)有一个钝尖和距尖端几毫米的、5 或 10mm 长的侧窗。向靶区推进套管时,侧窗保持关闭。到达靶点后,旋转内管,打开侧窗。接下来,进行抽吸。使用 1mL 或 3mL 注射器经内套管施加负压(施加约 1mL 负压)。然后旋转内套管,关闭侧窗,切下样本,取出样本。取下样本时,打开侧口,注射器盐水将样本推出到分析玻璃上。这种套管不像螺旋式活检针,可以感觉肿瘤密度的变化,但优势是可以抽吸大

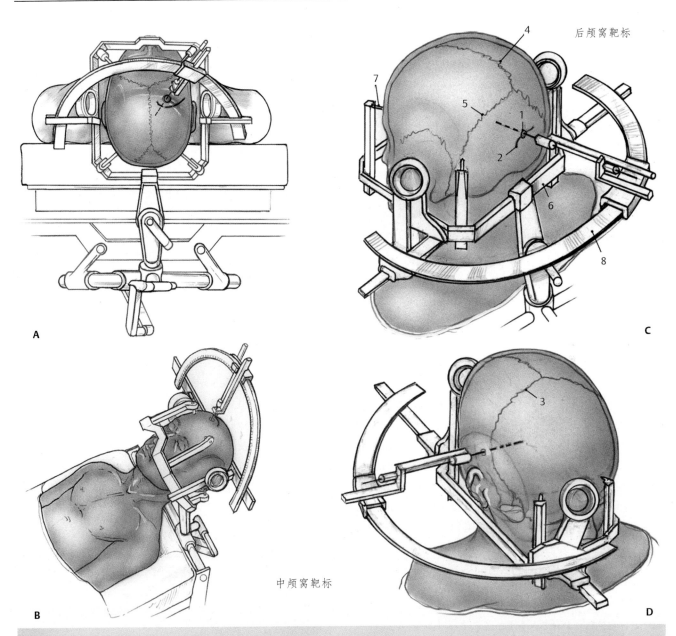

图 116.1 (A)轴位观,显示基于穿刺点和穿刺轨迹(根据术前影像学检查确定)的患者体位,Leksell 立体定向框架位置以及皮肤切口。避开功能区结构。(B)斜前位观上述的位置(A)。(C)后斜位显示后颅窝靶标的入口点及框架的位置。注意框架的较低位置和角度。(D)斜前视图显示中颅窝靶标的框架定位和入口点。注意,弧弓是在前后方向安装的(而标准的方式为横向安装)。在这种情况下,一个直形前片是安装在框架上然后在颅骨上应用。1.骨孔;2.皮肤切口;3.冠状缝;4.矢状缝;S.人字缝;6. Leksell 框架;7.固定螺钉;8.C 臂。

量的松散组织像坏死区或抽吸脓肿。

　　活检完成后,穿刺孔用盐水冲洗。如果需要的话,头皮可用过氧化氢或双极电凝来止血。切口用尼龙缝线间断缝合。框架移除,弹力绷带包扎伤口。

规避/损伤/风险

　　● 应该避免固定钉放置于额窦(因为那里的骨头较薄,可能会导致颅骨骨折)。

　　● 应避免将固定钉沿前额放得太高,因为框架可能向上滑脱。

　　● 无法确定诊断时需要在不同方向/深度反复穿刺取样。在所有 4 个方向的靶标水平上都得到一个小样本(即总共 4 个样本)。在大多数情况下,这足以获得诊断结果。

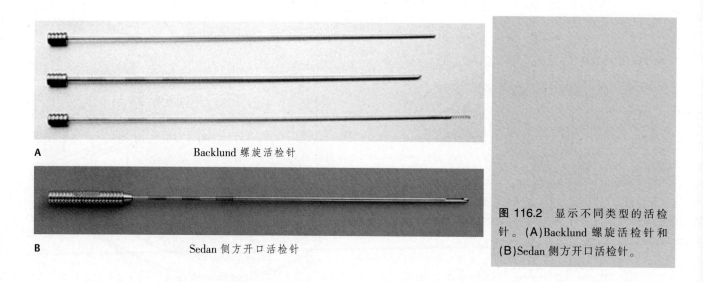

A
Backlund 螺旋活检针

B
Sedan 侧方开口活检针

图 116.2   显示不同类型的活检针。(A)Backlund 螺旋活检针和(B)Sedan 侧方开口活检针。

抢救与补救

• 取出样本后,套管立即再次进入靶区,以检查是否有出血。当血液滴出时,要保持冷静,不要拔掉套管,让血液流出。通常情况下,血液会在 10~15 分钟内凝固,出血停止。然后将芯棒插入套管中,套管内的血块将被推到出血区域,促进进一步的凝血。还可用极细的套管(也用于同位素注射)进行盐水冲洗,这样的套管必须足够长,可到达活检套管的顶端。如果 20 分钟后出血仍不停止,可拔除细管、插入电极进行单极或双极凝血(用于丘脑切开术等功能性神经外科手术)。当没有这种电极时,人们可以通过螺旋活检套管插入一根细的绝缘电线,其尖端剥光 3~5mm。然后,可以用单极烧灼其外端来进行电凝。

■ 结果和术后过程

术后注意事项

• 局部麻醉活检患者头部应抬高 30°,如果 2 小时后一切良好,可以活动。

• 全麻患者按全麻术后常规处理。

• 一些中心,常规行术后 CT 扫描,通过预先留置的小气泡来确定活检的位置,并排除可能的出血。

并发症

• 主要风险包括由于计划不当而导致脑皮层动脉或静脉受损。如果血运极其丰富,活检靶标可能会持续出血。应告知患者这种风险,尤其是当靶标位于优势半球的语言区、运动皮层或脑干时。

• 脑萎缩患者的硬膜下血肿。

• 并发症也可能与定位、计划和影像学有关(定位或准确性差、侧别错误等)。

• 其他并发症包括癫痫发作、脑脊液漏、感染和固定部位颅骨骨折。

• 致残率和死亡率平均为 1%~4%。

参考文献

[1] Kim J-H, Gildenberg PL. Stereotactic biopsy. In: Gildenberg PL, Tasker RR, eds. Textbook of Stereotactic and Functional Neurosurgery. 1st ed. New York: McGraw Hill; 1997:387–396

[2] Chen TC, Apuzzo ML. Biopsy techniques and instruments. In: Gildenberg PL, Tasker RR, eds. Textbook of Stereotactic and Functional Neurosurgery. 1st ed. New York: McGraw Hill; 1997:397–412

[3] Yamada K, Goto S, Kochi M, Ushio Y. Stereotactic biopsy for multifocal, diffuse, and deep-seated brain tumors using Leksell's system. J Clin Neurosci 2004;11:263–267

[4] Yu X, Liu Z, Tian Z et al. Stereotactic biopsy for intracranial space-occupying lesions: clinical analysis of 550 cases. Stereotact Funct Neurosurg 2000; 75:103–108

[5] Slavin KV, Anderson GJ, Burchiel KJ. Comparison of three techniques for calculation of target coordinates in functional stereotactic procedures. Stereotact Funct Neurosurg 1999;72:192–195

[6] Feiden W, Steude U, Bise K, Gündisch O. Accuracy of stereotactic brain tumor biopsy: comparison of the histologic findings in biopsy cylinders and resected tumor tissue. Neurosurg Rev 1991;14:51–56

[7] Mathisen JR, Giunta F, Marini G, Backlund EO. Transcerebellar biopsy in the posterior fossa: 12 years experience. Surg Neurol 1987;28:100–104

第**117**章
无框架立体定向脑活检

Richard Leblanc, Benoît Goulet

■ 导言和背景

替代方法

- 有框架立体定向脑活检。
- 开颅活检。

目的

- 安全准确地获得颅内占位性病变的组织病理学诊断。

优点

- 这项技术可快速、安全、可靠地诊断颅内病变，尤其是脑肿瘤。
- 无须烦琐器械装置，不用在手术室与放射科之间来回往返，无须长时间麻醉(与有框架活检相比)，没有开颅活检可能出现的并发症。
- 无框架与有框架立体定向脑活检相比，诊断率和致残率没有显著差异(基于 Woodworth 等 2006 年的一项研究)。

适应证

- 适用于颅内病变组织病理学诊断。

禁忌证

- 出血性体质是绝对的禁忌证。

- 一般状况差是相对禁忌证,因为手术速度快、侵袭性小。它也可以在局部麻醉下进行。
- 如果需要大量的组织进行特殊的免疫、代谢或基因检查,则应考虑开颅活检。
- 触及软膜-蛛网膜的浅表病变被认为是有更高风险出血的可能,采用开颅手术。

■ 手术细节和准备

术前计划和特殊设备

- 术前近期的 MRI 或高分辨率 CT (双倍的造影剂)、数字化及三维图像重建。
- 可应用全麻或局部麻醉。
- 手术设备包括头架、立体定向无框架神经导航系统、无框架立体定向活检设备(包括附件盒和标记物品)、标记导向活检针、颅钻和电凝。
- 术前使用抗生素, 在某些情况下给予抗癫痫药物和(或)皮质激素。

专家建议/点评

- 如果活检涉及皮质浅层,由于血管相对丰富,出血的风险较大。
- 在这种情况下,应考虑开放活检。如果在活检时有需要抽吸的囊性成分,则应首先进行活检再抽吸,以避免组织变形和使选定的靶点移位。

手术的关键步骤

这个过程是用 MRI 还是 CT 影像进行导航取决于活检的病变大小。这些检查在手术前尽可能短时间内进行,以确保从获得图像到活检的时间内,病灶和其余的颅内结构不会发生改变。图像进行三维数字化重建。在作者的机构中,这是通过一个计算机程序来实现的,该程序允许准确和详细地重建皮质结构及浅层和深层血管。这样就可以通过最安全的进入点——脑回穿透大脑,同时避开主要血管。确定最直接、最安全的到达选定靶点的路径,并通过活检针达病变的虚拟轨迹验证,以确保避开主要的、深部的血管和重要结构,如运动带、内囊、深部灰质核团和脑室。脑室的穿透会导致颅内解剖位置改变,使活检定位不可靠。

手术一般在气管插管全麻下进行,患者仰卧位,头部固定于三钉头架。调整头部的位置,以提供最直接到达病变的路径。立体定向活检装置和固定工作跟踪器(tracker)连接到头架,并且通过无线指针(pointer)(有时称为"观察棒")和立体相机(camera)注册解剖参考点。

通过固定跟踪器、无线指针和立体相机之间的三角关系,在皮肤上识别选定的入口点。调整铰接式支撑臂的位置并固定,使探针朝向预定的轨迹,活检针托、入口点和靶点对齐,并进行钻孔(图 117.1)。电凝硬脑膜,并用与单极电凝设备连接的绝缘探针穿透。在神经导航辅助下,将基准–导引活检针推进至靶区(图 117.2)。或者如果针不是基准引导,可将立体相机可见的跟踪器固定在针柄上,并且在进入颅骨之前将穿刺针/跟踪器注册到导航系统,以便在导航监视器上追踪其轨迹。作者使用 Sedan 型侧切活检针的,允许从

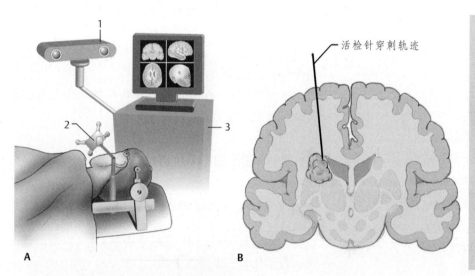

活检针穿刺轨迹

图 117.1　(A)示意图显示,无框架立体定向活检的安装过程。注意参考架及基准标记注册。1.相机;2.定向附件;3.定向导航机器及监视器。(B)示意图显示,脑组织切面和颅内病变。可见活检针穿刺轨迹,在立体定向引导下,活检针沿此轨迹前进,到达靶点。

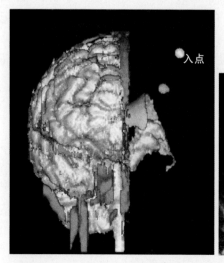

入点

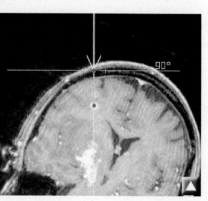

(★)图 117.2　三维(3D)重建(A)磁共振成像(MRI)显示,(B)一个患者有两个颅内病变。在 3D 重建图像,左侧大脑半球已被削去,为了更好地显示进入点,第一个靶标(绿色,小病灶)、大病灶(黄色)和侧脑室(蓝色)的排列关系。通路允许用相同的入点活检两个病变。当位置表浅的小病灶得到诊断,没有必要对更大及更深的病变进行活检。

4 个方向采集 7mm 长的组织条。

　　最初，作者等待组织涂片和冰冻切片证实已获得代表性组织,然后才结束手术。这样做的缺点是减少了组织学分级和免疫细胞学、分子和遗传学研究所需的组织数量。随着人们对导航系统准确性的信心提高,无须常规进行涂片和冰冻切片,这样就可以得到全部样本进行深入研究。如果需要涂片或冷冻切片,术者可以通过一个闭路电视系统参与样本检查分析,该系统将病理学家显微镜下看到的图像投射到手术室的高清显示器上(图 117.3)。

　　皮肤穿刺点缝合一针。卸下头架,患者麻醉复苏。

规避/损伤/风险

　　● 如患者使用抗凝血剂或抗血小板药物（如阿司匹林或其他非甾体抗炎药）,应指示患者在手术前至少一周停止服用这些药物,以避免出现实质内血肿。

　　● 提高穿刺准确性的另一种方法是使用活检针导引管道。这个管道可以用小螺钉直接固定在钻孔部位的颅骨上,有助于在沿着预定轨迹穿刺的过程中,保持活检针的位置(商业上有一次性型号)。

抢救与补救

　　● 无法明确诊断的活检样本可能需要从同一地点不同方向和(或)深度进一步取样。如果组织学仍未诊断,则应重新检查最初的手术计划,并可通过同一入口点规划不同的穿刺轨迹,以获得诊断组织。

　　● 偶尔,术后 CT 扫描可见活检后血肿。通常情况下,由于它们的体积很小,所以可行期待疗法。在极其罕见的情况下,巨大的实质内或硬膜下血肿可能需要手术清除。

■ 结果和术后过程

术后注意事项

　　● 患者监测于复苏室直至完全清醒,然后移至监护室监护 24 小时。活动和饮食是不受限制,在出院前两天进行 CT 扫描。

　　● 作者的做法是在麻醉诱导时静脉给予预防性抗生素,然后再给两次(每间隔 8 小时)。

　　● 7 天内向患者交代活检的结果并拆线。

并发症

　　● 主要并发症与脑组织穿刺有关,包括出血、感染、癫痫和神经功能障碍。

　　● 活检样本或非诊断性活检也可能存在取样误差。

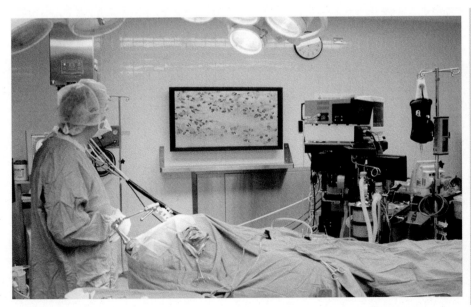

(*)图 117.3　术者通过将神经病理学家的显微镜与手术室的屏幕连接起来的闭路电视系统参与对冰冻切片的分析。

参考文献

[1] Leggett WB, Greenberg MM, Gannon WE, Jr et al. The viewing wand. A new system for three-dimensional computed tomography-correlated intraoperative localization. Curr Surg 1991;48:674–678

[2] Frati A, Pichierri A, Bastianello S et al. Frameless stereotactic cerebral biopsy: our experience in 296 cases. Stereotact Funct Neurosurg 2011;89: 234–245

[3] Woodworth G, McGirt MJ, Samdani A, Garonzik I, Olivi A, Weingart JD. Accuracy of frameless and frame-based image-guided stereotactic brain biopsy in the diagnosis of glioma: comparison of biopsy and open resection specimen. Neurol Res 2005;27:358–362

[4] Woodworth GF, McGirt MJ, Samdani A, Garonzik I, Olivi A, Weingart JD. Frameless image-guided stereotactic brain biopsy procedure: diagnostic yield, surgical morbidity, and comparison with the frame-based technique. J Neurosurg 2006;104:233–237

[5] Peters TM, Henri CJ, Munger P. Integration of stereoscopic DSA and 3-D MRI for image guided neurosurgery. Comput Med Imag Graphic 1994;18: 289–299

立体定向放射外科手术

第**118**章

影像引导下的机器人放射外科治疗 Ⓐ

Gordon Li, Wendy Hara, John Adler, Jr.

■ 导言和背景

替代方法

- 传统开放手术治疗肿瘤、血管病变和微血管减压术。
- 伽马刀 (Gamma Knife™,Elekta Inc.,Stockholm, Sweden):利用颅骨刚性固定并以 ⁶⁰Co 作为放射源的放射外科治疗。
- 改良机架角的直线加速器:使用刚性固定或影像引导技术，例如,Novalis™(BrainLab,lnc.,Westchester,IL)、Trilogy™ (Varian,Inc.,Palo Alto,CA)、Axesse™(Elekta,Inc.)。
- 粒子束设备。

目的

- 使用影像引导下的机器人放射外科手术设备 (Cyberknife™,Accuray Inc.,Sunnyvale,CA) 照射靶点，采用 1~5 次分割，获得最大准确度的同时在靶点边缘辐射剂量快速衰减。

优点

- 安装在机器人手臂上的 6 兆伏特(MV)紧凑型直线加速器能够从多个角度传送辐射。
- 该影像引导下无框架系统是无创的 (无骨骼固定),并且无论是单日还是多日,都可以灵活地执行放

射外科手术。这种分次照射在治疗辐射敏感结构(例如视神经和脊髓)邻近的病灶时特别重要。

- 亚毫米的精确度。
- 影像引导: 在治疗过程中多次进行成像以评估准确性且具有调整位置微小变化的能力。
- 能够同时治疗颅内外病变。
- 多模态影像融合技术，包括 CT、四维 CT、MRI 和正电子发射断层扫描(PET)可用于一系列待解决的病理状况。
- 有能力追踪随呼吸移动的肿瘤,如肺、胰腺和肝脏肿瘤。
- 基于线性加速器的高能 X 线源消除了处理衰减放射源的必要。

适应证

- 影像引导下的机器人放射外科适用于传统手术难以接触的深部病灶、位于功能区的病灶、复发或残留病灶以及多发病灶或者不适于手术的患者。
- 由于立体定向放射外科治疗的高效和低风险,其越来越多地被用作许多患者的首选治疗方法。
- 影像引导下的机器人放射外科治疗可用于治疗的颅内疾病包括脑转移瘤、原发性脑肿瘤(听神经瘤、垂体腺瘤、颈静脉球瘤、脑膜瘤等)、复发的多形性胶质母细胞瘤,动静脉畸形和三叉神经痛。
- 可以治疗的脊柱病变包括脊柱转移瘤、良性髓外肿瘤(神经纤维瘤、副神经节瘤、神经鞘瘤和脑膜瘤)和脊髓动静脉畸形。

• 立体定向体部放疗(SBRT)越来越多地用于治疗头颈癌、胰腺癌、肝癌、前列腺癌和肺癌。此外,目前正在进行针对小关节源性背痛、抑郁症、癫痫等的实验性治疗。

禁忌证

• 相对禁忌证包括非常大的肿瘤(>5cm)、放疗史或伴有活动性结缔组织病(如狼疮或硬皮病)。

• 肿瘤引起显著的占位效应及临床症状者需手术治疗。

■ 手术细节和准备

术前计划和特殊设备

• 准备:对于头颈部和颅内靶点,通过定制的头部固定器和模制热塑性面罩(Aquaplast™,Wyckoff,NJ)使患者相对固定。

• 对于中枢神经系统(CNS)病变,通过追踪颅骨骨骼标记来获得实时的位置信息,进而调节机器人手臂来应对目标的移位。

• 放射外科治疗前行增强 CT 扫描和 MRI 扫描(适当情况下),采用 1.25mm 层厚连续扫描用于制订治疗计划。由于采用无框架技术,这个步骤可以在治疗前数天进行。

专家建议/点评

• 影像引导下的机器人放射外科治疗团队应包括外科医生、放射肿瘤科医生以及经过立体定向放射外科专业培训的放射物理师。

• 必须详细了解病变周围的解剖结构以及患者及病灶对辐射的耐受性。

手术的关键步骤

CT 和 MRI(以及其他适合的影像学检查)可以融合在一起确定病变。多种 MRI 序列可用来勾画病灶并与 CT 互相参照。病灶容积最终在 CT 影像上确定并制订治疗计划。确定病灶周边重要结构以及对辐射敏感的结构,如视神经、视交叉、眼晶状体、脑干、其他脑神经及脊髓。用合适的软件工具勾画这些结构,避免射线束直接穿过它们。选择 CT 图像输入计划系统。然后描画出肿瘤和基准点制订放射计划。

放射物理师利用逆向算法来制订放射外科治疗计划,通过汇聚多个单独的射线束给出适形的剂量分布。放射肿瘤学家和神经外科医生批准计划并设定剂量。需要考虑总剂量、分割剂量、靶点体积、靶区覆盖、剂量的不均一性、受照重要结构的容积和继发肿瘤风险。绝对剂量限制这一领域还存在很多争论,需要进一步研究。

治疗过程

患者被放置在治疗床上的固定装置中,此时拍摄正交 X 线片,并识别标记点。通过正交 X 线源的数字重建射线照片(DRR)与初始 CT 扫描之间比较定位,并调整为与 DRR 匹配。摆位满意后,依照治疗计划进行放射。治疗过程中患者始终清醒,由摄像机实时监控。机器人手臂从超过 1200 个方向发射射线束,这就可以给靶点一个适形性非常好的剂量分布(图 118.1)。按照事先设定好的时间,在发送射线束的间隙,从成对的 X 线源和平板探测器获得的正交影像与治疗前 DRR 小束之间的预定间隔处的预处理 DRR 进行比较。在整个治疗过程中,如果位置有小的变化,治疗床和机器人操纵器会做出调整以代偿这种移动。每次治疗时间的长短根据剂量和计划的复杂程度而有所不同,平均持续 45~60 分钟。

规避/损伤/风险

• 必须小心地勾画关键的器官和结构,尽量减少这些区域的辐射剂量。

• 许多靶点邻近重要结构如视神经和脊髓,最好采用分次放射外科治疗。

• 由放射物理师、放射技师和放射肿瘤学家执行频繁的质量保证检查,以确保正确的剂量计算(输送的剂量是处方剂量)。

• 影像引导下的机器人放射外科(Cyberknife™)系统的内部软件可防止机器人手臂和患者的碰撞。

抢救与补救

• 治疗后水肿可用激素治疗。

• 治疗后放射性坏死和肿瘤复发难以区分,但是一旦确诊为放射性坏死,可以用长疗程的激素治疗。PET 成像通常可用于区分复发/残留肿瘤与放射性损伤。如果激素无效且放射性坏死继续导致临床症状,则需要行手术减压。

• 在某些情况下,如放射外科手术后肿瘤进展,则最好行手术切除。

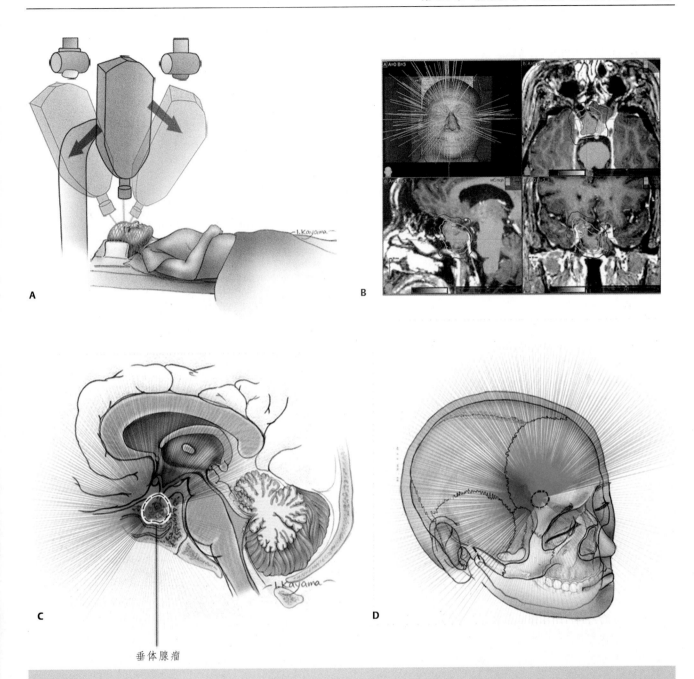

垂体腺瘤

图 118.1　影像引导下的机器人放射外科(Cyberknife™)系统。(A)1 例颅内病灶的治疗过程:患者取仰卧位,头部固定在热塑性面罩中。机器人手臂以旋转的方式移动,直线加速器发出射线束指向病灶。位于天花板的两个正交 X 线机用于获得周期性影像,用来调整任何微型移动。(*)(B)1 例残留垂体腺瘤患者接受射波刀治疗的磁共振成像。显示了在垂体水平上的轴位、矢状位和冠状位影像的三维重建影像。在制订计划的过程中需要避开射线束的重要的大脑结构被突出显示;在此例中,脑干被突出显示。肿瘤被认定并勾画靶体积。靶区周围显示等剂量线(C,D)影像引导下的机器人放射外科治疗垂体腺瘤的图解:目标体积确认,多个射线束从不同的角度和方向指向肿瘤,因此辐射剂量集中给予肿瘤,周围的脑组织和其他神经血管结构受照量极小。重要的结构,如脑干、视神经、晶体受到了保护。

■ 结果和术后过程

术后注意事项

- 该治疗在门诊即可完成。
- 放射外科治疗完成后,给予患者地塞米松治疗,短时间观察后无异常即可出院。
- 由于没有固定的框架,使得分次放射外科治疗成为可能;有时患者会在第二天再次接受治疗,最多可以进行 5 次治疗。

并发症

- 放射性坏死。
- 术后水肿 (尤其是在治疗上矢状窦旁脑膜瘤的时候)。
- 肿瘤持续生长。
- 未能达到疼痛控制(当治疗三叉神经痛时)。
- 对周围结构(即脑神经、脊髓、臂丛)的损伤。
- 与操作者和计划有关的错误或错误计算 (例如结构勾画错误、剂量错误、错误的扫描输入);进行计划和治疗时,重复检查所有步骤是很重要的。

参考文献

[1] Chang SD, Adler JR. Robotics and radiosurgery—the cyberknife. Stereotact Funct Neurosurg 2001;76:204–208

[2] Hara W, Soltys SG, Gibbs IC. CyberKnife robotic radiosurgery system for tumor treatment. Expert Rev Anticancer Ther 2007;7:1507–1515

[3] Li G, Patil C, Adler JR et al. CyberKnife rhizotomy for facetogenic back pain: a pilot study. Neurosurg Focus 2007;23:E2

[4] Villavicencio AT, Lim M, Burneikiene S et al. Cyberknife radiosurgery for trigeminal neuralgia treatment: a preliminary multicenter experience. Neurosurgery 2008;62:647–655, discussion 647–655

[5] Tuniz F, Soltys SG, Choi CY et al. Multisession cyberknife stereotactic radiosurgery of large, benign cranial base tumors: preliminary study. Neurosurgery 2009;65:898–907, discussion 907

第119章
伽马刀放射外科治疗

Remi Nader, Cristian Gragnaniello, Sanmugarajah Paramasvaran, John Fuller

■ 导言和背景

伽马刀放射外科治疗是由神经外科医生 Lars Leksell 和放射生物学家 Börje Larsson 于 1967 年在瑞典的斯德哥尔摩的 Karolinska 研究所发明的。

- 伽马刀采用 ^{60}Co 放射源,进行单次放射治疗,能够达到亚毫米级精度,与靶点高度适形。

- 伽马刀可使靶点边缘的放射等剂量曲线出现快速下降。

替代方法

- 传统开放手术用于治疗肿瘤、血管病变和功能/疼痛疾病。

- 直线加速器设备。

  ○ 影像引导下的机器人放射外科治疗(CyberKnife™, Accuray Inc., Sunnyvale, CA) 使用直线加速器和模制热塑性面罩。

  ○ 改良机架角的直线加速器立体定向放射外科 (LA-SRS):使用刚性固定或图像引导技术,例如 Novalis™(BrainLab, Inc, Westchester, lL)、Trilogy™ (Varian, Inc., PaloAlto, CA)、Axesse™ (Elekta, Inc., Stockholm, Sweden)。

- 粒子束设备。

目的

- 使用刚性颅骨固定和 ^{60}Co 放射源(GammaKnife™, Elekta Inc.),单次照射靶点获得最大的精确度并使靶点周边辐射剂量快速下降。

优点

- 亚毫米级精确度:伽马刀放射外科治疗目前代表了立体定向放射外科治疗精确度的黄金标准。

- 使用多模式图像融合,包括 CT、四维 CT、MRI 和 PET 可用于一系列待解决的病理状况。

- 伽马刀相对于 LA-SRS 的一个优势是能够使用多个等中心照射适形性良好的不规则形状的剂量计划,创建与目标区域相匹配的等剂量线,并保证周围重要结构所受辐射急剧下降,因而降低并发症。

- 自动化患者摆位系统和自动化准直器调节系统的出现有利于制订更加复杂的治疗计划,使患者的治疗更加有效、快速和舒适。

- 治疗可以在门诊进行,不像外科手术患者那样需要长时间住院,治疗结束后患者可以立即活动。

- 可以治疗无法手术的病变。

- 没有全身麻醉的风险和手术相关的并发症,如出血或脑脊液(CSF)漏。

- 比外科手术费用低。

- 与全脑放疗相比, 对于转移性疾病治疗后患者没有认知功能下降。

适应证

- 直径小于 3cm 的放射敏感性病变。

- 脑深部或外科手术不能达到的病变(例如脑干

内的病变)。

- 原发性脑肿瘤(胶质瘤、垂体腺瘤、颈静脉球瘤、脑膜瘤、前庭神经鞘瘤等)、某些功能性疾病(三叉神经痛、癫痫)和眼部病变。

- 立体定向放射外科治疗也被用来治疗复发的恶性胶质瘤,可改善预后。

- 对于病灶数量不多的脑转移瘤,伽马刀放射外科治疗是一种非常安全的选择,可保护认知功能。

- 动静脉畸形。

- 某些功能障碍(三叉神经痛、癫痫、强迫症)。

- 立体定向放射外科治疗可治疗疾病的更多细节请参见:"立体定向放射外科治疗:肿瘤""立体定向放射外科治疗:动静脉畸形""立体定向放射外科治疗功能性、疼痛性和其他疾病"。

禁忌证

- 占位效应明显、引起临床症状的肿瘤应行手术切除。

- 相对禁忌证包括大肿瘤(>3cm)和活动性结缔组织病(即狼疮或硬皮病)。

■ 手术细节和准备

术前计划和特殊设备

- 获得术前的强化 CT 或 MRI 扫描 (结合患者实际情况)以确定待治疗的病变。

- 准备好 Leksell 框架和局麻药(如利多卡因),以及镇痛药和抗焦虑药(如吗啡和咪达唑仑)。

专家建议/点评

- 团队协作在放射外科治疗和计划制定中非常重要,团队中应包括神经外科医生、放射肿瘤科医生、放射物理师以及接受过立体定向放射外科专门培训的护士。

- 必须详细了解病变周围的解剖结构,以及患者和病灶对辐射的耐受性。

手术的关键步骤

安装头架

伽马刀放射外科治疗从在患者头部安装 Leksell 立体定向框架开始。此操作在局部麻醉下进行。先将患者头部置入头架内,使用耳轴辅助固定。用碘消毒剂对颅钉钉入点附近头皮消毒。调整框架并倾斜到所需的位置。然后选择合适的固定螺钉,并在操作过程中保持钉尖无菌。在螺钉钉入的位置进行局部麻醉,麻醉深度从头皮直到颅骨水平。局麻药通常使用利多卡因。由助手支撑住头架,每个固定螺钉都前进到尖端接触头皮,然后用套筒扳手慢慢拧紧沿对角线相对的一对螺钉,直到用两个手指拧不动为止。垂直对角线的另一对螺钉也以类似的方式拧紧,然后使用扭矩扳手把 4 个螺钉拧紧,最终达到约 8 牛顿·米(N·m)的扭矩。在这个过程中,可以给予患者静脉镇痛药或抗焦虑药(如吗啡

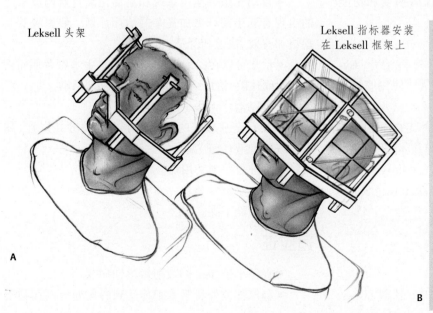

Leksell 头架

Leksell 指标器安装在 Leksell 框架上

A

B   图 119.1   佩戴 Leksell 头架 (A)。Leksell 指标器(B)在扫描之前安装在 Leksell 框架上,以便在每个轴位切片上获得坐标点。

或咪达唑仑)以减轻由钉尖引起的不适感(图 119.1 显示安装头架的过程)。

影像学检查

　　头架安装完毕后,进行强化 MRI 或 CT 检查,影像学检查结果输入 Leksell GammaPlan™ 制订治疗计划。影像扫描前将 Leksell 指示器装到定位头架上,以便在轴位图像上获得坐标点。扫描前 MRI 设备需要进行校准(匀场和体模测量)。MRI 扫描后与 CT 图像进行对比验证。将 CT 和 MRI 上面都能看到的解剖学标志进行拓扑学对照来减小磁场畸变。对于动静脉畸形的病例可行立体定向血管造影。

制定计划

　　利用 CT 和 MRI 图像制定计划(包括靶点定位、定义边界以及定位周边的辐射敏感结构)。影像数据输入治疗计划系统,使用计划软件制订计划(Leksell Gamma Knife Perfexion™)。寻找所有图像上面的基准点来确定影像学检查,通过调节灰度以更好地看清病灶和周围脑组织。将头架和颅径的测量值输入计划系统。在 MRI 上面勾画病灶,并与 CT 影像相互对照。计划的计算和容积的最终都是在 CT 扫描影像上确定。要辨认周围重要结构和辐射敏感结构,如视神经、视交叉、眼晶体、脑干、脑神经和脊髓。将这些结构用适当的软件工具勾画出来,防止射线束直接穿过。

　　放射外科治疗计划由放射物理师完成。放射物理师和神经外科医生根据射线总剂量、分割剂量、靶点容积、靶点覆盖率、剂量不均一性、重要结构受照容积和继发肿瘤风险等因素来确定放射剂量并批准治疗计划。还要核实所有的检查点以确定头架不会与治疗舱发生碰撞。

治疗的实施

　　将患者置于治疗床上面(图 119.2),把头架与治疗床或者自动摆位系统连接并固定到位。然后工作人员进入操作室并关闭屏蔽门以免受钴源照射。一旦患者移动到位,即按照治疗计划接受照射。治疗过程中患者保持清醒,通过摄像机对患者进行监控。根据治疗计划设计的病灶数目和等中心点数目不同,治疗时间为 30~45 分钟。治疗结束后使用套筒扳手拆除 Leksell 头架。

规避/损伤/风险

　　● 安装头架的时候,不要过度拧紧固定颅钉,以防止造成创伤或骨折。该框架可能造成患者焦虑,因此对于部分患者可在治疗前预先施用抗焦虑药。

　　● 必须小心勾画出重要器官和结构,以减少这些区域的放射剂量。许多接近重要结构 (如视神经或脊髓)的靶点最好采用分次放射外科治疗。

　　● 由放射物理师、放射技师和放射肿瘤学家执行频繁的质量保证检查,以确保剂量计算正确(输送的剂量是规定的剂量)。核实所有的检查点以确定头架不会

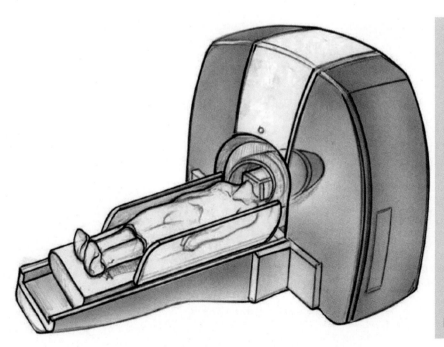

图 119.2　患者在治疗舱内接受治疗。

与治疗舱发生碰撞。

● 伽马刀放射外科治疗有一定的局限性，包括病变的可及性受限、受病灶的大小限制以及有潜在的放疗相关不良反应。较大的病灶不能通过单次照射来治疗，因为其对周围脑组织的辐射剂量较高，对于较大的病灶需行低分割放疗(3~5次)。

抢救与补救

● 放疗后水肿可用激素治疗。

● 治疗后放射性坏死很难与肿瘤复发鉴别。一旦确诊为放射性坏死，可以用长疗程的激素治疗。PET通常可用于区分复发/残留肿瘤与放射性坏死。如果激素治疗无效、放射性坏死的临床症状无缓解，有时手术减压可能有效。

● 在某些情况下，如放射外科治疗后肿瘤复发，最好行手术切除。

● 如果立体定向头架有松动可能需要终止治疗、重新进行影像学检查并制定治疗计划。

■ 结果和术后过程

术后注意事项

● 治疗完成后，患者即可出院。

● 可给予地塞米松以缓解潜在的术后水肿。

● 头架拆除后，使用抗生素对颅钉固定部位进行局部护理，持续数日。

● 治疗后第1年内，每3个月复查一次CT或MRI评估疗效；此后每6个月至1年检查一次，特殊情况除外。

术后并发症

● 针孔感染或颅骨骨折。

● 放射性坏死。

● 术后脑水肿、癫痫发作、脑积水、头痛及运动障碍。

● 肿瘤持续进展或恶变。

● 未能达到理想的治疗效果。

● 损伤周围结构(即脑神经、脑干)。

● 操作者和治疗计划相关的错误或计算错误（即结构勾画错误、剂量设定错误、扫描导入错误)。

参考文献

[1] Serizawa T, Yamamoto M, Sato Y et al. Gamma knife surgery as sole treatment for multiple brain metastases: 2-center retrospective review of 1508 cases meeting the inclusion criteria of the JLGK0901 multi-institutional prospective study. J Neurosurg 2010;113 Suppl:48–52

[2] Dea N, Borduas M, Kenny B, Fortin D, Mathieu D. Safety and efficacy of gamma knife surgery for brain metastases in eloquent locations. J Neurosurg 2010;113 Suppl:79–83

[3] Koga T, Shin M, Saito N. Role of gamma knife radiosurgery in neurosurgery: past and future perspectives. Neurol Med Chir (Tokyo) 2010;50:737–748

[4] Kreil W, Luggin J, Fuchs I, Weigl V, Eustacchio S, Papaefthymiou G. Long term experience of gamma knife radiosurgery for benign skull base meningiomas. J Neurol Neurosurg Psychiatry 2005;76:1425–1430

[5] Lunsford LD, Flickinger J, Lindner G, Maitz A. Stereotactic radiosurgery of the brain using the first United States 201 cobalt-60 source gamma knife. Neurosurgery 1989;24:151–159

[6] Niranjan A, Maitz AH, Lunsford A et al. Radiosurgery techniques and current devices. Prog Neurol Surg 2007;20:50–67

[7] Morita A, Coffey RJ, Foote RL, Schiff D, Gorman D. Risk of injury to cranial nerves after gamma knife radiosurgery for skull base meningiomas: experience in 88 patients. J Neurosurg 1999;90:42–49

[8] Singh VP, Kansai S, Vaishya S, Julka PK, Mehta VS. Early complications following gamma knife radiosurgery for intracranial meningiomas. J Neurosurg 2000;93 Suppl 3:57–61

[9] Vachhrajani S, Fawaz C, Mathieu D et al. Complications of gamma knife surgery: an early report from 2 Canadian centers. J Neurosurg 2008;109 Suppl:2–7

第 **120** 章
立体定向放射外科治疗：肿瘤 Ⓐ

David Roberge, Lara Hathout, Robert Moumdjian

■ 导言和背景

替代方法

- 显微外科切除。
- 分次立体定向放射治疗/常规放射治疗。

目的

- 肿瘤消退或长期停止生长并保留神经功能。
- 功能性垂体腺瘤异常激素分泌恢复正常。

优点

- 是一种门诊微创治疗方法，可用来治疗不宜进行侵入性手术的患者。
- 对其他抗肿瘤治疗的干扰最小。
- 单次放射外科治疗可同时治疗多个肿瘤。
- 正常组织受照射量有限,避免了脱发、长期乏力和认知障碍等全脑照射后的反应。

适应证

- 适应证具有组织特异性。

恶性肿瘤(转移瘤与原发Ⅲ~Ⅳ级肿瘤)

- 脑转移瘤。
    - 是最常见的放射治疗靶点。放射外科治疗的作用是增加肿瘤控制率或避免放射性毒性——可配合全脑放疗或者替代全脑放疗。脑转移瘤患者放射治疗的最佳适应证：
        - 肿瘤较小、边界清楚(≤3cm)；
        - 病变数量小于 4 个(含 4 个)。
    - 放射外科治疗越来越多地被应用到术后肿瘤腔。同样放射外科治疗可增加局部控制率或避免全脑放疗。若瘤腔大于 30cm³ 且不行全脑放疗,放射外科治疗须谨慎地分期进行。
- 恶性星形细胞瘤/少突神经胶质细胞瘤/少突星形细胞瘤。
    - 放射外科治疗恶性胶质瘤尚存在争议。有高质量的前瞻性证据表明,在胶质母细胞瘤的早期治疗中增加放射外科治疗并不能改善预后。放射外科适用于一小部分局灶复发病灶。这些患者不能痊愈,放射外科治疗是否改变预后尚不清楚。
- 髓母细胞瘤/原始神经外胚层肿瘤(PNET)/松果体母细胞瘤。
    - 由于这些疾病在脑脊液中传播性很高,通常需要宽野放疗和化疗。适度剂量的放射外科追加照射手术残余肿瘤可能会提高局部控制率。在复发的情况下,放射治疗通常是一个姑息性的治疗,虽然少量局部复发的患者可以长期存活。

良性肿瘤(Ⅰ~Ⅱ级)

- 星形胶质细胞瘤/少突胶质细胞瘤/少突星形细胞瘤。
    - 经过挑选的残余肿瘤和复发肿瘤可接受放射

外科治疗。但边界清楚不可切除的小神经胶质瘤很少见。对于接受放射外科治疗的患者,长期随访的结果满意,特别是年轻患者和 I 级肿瘤患者。

- 室管膜瘤。
  - 在传统放疗后,使用放射外科治疗对小的残余肿瘤进行追加照射;或对于无法切除的复发病灶进行挽救性治疗。
- 松果体细胞瘤。
  - 小范围回顾性研究发现,松果体细胞瘤治疗后局部控制程度高,并发症发生率低。放射外科是活检后的合理初始治疗手段。
- 脑膜瘤。
  - 放射外科治疗适用于病灶小于 3cm 的初发或复发的肿瘤。视神经鞘脑膜瘤和靠近视交叉的肿瘤可分次立体定向放射治疗。
  - 与大脑皮质接触面积大或者已经存在水肿的凸面脑膜瘤接受治疗后发生症状性水肿的风险较高,可以考虑分次治疗。
  - 对 II~III 级脑膜瘤放射外科治疗的作用是有争议的。最大范围切除后高剂量宽野放射治疗也许更好。
- 血管网状细胞瘤。
  - 小型血管网状细胞瘤在合适剂量放射外科治疗后通常可以控制得很好。
- 神经鞘瘤。
  - 放射外科治疗适用于较小的(<2.5cm)初发、残留或复发的神经鞘瘤。
  - 若肿瘤位于后颅窝,先前存在脑干水肿或受压的患者有更严重的不良反应风险,分次治疗可能更好。
  - 对于听神经瘤,分次治疗是否有利于保存有用听力尚存在争议。支持这一假说的数据有限,单次治疗仍然适用。
- 颅咽管瘤。
  - 放射外科的作用与广泛切除或局限性手术结合分次立体定向放射治疗的关系尚不明确。
- 颅底脊索瘤和软骨肉瘤。
  - 这些肿瘤即使看不到瘤体也应该照射瘤床。这种疾病是显微手术治疗的适应证,不属于经典的放射外科领域。放射外科治疗的病例研究结果与质子治疗的大宗病例研究结果相比并无优势。
- 垂体腺瘤。
  - 合适剂量治疗可控制无功能腺瘤(局部控制率约为 95%)。
  - 远离视神经的功能性腺瘤需要更高剂量的放射外科治疗。肿瘤的局部控制比断绝病理性激素分泌更容易实现。同时给予某些药物治疗可能会降低放射治疗的有效性,暂时停止全身治疗可能更适当。

禁忌证

- 禁忌证通常包括靶区轮廓是否清晰(弥散性肿瘤很难进行放射外科治疗)、体积(>4cm)、位置(位于视路或与之毗邻的病变不能用单次放射外科有效治疗)。
- 脑转移瘤。
  - 患者出现肿瘤占位效应引起的临床症状或需要病理诊断时,首选手术治疗。
  - 用放射外科治疗来提高疾病控制率时,对以下患者几乎无益:
    - 患者自身状态差(Karnofsky 评分<70%)
    - 病灶数量大于 3 个或者存在颅外活跃病灶

■ 手术细节和准备

术前计划和特殊设备

成像和固定

- 头架安装或非侵入性固定的设计将按照每个特定放射外科装置的常规进行。
- 大多情况下,靶区进行三维增强 T1 加权磁共振成像(MRI;按照需要增加额外序列,例如听神经瘤加照增强 T2 加权 3D 序列),患者佩戴头架进行 MRI 扫描或行无框架扫描与定位 CT 融合。

靶区定位

- 在连续的轴位层面上勾画肿瘤和接受较大剂量照射辐射敏感器官。在重建的冠状位和矢状位图像上反复核对这些结构非常有帮助。如果是在融合的影像上面进行勾画,则应该在定位影像上进行检查核对。
- 关于扩大靶区范围,国际放射委员会将临床靶区(CTV)定义为影像学可见区域加亚临床病变区,将计划靶区(PTV)定义为 CTV 加一定范围的边缘。多数情况下,将这些不确定的区域扩大 1mm 是合理的。在一些无框架系统,由于具有更大的几何图形不确定性,可能需要进一步扩大范围。
- 剂量的选择依据:

○ 靶区体积。

○ 部位（例如位于脑干的转移瘤处方剂量会降低）。

○ 病理结果(表 120.1)。

○ 曾接受治疗(特别是近期接受外照射治疗或曾接受放射外科治疗)。

专家建议/点评

- 放射外科治疗是一门多点控制极其精准的技术。为确保质量,每个患者治疗过程中每一步完成后记录是很有必要的。

- 放射外科计划的制订甚至有点艺术性。有一个很好的经验法则是使暴露在 12Gy 照射下的正常组织体积最小化。

手术的关键步骤

计划的评估

治疗计划的评估需要考虑靶区覆盖、重要器官的保护、剂量均匀性、剂量适形性、剂量梯度。尽管已经有现成的工具和指标来评估这些参数(图 120.1),但不能替代在 3D 影像学检查上面仔细检查剂量分布。将低至 5G 的绝对等剂量线都显示出来是明智的。

处方剂量

剂量被指定为最大剂量的百分比。理论上剂量要求覆盖整个靶区,但通常只覆盖 98%~99%。

治疗过程

在执行适当的质量控制程序之后,患者被送到治疗间进行治疗。使用无框架系统进行多靶区治疗时,最好将治疗过程分为两个疗程。治疗完成后,取下治疗框架。如果患者之前未用激素,需要补充一个短期激素治疗。作者认为单纯给予地塞米松 4mg 口服是个不错的选择。有趣的是,这样也减少了治疗后急性并发症。特别是使用镇静药后,患者需要经过短期观察才可出院。

规避/损伤/风险

- 放射外科治疗的关键是选择合适的患者。是否选择放射外科应该以最近的影像学检查为准。需要提前告知患者影像学结果改变有可能导致治疗失败,有时候需要重新调整头架位置。上述措施可减少进行不适宜治疗的机会,如成像显示肿瘤比预期的要大、转移灶的数目更多或病灶位于立体定向治疗空间以外。

- 放射外科治疗很少发生急性并发症,但不代表不会发生。治疗后颅窝病变时,若肿瘤和瘤周水肿已压迫第四脑室时要特别小心。术后水肿可引起急性脑积水和死亡。

抢救与补救

- 放射治疗失败的挽救治疗需高度个体化。垂体腺瘤可接受药物治疗,胶质瘤可接受化疗。由于难以区分放射性坏死与肿瘤进展,外科手术(可行时)往往优于重复放射外科治疗。

- 在其他情况下,若已经从前次放射外科治疗后长期获益,重复治疗作为优选(通常减少剂量)。

■ 结果和术后过程

术后注意事项

- 作者在放射外科治疗后 2 周观察患者进行药物调整,检查病情的整体治疗情况,记录所有的急性毒性反应,并制订影像随访计划。

- 如果主治医生、放射技师和患者都了解治疗后疾病的自然转归,类似听神经瘤短暂扩大等情形就不会再令人焦虑。

表 120.1　经典单次放射外科治疗剂量

经典单次放射外科治疗剂量		
转移瘤	<2cm	20~24Gy
III~IV 级胶质瘤	2~3cm	18Gy
	3~4cm	15Gy
转移癌腔	全脑照射**	10Gy
	非全脑	
	≤4cm³	20Gy
	4.1~15cm³	18Gy
	15.1~20cm³	15Gy
I~II 级胶质瘤	15Gy*	
脑膜瘤	14Gy	
听神经瘤	12~13Gy	
垂体腺瘤	无功能型	15Gy*
	功能型	20Gy*

*使用的剂量范围很广。

**全脑放疗。

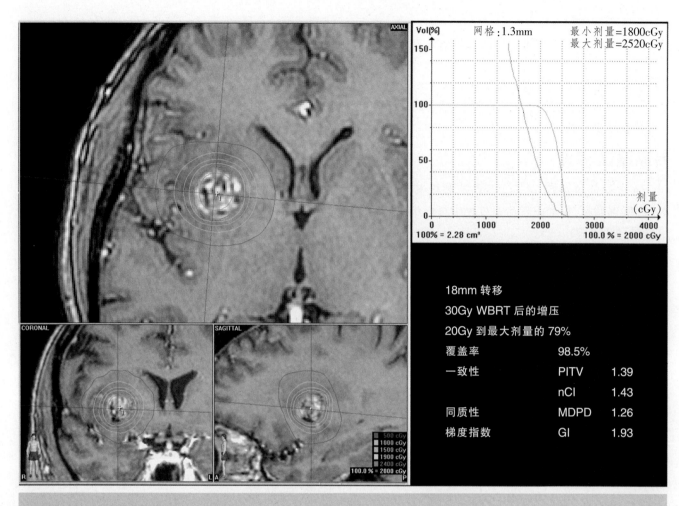

(★)图 120.1　放射外科治疗颅内肿瘤的剂量评价。用来制订治疗计划的轴位(左上)、冠状位(左下)和矢状位(底部中心)T1 加权增强 MRI 上面显示靶区等剂量线。右侧图表及数值显示放射外科治疗计划的参数:覆盖率应>98%,其可接受性取决于病理结果、肿瘤体积和最小剂量。PITV(处方剂量体积/靶区体积)是接受处方剂量照射的组织体积与靶区体积之比(<2)。新的整合指数(NCI)是一个类似的指数,如果肿瘤没有被完全覆盖,指数下降。MDPD 是最大剂量与处方剂量之比(应该<2)。"Paddick"梯度指数(GI)是半处方剂量照射下受照体积与处方剂量下受照体积之比(越低越好)。

并发症

急性并发症

　　• 与立体定向框架应用有关的严重并发症很罕见。有可能发生针位出血或感染。颅骨损伤或先前开颅部位的破坏也较少发生。患者可能永久留下针孔大小的瘢痕。

　　• 癫痫主要发生于皮质层病变治疗后, 发生率约为 1%。

　　• 术后 48 小时内可能出现短暂水肿。

晚期并发症

　　并发症取决于放射治疗的部位。

　　• 颅底治疗有脑神经病变的危险。海绵窦脑膜瘤术后发生脑神经病变的可能性略大于 5%。适度的放射剂量下,在小脑脑桥角病变、面神经和前庭神经损伤发生率小于 5%。

　　• 在垂体窝,放射治疗有垂体功能减退的风险(垂体腺瘤治疗后发生率为 5%~40%)。

　　• 矢状窦旁脑膜瘤术后瘤周水肿发生率较高,多达 1/3。

　　• 视交叉(8Gy)与脑干(12Gy)经过论证是较为保守的选择,在这一剂量下几乎不会发生并发症。这一剂量克服了治疗过程中的一些小问题,有利于挑选患者,但偶尔会导致视神经炎或脑干损伤。

　　• 放射外科术后继发恶性肿瘤的概率很低(0.005%~0.1%)。

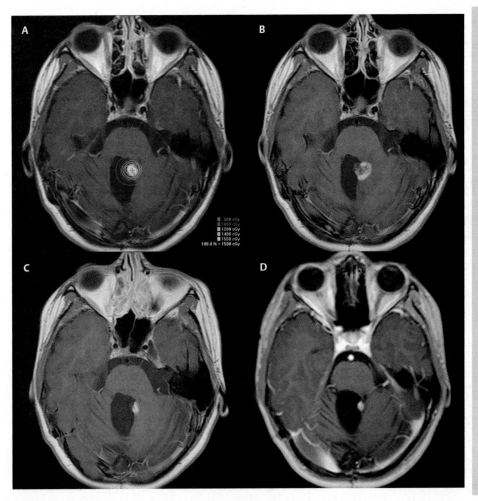

图 120.2　颅脑 MRI 轴向切面 T1 加权像对比显示。从左到右,复发的小型毛细胞型星形细胞瘤 (**A**)放射外科手术时 , (**B**)6 个月时明显的放射性坏死 , (**C**) 显示用己酮可可碱和维生素 E 治疗放射性坏死后 10 个月的图像 , (**D**) 为 21 个月的图像。

• 脑实质病变的治疗可能导致放射性坏死。这是放射治疗最常见的晚期并发症。风险取决于剂量、体积、分次数。这种并发症与肿瘤的进展较为相似,诊断有一定难度。

• 己酮可可碱和维生素 E (图 120.2)对放射性脑水肿可能有效。新的研究表明,贝伐单抗(一种抗血管内皮生长因子抗体)可显著改善放射性坏死。此外,高压氧治疗脑坏死、视神经炎也取得了不同程度的进展。

参考文献

[1] Roberge, D. The role of radiosurgery in the management of brain metastases. US Oncological Disease 2007. London: Touch Briefings; 2007:14–15

[2] Roberge D, Souhami L. Tumor bed radiosurgery following resection of brain metastases: a review. Technol Cancer Res Treat 2010;9:597–602

[3] Souhami L, Seiferheld W, Brachman D et al. Randomized comparison of stereotactic radiosurgery followed by conventional radiotherapy with carmustine to conventional radiotherapy with carmustine for patients with glioblastoma multiforme: report of Radiation Therapy Oncology Group 93-05 protocol. Int J Radiat Oncol Biol Phys 2004;60:853–860

[4] Roberge D, Souhami L. Stereotactic radiosurgery in the management of intracranial gliomas. Technol Cancer Res Treat 2003;2:117–125

[5] Stafford SL, Pollock BE, Foote RL et al. Meningioma radiosurgery: tumor control, outcomes, and complications among 190 consecutive patients. Neurosurgery 2001;49:1029–1037, discussion 1037–1038

[6] Régis J, Tamura M, Delsanti C, Roche PH, Pellet W, Thomassin JM. Hearing preservation in patients with unilateral vestibular schwannoma after gamma knife surgery. Prog Neurol Surg 2008;21:142–151

[7] Roberge D, Shenouda G, Souhami L. Pituitary. In: Halperin EC, Perez CA, Brady LW, Wazer DE, eds. Perez and Brady's Principles and Practice of Radiation Oncology. 5th ed. Philadelphia: Lippincott;2008

[8] Noël G, Simon JM, Valery CA et al. Radiosurgery for brain metastasis: impact of CTV on local control. Radiother Oncol 2003;68:15–21

[9] Shaw E, Scott C, Souhami L et al. Single dose radiosurgical treatment of recurrent previously irradiated primary brain tumors and brain metastases: final report of RTOG protocol 90-05. Int J Radiat Oncol Biol Phys 2000;47:291–298

[10] Williamson R, Kondziolka D, Kanaan H, Lunsford LD, Flickinger JC. Adverse radiation effects after radiosurgery may benefit from oral vitamin E and pentoxifylline therapy: a pilot study. Stereotact Funct Neurosurg 2008;86:359–366

第 121 章
立体定向放射外科治疗：
动静脉畸形 Ⓐ

Maziyar A. Kalani, M. Yashar S. Kalani, Steven D. Chang

■ 导言和背景

替代方法

- 放射外科治疗采用基于刚性框架的系统和来自 ^{60}Co 源衰变的伽马射线治疗动静脉畸形（AVM）(Leksell Gamma Knife™, Elekta Inc., Stockholm, Sweden)。

- 非刚性机器人直线加速器系统(Cyberknife™, Accuray Inc., Sunnyvale, CA)。

- 改良机架角的直线加速器：使用刚性固定或影像引导技术，例如 Navalis™(BrainLab, Inc., Westchester, IL)、Trilogy™(Varian Inc., Palo Alto, CA)、Axesse™(Elekta Inc.)。

- 粒子束设备。

- 外科手术治疗 AVM。

- 血管内治疗或联合手术和内镜治疗 AVM。

目的

- 通过闭塞血管巢来消除 AVM 患者出血的风险。

- 达到最大精度。

- 病灶边缘剂量快速降低。

- 分 1~5 次放射治疗动静脉畸形。

优点

- 作者目前使用的机器人放射外科系统(射波刀)将在本章讲述。

- 这一图像引导的系统是非侵入性的而且极其灵活，允许单次或多次放射外科治疗。当治疗放射敏感结构(例如视神经)附近的病灶时，分次放射外科治疗尤其重要。

- 这一系统可以精确到亚毫米。

- 利用多模态图像融合，包括 CT、三维成像和 MRI，可增加治疗复杂的 AVM 的准确性。

- 线性加速器的高能 X 线源不需要处理衰变的放射源。

适应证

- 单独或与介入放射学技术结合的立体定向放射外科对于复杂脑干 AVM 患者非常有效。

- 放射外科成功的可能性与 AVM 的大小和流速成反比。

- 治疗的理想适应证是小于 3cm 的中小型 AVM。

- 这一方法为无法进行手术治疗的中小型 AVM 提供了一个好的选择（由于病灶位置过深或位于重要大脑结构内）。

- 对于较大的 AVM(<5cm)，血管造影已经证实通过栓塞与多次立体定向放射外科结合治疗 1~3 年后，

血管可以完全闭合。

禁忌证

- 特大 AVM(相对禁忌证)。
- 以前接受过放疗。
- 活跃的癫痫发作。
- 伴出血和占位效应的 AVM 首选手术治疗。
- 急性症状性结缔组织病(即狼疮和硬皮病)。

■ 手术细节和准备

术前计划和特殊设备

- 用定制头架和模制热塑性面罩(Aquaplast™, Wyckoff,NJ)使患者相对固定。
- 为制订计划需要在放射外科治疗前做 1.25mm 层厚连续 CT 和(或)MRI 扫描。
- 同时还应该做血管检查, 如 3D 脑血管造影, 帮助制订计划和定位病灶。
- 根据影像学(CT 或 MRI)确定病灶位置,并用绘图工具勾画病灶与周围重要结构。
- 放射外科的计划是使用逆向计划运算法则计算出来的。

专家建议/点评

- 治疗团队包括神经外科医生、放射肿瘤医生和放射物理师。
- 相关人员应该完成专门设计的专业培训课程,这些课程上讲授正确的放射外科技术包括 AVM 的治疗。
- 对邻近重要结构的小病灶, 固定的准直器要比可调节的虹膜精确度更高。
- 放射外科治疗后儿童 AVM 比成人更快消除,在术后不到 1 年甚至 6 个月左右,就可以看到儿童 AVM 彻底消失,但其机制尚不清楚。
- 放射对 AVM 的作用机制尚不清楚。一个观点认为放射能诱导内皮细胞增殖,内皮细胞的增殖又反过来诱导血凝块的形成,血凝块的形成又可以降低流经 AVM 的血流量,从而减少其出血的风险。

手术的关键步骤

由于目前的立体定向放射外科是自动化的, 所以其关键步骤在于计划的制订阶段。因此,治疗计划是由物理师、有经验的放射外科技师、放射肿瘤医生和神经外科医生合作完成的。计划包括射线路径的确定、剂量设定、分割次数、靶区剂量体积以及解剖定位。

放射外科治疗计划制订过程中神经外科医生最重要的作用是识别靶区周围脑部重要的结构。这需要将 CT、MRI 和血管造影图像结合在一起来完成。在计划控制台将 CT 和 MRI 图像输入并描绘出 AVM 靶区(不包括周围引流静脉与供血动脉)。在计划操作台同时检视血管影像(MRA、血管造影、CTA)MRI 和 CT 来定位血管巢的部位及大小。

靶区和重要的结构被标记后, 一个由放射肿瘤医生、放射物理师及神经外科医生合作制订的治疗计划产生,这个计划包括了治疗剂量及分割次数。治疗计划的目标是使非 AVM 靶区的剂量为 12Gy 甚至更低,同时能够保证病灶治疗区 80% 等剂量线的最低剂量大于 15Gy。

然后将患者置于治疗床上并固定在定制的 a-cradle 模具上。一旦患者的位置确定,就按照放射外科治疗计划给予射线照射。治疗过程中患者保持清醒并由摄像机监控。将成对的 X 线成像源和平板探测器所获得的正交图像与治疗前的数字重建射线照片进行比较。患者治疗时间为 30 分钟到 1 小时(图 121.1)。

治疗后患者可以出院。治疗完全在门诊进行。患者常规使用地塞米松,可降低术后脑水肿的发生率。治疗团队将对患者进行随访,之后会继续接受分次治疗。患者治疗后随访期间也需要进行影像学检查。

规避/损伤/风险

- 注意标记出关键器官组织,并尽量降低这些区域的辐射剂量。
- 许多靶区毗邻重要结构,如视神经、脊髓,这些靶区最好采用分次放射外科治疗。
- 治疗计划必须得到治疗组包括神经外科医生、放射肿瘤医生、放射物理师等所有成员的检查和支持。
- 如患者因大出血后发现 AVM,需要等待 2~3 个月血凝块吸收后才能接受放射外科治疗。因为出血可能掩盖真实的病灶,这一点需要严格遵守。出血会为制订治疗计划造成更大的困难,因为影像学很难区分急性期出血与真正的病灶,这种情况下经验丰富的神经外科医生可能有助于阅读图像确定病灶。

抢救与补救

- 激素可用来治疗术后水肿。

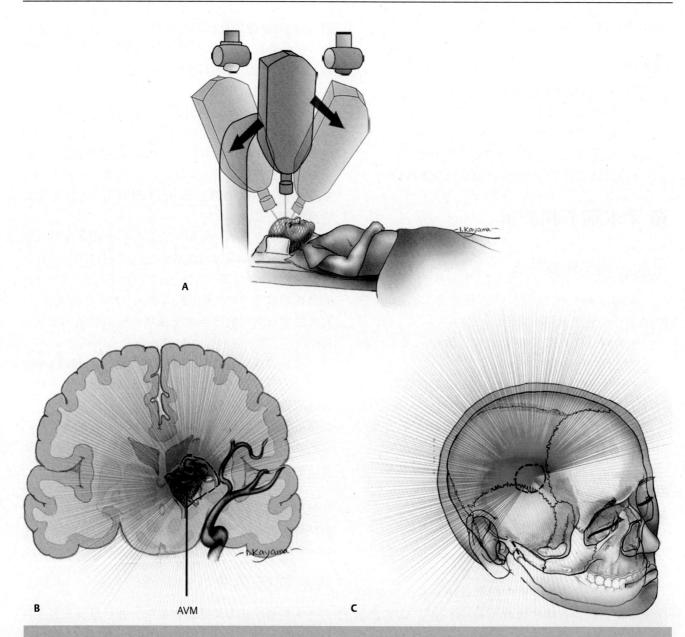

图 121.1　(A)为动静脉畸形(AVM)制订治疗方案：患者取仰卧位，并用热塑性模具进行头部防护。机械臂以旋转的方式移动带动直线加速器的射线指向病灶。被固定于天花板的两个 X 线机通过获取整体的图像显示所有变化。(B,C)图像引导下的机器人放射外科治疗 AVM 的过程。靶区确定后，多束不同角度不同方向的射线照射靶区，因此靶区受到大剂量照射而周围脑组织、血管及神经结构受照剂量很小。避免重要的脑结构如脑干、视神经、视交叉受到照射。需要注意的是，被选择治疗的 AVM 都位于丘脑/基底神经节区域深处，大小相对较小(一般来说，与手术切除相比，对于这类病灶立体定向放射治疗是一种较好的替代治疗方法)。

• 一旦确诊术后放射性坏死，需要长期服用激素。这种情况通常出现较晚。若激素无效，坏死进一步加重，则需要手术。

• 对于大的 AVM 和弥散的 AVM，放射外科手术很难彻底清除血管巢。因此，很有必要进行对比和随访血管造影，以评估是否需要进一步的干预措施，比如手术。

• 由于血管巢闭塞在放射外科治疗后是逐渐发生的，故放射治疗后前两年内，仍然有血流经过血管巢并且有出血的可能。应提前告知患者这种可能性，并计划一系列的后续随访。

■ 结果和术后过程

术后注意事项

- 这一治疗属于门诊诊疗程序。
- 治疗完成后,给予患者地塞米松并经过短期观察后即可出院。
- 术后 3 个月、6 个月、1 年时行临床和影像学复查,此后每年复查一次。
- AVM 闭塞率为 64%~81%(Blackburn 等近期的研究表明,放射外科结合血管内治疗时效果更好)。
- 有利于血管巢闭塞的因素包括治疗前出血、小AVM、边缘剂量较高。

并发症

- 血管巢残留。
- 放射性坏死。
- 出血或反复出血。
- 癫痫发作。
- 形成海绵状血管畸形。
- 脑水肿。
- 周围重要器官损伤。

参考文献

[1] Alexander MJ, Tolbert ME. Targeting cerebral arteriovenous malformations for minimally invasive therapy. Neurosurgery 2006;59 Suppl 3:S178–S183, discussion S3–S13

[2] Söderman M, Andersson T, Karlsson B, Wallace MC, Edner G. Management of patients with brain arteriovenous malformations. Eur J Radiol 2003;46: 195–205

[3] Jalali R, Dutta D, Srinivas C et al. Micromultileaf collimator-based stereotactic radiosurgery for selected arteriovenous malformations: technique and preliminary experience. J Cancer Res Ther 2009;5: 186–191

[4] Patel PN, Vyas RK, Bhavsar DC, Suryanarayan UK, Pelagade S, Patel D. Analysis of X-knife and surgery in treatment of arteriovenous malformation of brain. J Cancer Res Ther 2008;4:169–172

[5] Jones J, Jang S, Getch CC, Kepka AG, Marymont MH. Advances in the radiosurgical treatment of large inoperable arteriovenous malformations. Neurosurg Focus 2007;23:E7

[6] Werner-Wasik M, Rudoler S, Preston PE et al. Immediate side effects of stereotactic radiotherapy and radiosurgery. Int J Radiat Oncol Biol Phys 1999;43:299–304

[7] Blackburn SL, Ashley WW, Jr, Rich KM et al. Combined endovascular embolization and stereotactic radiosurgery in the treatment of large arteriovenous malformations. J Neurosurg 2011;114:1758–1767

[8] Kim HY, Chang WS, Kim DJ et al. Gamma knife surgery for large cerebral arteriovenous malformations. J Neurosurg 2010;113 Suppl:2–8

[9] Sun DQ, Carson KA, Raza SM et al. The radiosurgical treatment of arteriovenous malformations: obliteration, morbidities, and performance status. Int J Radiat Oncol Biol Phys 2011

第 122 章

立体定向放射外科治疗功能性、疼痛性和其他疾病 Ⓐ

Yasser Sayed Bayoumi, Reham Abdu/Monem Mohamed, Abdullah Al-Amro

■ 导言和背景

- 不管是早期还是后期反应，正常组织的细胞动力学随放射类型的不同而变化。因此，细胞对放射的反应形式(杀伤或修复)也不相同。

- Lars Leksell 在 1951 年第一次提出高度辐射聚焦的立体定向放射外科(SRS)的初衷是治疗功能性疾病。

替代方法

- 传统的 SRS 采用刚性头架固定的放射外科系统，例如 ⁶⁰Co 源系统[Gamma Knife®，Elekta Inc.，Stockholm，Sweden(GK-SRS)]或直线加速器(LA-SRS)。

- GK-SRS 相对于 LA-SRS 的显著优势在于能够使用多个等中心创建适形和不规则的剂量计划，其产生与目标区域相匹配的等剂量线，并能使放射剂量在周围的关键结构中快速下降，因此并发症发生率较低。

- 没有研究比较 LA-SRS 和 GK-SRS 的疗效或副作用。然而，通过建立剂量衰减模型(Ma 等，2005)对三叉神经痛病例进行了比较分析，结果显示，在 LA-SRS 使用 7 个或更多的治疗弧，除了增加治疗时间，两种模式无显著性差异。

- 影像引导下的机器人放射外科治疗(Cyber Knife™，Accuray Inc.，Sunnyvale，CA）是另一种相对较新的技术，使用实时图像引导进行放射外科手术。该技术使用轻量级直线加速器(LINAC)设备，利用机械臂操作使照射方向更广泛。该技术的其他例子包括 CT 图像引导的调强放射治疗 (TomoTherapy Inc.，Madison，WI)或 Novalis™(BrainLAB，Inc.，Westchester，IL)。

- 使用带电粒子如质子治疗，利用具有 Bragg 峰的物理特性的优点，使得质子束放射成为 SRS 的理想选择。较少的固定射束和单一等中心点，足以达到良好的一致性。这使得相邻的正常结构受照剂量更低。

- 由于质子束直线加速器、射波刀或 GK-SRS 的安装和维护成本较高，所以 LA-SRS(与上述三种模式相比，它更便宜，更易于安装和维护)更广泛地应用于世界各地。

目的

- 对大脑中某些正常结构使用高剂量放射，从而损毁导致功能性疾病的通路或中心。

- SRS 的总体目标包括在靶外剂量快速衰减、剂量的适形性、采用固定技术精准照射以及避免对敏感功能结构的损伤。

优点

- 无创、精准，避免手术并发症和潜在死亡率。

适应证

• 如前几章所述,SRS 常用于脑肿瘤和动静脉畸形。

• 其他适应证,例如功能性疾病、某些疼痛性疾病和部位较深的海绵状血管瘤（例如丘脑、脑干和下丘脑）,仅占治疗患者的一小部分。

功能性疾病

• 已知用 SRS 治疗的大多数功能性疾病见表 122.1。

运动障碍性疾病

• 震颤(原发性震颤、多发性硬化症和其他原因,如卒中和头部损伤)。

○ 1990 年以来发表的关于 SRS 治疗震颤的很多研究显示出积极的结果。

○ Young 等(2000)发表的最大系列研究有 158 例患者,其中 102 例帕金森患者,52 例特发性震颤,4 例其他疾病。使用 GK-SRS 治疗,4mm 准直器,最大剂量为 120~160Gy,靶点为腹中间(VIM)核。随访时间为 8 年, 并由一个独立且熟练评估运动障碍的团队进行评估。结果很乐观,88%的患者症状得到长期缓解,其中 3 例患者(1.9%)出现并发症。

• 帕金森病(PD)。

○另一方面, 放射外科苍白球损毁术靶点定位于苍白球内侧核（GPi）,已经在多个中心应用治疗 PD,但与深部脑刺激法相比,因其过高的并发症发生率而被放弃。原因包括病变位置不适合放射外科、视路潜在的损伤以及放射外科治疗后血管损伤导致基底节卒中。

• 肌张力障碍。

○ 对于其他运动障碍,在讨论 SRS 治疗时,文献报道的结果是有限的。目前已报道的放射外科成功治疗肌张力障碍的靶点位于苍白球腹后部、丘脑腹外侧核和底丘脑核。

疼痛

三叉神经痛(TN)和其他神经痛

• 全球最常见的 SRS 治疗功能性疼痛疾病为 TN。

• SRS 适用于卡马西平难治性 TN,同时其他治疗方法如微血管减压术(MVD)、射频消融或甘油注射治疗失败。

• 并发症发生率很低。

• 1953 年至今的研究表明,TN 治疗剂量和靶区体积不断变化。最初的数据显示,用较低的剂量(16~20Gy)照射半月神经节得到的结果是不一致的。

• 早在 1996 年的报道,以脑桥附近的三叉神经根进入脑干区域(TREZ)为靶点,剂量为 60~90Gy。结果令人满意,有效率达 90%。更高剂量的放射(70~90Gy)更有可能缓解疼痛。

• GK-SRS 和 MVD 手术都表现出良好的疼痛控制、较少的并发症。与 GK-SRS 相比,MVD 手术表现出更高的有效率。

• LA-SRS 治疗 TN 靶点为 TREZ,剂量高达 90Gy,5~7.5mm 准直器,被证实为有效,术后麻木概率约为 25%。

慢性疼痛和丘脑痛综合征

• 脊髓损伤、带状疱疹后遗性神经痛、卒中、丘脑综合征和面部麻木性疼痛相关的慢性疼痛,SRS 治疗后有效率为 66%,但对内侧丘脑(包括髓板内核、背内侧核外侧、中央中核和束旁核)给予 140~180Gy 的剂量后并发症发生率较高。

• 给予垂体柄高达 160Gy 用于治疗丘脑性疼痛,71%的患者的最初疼痛得到缓解, 但在 6 个月后仅有 21%的患者保持缓解(Hayashi 等,2007)。

癌性相关疼痛综合征

• 少数研究给予内侧丘脑或垂体柄高达 160Gy 的剂量来控制癌性相关疼痛。

• 在垂体柄照射方面,9 例骨转移患者中全部在早期都有良好的反应, 患者在放射起效前已经对吗啡有反应,没有副作用的报道(Hayashi 等,2007)。

丛集性头痛

• SRS 治疗丛集性头痛的研究表明, 以 TREZ 为靶点,剂量为 70Gy,并发症的发生率非常高,如三叉神经感觉异常、感觉迟钝或感觉异常疼痛。

• 以蝶腭神经节为靶点正在研究中。

表 122.1　立体定向放射外科治疗功能障碍的常见适应证	
适应证	
运动障碍	震颤
	肌张力障碍
	帕金森病
癫痫	颞叶内侧型癫痫
	全身强直-阵挛性癫痫
精神性疾病	强迫性障碍
疼痛	三叉神经痛和其他神经痛
	癌性疼痛
	慢性疼痛
	丛集性疼痛

癫痫

- 用 SRS 治疗癫痫已在许多研究中进行测试。处方剂量为 10~25Gy,50% 等剂量线。结果显示,在治疗后 3~12 个月 65% 的患者对治疗有反应,治疗后的前几个月癫痫发作稍有增加。建议使用脑磁图定位靶点,以避免潜在的并发症。

- 颞叶内侧癫痫是 SRS 治疗最常见的癫痫类型。Régis 等(2005)报道的一项多中心研究中,20 例难治性颞叶内侧癫痫患者接受放射外科治疗,靶点为颞叶内侧,剂量为 24~25Gy,其视野缺损率为 45%,而显微外科手术选择性海马杏仁核切除术的缺损率为 70%。其他并发症包括头痛、恶心、呕吐和抑郁症。

- 据报道,SRS 对由下丘脑海绵状血管瘤引起痴笑样癫痫和强直-阵挛性癫痫发作有效。此外,SRS 也可应用于跌倒发作和癫痫大发作,靶点为胼胝体前 1/3。

精神疾病

- 放射外科治疗精神疾病的报道是有限的。

- 强迫症(OCD)的剂量范围为 110~180Gy,靶点为内囊前肢,4mm 准直器。OCD 患者有长期的随访记录。目前仅限于难治性患者,并处于研究阶段。

海绵状血管瘤

- 海绵状血管瘤是罕见的良性血管性错构瘤。其很少发生在脊髓。

- 目前,手术是治疗海绵状血管瘤的金标准。

- 然而,SRS 为有症状且病变位置较深或位于功能区而不能手术的患者提供选择。剂量取决于病变的大小和部位。

禁忌证

SRS 有一定的限制。

- 尽管 SRS 治疗功能性疾病是无创的,但也有一些局限性:如果靶点在神经生理学上不能确定,则必须依赖解剖学定位。

- 此外,病变大小不同,对放射敏感神经结构的保护比较困难甚至不可能,使一些治疗方案在某些情况下被排除。

■ 手术细节和准备

术前计划和特殊设备

- 在神经外科医生和放射肿瘤医生的指导下,将立体定向头架安置在患者头部。

- 本程序在局麻下完成,是相对无痛的。

- 在 CT 扫描前,将带有不透射线标志的指示器安装至立体定向头架。CT 扫描可精确地看到在三维空间内靶区与不透 X 线的标志之间的关系。

- 在无头架的情况下,使用可重复定位的塑料头架进行颅骨定位。

- 磁共振图像(MRI)融合到 CT 图像可以使靶区解剖显示得更加精确。

专家建议/点评

- 患者的整体管理和影像学都应经多学科会诊评议。

- 神经导航 MRI 应在术前短时间内完成。

- SRS 应用于功能障碍的治疗取决于技术可行性和团队的经验。应特别注意靶区的剂量和如何避免邻近组织的损伤。

- 需要深入了解神经解剖学、神经生物学和不同结构的耐受剂量,选择合适的技术和最佳的 SRS 计划。

- TN 是放射外科最常见的功能障碍疾病。SRS 应用于癫痫、运动障碍和 OCD 应慎重。垂体柄高剂量的放射外科手术治疗癌症晚期患者的严重疼痛可能是有效的。

手术的关键步骤

目标体积由神经外科医生在神经放射科医生和放射肿瘤医生的协助下确定。癫痫患者的病灶定位应通过脑磁图确定。功能性/疼痛性疾病的靶区如图 122.1 所示,SRS 对不同病灶的有效剂量见表 122.2。治疗计划和剂量计算应有 SRS 物理师完成。

肿瘤放射医生得到计划后应对剂量和治疗计划进行检验。SRS 最重要的要求是等中心点的稳定性,包括头架、床和准直器以及与交叉射线束对准。这些参数需要一系列的测试。患者治疗前,进行床与头架角度的测试来验证等中心点的准确性。

在治疗室,将患者带到治疗床上仰卧。将立体定向头架固定在治疗床的适当位置。指示器固定在头架上,头环与放射束对齐。然后在持续的检测下进行治疗。在之前的章节中讨论了特定 SRS 设备使用细节。参见"影像引导下的机器人放射外科治疗"和"伽马刀放射外科治疗"。

治疗完成后,立体定向头架由放射肿瘤医生或神经外科医生摘除,患者出院。

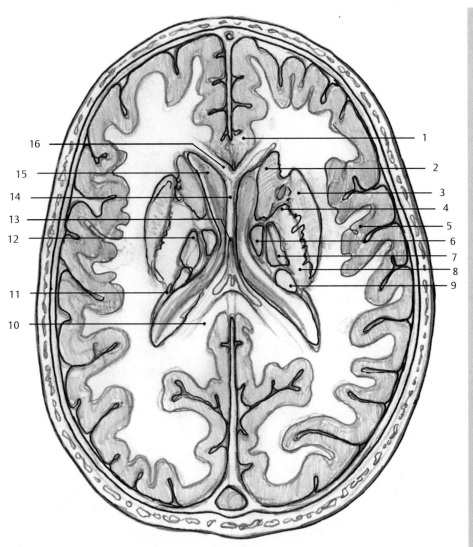

图 122.1　功能性疾病立体定向放射外科靶区的绘制。1.扣带回；2.尾状核(头)；3.壳核；4.内囊(前肢)；5.岛叶；6.丘脑前核；7.丘脑腹前核；8.内囊(后肢)；9.丘脑枕核；10.胼胝体(压部)；11.尾状核(尾)；12.丘脑腹前核；13.穹隆；14.透明隔；15.侧脑室(前脚)；16.胼胝体(膝)。

表 122.2　靶区位置与立体定向放射外科治疗剂量在不同功能性疾病中的应用

靶区	病种	剂量(Gy)	描绘建议
TREZ	三叉神经痛 丛集性头痛	70~90	在脑桥中部,从 Meckel 腔三叉神经半月神经节发出单一的较大的感觉神经根进入脑桥处
VIM	震颤 张力障碍	120~180	沿着联合间线,前方 7~8mm,旁开 11~13mm,后联合上方 2mm
GPi	帕金森病和肌张力障碍	120~180	紧贴内囊外侧,恰好在视束前、乳头体后,原点前 2~3mm,联合间线外侧 18~23mm、下 4~6mm
颞叶内侧	颞叶内侧性癫痫	50	海马旁回前部,与内嗅区相邻的侧副沟和嗅脑沟;海马体头部;杏仁核复合体
丘脑内侧	慢性疼痛和丘脑疼痛综合征	140~180	髓板内核、背内侧核外侧,中央中核,束旁核
垂体柄	癌性疼痛/慢性疼痛和丘脑疼痛综合征	160	垂体柄是下丘脑和垂体后叶之间的连接
胼胝体前 1/3	全身强直-阵挛性癫痫发作	100~140	连接两个大脑半球皮层下宽而扁平的神经纤维束
内囊前肢	精神疾病(OCD)	120~180	尾状核头部与豆状核之间的部分

TREZ,三叉神经根进入脑干区域;VIM,腹中间核;GPi,苍白球内侧核;OCD,强迫症。

表 122.3　立体定向放射外科治疗正常组织耐受的剂量和预期副作用

器官	剂量-体积直方图(DVH)	最终并发症	发病率	备注
大脑	V12<5~10mL	症状性坏死	<20%	V12>5~10mL 快速上升
脑干	D_{max}<12.5Gy	永久性脑神经病变或坏死	<5%	
视觉通路	D_{max}<12Gy	视神经病变	<10%	
耳蜗	处方剂量 14Gy	感音神经性耳聋	<25%	实用听力

V12,接受 12Gy 照射的器官容积;D_{max},最大放射剂量。

规避/损伤/风险

• 对脑干、耳蜗、视神经、视交叉和视束等放射敏感性强的结构，不应超过其最大允许放射剂量 [根据 Lawrence 等 2000 年报道的临床上正常组织的定量分析(QUANTEC)]。

• SRS 需避免的重要结构及其耐受剂量和预期副作用见表 122.3。

抢救与补救

• 早期副作用很少,主要以脑水肿的形式出现,伴有颅内压增高的症状和体征。

• 短期激素治疗可消除症状。

■ 结果和术后过程

术后注意事项

• 佩戴头架的患者注意钉孔的护理。

• 没有必要将患者留在医院或治疗中心进行后续处理。告知患者相关预期副作用以及复查时间。

并发症

• 虽然有严重和永久性并发症的报道，但大部分并发症是罕见、较轻和暂时的。

• 放射外科治疗主要晚期并发症包括放射影响周围结构,可能破坏其功能。包括感觉或运动障碍、脑神经病变、垂体功能障碍或视神经病变。

• 这些并发症通常发生在治疗后 4~12 个月。

• 在治疗后 4~12 个月行 MRI,明确放疗后变化。

• 其他潜在的并发症包括迟发性放射性坏死、治疗失败或复发。

参考文献

[1] Ma L, Kwok Y, Chin LS, Yu C, Regine WF. Comparative analyses of LINAC and gamma knife radiosurgery for trigeminal neuralgia treatments. Phys Med Biol 2005;50:5217–5227

[2] Young RF, Jacques S, Mark R et al. Gamma knife thalamotomy for treatment of tremor: long-term results. J Neurosurg 2000;93 Suppl 3:128–135

[3] Okun MS, Stover NP, Subramanian T et al. Complications of gamma knife surgery for Parkinson disease. Arch Neurol 2001;58:1995–2002

[4] Duma CM. Movement disorder radiosurgery—planning, physics and complication avoidance. Prog Neurol Surg 2007;20:249–266

[5] Kubicek GJ, Hall WA, Orner JB, Gerbi BJ, Dusenbery KE. Long-term follow-up of trigeminal neuralgia treatment using a linear accelerator. Stereotact Funct Neurosurg 2004;82:244–249

[6] Régis J, Metellus P, Hayashi M, Roussel P, Donnet A, Bille-Turc F. Prospective controlled trial of gamma knife surgery for essential trigeminal neuralgia. J Neurosurg 2006;104:913–924

[7] Brisman R. Microvascular decompression vs. gamma knife radiosurgery for typical trigeminal neuralgia: preliminary findings. Stereotact Funct Neurosurg 2007;85:94–98

[8] Hayashi M, Chernov MF, Taira T et al. Outcome after pituitary radiosurgery for thalamic pain syndrome. Int J Radiat Oncol Biol Phys 2007;69:852–857

[9] Régis J, Rey M, Bartolomei F et al. Gamma knife surgery in mesial temporal lobe epilepsy: a prospective multicenter study. Epilepsia 2004;45:504–515

[10] Marks LB, Yorke ED, Jackson A et al. Use of normal tissue complication probability models in the clinic. Int J Radiat Oncol Biol Phys 2010;76 Suppl:S10–S19

第 **8** 部分
功能神经外科

癫痫/运动障碍

第123章
颞叶切除术 Ⓐ

Patrick Connolly, Gordon H. Baltuch

■ 导言和背景

替代方法

- 选择性经侧裂海马杏仁核切除术。
- 多处软膜下横切术。

目的

- 治疗颞叶内侧或颞叶外侧的顽固性癫痫。
- 此入路也可用于肿瘤手术。

优点

- 治疗颞叶内侧药物难治性癫痫。

适应证

- 脑电图检查确诊的难治性颞叶内侧癫痫。
- 颞叶内侧硬化。
- 对侧颞叶内侧结构正常。

禁忌证

- 全面性癫痫发作或非颞叶内侧癫痫。
- 非药物难治性癫痫。
- 对侧颞叶内侧结构功能异常（如拟行右侧切除时发现左侧无记忆或语言功能）。
- 拟切除组织具有功能。
- 老年人：对预期寿命长的人不是绝对的禁忌证。

- 神经心理评估结果不理想（如智力差）。
- 手术可能加重精神异常（如抑郁）。

■ 手术细节和准备

术前计划和特殊设备

- 术前需由神经病学医生、神经心理学医生、社会工作者和影像学医生共同进行讨论。
- 术前需要数月甚至数年的评估。
- 如果决定手术，需要进行标准的术前实验室检查。
- 手术在全麻下进行；取仰卧位，患侧垫肩。
- 其他设备包括 Mayfield 头架、手术显微镜、牵开器（可选）、神经导航（可选）、双极电凝和（或）超声吸引器。
- 围术期使用抗生素、激素和甘露醇。导尿并建立动脉通道。
- 术前给予抗癫痫药物治疗，通常用左乙拉西坦、苯妥英等。
- 可以运用 MRI 导航或 CT 与 MRI 融合导航。神经导航对于定位小的侧脑室颞角和定位手术切除的后界很有用。
- 神经病学医生认为有时需要进行皮层电刺激定位语言区。

专家建议/点评

- 应该在颞肌下钻孔，注意显露颞极和中颅窝底。

钩回切除后可以暴露大脑后动脉。

　　●钩回要在软膜下进行切除,以免损伤脑神经。

　　●掌握颞叶内侧相关蛛网膜池、脉络裂等解剖结构很重要。

手术的关键步骤

　　患者仰卧于手术台上,Mayfield 头架固定头部。头钉放置位置有两种选择:一种是一个头钉在前额,另外两个在后面;另一种是一个头钉在乳突根部,一个头钉在前面,另一个在发际线内。头部旋转 45°~60°。患侧垫肩。将连接神经导航参考架的臂固定于 Mayfield 头架上,朝向麻醉医生侧,不能阻挡术野。注意导航固定臂不能影响呼吸管路。然后在手术导航软件上注册头部基准点。

　　手术切口采用问号形切口,起自耳前颧弓根部,于耳前向上然后转向耳后,再由后向前(图 123.1)。注意切口可能在优势侧与非优势侧之间会有所不同。在优势侧脑叶切除手术中,语言功能区定位是非常必要的,手术脑区的暴露也要更加充分。清醒开颅手术计划完全不同,本节不做阐述。如果切口超过耳前 1cm,则有可能损伤面神经和颞浅动脉且术后伤口更明显。额部切口尽量沿着发际线向前。必要时为了更好地显露,可能需要延长至面部 1~2cm。术区消毒铺单。安装好牵开器,以免在后面的手术中浪费时间。术区皮下局部浸润麻醉。使用肾上腺素有助于止血,但要避免注射进颞浅血管中。

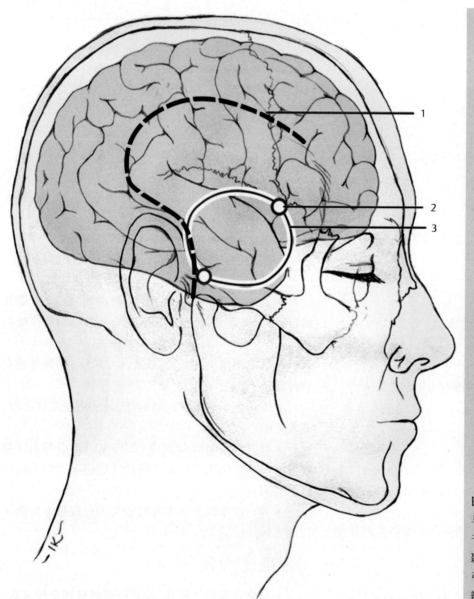

图 123.1　右侧颞叶切除术切口与深部结构的关系示意图。切口位于耳前至颧弓根。颅骨上保留部分颞肌筋膜。骨孔大致位于翼点和颧弓根部。1.皮肤切口;2.骨孔;3.骨瓣。

皮肤切口和颅外分离

从尾侧开始沿切口线切开皮肤，翻开皮瓣至颞肌筋膜。此外，用骨膜剥离子找到一个界面，锐性切开颞肌筋膜浅层。继续分离皮瓣至颧弓根上 2cm，使用 Metzenbaum 剪刀在颞肌筋膜两层之间分离，找到颞浅动脉，使用双极电凝烧灼后切断。静脉出血可使用 Raney 夹止血。然后用手指或用锐性的方式或用电刀从颞肌筋膜上分开帽状腱膜，可见颧骨额突，颧骨额突标志着骨瓣的前界，翼点即位于其后方。

自颧骨额突至颧弓根弧形锐性切开颞肌筋膜。颅骨上保留至少 1~2cm 的筋膜以便进行缝合。一些外科医生喜欢使用单极电凝剥离颞肌，另外一些医生喜欢使用骨膜剥离子，沿着颞骨尽量向前部进行剥离。使用橡子状钻头或打孔钻头器钻两个孔，其一位于颧弓根，另一个位于翼点（图 123.1）。使用 3 号 Penfield 剥离子或 Adson 骨膜剥离子经骨孔于硬膜外腔分离硬脑膜。如果需要，也可在骨瓣后缘钻开第三个孔。使用铣刀先后做一个长的和两个短的骨切开。短切口其一，自颧弓根沿颅中窝底向前推进，将被蝶骨嵴阻挡；其二，自翼点钻孔处至蝶骨翼做一个小切口（通常是 1cm 左右），再将蝶骨翼剩余的部分磨出一条沟痕。使用 3 号 Penfield 剥离子抬起骨瓣，折断蝶骨嵴。使用骨膜剥离小心将骨瓣与硬膜分离。注意避免骨瓣因杠杆作用伤及脑组织。进行止血。注意位于蝶骨翼部位的脑膜中动脉。常见的静脉出血需要使用骨蜡或者凝血酶浸泡凝胶海绵粉末（Gelfoam™ Pouder, Pfizer, Inc., New York, NY）进行止血。向前、下方朝中颅底方向使用咬骨钳咬除 1~2cm 的颞骨鳞部。骨沫保留下来以备关颅时使用。注意如果乳突气房被打开，应使用骨蜡将其彻底封死。磨除一部分蝶骨翼常常是有帮助的。骨切除应该要达到眶上裂。完成止血后就可以打开硬膜。

硬膜切开和颞叶外侧切除

硬膜切开和表面暴露

硬膜瓣的基底位于前下方。在后方做一小切口，然后向前向内侧切开硬膜。再于颞叶表面向前外侧方切开硬膜。保留 1cm 硬膜边缘以便于缝合。翻开硬膜时应注意与硬膜粘连的静脉。

使用脑压板确定在骨缘和颞极之间没有静脉存在。自颞极向后测量 4cm，确定骨窗暴露满意，并且计划进行颞叶外侧切除。皮层电生理监测是可选的，视具体情况和术前功能定位而定。

颞叶外侧切除

使用 7 号 Frazier 吸引器和双极电凝在颞极后约 4cm 处切开软脑膜，注意大的表面静脉。Labbé 静脉有很多变异，常常位于颞叶后表面，但不总是这样。一般来说，在优势侧可切除至颞极后 3.5~4.5cm，而在非优势侧可切除至颞极后 4~5cm。通过颞中回进入，确认脑室（图 123.2）。它是切除范围的内界。用棉条打开脑室，后界向下切至中颅窝底。对于上界，一些外科医生喜欢保留颞上回，另一些切至沿外侧裂的灰白质交界部位，还有一些是直接切到侧裂的软膜蛛网膜。打开外侧裂既无必要，也不可取。

脑室与侧副沟在矢状位上位于同一平面，侧副隆起作为切除外侧皮层时的解剖标志，它构成了颞角的外侧壁（图 123.3）。侧副沟的内侧是颞叶内侧结构，特别是不要损伤海马旁回。然后沿着中颅窝底切开皮层。完成这些后，颞叶外侧结构切除就完成了。注意不要切除颞角后上方的任何组织。这些组织中可能含有 Meyers 袢的纤维，损伤后可能会引起对侧的上象限盲。此外，过多的后外侧切除或牵拉可能会导致视放射的损害。准备好牵开器，然后开始使用显微镜，有些术者不使用任何牵开器。

显微切除颞叶内侧结构

海马构成了颞角的内侧面，上外侧为室管膜，内侧为海马伞、脉络裂以及海马沟，下方为海马旁回，外侧为侧副隆起。

一部分术者使用低功率超声吸引器进行软膜下切除，另一部分术者使用双极电凝。一种方法是沿软膜下切除，从侧腹沟开始越过幕切迹至海马沟，进一步用双极电凝或吸引器切除海马头和沟。因为杏仁核构成颞角的前内上壁，所以在切除颞叶外侧结构时就有部分已经被切除了。剩余部分和钩回一并切除。一些术者以下脉络膜点作为切除的后缘。下脉络膜点标记着海马头的后缘。在软膜下可见到大脑后动脉和动眼神经通过。动眼神经非常脆弱，很容易受到损伤，因此不要侵犯软膜边缘显得尤为重要。其旁边就是环池。

此入路的优点是：①不需要打开脉络裂、暴露环池和大脑脚池内结构；②不会危及视辐射。

缺点是没有将海马整体切除，对术后结果会产生影响。

下脉络膜点是脉络裂的起点，也是海马头和海马体的分界点。脉络膜前动脉平行走行于环池内，然后走行于大脑脚池内。

术者可在侧脑室颞角外侧放置一个牵开器，另一

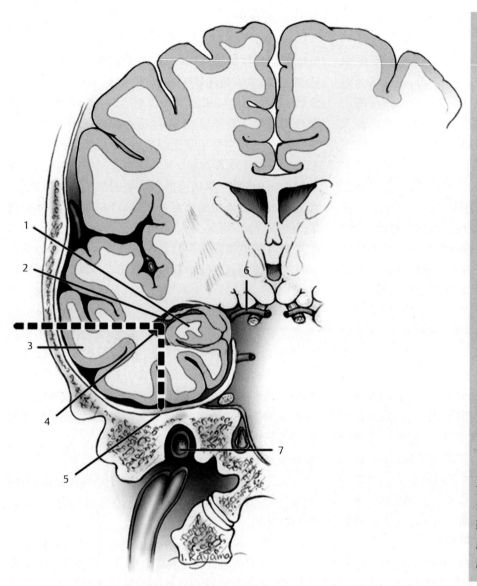

图 123.2 水平冠状切面显示颞叶切除的范围,以及切除结构与脑室和中颅底的关系。1.海马;2.侧脑室颞角;3.颞中回;4.侧副隆起;5.中颅窝底;6. 大脑后动脉;7. 颈内动脉。

个需要放置牵开器的地方通常在上方。当靠近脉络膜点时,会在海马下面发现一个"帐篷"状的软膜结构,这是海马沟,在海马沟内有脉络膜前动脉分出的海马支走行。当海马头被软膜下切除后(前方离断),就可以从脉络裂内,沿环池和脚池的蛛网膜,分离并切除海马体部(内侧离断)。沿软膜表面烧灼小的海马供血血管。切断海马后缘并转向外侧皮层(后方离断)。完整的海马切除术后可以看到环池和大脑脚池内的大脑脚、上下丘和丘脑枕。还应该能够看到脉络丛和大脑脚池内的脉络膜前动脉。

另一种切除海马体的方法是沿着海马沟进行软膜下切除。海马沟在切除海马头时就已经确定了。使用双极或超声吸引器从软膜上分离海马体部。这种近似整块切除的方法可避免打开脉络裂,暴露环池、大脑脚池内结构的风险。自海马伞部打开海马沟,然后尽量靠外电凝海马穿支血管。继续软膜下切除下托和海马旁回。这种方法可以整块地全切海马,并且避免打开有穿支血管和滑车神经的脉络裂。

海马应切除至上下丘的冠状平面,以保证完全切除癫痫组织。

关颅

精心止血。可吸收明胶海绵 (Gelfoam™ Pouder, Pfizer,Inc.,New York,NY)、双极电凝和可吸收的止血纱 (Surgicel™,Johnson & Johnson Inc.,New Brunswick, NJ)都是有效的。告知麻醉师不使用或停止已经使用的氧化亚氮。因为脑室被打开,所以硬膜要水密缝合。缝合最后一针前在手术切除腔内注入生理盐水进行填

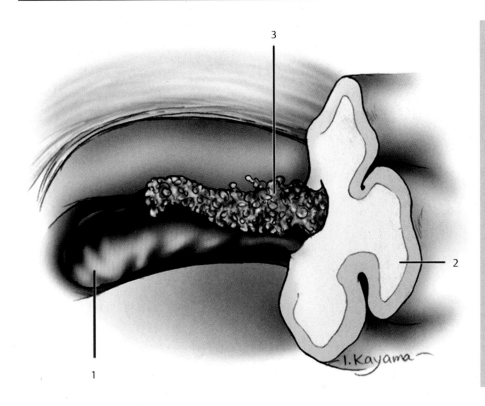

图 123.3　皮层切除术中所见,脑室内结构。颞叶外侧、杏仁核和部分钩回被切除,打开海马伞、进入脉络裂和环池。软膜下切除海马和海马旁回。1.海马;2.颞叶切面;3.脉络丛。

充。颅内积气经常导致严重头痛。还纳骨瓣,缝合颞肌筋膜、帽状腱膜及皮肤。术后患者通常继续术前抗癫痫药物治疗方案。

规避/损伤/风险

• 颞骨切除过多会导致颞肌凹陷。术者需保存骨瓣或者用骨水泥或甲基丙烯酸甲酯进行重建。

• 硬膜剪开方式要保证关颅时能缝合上(不用补片)。

• Labbé 静脉在颞叶皮层走行有很多变异,必须保护好。

• 靠近大脑脚池时,术者要仔细辨认大脑后动脉和丘脑穿支动脉。脉络裂或海马伞打开后手术操作都要在大脑后动脉的外侧进行,以免进入中脑。

抢救与补救

在中颅窝有一些血管一旦出血很难控制,大多数情况要靠时间、填塞压迫和耐心来完成止血。这些结构如下。

• 蝶顶窦:该血管沿着蝶骨翼和中颅窝的前面走行,侧裂静脉引流入蝶顶窦。

• Labbé 静脉:该血管不能电凝,特别在优势侧颞叶。如果损伤该静脉,可用速即纱轻轻压迫止血,不能

将其阻断。

• 环池穿支:如果这些血管出血,不能电凝或将其阻断,可用速即纱轻轻压迫止血。

■ 结果和术后过程

术后注意事项

• 患者需要在重症监护病房观察 1~2 天。术后早期可能发生癫痫,但这不意味着预后不好。

• 有时会发生脑水肿导致语言功能障碍,静脉给予地塞米松可减轻脑水肿。

• 如果术前进行了侵袭性的脑电监测,可能会增加感染的可能性。

• 术后抗癫痫治疗计划由神经科医生制订。有些患者术后可以减少药物使用量,另一些患者需持续应用抗癫痫药 6 个月到 1 年的时间。

• 术后查 MRI 以评估手术切除程度。

并发症

尽量避免出现以下并发症,虽然这些并发症并不一定预示着不良的预后。

• 脑外或脑内的出血。

- 感染（特别是术前进行了侵袭性脑电监测的患者）。
- 脑脊液漏（术中打开了脑室）。
- 昏迷、脑卒中、死亡(少见)。
- 脑神经麻痹(第Ⅲ或Ⅳ)。
- 癫痫控制不佳(20%)。
- 术后早期发生癫痫。
- 术中严格软膜下切除,辨别清楚大脑后动脉,使用导航可以避免损伤中脑。

参考文献

[1] Campero A, Tróccoli G, Martins C, Fernandez-Miranda JC, Yasuda A, Rhoton AL, Jr. Microsurgical approaches to the medial temporal region: an anatomical study. Neurosurgery 2006;59 Suppl 2:ONS279–ONS307, discussion ONS307–ONS308

[2] Wyler AR, Hermann BP, Somes G. Extent of medial temporal resection on outcome from anterior temporal lobectomy: a randomized prospective study. Neurosurgery 1995;37:982–990, discussion 990–991

[3] Luders H, ed. Textbook of Epilepsy Surgery. New York: Informa Healthcare; 2008

[4] Pilcher WH, Ojemann GA. Presurgical evaluation and epilepsy surgery. In: Apuzzo MLJ, ed. Brain Surgery: Complication Avoidance and Management. New York: Churchill Livingstone; 1993

[5] Wiebe S, Blume WT, Girvin JP. Eliasziw M. Effectiveness and efficiency for Temporal Lobe Epilepsy Study Group. A randomized, controlled trial of surgery for temporal lobe epilepsy. N Engl J Med 2001;2001:311–318

第 **124** 章
海马杏仁核切除术 Ⓐ

Hans Clusmann, Johannes Schramm

■ 导言和背景

替代方法

- 颞叶切除术。
- 颞极切除加海马杏仁核切除术。

目的

- 消除颞叶内侧癫痫(MTLE)患者的癫痫症状。
- 切除颞叶内侧癫痫灶。

优点

- 比较好的癫痫控制效果。
- 不用切除未累及的颞叶外侧结构。
- 更好的神经心理和认知功能预后。
- 最小的视野损伤(如行颞下入路)。

适应证

- 单侧药物难治性颞叶内侧癫痫。
- 常与颞叶内侧硬化有关。
- 发育性颞叶内侧肿瘤或畸形。

禁忌证

- 位于海马或海马旁回背侧的小病变,不需要切除整个海马来治疗癫痫。

- 其他类型的癫痫(如多灶性癫痫、双侧颞叶癫痫等),不局限在一侧颞叶内侧。
- 儿童患者行扩大切除可能会有更好的预后。

■ 手术细节和准备

术前计划和特殊设备

- 专业的癫痫术前评估(包括同步视频脑电监测、神经心理学评估、高分辨率 MRI 等)。
- 高质量的 MRI 需要包括颞角的 T2WI 和液体衰减反转恢复序列(FLAIR)。
- 术前进行标准实验室化验检查,加上凝血分析和Ⅷ因子检测以除外血友病。
- 全麻,术前给予抗生素预防感染,仰卧位,患侧垫肩,头部向健侧旋转 45°~60°(经侧裂或皮层入路)或旋转至水平位(颞下入路)。Mayfield 头架和牵开系统、手术显微镜、细尖双极电凝设备、超声吸引器(CUSA)。

专家建议/点评

- 手术由经过良好颞叶内侧手术训练、富有经验并掌握癫痫的多种治疗方法的术者进行。
- 神经导航有助于发现侧脑室颞角,特别是经皮层或经颞下入路手术时。
- 在颞叶内侧蛛网膜附近操作时,超声吸引器要使用非常低的功率。

手术的关键步骤

经外侧裂入路

　　沿切口剪去宽约 1cm 的头发并消毒。切口起自同侧耳前,终止于额部发际线皮肌瓣一起翻开(保留面神经额支)。在颞上线上保留部分颞肌和筋膜以备颞肌复位缝合。在颅骨上钻 2 个或 3 个骨孔,其中一个骨孔通常位于"关键孔"处。然后形成一个经典的额颞骨瓣:直径约 5cm,2/3 位于额叶,1/3 位于颞叶 (大部分在颞肌附着的内侧)(图 124.1)。磨除蝶骨嵴,掀起骨瓣。硬膜呈弧形切开并翻向蝶骨嵴。在显微镜下用手术刀片、显微剪刀、显微解剖子自侧裂最前端分离侧裂蛛网膜长

约 4cm,通常需要电凝一些跨侧裂的静脉。从前向后小心分开侧裂。沿着血管到达岛阈和下环岛沟。沿着侧裂放置两个牵开器,不要直接压迫血管。电凝环岛下沟静脉,在喙侧做长约 1.5cm 的颞干切口,稍微朝基底外侧方向进入 0.5~1cm 可达颞角。如果一开始没有发现颞角,术者要先向基底外侧方向探查,到达基底皮层后再转向内侧以免损伤基底节。神经导航很有用。小心在额颞分别放置牵开器可暴露脑室 (额叶侧牵开器还可牵开脉络丛)。首先直接看到海马头。杏仁核从颞角顶部膨出,在颞角尖端和脉络点之间。不要损伤脉络点后方的颞角顶部。

　　颞叶内侧结构切除从杏仁核的下部和外侧开始,不能向内侧越过脉络点和大脑中动脉之间的假象连

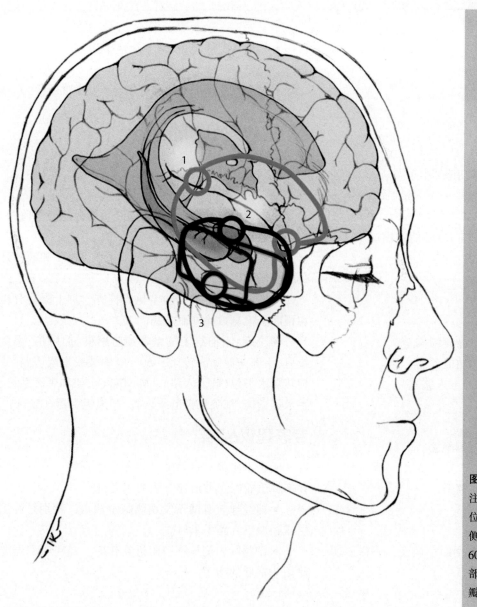

图 124.1　左颞开颅结构示意图。注意耳前至颧弓根区。注意骨孔位于翼点和颧弓根。1.翼点入路经侧裂开颅骨瓣,头部旋转 45°~60°;2. 经皮层或脑沟入路骨瓣,头部旋转 60°~90°;3. 颞下入路骨瓣,头部旋转 90°。

线。第二步是横切海马头部到达颞叶底部蛛网膜。切除
钩回后，小心地使用超声吸引器向前切除海马头部和
海马旁回。透过蛛网膜可看到小脑幕切迹和动眼神经。
海马切除沿着侧副隆起从外侧进行分离，这样可以切
除足够的海马旁回。切除的后界距离颞角尖端 2.5~
3.5cm。更多的挑战在于，颞叶内侧切除和离断海马沟
内的血管。先软膜下切除海马体，再抬起海马伞切除内
侧。沿着海马裂向远端探查海马裂内的血管。只有确定
没有穿支血管时，才能电凝这些血管并切断以整块切
除海马。术区放置吸收性氧化纤维素止血纱布(Sur-
gicel™, Johnson & Johnson Inc., New Brunswick, NJ)而
不用双极电凝止血。

经颞替代入路

术者可经不同的手术入路到达侧脑室颞角(图

124.2)。不同点在于海马和杏仁核的显露，而手术的原
则是相同的。经颞叶皮层入路(颞中回或颞下回)或经
脑沟入路，通过一个 3cm 左右的骨瓣和一个皮肤直切
口可以直接到达颞角，良好的显露颞叶内侧结构。注意
皮层切口不能太靠后以免损伤视野。

颞下经皮层入路(梭状回或海马旁回)或经脑沟入
路(侧副沟)需要更高的技术，并抬起颞叶。通过一个约
4cm 的颞底骨窗进行手术。骨窗下缘要达到中颅窝底，
这很重要。

如果乳突气房被打开，需要用骨蜡填塞。神经导航
在这些手术入路中很有用，可以避免损伤视放射。

规避/损伤/风险

• 电凝或过度操作导致脉络裂或环池内脉络膜动
脉损伤是主要的危险之一。

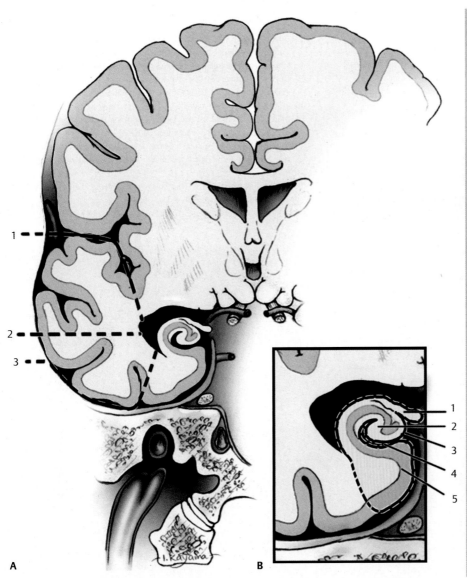

图 124.2 (A)到达颞角和海马三
种不同入路示意图(箭头)。1.经侧
裂(上);2.经皮层(中);3.颞下入路
(下)。(B)切除界线示意图。1.海马
伞;2.海马;3.齿状回;4.海马裂;5.海
马旁回。

- 海马完整切除时要避免损伤动眼神经、大脑脚和脑干,这种危险发生率低于血管损害。
- 经侧裂入路可能损伤侧裂血管,特别是二次手术时。
- 损伤外侧膝状体和视路纤维(Meyer 祥)可能导致视野缺损,甚至偏盲。
- 在优势侧手术时牵拉额下回可能会导致失语。
- 不要放置帽状腱膜下负压引流,因为手术中已经有大量的脑脊液流失,过度的负压可能会导致静脉受压和脑水肿。
- 避免残留癫痫病灶而影响疗效。

抢救与补救

- 不要使用电凝控制颞叶内侧出血,建议使用速即纱或温盐水冲洗。
- 如果找不到颞角,需要向前外侧扩大切口。
- 如果侧裂分离困难,需要选择别的入路。

■ 结果和术后过程

术后注意事项

- 患者需在重症监护病房监测,每小时进行神经科查体。
- 正常情况下无须术后使用地塞米松和抗生素。
- 若术后患者清醒缓慢或出现神经功能损害,需

要立刻复查头部 CT。

并发症

- 损伤脉络膜动脉、侧裂动脉、大脑脚或脑干可能导致偏瘫。
- 偏盲是海马杏仁核切除术的一个严重并发症,常常因为血管受压引起（脉络膜前动脉或脉络膜后动脉）。相反,脑组织切除可能导致完全或不全性对侧象限盲。
- 术后无菌性脑膜炎发生概率高于细菌性脑膜炎。
- 术区血肿少见,但有报道后颅窝远隔部位的出血,严重的患者需行脑室造瘘术。

参考文献

[1] Clusmann H, Kral T, Schramm J. Present practice and perspective of evaluation and surgery for temporal lobe epilepsy. Zentralbl Neurochir 2006;67: 165–182

[2] Hori T, Tabuchi S, Kurosaki M, Kondo S, Takenobu A, Watanabe T. Subtemporal amygdalohippocampectomy for treating medically intractable temporal lobe epilepsy. Neurosurgery 1993;33:50–56, discussion 56–57

[3] Olivier A. Transcortical selective amygdalohippocampectomy in temporal lobe epilepsy. Can J Neurol Sci 2000;27 Suppl 1:S68–S76, discussion S92–S96

[4] Wieser HG. Selective amygdalohippocampectomy has major advantages. In: Miller JW, Silbergeld DL, eds. Epilepsy Surgery: Principles and Controversies. New York, London: Taylor & Francis;2006:465–478

[5] Yaşargil MG, Teddy PJ, Roth P. Selective amygdalo-hippocampectomy. Operative anatomy and surgical technique. Adv Tech Stand Neurosurg 1985;12: 93–123

[6] Schramm J, Clusmann H. The surgery of epilepsy. Neurosurgery 2008;62 Suppl 2:463–481, discussion 481

第 125 章

胼胝体切开术治疗难治性癫痫 Ⓐ

John M. K. Mislow, Alexandra J. Golby

■ 导言和背景

替代方法

- 迷走神经刺激术。
- 放射外科胼胝体毁损术。
- 经内镜切开术。

目的

- 这是一种姑息性手术，目的是减少难治性全身大发作癫痫患者，特别是那些跌倒发作和失张力发作癫痫患者的伤害性癫痫发作次数。

优点

- 胼胝体切开术可使超过 60% 的癫痫患者的发作次数减少(约 8% 的患者癫痫治愈)。许多患者术后可以减少抗癫痫药的用量。
- 与迷走神经刺激术比较，胼胝体切开术可以更好地控制癫痫发作尤其是跌倒发作患者。

适应证

- 脑电图显示双侧半球异常、没有明显局限性局部致痫灶（或多发双侧）的难治性全身大发作癫痫患者,比如跌倒发作和失张力发作的患者。主要适合的患者人群是婴儿和儿童。

- 胼胝体切开术是姑息性治疗，其目的在于减少癫痫发作,而不是治愈癫痫。

禁忌证

- 交叉优势的患者（语言和惯用手的支配位于不同的半球）。胼胝体切开术可能造成严重的语言功能障碍和行为异常。
- 部分性癫痫患者。

■ 手术细节和准备

术前计划和特殊设备

- 无框架立体定向所需的脑磁共振成像与通过矢状面行术前规划、标准实验室化验检查。左利手的患者建议行 Wada 试验。
- Mayfield 头架或其他头部固定器(适用于婴儿)、无框架立体定向系统、自动牵开器、高速磨钻、头灯、放大镜、手术显微镜、双极电凝和单极电凝。
- 麻醉/体位:婴儿/儿童麻醉,轻度过度通气使二氧化碳分压<30mmHg,术前 30 分钟静脉给予地塞米松和抗生素。要保证整个治疗过程按时给予抗癫痫药物。
- 患者仰卧位,头部中线与水平面垂直。适度抬高床头。
- 心前区多普勒和中心静脉置管，用于监测和治疗空气栓塞。

659

专家建议/点评

· 由有经验的、受过癫痫治疗和小儿神经外科专业培训的神经外科医生进行手术。

手术的关键步骤

手术切口：双侧冠状标准切口，按照额和双额开颅那章所描述的方法进行手术。

骨孔/骨瓣：辨认冠状缝位置，骨瓣2/3位于冠状缝前，1/3位于冠状缝后(不超过冠状缝后2cm)，3cm位于中线右侧，2cm在中线左侧(图125.1)。骨瓣长约6cm，宽约5cm。在中线两侧打孔，剥离矢状窦硬脑膜。依次铣开右侧和左侧颅骨。铣刀切口要远离矢状窦。分离硬膜，使用止血材料控制蛛网膜粒出血。

硬膜切开：硬膜呈"U"形切开，基底沿着矢状窦。轻轻缝合牵拉硬膜不要撕裂矢状窦硬膜。

胼胝体入路：使用显微镜。锐性切开蛛网膜。使用双极电凝分离蛛网膜粘连。合理地使用双极电凝分离桥静脉/皮层静脉。接着垂直颅骨表面偏向大脑镰放置并逐步推进向深部推进湿棉条和自动牵开器。需要仔细辨认并避开胼缘动脉和胼周动脉(图125.2和图125.3)。分离扣带回时保留软脑膜。确认白色的胼胝体后，继续向前向后暴露胼胝体膝部和体部(图125.4)。

胼胝体切开：使用滴水双极镊和轻柔的吸引器吸力。开始从胼胝体体部的前部切开，然后向膝部和嘴部延伸达到前连合(前连合不切开)，向后到达胼胝体压部的前缘。向下切开直到显露透明隔，电凝室管膜血管。神经导航对于确认胼胝体切开范围很有用。

进入侧脑室：胼胝体切开的前界是前连合。后界使用无框架立体定向导航系统进行确认，切开至少2/3长度的胼胝体。胼胝体切开通常为胼胝体前2/3~4/5。

关颅：冲洗术野，仔细止血，用4-0尼龙线缝合硬膜。骨瓣中间钻孔以便在硬膜中心处进行悬吊。用钛连接片固定复位骨瓣。帽状腱膜用2-0或3-0可吸收线缝合，皮肤用3-0尼龙线或钉皮器钉合。

规避/损伤/风险

· 手术过程中注意不要损伤上矢状窦、桥静脉和大脑前动脉。

· 不要过度牵拉以免压迫静脉造成血栓，同样不要牵拉扣带回导致术后发生缄默。

· 胼胝体切开长度超过前2/3会增加发生失联合综合征的风险。失联合综合征表现为半球间感觉分离，

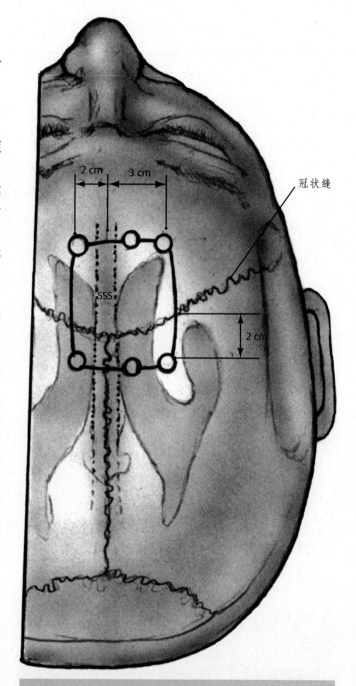

图 125.1 胼胝体入路：骨孔位于矢状窦(SSS)两侧。骨瓣2/3位于冠状缝前，1/3位于冠状缝后。

语言优势侧半球不能直接接收到对侧半球的信息。

· 仔细消毒、止血、关颅以减少感染、脑室内出血和脑脊液漏的发生。

抢救与补救

· 如果术中撕裂上矢状窦，需要用可吸收明胶海绵填塞压迫止血 (Gelfoam™ Pfizer, Inc., New York,

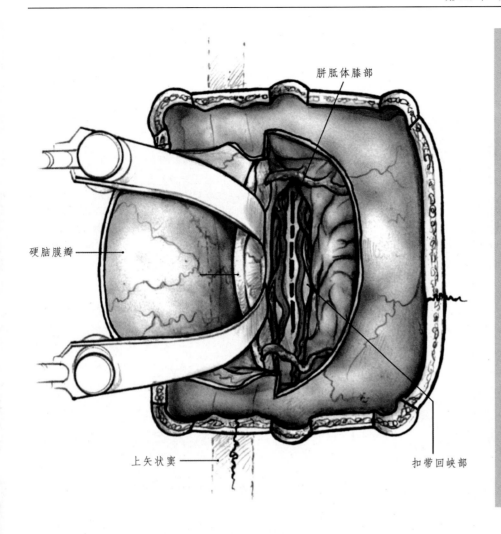

胼胝体膝部

硬脑膜瓣

上矢状窦

扣带回峡部

图 125.2　经半球间入路显露胼胝体。实际上不用牵拉非优势侧半球。有时候需要牵拉大脑镰下部和对侧扣带回。

NY)。术者要保证止血完全。如果上矢状窦损伤很大，术者要考虑缝合修补上矢状窦或者结扎并切断上矢状窦的前 1/3，以免造成空气栓塞。

■ 结果和术后过程

术后注意事项

- 术后患者需要在监护病房观察至少 24 小时。使用 24 小时的抗生素预防感染。
- 术后查 MRI 评估胼胝体切开的范围。
- 术后第 1 天开始连续用 1 周左右降阶梯应用地塞米松。继续抗癫痫治疗(根据神经内科或癫痫科医生的意见停药)。
- 告知家属患者可能会有短暂的缄默症或失联合综合征(平均 7 天，有时会延长至 1 个月)。
- 如果术后效果不好，可以考虑二次手术，切开剩余 1/3 胼胝体。

并发症

- 上矢状窦或桥静脉损伤，可能造成空气栓塞。
- 损伤胼周动脉和胼缘动脉等大脑前动脉分支会导致额叶内侧梗死。
- 过度牵拉导致上矢状窦形成血栓造成静脉性梗死。
- 过度牵拉扣带回导致一过性缄默症。
- 辅助运动区受损。
- 止血不充分导致脑室内或实质内出血。
- 失联合综合征或者胼胝体综合征，包括对左侧视野内物体不能命名、左侧失读症、左侧偏盲、难以模仿隐藏的另一只手、单侧触觉命名障碍、左侧单侧失写症和右侧结构性失用。
- 脑脊液漏。
- 伤口感染。

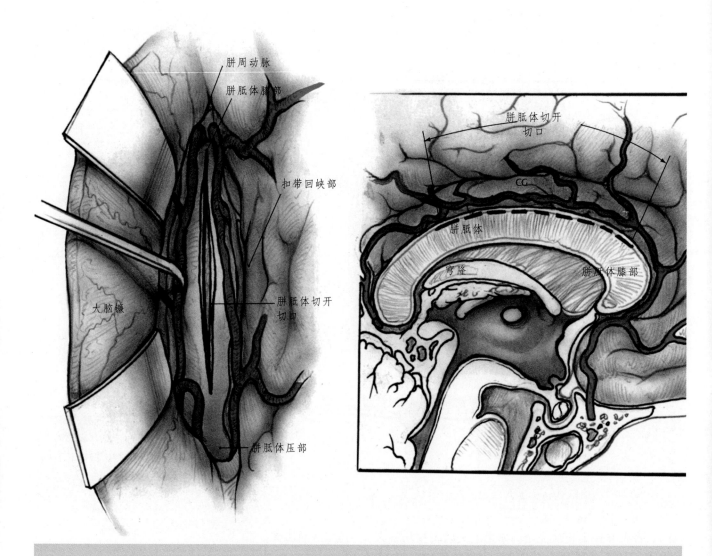

图 125.3   胼周动脉位于胼胝体表面,胼胝体切开常常要在双侧胼周动脉之间进行。CG,扣带回。

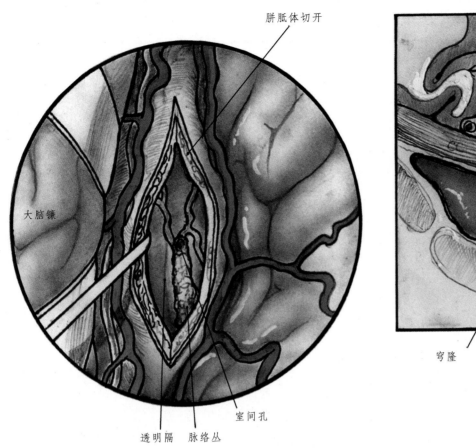
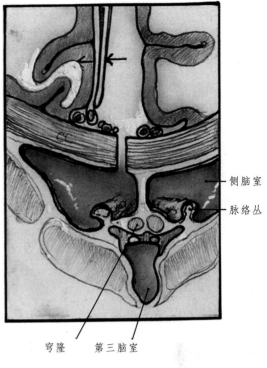

胼胝体切开

大脑镰

室间孔

透明隔　脉络丛

侧脑室

脉络丛

穹隆　第三脑室

图 125.4　矢状分开脑组织显示胼胝体和相关结构。在胼胝体膝部水平切开胼胝体。

参考文献

[1] Eder HG, Feichtinger M, Pieper T, Kurschel S, Schroettner O. Gamma knife radiosurgery for callosotomy in children with drug-resistant epilepsy. Childs Nerv Syst 2006;22:1012–1017

[2] Feichtinger M, Schröttner O, Eder H et al. Efficacy and safety of radiosurgical callosotomy: a retrospective analysis. Epilepsia 2006;47:1184–1191

[3] Madsen JR, Carmant L, Holmes GL, Black PM. Corpus callosotomy in children. Neurosurg Clin N Am 1995;6:541–548

[4] Nei M, O'Connor M, Liporace J, Sperling MR. Refractory generalized seizures: response to corpus callosotomy and vagal nerve stimulation. Epilepsia 2006;47:115–122

[5] Reeves AG, Roberts DW, eds. Epilepsy and the Corpus Callosum. Heidelberg: Springer; 1995

[6] Roberts DW, Rayport M, Maxwell RE, Oliver A. Marino, R. Corpus callosotomy. In: Engel, J, ed. Surgical Treatment of the Epilepsies. New York: Raven Press; 1993:786

[7] Siegel AM. Presurgical evaluation and surgical treatment of medically refractory epilepsy. Neurosurg Rev 2004;27:1–18, discussion 19–21

[8] Snead OC, III. Surgical treatment of medically refractory epilepsy in childhood. Brain Dev 2001;23:199–207

[9] Wiebe S, Blume WT, Girvin JP, Eliasziw M. Effectiveness and Efficiency of Surgery for Temporal Lobe Epilepsy Study Group. A randomized, controlled trial of surgery for temporal-lobe epilepsy. N Engl J Med 2001;345:311–318

[10] Wong TT, Kwan SY, Chang KP et al. Corpus callosotomy in children. Childs Nerv Syst 2006;22:999–1011

[11] Zimmerman RS, Sirven JI. An overview of surgery for chronic seizures. Mayo Clin Proc 2003;78:109–117

[12] Jea A, Vachhrajani S, Widjaja E et al. Corpus callosotomy in children and the disconnection syndromes: a review. Childs Nerv Syst 2008;24:685–692

第 126 章

大脑半球切开术 Ⓐ

Hans Clusmann, Johannes Schramm

■ 导言和背景

替代方法

- 其他功能性大脑半球切除术：
  - 经矢状窦旁皮层岛下皮层离断术(Delalande)。
  - 岛周开窗功能性大脑半球切开术伴或不伴部分基底神经节阻滞(Villemure/Mathern)。
  - 典型的功能性大脑半球切除术(Rasmussen)。
- 解剖性大脑半球切除术。

目的

- 离断病变侧大脑半球治疗难治性癫痫，促进患者正常生长发育。可经外侧裂、脑室行功能性大脑半球切除术或大脑半球切开术。

优点

- 骨瓣较小。
- 减少手术时间。
- 减少出血。
- 恢复快。
- 减少长期并发症。
- 癫痫控制效果好。

适应证

- 一侧半球难治性癫痫伴对侧偏瘫(围生期梗死

和囊性脑软化所致)的儿童和青少年。
- Rasmussen 脑炎。
- 广泛的半球发育不良。
- 半侧巨脑症。

禁忌证

- 双侧病变(特殊情况例外)。
- 存留语言支配功能语言功能未转移。
- 存留优势手支配功能是相对禁忌证。

■ 手术细节和准备

术前计划和特殊设备

- 详细的术前评估，包括视频脑电和高分辨率MRI,经癫痫团队讨论一致同意行大脑半球切除术。
- 左侧半球手术前需行 Wada 试验，以便确定语言的优势支配。
- 标准实验室检查,包括凝血分析和Ⅷ因子,以除外血友病。
- 全麻,术前给一次抗生素预防感染。
- Mayfield 头架及可拆卸牵开器、手术显微镜、细尖双极电凝、超声吸引器(CUSA)。
- 神经导航有助于计划手术。

专家建议/点评

- 大脑半球切除术应该由经过专业训练的癫痫外

科医生进行。

- 有时面对穿通性脑囊肿和巨大的半球，定位很困难。需要充分的显露，以便更好地进入脑室，为单侧巨脑畸形的脑肿胀预留空间(岛盖切除)。

手术的关键步骤

体位、切口和骨瓣

患者取仰卧位或侧卧位，头部与水平面呈90°，头顶部轻度下垂。Mayfield头架固定头部。使用神经导航行小切口手术。最小范围备皮(1cm)。采用自耳前到前额部的弧形皮肤和筋膜切口(10~12cm)。骨瓣高约4cm，长4~5cm(有时6cm)。前界需要到达大脑中动脉M1升支水平。上界达胼胝体水平。下界达到侧裂下或M1升支下0.5cm，这样骨窗的80%~90%位于侧裂上。后界在丘脑枕稍前方水平。4cm×5cm的硬膜打开范围可以很容易看到胼胝体的前端和后端，成人胼胝体长度一般不超过7cm。

硬膜切开和分离侧裂

硬膜"十"字形对角切开，在显微镜下确认并彻底分开侧裂。显露辨认M1升支，岛阈和岛叶皮层，M2、M3分支，以及岛上沟和岛下沟。如果大脑中动脉区域有囊性病变，有可能会遇到致密的蛛网膜，使囊肿和扩大的脑室区分困难。此时，脉络丛和室管膜是很好的参照物。

颞底内侧切除

经环岛下沟进入侧脑室颞角。可以对颞叶组织进行活检。打开颞角显露海马及其内侧的脉络丛和脉络裂。然后行海马杏仁核钩回切除术。用小功率超声吸引器切除钩回，保留蛛网膜。然后从脉络点前离断杏仁体和内嗅皮层，保留内侧的蛛网膜。如果组织结构完好，可以整体切除。然后在海马外侧进行离断。离断内侧的海马伞。仔细辨认，电凝切断海马裂内的海马血管，然后离断后部。

进入侧脑室

从已经打开的颞角后缘沿着"U"形的环岛沟轮廓进入侧脑室。使用双极电凝和超声吸引器继续完成从三角区至额角前端的"U"形皮质切开。这一步离断了经侧脑室旁放射冠的上纵束纤维。最后完成"U"形切开后可以看到整个侧脑室。

半球内侧和额底离断

半球内侧和额底离断包括三部分。①对于额底白质离断，切口从开放的额角开始，平行M1至额叶底面，然后，沿着A1深入至中线。透过基底蛛网膜可以看到M1和A1，不要打开蛛网膜。额角尖端与M1/A1线之间的离断切口进入纵裂后，追踪胼周动脉至胼胝体膝部。可以打开蛛网膜确保看到双侧A2。沿胼周动脉到达胼胝体上表面，然后从额底离断进入。②经侧脑室切开胼胝体阶段。沿着胼周动脉切开胼胝体纤维行旁正中离断，暴露但不要损伤扣带回蛛网膜。从胼胝体体部向胼胝体压部移行过程中，胼周动脉不再是一个有用的解剖标志，取而代之的重要解剖标志是大脑镰下缘和镰幕交界前缘，并且以它们为标记离断顶叶和枕叶内侧白质。看清跨小脑幕缘处的大脑后动脉。③颞叶内侧离断是最后一步，沿着脉络裂进行，从海马切除的背侧缘朝向三角区，围绕丘脑枕，始终沿着镰幕交界缘。所有操作在软膜下进行，用可吸收止血材料仔细止血。用超声吸引器软膜下吸除残留的岛叶皮层(图126.1和图126.2)。

关颅

冲洗脑室腔，彻底止血。缝合硬膜，回复骨瓣。逐层缝合肌肉、帽状腱膜和皮肤。不放置帽状腱膜下引流。包扎头部。

规避/损伤/风险

- 不要迷失方向以免损伤对侧半球。
- 在沿着大脑前动脉和大脑镰或小脑幕缘操作时不要破坏内侧的蛛网膜。

抢救与补救

- 当术中解剖结构辨认困难时，要利用可靠的解剖标志，比如M1、A1和胼周动脉。还能利用大脑镰下缘和镰幕缘作为解剖标志。在多囊性病变手术时，脑室和脉络丛是有用的解剖标志。
- 脑水肿时可以切除更多的岛盖脑组织，而不会导致功能障碍。

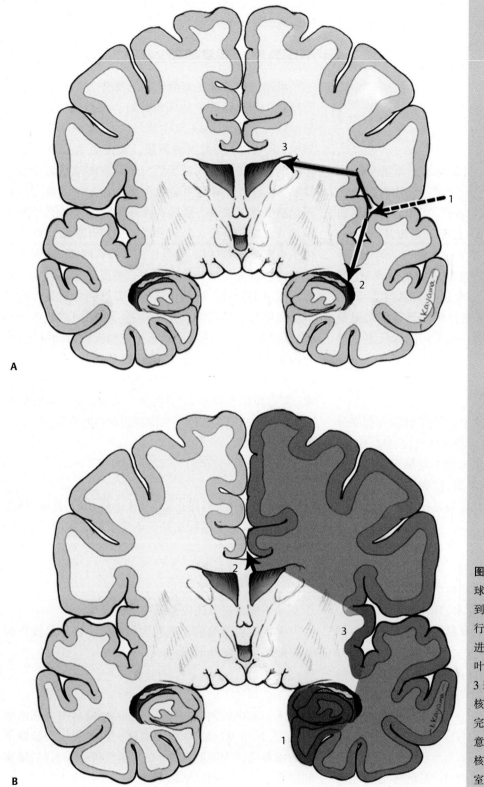

图 126.1 经侧裂功能性大脑半球切除术示意图。(A)经侧裂入路到达岛叶，经环岛下沟进入颞角行海马杏仁核切除，经环岛上沟进入额角。离断的平面围绕着岛叶后部形成一个"U"形。数字 1、2、3 表示离断的顺序。(B)海马杏仁核切除和经脑室胼胝体切开已经完成。常常要切除岛叶皮层。此示意图未显示额叶离断。1.海马杏仁核切除；2.经脑室胼胝体切开；3.脑室内离断颞顶枕叶。

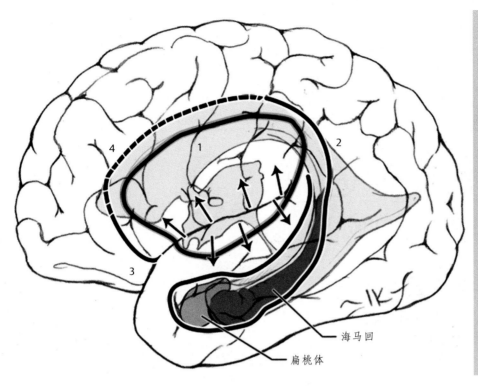

海马回

扁桃体

图 126.2 （1）侧方显示经侧裂入路通过环岛上沟和环岛下沟进入脑室系统示意图(红色线)。钩回切除和内侧完全离断(黑灰色区域)。(2) 脑室内颞顶枕叶离断 (黑色实线)。(3)额叶离断(黑色实线)。(4)经脑室切开胼胝体(虚线)。

■ 结果和术后过程

术后注意事项

- 患者必须在监护病房严密观察至少 1 天。
- 通常不用地塞米松和长期抗生素治疗。
- 记出入量并进行实验室化验检查监测电解质。
- 间断腰穿放出血性脑脊液可以促进患者恢复。
- 术后患者预期会有发热和细胞升高,但一般 7~10 天后会逐渐恢复正常。
- 手部功能可能会受到影响,但腿部功能及行走却恢复很好。
- 如果有需要可以进行康复治疗。
- 继续抗癫痫治疗。

并发症

- 无菌性脑膜炎。
- 脑积水。
- 感染。
- 早期或迟发性颅内出血。
- 死亡率(文献报道 2%~5%)。
- 癫痫控制无效(超过 10%~15%)。
- 脑表面含铁血黄素沉积,大多与解剖性大脑半球切除有关,使用锁孔手术后少见。

参考文献

[1] Cook SW, Nguyen ST, Hu B et al. Cerebral hemispherectomy in pediatric patients with epilepsy: comparison of three techniques by pathological substrate in 115 patients. J Neurosurg 2004;100 Suppl Pediatrics:125–141

[2] Delalande O, Bulteau C et al. Vertical parasagittal hemispherotomy: surgical procedures and clinical long-term outcomes in a population of 83 children. Neurosurgery 2007; 60(2 Suppl 1): ONS 19–32

[3] Schramm J, Kral T, Clusmann H. Transsylvian keyhole functional hemispherectomy. Neurosurgery 2001;49:891–900, discussion 900–901

[4] Schramm J. Hemispherectomy techniques. Neurosurg Clin N Am 2002;13:113–134, ix

[5] Villemure JG, Mascott CR. Peri-insular hemispherotomy: surgical principles and anatomy. Neurosurgery 1995;37:975–981

第 **127** 章

迷走神经刺激术 Ⓐ

Jonathan D. Carlson, Nathan R. Selden, Kim J. Burchiel

■ 导言和背景

替代方法

- 抗癫痫药物治疗。
- 致痫灶切除术。

目的

- 减少癫痫发作次数和严重程度以及中止癫痫发作。

优点

- 减少抗癫痫药物剂量,降低抗癫痫药的镇静、发育延迟、致畸等并发症。
- 可能有助于更好地控制癫痫。

适应证

- 迷走神经刺激术(VNS)被美国食品药品管理局(FDA)推荐使用于青少年和成人部分性药物难治性癫痫,它也用于其他类型的癫痫以及儿童患者。

禁忌证

- 心律失常和气管切开是相对禁忌证。
- 体质虚弱、皮下脂肪薄的患者术后易出现皮肤裂开,是相对禁忌证。
- 曾行左侧或双侧迷走神经切断术的患者和上呼吸道、咽喉部、心脏或胃肠道有明显问题的患者。
- 有血管迷走性晕厥病史或者行其他脑深部电极植入术的患者要特别慎重。
- 患有中心性通气不足行膈神经刺激治疗的患者,但作者数年前曾成功地为有这种情况的一个儿童行迷走神经刺激术治疗。

■ 手术细节和准备

术前计划和特殊设备

- 全麻,患者取仰卧位,双肩中间垫枕,颈部轻度过伸,头部向右侧轻轻旋转(约 15°)并放置于环形胶垫上。
- 麻醉诱导前静脉用抗生素预防感染, 术后抗生素使用 16~24 小时。
- 术中要准备 VNS 编程器,测试电极阻抗。打开无菌包装前要将手术植入日期和患者的初始信息输入到脉冲发生器。

专家建议/点评

- 手术需要由受过癫痫手术专业培训的且经常参加跨学科癫痫手术治疗的神经外科医生进行。

手术的关键步骤

选择左侧迷走神经进行手术以减少发生心律失常的风险。颈部采用一个位于颈椎 C5-C6 水平、沿着颈部皮纹走行的横切口，从颈前中线越过胸锁乳突肌的内侧缘(图 127.1)。这样可以显露颈动脉分叉部位近端的迷走神经，此处易于分离。另一个切口要适合脉冲发射器的宽度，位于左侧锁骨下 1 或 2 横指，与锁骨平行。

硬件感染是该手术的一个主要风险。术前要彻底消毒并铺单，常规使用速效杀菌剂(乙醇或氯己定)。

平行切口切开颈阔肌，沿着胸锁乳突肌前缘钝性分离，可以通过触摸颈动脉来判断位置。将肩胛舌骨肌向内上或者外下牵拉以显露颈动脉鞘，打开颈动脉鞘，显露颈静脉和颈内动脉。用钝性牵开器将颈静脉向外侧牵拉。

迷走神经通常位于颈动脉和颈静脉之间的深面，要仔细分离。跨越术区的静脉分支可以结扎后切断，但要保护好颈外动脉的分支。鉴别迷走神经、颈袢和喉返神经很关键，颈袢一般在比较表浅处水平方向走行，而喉返神经更靠内侧、紧贴食管，迷走神经一般比颈袢和喉返神经明显粗大。

确认好迷走神经之后显露长约 3cm 的迷走神经，

迷走神经表面要清理干净，同时不要损伤神经束膜。可以用一个血管环(vessel loop)环绕并轻轻牵拉迷走神经以便放置电极。电极沿神经的自然长度约 1.5cm。电极之间要隔开一定距离以便传导电流。

电极的螺旋形状按环绕迷走神经设计，有记忆性。如果要检查线圈，术者可以用精细的无创镊轻轻打开它，放于神经上方并与其呈直角，这样可以看到电极线圈应该如何环绕到神经上(图 127.2)。从电极线圈的远端或近端开始，保持电极根部焊接区在迷走神经上方，牵拉电极上的缝线从远端或间断开始环绕迷走神经，这样电极线圈就缠到了神经上。放置好一个电极后，可以轻轻将其向上方滑动以便腾出空间放置下一个电极。只能通过两端的缝线操控电极以免损伤电极触点。重复以上步骤放置尾侧电极和锚定线圈(锚定线圈内没有电极触点)。用塑料固定片和不可吸收线将电极线固定于胸锁乳突肌筋膜上。作者通常会预留一段电极线在颈部形成一个袢以免活动时电极脱落。然后缝合筋膜和颈阔肌覆盖住电极和电极线以免术后凸起，特

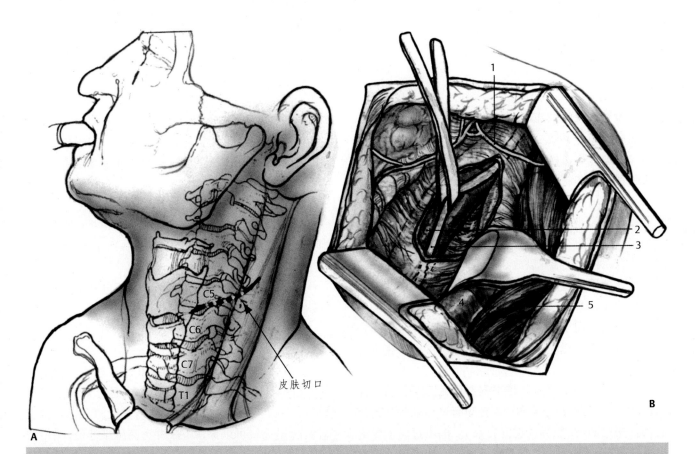

图 127.1　(A)头部轻轻过伸并向右侧旋转 15°。在左颈动脉分叉下方的 C5-C6 水平做一个经皮纹横切口。(B)颈静脉和胸锁乳突肌牵向外侧显露颈动脉和迷走神经(用血管环抬起它)。鉴别迷走神经和颈袢很重要，迷走神经在颈动脉和颈静脉的深部，而颈袢通常从颈动脉鞘表面越过。1.颈袢;2.颈动脉;3.迷走神经(第Ⅹ脑神经);4.颈静脉;5.胸锁乳突肌。

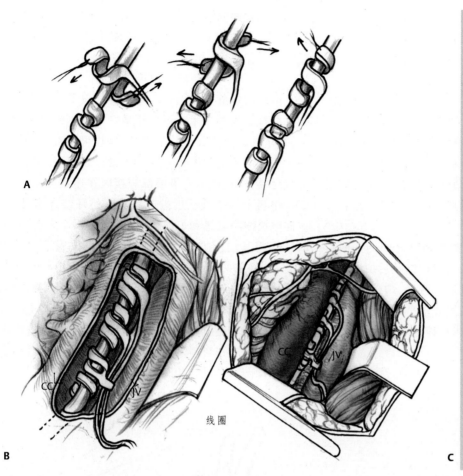

图 127.2 迷走神经电极植入步骤。电极旋转方向与迷走神经垂直,轻柔牵拉缝线。神经在线圈中间滑动。(A)牵拉两端缝线使电极环绕神经。(B)线圈自然地环绕在神经上。(C)合适的电极位置及周围结构位置关系。JV,颈静脉;CC,颈总动脉。

别是儿童和比较瘦的患者。

然后在锁骨下做一个放置脉冲发生器的皮囊。在颈部切口和锁骨下切口之间形成一个皮下隧道,在胸锁乳突肌和锁骨上方通过。连接脉冲发生器和电极,并用不可吸收线将脉冲发生器固定于胸肌筋膜上。注意脉冲发生器和电极的连接处要用螺丝拧紧并且接触良好。

极少数发育延迟或有明显的伤口愈合不良趋势的患者,其脉冲发生器可以放在肩胛间区以免触及伤口,伤口愈合期用颈托固定。尽管 FDA 只推荐迷走神经刺激术用于 12 岁以上的儿童和成人,但临床上迷走神经刺激术也常常用于 12 岁以下的儿童。婴儿和年龄非常小的儿童首次手术时,脉冲发生器最初可以放在腹部皮下。

缝合前要测试电阻。将编程器用无菌塑料布包裹后放在术区。测试电阻前需要告知麻醉师准备好治疗心动过缓的药物(静脉注射阿托品)。电阻过高意味着电极放置的位置有问题或者电极脱落。如果确认电极的位置和脉冲发生器的连接正常,电阻测试却仍显示异常时,需要断开脉冲发生器,再以已知电阻测试(脉冲发生器盒中备有一个电阻)。

使用可吸收线缝合脉冲发生器皮囊筋膜和颈阔肌。皮肤用可吸收线连续皮内缝合,并包扎伤口。

规避/损伤/风险

• 发生故障、破损或感染需要更换电极时,可以使用同一节段的迷走神经或者改用第一次手术相邻的节段。

• 移除迷走神经刺激器的适应证包括治疗无效、不能忍受的副作用、电极故障或破损。

抢救与补救

• 尽管进行了细致的消毒,仍然在极少数情况下会发生感染。此时必须迅速取出感染设备。脉冲发生器感染需要取出脉冲发生器,并进行扩大清创术和抗感染治疗。电极线可以保留下来并远离感染部位。当沿着电极线发生感染时,需要打开颈部切口探查。即便是已经植入了好几年的迷走神经刺激系统,通常经过细致的分离,整个系统都可以被移除。

■ 结果和术后过程

术后注意事项

- 术后 3 天内保持伤口干燥,2 周内伤口不能沾水。术后给予 16~24 小时静脉第四代抗生素治疗。
- 一般在术后 2 周左右复查时由术者或神经科医生开机。然而也可能早其开机,用于需要立即控制的癫痫。
- 调控时最常用的参数是电压。调控一般在门诊进行。

并发症

- 常见副作用包括声音改变、局部不适或咳嗽,随着时间的推移,这种情况通常会得到改善。主要危险包括心动过缓或心脏停搏、感染、喉返神经损伤导致声带麻痹、颈动脉或颈静脉损伤、食管损伤导致食管瘘或感染或颈部血肿压迫气道。

参考文献

[1] Cyberonics. Epilepsy Physician's Manual. NeuroCybernetic Prosthesis System NCP Pulse Generator Models 100 and 101 August 2002, U.S. Domestic Version. Houston TX: Cyberonics; 2002. Available at: http://www.vnstherapy.com/manuals. Accessed July 3, 2011

[2] Fisher RS, Handforth A. Reassessment: vagus nerve stimulation for epilepsy: a report of the Therapeutics and Technology Assessment Subcommittee of the American Academy of Neurology. Neurology 1999;53:666–669

[3] Morris GL, III, Mueller WM. Long-term treatment with vagus nerve stimulation in patients with refractory epilepsy. The Vagus Nerve Stimulation Study Group E01-E05. Neurology 1999;53:1731–1735

[4] Amar AP, DeGiorgio CM, Tarver WB, Apuzzo ML. Long-term multicenter experience with vagus nerve stimulation for intractable partial seizures: results of the XE5 trial. Stereotact Funct Neurosurg 1999;73:104–108

[5] Uthman BM, Reichl AM, Dean JC et al. Effectiveness of vagus nerve stimulation in epilepsy patients: a 12-year observation. Neurology 2004;63:1124–1126

[6] Schachter SC. Vagus nerve stimulation therapy summary: five years after FDA approval. Neurology 2002;59 Suppl 4:S15–S20

[7] Ansari S, Chaudhri K, Al Moutaery KA. Vagus nerve stimulation: indications and limitations. Acta Neurochir Suppl (Wien) 2007;97:281–286

[8] Smyth MD, Tubbs RS, Bebin EM, Grabb PA, Blount JP. Complications of chronic vagus nerve stimulation for epilepsy in children. J Neurosurg 2003;99:500–503

[9] Ortler M, Luef G, Kofler A, Bauer G, Twerdy K. Deep wound infection after vagus nerve stimulator implantation: treatment without removal of the device. Epilepsia 2001;42:133–135

第 **128** 章
脑深部电刺激治疗运动障碍性疾病 Ⓐ

Nasir Raza Awan, Faisal A. Al Otaibi, Lahbib Soualmi, Abdulrahman J. Sabbagh

■ 导言和背景

在过去的 10 年里,不同部位的脑深部电刺激(DBS)发展成为药物治疗失败(因耐受性或并发症)的运动障碍性疾病(如帕金森病)患者最有效的替代治疗方法之一。人们还发现脑深部电刺激可以治疗特定药物引起的一些并发症,比如左旋多巴引起的异动症。因为治疗有效且具有治疗可调和可逆性,大家渐渐认为DBS 优于原来的核团毁损术,使得脑深部电刺激从最后的选择变成了常规的治疗方法。

不同的症状选择不同的靶点。靶点的立体定向坐标不一样,但脑深部电极植入的技术大体上是一样的。简短起见,我们以最常用的手术靶点-丘脑底核电极植入来介绍该手术的过程。

脑深部电极植入可以通过立体定向技术或者影像导航技术完成。有很多系统可以选择,包括有框架和无框架的。虽然基本原理是一样的,但这些系统的技术细节是不同的。Leksell 3G(Leksell Stereotaltic System™, Elekta, Inc., Stockholm, Sweden)立体定向系统是最常用的立体定向系统之一。因此,本章介绍 Leksell 头架的使用方法。

替代方法

• 丘脑切开术、苍白球切开术或丘脑底部切开术。

目的

• 控制运动障碍性疾病的主要症状。

• 避免治疗的副作用。

• DBS 对此类疾病的进展没有明显作用,然而有研究发现其对退行性改变的进程有一些延缓作用。应该强调的是,这不是 DBS 的治疗目的。

优点

• 手术过程相对安全,能提高患者的生活质量。

• 非毁损及可逆性。

• 能根据疾病的严重程度来调整治疗方案。

• 可以同时行双侧治疗。

适应证

• 丘脑底核(STN)DBS 可用于治疗左旋多巴反应性原发性帕金森病患者的震颤和僵直。患者病程超过3 年,并且具备帕金森病 4 项临床基本特点中的至少两项(震颤、僵直、运动迟缓、姿势反射障碍)。药物治疗不能有效控制症状。

• 苍白球 DBS[苍白球内侧(GPi)]可用于治疗药物难治性原发性肌张力障碍,也可以作为治疗帕金森病的一个替代靶点。

• 丘脑 DBS[腹内侧(VIM)核]可用于治疗药物难治性特发性震颤、帕金森震颤、特发性姿势或意向性震颤。

• 脚桥核 DBS 可用于治疗帕金森病的姿势和步态不稳。

禁忌证

• 左旋多巴治疗反应差,左旋多巴耐药性震颤除外。

- 认知功能严重下降。
- 未控制的精神病。
- 原位安装心脏起搏器/除颤器患者。
- 影像显示严重大脑、脑干或小脑萎缩。
- 全身健康状况差,年龄偏高,全身系统性疾病会增加手术风险,预后不良。

■ 手术细节和准备

术前计划和特殊设备

- 患者选择是疗效的关键,必须遵循严格的适应证和禁忌证。此手术包含精确的、详细的和耗时的术后调节过程。应该只有在预期结果好的情况下,患者和治疗小组才能选用这种治疗方法。要对患者进行详尽的多学科术前评估。选择患者的评估小组要由专门治疗运动障碍性疾病的神经科医生、功能神经外科医生、临床心理学专家和经过脑深部电刺激植入培训的护士或技术人员组成。

- 要对称地安装立体定向架。仔细安装立体定向架可以降低成像计算失误或错误的风险。

- 立体定向架安装和影像（X线脑室造影、CT或MRI扫描）的对接误差会反映在靶点坐标上,并最终影响手术精度。

- 不同的术者选用不同的影像方法显示颅内的标记[前连合（AC）和后连合[PC]]。目标是计算靶点坐标与这些标记点的关系。一些术者使用高场强磁共振(1.5T以上)直视下定位颅内标记点。有些术者还使用不同的核磁序列以求获得更好的灰白质分辨率。

- MRI是最常用的影像学检查方法,最常用的序列如下。

 ○T1薄层扫描(1mm/层),从脑桥中部层面扫描至第三脑室上半部,以完整看到前连合和后连合。2.00 NEX磁共振扫描可明显增加分辨率,但是会增加5~10分钟的扫描时间(根据机器情况)。

 ○T2增强扫描,2~3mm/层,包括全头,以便规划从骨孔到丘脑底核的电极轨迹。

- 可以使用多种方法计算丘脑底核坐标(表128.1)。

 ○间接法通过AC-PC坐标来几何计算丘脑底核的预期位置。

 ○直接法在MRI上直接确定丘脑底核的位置,并读取坐标参数。

表128.1　丘脑底核(STN)立体定向坐标

直接法	在显示STN最好的MRI序列上可视定位STN,直接从MRI上读取坐标值
间接法	从前后连合连线中点开始测量(Hamid等,2005) X=+/-(10~12)(AC-PC线右侧或左侧10~12mm) Y=-(1~3)(AC-PC线中点向后1~3mm) Z=-(3~5)(AC-PC线向下3~5mm)
解剖法	X=红核外侧缘向外3mm(红核中心点向外6mm) Y=平红核前缘 Z=红核最高层面向下2mm

MRI,磁共振成像;AC-PC,前后连合连线。

 ○解剖学方法先定位红核,然后根据丘脑底核与红核的位置关系推算其位置。

- 为了减少出血的风险,规划电极植入的路径时要避开皮层和深部的血管（可以在强化T1像上看到）以及侧脑室。

专家建议/点评

- DBS手术的预后主要依靠正确选择患者；如果患者选择不当,可能会造成不可预估的后果。

- 为了在局麻下精确安装立体定向架,手术日早晨可以给予患者少量抗焦虑药缓解患者紧张情绪,这样患者可以更加配合手术。

- 立体定向架的基底环尽量与AC-PC线平行(颧弓上缘提供了一个很好的标记)。这样可以保证前后连合出现在同一个轴位片上。

- 耳杆可以保持立体定向架双侧对称,使头部位于架子中心。多数术者不用耳杆是因为耳杆置入外耳道时患者可能会感觉不适(有时会有耳部疼痛)。静脉使用镇静药可缓解疼痛和焦虑等。安装定向架耳杆时在其尖端垫一个小的（2cm×2cm）一次性无菌的泡沫块,可减轻不适,并便于插入。

- T2像要包括全头部(全局成像),包括头皮以准确定位头皮穿刺点。通过神经导航技术,T2影像可与患者其他全局影像资料融合,如T1序列(图128.1)。大多数使用有框架的立体定向技术的术者,喜欢手术当天对患者行影像学检查；然而对于无框架神经导航融合技术,T1序列可选自近期的任何一次MRI扫描（一般不超过术前2~3天）。另一种方法是门诊做MRI,手术当天带框架进行CT扫描。

- 计划手术入点和穿刺通道时,如果不能避开侧脑室,那么向内侧呈90°垂直穿过侧脑室会更安全。平

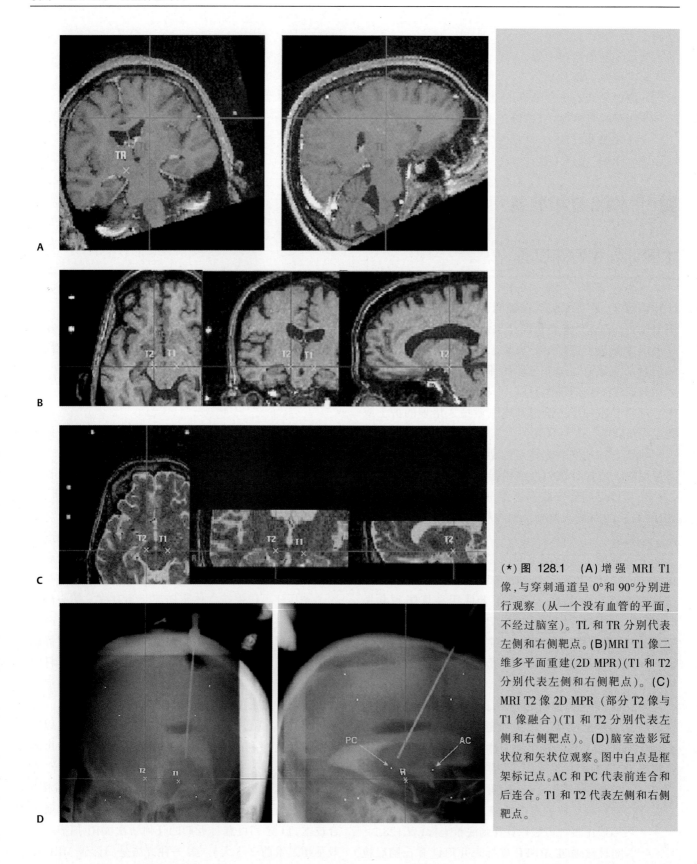

(★)图 128.1 (A)增强 MRI T1 像,与穿刺通道呈 0°和 90°分别进行观察(从一个没有血管的平面,不经过脑室)。TL 和 TR 分别代表左侧和右侧靶点。(B)MRI T1 像二维多平面重建(2D MPR)(T1 和 T2 分别代表左侧和右侧靶点)。(C) MRI T2 像 2D MPR(部分 T2 像与 T1 像融合)(T1 和 T2 分别代表左侧和右侧靶点)。(D)脑室造影冠状位和矢状位观察。图中白点是框架标记点。AC 和 PC 代表前连合和后连合。T1 和 T2 代表左侧和右侧靶点。

行的切过室管膜会增加出血的风险。中线旁开 3~3.5cm,恰于冠状缝前的位置是一个比较好的穿刺点。

- 最好避开尾状核,以免造成术后意识错乱。

手术的关键步骤

第一步:手术计划

局麻下安装立体定向架。如前所述,术前进行 T1 和 T2 像 MRI 扫描。使用立体定向工作站计算靶点坐标并进行 DBS 路径规划(作者用 Leksell SurgiPlan™ Softuare,Elekta,Stockholm,Sweden)。

第二步:钻孔

患者仰卧于手术床上,连接 Mayfield 头架与立体定向架,固定好头部。根据手术计划定位好的入颅点,局麻下切开皮肤,钻两个 9mm 直径的骨孔。皮瓣采用弧形切口而不是直切口,因为放完电极后缝合皮肤时要用皮瓣将骨孔帽覆盖住。皮肤切口不要经过骨孔帽。两个骨孔钻好且微推进器安装好以后才能剪开硬膜。放置微电极时打开硬膜。硬膜切口要尽量小,以减少脑脊液流失,脑脊液流失可造成脑组织移位使靶点定位不准。

第三步:微电极记录

先在临床症状较重的对侧插入微电极。微电极尖端到达距靶点 10~15mm 时开始神经电生理记录,通过微动推进器向下推进电极至看不到 STN 典型放电或者看见黑质的典型放电。在典型的穿刺轨迹中,微电极进入 STN 前会先进入丘脑前核群[腹嘴前核(VOA)]和腹嘴后核(VOP),其标志是看到 2~3mm 的爆发性细胞放电及后面紧跟的无细胞白质区。恰在 STN 背侧界的上方是未定带,可能有散在的神经细胞。当记录到 25~45Hz 的不规则高幅放电时预示着进入 STN。STN 核的背外侧部分以运动相关细胞为主,但手术通常以 STN 核中心为靶点,靶点位于中线旁开 10~12mm,AC-PC 连线中点后 1~3mm,AC-PC 连线下 3~5mm。

第四步:植入永久电极

确定 STN 背侧和腹侧边界后,拔出微电极。经同样的路径植入一根永久性电极。头部侧位 X 线确认电极植入的最终位置,电极尖端恰位于弧形弓的中心点。术中对所有电极触点进行宏电极测试,主要观察有没有副作用而不是观察疗效。术后需要进行详尽的规划,

开始慢性电刺激后才能判断疗效。用专用塑料帽覆盖骨孔并固定好电极线,缝合伤口将外部的电极线埋于皮下。

第五步:植入脉冲发生器

全麻下植入脉冲发生器。根据患者情况、术者的习惯等,脉冲发生器植入可以在电极植入同一天或数天后进行。同样,如果需要双侧植入电极,那么另一侧的电极和脉冲发生器植入可以在同一天进行,也可以数天后进行。脉冲发生器置于锁骨下方胸部皮下。用绝缘的延长线连接电极和脉冲发生器。使用隧道通条做一个从头皮切口至胸部切口的皮下隧道。连接线穿过皮下隧道。用抗生素盐水冲洗所有伤口。分层缝合伤口。具体细节见图 128.2。

规避/损伤/风险

- 不要扭曲电极线,以防折断。
- 富余的电极线盘绕在皮瓣下以防止颈部活动时电极线被牵拉。这样也能避免偶尔的磁感应电流进入系统。
- 脉冲发生器最好放置在筋膜下以免皮肤缺血导致皮肤裂开。
- 彻底消毒和使用抗生素等以免感染。

抢救与补救

- 移植物的任何部分一旦发生感染就要将其取出。清除局部感染组织。远离感染灶的部分可以保留。比如,电池皮囊感染时要取出电池、扩大清创,但不用取出颅内电极。
- 移植物取出的患者感染痊愈后可考虑再次行脑深部电极植入术或者核团切开术等。

■ 结果和术后过程

术后注意事项

- 患者术后需要在监护病房观察 24 小时。
- 术后查头部 CT 判断电极位置是否准确,有无颅内出血。
- 需要各种反复的程序调节工作以确定适合每一个患者自己的治疗参数。术前就要向患者解释好相关调控过程,保证患者有良好的依从性。

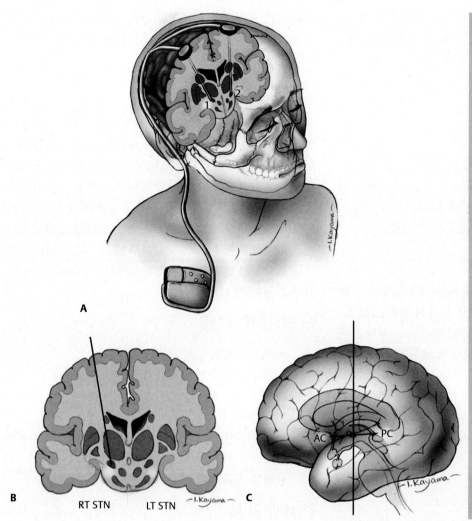

图 128.2　(A)经一个没有血管的平面、避开脑室到达脑底核(STN)的 DBS 路径概念图。LT STN 和 RT STN 分别代表左侧和右侧靶点。注意脉冲发生器放在锁骨的下方。(B)冠状位显示 STN 平面,靶点显示为红色。(C)前连合(AC)-后连合(PC)连线中点。

并发症

- 手术相关并发症包括颅内血肿、感染、癫痫、脑卒中、语言或吞咽困难、虚弱、感觉麻木、视觉障碍、失忆、意识错乱、精神障碍、幻觉、睡眠障碍和脑脊液漏。
- 电刺激相关的并发症与电极的位置有关(表 128.2),包括语言或吞咽困难、虚弱、感觉麻木(特别是植入电极的对侧)、视觉障碍、平衡和共济问题。

- 移植物(电极线或脉冲发生器)相关并发症包括电极线或脉冲发生器损坏需要更换、电极线折断、电极线移位和感染。
- 随着病程进展,非多巴胺能症状(步态、姿势异常、抑郁、睡眠障碍等)变得越来越明显,发病率增加。为了解决一部分这些问题, 医生们选择了使用不同的靶点。最常见的可能是电刺激脚桥核来治疗步态和姿势障碍。

表 128.2　脑深部电刺激的影响

A.丘脑底核脑深部电刺激的影响(STN-DBS)	
临床表现	**电极位置**
持续的轻度感觉异常	电极偏后或者偏内(电刺激扩散到内侧丘系)
强制性收缩和构音障碍	电极偏外或偏前(电刺激影响内囊)
运动障碍	STN
复视	电极偏内、偏前
不良情绪	电极太深或偏内
没有不良反应且无效果	电极靠上或太靠前

B.丘脑腹中核脑深部电刺激的影响(VIM-DBS)	
临床表现	**电极位置**
持续的轻度感觉异常	电极位置偏后
强制性收缩和构音障碍	电极偏外(电刺激影响内囊)
没有不良反应且无效果	电极靠上或太靠前

C.苍白球内侧脑深部电刺激的影响(GPi-DBS)	
临床表现	**电极位置**
视觉反应(如幻视)	电刺激扩散到视束
强制性收缩和构音障碍	电极偏后或偏内(电刺激影响内囊)
没有不良反应且无效果	电极靠上或太靠前或偏外侧

DBS,脑深部电刺激;STN,丘脑底核;VIM,丘脑腹中核;GPi,苍白球内侧。

参考文献

[1] Limousin P, Krack P, Pollak P et al. Electrical stimulation of the subthalamic nucleus in advanced Parkinson's disease. N Engl J Med 1998;339:1105–1111

[2] Houeto JL, Damier P, Bejjani PB et al. Subthalamic stimulation in Parkinson disease: a multidisciplinary approach. Arch Neurol 2000;57:461–465

[3] Romito LM, Scerrati M, Contarino MF, Bentivoglio AR, Tonali P, Albanese A. Long-term follow up of subthalamic nucleus stimulation in Parkinson's disease. Neurology 2002;58:1546–1550

[4] Limousin P, Pollak P, Benazzouz A et al. Bilateral subthalamic nucleus stimulation for severe Parkinson's disease. Mov Disord 1995;10:672–674

[5] Obeso JA, Rodríguez MC, Gorospe A, Guridi J, Alvarez L, Macias R. Surgical treatment of Parkinson's disease. Baillieres Clin Neurol 1997;6:125–145

[6] Østergaard K, Sunde N, Dupont E. Effects of bilateral stimulation of the subthalamic nucleus in patients with severe Parkinson's disease and motor fluctuations. Mov Disord 2002;17:693–700

[7] Rodriguez MC, Obeso JA, Olanow CW. Subthalamic nucleus-mediated excitotoxicity in Parkinson's disease: a target for neuroprotection. Ann Neurol 1998;44 Suppl 1:S175–S188

[8] Deuschl G, Schade-Brittinger C, Krack P et al. German Parkinson Study Group, Neurostimulation Section. A randomized trial of deep-brain stimulation for Parkinson's disease. N Engl J Med 2006;355:896–908

[9] Weaver FM, Follett K, Stern M et al. CSP 468 Study Group. Bilateral deep brain stimulation vs best medical therapy for patients with advanced Parkinson disease: a randomized controlled trial. JAMA 2009;301:63–73

[10] Vidailhet M, Vercueil L, Houeto JL et al. French Stimulation du Pallidum Interne dans la Dystonie (SPIDY) Study Group. Bilateral deep-brain stimulation of the globus pallidus in primary generalized dystonia. N Engl J Med 2005;352:459–467

[11] Kupsch A, Benecke R, Müller J et al. Deep-Brain Stimulation for Dystonia Study Group. Pallidal deep-brain stimulation in primary generalized or segmental dystonia. N Engl J Med 2006;355:1978–1990

[12] Koller WC, Lyons KE, Wilkinson SB, Troster AI, Pahwa R. Long-term safety and efficacy of unilateral deep brain stimulation of the thalamus in essential tremor. Mov Disord 2001;16:464–468

[13] Limousin P, Speelman JD, Gielen F, Janssens M. Multicentre European study of thalamic stimulation in parkinsonian and essential tremor. J Neurol Neurosurg Psychiatry 1999;66:289–296

[14] Mazzone P, Lozano A, Stanzione P et al. Implantation of human pedunculopontine nucleus: a safe and clinically relevant target in Parkinson's disease. Neuroreport 2005;16:1877–1881

[15] Stefani A, Lozano AM, Peppe A et al. Bilateral deep brain stimulation of the pedunculopontine and subthalamic nuclei in severe Parkinson's disease. Brain 2007;130:1596–1607

[16] Benabid AL, Chabardes S, LeBas JF. Subthalamic nucleus stimulation in Parkinson's disease. In: Bain P, Aziz T, Liu X et al, eds. Deep Brain Stimulation. New York: Oxford University Press; 2009: 3–10

[17] Kim MS, Jung YT, Sim JH, Kim SJ, Kim JW, Burchiel KJ. Microelectrode recording: lead point in STN-DBS surgery. Acta Neurochir Suppl (Wien) 2006; 99:37–42

[18] Hutchison WT. Microelectrode recording and microstimulation for target mapping. In: Bain P, Aziz T, Liu X et al, eds. Deep Brain Stimulation. New York: Oxford University Press; 2009:37–47

[19] Gross RE, Krack P, Rodriguez-Oroz MC, Rezai AR, Benabid AL. Electrophysiological mapping for the implantation of deep brain stimulators for Parkinson's disease and tremor. Mov Disord 2006;21 Suppl 14:S259–S283

[20] Mazzone P, Lozano A, Stanzione P et al. Implantation of human pedunculopontine nucleus: a safe and clinically relevant target in Parkinson's disease. Neuroreport 2005;16:1877–1881

[21] Plaha P, Gill SS. Bilateral deep brain stimulation of the pedunculopontine nucleus for Parkinson's disease. Neuroreport 2005;16:1883–1887

[22] Stefani A, Lozano AM, Peppe A et al. Bilateral deep brain stimulation of the pedunculopontine and subthalamic nuclei in severe Parkinson's disease. Brain 2007;130:1596–1607

[23] Weinberger M, Hamani C, Hutchison WD, Moro E, Lozano AM, Dostrovsky JO. Pedunculopontine nucleus microelectrode recordings in movement disorder patients. Exp Brain Res 2008;188:165–174

[24] Hamid NA, Mitchell RD, Mocroft P, Westby GW, Milner J, Pall H. Targeting the subthalamic nucleus for deep brain stimulation: technical approach and fusion of pre- and postoperative MR images to define accuracy of lead placement. J Neurol Neurosurg Psychiatry 2005;76: 409–414

第 **129** 章
丘脑切开术和苍白球切开术 Ⓐ

Gregory Howes

■ 导言和背景

替代方法

- 脑深部电刺激术(DBS):该治疗方法越来越流行,因为该手术不损伤核团,可根据患者的需要调控治疗参数。此外,与苍白球切开术相比较,STN-DBS 还可减少左旋多巴用量。
- 立体定向放射外科丘脑切开术。

目的

丘脑切开术

- 减轻帕金森病引起的震颤和僵直。
- 治疗特发性震颤。

苍白球切开术

- 减轻帕金森病引起的震颤、肌肉僵直和运动迟缓。
- 减轻左旋多巴引起的运动障碍。

优点

- 丘脑切开术可改善帕金森病震颤、特发性震颤和肌张力障碍,但随着时间推移,效果会减退。
- 苍白球切开术可改善帕金森的相关症状,但随着时间推移,效果会减退。

适应证

- 丘脑切开术:以震颤为主的原发性帕金森病、特发性震颤、肌张力障碍。
- 苍白球切开术:进展性原发性帕金森病,以僵直、震颤和"准时"运动障碍为主要表现。
- 作为 DBS 的替代方法。丘脑切开术适用于那些皮肤脆弱容易破损和对随访复查依从性不好的患者。

禁忌证

- 明显的痴呆,认知、吞咽或语言困难。
- 出血风险高、凝血功能障碍、控制不良的高血压、高龄。
- 对侧已行手术者。
- 同侧偏盲。
- 病程较短。

■ 手术细节和准备

术前计划和特殊设备

- 根据立体定向技术的不同,手术过程的细节不一样。
- 术前患者需要停用治疗震颤的药物。
- 特殊设备包括立体定向架 (Leksell 或 Cosman-Roberts-Wells)和(或)神经导航仪及软件。

CT 和 MRI 坐标

丘脑切开术

- X:距离中线 12~14mm,脑室扩大的患者距离脑室壁外侧 11mm。
- Y:PC 前 6mm, 或前后连合连线中点（MCP)后 2mm,或 PC 前距 PC 1/4 前后连合连线。
- Z:前后连合连线中点向上 0~1mm。
- MRI 上为不可见靶点。

苍白球切开术

- X:距离中线 20~21mm。
- Y:前后连合连线中点前 2~3mm。
- Z:前后连合连线中点向下 4~5mm。
- MRI 上为可见靶点。

有框架立体定向

- 准确的术前规划对于正确放置损毁电极是至关重要的。
- 入点选择脑回而不是脑沟。
- 需要避开皮层静脉和动脉。
- 术前带框架扫描强化 CT 或 MRI。
- 头部位于定向架中心。
- 头部长轴要与框架 Y 轴一致。
- 图像堆叠要与 Z 轴平行。
- 记录和推进等设备安装在弧弓上。
- 导航辅助可提高精度。

无框架立体定向

- 在门诊检查 MRI。
- 术前头部做好标记点之后扫描 CT。
- 使用导航系统进行手术计划。
- 记录和推进设备直接连于颅骨上。

专家建议/点评

- 需要由包括运动障碍性疾病专家的多学科团队对患者进行术前评估。
- 手术由经过功能神经外科技术训练的术者完成。
- 立体定向架安装的位置要准确,尽可能正直居中。
- MRI 检查时可能需要给予镇静药控制震颤以获得高质量的影像。
- 框架坐标需要术者和助手等反复核对无误。

- 骨孔钻好后麻醉师要唤醒患者。
- 微电极记录和临床测试很重要。
- 临床测试既要观察疗效，也要确保不存在副作用。

手术的关键步骤

根据选用有框架还是无框架系统，手术技术有所不同。一般来讲，首先将框架连接固定于手术床上,同时固定好患者。把微推进器连接到框架上。对于无框架导航系统,用颈部支架将患者临时固定于手术床上,然后进行注册并定位穿刺点。微推进器直接连到患者颅骨上。

手术室里要有一张舒适的手术床,患者躺在手术床上后,其背部、臀部和膝盖保持放松的姿势。等到患者被轻度镇静后下尿管。术区消毒后,用透明塑料布挂在患者上方并贴在头皮上,使术者在微电极记录的过程中可以看到患者。

在手术开始阶段,钻骨孔时可以用异丙酚联合局麻,而微电极记录时要停用麻药。与术前影像学的定位颅骨钻孔。切除骨孔内的硬膜和蛛网膜,以便微电极套管通过。需要避开静脉。脑脊液流失可造成脑组织移位。使用组织蛋白胶、可吸收明胶海绵(Gelfoam™, Pfizer, Inc., New York, NY)或其他材料封堵骨孔减少脑脊液流失和脑组织移位。

丘脑切开术手术过程

- 微电极向靶点推进,到达丘脑腹中核(VIM)震颤细胞(图 129.1)。因此,术前患者要停用控制震颤的药物。
- 患者的对侧上、下肢被动地做动作以监测震颤细胞反应。记录通路上所有发现震颤细胞的位置。
- 理想的毁损区域同时包括上、下肢震颤细胞。

苍白球切开术手术过程

- 微电极向靶点推进。首先,术者会听到苍白球外侧部(GPe)的细胞放电。然后在经过一段无放电区后进入苍白球内侧部(GPi)。
- 患者的对侧肢体被动地做动作以观察感觉运动细胞反应。
- 记录通路上所有发现 GPi 细胞爆发型放电的位置。
- 理想的毁损区域同时包括上、下肢震颤细胞,但这种情况很少见。

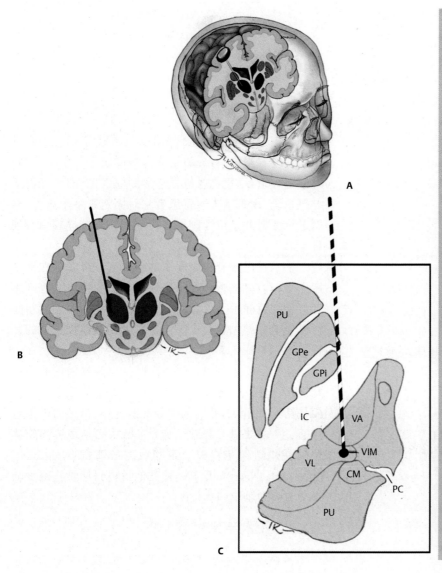

图 129.1 丘脑切开术手术过程。(A)显示骨孔位置,脑回上入点位置,穿刺道避开脑室,朝向丘脑腹中核(VIM)。(B)经过丘脑 VIM 的冠状切面显示上述同一路径。(C) 放大的冠状位显示 VIM 靶点坐标:AC-PC 线外侧 12mm,AC-PC 线上 1mm,AC-PC 线中点往后 2mm。IC,内囊;PC,后连合;PU,壳核;GPe,苍白球外侧部;GPi,苍白球内侧部;VA,丘脑腹前核;VL,丘脑腹外核;VIM,丘脑腹中核。

　　可联合刺激证实最理想的毁损区域。电刺激时,震颤应该停止。电刺激也被用来判断有没有语言和运动损伤等副作用。刺激参数为:频率 100Hz,脉宽 0.1~1.0ms,电压范围 1.5~5V,需手动调节、逐步升高血压至阈值。如果低电压时引起阵挛或强直性收缩,就表示电极离内囊太近了。此时不能在此处进行毁损,需要向内侧(丘脑切开)或外侧(苍白球切开)调整靶点。

　　在进行永久性毁损前,先进行试验性毁损(温度 42℃,持续 60 秒),以便必要时改变电极的位置。永久性毁损时,先在最深处毁损(温度 55℃,持续 30 秒),然后电极回退 2mm 再毁损(温度 78℃,持续 60 秒)。重复一次回撤-毁损的过程,以形成 3 次重叠的毁损。早期曾进行 5 次重叠的毁损,但现在已经不这样做了,因为 3 次重叠毁损可达到同样的毁损效果。

　　用明胶海绵和钛网修补骨孔。常规缝合头皮。

规避/损伤/风险

● 并发症包括颅内出血,颅内出血可能会导致对侧出现偏瘫、偏身感觉障碍和偏盲。

● 可能发生构音障碍、吞咽障碍、认知障碍和记忆障碍。常见于双侧丘脑毁损术后。

● 有感染和癫痫的风险。

● 严重脑卒中可能导致死亡。

● 术中使患者平均动脉压低于 90mmHg 或者收缩压低于 140mmHg,尽量减少发生颅内出血的风险。使用不影响微电极记录的降压药。

苍白球切开术

● 找到 GPi 的下界后,将微电极向下推 2mm 就能到达视束。定位视束的方法是在一个暗室内照亮眼睛时可检测到微电极记录发生改变。定位视束很重要,这样可避免将其误毁损。作为附加的预防措施,在毁损间隔时应进行视力检查。

- 因为大脑后动脉就在视束下面,所以微电极深度不要超过视束。
- 电刺激也能用于检测语言和运动并发症。如果一个比较低的电压就能造成肌肉收缩,那就表明离内囊太近了,需要调整位置。

抢救与补救

- 偏离靶点时微电极刺激效果如下,这时需要调整微电极的位置。
  - 太靠前:没有效果,不能抑制震颤。
  - 太靠外:肌肉收缩。
  - 太靠内:构音障碍、吞咽困难。
  - 太靠后:感觉不适。
  - 太深(丘脑切开术):无效,可能刺激内囊。
  - 太深(苍白球切开术):刺激视束导致视野缺损。
  - 太浅:无效,不能抑制震颤。
- 如果术后检查发现颅内出血且出血量较少时(比如<1cm),患者需在监护室密切观察。

■ 结果和术后过程

术后注意事项

- 在 ICU 或二级病房密切观察一晚。
- 术后患者重新继续术前用药,特别注意不要发生运动障碍。
- 术后要查 CT:毁损区域常可见高密度影,代表毁损区蛋白质凝固。
- 大约 1 个月后复查 MRI 以证实毁损灶的位置。

并发症

丘脑切开术

- 并发症包括感染、癫痫、皮层静脉损伤、脑梗死、脑出血和治疗不完全。复发震颤或偏侧投掷症少见。
- 丘脑切开术对帕金森病引起的震颤和僵直效果较好,对运动迟缓和步态障碍效果不好。
- 文献报道共济失调、肌张力低下、马蹄内翻足性肌张力障碍发生率低于 10%。

苍白球切开术

- 并发症包括感染、癫痫、皮层静脉损伤、脑梗死、脑出血、偏盲和治疗不完全。
- 苍白球切开术对对帕金森病引起的震颤、僵直和运动迟缓效果较好,对步态障碍效果不好。
- 不推荐行双侧苍白球切开术。
- 严重脑卒中可导致死亡。

参考文献

[1] Tasker RR. Tremor of parkinsonism and stereotactic thalamotomy. Mayo Clin Proc 1987; 62(8):736–739

[2] Benabid AL, Pollak P, Hommel M, Gaio JM, de Rougemont J, Perret J. [Treatment of Parkinson tremor by chronic stimulation of the ventral intermediate nucleus of the thalamus] [French] Rev Neurol (Paris) 1989;145:320–323

[3] Tasker RR. Movement disorders. In: Apuzzo MLJ, ed. Brain Surgery: Complication Avoidance and Management. New York: Churchill Livingstone; 1993

[4] Fox MW, Ahlskog JE, Kelly PJ. Stereotactic ventrolateralis thalamotomy for medically refractory tremor in post-levodopa era Parkinson's disease patients. J Neurosurg 1991;75:723–730

[5] Cosman ER, Cosman BJ. Radiofrequency lesionmaking in the nervous system. In: Wilkins RH, Rengachary SS, eds. Neurosurgery. New York: McGraw-Hill; 1996

[6] Gildenberg PL. Surgical therapy of movement disorders. In: Wilkins RH, Rengachary SS, eds. Neurosurgery. New York: McGraw-Hill; 1996

[7] Kuntz SC, Bakay RAE. Thalamotomy for tremor. In: Starr P, Barbaro NM, Larson PS, eds. Neurosurgical Operative Atlas–Functional Neurosurgery. 2nd ed. New York: Thieme Medical Publishers;2009:216–225

第 130 章
癫痫患者清醒开颅术中皮层功能定位 Ⓐ

Adam Hebb, Daniel L. Silbergeld

■ 导言和背景

替代方法

- 功能性磁共振成像结合无框架导航系统。
- Amytal-Wada 实验。
- 使用硬膜下电极进行非术中语言皮层定位。

目的

- 通过皮层电刺激定位皮层和皮层下功能区,减少手术并发症,保护语言功能。

优点

- 皮层电刺激功能定位也可用于指导岛叶、面部运动皮层代表区和辅助运动区等"次要"功能区病变切除。
- 使用该技术可提高癫痫灶或其他病变安全切除程度。

适应证

- 清醒、能配合手术的患者。
- 计划切除的癫痫灶或肿瘤性病变位于或紧邻皮层功能区。

禁忌证

- 年龄小于 10 岁的患者。
- 患有精神病或智力发育迟缓的患者清醒手术可能很困难。
- 肥胖和肺部问题,如睡眠呼吸暂停是清醒手术的相对禁忌证。
- 在不能进行过度换气和镇静时低通气的患者,脑水肿常常难以控制。

■ 手术细节和准备

术前计划和特殊设备

- 清醒开颅手术时要用头架和头钉固定头部,局麻术区皮肤（1%利多卡因、0.25%马卡因、1:20 万肾上腺素)和静脉注射丙泊酚镇静。
- 手术初始阶段患者睡眠时可能要用喉罩。
- 脑膜中动脉周围硬脑膜局部浸润麻醉。
- 为了保护脑组织,直到患者完全清醒能配合手术时才打开硬脑膜。

脑电图监测

- 用皮层脑电图(ECoG)来确定后放电阈值,刺激的最大安全电流(0.5~1mA)要低于该阈值。

- 皮层脑电监测可降低术中癫痫发作和邻近皮层去极化的风险,邻近皮层去极化可能导致功能定位不准确。
- 术中发作癫痫的患者很可能处于癫痫发作后状态,无法配合下一步功能定位。

需要的设备

- ECoG 电极固定器。
- 可安装在骨窗缘的"U"形电极固定环(CE1 型;Grass Technologies,Rockland,MA)。
- 碳头电极。
- Ojemann 皮层刺激器和双极探针（两个探针距离为 5mm)(Integra Life Science,Plainboro,NJ)。

专家建议/点评

- 切除非优势侧的面部运动皮层是安全的。
- 切除优势侧面部运动皮层存在术后永久性构音障碍/失语的风险。因此,优势侧面部运动皮层切除时应持续进行语言测试。
  - 术者应该从外侧裂开始慢慢向上延伸，避免损伤中央动脉、深部的下行运动神经纤维和支配手部运动的皮层。
- 不能切除支配手部运动的皮层和皮质下下行运动纤维束。
- 再次手术:当硬膜与其下面的皮层粘连紧密时,可使用较强的电流经硬膜进行皮层功能定位。

手术的关键步骤

体感诱发电位(SSEP):全麻和清醒的患者都可以检查体感诱发电位。刺激外周神经(如腕部正中神经),可以在皮层表面记录到一个强大的信号。刺激参数范围:频率 2~5Hz,脉宽 0.1~0.3ms。调整刺激电流到能够引起肌肉电活动的最小值(不导致疼痛)。皮层反应表现为与参考电极相关的正极(P)或负极(N)波。P 或 N 后面的数字代表波峰潜伏期。比如,刺激正中神经后在对侧躯体感觉区先记录到 N20 峰，随后记录到 P25 峰。

然后开颅、剪开硬膜,在推测为中央沟的地方垂直放置电极组（8 触点、间距 1cm)。如果骨窗未能显露 Rolandic 区皮层,可将一条电极放在骨缘下方以到达更远部位的脑皮层。通过变换电极的位置广泛记录诱发电位进一步确定躯体感觉皮层。当切除范围涉及躯体感觉皮层时,要持续记录体感诱发电位以确保感觉

皮层和上行纤维束的完整。

运动区定位

使用持续双极刺激（双相方波,60Hz,2~10mA)引起清醒患者的运动和(或)感觉反应。最好从较低电流强度开始进行刺激(局麻清醒患者从 2mA 开始,全麻患者从 4mA 开始),逐渐增加电流强度(每次 2mA)直到引起感觉或运动反应，这样可避免引起癫痫发作。进行皮层下刺激定位功能区时电流强度要更小,电流平均穿透距离为 2~3mm。当切除部位接近功能区皮质时,要反复进行电刺激以免损伤皮层或皮层下功能区。

语言区定位

与运动皮层功能定位不同, 语言区依靠电刺激使语言停止来定位。

电刺激同时应用皮层脑电监测, 这样可以确定后放电阈值、去极化不会扩散到附近皮层, 也避免诱发局部癫痫发作或造成假性(假阳性或假阴性)结果。将碳尖电极头放在皮层表面, 间隔 10~20mm。而带状电极可以放在显露皮层的边缘。从 2mA 开始进行双极刺激, 逐渐将电流增加到小于后放电阈值 0.5~1mA。

在侧裂周围选择 15~20 个点优先刺激,用数字标记好(图 130.1)。随机选择刺激点以覆盖所有暴露的皮层,包括可能的语言功能区和要切除的部位及其周围。使用幻灯片向患者展示简单的图像,每张图显示 3~4 秒(依赖于患者的言语能力)。电刺激从一张图像出现前开始, 直到患者正确对答或显示下一张图像。每个点刺激 3~4 次, 但同一个点不能连续刺激 2 次。刺激某一点出现连续语言停止或失语时表明该部位是语言功能区。已经证实切除语言区周围 10mm 内的皮层会发生术后暂时性言语困难。而语言区直接损伤会导致永久性言语障碍。当手术操作接近语言区 2cm 内时,最好让患者进行连续命名。慢慢切除,一旦患者出现命名障碍立刻暂停手术。

如前所述,要记住每个人的语言区位置都不同。而且掌握多种语言的患者可能有多个语言功能区。标准颞叶切除术(例如测量切除、中央沟前切除、Labbé 静脉前切除)有时也会损伤语言区。Ojemann 等(1989)发现了两个主要语言功能区,一个位于额下回后部,另一个位于颞叶后部。然而,人们的语言功能区多种多样,有些人有 3 个或 3 个以上语言功能区(图 130.2)。此外,患者执行不同的特定语言任务时可能定位到不同位置

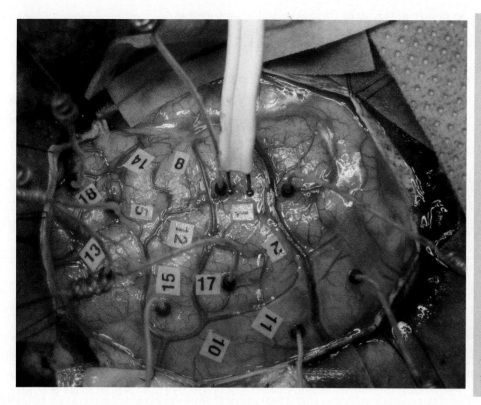

图 130.1　术中进行运动和语言功能区定位的图片。显示皮层电极位置。用尖端呈球形的双极皮层刺激电极刺激皮层。编号作为参考。

的语言区。最后,当定位位于额叶的运动性语言功能区时,术者必须首先辨认面部运动皮层。因为电刺激面部运动皮层时可导致言语中断,这样会导致语言功能区定位错误。

辅助语言功能区(比如颞底语言区)切除可能不会出现言语功能障碍,表明这些部位虽然涉及语言功能,但不是必需的语言功能区。电刺激颞底语言区会导致整体接受性和表达性失语,然而,切除这些区域不会产

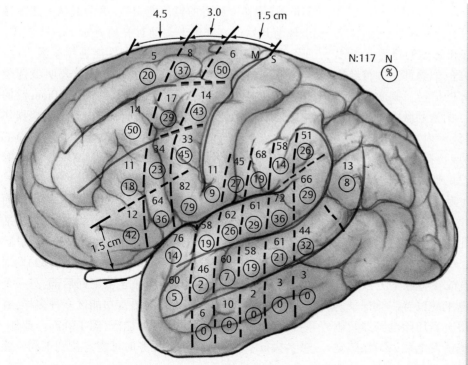

图 130.2　117 例患者不同的语言区定位。每个区域中上面的数字代表进行电刺激的患者数量,下面圆圈中的数字代表出现命名错误的百分率。Ojemann 等教授授权使用。

生长期的语言变化。

规避/损伤/风险

- 损伤风险可分为两大类。
  1. 未能定位功能区
    - 未能识别功能区皮质表明可能存在技术问题,因此切除可能会不安全。
    - 语言功能区定位期间必须用皮层脑电监测以避免局部癫痫发作。
    - 因为可能存在两个及以上语言功能区,所以整个拟切除部位都要进行电刺激。
    - 功能区被确定后还要特别注意不要损伤其周围的区域。
    - 切除语言区毗邻皮质或白质时患者要连续命名以便监测功能。
  2. 损伤定位好的功能区
    - 不能损伤功能区周围的血管。
    - 要将损伤上行或下行纤维束的风险降到最低。要知道病变挤压皮层不代表病变一定同时移位其下方的纤维束,另外,这些神经纤维也不一定垂直脑回表面走行。

抢救与补救

- 电刺激可能诱发癫痫和术后脑水肿,因此围术期要给予足够的抗癫痫药物。
- 清醒开颅时终止癫痫发作的方法包括速效苯二氮䓬类药物和皮层灌注冰盐水。
- 如果癫痫发作后患者意识不清,就不能继续进行电刺激定位。术者要考虑是在未进行定位的情况下进行手术,还是暂时取消手术,准备再一次进行定位下手术。

■ 结果和术后过程

术后注意事项

- 继续使用抗癫痫药物。

- 切除功能区附近皮质可能因脑肿胀导致迟发性功能障碍。
- 关颅前回收所有写有数字编号的小卡片。

并发症

- 除了切除手术本身的并发症,皮层电刺激可能会导致如下并发症。
  - 癫痫。
  - 迟发性语言功能障碍。
  - 两种语言的各种相关功能障碍。
  - 不能通过刺激定位功能区所导致的功能障碍:阅读、翻译、书写以及其他功能障碍。

参考文献

[1] Bahn MM, Lin W, Silbergeld DL et al. Localization of language cortices by functional MR imaging compared with intracarotid amobarbital hemispheric sedation. Am J Roentgenol 1997;169:575–579
[2] Silbergeld DL, Mueller WM, Colley PS, Ojemann GA, Lettich E. Use of propofol (Diprivan) for awake craniotomies: technical note. Surg Neurol 1992;38:271–272
[3] Silbergeld DL. Intraoperative transdural functional mapping. Technical note. J Neurosurg 1994;80:756–758
[4] Ojemann G, Ojemann J, Lettich E, Berger M. Cortical language localization in left, dominant hemisphere. An electrical stimulation mapping investigation in 117 patients. J Neurosurg 1989;71:316–326
[5] Silbergeld DL. A new device for cortical stimulation mapping of surgically unexposed cortex. Technical note. J Neurosurg 1993;79:612–614
[6] Grant GA, Farrell D, Silbergeld DL. Continuous somatosensory evoked potential monitoring during brain tumor resection. Report of four cases and review of the literature. J Neurosurg 2002;97:709–713
[7] Silbergeld DL, Miller JW. Intraoperative cerebral mapping and monitoring. Contemp Neurosurg 1996;18:1–6
[8] Schwartz TH, Ojemann GA, Haglund MM, Lettich E. Cerebral lateralization of neuronal activity during naming, reading and line-matching. Brain Res Cogn Brain Res 1996;4:263–273
[9] Lüders H, Lesser RP, Hahn J et al. Basal temporal language area. Brain 1991;114:743–754
[10] Sartorius CJ, Berger MS. Rapid termination of intraoperative stimulation-evoked seizures with application of cold Ringer's lactate to the cortex. Technical note. J Neurosurg 1998;88:349–351

第 **131** 章
运动皮层电刺激治疗难治性疼痛 Ⓐ

Chikashi Fukaya, Takamitsu Yamamoto, Yoichi Katayama

■ 导言和背景

替代方法

- 脑深部电刺激。
- 脊髓电刺激。
- 扣带回切开。

目的

- 控制难治性去传入神经痛。
- 减少止痛药的用量。
- 改善患者的生活质量。

优点

- 减轻药物难治性疼痛的疼痛程度。

适应证

- 丘脑痛。
- 痛性感觉缺失(麻木痛)。
- 幻肢痛。

禁忌证

- 伤害性疼痛。
- 心理性疼痛。
- 外周神经病理性疼痛(如糖尿病神经病变)。

- 慢性或复杂的局部疼痛综合征。

■ 手术细节和准备

术前计划和特殊设备

- 去传入神经痛的诊断主要基于传统的神经病学、神经生理学、神经影像学检查确认脊髓丘脑系统存在感觉丧失和病变区域。此外,作者根据每位患者对硫喷妥钠、氯胺酮、吗啡的不同反应进行分类。
- 疼痛评估采用视觉模拟评分法(VAS)。如果患者对硫喷妥钠、氯胺酮反应良好,而对吗啡耐药,则提示其适合采用这种治疗方法。不幸的是,硫喷妥钠已经不再生产了。
- 神经生理学医生是必需的,有助于分析解释电生理检查结果。
- 无框架导航有助于确认中央沟和中央前回。因此,术前要进行相关影像学检查。可能需要在初级运动皮层做一个直线切口,导航将有助于定位。
- 术者应该准备好行标准的开颅手术,下尿管,建立动脉通路,头架固定头部。
- 为了监测诱发电位要全部使用静脉麻醉。麻醉医生准备好苯二氮䓬类药物以防癫痫发作。
- 术前给予抗癫痫药物和抗生素。
- 摆体位和开颅时可以用肌松剂,但在进行皮层电刺激前要停用。

专家建议/点评

- 应由有经验的功能神经外科医生进行手术。
- 手术时精确定位初级运动皮质非常重要。
- 清醒的患者可以对刺激效果给予很好的反馈，但他们常常对自己的疼痛感到相当不适。
- 骨孔位于有利于导线引出的位置。

手术的关键步骤

最关键的步骤是显露运动皮层上的硬膜。根据解剖标志可以大致定位中央沟起点，使用神经导航确认中央沟前的手术切口。皮肤切口平行于疼痛发生对侧的运动皮层。然后以中央区为中心形成直径 4~6cm 的骨瓣以便放置电极。将含有 4 个板状电极的条状电极组，如 Medtronic M3587™(Medtronic Inc.,Memphis,TN)沿骨缘放在硬膜外(图 131.1)。通过体感诱发电位翻转和皮质脊髓束运动诱发电位(D 波)确认中央沟位置。为了记录皮质脊髓束运动诱发电位，手术前一天要放置硬脊膜外电极。也可以通过在面部、上下肢的粗大肌肉上放置针状电极的方式来代替。如上所述，手术也在患者熟睡时进行。当患者不能给予反馈时也可用临床和电生理测试的方法确认运动皮层。

肌肉收缩或清醒患者的反馈可以确定对电极刺激的反应。电极通过 3cm 的骨窗植入硬膜外之后，其可探测区域的直径为 5~8cm。也可使用多极的栅状电极组。使用这一技术可以评估能提供最佳效果的电极位置。平行于运动皮层的内外方向放置电极条(图 131.1)，选用两个合适的电极(间距 10~30mm)进行电刺激。作者发现这种刺激程序是记录 D 波和定位运动皮层的最理想方法。

以单相脉冲和相对长的脉宽(>0.5ms)进行刺激。定位运动区要用低频脉冲(<1Hz)，其理由包括：第一，高频刺激使运动皮层相对易感；第二，运动反应阈值以上的高频刺激强度可能导致癫痫发作。通过清晰的 D 波和(或)良好的肌肉反应仔细定位。刺激大脑半球内缘可减轻下肢疼痛感。上、下肢都有疼痛的患者需要使用两组电极(图 131.1 和图 131.2)。

最好的电极位置和方向确认后，将电极条缝合固定在硬膜上。悬吊硬膜进一步加强电极与硬膜的接触。仔细电凝硬脑膜表面以免出血或组织粘连。

使用单相脉冲试验性刺激 3~7 天，脉宽多为 0.2ms (0.1~0.5ms)，刺激持续 10~20 分钟，夜间关机。在测试期间，选出止痛效果最好的一对电极触点，并测试不同的参数设置和极性。如果患者适合进行慢性电刺激治疗，在测试后植入脉冲发生器。

慢性电刺激在电极和脉冲发生器连接后开始。设置最佳的参数达到最好效果的同时要注意频率和电压不能超过引起肌肉收缩的阈值。治疗开始后按预定时间间隔评估刺激效果。

规避/损伤/风险

- 硬膜外血肿：不要打开硬膜。
- 术中癫痫发作：癫痫发作的阈值并不比运动皮层刺激阈值高很多。
  - 术者可静脉给予苯二氮䓬类药物控制癫痫。
  - 冰盐水也有用，但这种手术时冰盐水只能用在硬膜外，会影响癫痫控制的效果。
- 电极移位：要固定好电极。
- 感染：床旁测试时用一次性延长电极线。植入的部件不应暴露。
- 腿部疼痛的刺激部位位于半球间，因此手术较困难。

抢救与补救

- 脑萎缩患者有时很难确定电极安放的最好位置和方向，其原因可能是大量的脑脊液空间往往阻碍有效电流的传播。此类患者运动皮层电刺激效果可能不佳。
- 有些患者主诉刺激部位硬脑膜疼痛。切开孤立电极周围硬脑膜并重新固定电极可解决这个问题。

■ 结果和术后过程

术后注意事项

- 在测试期间，应该使用 VAS 系统评估每位患者疼痛程度的变化。
- 有时应更改刺激参数防止刺激习惯化降低效果。
- 考虑行永久植入的患者的疼痛改善最好大于 50%(VAS 评估)。
- 最大刺激强度应小于运动阈值的 80%。

并发症

- 手术并发症：硬膜外血肿、感染、癫痫发作、脑卒中、电极位置不佳。
- 设备并发症：伤口腐蚀、电极线断裂、电池耗竭、电极移位。
- 功能性并发症：刺激无效、刺激不完全(比如外侧皮层电极的刺激覆盖范围没有包括腿部)、自适应。

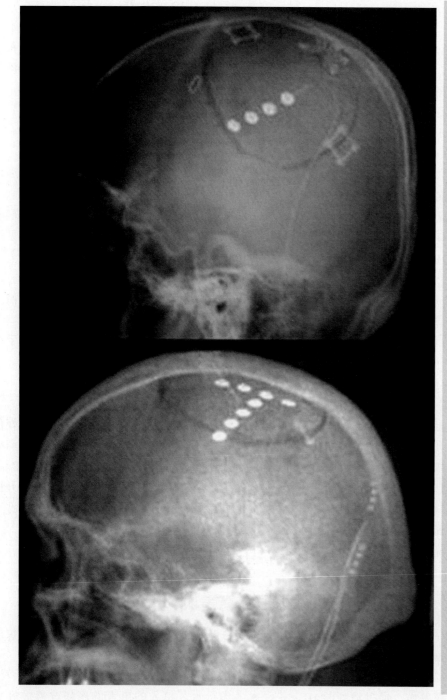

A

B

图 131.1　颅骨 X 线片显示运动皮层电刺激电极的位置。(A)刺激大脑半球凸面缓解面部和（或）上肢痛。(B)主诉上肢和下肢都有疼痛的患者需要使用两个电极。

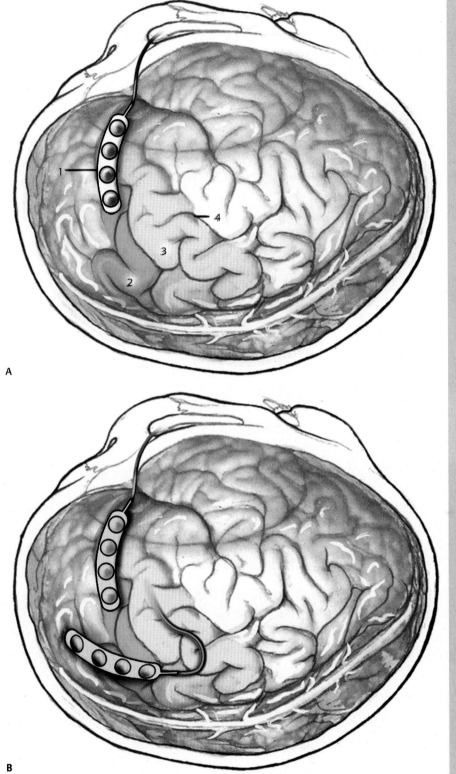

图 **131.2** 运动皮层电刺激电极的位置示意图。(A)单根电极放在运动皮层表面的硬膜上。电刺激可缓解面部和(或)上肢痛。1.电极组；2.中央前回；3.中央后回；4.中央后沟。(B)两根电极垂直放置，适用于主诉上肢和下肢都有疼痛的患者。

参考文献

[1] Tsubokawa T, Katayama Y, Yamamoto T, Hirayama T, Koyama S. Chronic motor cortex stimulation in patients with thalamic pain. J Neurosurg 1993;78:393-401

[2] Katayama Y, Fukaya C, Yamamoto T. Poststroke pain control by chronic motor cortex stimulation: neurological characteristics predicting a favorable response. J Neurosurg 1998;89:585-591

[3] Fukaya C, Katayama Y, Yamamoto T, Kobayashi K, Kasai M, Oshima H. Motor cortex stimulation in patients with post-stroke pain: conscious somatosensory response and pain control. Neurol Res 2003;25:153-156

[4] Yamamoto T, Katayama Y, Hirayama T, Tsubokawa T. Pharmacological classification of central post-stroke pain: comparison with the results of chronic motor cortex stimulation therapy. Pain 1997;72:5-12

[5] Osenbach RK. Motor cortex stimulation for intractable pain. Neurosurg Focus 2006;21:E7

第132章
经皮穿刺毁损治疗三叉神经痛 Ⓐ

Jorge E. Alvernia, Emile Simon, Marc Sindou

■ 导言和背景

替代方法

- 经幕下小脑上乙状窦后入路微血管减压术。
- 经枕下乙状窦后入路三叉神经后根切断术。
- 立体定向放射外科。

目的

- 治疗三叉神经痛。
- 镇痛同时触觉不会完全丧失（保留角膜反射以避免发生营养性角膜溃疡）。

优点

- 比幕下乙状窦后入路微血管减压术创伤小。
- 手术时间短，并发症少。
- 可使用不需气管插管的短时静脉全身麻醉。
- 如果造成了明显感觉减退，则可获长期止痛效果。
- 该治疗可重复。
- 对设备条件要求低，特别是使用甘油或球囊压迫时。

适应证

- 适合老年人、身体条件较差或微血管减压术治疗失败或者不能行微血管减压术的年轻患者(图132.1)。

- 不愿意行开放手术的患者。
- 其他治疗方法无效的患者。

禁忌证

- MRI 或 CTA 显示鞍旁水平段颈内动脉异常粗大。
- 对侧角膜麻痹是相对手术禁忌证。

■ 手术细节和准备

术前计划和特殊设备

- MRI 增强检查判断三叉神经痛的可能病因。
- X 线透视。

专家建议/点评

- 必须掌握该部位的三维解剖。

手术的关键步骤

射频热凝

Sweet 和 Wepsic 完善和推广了射频热凝技术。皮肤穿刺点位于口角外侧 3cm。以患侧耳屏前 3.5cm、瞳孔中线作为体表标志进行穿刺。穿刺针指向内上方向，朝向前述两个体表标志虚拟交点的方向。在 X 线透视下观察穿刺针位置。

患者清醒,张口,术者手指放在患者硬腭上。在磨

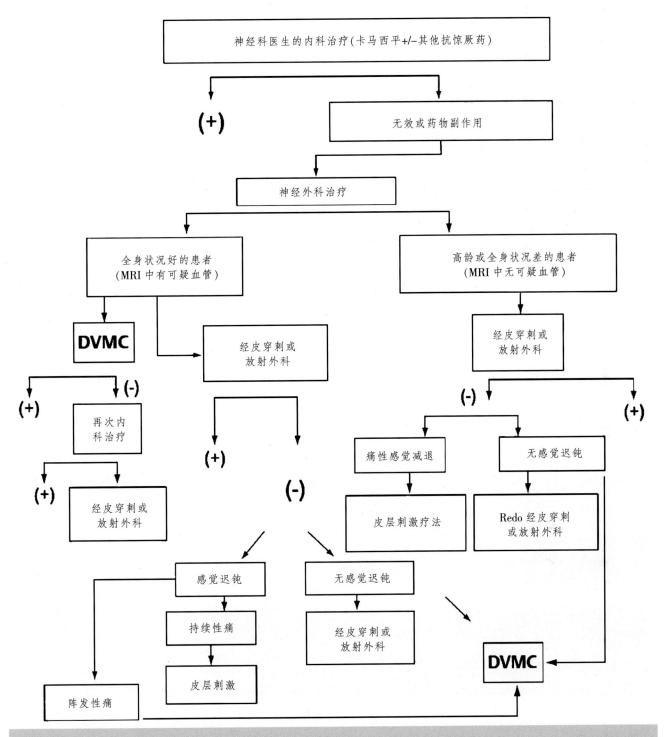

图 132.1 三叉神经痛治疗流程图。DVMC,显微手术三叉神经减压(如微血管减压);MRI,磁共振成像;(+),治疗有效;(-),治疗无效。

牙后可触及翼突。卵圆孔恰在翼突上方。穿刺针向上推进,X线侧位像透视观察卵圆孔位置。柯氏位(Caldwell)对于初学者非常有用,可指导初学者避免将穿刺针穿入破裂孔。穿刺针到达卵圆孔后进一步穿过卵圆孔,到达三叉神经节。

射频热凝的最佳位置在三叉神经根半月节后方,此处名为三角丛(图132.2)。X线侧位像上可看到岩斜交界区和岩斜角(图132.3)。热凝区域通常位于从岩斜交界至其上方 3.5mm 的区域。这种方法可比较容易判定电极的位置。

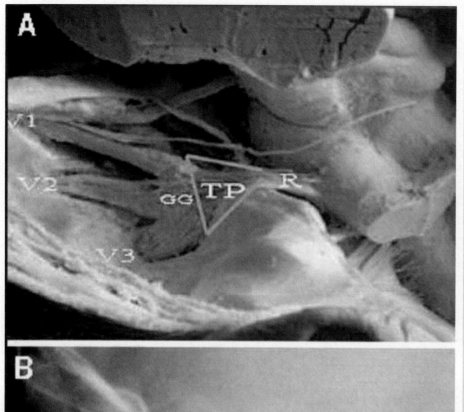

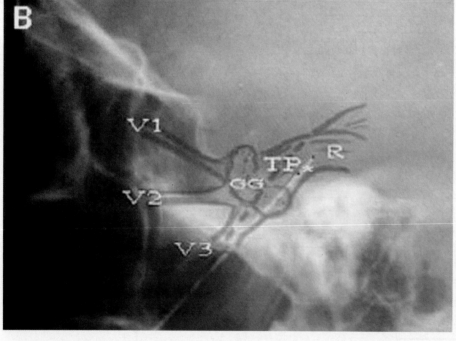

图 132.2　(A)三叉神经尸体解剖。(B)侧位 X 线片示意图。星号表示非绝缘的电极尖端（长度为 6mm），电极尖端的理想位置位于三角丛。注意三叉神经三个分支的分布。V1,眼支;V2,上颌支;V3,下颌支;GG,半月神经节;TP,三角丛;R,神经根。

电刺激运动诱发反应可用于电生理定位,其频率为 5Hz,电压不超过 0.5V。通常当 X 线侧位像显示电极尖端位于斜坡平面时,沿着上颌支(V2)分布区会有运动诱发反应。当电极超过这一平面时就会到达眼支(V1)。后撤电极至斜坡平面下则到达下颌支(V3)。临床与影像学相结合显示眼支位于三角丛的内上方,下颌支位于后外侧,上颌支居中。

调整电极的位置直到诱发的感觉异常与触发区的疼痛范围相符,串状刺激持续 3~5 秒。热凝前用低频电刺激(5Hz)诱发出与患者原来疼痛特点相同的疼痛很重要。电刺激时眼轮匝肌出现反应显示电极位于眼支,提上唇肌出现反应显示电极位于上颌支,口轮匝肌出现反应显示电极位于下颌支。

首先用 55℃左右的低温进行热凝试验,持续时间不超过 3~5 秒,以再次确认电极位置是否准确。疼痛治疗的阈值为 45℃。治疗性热凝在短暂丙泊酚静脉麻醉下进行,光线要充足,以便观察角膜反射。一旦角膜反射迟钝或消失,需要立即停止热凝治疗。热凝温度为

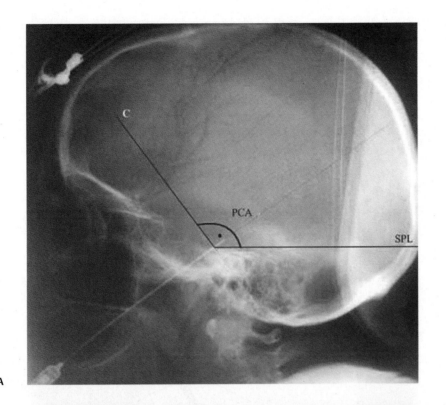

A

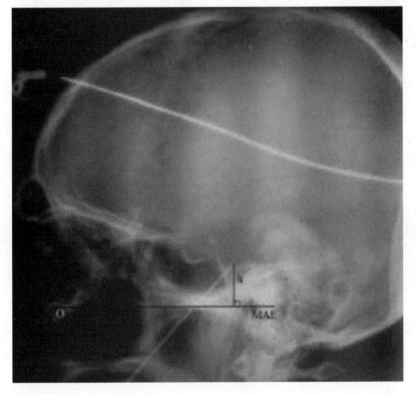

B

图 132.3　(A)X 线侧位像定位岩斜角的方法。岩斜角由斜坡线(C)和岩上线(SPL)构成。电极尖端应该正好放在 C 线后方（平均 2.77mm，范围为 1.57~3.50mm）。(B)电极尖端也可通过电极尖端距离眶耳线的高度进行定位。此距离通常为 13~15mm。注意 V1 对应的神经纤维位于内上，V3 的纤维位于下外，V2 的纤维在中间。如果选择 V3 为靶点，则此段距离较短。O，眶；MAE，外耳道。

60℃±5℃，持续 30 秒。有时温度可能需要调高 5℃，但不要超过 75℃。

　　治疗结束，患者完全清醒后，需要彻底检查面部感觉。效果不佳时可能需要再次热凝。治疗目标是使痛觉消失，同时保留触觉。

球囊压迫

　　Mullan 和 Lichtor 介绍了这项技术。它经 Hartel 经

皮路径放置球囊机械压迫 Meckel 腔的三叉神经半月节。手术在 X 线引导和短时静脉麻醉下进行。第一步是经皮穿刺,经卵圆孔置入套管针到达 Meckel 腔。经套管针放入 14 号 Fogarty 管,球囊尖端露出套管针部分

不要超过 15mm。经 Fogarty 管注入 1mL 造影剂。Fogarty 管充盈后可在 X 线上看到梨形球囊。梨形球囊的颈部对应 Meckel 腔(图 132.4)。球囊压迫时间不能超过 1 分钟,以免发生感觉迟钝。

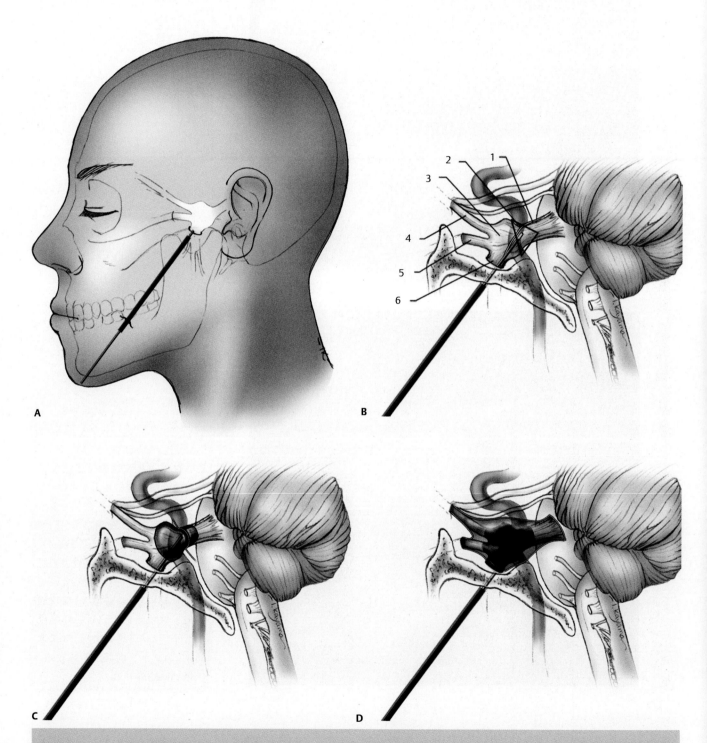

图 132.4   (A)三种经皮穿刺治疗三叉神经痛技术的示意图。(B)甘油注射(注射前确认看到脑脊液)。(C)球囊压迫(造影剂充盈的球囊必须呈梨形,以确保球囊位于 Meckel 腔内)。(D)半月神经节后热凝。注意:三叉神经分布,电极裸电尖端位于半月神经节后的三角丛。1.三叉神经运动支;2.三角丛;3.半月神经节;4.眼支;5.上颌支;6.下颌支。

甘油注射

患者取坐位,头部放松。局麻后在 X 线引导下经卵圆孔置入套管针。套管针放置正确后针尾部常常会有脑脊液流出,注射泛影葡胺进行脑池造影。然后清空造影剂。在可以获得满意的感觉迟钝效果的位置注射甘油,总量为 0.2~0.4mL。

规避/损伤/风险

• 潜在并发症多与穿刺直接损伤周围结构有关(图 132.5 显示解剖细节)。术前检查 CTA 或 MRI,术中使用 X 线引导可减少并发症的发生。

抢救与补救

• 电极接触三叉神经运动根时,电刺激可能导致

咬肌或翼肌抽搐,此时需要调整位置以减少咀嚼运动支损伤。

• 穿刺损伤上颌动脉常常造成腭部出血。可行压迫止血。

• 一定要避免穿刺损伤岩骨段或破裂孔段（更危险）颈内动脉,否则会危及患者生命。

• 如果发生海绵窦动静脉瘘,患者可能会听到杂音。

■ 结果和术后过程

术后注意事项

• 此类患者通常住院时间很短或者在门诊进行治疗。不管怎样,患者术后应在恢复室观察 4~6 小时。

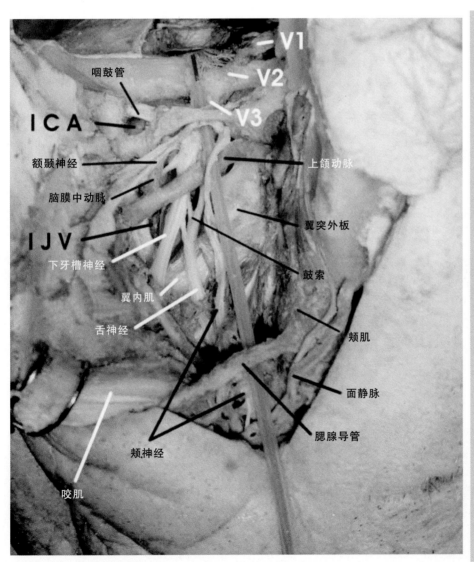

(★) 图 132.5　三叉神经和周围结构尸体解剖。右侧额颞翼点开颅,切除眶颧骨质和部分岩骨,显示经皮穿刺经卵圆孔入路的相关解剖结构。ICA,颈内动脉;IJV,颈内静脉;V3,下颌支;V2,上颌支;V1,眼支。

- 出院前告知患者和家属进行眼部护理和咀嚼肌锻炼。
- 95%以上的患者症状会立刻得到缓解。
- 长期效果与感觉迟钝呈正比关系。长期效果热凝优于球囊压迫,而球囊压迫优于甘油注射。
- 最常见的副作用是面部麻木。多数患者可耐受,但有些患者(特别是感觉迟钝严重者)可能会发展为痛性感觉缺失。
- 根据随访结果缓慢减药。
- 文献报道因为手术损伤颈动脉导致的死亡率为 1/1000。
- 三叉神经痛复发可能需要再次治疗。

并发症

- 角膜感觉减退。
- 角膜炎(角膜溃疡)。
- 痛性感觉缺失。
- 三叉神经营养的黏膜/皮肤溃疡。
- 咀嚼肌麻痹。
- 术后单纯疱疹病毒感染。
- 颈动脉海绵窦瘘。
- 颈内动脉出血/夹层/血栓形成。
- 腮腺管(Stensen 管)损伤。
- 咽鼓管损伤。

参考文献

[1] Alvernia JE, Sindou MP, Dang ND, Maley JH, Mertens P. Percutaneous approach to the foramen ovale: an anatomical study of the extracranial trajectory with the incorrect trajectories to be avoided. Acta Neurochir (Wien) 2010;152: 1043–1053

[2] Bale RJ, Laimer I, Martin A, Schlager A, Mayr C, Rieger M, Czermak BV, Kovacs P, Widmann G. Neurosurgery. Frameless stereotactic cannulation of the foramen ovale for ablative treatment of trigeminal neuralgia. Neurosurgery 2006 Oct;59(4 Suppl 2):ONS394–401; discussion ONS402

[3] Fraioli B, Esposito V, Guidetti B, Cruccu G, Manfredi M. Treatment of trigeminal neuralgia by thermocoagulation, glycerolization, and percutaneous compression of the gasserian ganglion and/or retrogasserian rootlets: long-term results and therapeutic protocol. Neurosurgery 1989;24:239–245

[4] Håkanson S. Retrogasserian glycerol injection as a treatment of tic douloureux. In: Bonica JJ, Lindblom U, Iggo A, eds. Advances in Pain Research and Therapy. Vol. 5. New York: Raven Press;1983:927–233

[5] Håkanson S. Trigeminal neuralgia treated by the injection of glycerol into the trigeminal cistern. Neurosurgery 1981;9:638–646

[6] Kanpolat Y, Savas A, Bekar A, Berk C. Percutaneous controlled radiofrequency trigeminal rhizotomy for the treatment of idiopathic trigeminal neuralgia: 25-year experience with 1,600 patients. Neurosurgery 2001;48:524–532, discussion 532–534

[7] Lopez BC, Hamlyn PJ, Zakrzewska JM. Systematic review of ablative neurosurgical techniques for the treatment of trigeminal neuralgia. Neurosurgery 2004;54:973–982, discussion 982–983

[8] Mullan S, Lichtor T. Percutaneous microcompression of the trigeminal ganglion for trigeminal neuralgia. J Neurosurg 1983;59:1007–1012

[9] Sindou MP. Neurophysiological navigation in the trigeminal nerve: use of masticatory responses and facial motor responses evoked by electrical stimulation of the trigeminal rootlets for RF-thermorhizotomy guidance. Stereotact Funct Neurosurg 1999;73:117–121

[10] Sindou M, Keravel Y. Neurochirurgie 2009;55:291–292 [Article in French]

[11] Sindou M, Keravel Y. Trigeminal neuralgia. Percutaneous thermocoagulation of the trigeminal nerve]. Neurochirurgie 1979;25:166–172–[Article in French]

[12] Sindou M, Keravel Y, Laurent B. Aspect cliniques et thérapeutiques des névralgies essentielles du trijumeau et du glosso-pharyngien. In: Encycl. Méd. Chir. Neurologie 17-023-A-80; Paris: Elsevier Masson SAS; 2007

[13] Sindou M, Tatli M. Treatment of trigeminal neuralgia with thermorhizotomy]. Neurochirurgie 2009;55:203–210–[Article in French]

[14] Sindou M, Tatli M. Treatment of trigeminal neuralgia with glycerol injection at the gasserian ganglion.] Neurochirurgie 2009;55:211–212–[Article in French]

[15] Sweet WH, Wepsic JG. Controlled thermocoagulation of trigeminal ganglion and rootlets for differential destruction of pain fibers. 1. Trigeminal neuralgia. J Neurosurg 1974;40:143–156

[16] Tatli M, Sindou M. Anatomoradiological landmarks for accuracy of radiofrequency thermorhizotomy in the treatment of trigeminal neuralgia. Neurosurgery 2008;63 Suppl 1:ONS129–ONS137, discussion ONS137–ONS138

第 133 章

微血管减压术治疗三叉神经痛 Ⓐ

Ashish Jonathan, Amal Abou-Hamden

■ 导言和背景

替代方法

- 经皮注射甘油。
- 经皮射频消融。
- 经皮球囊压迫治疗。
- 立体定向放射治疗。
- 周围神经消融。
- 乳突后开颅和三叉神经半月节后部消融。

目的

- 通过移开三叉神经上的责任血管、解除慢性压迫来缓解三叉神经痛(TN)。

优点

- 解除三叉神经痛，而不影响三叉神经的感觉和运动功能。

适应证

- 药物治疗无效或者患者对药物治疗不能耐受。
- 患者不愿意做消融治疗。
- 消融治疗无效。
- 微血管减压治疗三叉神经痛具有安全、有效、疗效持续时间长的优点，所以微血管减压术作为药物治疗无效的三叉神经痛患者的一线治疗方法。如果患者一般情况良好,年龄大不是手术禁忌证。绝大多数高龄三叉神经痛患者可安全地完成微血管减压术。

禁忌证

- 非典型面痛患者,通常微血管减压效果不好。
- 多发性硬化患者的三叉神经痛是相对手术禁忌证。

■ 手术细节和准备

术前计划和特殊设备

- 仔细选择患者很关键。
- 术前查 MRI 可能有助于辨认压迫三叉神经和半月神经节的责任血管。
- 开颅时可用无框架立体导航精确定位横窦和乙状窦交界。
- 手术设备和器械包括显微剪刀、手术显微镜、牵开器、高速磨钻、枪状神经内镜(可选)。
- 抗生素预防感染:麻醉诱导时给予 1 次。

专家建议/点评

- 必须强调仔细选择患者的重要性。
- 仔细研究 MRI 发现责任血管。高分辨率三维重建 MRI 有助于判断有无血管压迫。
- 当手术操作涉及三叉神经时要通知麻醉医生注意心血管系统变化。

手术的关键步骤

　　患者取侧卧位,腋下垫枕。3 钉或 4 钉头架固定头部。头部向地面下垂 10°以便更好地观察三叉神经。将患者牢牢固定在手术床上以免术中需要转动手术床时发生危险。上方的肩膀固定于合适的位置以免影响术者的视线。不能牵拉太紧而损伤臂丛神经。10°的头高脚低位(反 Trendelenburg 体位),使头部高于心脏;同时检查颈部确保颈静脉无受压,下颌距离胸骨至少 2 横指(避免颈部过度屈曲)。这些措施可以避免静脉回流障碍。标记横窦(乳突根部或颧弓根后部与枕外隆凸的连线)。也可使用导航来确定横窦位置。

　　手术采用直线切口,3~5cm 长,位于乳突沟之后约 1cm。切口 1/4 位于横窦上方,另 3/4 位于横窦下方。手术刀切开皮肤。用单极切开肌肉暴露星点。在星点内下方 1cm 钻孔。形成一个直径为 2~3mm 的骨瓣,显露横窦边缘、乙状窦边缘和横窦乙状窦交界区(图 133.1)。硬膜呈“T”形切开,基底位于窦侧。注意不要损伤窦(图 133.2)。

　　在显微镜下从小脑延髓池和小脑脑桥角池释放脑脊液使小脑松弛。使用脑压板轻柔牵拉小脑到达小脑脑桥角,而作者认为释放足够的脑脊液后可能无须使用脑压板。向上调整显微镜观察小脑幕、Meckel 腔和三叉神经 REZ 区。尽可能保留岩静脉和脑神经上的蛛网膜。必要时宁愿电凝切断岩静脉而不是将其拉断。显微分离三叉神经,从 REZ 区直到其消失进入 Meckel 腔。确认感觉根(较大)和运动根(较小)。压迫三叉神经的血管可能是小脑上动脉、小脑前下动脉或者两个血管同时压迫(图 133.3)。少数情况下,静脉或扩张的基底动脉可能会成为责任血管。仔细分离血管压迫神经的地方,小心将血管拨离神经。将神经和血管隔开的方法有很多种,最常用的是垫入 Teflon 棉和羟基聚乙烯醇海绵(Ivalon™,Fabco Inc.,Mistique,CT)。另一种方法是用筋膜或蛛网膜将血管悬吊在小脑幕上。图 133.4 显示小脑上动脉向上内侧悬吊于小脑幕上。

　　硬膜水密缝合。硬膜缺损可用骨膜修补。用钛连接片复位骨瓣。大的骨缺损要用钛网或骨水泥修补以减少术后头痛。分层缝合伤口。

规避/损伤/风险

　　• 合适的骨孔位置、取下骨瓣前小心分离窦的边缘可减少损伤窦的风险。特别是老年人,其硬膜容易与颅骨粘连。

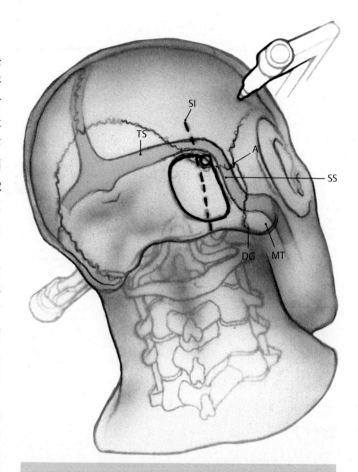

图 133.1 乙状窦后入路皮肤切口、骨孔位置、骨瓣位于横窦与乙状窦后下。A,星点;MT,乳突尖;DG,二腹肌沟;TS,横窦;SS,乙状窦;SI,皮肤切口。

　　• 用骨蜡封闭所有打开的乳突气房(“进的时候上蜡,出的时候上蜡”)。

　　• 岩静脉拉断时,电凝其游离端,小脑幕端用可吸收明胶海绵(Gelfoam™,Pfizer,Inc.,New York,NY)、棉条耐心压迫止血。牵拉小脑上外侧面时避免牵拉岩静脉以防拉断。特殊情况下可充分显露、电凝切断岩静脉或其一个分支。

　　• 尽量少分离面神经和听神经表面蛛网膜,牵拉这些神经会导致一过性或永久性的并发症。仔细严密地缝合硬膜、肌肉和筋膜层以免脑脊液漏。

抢救与补救

　　• 如果从三叉神经 REZ 区到 Meckel 腔全程探查都没有发现责任血管,就要考虑神经梳理术或者行部分性感觉神经根切断。行部分性神经根切断时切断感觉神经根的下 1/2~2/3。

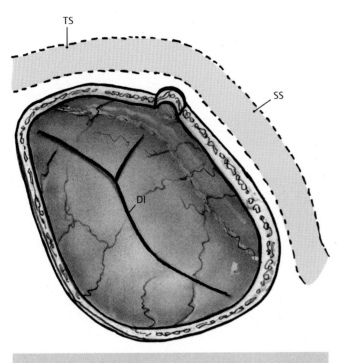

图 133.2　硬膜呈"Y"形剪开翻向横窦和乙状窦。DI,硬膜切口;TS,横窦;SS,乙状窦。

- 横窦或乙状窦损伤:大部分用止血材料(氧化纤维素纱布或 Gelfoam™)、棉条压迫可以止血。必要时可用血管夹(Week™ dips,Teleflex Inc.,Limerick,PA)。大的损伤需要用硬膜补片修补,用 6-0 的 Prolene 线缝合。
- 脑脊液漏:再次手术患者会增加脑脊液漏的风险。多数患者腰大池引流 2~3 天后脑脊液漏停止。极少数持续经乳突气房脑脊液漏的患者需要重新探查封闭瘘口。

■ 结果和术后过程

术后注意事项

- 患者需要在监护病房观察 24 小时。
- 应用镇痛药和止吐药。
- 注意观察有无脑脊液漏。

- 多数患者术后 2~3 天可出院。
- 术后三叉神经痛立即并完全消失患者可在1~2周内逐渐减药直至停用治疗三叉神经痛的药物。
- 一部分患者面部疼痛会延迟治愈,术后需要继续服药直到症状消失。

预后

- 非持续性疼痛患者:78%疼痛消失,85%疼痛明显好转。
- 发作性疼痛患者:77%疼痛消失,81%疼痛明显好转。
- 持续性疼痛患者:70%疼痛消失,77%疼痛明显好转。

并发症

- 死亡:0.3%。
- 神经系统并发症:1.7%。
- 不能正常出院回家:3.8%。
- 横窦或乙状窦损伤。
- 神经麻痹:主要为面神经(发生率 0.6%)。其他可能受累的神经包括前庭蜗神经、滑车神经,偶尔累及展神经。
- 无菌性脑膜炎:发生率约 2%。通常术后 3~7 天出现发热和颈部僵硬。脑脊液细菌培养阴性。可用腰穿和激素治疗。
- 细菌性脑膜炎发生率为 0.9%。脑脊液细菌培养阳性。选用合适的抗生素治疗。
- 小脑挫伤或出血:常常因为牵拉引起。早期释放脑池中的脑脊液并将对小脑的牵拉最小化可避免发生该并发症。
- 动脉损伤:会导致脑梗死或脑神经功能障碍。需要小心地在显微镜下分离动脉。
- 脑脊液漏。
- 三叉神经痛复发:复发患者保守治疗无效时需考虑再次行微血管减压术。
- 由聚四氟乙烯肉芽肿引起的三叉神经痛复发:出血可能会刺激聚四氟乙烯肉芽肿发生。此时需要重新探查和血管减压。

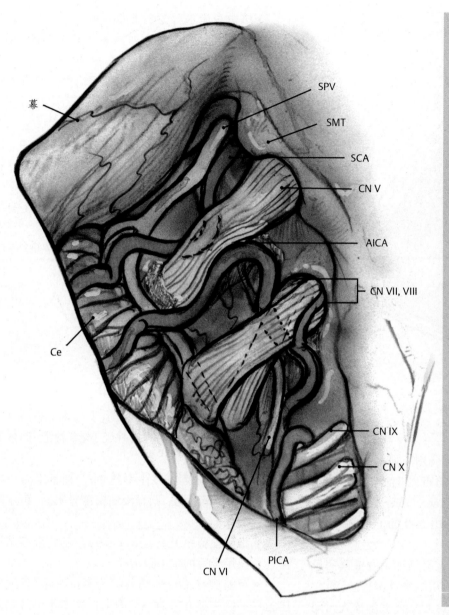

幕

SPV

SMT

SCA

CN V

AICA

CN VII, VIII

Ce

CN IX

CN X

CN VI

PICA

图 133.3　显露小脑脑桥角区的脑神经和血管。小脑上动脉 (SCA) 和小脑前下动脉 (AICA) 压迫三叉神经。SMT, 内听道上结节; SPV, 岩上静脉; PICA, 小脑后下动脉; Ce, 小脑; CN, 脑神经。

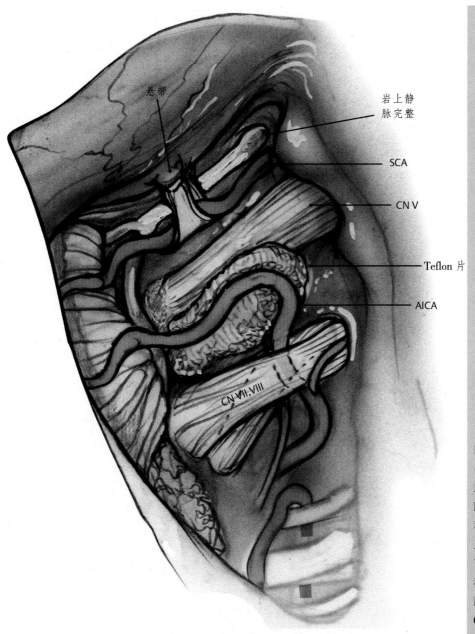

悬带

岩上静脉完整

SCA

CN V

Teflon 片

AICA

CN VII, VIII

图 133.4　减压三叉神经在血管 (AICA) 和神经之间垫入 Teflon 棉或羟基聚乙烯醇海绵 (lvalon™, Fabco Inc., Old Mystic, CT)。另一种方法是使用筋膜条或蛛网膜将血管 (SCA) 悬挂在小脑幕上。图中可见将责任小脑上动脉向内上方移位并缝挂在小脑幕上。SCA, 小脑上动脉; AICA, 前下小脑动脉; CN, 脑神经。

参考文献

[1] Sekula RF, Jr, Frederickson AM, Jannetta PJ, Quigley MR, Aziz KM, Arnone GD. Microvascular decompression for elderly patients with trigeminal neuralgia: a prospective study and systematic review with meta-analysis. J Neurosurg 2011;114:172–179

[2] Sandell T, Eide PK. The effect of microvascular decompression in patients with multiple sclerosis and trigeminal neuralgia. Neurosurgery 2010;67:749–753, discussion 753–754

[3] Rak R, Sekhar LN, Stimac D, Hechl P. Endoscope-assisted microsurgery for microvascular compression syndromes. Neurosurgery 2004;54:876–881, discussion 881–883

[4] Skrap M, Tuniz F. Use of arachnoid membrane to transpose the superior cerebellar artery in microvascular decompression for trigeminal neuralgia: technical note. Neurosurgery 2010;66(3 Suppl Operative):88–91

[5] Kalkanis SN, Eskandar EN, Carter BS, Barker FG. Microvascular decompression surgery in the United States 1996 to 2000: mortality rates, morbidity rates, and the effects of hospital and surgeon volumes. Neurosurgery 2003;52 (6):1251–1261; discussion 1261–1262

[6] Capelle HH, Brandis A, Tschan CA, Krauss JK. Treatment of recurrent trigeminal neuralgia due to Teflon granuloma. J Headache Pain 2010;11:339–344

[7] Sandell T, Eide PK. Effect of microvascular decompression in trigeminal neuralgia patients with or without constant pain. Neurosurgery 2008;63:93–99, discussion 99–100

第 9 部分
小儿颅脑外科

脑脊液分流

第 **134** 章
脑室腹腔分流术 Ⓐ

Wardon Almir Tamer, Abdurrahim Abdalla Elashaal

■ 导言和背景

替代方法

- 内镜下第三脑室造瘘(仅限于梗阻性脑积水)。
- 脑室心房分流术。
- 脑室胸膜腔分流术。
- 脑室–胆囊分流术。
- 脑室造口外引流术。

目的

- 脑室腹腔分流术(VPS)使活动性脑积水患儿颅内压(ICP)正常化,控制头颅尺寸增加,并使患儿获得最佳的神经功能。

优点

- VPS 对脑部和腹部损伤相对较小。
- 脑室置管成功后,可快速缓解 ICP。
- VPS 手术通常失血量小。
- 与治疗相同疾病的其他手术相比,手术安全性最高,同时神经外科医生最熟悉。

适应证

- 症状性或进展性脑积水(脑室大小、头部大小或神经功能障碍的进展)。

禁忌证

- 存在脑膜炎。
- 坏死性小肠结肠炎。
- 反复腹膜炎引起腹膜粘连。
- 手术区域附近存在感染灶。
- 脑脊液中红细胞计数升高(CSF;红细胞计数必须<2000 个/mL)。
- 早产儿体重<2000g。

■ 手术细节和准备

术前计划和特殊设备

- 影像学检查 CT、MRI。
- 核查 CSF 实验室指标,包括蛋白质水平、细胞计数和培养/革兰染色结果。
- 由患儿的儿科医生来评估儿童的一般情况和进行腹部检查(特别是排除肝大)。还应检查颈部、胸部和腹部的头皮和皮肤,以排除任何感染灶的存在。
- 如果脑积水继发于脑膜炎,脑脊液培养必须证实为阴性。
- 应选择适当的阀门(压力水平,可调节,抗虹吸设备),并且必须与患者相匹配。
- 手术设备包括 Hudson 支架和精密卡锁、小型自动牵引器和皮下隧道装置。手术放大镜和头灯照明是有益的。

专家建议/点评

- 将阀门缝合到骨膜或帽状腱膜上固定是一种很好的方法。
- 已经证明使用抗生素浸渍导管分流感染率有所下降。
- 选择阀门时必须考虑以下几点:肿瘤过滤器(防止肿瘤经脑脊液播散)、防虹吸装置(防止患者直立时的虹吸作用)和可调控压阀。
- 皮肤菲薄的早产儿,使用特殊的 baby"阀"。
- 通常(作者认为)带有抗虹吸装置和储液囊的中压阀可用于大多数病例。

手术的关键步骤

体位和准备:患者全身麻醉、气管插管。术前给予头孢曲松 50mg/kg。患者取仰卧位,头部转向对侧,露出顶骨或前额。经枕入路时抬高头部,将同侧肩部垫高,然后将脖子稍微垫高。眼贴封眼,将足跟和尺骨区域软垫填充。术区皮肤准备,剃刮或剪发,从顶部或额部直至颈部。使用一次性剃须刀。

打孔和暴露:标记头皮(颈部)和腹部的切口以及钻孔的位置。如果行经枕入路,在中线外侧 3cm、枕外隆凸上 6cm 处标记钻孔的位置(图 134.1A)。在经顶入路中,钻孔点位于耳廓最高点上方和后方 3cm 处(图 134.1B)。在经额入路中,钻孔位于冠状缝前 1cm,中线外侧 2cm 处(图 134.1C)。头皮直切口长 2~3cm,超过钻孔点 1cm。或者,做弧形切口,其长臂位于枕外隆凸上约 4cm,枕骨中线外侧 2.5~3.5cm。腹部取水平切口,位于脐上 2cm、外侧 2cm。如果使用套管针可在右上象限内做 4~5mm 的切口。

颅骨钻孔可以用手动钻、磨钻或小刀(在年龄小的儿童中)。钻孔的位置如上所述。骨蜡可用于控制骨质出血。开腹通常逐层完成,切开皮肤分离皮下组织后,将腹直肌前鞘垂直切开,然后向外侧牵拉。再用镊子夹住腹直肌后鞘并切开。可见到一层光滑、更明亮的腹膜,同样用镊子夹住用剪刀剪开。用 3-0 Vicryl 线荷包缝合最后一层。

放置分流管:双极电凝硬膜后"十"字形切开,软脑膜电凝后切开。在经枕入路中,将探针置于脑室穿刺管中。

然后将导管和探针瞄准前额中部穿刺,如果失败则瞄准同侧内眦。进入约 3cm 处可有突破感,在高压下 CSF 可能溢出。导管远端夹毕以避免 CSF 的快速流出。

最初 5cm 带探针插入,然后将探针取出并将导管继续推进至 6~7cm。在经额入路中,导管垂直于颅骨表面进入侧脑室额角。脑室导管尖端的最佳位置在额角 Monro 孔的前外侧。经枕和顶入路,单次穿刺足以进入脑室;然而,经额入路可能需要多次穿刺。

其次是隧道部分。通常从头部切口向下穿隧至腹部。通常用通条在皮下推进,跨过锁骨上,直到腹部切口。可另做一个颈部切口。在骨膜外扩皮安放阀门。导管远端(可为一体化装置固定于阀门上)从通条内孔近端穿过到远端。将通条取出,保留分流管在原位。拔出通条时,引流管不应移动。所有暴露的皮缘都覆盖抗生素浸泡过的海绵,并且在通条插入之前用无菌纱布覆盖切口。

连接并固定引流阀。通常引流阀表面有箭头标记引流方向,箭头必须指向腹部。用双 3-0 丝线固定阀门的远端连接,并将引流阀缝合固定到骨膜上。将导管近端剪成合适的长度连接到阀门,用 3-0 丝线固定。

放置导管腹腔端。在导管放入腹腔之前,检查远端的通畅性,确保有 CSF 流出。用平镊子(例如 bayonet)将远端导管送入腹腔中 30~60cm(可使用总长度为 120cm)。可以将银夹放在导管入腹膜处,用于将来 X 线参考。荷包缝合固定,缝合张力适度,不要造成导管内腔阻塞。

有一种区别于上述方法的更简单的技术,用于 VPS 的腹腔端导管穿过腹壁。这种技术可减少切口疝和远端分流故障或移位的风险。该技术如下所述:腹腔导管穿过皮下通道后,将一次性导引管的末端轻轻弯曲成问号或"J"形,并从腹膜穿到腹壁皮下组织(图 134.2A)。然后移除针芯,同时将导管推入空的针鞘并回拉达腹膜。在另一种方法中,使用 Dandy 镊子并将其推过腹膜。将腹腔导管夹住并推入皮下组织,然后在直视下将其送入腹腔。这些技术无须切开腹部筋膜,可使腹壁达到解剖闭合。导管周围的腹膜和筋膜都无须缝合(图 134.2B)。

关闭:伤口用生理盐水冲洗,充分止血。两个切口的筋膜用 Vicryl 线间断缝合,常规缝合皮肤。

规避/损伤/风险

- 应避免在皮肤上过度使用双极电凝,因为这可能会导致皮肤感染。
- 打开分流包时更换手术手套,可能对防止分流感染非常重要。
- 切口前 30 分钟使用抗生素,术后持续使用 24~

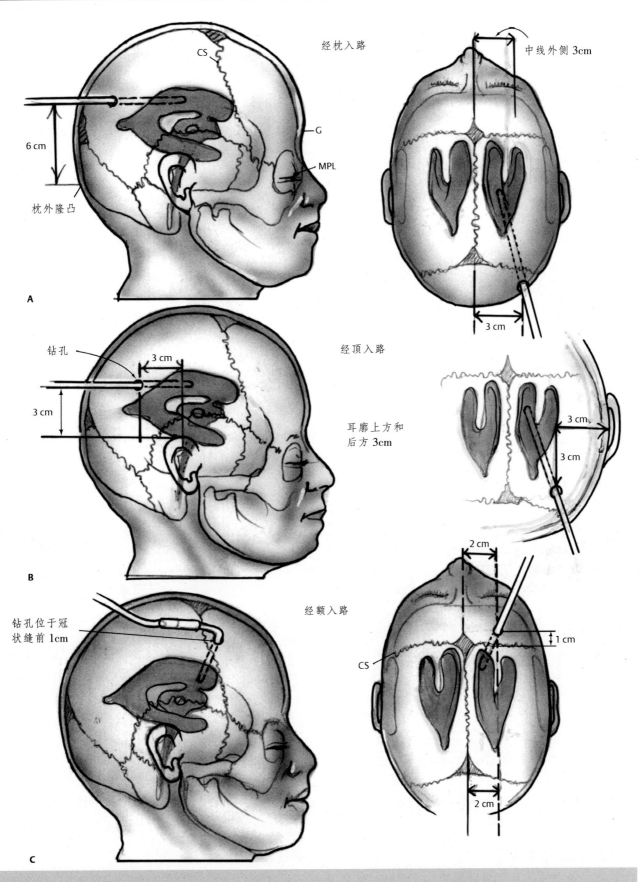

图 134.1 (A)经枕入路钻孔位置(中线外侧 3cm、枕外隆凸上 6cm)。(B)经顶入路钻孔位置(耳廓最高点上方和后方 3cm)。(C)经额入路钻孔位置(冠状缝前 1cm,中线外侧 2cm)。G,眉间;MPl,瞳孔中线;CS,冠状缝。

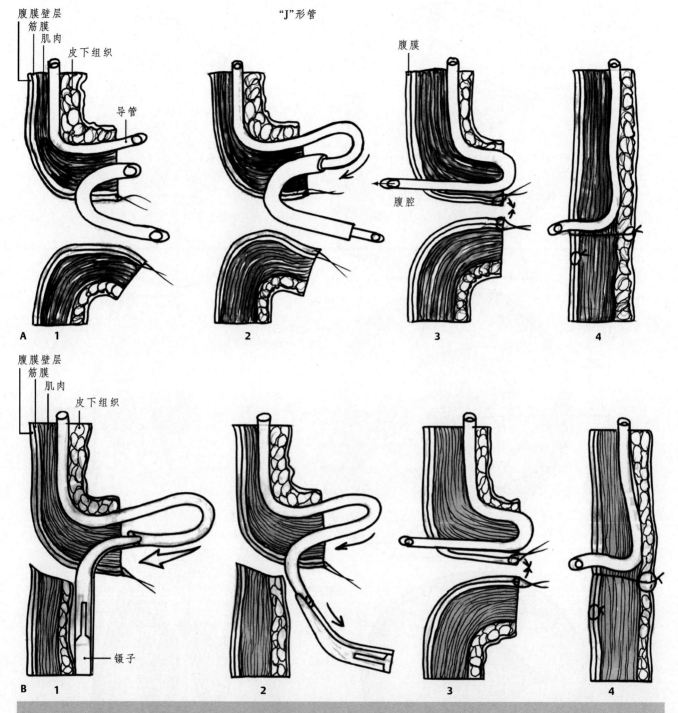

图 134.2   (A)方法 1。步骤 1:将一次性导引器的末端轻轻弯曲成"J"形,并从腹膜穿过腹壁至皮下组织(左)。步骤 2:移走针芯,将导管穿过导引器并回拉入腹腔内(右)。步骤 3:将导引器拉回,导管尖端留在腹腔内。步骤 4:腹部切口分层缝合。(B)方法 2。方法 1 的步骤 1 至步骤 4 依次进行,但用 Dandy 镊子替换一次性导引器。用镊子向上推动穿过腹壁筋膜夹住皮下组织中的引流管(左)并将其递送至腹腔(右)。

48 小时对避免感染有效。

  • 脑室导管末端的最佳位置是在额角,正好在 Monro 孔的前外侧,避开脉络丛,以防止导管阻塞。

  • 为避免分流管移位,不应忽视对分流阀和导管的缝合固定。

  • 在皮下穿刺期间,存在经过锁骨上窝的风险。手指感觉应触摸到通条的尖端。

  • 隧道装置不应经过乳头下方。

- 除导管连接需要外,导管尖端(脑室和腹腔端)不应切断,因为可能引起分流故障。
- 备一套未打开的分流装置于手术室,在分流系统污染或其他事故的情况下使用。

抢救与补救

- 在插入脑室导管的过程中,如果没有 CSF 流出,可以尝试用注射器轻轻抽吸。如果仍然没有 CSF,则可以尝试将导管顺时针旋转并保持在其位置不动。 如果仍然没有流出,则沿着更准确的轨迹重新插入导管。如果这种技术仍然失败,那么可以使用内镜准确地放置导管,或者使用超声定位。
- 在插入腹腔导管时, 如果有阻力, 检查腹膜开口。 如果仍有疑问,请普通外科医生协助。

■ 结果和术后管理

术后注意事项

- 抗生素应持续 24~48 小时。
- 应评估神经状态。应定期评估前囟部和腹部。在患儿出院前检查切口敷料。
- 保持患儿在水平位置约 12 小时。
- 通常在 12 小时内开始肠内营养,除非有腹胀和蠕动迟缓。
- 分流术后常规 X 线检查[前后(AP)、侧位颅骨、胸部、腹部 X 线]作为以后随访和立即修管(如果需要)的基准。
- 如果没有问题,患儿可在 24~48 小时后出院。
- 告知家长分流故障和感染的症状和体征。

并发症

手术期间

- 脑室导管插入太深或方向错误。

- 脑内、脑室内或硬膜下血肿。
- 损伤腹部脏器。
- 气胸。

手术后

- 分流故障(急性,间歇性)。
- 分流感染。
- 分流可能导致脑室狭小或低颅压。
- 腹腔导管移行入肠道。
- 肠梗阻。
- 腹股沟疝、脐疝。
- 分流管穿出皮肤,特别是早产儿。
- 腹膜假性囊肿。
- 癫痫发作。
- 分流装置任何部分脱落、扭结或断裂。
- 硬膜下血肿或水瘤。
- 颅缝早闭、小头畸形和颅骨畸形。

参考文献

[1] Paul PW, Anthony MA. Hydrocephalus in children. In: Setti SR, Richard GE, eds. Principles of Neurosurgery. London: Elsevier; 2005:117–135

[2] James MD, Mark RI. Cerebrospinal fluid shunting and management of pediatric hydrocephalus. In: Henry HS, William HS, eds. Operative Neurosurgical Techniques, Indications, Methods, and Results. Philadelphia, PA: Saunders; 2006:487–508

[3] David CM. Ventriculoperitoneal shunting. In: Setti SR, Robert HW, eds. Neurosurgical Operative Atlas. Vol. 1. Baltimore, MD: Williams & Wilkins; 1991: 239–246

[4] Greenberg MS. Hydrocephalus. In: Greenberg MS, ed. Handbook of Neurosurgery. New York: Thieme Medical Publishing; 2006:180–207

[5] Abdurrahim AE, Michael C, Michael DC. Cerebrospinal fluid shunt insertion techniques of peritoneal catheter placement separate from abdominal fascial and peritoneal incisions, technical note. J Neurosurg 2010; 113:79–81

第135章
脑室腹腔分流翻修术 Ⓐ

Sun Ik Lee, Manish Singh, Cuong J. Bui

■ 导言和背景

- 脑积水仍然是一种很麻烦的疾病，尽管出现了分流术，并且分流装置和分流手术技术不断进步，但并发症发生率仍然相对较高。
- 新生儿发病率为1/2000，约占全部先天性疾病的1/3。
- 脑室腹腔分流术(VP)是一般神经外科手术中最常见的手术之一，也是小儿神经外科手术中最常见的手术。
- 不幸的是，尽管新技术、分流系统的出现以及神经导航和神经内镜等各种手术技术的应用，但分流术后翻修率仍然很高。
- 脑脊液(CSF)分流手术中有一半是分流翻修。
- 分流失败率通常在首次分流术后的前几个月内最高(第一个月内为14%)，第一年内为40%~50%。
- 所有分流患者中有49%~59%需至少一次分流翻修术，常需进行多次分流翻修术。
- 分流失败最常见的原因是近端分流阻塞，但分流感染和远端失效也很普遍。
- 当出现临床指征时，应在分流翻修术前排除分流感染。
- 分流感染可表现为分流失效，通常不易诊断。
- 分流感染在距上次分流术后的前6个月内最普遍。
- 众多建议旨在降低感染风险，但细致的手术准备和技术仍然是减少分流手术过程中感染和污染的关键因素。
- 本章将重点讨论分流翻修技术和经验。分流放置和分流外置技术将在其他章节讨论。

替代方法

- 脑室胸膜腔分流术。
- 脑室心房分流术。
- 内镜下第三脑室造瘘。
- 腰大池腹腔分流术。
- 脑室-胆囊分流术。
- 脑室帽状腱膜下分流术。
- 当怀疑感染时分流管外置术。

目的

- 及时准确诊断分流故障。
- 了解分流翻修的各种技术。

优点

- VP翻修术是分流功能障碍患者的有效和安全的处理方法。

适应证

- 分流功能障碍的症状和体征：这些情况很多，因患者年龄和基础疾病而异。
- 影像学上进展的脑积水，伴或不伴临床症状。
- 无症状的脑室增大或脑室大小的变化是有争议

的。如果不行翻修术，建议对这些患者进行更密切的监测。

禁忌证

- 临床和影像学检查结果稳定的儿童，应该临床随访。
- 活动性分流感染：如果确诊分流感染，建议分流管外置引流和移除。应该推迟分流翻修术，直到分流感染得到控制。
- 在确定行分流矫正术之前，应解决活动性全身感染。

■ 手术细节和准备

术前计划和特殊设备

- 既往分流失效/感染的详细病史和与其相关的特定体征/症状是诊断分流故障的关键。
- 父母/照顾者是重要的信息来源。
- 体征和症状可因年龄和病理而异。
  ○ 头痛、精神状态改变、脑神经功能缺陷、恶心和呕吐是青少年和成人常见的症状。
  ○ 在婴儿中，易激惹、头围变化、囟门膨胀/紧张、头皮静脉曲张和上视障碍是常见症状。
  ○ 颈部疼痛和后组脑神经缺陷通常是脊柱裂患者的重要体征。
- 体格检查应包括全面的神经系统检查和手术部位以及分流系统经过的整个路径。
  ○ 通过按压储液囊评估分流阀，应在相适宜的脑室大小和临床症状下进行。
  ○ 缺乏快速的储液囊再填充并不总是表示阻塞，特别是有狭窄脑室的情况下。
  ○ 然而，如果储液囊一点儿也不再填充而脑室却很大，很可能出现近端阻塞。
  ○ 另外，由于大多数储液囊靠近分流阀，所以按压/弹起太容易不排除远端阻塞。
- 行 CT、快速序列 MRI 进行放射学评估或伴分流系列 X 线片检查。将目前的影像学结果与以前的"分流障碍影像"或"分流正常"进行比较是非常重要的。许多患者分流障碍只有轻微的影像学变化。
- 影像学检查识别分流阀的类型和分流系统通常可有助于术前计划。
- 如果患者临床上稳定，核医学"分流成像"可能

是一种有用的辅助诊断方法。

- 如果怀疑有分流感染，应该进行常规血液检查，包括全血细胞分类计数（CBC）、血沉（ESR）、C-反应蛋白（CRP）、尿分析（UA）和血培养。
- 如果怀疑有感染，可以用无菌技术鉴别分流感染。用一个 25 号蝴蝶针插入分流储液囊取液化验。脑脊液中性粒细胞增多>10%伴发热则提示分流感染。
- 一旦诊断为分流失败，分流翻修应该及时进行。是否急诊手术，应根据患者临床情况个体化施策。
- 如果分流失败的患者需要过夜，需进行密切的神经系统和临床监测，包括频繁的神经查体、生命体征监测，一旦出现临床变化立即手术。

特殊设备

- 在手术室内备好所有分流组件（近端导管、储液器、分流阀和远端导管），通常可以在切皮前打开近端导管。
- 使用抗生素浸渍/涂层导管可能有利于降低感染率；然而，目前还没有明确的 I 类证据支持。
- 常规使用可调压阀仍然存在争议，应针对每位患者量身定制。
- 压力计和钝头针可用于评估远端流量。
- NeuroPen™（Medtronic Inc., Memphis, TN）等神经内镜常是有帮助的辅助设备。尤其适用于小和（或）形态异常的脑室。使用 NeuroPen™ 外科医生可将分流管沿旧穿刺通道放入脑室，并且有可能使新分流管避开先前"阻塞"的区域。精通这种设备的设置和使用非常重要。
- 神经导航也适用于小和（或）形态异常的脑室。这必须在手术前计划好，并可能延长手术的时间。基于 CT 的神经导航可能比基于 MRI 的神经导航更好。
- 神经导航可能对复杂分流（如第四脑室分流系统）有益。常规使用神经导航进行分流翻修应平衡每个病例的成本和额外的时间。
- 超声引导是另一种可行的选择。
- 特殊设备对分流矫正不是必不可少的。但临床不稳定的分流失败患者不应该因等待特殊设备而延迟手术。

专家建议/点评

- 分流障碍的诊断主要根据临床诊断，而不是影像学诊断。即使没有明确的脑室扩大或分流管断裂的影像学证据，也应该手术探查具有明确的分流障碍临

床症状的患者。

• 如果患者临床不稳定，分流探查和翻修不能因费时的诊断成像（如核医学检查或特殊设备）延迟进行。

• 患者的家庭成员或照顾者通常是有关分流障碍的最可靠信息来源之一。

• 如果患者就诊于其他医院和其他神经外科医生，应给患者和家属提供先前的影像学检查复印件，可能会加快诊断和治疗。

• 患者初次分流或最后一次分流的手术记录可能有助于手术计划。

• 对所有影像学检查进行仔细的术前评估，了解脑室的三维解剖结构，计划导管插入的路径和深度对手术的成功至关重要。尤其是残留多个旧的无功能分流部件的患者。

• 如发现近端导管卡住，作者会常规更换近端导管，没有脉络丛或脑组织粘连的导管不会卡住。

手术的关键步骤

患者的体位取决于分流的位置和类型。通常使用马蹄形或甜甜圈头垫就足够了，除非使用神经导航，否则不需要三点式头架。即使有明确的临床证据表明只有近端或仅有远端功能障碍，也要准备好、标记出和显露整个分流系统，这一点非常关键。探查应从头部切口开始。首先暴露近端导管和远端系统之间的连接处，可为储液器或分流阀。在此处断开分流系统评估近端和远端引流。

如果确定了近端阻塞，应该小心地取出旧导管，用新的脑室导管替换。

即使近端阻塞很明显，也应评估远端引流情况。

远端引流可以用压力计进行评估。这可以同时评估分流阀和远端导管的通畅情况（图 135.1 和图 135.2）。

应该在分流阀近端评估远端引流。如果远端引流障碍，则应该在分流间远端再次评估远端导管的流量，因为这可能仅是分流阀的问题，而不必行完全远端翻修。对于远端阻塞，常常需要延长头部切口以暴露分流阀与远端导管的连接部。

如果必须更换分流阀，通常更换相同类型/尺寸的分流阀最容易，除非临床上需要用不同类型的分流阀代替，或者先前的分流阀不容易得到。有时冲洗可以解决分流阀及远端流量偏低的问题。

对于远端分流管的翻修，在更换新导管之前，应尽量去除旧导管以减少移植物的数量。远端导管的液体回流可能提示存在伴有假性囊肿的远端感染，因此在进行翻修之前，将分流管外置、引流并治疗。如果旧导管钙化和阻塞，沿另一路径放置新的远端导管可能是必要的。

翻修完成后，确保所有的连接稳定。注意无菌操作，尽量减少引流装置与皮肤接触。周密的术前计划可缩短手术时间，减少并发症和降低感染率。

规避/损伤/风险

• 在测试远端流量时必须小心，避免近端导管移入或移出脑室。

• 处理阻塞的近端导管应格外小心。过于激进的导管移出技术可导致脑室内出血。

• 如果术中怀疑 CSF 感染，可以在进行确切的翻修术之前紧急（STAT）送 CSF 革兰染色。

• 为了避免感染，对于分流翻修应采取同初次分流同样的无菌措施。作者尽量减少分流装置与暴露的皮肤/头皮的接触。手术室保持关闭，避免任何不必要的活动。

• 所有脊柱裂患者均应使用乳胶预防措施。作者对所有分流病例常规使用乳胶预防措施，以避免任何意外的"乳胶过敏"。

抢救与补救

• 如果近端导管堵塞并卡住，作者会使用新的导管探针插入脑室导管来清除阻塞，同时应用低电流单极烧灼探针。沿导管轴线轻轻地扭转导管，导管通常可以轻易地被移出（图 135.2）。

• 如果这种去除技术无法移除导管，手术医生可以考虑另外钻孔放置新的导管，如果有足够的空间，可经相同的骨孔（略微不同的轨迹）。

• 如果近端导管移除导致脑室内出血，应该进行"等量"冲洗（确保大约相等量的冲洗流出）直到 CSF 清亮。

• 如果 CSF 不够清亮，则应先放置脑室外引流管，并且推迟分流翻修。

• 对于脑室小和（或）形态异常的病例，应考虑神经内镜和神经导航。

• 对异常肥胖患者，腹部感染史和（或）多次腹部手术史的患者，可以请普通外科会诊行腹腔镜腹腔端分流管翻修术以缩短手术时间。

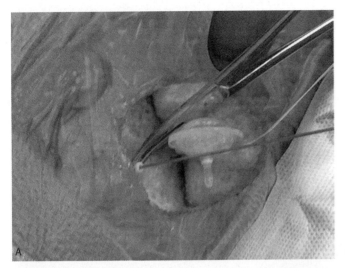
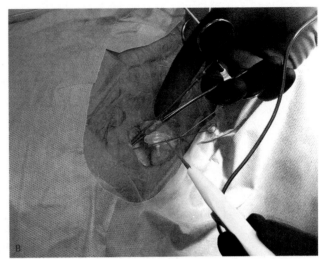
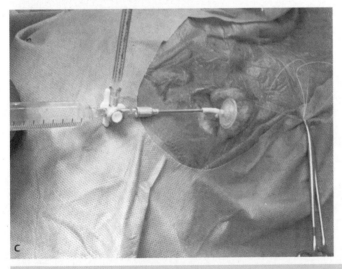

(★)图 135.1 图示翻修矫正手术的步骤。(A)暴露储液器和近端分流导管。将探针放置在近端导管中并推进直至遇到阻力,同时使止血钳固定导管,防止移行入脑实质。(B)如果导管不易从其位置脱落,则使用单极(Bovie 电凝器)的尖端来电凝探针。(C)用盐水冲洗测试远端导管和分流阀是否通畅,用小型血管留置针与储液器上的一小段分流管,并连接压力计。

■ 结果和术后过程

术后注意事项

• 术后行 CT 扫描和(或)分流系列 X 线片明确分流管位置,但不是必需的。

• 评估手术成功的依据是术前分流障碍症状的缓解或改善。影像改变往往迟于临床症状的改善。

• 通常不需要术后重症监护护理。没有并发症的患者通常可以在术后第 1 天回家。

• 如果患者临床表现不变或比术前更差,应立即进行 CT 扫描和分流系列 X 线片。

并发症

• 最常见的并发症是出血、感染和导管位置不佳。

• 这些并发症的发生率与初次分流的发生率大致相同。

• 其他潜在并发症可能包括再次分流失败、分流管故障、分流管错位、脑脊液漏、伤口裂开或愈合问题、神经损伤、腹腔脏器损伤和气胸。

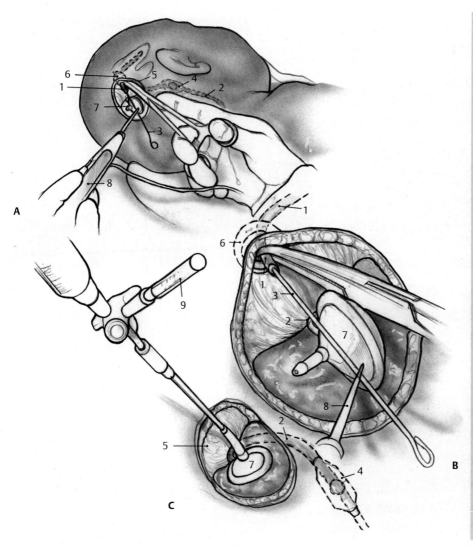

图 135.2　分流矫正手术的操作步骤图示。(A)暴露储液器和近端分流导管。将探针放置在近端导管中并推进直至遇到阻力，同时使止血钳固定导管。(B)如果导管不易从其位置脱落，则使用单极(Bovie电凝器)烧灼探针。(C)使用压力计监测压力，同时用盐水冲洗测试远端导管和分流阀的通畅性。1.近端导管；2.远端导管；3.探针；4.分流阀；5.U 形皮瓣；6.颅骨孔；7.储液囊；8.电凝器；9.压力计。

参考文献

[1] Albright AL, Pollack IF, Adelson PD. Operative Techniques in Pediatric Neurosurgery. New York: Thieme Medical Publishing; 2001

[2] Drake JM, Saint-Rose C. The Shunt Book. Hoboken, NJ: Wiley-Blackwell. 1995

[3] Rehman AU, Rehman TU, Bashir HH, Gupta V. A simple method to reduce infection of ventriculoperitoneal shunts. J Neurosurg Pediatr 2010;5:569–572

[4] Cairns A, Geraghty J, Al-Rifai A, Babbs C. Percutaneous endoscopic gastrostomy and ventriculoperitoneal shunts: a dangerous combination? Dig Endosc 2009;21:228–231

[5] Fraser JD, Aguayo P, Sharp SW, Holcomb GW, III, Ostlie DJ, St Peter SD. The safety of laparoscopy in pediatric patients with ventriculoperitoneal shunts. J Laparoendosc Adv Surg Tech A 2009;19:675–678

[6] Girotti ME, Singh RR, Rodgers BM. The ventriculo-gallbladder shunt in the treatment of refractory hydrocephalus: a review of the current literature. Am Surg 2009;75:734–737

[7] Hayashi T, Shirane R, Yokosawa M, Kimiwada T, Tominaga T. Efficacy of intraoperative irrigation with saline for preventing shunt infection. J Neurosurg Pediatr 2010;6:273–276

[8] Kariyattil R, Mariswamappa K, Panikar D. Ventriculosubgaleal shunts in the management of infective hydrocephalus. Childs Nerv Syst 2008;24:1033–1035

[9] Kast J, Duong D, Nowzari F, Chadduck WM, Schiff SJ. Time-related patterns of ventricular shunt failure. Childs Nerv Syst 1994;10:524–528

[10] Mangano FT, Menendez JA, Habrock T et al. Early programmable valve malfunctions in pediatric hydrocephalus. J Neurosurg 2005;103 Suppl: 501–507

[11] McClinton D, Carraccio C, Englander R. Predictors of ventriculoperitoneal shunt pathology. Pediatr Infect Dis J 2001;20:593–597

[12] McGirt MJ, Buck DW, II, Sciubba D et al. Adjustable vs set-pressure valves decrease the risk of proximal shunt obstruction in the treatment of pediatric hydrocephalus. Childs Nerv Syst 2007;23:289–295

[13] Nejat F, Tajik P, El Khashab M, Kazmi SS, Khotaei GT, Salahesh S. A randomized trial of ceftriaxone versus trimethoprim-sulfamethoxazole to prevent ventriculoperitoneal shunt infection. J Microbiol Immunol Infect 2008;41:112–117

[14] Ouellette D, Lynch T, Bruder E et al. Additive value of nuclear medicine shuntograms to computed tomography for suspected cerebrospinal fluid shunt obstruction in the pediatric emergency department. Pediatr Emerg Care 2009; 25:827–830

[15] Khosrovi H, Kaufman HH, Hrabovsky E, Bloomfield SM, Prabhu V, el-Kadi HA. Laparoscopic-assisted distal ventriculoperitoneal shunt placement. Surg Neurol 1998;49:127–134, discussion 134–135

[16] Vassilyadi M, Tataryn ZL, Matzinger MA, Briggs V, Ventureyra EC. Radioisotope shuntograms at the Children's Hospital of Eastern Ontario. Childs Nerv Syst 2006;22:43–49

[17] Woodworth G, McGirt MJ, Thomas G, Williams MA, Rigamonti D. Prior CSF shunting increases the risk of endoscopic third ventriculostomy failure in the treatment of obstructive hydrocephalus in adults. Neurol Res 2007;29:27–31

[18] Wu Y, Green NL, Wrensch MR, Zhao S, Gupta N. Ventriculoperitoneal shunt complications in California: 1990 to 2000. Neurosurgery 2007;61:557–562, discussion 562–563

第**136**章
脑室心房分流术

Paolo Merciadri, Cristian Gragnaniello, Paola Peretta, Francesca Secci, Amal Abou-Hamden, Remi Nader

■ 导言和背景

替代方法

- 内镜下第三脑室造瘘术(ETV)。
- 脑室腹腔分流术(VP shunt)。
- 脑室胸膜腔分流术。

目的

- 缓解脑积水导致的高颅内压，为脑脊液提供安全和有效的分流。

优点

- 心房分流曾经是一线手术。目前，脑室心房(VA)分流术对于某些患者是有效的替代方法。

适应证

- 腹膜功能不全(例如由于腹腔内感染、腹内手术后的多处粘连、婴儿坏死性小肠结肠炎、脐膨出)不能行 ETV 的患者。

禁忌证

绝对禁忌证

- 菌血症或感染。

相对禁忌证

- 充血性心力衰竭。
- 肺动脉高压。
- 静脉解剖异常。
- 心脏畸形。
- 硅胶过敏(如果需要，可以使用无硅胶设备)。

■ 手术细节和准备

术前计划和特殊设备

- 分流装置:脑室和远端导管("标准"或抗微生物浸渍)、分流阀(固定压力、流量调节、无创可调压)、储液器、连接器。
- 皮下穿隧工具。
- 肝素盐水(冲洗心房导管)。
- C 型臂、超声扫描仪、压力监测装置、心电图(作为检查心房导管正确位置的替代方法)。
- 神经导航可增加安全性和准确性。
- 如有可能，进行抗菌淋浴。剔除头发尚有争议。作者的做法是夹住而不是刮头发以降低感染的风险。
- 在切开皮肤前预防性给予抗生素，可使其效果最大化。

专家建议/点评

- 在极少数困难的病例，使用神经导航放置脑室导管是非常有益的。

- 由于血管解剖结构,右侧颈部入路通常更容易。
- 所有分流连接处都需要使用不可吸收缝线固定,以防止脱落。
- 心房导管尖端的斜切有利于面静脉插管。
- 分流管尖端应位于上腔静脉末端和三尖瓣之间。
- 作者倾向于在手术开始之前冲洗并准备导管、用丝线固定带连接器的分流阀,以降低污染风险。
- 一旦切开皮肤,将 Telfa 粘贴在切口边缘,避免分流装置与皮肤及其菌群接触,以进一步减少感染的机会。

手术的关键步骤

Kocher 点是较常用的钻孔点。经枕入路钻孔点可以在中线外侧 3cm 和枕外隆凸上 6cm 处(图136.1)。患者取仰卧位,头部向左侧旋转,颈部略过伸,以利于右侧颈部和右侧脑室额角的暴露。

其他钻孔点及患者相应的体位可根据以下因素调整:①头皮状况;②存在其他脑室导管;③脑室解剖结构;④外科医生的偏好和经验。

皮肤常规消毒。应用眼膏后封眼。同侧耳朵翻离手术区域。标记皮肤标志和手术切口。在两个切口之间用透明塑料薄膜覆盖皮肤以便于头颈部置管及穿隧过程。

建议 VA 分流置管顺序如下:①准备脑室穿刺点和颈静脉;②穿隧道;③置入脑室和心房导管。

颅骨钻孔

取曲线切口,以避免分流向上方移位(经切口)。钻孔并涂抹骨蜡。暴露硬脑膜,电凝止血。

分离静脉系统

有许多经皮和开放手术进行心房置管的方法。最常见的是开放暴露面静脉。在成人,于距离下颌角 3cm、胸锁乳突肌前缘内侧做 2~3cm 横向皮肤切口(儿童必须按比例调整)。切开颈阔肌,沿胸锁乳突肌内侧的无血管平面分离,找到并孤立静脉,预置两根(头和尾)缝线。

皮下穿隧

远端导管,连接到分流阀,并预充盐水,从头部经过耳后皮下隧道到颈部切口。术者必须非常小心,以免皮肤损伤。

放置脑室导管

切开先前暴露好的硬脑膜。 在成人中,通常使用手术刀片和双极电凝"十"字形打开硬脑膜。在儿童中,单极电凝形成直径等于导管直径的开口。导管的穿刺方向取决于骨孔的位置和颅骨标志。导管颅内长度可以根据术前神经影像粗略估计。插入导管,有脑脊液(CSF)流出时移除探针,并且将脑室导管连接到分流阀系统。 验证整个分流系统的功能,然后将系统的远端用橡胶蚊式夹固定。

放置心房导管

结扎头侧的预留线,切开静脉,将远端导管经颈静脉送入上腔静脉。多种方法可检查导管尖端在心房的位置是否正确。在术中运用 C 型臂透视(有或没有造影剂)和超声可直接观察其定位。导管尖端也可以作为压力监测器 (连接有创血压监测右心房的特征性压力波形)或心电图导联(识别典型的 P 波极性双相变化)。

当达到最佳位置时, 通过收紧预留的尾侧缝线将导管固定到静脉上。除去气泡,导管用肝素盐水冲洗,然后用橡胶蚊式夹加强固定。经过最终调整两个导管长度后连接,完成分流系统。

根据术者的偏好缝合切口。

规避/损伤/风险

- 仔细缝合皮肤和运用硬脑膜替代物加强硬膜闭合对于避免脑脊液渗漏和降低感染率非常重要。
- 小儿的皮肤可能非常薄。皮下穿隧过程应该非常准确,以防止位置太表浅或损伤皮肤。

抢救与补救

- 气泡进入分流管可能导致栓塞。必须用生理盐水冲洗分流阀系统完全去除气泡。
- 静脉切开术的最后阶段, 轻微 Trendlenburg 卧位可减少空气栓塞的风险。
- 预防感染是主要目标。应该绝对避免分流系统和皮肤之间的接触。最好用镊子或带橡胶垫的器械进行操作而不是用手。

中线外侧 3cm

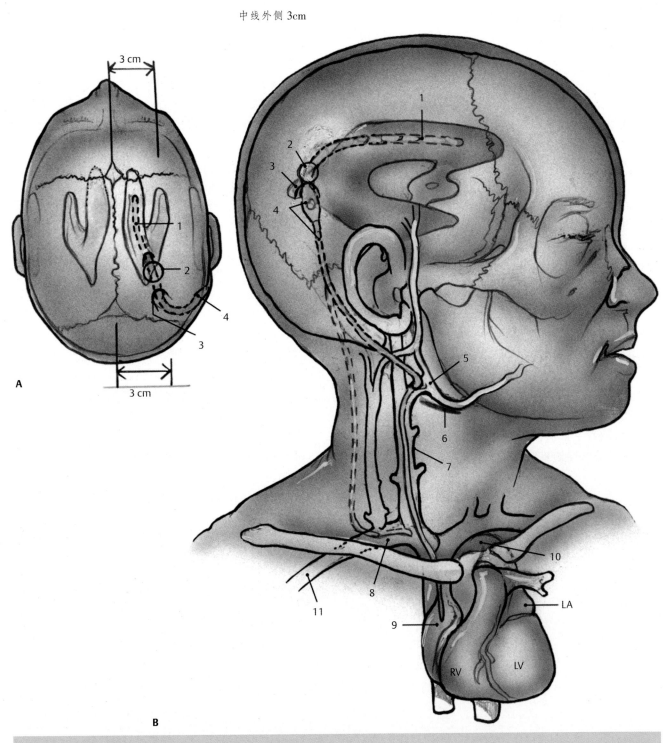

图 136.1 （A）头部的上视图,显示近端导管位置、穿过颅骨部位和脑室导管的位置。注意:穿刺点位于沿枕外隆凸的中线外侧 3cm。(B)前外侧视图,显示从脑室到右心房分流过程的头部和颈部。注意:切口在颈部下颌骨下方,覆盖面静脉,达胸锁乳突肌内侧。 1.近端导管;2.钻孔点;3.皮瓣;4.远端导管和分流阀;5.面静脉;6.胸骨切迹上弓 4cm 的皮肤切口;7.颈内静脉;8.锁骨下静脉;9.右心房;10.胸骨切迹;11.腋静脉。LA,左心房;RV,右心室;LV,左心室。

■ 结果和术后过程

术后注意事项

- 通常急性症状会得到显著改善。
- 卧床至少24小时。建议加压包扎48小时。
- 手术后24~48小时预防性给予抗生素。
- 患者术后平稳,2~3天出院。
- 术后早期进行头部CT扫描和胸部X线检查,以排除手术并发症(通常可以看到心室体积的初始变化),并验证心房导管尖端的位置是否正确。
- 作者建议在手术后3个月和12个月进行临床评估和磁共振成像(MRI)扫描,并在术后12个月对颈部和胸部进行正、侧位X线检查。
- 作者建议以后行任何手术或牙科处理,都要应用抗生素标准预防细菌性心内膜炎。

并发症

- 感染。
- 分流故障(由于阻塞、断裂、发育性管头移位)。在儿童,随着生长发育,分流管远端将移位置腔静脉。
- 分流管穿透皮肤。
- 硅胶过敏。
- 颅内出血(放置近端导管的并发症)。
- 癫痫发作。
- 栓塞(空气、血栓或在远端导管内)。
- 硬膜下积液(过度分流)。
- 心内膜炎。
- 肺心病、肺动脉和右心室持续性高血压引起的右心衰竭。
- 分流性肾炎。
- 心脏破裂和填塞。

参考文献

[1] Camarata PJ, Haines SJ. Ventriculoatrial shunting. In: Rengachary SS, Wilkins RH, eds. Neurosurgical Operative Atlas. Philadelphia, PA: Lippincott Williams and Wilkins; 1991: 231–239

[2] Drake JM, Iantosca MR. Cerebrospinal fluid shunting and management of pediatric hydrocephalus. In: Schmidek HH, Roberts DW, eds. Operative Neurosurgical Techniques. Philadelphia, PA: Elsevier; 2006:487–508

[3] Lam CH, Villemure JG. Comparison between ventriculoatrial and ventriculoperitoneal shunting in the adult population. Br J Neurosurg 1997;11: 43–48

[4] Myles LM, Neil-Dwyer G. Ventriculo-atrial shunt insertion: pressure monitoring as an aid to accurate placement. Br J Neurosurg 2000;14:462–463

[5] Olsen L, Frykberg T. Complications in the treatment of hydrocephalus in children. A comparison of ventriculoatrial and ventriculoperitoneal shunts in a 20-year material. Acta Paediatr Scand 1983;72:385–390

[6] Vernet O, Campiche R, de Tribolet N. Long-term results after ventriculoatrial shunting in children. Childs Nerv Syst 1993;9:253–255

第 **137** 章
脑室胸膜腔分流术

Jose-Luis Montes, Abdulrahman J. Sabbagh, Jean-Pierre Farmer, Jeffrey D.Atkinson

■ 导言和背景

替代方法

- 无脑脊液(CSF)分流。
- 脑室腹腔分流。
- 脑室心房分流。
- 腰大池腹腔分流。
- 内镜下第三脑室造瘘术。
- 脑室胆囊分流。
- 脑室外引流。

目的

- 当脑室腹腔分流和脑室心房分流等更常见的手术失败时,重建脑积水患者的脑脊液引流。
- 将 CSF 分流至胸膜腔。

优点

- 当其他方法失败时,可分流 CSF。
- 与脑室腹腔或脑室心房分流相比,可能具有较低的翻修率。
- 当禁忌行脑室腹膜分流术时,可能是大龄儿童分流的第二选择。

适应证

- 脑室胸膜腔分流是 CSF 分流的第二选择。

- 当没有其他潜在的腔吸收脑脊液时行此手术。
- 由于感染或畸形而其他分流方法有禁忌时采用此手术。

禁忌证

- 既往胸部手术史。
- 先前疾病继发粘连。
- 活动性肺部疾病,包括感染。
- 临界肺功能,其中明显的胸腔积液可能使患者出现呼吸衰竭。
- 年龄小于 6~7 岁。

■ 手术细节和准备

术前计划和特殊设备

- 近端导管。
- 分流阀系统。
- 远端导管。
- 按照标准方式选择脑室侧的钻孔位置:枕外隆凸上方 7~9cm,中线右侧或左侧 2.5~3.5cm。
- 导管的长度应达冠状缝前面 1~1.5cm。
- 脑室导管的位置应尽可能在侧脑室内的高处,远离脉络丛。

专家建议/点评

- 分流阀的选择取决于颅内高压的症状和体征或

进入脑室系统时的开放压力。

- 作者常使用分流阀，因为呼气末期胸膜腔正常的负压会导致明显的过度引流。
- 根据手术入路选择进入胸膜腔的入口点。
  - 在后入路手术中，选择在肩胛中线第6或第7肋间隙处。
  - 在前入路手术中，选择在腋前线第6或第7肋间隙处。
  - 在左侧，一些作者建议仅用后入路肩胛中线入路。

手术的关键步骤

患者取右侧或左侧卧位。对于前入路手术，通常取标准仰卧位，头部转向右侧或左侧。常规全麻。将导管放入胸膜腔时不需要将肺萎陷。

经枕放置脑室导管，穿刺点位于枕外隆凸上方7~9cm，中线右侧或左侧2.5~3.5cm处。使用脑室导管储液器，其长度从骨孔至冠状缝前1~1.5cm。

根据前入路或后入路手术，胸膜入口位于肩胛中线或腋前线。用通条常规穿隧道(类似于脑室腹膜分流术中的技术)，将远端导管从头皮切口穿隧至胸膜切口。入口在第6或第7肋间，紧贴肋骨上缘以避开神经血管束。

用止血钳或Kelly镊子钝性分开肋间肌暴露壁层胸膜，儿童胸膜是一层非常透明的膜。

用11号刀片切开一个小口，可以用小止血钳进行扩大(图137.1)。

胸膜端导管末端是开放的，在开口上方1cm处还有缝隙。放入胸膜腔内导管不要大于10cm，即使将生长因素考虑在内。在硬膜和胸腔部位进行小开口以避免管周围的渗漏。充分冲洗两个切口，并常规逐层缝合。肋间肌和胸部肌肉紧密缝合，不需进行荷包缝合。

避免/损伤/风险

- 严格的无菌操作和迅速的手术对于避免感染至关重要。
- 手术前12小时和2小时用氯己定清洗术区。
- 预防性给予抗生素被证明是有效的。作者常在手术前30分钟静脉注射头孢唑林50mg/kg。

- 皮肤用含70%乙醇的0.5%氯己定溶液消毒。
- 仔细止血，不要过度电凝皮肤边缘。
- 术后常出现胸腔积液，不应过分担心，特别是在小孩和婴儿中。密切监测积液通常可逐渐消失，但必须随访以防呼吸衰竭。
- 使用分流阀很重要。作者倾向于使用流量控制抗虹吸装置避免过度引流。
- 用可吸收缝线逐层仔细缝合头部和胸部切口。

抢救与补救

- 脑室胸膜腔分流术的主要缺陷是脑脊液有不吸收的风险。如果CSF发生明显的积聚，可能需要进行抽吸以排除感染。
- 如果CSF进行性积聚导致呼吸衰竭，则需要选择其他的远端导管位置改变路径。

■ 结果和术后过程

术后注意事项

- 术后胸片通常显示少量气胸，一两天后消失。
- 胸腔积液，尤其是婴儿胸腔积液的情况并不少见。应密切监测，谨防胸腔积液不吸收。
- 大多数几天或几周后，产生和吸收之间的平衡建立。
- 初次用药后6小时，作者通常给予第二次抗生素(静脉注射头孢唑林25mg/kg)。鼓励患者早期活动。
- 胸腔CSF积聚，尤其是胸腔积液增多，应进行抽吸以排除感染。
- 在纵隔移位的情况下，尤其有呼吸窘迫时，应该引流积液并改变远端导管位置。

并发症

- 分流功能障碍通常继发于近端功能障碍(脉络丛、组织碎片、出血)或远端梗阻。
- 脑脊液漏和脑膜炎，通常通过外置或移除脑室分流管和长疗程抗生素治疗。
- 切口感染可引流、清创和抗生素治疗。
- 血肿很少需要引流。

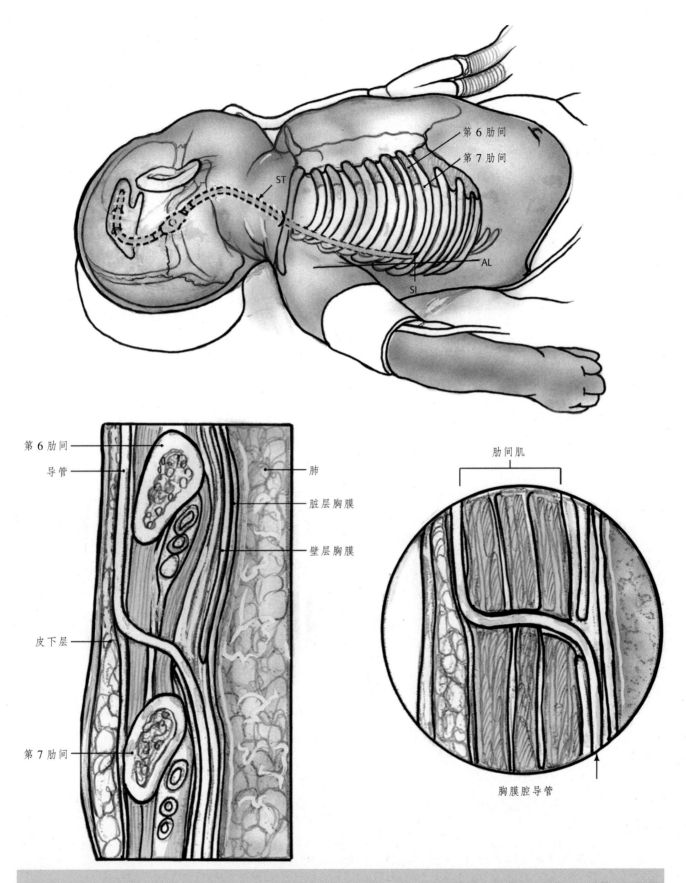

图 137.1　显示完整的脑室胸腔分流系统,远端导管从第 6 或第 7 肋间隙和腋前线的交点进入胸膜腔。 插图显示导管进入壁层和脏层胸膜的细节。AL,腋中线;ST,皮下隧道;SI,皮肤胸膜切口。

参考文献

[1] Drake JM, Mark R, Giantosca M. Management of pediatric hydrocephalus with shunts. In: Mclone DG, ed. Pediatric Neurosurgery. Surgery of the Developing Nervous System. 4th ed. Philadelphia, PA: WB Saunders; 2001:514–515

[2] Küpeli E, Yilmaz C, Akçay S. Pleural effusion following ventriculopleural shunt: Case reports and review of the literature. Ann Thorac Med 2010;5: 166–170

[3] Gaskill SJ, Martin AE. Shunting techniques: ventriculo-pleural shunts. Tech Neurosurg 2002;7:206–207

[4] Jain H, Natarajan K, Sgouros S. Influence of the shunt type in the difference in reduction of volume between the two lateral ventricles in shunted hydrocephalic children. Childs Nerv Syst 2005;21:552–558

[5] Kurschel S, Eder HG, Schleef J. Ventriculopleural shunt: thoracoscopic placement of the distal catheter. Surg Endosc 2003;17:1850

[6] Torres Lanzas J, Ríos Zambudio A, Martínez Lage JF, Roca Calvo MJ, Poza M, Parrilla Paricio P. [Ventriculopleural shunt to treat hydrocephalus] Arch Bronconeumol 2002;38:511–514

[7] Piatt JH, Jr. How effective are ventriculopleural shunts? Pediatr Neurosurg 1994;21:66–70

[8] Venes JL, Shaw RK. Ventriculopleural shunting in the management of hydrocephalus. Childs Brain 1979;5:45–50

第 **138** 章

脊髓空洞–蛛网膜下隙和脊髓空洞–胸膜腔分流术 Ⓐ

Johnny Wong, Cristian Gragnaniello, Remi Nader, Marcus Stoodley

■ 导言和背景

替代方法

• 脊髓空洞症是颅颈交界处或椎管异常引起脑脊液(CSF)流动障碍或脊髓栓系表现。包括 Chiari 畸形、脂性脑膜膨出、脊髓创伤、蛛网膜炎、脑膜炎和脊髓肿瘤。手术目的是解决潜在的原因,而不是直接分流。

• 如果颅底 Chiari 畸形或蛛网膜炎引起颅颈交界处脑脊液循环阻塞,建议行后颅窝减压。

• 如果有脊髓低位和脊髓栓系证据, 推荐离断脊髓终丝。

• 如果有影像学证据表明有局部蛛网膜炎或脑脊液流动梗阻,则椎板切除术和粘连松解术是创伤后脊髓空洞症的首选手术。可以进行硬膜成形术以增加 CSF 蛛网膜下隙。

• 如果高颈部周围存在蛛网膜炎, 或者脊髓手术风险高,可考虑腹腔分流术。

目的

• 治疗的目的是稳定患者的神经功能状态,防止脊髓进一步损伤。

• 可以通过恢复脑脊液空间、分离蛛网膜下隙粘连和硬脑膜成形术,或通过脊髓空洞减压并将腔内液分流到脊髓蛛网膜下隙、胸膜腔或腹膜腔来实现。

优点

• 脊髓空洞–蛛网膜下隙分流将空洞内液体引流到周围的 CSF。在广泛的蛛网膜炎或松解术后复发性粘连的情况下,进行空洞分流可以减压空洞。可通过小切口和短时手术,最大限度地减少手术并发症。

• 脊髓内的不同部分有不同的压力梯度。尽管没有任何明确的证据表明哪种分流手术更好,但腹腔似乎比脊髓空洞压力高,导致导管阻塞和分流障碍的发生率较高,因此使得脊髓空洞–腹腔分流术不太理想。

适应证

• 脊髓空洞扩大引起的临床症状恶化、神经功能退化和进行性脊髓病。仅仅疼痛增加和感觉迟钝(通常是烧灼感)并不能证明干预是合理的。

• 影像学进展:在连续成像时,脊髓空洞扩大。

禁忌证

• 密集附着在脊髓的广泛性蛛网膜炎,钙化或蛛网膜炎骨化可能会妨碍脊髓空洞分流置管。

• 对于脊髓–胸膜腔分流, 先前存在的肺部疾病(如肺气肿、胸腔积液或胸膜疾病)不能进行分流术。

• 相对禁忌证包括脊髓空洞位于腹腔的部位,放置脊髓空洞分流导管所需的脊髓切开通道可能导致脊髓实质的明显损伤。

■ 手术细节和准备

术前计划和特殊设备

- 详细的病史和体格检查，评估脊髓空洞引起的神经功能缺损的进展和严重程度。对术后监测临床状态也是有帮助的。
- 明确空洞的解剖结构非常重要，如存在脊髓不对称、间腔、分隔或多腔。
- 确定脊髓空洞的类型和潜在原因也很重要，例如，Chiari 畸形中的中央管脊髓空洞症和蛛网膜炎、脊髓损伤和脊髓肿瘤的中央管外型脊髓空洞。有可能发现蛛网膜下隙的蛛网膜蹼。
- 术前磁共振成像(MRI)检查对全脊柱包括脑脊液流动研究至关重要。电影磁共振成像(Cine MRI)可显示脑脊液梗阻或流量减少的区域。
- 根据影像学检查，沿着脊髓空洞最大且脊髓背侧最表浅的椎体水平进行脊髓空洞分流置管。
- 由于大多数脊髓空洞症涉及颈胸段，因此术中透视下难以确定椎体水平。作者倾向于采用立体定向矢状 T2 加权 MRI，术前(用黏合立体定向基准标记)在皮肤上标记适当的水平。
- 手术显微镜和术中超声至关重要。术中超声有助于定位空洞和识别腔内或蛛网膜下隙内的分隔。有助于确定硬膜开放和分流管安置的最安全区域。
- Spetzler 腰腹腔分流管 (Integra Neuro-sciences, Plainsboro, NJ)是作者首选的分流导管。

专家建议/点评

- 手术过程中的仔细止血和防止硬膜外血液流入手术区，对于减少术后蛛网膜瘢痕形成是很重要的。
- 入分流管之前，应尽可能分离蛛网膜粘连和修复周围的蛛网膜下隙。
- 如果空洞有分隔，可能需要多根分流管。

手术的关键步骤

脊髓空洞-蛛网膜下隙分流

患者取俯卧位于 Wilson 架上，确保腹部受压最小。以术前 MRI 标记的层面为中心沿中线做皮肤切口。切口的长度取决于尾端空洞腔的位置，以暴露足够的脊

髓-蛛网膜下隙放置分流管。沿骨膜下向双侧分离肌肉，暴露棘突和椎板至面关节。然后用咬骨钳进行相应层面的椎板切除术。在硬脊膜打开之前，应充分止血，用骨蜡封闭椎板边缘以及用可吸收的氧化纤维素止血纱(Surgicel™, Johnson & Johnson Inc., New Brunswick, NJ)对外侧硬膜外沟止血。另外，一些作者建议在脊髓受压最明显处进行单侧锁孔椎板切除术。

术中超声用于确认空洞的位置和尾端蛛网膜下隙。在显微镜下用 11 号手术刀片沿中线切开硬脊膜，将硬脊膜边缘缝于外侧椎旁肌。然后将蛛网膜纵向切开并用 Ligaclips™(Ethicon Inc., Somerville, NJ)固定在硬脑膜边缘。肉眼可见扩大、透明的脊髓，但是必须通过术中超声来确认。

尽可能广泛分离蛛网膜粘连以确保 CSF 分隔与邻近的蛛网膜下隙连通。总体目标是恢复脊髓-蛛网膜下隙正常的脑脊液流动和搏动。有时粘连分开后，空洞腔可能就会减压。用 11 号刀片或直显微剪刀沿中线切开脊髓 2~3mm。打开空洞腔内可见到脑脊液流出。此外，一些作者提出在背根进入区(DREZ)脊髓切开术，或者在脊髓受压变薄处切口

Spetzler 腰椎腹腔分流管的腰椎端用于脊髓空洞-蛛网膜下隙分流。应该在空洞腔放液之前插入导管。根据脊髓开口到蛛网膜下隙的长度测量和切断分流管。必须确保分流管的引流孔在空洞腔内部和外部都存在，有时可能需要更多的引流孔置入空洞腔，可根据情况调整。将分流管从脊髓切开处朝头端插入，尾端放入无蛛网膜炎的尾部蛛网膜下隙。用 8-0 尼龙间断缝合将分流管固定到软脊膜上(图 138.1)，然后用大量 Hartmann 溶液进行冲洗，以清除残余在蛛网膜下隙的血液。

用 5-0 尼龙线穿过硬脊膜和蛛网膜层，连续水密缝合硬脊膜，可重建蛛网膜下隙。如果没有达到水密封闭，可用纤维蛋白胶(Tisseeltu, Baxter, Deerfield, IL)进行封闭。逐层缝合。0 号线间断缝合筋膜，2-0 线间断缝合皮下组织，3-0 线间断缝合皮肤。如果担心脑脊液漏或术后血肿，可留置切口引流管。

脊髓空洞-胸膜腔分流

脊髓空洞-胸膜腔分流，脊髓切开术和打开空洞腔的过程与上述相同。胸部切口在中线外侧约 5cm 沿右侧第 6 肋骨上缘，以避免肋间神经血管束。分流管的所有引流孔都要置入空洞腔内，以减少过度引流的机会。从两个切口之间的皮下隧道穿过分流管的胸膜端。避

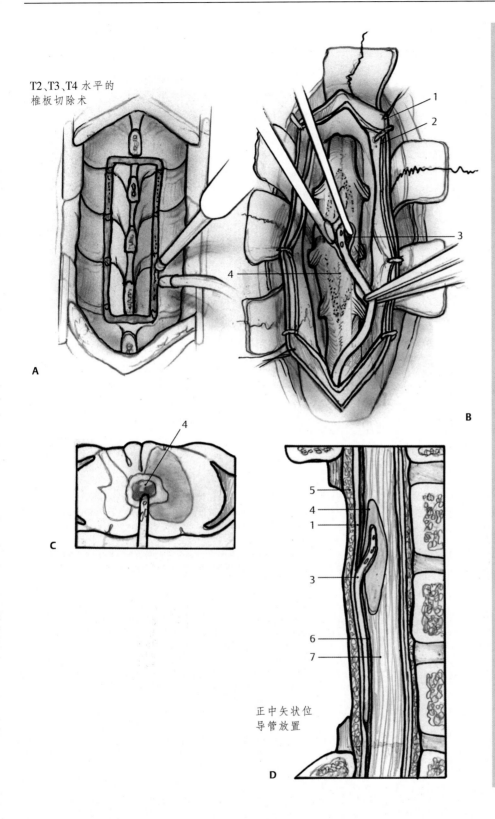

T2、T3、T4 水平的
椎板切除术

正中矢状位
导管放置

图 138.1　脊髓空洞－蛛网膜下隙
分流放置步骤图示。(A)在中胸部
水平行脊髓空洞双侧椎板切除术。
(B)硬脊膜和蛛网膜膜沿中线打
开，用缝线或 Ligaclips 固定。然后
在脊髓最薄处和空洞最靠近表面
处进行中线脊髓切开术。将分流管
通过该开口插入，并将其末端放置
在尾部蛛网膜下隙中。(C)轴向视
图，显示导管进入空洞的中央。
(D)正中矢状图显示最后的导管
放置，近端导管中的孔完全嵌入在
空洞内。1.硬脊膜；2.用 Ligaclips 固
定硬脊膜和蛛网膜层；3.脊髓切开
术和分流管插入空洞；4.脊髓空洞；
5.硬膜外脂肪层；6.蛛网膜下隙；
7.脊髓。

免分流管与皮肤边缘接触。钝性分离打开胸膜腔，建议
小切口打开胸膜，以尽量减少气胸的风险。在患者的呼
气阶段，导管尖端向下插入胸膜腔，荷包缝合固定导
管。硬膜闭合如上所述，在导管出口周围涂敷纤维蛋白
胶。逐层缝合两个切口。

规避/损伤/风险

- 全麻诱导时，予以中等剂量的皮质激素以减少
脊髓水肿。
- 术中超声能够确定空洞的头尾部范围，并确定

空洞腔最大直径的水平，即使在硬脑膜切开之前也可确定。还可以识别在术前 MRI 上不明显的蛛网膜下隙分隔。

- 从脊髓最薄处切开脊髓损伤最小。选择直径最小且柔韧性足够的分流导管是防止导管尖端进入脊髓实质的方法。缝合固定可防止分流管的移位。
- 空洞腔内和腔外的导管引流孔允许空洞腔和蛛网膜下隙之间进行交通。
- 应避免手术部位的硬膜外出血和脊髓-蛛网膜下隙血液，以尽量减少术后蛛网膜炎的发生，而后者可能会导致症状复发。
- 通过避免与皮肤边缘接触和分流管的最小处理，包括"不接触"技术，可以减少分流感染。

抢救与补救

- 有时脊髓肿胀明显，可能难以分离脊髓粘连。在这种情况下，可以在直视下先用 30G 眼科针抽吸 1~2mL 空洞腔内液减压。随后可以扩大穿刺道并将其用于空洞分流管插入。
- 如果由于某种原因不能插入空洞引流管，使用 Preclude Gore-Tex™ (W. L Gore & Associates,Inc., Flagstaff,AZ)行硬脑膜成形术，扩大蛛网膜下隙，可能是替代方案。Gore-Tex™ 比自体材料更受青睐，因为其使用可最大限度地减少脊髓瘢痕的风险。自体移植物材料由于血管增生造成瘢痕粘连的风险更高。
- 如果脊髓空洞分流有禁忌或不可行时，跨蛛网膜炎区域的头-尾蛛网膜下隙分流也可能是一个选择。

■ 结果和术后过程

术后注意事项

术后护理

- 患者可在病房监测神经功能。
- 建议卧床休息 48 小时,然后可活动。

- 建议定期对 CSF 漏进行切口评估。
- 抗生素可持续 24 小时。

术后监护/监测

- 最好对患者进行系列临床检查和影像学检查。神经系统的改善可能需要几周到几个月。
- 作者建议术后 4~6 周重复 MRI 检查。
- 监测脊髓空洞-胸膜腔分流术患者的气胸和胸腔积液。

并发症

- 分流失败:感染、堵塞、移位、断裂。
- 过度引流和低压头痛症状。
- 伤口血肿和感染。
- CSF 漏和脑膜炎。
- 复发空洞。
- 脊髓损伤,导致神经功能缺损。
- 气胸和胸腔积液。
- 其他与椎板切除术有关的并发症，如脊柱不稳定。

参考文献

[1] Cacciola F, Capozza M, Perrini P, Benedetto N, Di Lorenzo N. Syringopleural shunt as a rescue procedure in patients with syringomyelia refractory to restoration of cerebrospinal fluid flow. Neurosurgery 2009;65:471–476, discussion 476
[2] Batzdorf U. Primary spinal syringomyelia. Invited submission from the joint section meeting on disorders of the spine and peripheral nerves, March 2005. J Neurosurg Spine 2005;3:429–435
[3] O'Toole JE, Eichholz KM, Fessler RG. Minimally invasive insertion of syringosubarachnoid shunt for posttraumatic syringomyelia: technical case report. Neurosurgery 2007; 61(5 Suppl2): E331–E332; discussion E332
[4] Gezen F, Kahraman S, Ziyal IM, Canakçi Z, Bakir A. Application of syringosubarachnoid shunt through key-hole laminectomy. Technical note. Neurosurg Focus 2000;8:E10
[5] Klekamp J, Batzdorf U, Samii M, Bothe HW. Treatment of syringomyelia associated with arachnoid scarring caused by arachnoiditis or trauma. J Neurosurg 1997;86:233–240
[6] Brodbelt AR, Stoodley MA. Post-traumatic syringomyelia: a review. J Clin Neurosci 2003;10:401–408
[7] Lee TT, Alameda GJ, Camilo E, Green BA. Surgical treatment of post-traumatic myelopathy associated with syringomyelia. Spine 2001;26 Suppl: S119–S127

第 **139** 章
分流管外置术 Ⓐ

Cuong J. Bui, Edison P. Valle-Giler

■ 导言和背景

- 脑室腹腔分流术是神经外科最常用的手术之一,也是小儿神经外科最常用的手术。
- 感染率在 8%~15% 之间,通常在 10% 可接受。
- 感染的最大风险发生在首次置管后的前 6 个月内。
- 分流感染通常用抗生素和脑脊液引流来治疗。
- 全身性抗生素或伴脑室内抗生素的同时,分流外置是分流感染情况下脑脊液引流的有效选择。
- 对于分流依赖患者的其他腹部病变也可能需要临时分流外置。

替代方法

- 使用抗生素(全身性±脑室室内)进行保守治疗,无须外置或去除分流装置。
  ○ 金黄色葡萄球菌分流感染患者不宜保守治疗。
- 移除整个分流系统。
- 移除分流系统后的脑室外引流。
- 在另外的位置重新放置远端导管(胸膜、胆囊、心房)。

目的

- 引流脑积水和积极引流感染的脑脊液。
- 防止腹腔感染扩散至分流管近端。

- 引流 CSF 使腹腔内假性囊肿消退。

优点

- 引流 CSF 而不移除整个分流系统。
- 无须新的切口或导管(脑室外引流)。
- 微创手术。
- 有可能无须经颅内置导管。
- 不像脑室外引流那样限制活动。
- 有分流阀可以更好地控制 CSF 引流。

适应证

- 腹腔内假性囊肿。
- 分流感染。
- 分流感染,伴侧脑室狭小,难以进行脑室外引流。
- 腹膜炎。
- 可能发生腹膜感染的腹部或盆腔手术。
- 腹壁感染。
- 重大腹部创伤。
- 脑膜炎。
- 远端分流管侵蚀进入腹部内脏。
- 当肿瘤浸润到脑脊液时,防止肿瘤扩散到腹部。

禁忌证

- 近端导管堵塞。
- 分流阀损坏或故障。
- 分流阀或管道内的活动性感染(脓液)

727

■ 手术细节和准备

术前计划和特殊设备

- 如果怀疑有分流感染,应该进行感染检查[全血细胞分类计数(CBC)、血沉(ESR)、C-反应蛋白(CRP)、血培养、尿分析(UA),胸部 X 线片与头部计算机断层扫描(CT)和分流系列成像相结合评估整个分流系统]。
- 如果怀疑是腹部假性囊肿,则应进行腹部 CT 或超声检查。如果有假性囊肿,就必须考虑感染的可能性。
- 应能够在 X 线上识别整个分流系统,以确保分流管没有断裂。
- 确定以前分流的残留分流管是非常重要的,以确保外置正确的分流管。
- 应该有一个外引流瓶或 CSF 收集袋。
- 应提供连接器,以确保外置分流管和外引流系统之间的紧密连接。如果无连接器,可用 18G 钝头针。
- 分流外置后,应该立即进行 CSF 培养。
- 应该准备通过外置引流管(引流管腹腔端)抽吸假性囊肿。
- 如果外置分流阻塞或严重感染,应该准备去除整个分流系统并放置脑室外引流。

专家建议/点评

- 在外置之前抽吸分流管不仅可收集脑脊液进行分析,还可确定近端引流通畅。
- 作者建议尽可能外置远端分流管,以避免在分流阀处再次切开。
- 如果患者肥胖或难以找到导管,可以在锁骨水平触诊导管。
- 尽可能使用深静脉镇静或全身麻醉。此手术可在局部麻醉下完成,但存在分离困难的可能。
- 用低电流的电烧分离分流管。这比用尖锐的器械进行分离更安全。
- 年轻或不合作的患者外置足够长的分流管,以便外置部分可以到达侧后面并且固定在后面。可减少患者对导管的触碰,从而降低管道断裂的可能性。

手术的关键步骤

在标准手术室进行此手术。尽可能让患者的体位可以充分暴露整个分流系统。消毒和准备的范围要广泛,以便如果首选的外置位置出现问题,可寻找替代位置。触诊外置区域的分流管或导管。给予适合患者体重的局部麻醉剂。

在分流管上方做一个小横切口(通常 1~1.5cm)。作者使用低电流(切 6,凝 15)针尖电刀(Colorado Bovie tip)或绝缘电刀分离软组织到引流管。这可以进行积极的分离,不会误切分流管。见到引流管后,头尾端应明确标识。拉出尾端引流管。如果有假性囊肿,外置 5~6cm 后将引流管切断,并从远端引流管进行抽吸,以使假性囊肿减压并获得培养样本。然后将全部远端管从腹部取出。将暴露的近端分流管通过连接器或钝头针连接到一次性使用的外引流系统(图 139.1)。

逐层缝合切口,加压包扎以防止引流管和连接器脱落。

避免/损伤/风险

- 如果使用手术刀分离引流管,应该非常小心,因为可能会无意中损坏引流管。
- 如果引流管已经放置很长时间,引流管周围通常会钙化包裹,这往往需要更大范围的分离。
- 可能需要多个切口来外置和(或)移除旧分流管。
- 切口太小可能会使分离困难。
- 应避免在幼儿或婴儿中使用局部麻醉进行手术。
- 直到 CSF 清亮和感染标志物正常后,才能进行分流管再内置(作者通常等待患者至少 72 小时无发热、连续 3 次 CSF 培养阴性、实验室检查正常)。
- 如果可能,应尽量避免外置分流超过 2 周。

抢救与补救

- 如果分流管不能触诊或定位,可使用 C 型臂。
- 分流管周围的纤维或钙化不应被误认为是管道本身。应该大范围地去除该层以充分暴露真正的分流管。
- 如果管路破损,可使用长连接器确保足够长度的外引流管。
- 如果使用足够的抗生素后脑脊液仍然不清亮,则必须考虑移除整个分流系统。
- 如果对分流器的功能有任何疑问或分流器硬件感染,则可用脑室外引流取代分流系统。

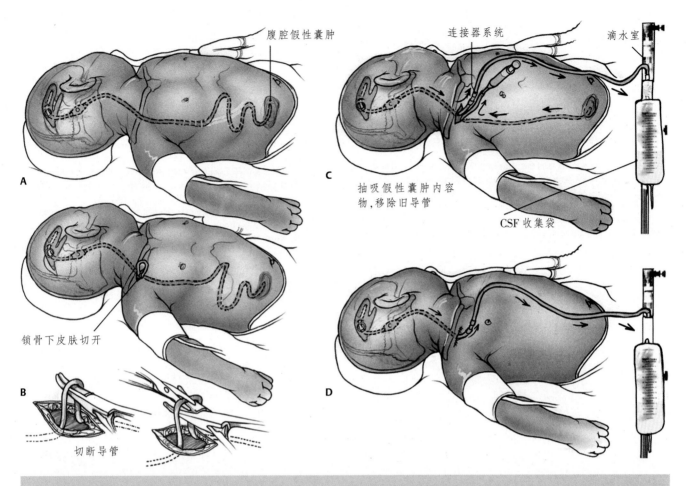

图 139.1 分流管外置的步骤。(A)在锁骨下方分流管的位置,定位皮肤切口。(B)仔细分离需外置的分流管。超声定位可用于评估假性囊肿的存在。(C)如果存在假囊肿或脓肿,可以使用注射器通过腹腔端分流管抽吸。(D)腹腔端导管的近端部分被外置后,可将其与引流袋连接,调低引流压力。移除导管的远端部分并缝合伤口。CSF,脑脊液。

■ 结果和术后过程

术后注意事项

- 由于脑脊液引流仍由分流阀控制, 分流外置无须控制引流高度和限制活动。
- 连续 CSF 采样可以帮助跟踪感染。
- 抗生素治疗应该对应特定的病原菌。
- 复杂或反复感染的患者应考虑全身和脑室内抗生素。
- 作者通常会在 3 次连续"透明 CSF"样本后进行分流管再内置。
- 如果由于非感染性原因进行的分流外置, 建议预防性使用抗生素;然而,在文献中还没有得到确认。

并发症

- 当分流外置时,导管近端阻塞。
- 分流管断裂、损坏或无法找到分流管。
- 再感染:再感染率随着病原体的类型而变化。表皮葡萄球菌是再感染率最高的细菌之一。
- 长期感染:如果使用合适的抗生素不能清除感染,应考虑移除整个分流系统和脑室内应用抗生素。

参考文献

[1] Arnell K, Enblad P, Wester T, Sjölin J. Treatment of cerebrospinal fluid shunt infections in children using systemic and intraventricular antibiotic therapy in combination with externalization of the ventricular catheter: efficacy in 34 consecutively treated infections. J Neurosurg 2007;107 Suppl:213–219

[2] Brown EM, Edwards RJ, Pople IK. Conservative management of patients with cerebrospinal fluid shunt infections. Neurosurgery 2008;62 Suppl 2: 661–669

[3] Brown JA, Medlock MD, Dahl DM. Ventriculoperitoneal shunt externalization during laparoscopic prostatectomy. Urology 2004;63:1183–1185

[4] Dasic D, Hanna SJ, Bojanic S, Kerr RSC. External ventricular drain infection: the effect of a strict protocol on infection rates and a review of the literature. Br J Neurosurg 2006;20:296–300

[5] de Oliveira RS, Barbosa A, Vicente YA, Machado HR. An alternative approach for management of abdominal cerebrospinal fluid pseudocysts in children. Childs Nerv Syst 2007;23:85–90

[6] Donovan DJ, Prauner RD. Shunt-related abdominal metastases in a child with choroid plexus carcinoma: case report. Neurosurgery 2005;56:E412, discussion E412

[7] James HE, Bradley JS. Management of complicated shunt infections: a clinical report. J Neurosurg Pediatr 2008;1:223–228

[8] Li G, Dutta S. Perioperative management of ventriculoperitoneal shunts during abdominal surgery. Surg Neurol 2008;70:492–495, discussion 495–497

[9] Morissette I, Gourdeau M, Francoeur J. CSF shunt infections: a fifteen-year experience with emphasis on management and outcome. Can J Neurol Sci 1993;20:118–122

[10] Muttaiyah S, Ritchie S, John S, Mee E, Roberts S. Efficacy of antibiotic-impregnated external ventricular drain catheters. J Clin Neurosci 2010;17: 296–298

[11] Thomas DD, Kureshi SK, George TM. Infected ventriculoperitoneal shunts. In: Goodrich JT, ed. Neurosurgical Operative Atlas. Pediatric Neurosurgery. 2nd ed. New York, NY: Thieme Medical Publishing; 2008:233–240

第 140 章

Dandy-Walker 畸形的治疗 Ⓟ

Cuong J. Bui, Nnenna Mbabuike

■ 导言和背景

定义、病理生理学和流行病学

• 1914 年,Dandy 和 Backflan 报道了 1 例第四脑室囊性扩张伴小脑蚓部向前移位的病例, 他们把这归因于小脑孔隙(第四脑室侧孔和正中孔)的原发闭锁。

○ 1942 年,Taggart 和 Walker 报道了 3 例患者,进一步确定这一疾病。

○ 1954 年 Benda 提出了 "Dandy-Walker 畸形" (DWM)的概念,并强调小脑孔隙的闭锁并非主要原因。

○ 从那时起, 许多研究将 Dandy-Walker 综合征的特征性三联征定义为:

– 小脑蚓部完整或部分发育。

– 第四脑室囊性扩张。

– 后颅窝扩大,伴侧窦、窦汇和小脑幕向上移位。

– 此三联征通常与脑积水有关,是常见的并发症,但并不是此综合征的一部分。

○ 25%的患者有小脑蚓部缺失,其余的只有下蚓部部分缺失。

○ 残余的、发育异常的上蚓部向前上方扭曲、受压,有时黏附于小脑幕。

○ 异常扩张的第四脑室顶部由一层薄薄的半透明膜组成,前方与残留的蚓部相连,侧方与小脑半球和扁桃体相连,尾部与延髓相接。

○ 此膜由三层组成: 内室管膜层、外软膜层和中间层,中间层为神经胶质组织,这些组织原本应形成缺失的小脑蚓部和半球。

○ 关于 DWM,最有说服力的理论为菱脑发育停滞,伴中线部位小脑融合不良。

○ 这导致前膜区持续性扩张并向后疝出,凸入发育不全的蚓部和脉络丛之间。

○ 此外, 第三脑室的顶部经发育不全的胼胝体向上扩张。

○ 导致这种畸形的损伤发生的时间局限于第 7 至第 10 孕周。

○ 胚胎早期直窦位于胚胎的顶部,最终迁移至枕深部。

○ 这种迁移可能被扩张的第四脑室所阻滞,导致 DWM 中直窦和窦汇的位置抬高。

○ 前膜区通常在小脑孔隙开放之前消失,这一事实表明, 畸形形成的主要原因是小脑蚓部发育缺陷和前膜区持续存在。

○ 文献报道的发病率为 1/(25~30 000)出生人口。

临床表现

• 80%的 DWM 病例诊断于 1 岁之前。

• 脑积水症状的延迟出现可能是由于分娩时出血,导致后来 Luschka 孔炎性闭塞。

• 巨颅通常由脑积水引起,但也可因后颅窝扩大和后颅窝囊肿所致。

- 幼儿可出现头部控制能力差、运动发育迟缓和痉挛等神经症状。
- 大龄儿童的临床表现与后颅窝肿瘤相似，包括脑神经麻痹、眼球震颤和躯干共济失调。

诊断和影像

- 经颅超声和计算机断层扫描（CT）多为初步检查，磁共振成像（MRI）是主要的诊断方法。MRI可提供大量的细节信息以区分Dandy-Walker综合征与其变体。
- 影像学上，颅骨扩张，伴特征性的枕骨变薄和凸出。
- 第四脑室广泛扩张和脑脊液（CSF）搏动引起的颅内压升高导致人字缝扩大和侵蚀性枕骨扇形隆起。
- 抬高的小脑幕、静脉窦和窦汇是明显扩张的后颅窝的上界。
- 小脑半球通常发育不良。在极端的情况下，只有一小块压缩的小脑组织，常与后颅窝囊肿的侧壁相连。

治疗方案和备选方法

- 对于手术方法的选择没有共识，但作者赞成同时行幕下和幕上双室分流。
- 作者还赞成将近端的双室分流导管连接到一个单阀的远端导管。
- 作者认为这种方法有两个好处：
  - 它可以避免患者因初次单室分流不充分而需要的二次手术。
  - 周密规划的一期双室分流，与后期不得不将新系统连接到旧系统，或者置入两个完全独立的分流系统的做法相比，更为简单。

备选方法

- （侧）脑室腹腔分流。
- 第四脑室腹腔分流。
- 开颅手术切除囊肿。
- 内镜下第三脑室造瘘术。
- 内镜下导水管成形或支架置入。

所选手术的目的和优点

- 本章讨论的是复杂的双室分流技术。
- 这是DWM的众多手术方法之一。
- 目的是允许幕下和幕上同时分流，进而降低和平衡颅内压，缓解相关体征/症状。

适应证

- 新生儿或大龄儿童患有DWM，伴有颅内压增高的体征和（或）症状
- 这可能包括新生儿的头围迅速增大、心动过缓或呼吸暂停、囟门凸出、烦躁不安；或大龄儿童的头痛、恶心/呕吐、视盘水肿及嗜睡。

禁忌证

- 新生儿并发全身感染，出生时体重低，早产儿伴高分级生发基质出血，或腹部疾病如坏死性小肠结肠炎；这些问题解决后才可行永久性脑脊液分流。
- 在永久性分流手术之前，可能需要临时性处理，如帽状腱膜下的引流、脑室外引流或持续囟门引流。

■ 手术细节和准备

术前计划和特殊设备

- 影像学和临床资料应证实DWM和脑积水的诊断。
- 应仔细分析影像图像，以制订手术方法。
- 与新生儿和（或）儿科医生的沟通非常重要，确保患儿内科情况适合手术，无感染。
- 术中超声和神经内镜可为有用的辅助方法，但必须术前进行计划。
- 可以选择在腹腔镜下放置远端分流管，但需要小儿外科医生帮助。
- 在接触患者前，应选择好脑室导管、储液器、阀门和远端导管，并以无菌方式进行预组装。这可最大限度地减少术中对分流系统的操作。

专家建议/点评

- 术前在患者皮肤上"绘图"，标记近端导管、储液器、三通连接管和阀门的位置，有助于预先确定合适的皮肤切口尺寸和切口间的距离。还可以预估连接段的长度。
- 神经内镜和超声可以帮助更准确地定位后颅窝导管。
- 后颅窝内导管留置稍短一些可避免在第四脑室或囊肿塌陷的情况下刺穿脑干。
- 在此情况下中使用可调节阀门可能会有所帮助，初始压力设置高一些。

手术的关键步骤

患者仰卧于马蹄头托,头部最大限度转向分流的对侧。根据患者身材的大小,轻度转肩。作者通常将分流系统放置在右侧,除非存在复杂的解剖因素。头部、颈部、胸部和腹部消毒、铺无菌单。

侧脑室和后颅窝钻孔部位应充分暴露。作者建议用剪刀给患者全头剃发,因为有两个钻孔切口,需要Y形连接器以及阀门置入等,操作较为复杂。画出切口、储液器、导管、Y形连接器和阀门,可以帮助外科医生确定是否有足够的安放空间,或者是否需要修改切口。

作者在额部钻孔放置侧脑室导管,因为常见的窦汇抬高可使枕部钻孔风险较大。额部导管穿刺的位置在囟门侧缘(新生儿)或于瞳孔中点线、冠状缝前(大龄儿童)1~2cm。旁正中后颅窝钻孔位于或略低于外耳道(EAC)水平,大约是从EAC到枕外隆凸距离的2/3。与非DWM第四脑室分流相比,扩大的后颅窝提供了额外的最大容许误差。

分流系统应包括两个脑室导管±两个储液器、一个Y形连接管、一个阀门和远端导管;这些应该在切口之前准备好并预于后台组装,以确保所有的连接点"男-女"配置合适,最大限度地减少皮肤上的操作。这些材料应浸泡在抗生素溶液中,直到准备放置。

局麻药物浓度合适,根据患者的体重给药。额部切口通常为一个小的倒U形切口(约拇指大小),而后部切口应为基底更宽的曲线切口,以适应阀门和Y形连接器的放置。对于新生儿,"钻孔"可以通过15号刀片完成;高速颅钻可用于大龄儿童。打开硬膜前应仔细检查和电凝止血。

应用Metzenbaum剪刀分离皮下组织,帮助远端分流管通过。按标准方式输送远端导管至腹壁切口,尽量避免"跳跃式切开"。作者发现通条轻微弯曲有帮助。

然后将阀门连接到远端管道和Y形连接器上并放置到位。Y形连接器应靠近阀门。测量额部至Y形连接器的连接导管长度,并把导管从额切口送至后部切口。对于婴儿,头部的生长发育应计入导管长度。所有的连接处都应用丝线加固。远端系统应予冲洗,尽量减少空气堵塞(图140.1B和图140.1C)。

通常首先行第四脑室/后颅窝囊肿置管。作者主张这部分使用NeuroPen™(Medtronic Inc.,Memphis,IN)置管内镜辅助操作,因为它可帮助医生术中看见脑干,将导管远离脑干放置。一旦确认CSF流出,将导管裁剪至预定长度并连接到储液器或直接连接到Y形连接器。侧脑室的额角可以标准方式穿刺置管,是否内镜辅助均可。一旦确认CSF流出,则可进一步完成整个近端系统连接。远端分流管入腹前应先确认脑脊液远端流出通畅。有许多技术可用于腹部分流管放置,术者应该使用自己最熟练的技术。作者使用腹腔镜辅助放置远端分流管。

规避/损伤/风险

- 静脉湖在婴儿并不少见,因此开始硬膜切开应该很小。
- 枕部分流管放置应非常小心,因为此类患者有窦汇和横窦抬高。
- 关闭前应确认近端和远端脑脊液流动良好。

抢救与补救

- 应避免任何导管的连接处呈锐角。
- 如果Y形连接器和近端导管太近,应重新调整连接器和(或)阀门位置。
- 如果后颅窝置管有困难,超声可帮助确定轨迹。
- 如果出现脑室内出血,建议进行等容量冲洗,直至CSF清亮。
- 如果遇到大出血,应中止分流手术,并留置脑室外引流。

■ 结果和术后过程

术后注意事项

- 术后行CT扫描、超声以及分流管的X线系列检查,以确保放置准确。这也可提供分流系统的基线图像。
- 术后应给予抗生素至少24小时。
- 头围和囟门张力应予密切关注。
- 分流感染风险在前6个月内最高。

并发症

- 脑室和(或)后颅窝囊肿置管失败。
- 脑室内出血。
- 分流系统故障。
- 分流感染。

结果和预后

- 预后取决于是否存在相关的先天性异常、初始

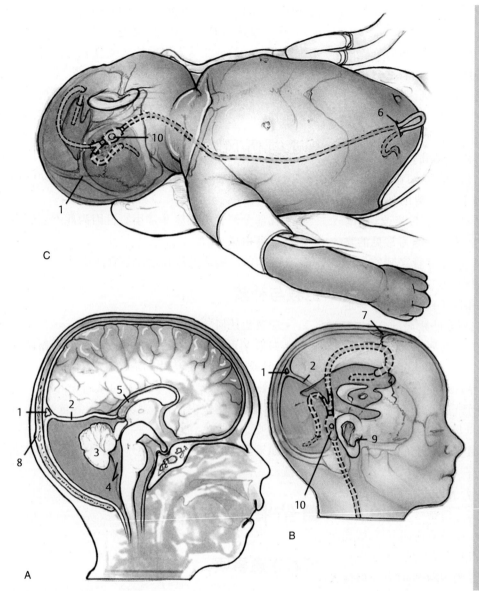

图 140.1 (A)Dandy-Walker 畸形解剖特征的示意图,头部正中矢状位。(B)头部侧面观,显示脑室导管的位置及其与阀门和远端导管系统的连接。注意冠状缝前 2cm 的额部钻孔位置和耳后的阀门及连接器的位置。(C)手术体位和手术的最后一步。注意头部旋转、呈侧位,肩部旋转、同侧肩下加垫。Y 形连接器用于将两个近端导管连接到阀门。远端导管从阀门位置经皮下送至腹壁切口,注意通条在锁骨上方通过时要特别小心。最后一步是远端导管末端置入腹膜腔(远端脑脊液流动通畅确认后)。1.抬高的窦汇;2.小脑幕向上位移;3.蚓部;4.第四脑室囊性扩张;5.婴儿胼胝体发育不全;6.脐旁切口;7.前囟;8.枕外隆凸;9.外耳道;10.可调节阀门。

脑积水的程度、手术时机和术后并发症。

- 文献报道患儿生存率为 75%~100%。
- 文献报道 50%~75%的患儿智力发育正常。
- 共济失调、痉挛状态和精细运动控制不良较常见。

参考文献

[1] Benda CE. The Dandy-Walker syndrome or the so-called atresia of the foramen Magendie. J Neuropathol Exp Neurol 1954;13:14–29
[2] Bindal AK, Storrs BB, McLone DG. Management of the Dandy-Walker syndrome. Pediatr Neurosurg 1990-1991-1991;16:163–169
[3] Carmel PW, Antunes JL, Hilal SK, Gold AP. Dandy-Walker syndrome: clinico-pathological features and re-evaluation of modes of treatment. Surg Neurol 1977;8:132–138
[4] Dandy WE, Blackfan KD. Internal hydrocephalus: an experimental, clinical and pathological study. Am J Dis Child 1914;8:406–482
[5] Greenberg MS. Dandy-Walker malformation. In: Handbook of Neurosurgery. 6th ed. New York: Thieme Medical Publishing; 2006
[6] Kollias SS, Ball WS, Jr, Prenger EC. Cystic malformations of the posterior fossa: differential diagnosis clarified through embryologic analysis. Radiographics 1993;13:1211–1231
[7] Mohanty A, Anandh B, Kolluri VR, Praharaj SS. Neuroendoscopic third ventriculostomy in the management of fourth ventricular outlet obstruction. Minim Invasive Neurosurg 1999;42:18–21
[8] Mohanty A. Endoscopic third ventriculostomy with cystoventricular stent placement in the management of dandy-walker malformation: technical case report of three patients. Neurosurgery 2003;53:1223–1228, discussion 1228–1229

第141章

小儿脑膨出修复术(基底部脑膨出) Ⓟ

Kouzo Moritake

■ 导言和背景

定义、病理生理学和流行病学

定义

- 脑膨出是脑神经组织疝出于颅骨缺损的一种发育异常。

病理生理学和流行病学

- 基底部脑膨出的发病机制尚不明确。
- 据推测,需有致畸因素和遗传因素共同作用。
- 颅底软骨化和骨化失败可能与皮层组织通过骨缺损继发性疝出有关。
- 此外,妊娠第4周,前神经孔原发闭合,神经外胚层有可能仍黏附于表皮外胚层。
- 活产儿中,脑膨出的发病率为1/4000,而基底部脑膨出的发病率为1/40 000。
- 脑膨出最常见的部位是枕部(75%),其次是额筛部(15%)和基底部(10%)。
- 基底部脑膨出可分为经筛型、蝶眶型、经蝶型或蝶上颌型。

临床表现

- 可能并发眼距增宽、唇/腭裂、视路和(或)脑组织畸形。临床表现与病灶的大小(体积)和位置有关。
- 首发表现通常出现在新生儿期和婴儿早期。
- 额筛部脑膨出可表现为可见的鼻咽部肿物,而基底部脑膨出粗查时常常不能发现。
- 基底部脑膨出最常表现为中线部位肿物。
- 呼吸窘迫、喂养困难和发育停滞可为存在鼻咽部肿物的临床特征。
- 也可发生脑脊液(CSF)鼻漏和反复的脑膜炎。
- 年龄较大的儿童,可表现为视力下降或下丘脑-垂体轴功能紊乱。

诊断和影像

- 计算机断层扫描(CT)和磁共振成像(MRI)是术前的必备检查。
- 高分辨或三维(3D)CT可更好地了解颅底解剖和骨缺损情况。
- MRI可在术前了解膨出内容物,颅内、颅外解剖结构和其他相关的颅内异常。
- MRI可更好地评估脑组织膨出的程度,有助于更好的手术计划和了解预后。
- MR血管造影 (MRA) 也有助于了解膨出内容物。

治疗方案和备选方法

- 硬膜外显微手术修复。
- 经鼻内镜修复。

所选手术的目的和优点

方法

- 经颅硬膜内和经鼻硬膜外分两期修复基底部脑膨出(经筛型/经蝶型)。

目的

- 切除/修复脑膨出的疝囊,保留正常脑组织。
- 达到水密修补,以防感染和脑组织继发损伤。

优点

- 该方法可以最佳显露膨出内容物,同时避免许多与其他方法相关的风险。
- 还有助于牢固地封闭膨出缺损。

适应证

- 该方法有助于显露和处理颅底前下方的病变。

禁忌证

- 合并感染是手术禁忌。

■ 手术细节和准备

术前计划和特殊设备

- CT 和 MRI 对于术前计划必不可少。
- MRA 也有助于了解膨出内容物。
- 患者取仰卧位,马蹄形软垫垫头。
- 头部左旋 30°、抬高 30°。
- 束带固定患儿于手术台上。
- 应备多普勒超声微探头,术中应用。

专家建议/点评

- 基底部脑膨出的修复应多学科团队协作完成,包括颅底手术训练有素的神经外科医生、神经耳科医生和整形外科医生。
- 经颅硬膜内入路易于辨识疝囊。
- 经颅硬膜内入路便于叠盖式修补,牢固封闭缺损。

手术的关键步骤

取右额弧形头皮切口,始于耳颞交界区,向上延伸过中线,同时保留颞部血管。于骨膜下层分离,皮瓣翻向前方。于前颅底上方行右额颞带蒂骨瓣开颅,弧形切开硬膜(弧底朝前)。

抬起右侧额叶,尽量辨认保护嗅束、嗅球。此时,脑膨出的疝出部分通常很容易辨识。如果病灶较小,有可能保留疝出脑组织周围的蛛网膜,将全部疝内容物整体还纳至颅腔。若疝出组织不能还纳,或者疝出组织太大,则打开蛛网膜,用吸引器和双极电凝,在尽可能远的部位切断疝出到颅外的组织(图 141.1)。如果术中多普勒超声在切断点检测到血流,则先分离、显露血管,电凝并切断。在切除疝出组织时,需注意避免疝囊破裂。若疝出脑组织发育不良、没有功能,通常不必保留。

为了预防术后脑组织经鼻窦疝出,可先用颞肌筋膜填塞疝囊口;再自发际内取颅骨,修剪后覆盖于颅底骨缺损处,以纤维蛋白胶 (Beriplast P Combi-Set;CSL Behring,King of Prussia,PA)黏合固定;然后从皮瓣内面取长条状带蒂的帽状腱膜-骨膜瓣,将其远端覆盖于缺损部位,以单丝尼龙缝合线(5-0)和纤维蛋白胶将其固定于右额颅底硬膜上(图 141.2)。

如果自体组织是不可用或不够用,可用 Gore-Tex™ (W.L. Gore & Associates,Inc,Flagstaff,AZ)或一种基于纤维蛋白原的胶原织物 (TachoComb;CSL Behring)替代,加强修补。

几周后的二期手术,由耳鼻喉科医生和(或)整形外科医生经鼻实施,除了修复其他合并畸形(如腭裂),同时切除残余的疝囊,进一步牢固修补缺损。

规避/损伤/风险

- 基底部脑膨出位置越靠后越容易累及下丘脑、垂体和垂体柄、视神经、视交叉和大脑前动脉等功能结构。
- 这些结构的损伤主要发生在切断疝颈之时。可以通过术前影像资料分析其解剖特征,并在手术过程中仔细辨别,以防损伤这些重要结构。
- 因为显露脑膨出需要牵拉脑组织,使用合适的药物和麻醉措施来保护脑组织,降低脑组织张力也是很重要的。

抢救与补救

- 如果远端疝囊周围的皮肤受侵、变薄或存在脑脊液漏,须尽早修复以免发生脑膜炎。
- 当基底部脑膨出太大以致阻塞气道时,应行预防性气管切开,因为经鼻孔或口咽建立气道或气管插管可能导致疝囊破裂。

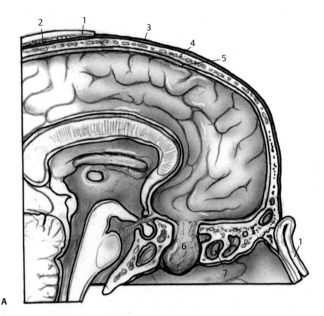

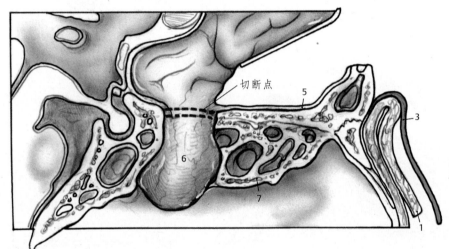

图 141.1　基底后部脑膨出(经筛型)的手术修复。(A)术前矢状面显示脑膨出的解剖结构。(B)术中显露脑膨出,显示切断点。1.头皮;2.蜂窝组织;3.骨膜(帽状腱膜层);4.颅骨;5.硬脑膜;6.脑膨出;7.筛窦。

■ 结果和术后过程

术后注意事项

- 术后早期,因可能发生脑积水,患儿应在重症监护室监护。
- 若患儿发生脑脊液通路感染,则需先行脑室外引流控制脑积水,以促进伤口愈合、清除感染;以后再考虑是否行分流手术。
- 脑脊液感染也需静脉应用抗生素。

并发症

- 脑膨出位置越靠后,下丘脑、垂体和垂体柄、视神经、视交叉和大脑前动脉损伤的风险越高。

- 这些结构的损伤主要发生在切断脑膨出疝颈之时。
- 脑脊液漏常导致术后早期感染。如发生脑脊液漏,必须尽早修补以免发生脑膜炎。
- 经鼻孔或口咽建立气道或气管插管可能导致基底部脑膨出破裂。
- 必须警惕术后早期脑积水的发生,其可表现为嗜睡、进行性脑室扩张或修补部位的脑脊液漏。

结果和预后

- 预后取决于脑膨出的位置和受累脑组织的数量。
- 额筛部脑膨出患者的预后似乎要优于枕或顶部脑膨出。
- 预后还取决于是否并发其他先天性脑组织异

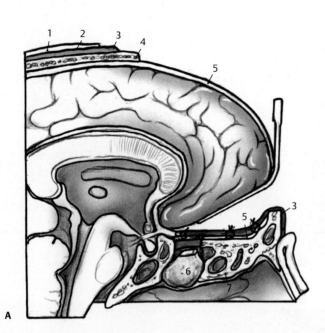

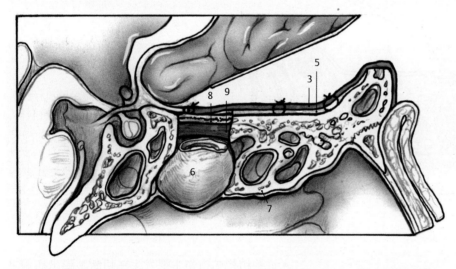

图 141.2　第一步硬膜内切断脑膨出之后,封闭颅底缺损。(A)注意使用骨膜瓣、游离骨块和肌肉筋膜修复。(B)修复过程的放大图。1.头皮;2.蜂窝组织;3.骨膜(帽状腱膜层);4.颅骨;5.硬脑膜;6.切断的脑膨出;7.筛窦气房;8.游离骨块;9.游离肌肉筋膜组织。

常。

● 癫痫发作和(或)脑积水与不良预后有关。

参考文献

[1] Hayashi T, Utsunomiya H, Hashimoto T. Transethmoidal encephalomeningocele. Surg Neurol 1985;24:651–655

[2] McComb JG. Encephalocele. In: Youmans JR, Becker DP, Dunsker SB et al, eds. Neurological Surgery: Volume 2. 3rd ed. Philadelphia, PA: WB Saunders 1996; 829–842

[3] Schut L. Surgical management of encephalocele. In: Schmidek HH, ed. Schmidek & Sweet Operative Neurosurgical Techniques. Indications, Methods, and Results. 4th ed. Philadelphia, PA: WB Saunders; 2000: 136–145

[4] Siniscalchi EN, Angileri FF, Mastellone P et al. Anterior skull base reconstruction with a galeal-pericranial flap. J Craniofac Surg 2007;18:622–625

[5] Reddy M, Schöggl A, Reddy B, Saringer W, Weigel G, Matula C. A clinical study of a fibrinogen-based collagen fleece for dural repair in neurosurgery. Acta Neurochir (Wien) 2002;144:265–269, discussion 269

[6] Hoving EW. Nasal encephaloceles. Childs Nerv Syst 2000;16:702–706

[7] David DJ, Proudman TW. Cephaloceles: classification, pathology, and management. World J Surg 1989;13:349–357

第 142 章
非综合征型颅缝早闭 Ⓟ

Morad Askari, Moise Danielpour, Mark M. Urata

■ 导言和背景

定义、病理生理学和流行病学

- 非综合征型颅缝早闭是由于孤立性的颅骨骨缝过早闭合导致的头颅形状异常。
- 活产儿中，非综合征型颅缝早闭的发病率为1/2000。
- 该病的分类或基于累及的骨缝，或依据头颅的形状(表142.1)。
- 颅缝早闭的发病机制涉及许多因素，包括异常

的硬膜–骨缝相互作用、分子和细胞水平异常[如碱性成纤维细胞生长因子(bFGF)增生]等。
- 有趣的是，只有2%的非综合征型颅缝早闭与遗传性因素有关。

临床表现

- 颅缝过早闭合依据部位不同，会导致不同的头颅畸形。
- 严重的头颅畸形又可进一步造成发育迟缓和(或)颅内压增高。
- 临床表现和治疗计划详见表142.1。

表 142.1　非综合征型颅缝早闭的分类

骨缝	头颅形状	发生率 *	体格检查所见	治疗
矢状缝	舟状头畸形(舟状颅)	40%~50%	长头，额/枕骨凸出，矢状缝成脊，枕骨凸出	Pi法，T形颅骨切除，牵引法
单侧冠状缝	前部斜头畸形(斜颅)	25%~30%	同侧：额骨扁平，前/高耳，眶上缘抬高/下凹，鼻根偏斜 对侧：额部凸出，鼻尖偏斜	额眶前移与前颅顶重塑
额缝	三角头畸形(三角颅)	10%	额中部成脊隆起，双额颞狭窄，明显的内眦赘皮，眼距缩短，低鼻背	额眶前移与前颅顶重塑
双侧冠状缝	短头畸形(短头)；尖头畸形(塔头)；高头畸形(山峰头)	7%	眶上缘下凹，额骨高凸，突眼，低鼻背，X线片上的"眼镜蛇样"标志(也出现在单侧冠状缝早闭)	额眶前移与前颅顶重塑
人字缝	后部斜头畸形	<5%	同侧：扁平枕骨，枕骨乳突凸出，耳向后旋转 对侧：轻度额骨凸出	后颅顶重塑

*非综合征型颅缝早闭的发病率。

诊断和影像

- 初步诊断通常依据临床体格检查。
- 放射学检查包括面部系列 X 线检查和头部计算机断层扫描(CT)与三维(3D)重建,以确定受累骨缝。
- 少数情况下,需测量颅内压(ICP),以评估手术的紧迫性。

治疗方案和备选方法

- 观察随访。
- 头盔塑形。
- 手术治疗。

所选手术的目的和优点

手术时机

- 手术通常推迟至 2~6 个月龄 (6 个月龄内实施手术有助于颅底内面正常发育)。

手术目的

- 降低颅内压。
- 保证脑组织正常发育。
- 构建颅顶正常外观。

手术的优点

- 消除因生长空间受限造成脑组织损伤的风险。
- 纠正脑脊液(CSF)动力学异常。
  - 构建头颅正常外观,改善容貌异常。

适应证

- ICP 增加(单骨缝融合:5%~15%;多骨缝融合:高达 42%)。
- 为获得满意的外观容貌。

禁忌证

- 变形性斜头畸形 (由于胎儿宫内或婴儿产后头颅受压引起)。
- 轻度或部分性颅缝早闭 (特别是额缝或人字缝型)。

■ 手术细节和准备

术前计划和特殊设备

- CT 扫描与三维重建为常规检查。
- 术前备血,包括血型化验和交叉配血。
- 手术情况向患儿父母详细交代。
- 建立两条静脉通路会有帮助,但动脉和中心静脉置管非必需。
- 麻醉诱导时应用抗生素。

专家建议/点评

- 患儿于 2~6 个月龄接受手术,效果最好。
- 多学科协作非常重要,包括神经外科医生、颅面或整形外科医生以及其他医生。
- 双冠状锯齿形皮肤切口可降低术后伤口瘢痕的可见度。
- 特别注意不要撕裂硬膜或损伤上矢状窦(SSS)。
- 切开颅骨时要先将硬膜从颅骨剥离,以尽量减少硬膜损伤。
- 避免用手指钝性分离头皮、避免分离矢状窦表面的骨膜、横切矢状缝前保护矢状窦可减少失血。
- 必须严格检查硬脑膜是否有脑脊液漏。
- 必须严格检查上矢状窦的任何出血点。

手术的关键步骤

额眶前移/前颅顶重塑

　　此法略做改动,适用于单侧、双侧冠状缝早闭以及额缝早闭。患者仰卧位,取双冠状切口,两侧为三角形,中间呈一条直线(隐形飞机样)。前方皮瓣于帽状腱膜下层分离翻起;侧方于骨膜下层分离,整体翻起颞肌与皮瓣,充分暴露颞窝;眶上缘于骨膜下层分离显露。然后,于眶上缘上方 10mm,水平切开额骨,延伸至眶外侧缘后外侧 30mm 处(图 142.1),行额部开颅。对于冠状缝早闭,颅骨外侧截骨至闭合骨缝的后方;对于额缝早闭,颅骨外侧截骨可至冠状缝前方。接下来,于额鼻缝上方 5mm 截骨,经眶顶(眶上缘后方 5mm)外延,游离眶上骨条;继续经额颧缝上方侧向截骨 30mm 至颞窝;之后取下眶上缘,并置于操作台上重塑。重塑此骨条时,在眶外侧缘楔形切除一块骨内板,并于骨内板多处平行截骨。

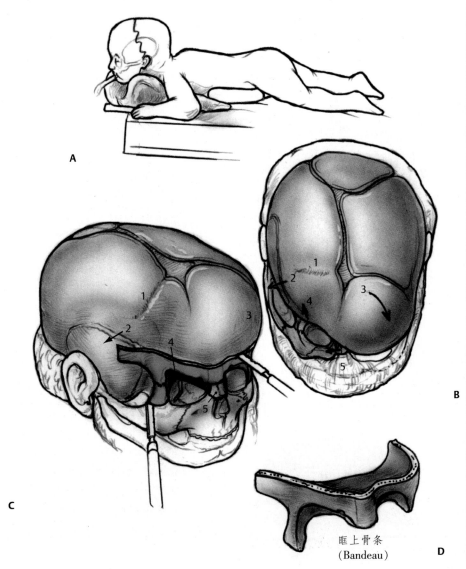

图 142.1　额眶前移手术步骤。(A)取改良的俯卧位,以同时暴露前后颅骨骨缝。(B,C)单侧冠状缝早闭,对侧额骨代偿性凸起。显示眶上骨条的切除。注意同侧的"眼镜蛇样"眼畸形。1.冠状缝早闭(单侧);2.凸出的颞骨鳞部;3.对侧额骨凸起;4.抬高的眼眶和"眼镜蛇样"眼畸形;5.鼻根偏斜。(D)复位前重塑眶上骨条。

眶上骨条
(Bandeau)

　　然后弯曲眶外侧缘至 90°以内,过度矫正此骨条。对于额缝早闭,在骨条中点后方切除骨内板,骨条中点的角度矫正为 150°;偶尔在单侧冠状缝早闭,可能需要在骨条中点处完全切开,并去除一小块骨以求重塑满意。接下来使用可吸收钉板来固定眶上骨条重塑后的新形状。之后,眶上骨条复位。每侧眶上骨条均前移至预期位置。在单侧冠状缝早闭,患侧眶上骨条前移,而正常侧稍微前移。使用同样的固定技术,在中线和两侧固定眶上骨条(图 142.2)。

　　最后,通过切开或磨除的方法重塑额骨部分,并于中线的上下方固定。一般来说,3 岁以上的儿童,任何骨缺损均应植骨。在帽状腱膜上做横向减张切口,皮瓣复位覆盖颅骨,切口分两层缝合。

矢状缝早闭的矫正

　　许多技术及其改良方法可用于矫正矢状缝早闭,这里介绍两种技术。取改良俯卧位(稍拉伸颈部),使用双冠状隐形飞机样切口,于帽状腱膜下层分离翻起前、后皮瓣。在合适的位置钻孔后截骨,形成一个额骨骨瓣、两个楔形顶骨骨瓣和一个枕骨骨瓣,在中线位置留一条顶骨骨条。于垂直方向上,"桶壁条样"多处平行切开颞骨,以允许其随发育而扩张。在顶骨、额骨和枕骨上放射状、切除多条三角形骨楔。在额骨和顶骨中线部位去除一段颅骨,以缩短颅骨的前后长度。最后,使用可吸收钉板系统,将额骨骨瓣前方固定于眶上缘,后方固定于顶骨。使用同样的方法将枕骨骨瓣前方固定于

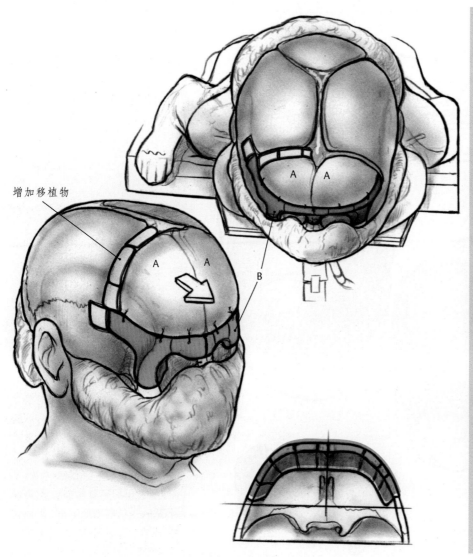

增加移植物

图 142.2   额眶前移手术步骤,第
2 部分。通过一系列单面或双面的
骨皮质切开,眶上骨条被塑形成对
称和张开的形状。然后根据术前畸
形的特点,将其复位固定。类似地
重塑前颅顶。在早闭骨缝部位植骨
以填补局部骨缺损,构建对称的颅
顶。A,前颅顶重塑;B,骨条前移。

顶骨,后方固定于枕骨基部。重塑后的顶骨骨瓣只是
简单地原位缝合在硬脑膜上,以允许其随发育而扩
张。

　　另一种方法是,沿着矢状缝去除一条宽 3cm 的骨
条。在枕骨骨瓣上,两侧切除三角形骨条。如果需要,可
双侧各切除颞顶骨骨段,以适应将来颅盖前后尺寸的
缩小。同样的"桶壁条样"地切开双侧顶骨,以允许颅顶
随着发育横向尺寸的延长。最后,在帽状腱膜上横向划
口减张,前皮瓣复位覆盖重塑的颅顶,切口分两层闭合。

后颅顶重塑

　　此方法用于矫正人字缝早闭。患者俯卧位,用双冠
状切口翻起后方皮瓣。在合适位置钻孔之后,截骨形成
一大的顶枕骨骨瓣。于枕骨扁平部条状截骨,使其形状
更凸。在脑组织隆起的区域皱缩硬膜。重塑好的顶枕骨

瓣疏缝于硬脑膜,不与周围的颅骨连接固定。

　　另一种方法是,于枕骨盖部取一个 1.5cm 宽的骨
条,同时于其上方取一块更大的枕骨。类似前面介绍的
额眶前移一样,两块骨瓣均重塑、外移和固定。在下方
的枕骨上,垂直的多处平行楔形截骨,以便其扩张。

规避/损伤/风险

　　• 该手术的风险包括大量失血、切口较大、术后肿
胀严重、恢复时间较长。

　　• 通过避免用手指钝性地从蜂窝组织下层分离头
皮、避免不必要的矢状窦表面骨膜剥离、横切矢状缝前
保护矢状窦等措施,可减少大量的失血。

抢救与补救

　　• 失血过多时,应迅速输入血液和凝血因子。有时

可能不得不中止手术，以免发生弥散性血管内凝血（DIC）。

• 脑脊液漏口应在术中使用 4-0 Nurolon 或 5-0 Prolene 缝线原位修补。

■ 结果和术后过程

术后注意事项

• 患儿术后，通常拔除气管插管。
• 患儿通常于儿科重症监护室监护。
• 术后早期头部抬高。
• 一旦患儿神志清醒，就开始经口喂食。
• 术后持续使用抗生素 48 小时。
• 化验血细胞计数、电解质水平、凝血功能，必要时复查。
• 如果术后血红蛋白低于 9g/dL，则应考虑输血。
• 面部肿胀于术后第二天开始出现，并在一两天后逐渐改善。

并发症

• 双顶部切口瘢痕。
• 出血。
• 脑脊液感染或脑膜炎。
• 额骨缺损。
• 脑脊液漏：术中出现的脑脊液漏必须仔细修补；很少情况下需要腰椎引流。
• 骨缝分离失败/复发。
• 抗利尿激素异常分泌增多症（SIADH）和（或）脑性耗盐综合征。

结果和预后

• 由手术技术全面的多学科小组对每位患者个性化定制计划和实施手术，可获得良好的结果。

参考文献

[1] Losken HW, Pollack IF. Craniosynostosis. In: Bentz ML, ed. Pediatric Plastic Surgery. Norwalk, CT: Appleton & Lange; 1998:129–158
[2] Marsh JL, Gurley JM, Kane AA. Non-syndromic craniosynostosis. In: Mathes SJ, ed. Plastic Surgery. Vol. 4. Philadelphia, PA: Saunders Elsevier; 2006: 135–164
[3] Bartlett SJ, Losee JE, Baker SB. Reconstruction: craniosynostosis. In: Mathes SJ, ed. Plastic Surgery. Vol. 4. Philadelphia, PA: Saunders Elsevier; 2006:465–494
[4] Shin JH, Persing JA. Nonsyndromic craniosynostosis and deformational plagiocephaly. In: Thorne CH, Beasely RW, Aston SJ et al, eds. Grabb and Smith's Plastic Surgery. Philadelphia, PA: Lippincott Williams & Wilkins;2007:226–236
[5] Hunt J, Flood J. Craniofacial anomalies II: syndromes and surgery. Plastic Surgery Selected Reading. Dallas, TX: Southwestern;1999:1–69
[6] Bird HR, Yager TJ, Staghezza B, Gould MS, Canino G, Rubio-Stipec M. Impairment in the epidemiological measurement of childhood psychopathology in the community. J Am Acad Child Adolesc Psychiatry 1990;29:796–803
[7] Cohen MM. Syndromes with craniosynostosis. In: Cohen MM, ed. Craniosynostosis: Diagnosis, Evaluation and Management. New York: Raven Press; 1986:413–590
[8] Collmann H, Sörensen N, Krauss J. Consensus: trigonocephaly. Childs Nerv Syst 1996;12:664–668
[9] Furuya Y, Edwards MS, Alpers CE, Tress BM, Norman D, Ousterhout DK. Computerized tomography of cranial sutures. Part 2: Abnormalities of sutures and skull deformity in craniosynostosis. J Neurosurg 1984;61:59–70
[10] Kapp-Simon KA, Figueroa A, Jocher CA, Schafer M. Longitudinal assessment of mental development in infants with nonsyndromic craniosynostosis with and without cranial release and reconstruction. Plast Reconstr Surg 1993;92:831–839, discussion 840–841
[11] Robin NH. Molecular genetic advances in understanding craniosynostosis. Plast Reconstr Surg 1999;103:1060–1070
[12] Shillito J, Jr, Matson DD. Craniosynostosis: a review of 519 surgical patients. Pediatrics 1968;41:829–853
[13] Sloan GM, Wells KC, Raffel C, McComb JG. Surgical treatment of craniosynostosis: outcome analysis of 250 consecutive patients. Pediatrics 1997;100:E2

第 143 章
综合征型颅缝早闭 Ⓟ

Morad Askari, Moise Danielpour, Mark M. Urata

■ 导言和背景

定义、病理生理学和流行病学

- 颅骨骨缝过早闭合称为颅缝早闭。
- 综合征型颅缝早闭并发于某些儿童综合征。
- 非综合征型颅缝早闭占颅缝早闭的大多数(1/2500),多累及单个骨缝,散发于人群中。
- 综合征型颅缝早闭的发生率较低(1/100 000~1/25 000),通常由于先天的遗传基因,往往涉及多条颅缝。
- 尽管综合征型颅缝早闭的确切病因仍未明确。成纤维细胞生长因子受体(FGFR)1、2 和 3 的突变与常见的颅缝早闭综合征有关。
- 成纤维细胞生长因子与细胞外基质(ECM)中的硫酸乙酰肝素结合后,再与 FGFR2 结合。在一些最常见的综合征相关颅缝早闭(包括 Alpert 和 Crouzon 综合征),除了 FGFR2 突变,ECM 中成分的变化也可以改变成骨过程,造成头颅发育过程中的病理性异常。

临床表现

- 颅缝早闭的临床表现可孤立存在(非综合征型),也可伴随其他部位畸形(综合征型)。
- 5 种最常见综合征的详细临床表现见表 143.1。

诊断和影像

- 需行彻底的表型评估,因为有超过 90 种综合征与颅缝早闭有关。
- 对大多数病例行放射学检查(面部系列 X 线)和计算机断层扫描(CT)成像即可。
- 利用遗传学家的专业知识,更容易鉴别综合征相关的病例。
- 少数情况下,可能需要测量颅内压(ICP),以评估手术的紧迫性。
- 表 143.1 回顾了 5 种常见综合征的影像学表现。

治疗方案和备选方法

- 治疗方案包括选择性的非手术治疗和手术治疗。
- 尽管一些手术原则在治疗综合征型颅缝早闭的方法中普遍接受,但具体方法并未标准化。
- 现有的手术方法可有效地达到外科矫正的目的。
- 本章介绍的面部对分法,更常用于纠正 Apert 综合征或颅额鼻发育不良患者的眼距增宽。
- 扩张颅骨的牵引成骨技术协同枕骨扩张和额眶前移,也被用于处理综合征型颅缝早闭。

所选手术的目的和优点

手术时机

- 等到婴儿 2~6 月龄,以允许颅底内面发育正常。

表 143.1 常见的颅缝早闭相关综合征

综合征	受累骨缝	遗传方式	头颅形状	面部表现	并发表现
Apert	双侧冠状缝	AD	短头畸形,塔头畸形	面部扁平,眼距过宽,斜视,眼肌麻痹,眼裂倾斜,面中部凹陷,眼球突出,前囟凸起	手/足并指(趾),"手套样手",脑积水(5%~10%),腭裂(30%),MR
Crouzon	双侧冠状缝	AD	圆锥头畸形	面中部凹陷,眼距过宽,眼球突出,小颌畸形,面中部发育不全,鼻部尖耸	高颅压风险高,脑积水(5%~10%),听力丧失,轻度 MR,无手畸形
Pfeiffer	双侧冠状缝,多骨缝(更严重型)	AD	短头畸形,分叶状颅(更严重型)	面中部凹陷,眼球突出,眼裂倾斜,额头突出,枕骨扁平	宽拇指/大脚趾,短指畸形脑积水,肘关节强直,部分并指(趾),智力正常(典型患者)
Saethre-Chotzen	双侧冠状缝	AD	短头畸形	上睑下垂,前发际线低位,面部不对称,面中部凹陷,鼻中隔偏曲	短指,部分并指(趾),脊椎畸形,腭裂,斜视,智力正常
Carpenter	多骨缝	AR	表现多样(短头畸形或塔头畸形)	低位耳,面中部凹陷,眼球突出	耳聋,性腺功能减退,肥胖,先天性心脏病(33%),手足短/并/多指(趾),血管异常,MR
颅额鼻发育不良综合征	冠状缝(单侧或双侧)	未知	短头畸形	眼距过宽,阔鼻,鼻尖裂,斜视	卷发,肩胛带和髋带异常,简单并指(趾),踇趾宽大,唇/腭裂

MR,精神发育迟缓;AD,常染色体显性遗传;AR,常染色体隐性遗传;ICP,颅内压。

手术目的

- 降低颅内压。
- 保证脑组织正常发育。
- 构建颅顶正常外观。

优点

- 消除因生长空间受限造成脑组织损伤的风险。
- 纠正脑脊液(CSF)动力学异常。
- 构建头颅正常外观,改善容貌异常。

适应证

- ICP 增高(单骨缝早闭:5%~15%;多骨缝早闭:高达 42%)。
- 为获得满意的容貌外观。

禁忌证

- 变形性或姿势性斜头畸形(由于胎儿宫内或婴儿产后头颅受压引起)。
- 轻度或部分性颅缝早闭(特别是额缝或人字缝),不伴 ICP 增高或容貌异常。

■ 手术细节和准备

术前计划和特殊设备

头颅 CT 扫描和三维重建是常规检查。

- 术前备血,包括血型化验和交叉配血。
- 术中建立两条大静脉通路。
- 根据需要建立动脉和中心静脉通路。
- 麻醉诱导时应用抗生素。

专家建议/点评

- 4 岁以内手术效果最佳。
- 应由多学科小组对颅缝早闭患儿进行评估和治疗。
- 双冠状锯齿形皮肤切口可降低术后伤口瘢痕的可见度。
- 特别注意不要撕裂硬膜或损伤上矢状窦。
- 切开颅骨时要先将硬膜从颅骨剥离,以尽量减少硬膜撕裂。
- 避免用手指钝性分离头皮、避免分离矢状窦表面的骨膜、保护矢状窦(暴露时)可减少大量失血。

- 必须严格检查硬脑膜是否有脑脊液漏。

手术的关键步骤

手术侧重于单独处理每个畸形区域。对于颅缝早闭的修复，根据累及的骨缝不同，与处理非综合征型病例的技术类似。根据患者的功能和心理需要，手术的时机各不相同，此点与非综合征型颅缝早闭不同。

面部对分法

该方法广泛应用于矫正 Apert 综合征或颅额鼻发育不良患者的眼距增宽。手术通常于 4 岁以内实施。它结合前颅顶重塑或额眶前移技术，可处理早期未处理的任何颅缝早闭。

患者取仰卧位。以 RAE 管(以发明者命名:Ring. Adair, Elwyn)经口气管插管和麻醉后，做一个双冠状切口，两侧 Z 字形，中间直线(隐形飞机样)。前方皮瓣在帽状腱膜下层(额骨)和骨膜下层(眶上缘)分离并翻起。两侧越过颞线，在颞深筋膜浅层和深层之间的平面分离直至颧弓。此方法可以保留颞肌于颅骨表面，以保护面神经额支。前方，分离眶上神经和血管并随皮瓣一起翻起，直至眶上缘完全暴露。于骨膜下层推移眶内容物，特别注意视神经和鼻泪器。

前额和冠状缝完全暴露后，以处理单侧或双侧冠状缝早闭类似的方式行额部开颅，以保护额叶，为眼眶切除提供更好的视野。侧方截骨始于眶外侧壁和颅骨之间，延伸经过眶顶和眶底，止于中线;眶外侧壁截骨经翼上颌裂向下延伸;眼眶的截骨平面应该在眼球赤道后方;双侧颧弓以同样方法切开(图 143.1)。双侧旁正中经鼻骨和筛窦切开，于双侧眶间取下一骨段，造成鼻额区骨缺损。

这一骨段的宽度根据术前测量得出，以可使眶间距正常为准(25~28mm)。然后在切牙之间将上颌骨从中线切开，使两个眶-上颌骨段游离，可移动。然后将这些骨段在中线对合，钉板固定。眶上骨条和额骨骨瓣重塑，以可吸收微板连接固定。用额部皮瓣覆盖面部和额部颅骨，分两层缝合伤口(图 143.2)。

规避/损伤/风险

- 该手术的风险包括巨大头皮切口导致大量失血，术后肿胀严重导致恢复时间延长。
- 通过避免从结缔组织下层以手指钝性分离头皮、避免不必要的矢状窦表面骨膜剥离、保护静脉窦等措施，可减少大量的失血。

抢救与补救

- 失血过多时,应迅速输入血液和凝血因子。手术可能需要提前中止，以免发生弥散性血管内凝血(DIC)。
- 脑脊液漏应术中原位修补。
- 首次术后，通常需要再次手术以矫正眶上骨条后移或额骨畸形。
  - 在一组 126 例的综合征型颅缝早闭病例中(Wong 等,2000),100%的 Apert 综合征患者,26% 的 Crouzon 综合征患者,38% 的 Pfeiffer 综合征患者和 65% 的 Saethre-Chotzen综合征患者需要再次手术。

■ 结果和术后过程

术后注意事项

- 患儿通常需在儿科重症监护室监护。
- 术后早期头部抬高。
- 一旦患儿神志清醒，就开始经口喂食。
- 术后持续使用抗生素 48 小时。
- 化验基本的血细胞计数、电解质水平、凝血功能，必要时复查。如果术后血红蛋白低于 9g/dL，则应考虑输血。
- 面部肿胀在术后第二天开始出现，并在一两天后逐渐改善。
- 获得颅骨侧位 X 线片，以评估术前及术后眶上缘和眼球在矢状面上的位置。
- 脑室腹腔分流管的存在通常不会增加手术并发症的风险。

并发症

- 高热。
- 血肿。
- 脑脊液感染或脑膜炎。
- 脑脊液漏和硬脑膜撕裂。
- 复发/失败。
- 切口瘢痕。
- 电解质紊乱。

结果和预后

- 在一组 330 例的手术病例中(Esparza 等,2008),比较了综合征型和非综合征型颅缝早闭的手术修复,

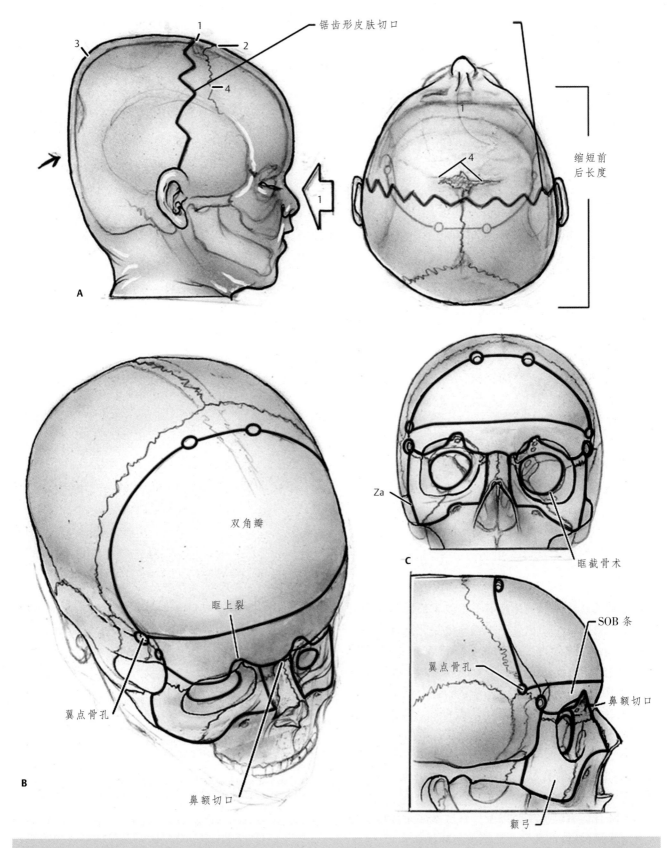

图 143.1　面部对分法手术步骤。(A)颅骨的侧面和上面观,显示呈锯齿形双冠状切口。(B)显示额部开颅钻孔位置。横向截骨始于眶外侧壁和颅骨之间,延伸经过眶顶和眶底,止于中线。眶外侧壁截骨经翼上颌裂向下延伸。眼眶的截骨平面在眼球缝后方。(C)正面观和侧面观(插图),显示截骨切口。颧弓以同样的方法双侧切开。1.面部扁平;2.前囟凸起;3.尖头畸形;4.双侧冠状早闭。AP,前后;SOB,眶上骨的;Za,颧弓。

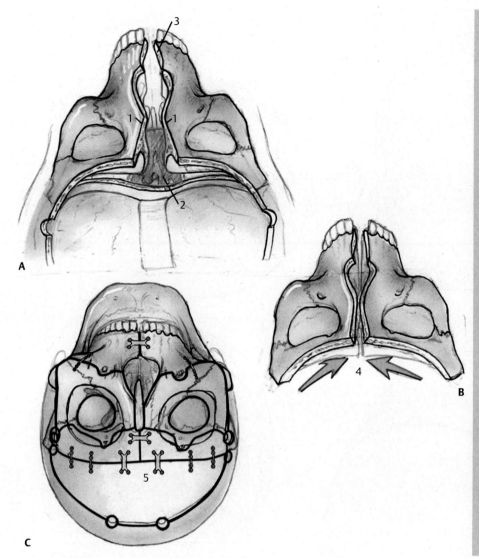

图 143.2   面部对分法手术步骤
(续上图)。(A)双侧旁正中鼻骨和筛
窦切开(1),于双侧眶间取下一骨段
(2),造成鼻额区骨缺损。然后在切
牙(3)之间将上颌骨从中线切开。使
两个眶-上颌骨段游离,可移动。
(B)将这些骨段在中线对合(4),以
可吸收钉板固定(5)。(C)眶上骨条
和额部骨瓣重塑,以可吸收微板和
缝线连接固定。

结果显示孤立性颅缝早闭患者手术效果最佳,综合征型和多骨缝颅缝早闭患者手术效果最差。最常见的并发症是术后高热(13%),其次是感染(7.5%)、皮下血肿(5%)、硬脑膜撕裂(5%)和脑脊液漏(2.5%)。死亡率为0.7%(2 例)。

• 在一组 126 例的综合征型颅缝早闭病例中(Wong 等,2000),发现 Apert 综合征患者的再次手术率最高,以矫正额骨后移或前额外形。Crouzon 和 Saethre-Chotzen 综合征患者很可能表达一微小表型,而不需要额眶矫正。

• 综合征型颅缝早闭患者,首次术后通常需要再次手术修复(具体的数字详见抢救与补救部分)。

参考文献

[1] Losken HW, Pollack IF. Craniosynostosis. In: Bentz ML, ed. Pediatric Plastic Surgery. Norwalk, CT: Appleton & Lange;1998:129–158

[2] Vander Kolk CA, Menezes JM. Craniofacial syndromes. In: Mathes SJ, ed. Plastic Surgery. Philadelphia, PA: Elsevier; 2006:91–112

[3] McCarthy JG. Reconstruction: orbital hypertelorism. In: Mathes SJ, ed. Plastic Surgery. Philadelphia, PA: Elsevier;2006:365–379

[4] Bartlett SP. Craniosynostosis syndromes. In: Thorne CH, Beasely RW, Aston SJ, et al, eds. Grabb and Smith's Plastic Surgery. Philadelphia, PA: Lippincott Williams & Wilkins;2007:237–247

[5] Hunt J, Flood J. Craniofacial anomalies II: syndromes and surgery. In: Plastic Surgery Selected Reading. Dallas, TX: Southwestern;1999:1–69

[6] Komuro Y, Shimizu A, Ueda A, Miyajima M, Nakanishi H, Arai H. Whole cranial vault expansion by continual occipital and fronto-orbital distraction in syndromic craniosynostosis. J Craniofac Surg 2011;22:269–272

[7] Esparza J, Hinojosa J, García-Recuero I, Romance A, Pascual B, Martínez de Aragón A. Surgical treatment of isolated and syndromic craniosynostosis. Results and complications in 283 consecutive cases. Neurocirugia (Astur) 2008; 19:509–529

[8] Wong GB, Kakulis EG, Mulliken JB. Analysis of fronto-orbital advancement for Apert, Crouzon, Pfeiffer, and Saethre-Chotzen syndromes. Plast Reconstr Surg 2000;105:2314–2323

[9] Carinci F, Pezzetti F, Locci P et al. Apert and Crouzon syndromes: clinical findings, genes and extracellular matrix. J Craniofac Surg 2005;16:361–368

第 **144** 章
矢状缝早闭 Ⓟ

Essam A. Elgamal

■ 导言和背景

定义、病理生理学和流行病学

- 矢状缝早闭是一种先天性疾病，由于矢状缝过早闭合，导致头颅前后径过长，称为"舟状头"。
- 随着大脑的发育，正常的人字缝和冠状缝允许颅骨前后方向正常生长，但在早闭矢状缝的垂直方向上，颅骨生长受限，这将导致颅骨纵向直径异常延长，而横向狭窄。
- 非综合征型矢状缝早闭的病因不明，大多数为散发。
- 矢状缝早闭是单个颅缝早闭最常见的类型，新生儿发病率小于 1/1000，男性多于女性。

临床表现

- 畸形的表现形式取决于矢状缝早闭的位置，可能是矢状缝的前部、后部或全部。
- 额部隆起是常见的体征，于生后第一年进展出现。
- 枕部隆起不常见，在后部矢状缝早闭中较明显。
- 有证据表明，未治疗的病例通常有颅内压升高。

诊断和影像

- 大多数患儿，矢状缝早闭可根据临床表现诊断，经颅骨 X 线片或 CT 扫描进一步证实，以显示早闭矢状缝的特征(图 144.1)。

治疗方案和备选方法

- 治疗方案包括选择性的非手术治疗和手术干预。
- 对于手术，虽然有一些普遍接受的原则，具体手术方法并未标准化，但几乎所有可用的手术方法都能有效地达到外科矫正的目的。

备选方法

- 单纯条状颅骨切除，无须"桶壁条样"截骨。
  - 通过额、顶、枕骨切取，修剪，重塑，并以可吸收的板连接固定，重塑颅顶。
  - H 形扩大骨条切除，合并双顶骨折骨和重塑。
- 内镜下条状颅骨切除，术后佩戴几个月的专用头盔。
  - 弹簧辅助的颅顶和颅面重塑。

所选手术的目的和优点

- 本章所述非综合征型矢状缝早闭的矫正方法是矢状缝切除和"桶壁条样"截骨。

优点

- 可消除因生长空间受限造成脑组织损伤的风险。
- 减轻对上矢状窦的压迫。
- 纠正脑脊液(CSF)动力学异常。
- 构建头颅正常外观，减少容貌异常

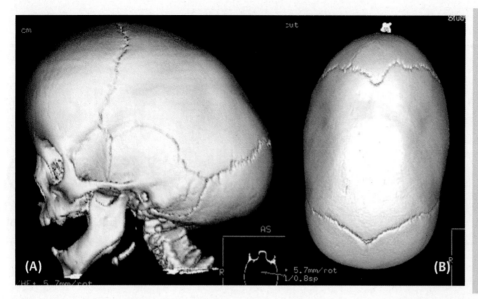

图 144.1　颅骨三维 CT。(A)侧面观，显示异常延长的前后径。(B)顶面观，可见矢状缝闭合、双颞狭窄和额部隆起。注意明显的冠状缝和人字缝。

手术时机

● 患儿于 4~12 月龄接受矢状缝切除手术，效果最佳。这一时期有几个优势：

　　○ 患儿的血容量比新生儿大。

　　○ 手术操作简单(手术时间短)。

　　○ 由于生长愈合迅速，骨缺损不成问题。

　　○ 脑组织于生后前 3 年发育迅速，这有利于进一步颅骨重塑。

适应证

● 大多数病例因缺乏明显的神经系统改变，手术适应证受到质疑。

● 一般而言，建议手术干预的依据是异常的头颅外形有导致心理伤害的风险。

● 矢状缝切除和"桶壁条样"截骨的手术适应证是小于 1 岁的非综合征型、单骨缝、矢状缝早闭。

禁忌证

● 延迟表现者(18 月龄后)是相对禁忌证，因为用此方法术后容貌改善并不理想；这些患者最好行全颅顶重塑手术。

■ 手术细节和准备

术前计划和特殊设备

● 向患儿父母详细交代手术情况。

● 头颅 CT 扫描和三维重建是常规检查。

● 术前化验血细胞计数、血型鉴定并交叉配血。

● 建立两条静脉通路有好处，但动脉和中心静脉置管非必需。

● 麻醉诱导时应用抗生素。

专家建议/点评

● 患儿于生后 4~12 个月接受手术效果最佳。

● 应由多学科小组对患儿进行评估和治疗。

● 使用双额发际内锯齿形皮肤切口，以降低术后伤口瘢痕的可见度。

● 头皮皮瓣翻起，直至暴露冠状缝和人字缝。骨膜原位保留，颞肌筋膜不切开。

● 建议术中切除整个矢状缝，即使其未全长闭合。

● 必须严格检查硬脑膜上的任何脑脊液漏。

● 必须严格检查矢状窦上的任何出血点。

● 建议使用柔软"蓬松"的伤口敷料，应避免敷料包扎过紧。

手术的关键步骤

体位和皮肤准备：常规气管插管全身麻醉后，患儿取俯卧位，颈部略拉伸。所有的受压点垫泡沫垫。标记双冠状锯齿样皮肤切口，切口两端恰位于耳后，以降低术后瘢痕的可见度(图 144.2)。沿皮肤切口局部最小范围剃发，用聚维酮碘和 70%的异丙醇消毒，切口注射0.5%的利多卡因和 1:20 万的肾上腺素，以减少出血。

切开和分离：做锯齿形头皮切口，切口缘应用 Colorado 微电刀和止血夹止血。用刀片于骨膜上层逐步分离、翻起皮瓣,直至显露冠状缝和人字缝。骨膜原位保留,颞肌筋膜不切开。

以矢状缝合为中心,从冠状缝向后至人字缝,切除一个 6cm 宽的骨条,特别注意不要撕裂硬脑膜或损伤上矢状窦。建议切除整个矢状缝,即使其并未全长闭合。如果矢状缝残留一段,则很难使头部塑形正常。用单极电刀于矢状窦两旁各 3cm 做两个平行的骨膜切口,双侧切口前、后部互相连通。切口缘硬膜向两侧推开几毫米,以备截骨。每侧各钻两个骨孔,一组在冠状缝后,另一组在人字缝前。用铣刀截骨,连接每侧的骨孔。

在前、后囟部位,用脑压板缓慢伸入颅骨下方,小心将颅骨和窦上硬膜分离。把脑压板放在硬膜和窦表面起保护作用,然后切开前、后方的骨连接。抬起骨瓣

前端,伸入脑压板或 Adson 骨膜剥离子小心前进,分离硬脑膜与颅骨,注意不要损伤静脉窦。硬脑膜上的出血点通常是小的导静脉出血,可以用双极电凝止血。然后用骨蜡封闭骨缘。取下骨瓣后,矢状窦上铺一层速即纱™ (Johnson & Johnson Inc., New Brunswick, NJ)再覆盖湿棉片,两侧用双极电凝止血。在这个阶段,注意修补硬膜撕裂造成的脑脊液漏非常重要。

手术第二阶段是"桶壁条样"切开顶骨。沿冠状缝和人字缝切开骨膜并翻起,保留骨膜基底部。以 Adson 骨膜剥离子插入冠状缝和人字缝下方,向侧方分离硬脑膜。用铣刀"桶壁条样"平行切开双侧顶骨三或四处,包括冠状缝和人字缝处切开。切开颅骨时要先将硬膜从颅骨剥离,以尽量减少硬膜撕裂。缓慢抬起每个顶骨骨段,使其与硬膜分离,直至骨段根部青枝骨折。骨膜

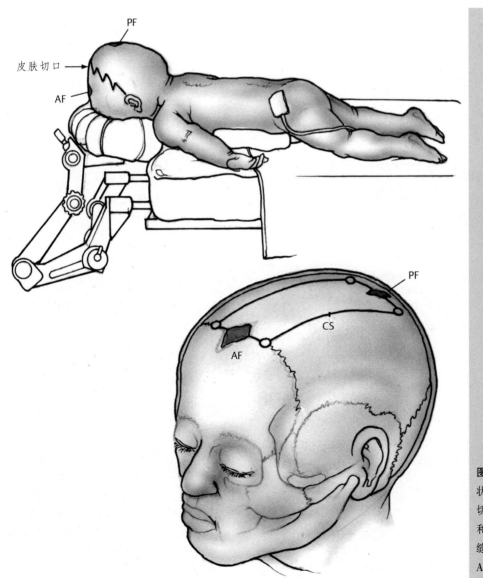

图 144.2　(上图)患者俯卧位。冠状缝和人字缝中间的锯齿形切口,切口下端在耳后。(下图)钻孔位置和骨瓣轮廓。钻孔位置刚好在冠状缝后和人字缝前,中线旁开 3cm。AF,前囟;PF,后囟;CS,切除骨条。

复位覆盖顶骨,以 3-0 polyglactin(聚乳酸羟基乙酸)线松散缝合(图 144.3)。

关闭:矢状缝切除之后,仔细检查硬脑膜是否有脑脊液漏,矢状窦是否有出血点。速即纱(Surgice™,氧化纤维素基质)敷于出血点通常可以止血。然后用温盐水充分冲洗,清除骨沫、积血、碎屑和潜在的细菌污染物。抗生素粉,最好是万古霉素喷撒于术区。放置双侧帽状腱膜下引流管引流皮瓣渗血。

规避/损伤/风险

- 避免用手指于蜂窝组织下层钝性分离头皮、避

免矢状窦表面骨膜的非必要剥离、横切矢状缝前保护矢状窦可减少失血。
- 术后脑肿胀会导致恢复期延长。

抢救与补救

- 失血过多时,应迅速输入血液和凝血因子。手术可能需要提前中止, 以防发生弥散性血管内凝血(DIC)。
- 脑脊液漏应术中原位修补,可使用 4-0 Nylon 线 (Nurolon™,Ethicon Inc.,Somerville,NJ) 或 5-0 Pro-lene 线缝合。

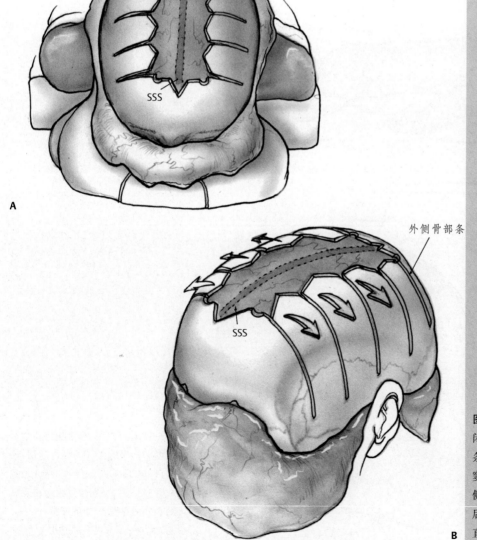

图 144.3　显示切除的颅骨缺损,闭合的矢状缝上一个 6cm 宽的骨条。矢状缝切除后显示下方的矢状窦和硬脑膜。(A)上面观和(B)斜侧面观。显示"桶壁条样"截骨,然后从硬脑膜上缓慢分离抬起骨段,直至根部青枝骨折。

■ 结果和术后过程

术后注意事项

- 儿童通常手术后拔除气管插管,头部抬高,最好在儿科重症监护室监护。
- 一旦患儿完全清醒,就开始经口喂食。
- 手术开始时应用抗生素,术后持续应用 48 小时。
- 化验基本血细胞计数、电解质水平、凝血功能,必要时复查。如果术后血红蛋白低于 9g/dL,则考虑输血。
- 面部肿胀在术后第二天开始出现,一两天后逐渐改善。
- 保留伤口引流,引流量≤20mL/24h 后拔除。
- 术后 48 小时内行 CT 扫描,作为基线以便随访时比较(图 144.4)。

并发症

- 矢状缝切除最讨厌的并发症是巨大可见的双顶

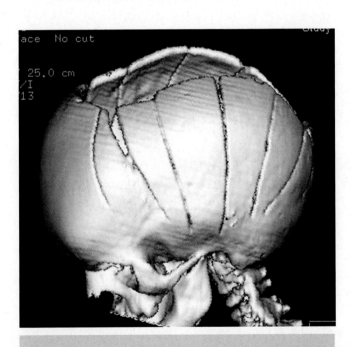

图 144.4 术后侧面,颅骨三维 CT 显示顶骨"桶壁条样"截骨,冠状缝、人字缝和额部隆起。注意矢状缝切除后顶部的骨缺损。

切口瘢痕。

- **出血**:由于颅骨切除术范围较大,失血可能很多。只有血红蛋白低于 9g/dL 或患儿出现临床症状时才输血。作者常规计划至少一个单位的浓缩红细胞,少于 20% 的病例可能需要两个单位。
- **感染**:术后患儿通常会在术后第一周发热,大多是皮瓣下积血的吸收所致。脓毒症发生率很低,但在术后发热的鉴别诊断中应始终考虑。
- **脑脊液漏**:手术过程中出现的脑脊液漏必须仔细地修补。如果术后发现脑脊液漏,不要负压引流,并尽早拔除引流管。头部绷带不要太紧,保留几天。在极少数情况下,需要腰椎引流。
- **SIADH**:抗利尿激素分泌不当综合征(SIADH)并不常见,其特点是低钠血症,血清渗透压降低,尿渗透压和尿钠浓度增高。治疗原则是限制液体以纠正低钠血症,应用药物防止尿液过度凝缩。

结果和预后

- 矢状缝早闭的修复手术效果较好,总体并发症发生率低。
- 由手术技术全面的多学科小组对每位患者个体化地制订计划和实施手术,可获得良好的结果。

参考文献

[1] Di Rocco C. Nonsyndromic craniosynostosis. In: Sindou M, ed. Practical Handbook of Neurosurgery. Vol. 2. New York: Springer-Verlag; 2009:561–584

[2] Sun PP, Persing JA. Craniosynostosis. In: Albright AL, Pollack IF, Adelson PD, eds. Principles and Practice of Pediatric Neurosurgery. New York: Thieme Medical Publishing; 1999:219–242

[3] Tamburrini G, Caldarelli M, Massimi L, Santini P, Di Rocco C. Intracranial pressure monitoring in children with single suture and complex craniosynostosis: a review. Childs Nerv Syst 2005;21:913–921

[4] Panchal J, Uttchin V. Management of craniosynostosis. Plast Reconstr Surg 2003;111:2032–2048, quiz 2049

[5] Johnston SA. Calvarial vault remodeling for sagittal synostosis. AORN J 2001;74:632–647, quiz 655–662

[6] Jimenez DF, Barone CM, Cartwright CC, Baker L. Early management of craniosynostosis using endoscopic-assisted strip craniectomies and cranial orthotic molding therapy. Pediatrics 2002;110:97–104

[7] Davis C, Wickremesekera A, MacFarlane MR. Correction of nonsynostotic scaphocephaly without cranial osteotomy: spring expansion of the sagittal suture. Childs Nerv Syst 2009;25:225–230

[8] Sargent LA, Strait TA. Sagittal synostosis. In: Rengachary S, Wilkins R, eds. Neurosurgical Operative Atlas. Vol. 5, No. 2. Rolling Meadows, IL: American Association of Neurological Surgeons; 1999:219–225

[9] Levine JP, Stelnicki E, Weiner HL, Bradley JP, McCarthy JG. Hyponatremia in the postoperative craniofacial pediatric patient population: a connection to cerebral salt wasting syndrome and management of the disorder. Plast Reconstr Surg 2001;108:1501–1508

第 145 章
冠状缝早闭 Ⓟ

Badih A. Adada, Houssein A. Darwish, Tarek Phillip Sunna

■ 导言和背景

定义、病理生理学和流行病学

- 颅缝早闭是指一条或多条颅骨骨缝过早闭合。
- 冠状缝早闭占所有颅缝早闭的 20%~25%,仅次于矢状缝早闭,活产儿发病率为 1/10 万。
- 冠状缝早闭可分为单侧和双侧冠状缝早闭。单侧冠状缝早闭引起前部斜头畸形,双侧冠状缝早闭导致短头畸形。冠状缝病理性闭合的患者 60%~65% 是女性,8%~10% 的患者有冠状缝早闭的阳性家族史。
- 在胚胎发育期间,冠状缝首现于妊娠 16 周;至第 18 周,全长形成。这一时期是颅缝早闭的形成时期。
- Virchow 推测,颅缝早闭时,闭合骨缝垂直方向上的颅骨生长受到影响。换句话说,颅骨生长平行于受累的骨缝。因此,颅缝早闭患者,头颅的外形特征提供了哪条骨缝早闭的信息。
- 局部硬脑膜对其表面骨缝的闭合与否有重要影响。动物模型研究显示,局部没有硬脑膜的情况下,冠状缝异常闭合;在这些动物行骨缝切除并移植野生型硬脑膜后,可防止切除部位骨缝的早闭。
- 分子水平的研究发现一系列细胞因子和生长因子的相互作用在颅缝早闭中起重要作用,尤其是综合征型颅缝早闭。

临床表现

- 单侧冠状缝早闭或前部斜头畸形表现为颅骨一侧冠状缝和额蝶缝早闭,影响前额、眼眶和面中部(包括鼻骨,有时下颌骨),其特征是患侧的前额和眼眉后移下陷。
  - 患侧的眶上缘扁平和凹陷、垂直性眼眶异位,颞骨鳞部扩张和颅底发育不良也很常见。
  - 头颅似乎在冠状面和矢状面上都有侧凸畸形。
- 双侧冠状缝早闭或短头畸形通常表现为头颅缩短,眶上和鼻骨后陷,头颅变高增宽,枕骨扁平,颅顶前移。
  - 颅骨前后生长受限,但双颞径增加。
  - 除了外形异常之外,由于颅腔容量不能满足脑组织不断生长的需要,高颅压的发生率较高。

诊断和影像

- 颅缝早闭通常出生时即存在,但此时诊断困难。
- 头颅畸形可在生后的前几个月识别、诊断。
- 病史和查体对非综合征型颅缝早闭的诊断很重要,因为典型的头部外形对应特定的颅缝早闭。
- 临床病史包括妊娠并发症、怀孕时间和出生时的体重以及分娩时辅助工具的应用,如产钳或真空吸引器。
- 此外,还必须排除其他更常见的可致儿童头部畸形的原因,如姿势性斜头畸形。
- 姿势性斜头畸形在活产儿中的发病率小于

1/300,这个数字近年来有所增加,原因是婴儿多仰卧睡眠以减少婴儿猝死综合征。

- 姿势性斜头畸形通常可根据病史和体格检查诊断。

- 是否有斜颈应予以鉴别,因为它的存在会使该病更为复杂,斜颈可能需要物理治疗、给患儿佩戴头盔。

- 通常情况下,斜颈可通过简单的头部姿势调整而迅速改善,特别是患儿发育成熟、头部控制能力增强之时。

- 相比之下,颅缝早闭所致的头颅畸形通常在出生时即存在,并随着时间的推移而加重。患儿早闭的骨缝上常有可触及的骨脊。

- 儿童有发育迟缓、易激惹和其他颅内压增高的神经系统症状时,应转诊至小儿眼科进行眼底检查,评估视盘水肿和其他高颅压的相关表现。

- 颅骨平片是可疑颅缝早闭时的第一步检查,足以诊断单缝型颅缝早闭。

- 常取前后位和侧位的颅骨平片。

- 评估每条骨缝的全长是很重要的,因为可能只有一小段骨缝受累。

- 平片上颅缝早闭的征象包括跨越骨缝的骨桥,局部颅骨堆积凸起,骨缝硬化、变直、缩小和消失。

- 计算机断层扫描(CT)的诊断价值高于颅骨平片,可更准确地识别骨缝。

- 此外,CT扫描可识别脑组织的结构异常(脑积水、胼胝体发育不全)。

- 还可以排除其他原因所致的颅顶不对称发育(半脑萎缩、慢性硬脑膜下血肿)。

- 作者工作中对于单一颅缝早闭患儿头颅CT和三维(3D)重建是常规检查(图145.1),但一些外科医生更喜欢X线片,可以更广泛地评估复杂的或综合征型病例。

- 磁共振成像(MRI)可用于评估下方脑沟脑回的解剖结构或扁桃体疝的存在。此检查在简单颅缝早闭中很少涉及。

治疗方案和备选方法

- 一旦确诊冠状缝早闭,治疗方法通常是手术。
- 手术方法各不相同,包括:
  ○ 单纯条状颅骨切除术。
  ○ 内镜下骨缝切除术。

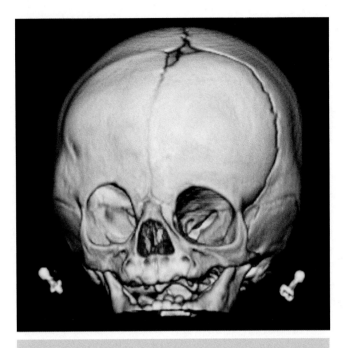

(*)图 145.1　头颅 CT 和三维重建显示右侧单侧冠状缝早闭。

○ 额眶重建。

所选手术的目的和优点

- 双侧冠状缝早闭患者手术治疗的目的是矫正颅面畸形,降低颅内压(如果升高)。是通过延长颅盖的前后长度和额眶部重建来实现的。

- 对于单侧冠状缝早闭患者,手术目的主要是纠正不对称的额骨和额眶骨条。

- 单纯条状颅骨切除术逐渐废弃,因为其术后早期骨缝再闭率很高,且美容效果并不理想。

- 额部重塑、眶骨条前移的是目前选择的术式,因为其畸形重塑的效果最佳。

- 内镜下条状颅骨切除术受到了很多关注:它可缩短手术时间并减少失血。

- 内镜下条状颅骨切除术成功的关键是术后使用矫形头盔。

适应证

- 手术的主要适应证是矫正容貌异常。
- 容貌异常对儿童心理发育的影响需要与家长讨论。
- 颅内压增高的任何体征或症状是手术的绝对适应证。

禁忌证

唯一的相对禁忌证是存在小头畸形,因为在这种情况下,患儿术后无法从脑组织发育所致的颅骨重塑效应中获益。

■ 手术细节和准备

术前计划和特殊设备

- 术前应备血,切皮前 30 分钟给予抗生素。
- 在头皮切开和分离过程中使用针尖电刀有助于减少失血。
- 使用马蹄形头枕固定头位。
- 使用高速颅钻开颅。
- 眼眶截骨需要往复式矢状锯。

专家建议/点评

- 冠状缝早闭手术最好在有儿科麻醉医生和儿科重症监护室的单位实施。

- 神经外科和颌面外科医生的密切合作对于优化美容效果、降低患者的治疗相关并发症至关重要。

手术的关键步骤

患者取仰卧位,马蹄形头枕垫头,行双冠状切口,切至骨膜,于帽状腱膜下层分离前额皮瓣。到距眶缘约 1cm 处,于骨膜下层继续分离。辨认眶上神经,从眶上切迹处松解并保留眶上神经。暴露鼻根点和眶颧缝。取双冠状骨瓣,后方横过冠状缝后的顶骨,向前经颞骨和蝶骨,前方横过眶上缘上方的额骨。此骨瓣包含了整个受累的冠状缝。然后使用矢状锯取下整个眶上骨条;截骨上方至眶顶水平,中间至鼻根附近,侧方至眶颧缝(图 145.2);然后将眶上骨条完整取下并重塑。眶上骨条重塑时,患侧前移,对侧轻度后移;然后固定于鼻根部。最后,使用 Vicryl 缝线将眶上骨条和额骨瓣重新连接在一起(图 145.3)。

规避/损伤/风险

- 由于小儿的循环血量很少,因此术中尽量减少失血非常重要。

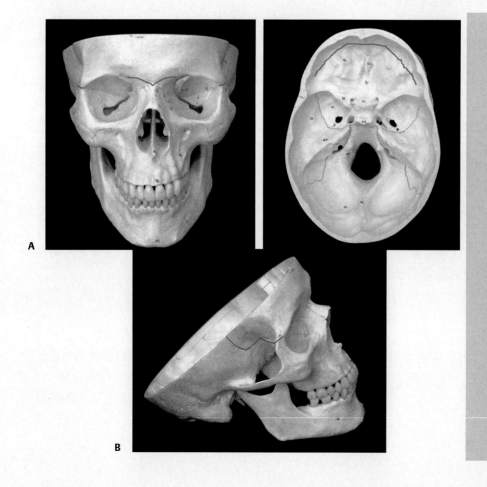

图 145.2　颅骨前后(A)、侧面(B)和上面(C)观,红线显示额眶骨条的截骨位置。

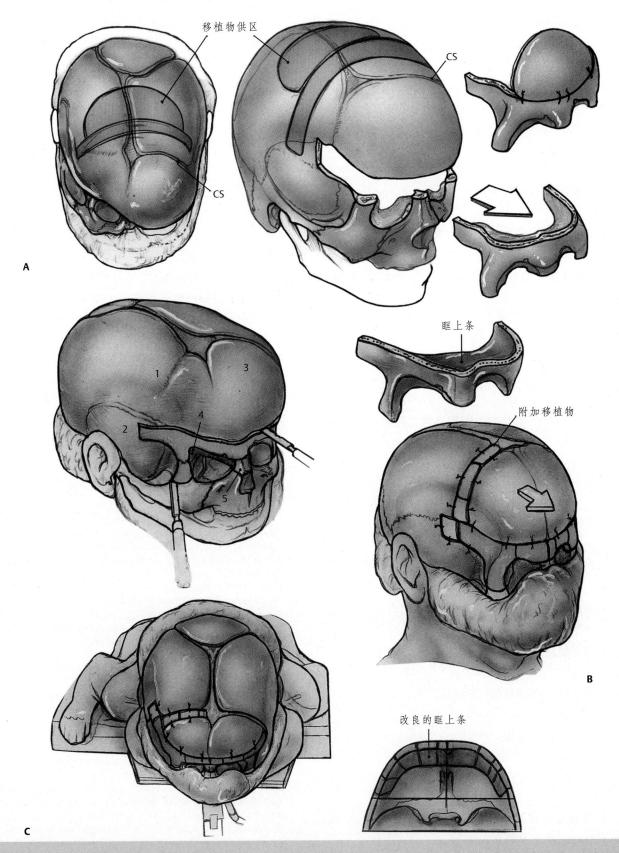

移植物供区

CS

CS

眶上条

附加移植物

A

B

1
3
2
4
5

改良的眶上条

C

图 145.3　冠状缝早闭的修复步骤示意图。(A)颅骨上面观,显示双冠状骨瓣的位置,同时在冠状缝后的顶骨上向后再切除一段颅骨。(B)颅骨斜位观,显示截骨经颞骨和蝶骨向前,前方横过眶上缘上方的额骨。取下整个眶上骨条;截骨上方至眶顶水平,中间至鼻根附近,侧方至眶颧缝,然后取下眶上骨条并重塑。1.冠状缝早闭(单侧);2.凸出的颞骨鳞部;3.对侧额骨凸出;4.抬高的眼眶和"眼镜蛇样"畸形;5.鼻根偏斜。(C)颅骨上面观,显示重新塑形并以 Vicryl 线连接眶上骨条和额顶骨。CS,冠状缝。

- 麻醉小组应及时处理失血并回输。
- 骨缝处的硬脑膜剥离很重要，因为此处硬膜可能粘连严重，容易术中撕裂。
- 取下骨瓣时，注意小心分离矢状窦，以免损伤。
- 通常抬起患侧的蝶骨小翼。截骨之前，应耐心分离硬脑膜。

抢救与补救

- 应注意辨认硬脑膜撕裂，并用 4-0 Nurolon 线水密修补。
- 矢状窦损伤是此手术的严重并发症。头部不应太高于心脏水平，因为可能引起空气栓塞。通过压迫止血，出血通常容易控制。如果损伤广泛，静脉窦应原位修补。

■ 结果和术后过程

术后注意事项

- 应密切关注患儿的血细胞比容；帽状腱膜下血肿可致其明显下降。
- 液体入量不应过多，因为这会延长术后眼眶肿胀的消退。
- 血细胞比容稳定，眼眶肿胀开始消退，患儿即可出院。

并发症

- 出血和帽状腱膜下血肿。
- 脑挫伤。
- 软组织肿胀。
- 局部感染和伤口裂开。
- 气栓。
- 硬膜撕裂和脑脊液（CSF）漏。
- 颅骨缺损。
- 残留面部不对称。
- 脑积水。

结果和预后

- 可通过多种方法评估颅缝早闭手术的效果，美容外观的长期稳定是期望的结果。
- Whitaker 及其同事（1987）对手术结果进行了以下分类。

  ○ 第 1 类：不需要或不建议进一步改进或手术修正。

  ○ 第 2 类：建议行软组织或较小的骨性外形修正。

  ○ 第 3 类：建议行大型的替代性截骨或植骨手术。

  ○ 第 4 类：建议行大型的颅面手术，重复或超过原来的手术。

- 第 1 类和第 2 类患者被认为至少具有令人满意的颅面外观。
- 大家普遍认为，随着颅面手术技术的不断发展，患者的临床效果得到了提高。
- 绝大多数报道都使用术后照片或 X 线片来描述"好结果"。这些图片可提供客观的结果信息，但不提供可量化的结果数据，不能与对照组比较。
- 一些临床研究人员已经开始使用拟人化的方法，量化不同治疗对某一特定疾病的治疗效果。不幸的是，正常值往往并不存在，而且没有使用这些测量值作为参数的自然病史研究。
- 颅面手术领域需要更规范的方法来分析结果。治疗后的容貌和功能改善情况必须进行量化和比较，以明确其他方法的治疗效果是否更好、更坏或类似。

参考文献

[1] Slater BJ, Lenton KA, Kwan MD, Gupta DM, Wan DC, Longaker MT. Cranial sutures: a brief review. Plast Reconstr Surg 2008;121:170e–178e

[2] Kabbani H, Raghuveer TS. Craniosynostosis. Am Fam Physician 2004;69: 2863–2870

[3] Koh KS, Kang MH, Yu SC, Park SH, Ra YS. Treatment of nonsyndromic bilateral coronal synostosis using a multiple bone flap rotation-reposition technique. J Craniofac Surg 2004;15:603–608

[4] David LR, Fisher D, Argenta L. New technique for reconstructing the affected cranium and orbital rim in unicoronal craniosynostosis. J Craniofac Surg 2009;20:194–197

[5] Adamo MA, Pollack IF. Current management of craniosynostosis. Neurosurg Quarterly 2009;19:82–87

[6] Schouman T, Vinchon M, Ruhin-Coupet B, Pellerin P, Dhellemmes P. Isolated bilateral coronal synostosis: early treatment by peri-fronto-orbital craniectomy. J Craniofac Surg 2008;19:40–44

[7] Sgouros S. Skull vault growth in craniosynostosis. Childs Nerv Syst 2005;21: 861–870

[8] Kimonis V, Gold JA, Hoffman TL, Panchal J, Boyadjiev SA. Genetics of craniosynostosis. Semin Pediatr Neurol 2007;14:150–161

[9] Selber JC, Brooks C, Kurichi JE, Temmen T, Sonnad SS, Whitaker LA. Long-term results following fronto-orbital reconstruction in nonsyndromic unicoronal synostosis. Plast Reconstr Surg 2008;121:251e–260e

[10] Whitaker LA, Bartlett SP, Schut L, Bruce D. Craniosynostosis: an analysis of the timing, treatment, and complications in 164 consecutive patients. Plast Reconstr Surg 1987;80:195–212

[11] Persing JA, Jane JA, Shaffrey M. Virchow and the pathogenesis of craniosynostosis: a translation of his original work. Plast Reconstr Surg 1989;83: 738–742

第 **146** 章
额缝早闭 Ⓟ

Michael R. Raber, Samer ElBabaa

■ 导言和背景

定义、病理生理学和流行病学

- 额缝早闭指的是位于两侧额骨之间的额缝过早闭合。

- 在正常婴儿,这是第一条闭合的骨缝,通常闭合于 4~9 月龄。据报道,活产儿额缝早闭的发病率为 1/70 000~1/2500。

- 额缝早闭约占所有颅缝早闭病例的 10%,男女比例为 3:1。

- 大多数病例是原发性的,家族性发病者占 2%~6%。

- 综合征型额缝早闭更为罕见。

- 成纤维细胞生长因子受体(FGFR)、转化生长因子(TGF)和同源框基因的遗传突变可影响调节正常骨缝闭合时间的复杂信号通路。

- 胼胝体发育不全或前脑无裂畸形等相关脑组织畸形中,额缝早闭的发病率最高。

- 回顾性研究显示,相当一部分患儿会出现发育迟缓和学习困难;然而,最近的文献未能证实三角头畸形的严重程度与认知发育之间的相关性。

临床表现

- 从头顶观察,大多数患儿产后表现为不同程度的三角形头。

- 颅骨在早闭额缝的垂直方向上生长受限,可导致明显的中线骨脊。

- 可呈现双顶骨凸起,以代偿前方的生长受限。

- 也可呈现双颞狭窄和眶上缘凹陷。

- 眼眶可呈椭圆形状,导致特征性的 "惊讶的浣熊"("Surprised raccoon")样外观。

诊断和影像

- 诊断主要根据临床检查和影像学。

- 出生时可见头部形状异常(三角头畸形),并随时间加重。

- 颅骨 X 线片可见典型的三角形头,伴额缝边缘硬化并透光性异常。

- 非强化三维计算机断层扫描(CT)对于进一步明确颅骨畸形的严重程度和术前手术计划特别有帮助(图 146.1)。其他相关的脑组织异常也可以通过 CT 来诊断。

治疗方案和备选方法

- 对于轻度的额缝骨脊凸起,保守治疗。

- 磨除额缝骨脊。

- 颅面重建。

- 内镜辅助手术。

所选手术的目的和优点

- 修复前额中线的颅骨凸起。

- 断开闭合的额缝。

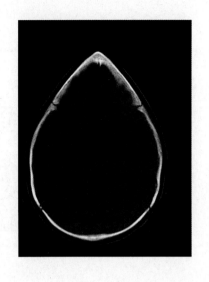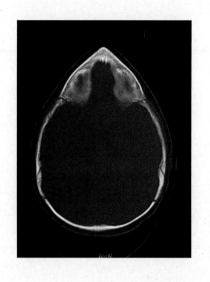

图 146.1　(A)一名 7 月龄患儿的计算机断层扫描(骨窗像),显示额缝早闭所致的三角头畸形。(B)存在双颞狭窄。

- 改善前额部位的三角头畸形。
- 侧向抬高眶上缘。
- 抬高颞部肌–骨单位,以防颞部凹陷。

适应证

- 基于美容考虑以及颅面畸形可能对儿童心理发育的不利影响,建议手术干预。
- 手术目的是改善容貌外观,防止颅面畸形相关的长期心理影响。

禁忌证

- 相对禁忌证包括体质不能耐受开颅手术,伴有凝血功能异常,或有全身活动性感染。
- 大多数神经外科医生认为年龄超过 2 岁是相对禁忌证。

■ 手术细节和准备

术前计划和特殊设备

- 大多数颅缝早闭患儿应送至有多学科团队、可为复杂病例提供最佳治疗的颅面治疗中心。
- 术前应行全面的检查,以排除心脏、肾脏疾病和 Chiari 畸形。
- 由于额缝早闭者发育迟缓的概率较高,建议对患儿行神经心理测试。早期干预可能会防止婴儿在智力发育中进一步落后。

专家建议/点评

- 大多数文献支持患儿 3~9 月龄时行手术矫正,

此时手术可通过后期脑组织的生长发育进一步矫正颅骨畸形。

- 颅缝早闭手术中的主要问题是出血;切皮之前,手术室内应备好足够的同型、交叉匹配的浓缩红细胞(PRBC)。
- 作者的单位目前允许术前家属献血。

手术的关键步骤

行气管内插管全身麻醉。切皮前 30 分钟预防性静脉应用抗生素。之后于开颅前静脉应用甘露醇和激素药物,以减轻脑组织肿胀。切开之前,手术室内应备好同型、交叉匹配的浓缩红细胞。

手术方法根据畸形的严重程度不同而不同,额缝凸起骨脊磨除术可用于非常轻微的畸形患者。目前在少数几个颅面中心开展了内镜重建并佩戴扩张矫正头盔的技术,详见文献。做双冠状锯齿形切口,头皮和骨膜一起翻向前方。

暴露以下内容:

- 鼻骨(刚过鼻额缝)。
- 内侧、外侧和上方的眶壁。
- 双侧颧弓。
- 双侧颞部。

在双侧颞部和中线处钻孔,骨孔恰位于冠状缝后。用带护板的高速钻切取额骨骨瓣。小心抬起前颅窝和中颅窝前部的硬脑膜,用矢状锯切取眶上骨条(图 146.2)。用咬骨钳切除蝶骨嵴、眶顶和眶侧壁外侧的颅骨,直至眶下裂水平。

然后将眶上骨条重塑,并用专用的可吸收或钛板固定系统将其固定于颅底。额部骨瓣重塑,并固定于眶上骨条。骨瓣侧方或后方不固定,以允许脑组织随时间

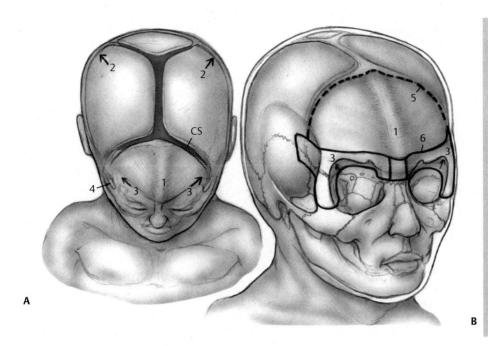

图 146.2　(A,B)患儿额缝早闭示意图。注意额部骨脊、顶枕骨代偿性凸起、眶外侧缘凹陷、双颞狭窄。双额开颅和眶骨条截骨范围如图所示。1.额部骨脊;2.顶枕骨代偿性凸起;3.眶外侧缘凹陷;4.双颞狭窄;5.双额开颅;6.眶骨条截骨范围。CS,冠状缝。

生长顶起骨瓣(图 146.3 和图 146.4)。

　　为获得正常的颅骨形态，对额骨骨瓣积极的重塑和矫正比单纯依靠大脑生长的被动性重塑效果要好。

规避/损伤/风险

　　• 术中仔细止血。可持续放置的帽状腱膜下引流，直到引流量减少。

　　• 取下骨瓣之前,必须谨慎地从颅骨剥离硬脑膜,以防硬膜撕裂,尤其在上矢状窦区域。

　　• 在切取眶上骨条和眶壁时, 应特别注意保护眶内容物。

抢救与补救

　　• 美容效果不佳、颅骨变形、血肿或感染引起的伤

口愈合不良等其他情况,可能需要进一步的颅面重建,包括眼部整形、器械矫正和伤口修复。

■ 结果和术后过程

术后注意事项

　　• 术后于重症监护室密切监护至少 24 小时,在此期间连续化验血细胞比容,以确保循环血量稳定。

　　• 一般于术后第 2 天或第 3 天出院。

　　• 作者单位的临床随访时间为术后 2 周、1 个月、6 个月和 1 年。在作者单位,术后患者不使用矫形头带或头盔。

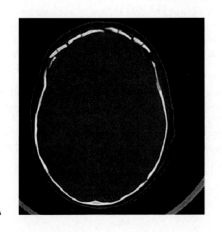
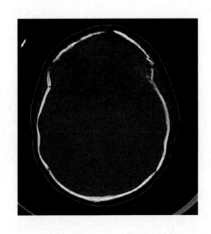

图 146.3　额缝早闭额眶前移术后,计算机断层扫描(骨窗像),两个连续层面,(A)上层和(B)下层。(请参考图 146.1A 和图 146.1B 同一患儿的术前图像。)

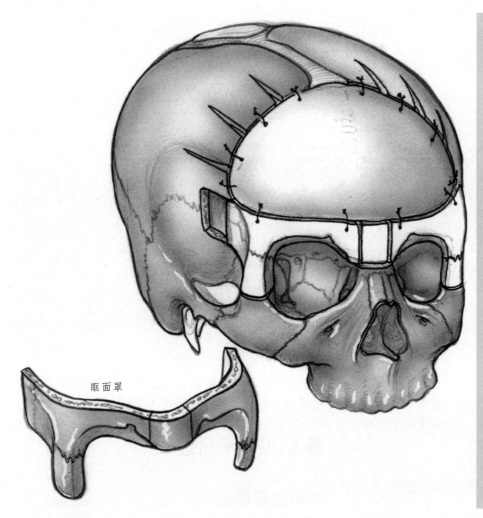

图 146.4 额缝早闭修复术示意图。注意眶上骨条的重塑。

眶面罩

并发症

- 需要输血的失血。
- 气栓。
- 上矢状窦损伤。
- 硬膜外血肿。
- 脑挫伤。
- 需要修补的脑脊液漏。
- 伤口感染。

结果和预后

- 之前所述的 4 级分类系统可用来客观地评估颅缝早闭患者颅顶重塑手术的美容效果，Ⅰ类表示效果极好。

- 根据迄今的几个病例系列报道，大多数患儿可获得较好的美容效果。

- 只有少数病例需要再次手术进一步矫正。

参考文献

[1] Aryan HE, Jandial R, Ozgur BM et al. Surgical correction of metopic synostosis. Childs Nerv Syst 2005;21:392–398

[2] Park TS, Robinson S. Nonsyndromic craniosynostosis. In: McLone DG, Walker, ML, eds. Pediatric Neurosurgery: Surgery of the Developing Nervous System. Philadelphia, PA: WB Saunders; 2001:345–356

[3] Becker DB, Petersen JD, Kane AA, Cradock MM, Pilgram TK, Marsh JL. Speech, cognitive, and behavioral outcomes in nonsyndromic craniosynostosis. Plast Reconstr Surg 2005;116:400–407

[4] Starr JR, Lin HJ, Ruiz-Correa S et al. Little evidence of association between severity of trigonocephaly and cognitive development in infants with single-suture metopic synostosis. Neurosurgery 2010;67:408–415, discussion 415–416

[5] Sun PP, Persing JA. Craniosynostosis. In: Albright AL, Pollack IF, Adelson PD, eds. Operative Techniques in Pediatric Neurosurgery. New York: Thieme Medical Publishing; 2001

[6] Kelleher MO, Murray DJ, McGillivary A, Kamel MH, Allcutt D, Earley MJ. Nonsyndromic trigonocephaly: surgical decision making and long-term cosmetic results. Childs Nerv Syst 2007;23:1285–1289

[7] Jimenez DF, Barone CM. Early treatment of anterior calvarial craniosynostosis using endoscopic-assisted minimally invasive techniques. Childs Nerv Syst 2007;23:1411–1419

第 147 章

人字缝早闭 Ⓟ

Djamila Kafoufi Benderbus, Eric Arnaud

■ 导言和背景

定义、病理生理学和流行病学

- 一侧或双侧人字缝过早闭合。
- 当颅缝闭合过早时,脑组织生长受限,表现为头颅外形和容积异常。
- 有几种分子介质与颅缝早闭有关:
  ○ 转化生长因子-β(TGF-β)。
  ○ 成纤维细胞生长因子。
  ○ 成骨拮抗因子("NOGGIN":源于 NOG 基因的蛋白)。
- 文献报道人字缝早闭占所有颅缝早闭的 0.8%~8%。

临床表现

- 器质性后部斜头畸形非常少见,特征是:
  ○ 同侧枕骨融合。
  ○ 同侧耳向后下方移位。
- 变形性斜头畸形非常常见,特征是:
  ○ 不对称性枕骨扁平。
  ○ "平行四边形"头颅。
- 双侧人字缝早闭罕见,多伴矢状缝早闭。

诊断和影像

- 在姿势性后部斜头畸形,颅骨扁平位于整个顶枕骨区。
- 在器质性人字缝早闭,枕骨不对称性扁平,患侧耳向后下方移位。
- 影像学上,人字缝早闭的特征是人字缝骨桥形成,枕骨大孔向患侧偏移。
- 在变形性斜头畸形,颅底中线是不变的,没有人字缝骨桥。
- 颅面计算机断层扫描(CT)不仅可以评估骨缝,还可以发现其他相关的颅内异常。
- 除了明确消失的骨缝,三维 CT 还可显示头颅的整体形状(图 147.1)。
- 磁共振静脉成像(MRV)对于评估静脉引流非常重要,以确保术中不损伤重要的引流静脉(图 147.2)。

治疗方案和备选方法

- 对于姿势性后部斜头畸形,患者可:
  ○ 不治疗/观察。
  ○ 物理治疗并发的斜颈。
  ○ 改变姿势。
  ○ 颅骨矫形固定。
- 对于器质性人字缝早闭:
  ○ 有许多可选的手术矫正方法。
  ○ 颅骨矫形束带不适用。
  ○ 轻度病例可不行手术干预。

所选手术的目的和优点

- 颅骨重塑的目的是使颅骨的形状和体积满足正

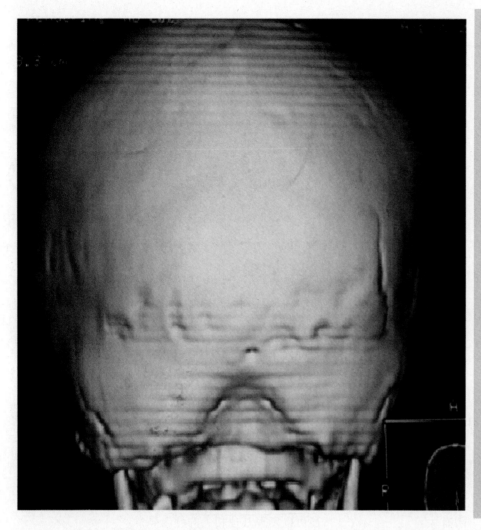

图 147.1 三维计算机断层扫描可显示颅顶和消失的骨缝。

常容貌和未来进一步头颅生长的需要。

• 未行矫正的颅缝早闭患儿可能在社会上受到孤立和歧视,最严重者成年后可导致社会适应不良综合征和人格障碍。

适应证

• 早期手术具有潜在优势,可预防颅内压(ICP)问题,颅骨缺损可更好地骨化,手术相对简单。

• 临床/神经系统表现稳定的患儿可在 12~15 月龄之前接受重塑手术。

禁忌证

• 大多数姿势性斜头畸形患儿不应手术矫正,可通过非手术方法治疗,如:
　○ 改变姿势。
　○ 物理治疗并发的斜颈。
　○ 一定时期的颅骨矫形固定。
• 只有少数持续进展的后部斜头畸形患儿需要手术。

■ 手术细节和准备

术前计划和特殊设备

• 从多个学科角度帮助患儿及其家属了解目前和未来的全部相关问题。

• 应重点讨论血液替代产品的合理应用,自体血优先。

• 手术的最佳时间为 3~6 月龄,因颅内压增高需早期手术的情况除外。

• 许多颅面团队术后于儿科重症监护室监护患儿(至少术后第一天)。

设备

• 大型开颅器械包。
• 高速颅钻。

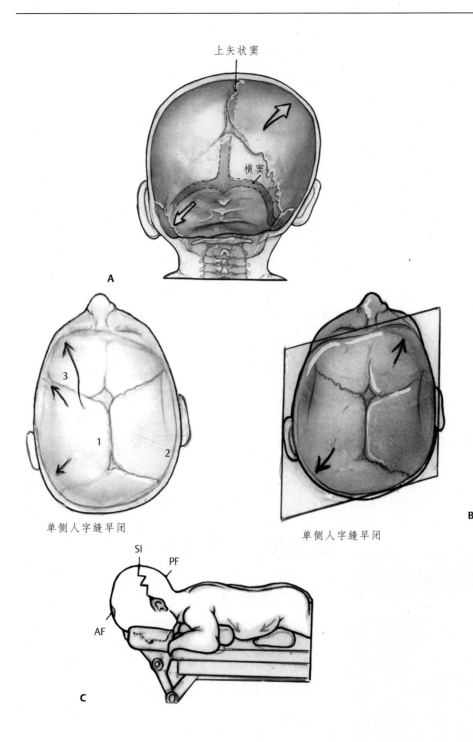

图 147.2 　(A) 人字缝早闭的颅骨后面观：注意人字缝骨桥形成，枕骨大孔向患侧偏移。颅骨的生长方向由白色箭头标示。注意硬脑膜窦的相对位置。(B) 左侧：变形性斜头畸形的特点是不对称的扁平枕骨和"平行四边形"头颅外形。右侧：器质性人字缝早闭，患侧枕骨不对称性扁平，患侧耳向后下方移位，可见对侧的后部凸起。1.枕顶骨扁平；2.对侧后部凸起；3.同侧枕乳突隆起。(C) 人字缝早闭手术体位：患儿被置于俯卧位，于双耳连线做锯齿样头皮切口，以显露整个中线部枕骨。(AF，前囟；SI，皮肤切口；PF，后囟)。

- 马蹄形头枕。

专家建议/点评

- 手术的成功需要团队合作，包括：
  - 经验丰富的儿科麻醉师以优化术中气道和循环系统管理。
  - 颅面外科医生。
  - 小儿神经外科医生。

- 单侧人字缝早闭：
  - 扩张患侧的后颅顶。
  - 矫正对侧代偿性枕部凸起。
  - 稳定固定枕骨。
- 双侧人字缝早闭：
  - 扩张双侧后颅顶。
  - 稳定固定枕骨。
  - 矫正代偿性的三角头畸形。

手术的关键步骤

患儿取俯卧位,所有受压点适当加垫。沿切口剃除毛发,宽1cm。于双耳连线做头皮切口,头皮和枕肌翻向下方,显露整个枕骨中线部位。用双极电凝仔细止血(图147.2)。

完全显露枕骨至枕骨大孔水平。如果有后脑受压的证据,可打开枕骨大孔后缘和寰椎后弓。枕骨内面常有凸起的颅骨陷窝,使得从颅骨无撕裂的剥离硬膜非常困难。电灼硬膜出血点,骨缘抹骨蜡。于扁平的枕骨基底部行双侧"桶壁条样"截骨,这些措施可增加患侧的颅骨外凸。截骨过程中,用脑压板保护横窦和矢状窦。

在中度的单侧人字缝早闭,于患侧枕骨行"桶壁条样"截骨。对于严重患者,在整个枕骨上行双侧"桶壁条样"截骨。然后用可吸收板固定,以保持术后正常的枕骨外凸和对称(图147.3和图147.4)。手术部位用生理盐水和杆菌肽抗生素溶液冲洗。明显的骨缺损用开颅时的骨屑填平。用3-0 Vicryl线缝合帽状腱膜层,5-0 Monocryl线缝合皮肤。洗发后,应用Polysporin软膏和敷料覆盖伤口。放帽状腱膜下引流,保留2天。

规避/损伤/风险

- 应避免坐位或"狮身人面像"("sphinx")体位,因

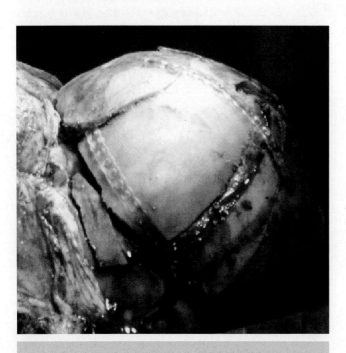

图147.3 可吸收连接板系统,用于固定和维持重塑后的枕骨。

其可增加静脉气栓的风险。患儿取俯卧位,以防气栓。

- 失血和低体温是两个术中的主要风险,如何避免和纠正应为术前计划的一部分。失血量和患者体温需要密切监测,有适应证时及时输血。
- 硬膜下出血可能发生,如果术中发现可容易地处理,不会造成任何问题。需用双极和单极电凝仔细止血。硬脑膜上的所有出血点均需电凝止血,骨缘抹骨蜡。
- 用于固定的金属材料,不应在皮肤表面触及。
- 如果人字缝打开太低直至乳突区,可能会损伤面神经。
- 可吸收板放在颅骨内表面。
- 骨缝或颅骨陷窝处的硬膜粘连可使从颅骨无撕裂的剥离硬膜非常困难。
- 截骨时,必须保护横窦和矢状窦。

抢救与补救

- 在一些伴有扁桃体下疝的病例,截骨可延伸到枕骨大孔和C1,联合后颅窝减压。
- 凶猛的出血须通过持续的止血和不断的补液、输血来解决。
- 中心静脉置管、俯卧位、心脏多普勒超声检测、骨蜡应用和大量冲洗都有助于预防空气栓塞。

■ 结果和术后过程

术后注意事项

- 手术结束,可拔除气管插管。
- 头部保持抬高至少30°。
- 术后应用抗生素2~3天。
- 告知家长术后肿胀的预期程度。

并发症

- 术后早期的风险为酸中毒和低血压。
- 可发生皮瓣下活动性出血、硬膜外血肿,极少数病例可有脑挫伤。
- 应监测凝血问题,如弥散性血管内凝血。
- 颅顶和后颅特别容易受到术后变形力的影响。
- 其他晚期并发症包括脑脊液漏和感染。

结果和预后

- 绝大多数文献都用术后照片或X线片报道了

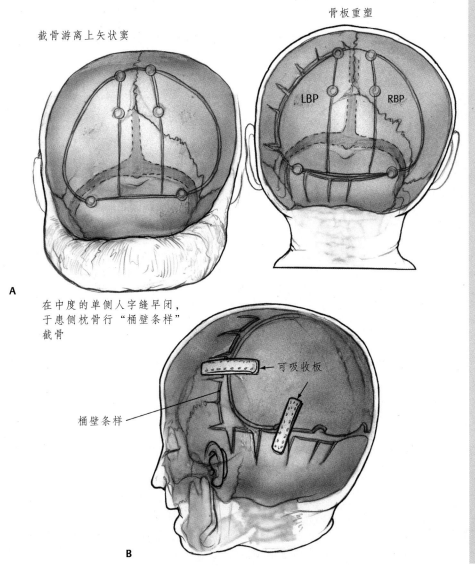

截骨游离上矢状窦

骨板重塑

LBP　RBP

A

在中度的单侧人字缝早闭，
于患侧枕骨行"桶壁条样"
截骨

可吸收板

桶壁条样

B

图 147.4　（**A**）对于严重患者，在
整个枕骨上行双侧"桶壁条样"截
骨。注意钻孔和截骨的位置，以保
护上矢状窦和横窦。取下左、右骨
板，重塑、复位。（**B**）在中度的单侧
人字缝早闭，于患侧枕骨行"桶壁
条样"截骨。然后用可吸收板固定，
维持术后正常的枕骨外凸和对称。
（LBP，左侧骨板；RBP，左侧骨板）。

"较好的美容效果"。

● 现在普遍认为颅缝早闭的手术应该尽早完成。

● 术后的容貌和功能改善必须量化和比较，以明
确其他治疗措施是否可产生同样的效果。

● 需要长期的随访评估，以防畸形复发或继发性
并发症。

参考文献

[1] Renier D, Capon-Degardin N, Arnaud E, Marchac D. Neurochirurgie 2006;52: 238-245

[2] Capon-Degardin N, Arnaud E, Marchac D, Renier D. La plagiocephalie posturale ou plagiocephaly d'origine positionnelle. Pediatr Prat 2004; 155:1-5

[3] Sgouros S, Goldin JH, Hockley AD, Wake MJC. Posterior skull surgery in craniosynostosis. Childs Nerv Syst 1996;12:727-733

[4] Kapp-Simon KA, Speltz ML, Cunningham ML, Patel PK, Tomita T. Neurodevelopment of children with single suture craniosynostosis: a review. Childs Nerv Syst 2007;23:269-281

[5] Cunningham ML, Heike CL. Evaluation of the infant with an abnormal skull shape. Curr Opin Pediatr 2007;19:645-651

[6] Slater BJ, Lenton KA, Kwan MD, Gupta DM, Wan DC, Longaker MT. Cranial sutures: a brief review. Plast Reconstr Surg 2008;121:170e-178e

[7] Cohen MM, Jr, MacLean RE. Craniosynostosis: Diagnosis, Evaluation, and Management. 2nd ed. Oxford, UK:Oxford University Press;2000: 316-353

第 148 章
内镜下颅缝早闭修复术 Ⓐ

Hal Meltzer, Steve Cohen

■ 导言和背景

替代方法

- 传统的开放颅缝早闭修复术包括额眶前移、"Pi"方法和颅顶重建。

目的

- 纠正病理性的先天性头颅畸形。

优点

- 使用相对较小的手术切口、尽量缩短手术时间、减少输血要求、减少患者创伤、缩小术后瘢痕、降低父母焦虑和缩短住院时间。

适应证

- 单骨缝的、非综合征型颅缝早闭,最常用于矢状缝早闭。

禁忌证

- 大龄患儿(通常超过 6 个月)。
- 症状性颅内高压(相对)。
- 多骨缝受累的颅缝早闭(相对)。
- 术后不能应用颅骨矫形头盔。
- 家长不希望术后应用颅骨矫形头盔。

■ 手术细节和准备

术前计划和特殊设备

- 术前血液相关工作[全血细胞计数(CBC)、定向献血等]。
- 诊断用的影像学资料[如果可能的话,头部三维计算机断层扫描(3D CT)]。
- 家长的术前教育,包括解释风险、预期结果、治疗方案和术后需求应用颅骨矫形头盔。
- 经验丰富的手术团队,包括小儿神经外科医生、颅面外科医生、小儿麻醉师、颅面/神经外科协调服务人员和外科技师。
- 用于评估血管内空气 (空气栓塞) 的多普勒监测。
- 体位固定设施,包括"豆袋型"("bean bag")、马蹄形头枕和受压点手术垫。
- 手术器械,包括无工作通道的小型硬性颅内内镜(提供最佳视野)、冲水双极、高速神经外科钻、直颅骨剪、骨蜡敷抹器和尖头电刀。
- 止血剂,包括骨蜡和局部止血材料。
- 在切口之前, 在切口线局部皮下注射适量的中效局部麻醉药。
- 围术期应用抗生素,0.5g/kg 甘露醇和 0.5mg/kg 地塞米松快速滴注。
- 足够的血管通路,动脉置管,经尿道(Foley)膀胱导管,切皮时手术室备好与患者匹配的血液,以及麻醉诱导后的目标二氧化碳分压略高于 20。

专家建议/点评

- 对颅内内镜手术的熟悉/精通对于成功、安全地实施此手术是必要的。最好是手术团队在开展微创内镜手术之前,还具有丰富的传统开放颅面手术的经验。

手术的关键步骤

矢状缝早闭

患儿俯卧位,呈改良的"狮身人面像"("sphinx")体位。使用尖头电刀,在前囟和矢状缝后部中线处分别做横向"W"形切口,长度不超过 3cm。为了避免伤口皮肤裂开,切口两端使用 U 形钉固定。在前囟处,将硬脑膜边缘从其上方的颅骨分离(图 148.1)。在后部切口处,用颅钻去除后矢状窦上方的颅骨。在内镜直视下行硬膜外分离。用骨剪切除闭合的矢状缝。根据需要也可行两侧楔形、额骨和枕骨切开(图 148.2)。内镜下检查硬膜,应用骨蜡和局部止血材料。切口用可吸收线缝合。

额缝早闭

患者取仰卧位,在前囟上做一个横切口。将硬脑膜边缘从上方的颅骨分离。在内镜直视下,在中线处行硬膜外分离直至鼻根水平。用骨剪、咬骨钳或高速钻切除中线颅骨。也可行外侧额骨和蝶骨截骨以辅助颅骨重建。此外,可通过进一步上睑皱褶切开行改良的额眶前移。

冠状缝早闭

患者仰卧位,做患侧前囟旁横切口。使用高速颅钻在冠状位中部打开颅骨。在内镜直视下,进行硬膜外剥离。用咬骨钳或骨剪将闭合的冠状缝一点一点地切除,内至前囟,外达蝶骨翼。可通过进一步上睑皱褶切开行改良的额眶前移。

规避/损伤/风险

- 虽然作者主张皮肤切开时使用尖头电刀,但是当切口处于开放的囟门正上方时,必须特别小心,以避免硬膜/窦损伤。

- 小心地在硬膜外隙使用一个小的钝头吸引管下压有助于硬膜远离骨剪,防止硬膜撕裂。
- 关闭之前,仔细检查硬膜表面并使用双极电凝和局部止血材料至关重要。

抢救与补救

- 有明显血管内进气的任何迹象时,必须马上停止激进的分离并采取补救措施,如使头部低于心脏水平和大量生理盐水冲洗。应考虑停止手术,一段时间后再回来行开放矫形手术。
- 尽管少量的出血通常用双极电凝、骨蜡或局部止血材料可以有效控制,严重的静脉窦出血将需要快速转为传统的开放手术。
- 在这个年龄组,必须非常小心,以防隐匿性硬膜损伤。直接硬脑膜修补对于避免术后软脑膜囊肿的发生至关重要。

■ 结果和术后过程

术后注意事项

- 从恢复室转出之前,化验全血细胞计数(CBC),并在术后连续检查。
- 在作者的单位,婴儿术后常规监护于"外科"病房,行心肺功能监测。
- 手术 24 小时继续使用抗生素。
- 指导家属喂养、洗漱和照顾婴儿,不加限制。手术后在切口局部应用抗生素软膏 2 周。
- 绝大多数患儿可于术后第二天出院。
- 手术后 7~10 天开始使用颅骨矫形头盔。

并发症

- 出血。
- 空气栓塞。
- 硬脑膜撕裂、脑脊液漏、软脑膜囊肿。
- 术后血肿。
- 感染。
- 颅骨矫形头盔不合适/压疮。
- 美容效果欠佳,术后持续存在明显的颅骨缺损,需将来行二期修复。

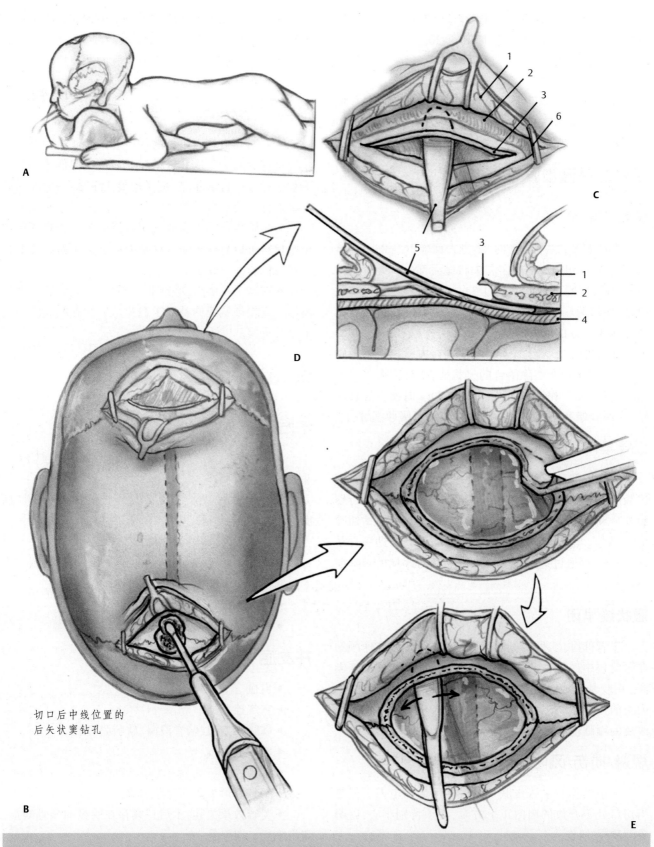

切口后中线位置的
后矢状窦钻孔

图 148.1 (A)患儿体位:患儿俯卧位,呈改良的"狮身人面像"体位。(B)使用尖头电刀,在前囟和矢状缝后部中线处分别做横向"W"形切口,长度不超过 3cm。在前囟部位,行硬膜外分离。在后部切口处,用颅钻去除后矢状窦上方的颅骨。(C)为了避免伤口皮肤裂开,切口两端使用 U 形钉固定。(D)在前囟处,将硬脑膜边缘从其上方的颅骨分离。(E)在内镜直视下使用咬骨钳和 Penfield 剥离子行硬膜外分离。1.头皮(前部切口);2.颅骨;3.前囟后缘;4.硬脑膜;5. 在硬膜外前探的 Penfield #1 剥离子;6.U 形钉。

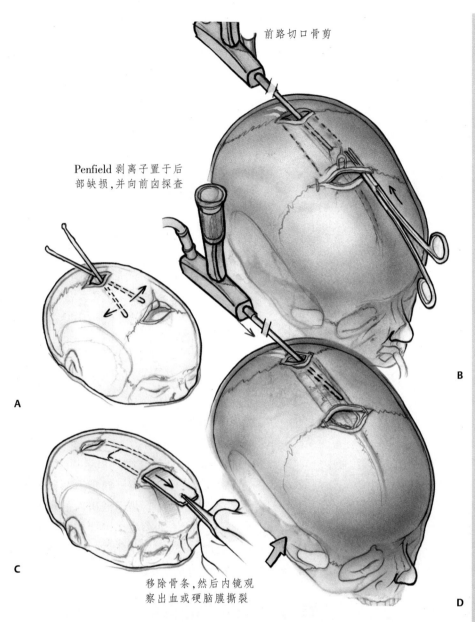

前路切口骨剪

Penfield 剥离子置于后
部缺损,并向前囟探查

A

B

C

移除骨条,然后内镜观
察出血或硬脑膜撕裂

D

图 148.2　　(A) 从后部缺损向前
囟,用 Penfield 剥离子沿硬脑膜和
皮下前探、分离。(B)用骨剪沿闭合
矢状缝的两侧切除颅骨。骨剪从前
囟进入再向后以完成平行的颅骨
切口。根据需要也可行两侧楔形、
额骨和枕骨截骨。(C)从前部切口
取下矢状骨条。畸形的颅骨重新塑
形。(D)内镜下检查硬脑膜,应用
骨蜡和局部止血材料。

参考文献

[1] Cohen SR, Mittermiller PA, Meltzer HS, Levy ML, Broder KW, Ozgur BM. Non-syndromic craniosynostosis: current treatment options. In: Thaller SR, Brafley JP, Garri JI, eds. Craniofacial Surgery. New York: Informa Healthcare; 2007: 83–102

[2] Keshavarzi S, Hayden MG, Ben-Haim S, Meltzer HS, Cohen SR, Levy ML. Variations of endoscopic and open repair of metopic craniosynostosis. J Craniofac Surg 2009;20:1439–1444

[3] Keshavarzi S, Meltzer H, Cohen SR et al. The risk of growing skull fractures in craniofacial patients. Pediatr Neurosurg 2010;46:193–198

[4] Frank R, Cohen S, Meltzer H. Craniosynostosis: frontoorbital advancement and cranial vault reshaping (open and endoscopic). In: Jandial R, McCormick P, Black PM, eds. Core Techniques in Operative Neurosurgery. Philadelphia, PA: Elsevier/Saunders; 2011:349–355

[5] Cohen SR, Holmes RE, Ozgur BM, Meltzer HS, Levy ML. Fronto-orbital and cranial osteotomies with resorbable fixation using an endoscopic approach. Clin Plast Surg 2004;31:429–442, vi

第 **149** 章
切除肿瘤的后颅窝手术入路 Ⓐ

Agustin Dorantes-Argandar, Ali Raja

■ 导言和背景

替代方法

- 后颅窝中线或侧方肿瘤没有真正的替代方案。
- 某些病变可能需要岩部和(或)ELITE(极外侧颈静脉下经髁–经颈静脉结节显露)联合入路。

目的

- 为后颅窝的中线和外侧肿瘤提供直接的手术通道。

优点

- 在适当的患者体位下,可通过极少的小脑牵拉,广泛暴露各种后颅窝肿瘤。

适应证

- 适应证包括手术切除下列部位的肿瘤:
  - 第四脑室。
  - 小脑蚓部。
  - 小脑半球。
  - 枕骨大孔。
- 小脑上三角病变 (如第三脑室后部和小脑半球上半部的毛细胞星形细胞瘤、松果体肿瘤)。
- 小脑下三角病变(髓母细胞瘤、小脑半球下半部的毛细胞星形细胞瘤、第四脑室室管膜瘤、枕骨大孔肿瘤)。

禁忌证

- 非后颅窝内肿瘤。
- 不适合手术切除的肿瘤。
- 在新生儿和婴儿,如果总循环血量很少。
- 大的静脉"湖"或通道可能广布于后颅窝的硬膜内面,并伴明显的环窦,这可能是迅猛出血的来源。这些因素以及在开颅时的颅骨渗血, 可能导致潜在的威胁生命的失血。因此,虽然在这个年龄组中后颅窝手术不是禁忌,但需要仔细考虑这些风险。

■ 手术细节和准备

术前计划和特殊设备

- 术前计算机断层扫描(CT)、磁共振成像(MRI)、多维重建以及术中神经导航。
- 全身麻醉,建立适当的静脉和动脉通路,以及留置膀胱导尿管。
- 头部以三点颅骨固定装置或儿科头枕固定。
- 所有受压点都经过仔细的保护和加垫。使用束带和(或)胶带固定患者于在手术台上。
- 根据适应证,手术全程行电生理监测,包括体感诱发电位(SSEP)、脑干听觉诱发反应(BAER)和后组脑神经。使用脑电图(EEG)监测皮层活动,也可鉴别巴比妥的爆发性抑制。

- 应采用中线或侧方切口,以获得良好的视野显露。

专家建议/点评

- 患儿采用俯卧位、侧卧位还是半坐位取决于肿瘤的位置,后者有较高的静脉气栓风险。半坐位是第三脑室后部、四腔池、松果体区、小脑上表面和小脑幕的肿瘤的可选体位。
- 患儿采用俯卧位、头部中立位时,头部稍屈曲以"打开"颅颈交界处,同时不要影响颈部主要血管的静脉血流。
- 开始手术前应确认麻醉师的通气管道和所有通路。
- 对于脑积水患者,如果术中需要引流脑脊液(CSF)术前应先行右额脑室外引流(EVD)。
- 枕骨骨瓣开颅要优于骨窗开颅。手术结束时骨瓣复位可获得后颅窝的解剖重塑,这可防止术后小脑半球下垂疝出。另一方面,骨窗开颅术可导致肌肉和硬脑膜之间形成致密的瘢痕,造成迟发性术后并发症。

手术的关键步骤

中线皮肤切口可显露小脑上、下三角。若计划行C1椎板切除,则切口始于枕外隆凸上方约1cm处,向下延伸至C2-C3水平。旁正中切口可用于显露外侧小脑半球和延伸至小脑脑桥角的肿瘤。切口位于中线和乳突的中间,可根据肿瘤的位置向外侧或向内侧调整。

枕下中线开颅,通常骨瓣呈矩形,于中线两侧各钻一骨孔(图149.1A)。根据肿瘤位于后颅窝的位置,骨瓣向下(近枕骨大孔)或向上(近横窦)调整。对于枕下侧方开颅术,骨瓣大致为圆形,更小,通常钻一个骨孔,但根据需要可钻多孔(图149.1B)。

使用开颅器(铣刀)之前把硬膜从颅骨剥离。因为小脑半球之间常有凸起的针状骨脊,使用铣刀在水平方向上尽可能地连接两侧的骨孔,两侧从每个骨孔铣向枕骨大孔的边缘,然后转向中线与对侧连接,使用咬骨钳咬除中线骨脊。然后用尖锐的剥离子(如Cottle剥离子)在枕骨大孔处行骨膜下分离,咬骨钳咬除局部颅骨。如颅骨较厚,可用3mm高速钢钻将其打薄。同样,行C1椎板的骨膜下剥离,然后行椎板切除术。为了在枕骨大孔处进一步侧方显露,可用咬骨钳向枕骨髁方向进一步咬除。对于延伸到小脑幕的肿瘤,可显露部分横窦,有助于将硬脊膜切开向上延伸到横窦。

硬膜打开通常采用于中线两侧小脑半球表面硬膜分别切开的形式。如果需要的话,可以向侧上方延伸到

横窦乙状窦交角处。硬膜切口向下延伸至扁桃体的下极下方,不仅可以显露蚓部、第四脑室或枕骨大孔肿瘤,在高位肿瘤还可以释放脑脊液。两侧的旁正中切口在环窦水平于中线汇合(图149.1C),在下方两侧硬膜缘分别上钛血管夹,在血管夹中间电凝并切开。然后将上方三角形的硬膜瓣翻向横窦,两侧硬膜瓣用不可吸收的4-0编织缝线悬吊。行枕下外侧开颅时,以同样的方式Y形打开硬膜。

然后用标准的显微外科技术切除肿瘤。对于轴内肿瘤,沿着小脑叶片切开皮层,切除区与周围隔开。然后经脑实质向深部切除,直至肿瘤底部。对于轴外肿瘤,首先行瘤内切除,通常使用超声吸引器。最后剩一个薄壁瘤囊。采用精细分离技术分离蛛网膜-肿瘤边界,以保护周围结构。注意保护输入动脉和引流静脉,尤其在脑功能区。

手术完成后,以不可吸收的4-0编织缝线连续水密缝合硬膜。为了确保硬膜缝合线无张力,可使用肌筋膜或牛胶原基硬脑膜替代物扩大修补。然后应用纤维蛋白胶在硬膜缝合线上加固。骨瓣复位,以钉板系统固定(如果骨板非常薄,可用粗线缝合固定)。从深到浅逐层以可吸收编织缝线缝合肌肉、筋膜和头皮。切口以伤口胶和无菌敷料覆盖。

规避/损伤/风险

- 开颅过程中应尽量减少失血。可吸收的凝胶粉(Gelfoam™ powder,Pfizer Inc.,New York,NY)或骨蜡常用于骨缘止血。
- 在年幼儿童,C1椎板部分为软骨,因此可能无法行骨膜下分离。也可能在中线部位骨融合不全,所以椎板切除过程中必须注意不要误切硬膜。
- 切开前电凝硬膜静脉通道不仅有良好的止血效果,还可降低空气栓塞的可能性。
- 如果在硬膜切开过程中遇到凶猛的静脉出血,小的钛血管夹有助于控制出血。
- 手术过程中,翻起的硬膜瓣应频繁大量冲洗,以防硬膜干燥、皱缩。

抢救与补救

- 必须尽量减少失血,并严格关注容量状态。大量出血须通过整个手术团队之间的持续互动来解决。在整个手术过程中可能需要快速液体和血液补充。由于大量失血,可能需要输注血小板和(或)新鲜血浆。迅速查找出血点并止血至关重要。

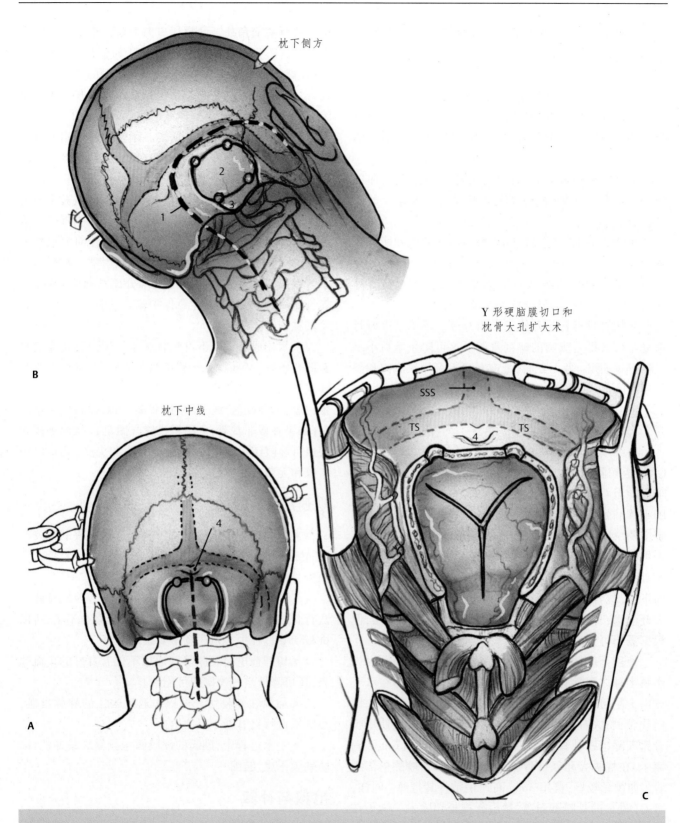

图 149.1 (A)枕下中线入路的切口、钻孔和开颅位置。注意横窦下方的两个旁正中骨孔。使用铣刀连接两侧的骨孔,但中线部位骨脊需用咬骨钳咬除,枕骨大孔水平颅骨较厚,常需用圆钻将其磨薄。(B)枕下侧方入路的切口、钻孔和开颅位置。注意骨瓣和钻孔位置位于横窦和乙状窦下方。另一种方法是在横窦-乙状交角下、内侧钻一个骨孔。(C)枕下中线入路的硬膜打开方法。硬脑膜Y形打开,"Y"的两个侧支基于横窦。两侧的旁正中硬膜切口在环窦水平于中线汇合,然后垂直向下延伸至枕骨大孔,以显露枕大池并释放脑脊液。1.皮肤切口;2.骨瓣位置;3.骨瓣扩大至枕骨大孔;4.枕外隆凸;TS,横窦;SSS,上矢状窦。

- 小脑水肿、高张力是一个重要的问题。通过术前的脑室外引流管放液，可快速减压。患者体位调整，最大限度地降低二氧化碳分压和头部抬高也可降低脑组织张力。可能需要行快速的瘤内减压。

- 由于同时存在硬膜静脉窦和体位因素，空气栓塞可能是一个需要紧急处理的问题。除了尽量提高容量和心脏储备，可能需要快速止血并覆盖出血点。术前放置的中心静脉导管有助于从右心房排气。早期相关资料认为术中多普勒通常很有帮助。

- 椎动脉误伤最好的处理方式通常是吸引并以棉片压迫，而不是尝试直视下电凝血管。椎静脉丛可导致大量出血。严重损伤术后可能需要血管造影术等血管检查，如需血管内治疗要有介入医生。

■ 结果和术后过程

术后注意事项

- 床头约保持 30°有助于 CSF 引流，降低硬膜缝口张力。

- 在儿童术后早期足量镇痛至关重要，因为疼痛会导致该年龄组患者的过度紧张和过度换气，可导致颅内压升高(ICP)。

- 手术后第二天或第三天逐渐关闭脑室外引流，以引流清除脑脊液中的组织碎片和血液代谢产物。这段时间严密监测患儿神经系统检查、颅内压和枕下切口，并行 MRI 和 CT 扫描随访。有任何 ICP 升高或脑积水的提示，均需开放脑脊液引流。

并发症

- 术后脑积水。
  - 发生率：18%~40%。
  - 好发因素：低龄(小于 2 岁)，术前有视盘水肿、中重度脑积水、中线部位肿瘤、肿瘤病理(髓母细胞瘤和室管膜瘤)和存在转移。
  - 治疗方案：内镜下第三脑室造瘘或脑室腹腔分流。
- 假性脑膜膨出和脑脊液漏。
  - 发生率：23%~30%。
  - 好发因素：硬膜或伤口闭合不良和脑积水。细致地缝合硬膜(必要时应用植入材料修补)，注意分层缝合伤口和脑脊液引流。
  - 治疗通常针对根本原因(即重新修补硬膜、缝

合伤口或脑脊液引流)。有时可能需要腰椎脑脊液引流。

- 术后气颅。
  - 俯卧位患者的发生率约为 60%，坐位发生率高达 90%。
  - 空气在硬脑膜开放时进入手术区域，硬膜闭合后滞留。脑脊液引流和重力因素，也可产生负压，吸入空气至幕上颅腔。
  - 好发因素：脑积水、脑脊液引流过度和全身麻醉期间使用氧化亚氮。
  - 治疗：临时使用非复吸面罩将吸入氧气浓度提高至 100%。患者平躺。
- 后颅窝综合征(小脑缄默症/无动性缄默症)。
  - 发生率：8%~40%。
  - 后颅窝手术后暂时性失语综合征与肿瘤无关，以缄默、情绪不稳、行为异常为特征。
  - 齿状核和小脑上脚的缺血、水肿和直接损伤通常与发病机制有关。
  - 使用不切开蚓部的手术入路 (如膜髓帆入路)，尽量减少脑组织牵拉以及围术期使用激素药物，可降低其发生率。
- 体位性颈髓病。
  - 发生率：0.2%。
  - 好发因素：脊柱前动脉血流减少、低血压、静脉空气栓塞和摆体位的患者颈部过度屈曲(半坐位和俯卧位无明显差异)。
  - 治疗：高剂量激素药物，维持合适的平均动脉压和康复治疗。

参考文献

[1] Raimondi A, Cardinale F. Pediatric Neurosurgery: Theoretical Principles—Art of Surgical Techniques. Heidelberg, Germany: Springer; 1998

[2] Shillito J, Matson D, Codding M, Lashbrook G. An Atlas of Pediatric Neurosurgical Operations. Philadelphia, PA: WB Saunders; 1982

[3] El Beltagy MA, Kamal HM, Taha H, Awad M, El Khateeb N. Endoscopic third ventriculostomy before tumor surgery in children with posterior fossa tumors, CCHE experience. Childs Nerv Syst 2010;26:1699–1704

[4] El-Ghandour NM. Endoscopic third ventriculostomy versus ventriculoperitoneal shunt in the treatment of obstructive hydrocephalus due to posterior fossa tumors in children. Childs Nerv Syst 2011;27:117–126

[5] Dubey A, Sung WS, Shaya M et al. Complications of posterior cranial fossa surgery—an institutional experience of 500 patients. Surg Neurol 2009;72: 369–375

[6] Due-Tønnessen BJ, Helseth E. Management of hydrocephalus in children with posterior fossa tumors: role of tumor surgery. Pediatr Neurosurg 2007;43: 92–96

[7] Küpeli S, Yalçın B, Bilginer B, Akalan N, Haksal P, Büyükpamukçu M. Posterior fossa syndrome after posterior fossa surgery in children with brain tumors. Pediatr Blood Cancer 2011;56:206–210

[8] Martínez-Lage JF, Almagro MJ, Izura V, Serrano C, Ruiz-Espejo AM, Sánchez-Del-Rincón I. Cervical spinal cord infarction after posterior fossa surgery: a case-based update. Childs Nerv Syst 2009;25:1541–1546

[9] Pandey P, Madhugiri VS, Sattur MG, Devi B I. Remote supratentorial extradural hematoma following posterior fossa surgery. Childs Nerv Syst 2008;24:851–854

[10] Parízek J, Mericka P, Nemecek S et al. Posterior cranial fossa surgery in 454 children. Comparison of results obtained in pre-CT and CT era and after various types of management of dura mater. Childs Nerv Syst 1998;14:426–438, discussion 439

[11] Riva-Cambrin J, Detsky AS, Lamberti-Pasculli M et al. Predicting postresection hydrocephalus in pediatric patients with posterior fossa tumors. J Neurosurg Pediatr 2009;3:378–385

[12] Sloan T. The incidence, volume, absorption, and timing of supratentorial pneumocephalus during posterior fossa neurosurgery conducted in the sitting position. J Neurosurg Anesthesiol 2010;22:59–66

[13] Steinbok P, Singhal A, Mills J, Cochrane DD, Price AV. Cerebrospinal fluid (CSF) leak and pseudomeningocele formation after posterior fossa tumor resection in children: a retrospective analysis. Childs Nerv Syst 2007;23:171–174, discussion 175

[14] Suri A, Mahapatra AK, Singh VP. Posterior fossa tension pneumocephalus. Childs Nerv Syst 2000;16:196–199

[15] Tamburrini G, Pettorini BL, Massimi L, Caldarelli M, Di Rocco C. Endoscopic third ventriculostomy: the best option in the treatment of persistent hydrocephalus after posterior cranial fossa tumour removal? Childs Nerv Syst 2008;24:1405–1412

第 **150** 章
颞叶蛛网膜囊肿造瘘术 Ⓐ

Mohammed Homoud

■ 导言和背景

定义、病理生理学和流行病学

- 蛛网膜囊肿(AC)是一个先天性充满液体的空间。
- 蛛网膜内囊肿是一个更为准确的术语，因为组织学研究证实,囊肿的两层均由蛛网膜细胞构成。
- 蛛网膜囊肿是良性的,通常为发育性疾病。
- 蛛网膜囊肿常为偶然发现,不需要手术干预。
- 蛛网膜囊肿约占所有颅内占位的1%。
- 蛛网膜囊肿最常见于颞窝。

临床表现

- 头痛是最常见的表现 [可能因为局部占位效应和(或)颅内压升高]。
- 在儿童,由于邻近骨质变薄,较大的蛛网膜囊肿可表现为头颅变形。
- 其他症状和体征包括:
  ○ 癫痫发作。
  ○ 学语延迟。
  ○ 发育迟缓。
  ○ 行为障碍。

诊断和影像

- 计算机断层扫描(CT)既可以诊断AC,也可以帮助鉴别其他类型的囊肿。
- 与其他囊肿壁相比,蛛网膜囊肿壁在影像学检查中几乎不可见。
- 磁共振成像(MRI)可根据囊肿的影像学特征把AC同其他类型的囊肿鉴别,AC的囊液为脑脊液样液体,而其他囊肿的囊液往往有更多的蛋白质成分。

备选方法

- 最佳的手术干预方法仍有争议。
- 开放手术造瘘。
- 锁孔手术造瘘。
- 内镜辅助造瘘。
- 立体定向抽吸。
- 囊肿–腹腔分流,从囊肿到腹膜腔。
- 囊肿–蛛网膜下隙分流。
- 囊肿–脑室分流。

治疗方案和备选方法

- 主要目的是提供大量的、永久性瘘口,与基底池相通。
- 重建AC内容物流入脑脊液循环的正常通路。

所选手术的目的和优点

开放手术或内镜下造瘘的优点

- 避免植入分流管。
- 可以探查囊肿壁。

- 可以电凝囊壁上的小血管止血。
- 通过活检确认病理。

开放手术造瘘的优点

- 广泛切除囊壁。
- 打开多房囊肿的间隔,将其转化为一个囊肿。
- 囊肿造瘘将其与相邻的蛛网膜下隙连通。

分流

- 操作简单。
- 常用于有脑室扩张或巨头畸形的情况。
- 造瘘手术失败时。
- 术中超声可用于规划分流管放置的路径。
- 缺点包括:
  - 让患者承受分流故障的继发风险。
  - 发生裂隙囊肿综合征。
  - 高达30%的患者需要翻修分流管。

适应证

- 颅内压增高的临床症状。
- 连续的影像学检查显示囊肿增大。
- 局部压迫重要结构的影像学证据(后颅窝囊肿更常见)。

禁忌证

- 偶然发现,没有相关的症状和(或)无明显的占位效应。

■ 手术细节和准备

术前计划和特殊设备

位置

- 患者头部固定于Mayfield三钉式头架。
- 取仰卧位、同侧肩下垫枕,以避免因颈部弯曲和颈静脉受压而导致静脉压增高、术野出血增加。
- 患者头部旋转45°,手术侧朝上,颧骨平行于地面。

监护措施

- 术前留置导尿管。
- 建立静脉通路。

- 动脉通路通常不需要。
- 下肢应用弹力袜和气动加压靴
- 术前所有受压点加垫保护以避免神经麻痹。

显微镜

- 显微镜应调整平衡。
- 调整目镜以适应术者和助手。

专家建议/点评

- 手术铺单之前,应在皮肤上标记切口。
- 切口距离耳屏1cm,以免损伤面神经额支。
- 应避免狭窄的头皮皮瓣,因为其可能会影响血供,进而影响愈合。
- 颅骨上预留一条颞肌,以便以后重新附着。
- 皮瓣后放置海绵或纱布以免皮瓣纽折,影响血供。
- 骨窗应足够大,以方便使用双极和纤维器械。
- 在打开硬脑膜之前,沿骨窗边缘钻多个小孔(用"线孔"钻头),用以悬吊硬膜,并在没有微型连接片的情况下固定颅骨。
- 造瘘使囊肿与蛛网膜下隙连通。
- 伴随呼吸的液平波动是造瘘成功的标志。
- 彻底冲洗术腔,清除所有可能引起炎症反应的血液或碎屑。
- 硬膜水密缝合。

手术的关键步骤

全身麻醉诱导后,气管插管。建立血管通路,并导尿。患者的头部以Mayfield头架固定(图150.1),常规消毒铺单。

帽状腱膜-颞肌瓣

于耳屏前1cm处做问号形切口,以免损伤面神经额支和颞浅动脉。沿切口切开深至颅骨。于帽状腱膜缘应用止血夹,夹子最好浸湿。

整个切口切开至颅骨后,用骨膜剥离子刮剥颞肌附着,暴露颞骨以确保到达颞窝底部。皮瓣翻向前下方,并用"鱼钩"固定。

开颅

骨瓣应足够大,以便有足够的空间来使用双极电凝和显微器械;通常5cm×5cm的游离骨瓣就足够了。高速颅钻钻孔(例如,Midas Rex Legend™钻;Medtronic

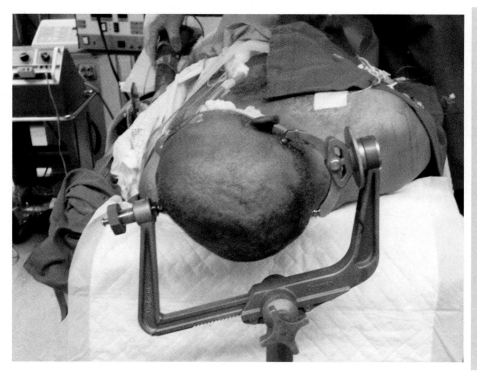

(★)**图 150.1**　右侧颞叶蛛网膜囊肿经翼点开颅手术,Mayfield 头架固定患者体位。注意垫高右肩,向对侧转肩,颧骨位最高点。还要注意剪发范围过中线。

Inc.,Memphis,TN,带"橡子"钻头)。只需在开颅截骨的一角钻孔一枚,骨孔应足够大,以伸入 Penfield 3 号剥离子从颅骨剥离硬脑膜,进而避免铣刀护板撕裂硬膜。如行翼点开颅,于关键点钻孔,使用高速铣刀沿骨孔前进,成型骨瓣。游离骨瓣取下后,可见硬脑膜下的 AC 呈淡蓝色。

打开硬脑膜前的准备

在打开硬脑膜之前,术区应当充分准备。使用直尖钻头("线孔"钻头)在骨窗边缘钻小孔,通常使用 4-0 丝线将硬膜悬吊固定于骨窗边缘,以防形成硬膜外血肿。如果不用微型连接板系统固定颅骨,此时应预留缝线以固定骨瓣:通常 2-0 聚二恶烷酮缝线(PDS™,Ethicon Inc.,Somerville,NJ)的固定效果与连接板一样,将用于手术结束时固定骨瓣。

硬膜悬吊完成后,周围的伤口用湿海绵覆盖,以防组织干燥。

然后打开硬脑膜。作者的偏好是先缝两针留置线,提起缝线于硬脑膜上切一小口。伸入 Penfield 4 号剥离子分离,使硬膜和囊壁之间形成空间。

然后以"钩挑"的方式打开硬脑膜,显露囊壁(图 150.2)。

下一步是小心打开囊肿壁,注意避免损伤附近的静脉。无须切除整个囊肿壁,只需切除囊壁顶。不要试图切除软脑膜表面的囊壁,因为可能会损伤下面的脑实质。

处理囊肿

硬脑膜翻起后,切除囊肿壁顶。用 5 号或 7 号吸引器于囊肿中间将囊壁吸住固定,用 11 号刀片或纤维剪刀打开,仔细检查桥静脉。然后切除囊壁。应在显微镜下操作。造瘘之前,应仔细辨认中颅窝的解剖结构。

体积大的 AC,通常广泛打开外侧裂。在囊腔内可见脑神经(CN)(通常为 CN Ⅰ 、Ⅱ 和 Ⅲ)、颈内动脉(I-CA)分叉、大脑前动脉(ACA)和大脑中动脉(MCA)被囊肿内膜覆盖(图 150.3)。

应用蛛网膜刀(如果没有,可使用尖端弯曲的皮下注射针头来代替,这就是所谓的"穷人的"蛛网膜刀)可以很好地在膜上切开小缝隙。然后可行囊壁造瘘,先从较大的间隙开始。动眼神经与颈内动脉之间的间隙较大,直接于此间隙切开一狭缝。另一个宽大的间隙位于动眼神经后方。

下一步是使用显微器械(例如,Rhoton 6 号剥离子或枪状双极电凝)扩大这些狭缝;逐渐将囊肿与蛛网膜下隙连通。至少应造两个瘘口,以便囊液充分引流。脑脊液和囊液经囊壁瘘口流入蛛网膜下隙,证明造瘘良好;囊液液平随呼吸波动是另一个确认的标志。

术区止血后,伤口分层缝合。先用温盐水彻底冲洗

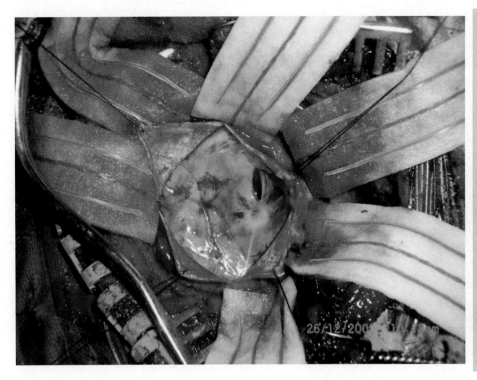

(★)图 150.2 术中照片。硬脑膜打开，显露蛛网膜囊肿外壁。先缝两针留置线，硬脑膜切开一个小缝。用 Penfeild 4 号剥离子在硬脑膜和囊壁之间分离一空间；然后用"钩挑"的方式将硬脑膜打开，显露囊壁。注意增厚的囊壁蛛网膜呈白色。

囊腔几次，以清除任何血液或碎屑，先用这些血液或碎屑可能引起炎症反应，造成瘘口瘢痕化并闭合，导致手术失败。然后用 4-0 丝线缝合硬膜，硬膜水密缝合，以防缝合口脑脊液漏。为了达到水密效果，有时使用组织密封剂（如纤维蛋白胶）。骨瓣复位并使用 2-0 PDS™或显微孔板固定。帽状腱膜和颞筋膜使用 3-0 Vicryl

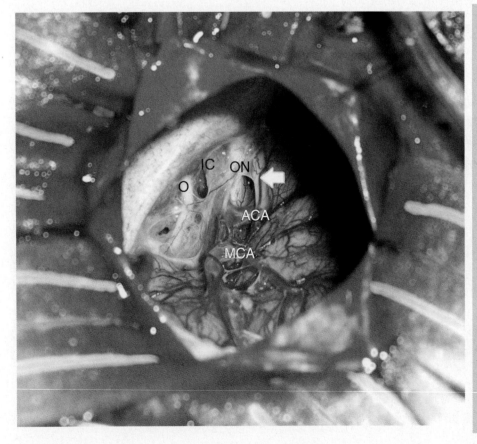

(★)图 150.3 术中照片。浅表的囊壁切除后，颞窝暴露。在颞窝中，动眼神经后方、动眼神经与颈内动脉之间、视神经与嗅神经之间（白色箭头）造瘘。O，动眼神经；IC，颈内动脉；ACA，大脑前动脉；MCA，大脑中动脉；ON，视神经。

线缝合。皮肤使用 3-0、不可吸收的单丝缝线或 4-0 连续缝合 Vicryl 可吸收线。

然后敷料包扎。头部包扎 48 小时，以减少帽状腱膜下积液的发生。通常不需要放置引流。

规避/损伤/风险

- 要仔细考虑确定切口位置，以避免损伤面神经额支、影响皮瓣血供。
- 骨瓣需足够大，以便术中出血时使用双极电凝和显微器械。此外,便于牵拉相邻的结构,以免造成二次损伤。
- 打开囊肿壁时应避免损伤静脉。
- 不要尝试切除软脑膜表面的囊壁。激进的囊壁切除或分离,可能导致出血,损伤相邻的皮层组织。
- 关闭时最重要的内容是悬吊硬脑膜、冲洗囊腔体以清除血液或碎屑及水密缝合硬脑膜。

抢救与补救

- 术中最严重的并发症与活动性出血有关，出血会遮挡手术术野,要能够在不损伤相邻神经血管结构的情况下容易止血的能力非常重要。开颅时必须考虑到这一点。
- 如果硬膜水密缝合失败，可能需要进行后续手术修补,感染概率增加。

■ 结果和术后过程

术后注意事项

- 患者应于重症监护室或观察室监护过夜。
- 如果术前有癫痫发作史,继续应用抗癫痫药。通常无须使用类固醇类药物。
- 在术后几天行对照的 CT 或 MRI 检查。
- 由于液体移位和脑脊液平衡变化，患者可能会出现术后头痛、恶心或呕吐。

并发症

- 手术的一般并发症包括失血、伤口感染、脑脊液漏和脑脊液感染。
- 术后硬膜外或硬膜下血肿形成。
- 术后囊内出血。
- 神经系统损伤(例如脑神经麻痹,第 III 或 VI 脑神经,通常是暂时性的)。
- 炎症瘢痕导致的瘘口闭合和手术失败。

结果和预后

- 造瘘手术的结果总体上好于囊肿-腹腔分流。
- 囊肿-腹腔分流术后的再手术率为 30%。
- 造瘘手术的再手术率为 19%。
- 73% 造瘘术后的蛛网膜囊肿患者不需要进一步的手术。

参考文献

[1] Ciricillo SF, Cogen PH, Harsh GR, Edwards MS. Intracranial arachnoid cysts in children. A comparison of the effects of fenestration and shunting. J Neurosurg 1991;74:230–235

[2] Rengachary SS, Watanabe I. Ultrastructure and pathogenesis of intracranial arachnoid cysts. J Neuropathol Exp Neurol 1981;40:61–83

[3] Albuquerque FC, Giannotta SL. Arachnoid cyst rupture producing subdural hygroma and intracranial hypertension: case reports. Neurosurgery 1997;41:951–955, discussion 955–956

[4] Anderson FM, Segall HD, Caton WL. Use of computerized tomography scanning in supratentorial arachnoid cysts. A report on 20 children and four adults. J Neurosurg 1979;50:333–338

[5] Raffel C, McComb JG. To shunt or to fenestrate: which is the best surgical treatment for arachnoid cysts in pediatric patients? Neurosurgery 1988;23:338–342

[6] Raimondi AJ, Shimoji T, Gutierrez FA. Suprasellar cysts: surgical treatment and results. Childs Brain 1980;7:57–72

[7] Galassi E, Tognetti F, Frank F, Fagioli L, Nasi MT, Gaist G. Infratentorial arachnoid cysts. J Neurosurg 1985;63:210–217

[8] Harsh GR, IV, Edwards MS, Wilson CB. Intracranial arachnoid cysts in children. J Neurosurg 1986;64:835–842

[9] Stein SC. Intracranial developmental cysts in children: treatment by cystoperitoneal shunting. Neurosurgery 1981;8:647–650

[10] Oberbauer RW, Haase J, Pucher R. Arachnoid cysts in children: A European Co-operative study. Childs Nerv Syst 1992;8:281–286

[11] Fewel ME, Levy ML, McComb JG. Surgical treatment of 95 children with 102 intracranial arachnoid cysts. Pediatr Neurosurg 1996;25:165–173

第 151 章
先天性中枢神经系统肿瘤 Ⓐ

Amal Saleh Al Yahya，Abdulrahman J. Sabbagh，Jose-Luis Montes，Jeffrey D. Atkinson，Jean-Pierre Farmer

■ 导言和背景

定义、病理生理学和流行病学

- 先天性中枢神经系统肿瘤(CCNST)的定义是主观的,因作者而异(表 151.1)。
- 一般认为,临床症状应出现于儿童早期,出生至出现症状的时间间隔越长,肿瘤为先天性起源的可能性越小。

病理生理学和危险因素

- 电离辐射。
- 综合征型肿瘤。
  - 结节性硬化症:并发室管膜下巨细胞星形细胞瘤。
  - Hippel-Lindau 病并发血管网状细胞瘤。
  - I 型神经纤维瘤病(NF1)并发毛细胞型和非毛

细胞型星形细胞瘤。
  - II 型神经纤维瘤病(NF2)并发脑膜瘤。
  - Gorlin 综合征并发原始神经外胚层肿瘤(PNET)。
  - 22 单体综合征并发非典型畸胎样横纹肌样瘤(ATRT)。
- 病毒感染:一些作者推测,病毒感染可能与室管膜肿瘤和脉络丛乳头状瘤相关。
- 抑癌基因的缺失。
- 妊娠期间父母的环境暴露。
- 体外受精。

流行病学

- CCNST 在所有儿童脑肿瘤的占比小于 2%,只占所有胎儿肿瘤的 10%。
- CCNST 占胎儿和新生儿死亡原因的 5%~20%。
- 最常见的先天性脑肿瘤的组织学类型是畸胎瘤,占所有报道病例的一半。
- 其他相对常见的类型包括星形细胞瘤、脉络丛

表 151.1 先天性中枢神经系统肿瘤的定义

作者	定义
Ainstein	出生后 60 天内诊断的肿瘤
Solitare 和 Krigman	确定为先天性:新生儿脑肿瘤,出生时出现或产生症状
	很可能是先天性:在出生第一周内出现或产生症状
	也许是先天性:在出生后前几个月内出现或产生症状
Wakai 等	改良 Solitare & Krigman 分类,将最后一类定义为在出生后 2 个月内出现症状的肿瘤
Jellinger 和 Sunder-Plassmann	包括出生后第一年内出现症状的 1 岁以上的小儿

乳头状瘤、原始神经外胚层肿瘤、非典型畸胎瘤/横纹肌样瘤和髓母细胞瘤。不常见的组织类型包括颅咽管瘤和室管膜瘤。

- CCNST 好发于幕上位置。

临床表现

- 母亲表现：
  - 早产。
  - 1/3 的患者出现羊水过多。
- 新生儿和婴儿的表现：
  - 大多数患儿头围增大，伴或不伴高颅压性脑积水（也可见颅骨生长不对称）。
  - 脑积水通常由于脑室系统堵塞的直接压迫作用造成，也可能由脉络丛肿瘤的脑脊液（CSF）产生增加引起，还可能是因为相关的肿瘤出血（据报道这种情况见于 14%~18% 的病例）。有趣的是，小头畸形也可是一个特征性表现。
  - 颅内压增高（ICP）的症状可能会延迟出现，因为儿童脑组织尚未发育成熟，婴儿可通过颅骨扩张来适应 ICP 的升高，儿童有相对较大的脑池和脑脊液空间，并且这些患儿不能主诉具体症状。
  - 行为障碍，包括易激惹、嗜睡、对周围环境反应淡漠。
  - 发育倒退，先前获得的运动技能的丧失以及发育停滞是婴儿期神经功能障碍的敏感指标。
  - 癫痫发作。
  - 肢体无力，取决于肿瘤的位置。
  - 少数患儿可出现间脑综合征、眼球运动异常和低位脑神经功能障碍。
  - CCNST 也可无症状，偶然发现。
  - 继发于肿瘤出血或坏死的发热，为血液或坏死碎屑沉积于脑脊液中所致。
- 早产儿的问题，诸如肺发育不良和富血管性肿瘤伴发的高输出性心力衰竭，如脉络丛乳头状瘤。
- 脑内出血（如胶质母细胞瘤）。
- 14%~20% 的病例并发先天性畸形，特别是畸胎瘤，最常见的报道是唇裂或腭裂。

诊断和影像

放射学诊断

- 产前超声（US）（图 151.1 和图 151.2）：
  - 胎儿的标准筛查方法。
  - 对脑肿瘤敏感，但特异性不高。
  - 对脑室内肿瘤更敏感。
- 经颅超声：
  - 适用于新生儿和幼儿，只要囟门开放即可用。
  - 对脑室内肿瘤敏感。
  - 肿瘤可有与脑组织相似或不同的回声成分。
  - 肿瘤常伴有脑积水。
  - 超声是发现中线移位和（或）疝出的快速检查方法。
- 产前磁共振成像（MRI）（图 151.3A）：
  - 有些困难，因为成像时需婴儿静止不动（母亲镇静可能有助于这一点）。
  - 肿瘤最常出现在妊娠末 3 个月。
  - 产前超声怀疑脑肿瘤时有指征行 MRI 检查。
- MRI（图 151.3B 和图 151.4）：
  - 最佳的诊断方法。
  - MRI 并非总是可行，有时需要全身麻醉才能完成该检查。
- 计算机断层成像（CT）：

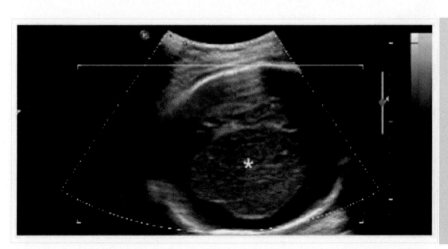

(*)图 151.1　产前超声显示畸胎瘤(星号)。

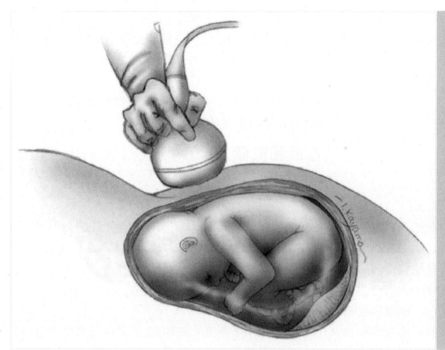

图 151.2 超声检查示意图，用于诊断先天性脑肿瘤。

○ 在钙化检测方面可能优于 MRI,更容易获得。

○ 在富血管性肿瘤（例如脉络丛乳头状瘤），血管造影有助于更安全、更准确地制订手术计划。

实验室诊断

• 生殖细胞肿瘤的肿瘤标志物包括 β- 人绒毛膜促性腺激素(β-HCG)和甲胎蛋白(αFP)。

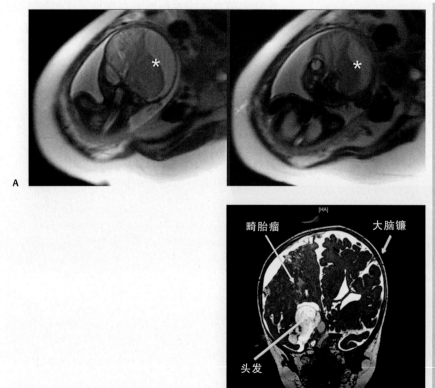

图 151.3 (A)产前磁共振成像(MRI)显示巨大畸胎瘤占据整个半球(星号),脑组织向对侧半球移位。(B)新生儿 MRI 巨大畸胎瘤占据整个半球,脑组织向对侧半球移位。注意大脑镰的位置。

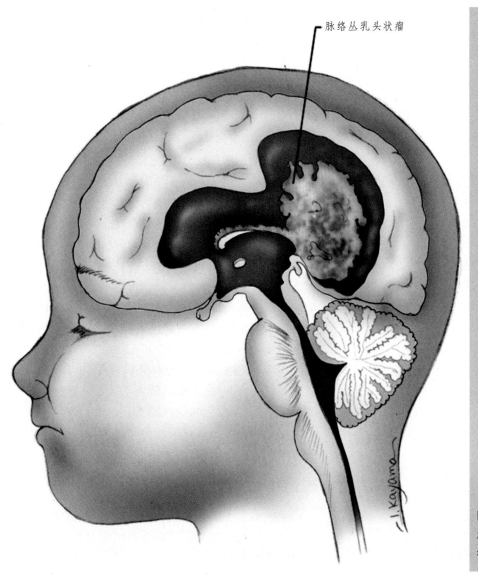

脉络丛乳头状瘤

图 151.4　矢状位脑磁共振成像示意图，显示巨大的脑室内肿瘤，符合脉络丛乳头状瘤。

治疗方案和备选方法

- 脑积水脑脊液分流：
  - 内镜下第三脑室造瘘术(ETV)。
  - 临时或永久性脑室外引流(EVD)或脑室–腹腔分流术。
- 手术切除：
  - 如果可一期或多期安全地完成，首选完全切除。
  - 不能手术切除的肿瘤，可推荐活检，也可能不推荐活检，不建议对弥漫性脑桥胶质瘤行活检。
- 辅助治疗：组织学诊断明确后进行化疗或放疗(如考虑弥漫性脑桥胶质瘤，则应直接开始辅助治疗而无须组织学诊断)。

所选手术的目的和优点

- 目的：
  - 获得组织学诊断。
  - 尽可能完全切除肿瘤。
  - 减轻对重要区域的压迫,如脑干和脑功能区。
- 手术方法：
  - 手术入路的选择取决于病变的位置和特点(请参考与特定位置相关的其他章节)。

适应证

- 存在脑肿瘤：
  - 肿瘤应该安全切除(部分或全部)。

　　○患儿身体状态适合手术。
- 切除肿瘤以减轻对重要脑区的压迫。
- 优化辅助治疗的效果。
- 获得组织学诊断。

禁忌证

- 麻醉的常规禁忌证。
- 弥漫性脑桥胶质瘤。
- 下丘脑胶质瘤(或错构瘤),无外生性成分。
- 视力正常的或伴发于神经纤维瘤病的视神经胶质瘤。
- 伴发于结节性硬化症的,没有症状性脑室扩张的儿童室管膜下巨细胞型星形细胞瘤。
- 无脑积水的第三脑室顶盖胶质瘤 (错构瘤)(如果引起脑积水,内镜下第三脑室造瘘是治疗的选择)。

■ 手术细节和准备

术前计划和特殊设备

- 建议术前和(或)术中行脑室外引流(EVD)以降低 ICP。
- 强烈建议使用皮质激素药物(地塞米松),特别是在有水肿和(或)占位效应的情况下。
- 支持性措施如补液和纠正电解质紊乱等 (经常呕吐的婴儿)。
- 控制癫痫发作的抗癫痫药物。
- 术前行脑电图检查, 以确定癫痫灶与肿瘤的关系。

专家建议/点评

- 如果产前超声怀疑有肿瘤,建议行产前 MRI 检查,因为产前 MRI 可能比产前超声更有助于区分肿瘤和脑组织畸形。因此有助于规划产后护理、明确是否需要手术还是定期随访。
- 产前 MRI 也可为医生在婴儿出生前与其父母探讨病情时,提供一个更好的预后评判工具。
- 产后 MRI:如果有产前的肿瘤 MRI 影像,产后与产前 MRI 的比较将提供肿瘤生物学行为和治疗的相关信息
- 与产科医生沟通是至关重要的:应该设计一个方案,以便及早发现 CCNST 并采取合适的治疗方法。

手术的关键步骤

　　手术须在温暖的环境中进行,以稳定患儿,减少凝血障碍发生的概率。建立静脉通路、动脉置管、导尿和安全的气管内插管是手术安全的首要也是最重要的步骤。有时,如有空气栓塞的风险,则应行中心静脉置管和多普勒超声心动图监测。

　　摆置患儿体位时,应注意受压力点加垫保护,并根据患儿年龄采用合适的头颅固定方式。做切口时的头皮出血采用直接压迫或电凝的方法控制。如果囟门开放或钻孔完成,可用剪刀行截骨开颅。可以考虑应用术中脑功能区定位技术,以确认被肿瘤压迫或侵袭的脑功能区。言语功能区定位非必需此区,因为受损伤后,言语功能会重塑到对侧半球。可以利用脑电图来诊断难治性癫痫或明确致痫灶。切除致痫灶后,90%的患儿癫痫可不再发作,并有可能停用抗癫痫药物。无框架导航帮助很大,特别是计划全切肿瘤时。

　　作者使用 Cavitron 超声外科吸引器(CUSA)和双极电凝行肿瘤切除,或氩束激光用于富血管性肿瘤。在关颅之前,必须以标准的方法充分止血。

　　不同病理类型肿瘤的切除和开颅部位的确切细节在脑肿瘤的章节中讨论。

规避/损伤/风险

- 失血是主要的问题, 特别对于肿瘤体积较大或血供丰富的幼小婴儿,因为失血可能会导致严重的危及生命的心血管并发症。
- 婴儿液体复苏时可能会遇到困难 (静脉通路不良、液体低流量、液体复苏的心血管问题、温度调节等)。

抢救与补救

- 手术过程中与麻醉医生不断的沟通是必需的。
- 此类患者应考虑使用血细胞回收装置 (自体血液回收系统),以便自体输血。

■ 结果和术后过程

术后注意事项

- 在重症监护室(ICU)观察 24 小时,重点是足量的液体和血氧。
- 根据需要,行 EVD 持续引流脑脊液。如果 EVD

无效,可能需要行永久性分流。

- 术后 48 小时内行 MRI 检查。
- 辅助治疗:根据肿瘤的组织学类型,并结合年龄因素,可行放疗或化疗。
  - 放疗:
    - 不建议 36 个月以内的儿童应用。
    - 考虑到放疗的副作用,包括认知缺陷、内分泌病、血管病和辐射诱发的恶性肿瘤,初始放疗的年龄和照射部位很重要。
  - 化疗:
    - 对于需要延迟放疗的年幼儿童,这是一种可接受的术后辅助治疗方式。
    - 副作用包括骨髓抑制和感染、肾毒性、耳毒性和药物不耐受。

并发症

- 失血导致术中死亡。
- 脑脊液漏。
- 感染。
- 脑卒中。
- 神经功能损伤。

结果和预后

- 无论组织学类型如何,先天性肿瘤患者的预后通常较差。
- 胎儿早期诊断的肿瘤以及体积较大的肿瘤与不良预后相关。
- 完全切除的肿瘤、幕上肿瘤、脉络丛乳头状瘤和星形细胞瘤预后较好。然而,畸胎瘤预后不良。
- 父母在寻求治疗或随访期间的态度被认为是影响预后的因素之一。
- 辅助治疗可影响生存期和生活质量。

参考文献

[1] Severino M, Schwartz ES, Thurnher MM, Rydland J, Nikas I, Rossi A. Congenital tumors of the central nervous system. Neuroradiology 2010;52:531–548

[2] Buetow PC, Smirniotopoulos JG, Done S. Congenital brain tumors: a review of 45 cases. Am J Roentgenol 1990;155:587–593

[3] Nanda A, Schut L, Sutton LN. Congenital forms of intracranial teratoma. Childs Nerv Syst 1991;7:112–114

[4] Ashley DJB. Origin of teratomas. Cancer 1973;32:390–394

[5] Proust F, Laquerriere A, Constantin B, Ruchoux MM, Vannier JP, Fréger P. Simultaneous presentation of atypical teratoid/rhabdoid tumor in siblings. J Neurooncol 1999;43:63–70

[6] Ammerlaan ACJ, Houben MPWA, Tijssen CC, Wesseling P, Hulsebos TJM. Secondary meningioma in a long-term survivor of atypical teratoid/rhabdoid tumour with a germline INI1 mutation. Childs Nerv Syst 2008;24:855–857

[7] Utsuki S, Oka H, Tanaka S, Kondo K, Tanizaki Y, Fujii K. Importance of re-examination for medulloblastoma and atypical teratoid/rhabdoid tumor. Acta Neurochir (Wien) 2003;145:663–666, discussion 666

[8] Chung S-K, Wang K-C, Nam D-H, Cho B-K. Brain tumor in the first year of life: a single institute study. J Korean Med Sci 1998;13:65–70

[9] Stark AM, Modlich S, Claviez A, van Baalen A, Hugo HH, Mehdorn HM. Congenital diffuse anaplastic astrocytoma with ependymal and leptomeningeal spread: case report. J Neurooncol 2007;84:325–328

[10] Di Rocco C, Iannelli A, Ceddia A. Intracranial tumors of the first year of life. A cooperative survey of the 1986-1987 Education Committee of the ISPN. Childs Nerv Syst 1991;7:150–153

[11] Wrede B, Liu P, Wolff JE. Chemotherapy improves the survival of patients with choroid plexus carcinoma: a meta-analysis of individual cases with choroid plexus tumors. J Neurooncol 2007;85:345–351

[12] Nejat F, Kazmi SS, Ardakani SB. Congenital brain tumors in a series of seven patients. Pediatr Neurosurg 2008;44:1–8

[13] Di Rocco F, Nonaka Y, Hamada H, Yoshino M, Nakazaki H, Oi S. Endoscopic biopsy interpretation difficulties in a congenital diffuse intracranial teratoma. Childs Nerv Syst 2006;22:84–89

[14] Jakacki R. Central nervous system germ cell tumors. Curr Treat Options Neurol 2002;4:139–145

[15] Sell M, Huber-Schumacher S, van Landeghem FK. Congenital glioblastoma multiforme with abnormal vascularity presenting as intracranial hemorrhage in prenatal ultrasound. Childs Nerv Syst 2006;22:729–733

[16] Gidwani P, Levy A, Goodrich J, Weidenheim K, Kolb EA. Successful outcome with tandem myeloablative chemotherapy and autologous peripheral blood stem cell transplants in a patient with atypical teratoid/rhabdoid tumor of the central nervous system. J Neurooncol 2008;88:211–215

[17] Uysal A, Oztekin O, Oztekin D, Polat M. Prenatal diagnosis of a fetal intracranial tumor. Arch Gynecol Obstet 2005;272:87–89

[18] Levine MI, Chervenak FA, Whittle M, Eds. Fetal and Neonatal Neurology and Neurosurgery. 3rd ed. New York: Churchill Livingstone; 2001

[19] Byard RW, Jimenez CL, Moore L. Mechanisms of sudden death in patients with congenital teratoma Pediatr Surg Int 1992;7:464–467

[20] Rizk T, Nabbout R, Koussa S, Akatcherian C. Congenital brain tumor in a neonate conceived by in vitro fertilization. Childs Nerv Syst 2000;16:501–502

[21] Albright L, Pollack I, Adelson D, Eds. Principles and Practice of Pediatric Neurosurgery. New York: Thieme Medical Publishing;1999

[22] McLone DG. Pediatric Neurosurgery: Surgery of the Developing Nervous System. Philadelphia, PA: WB Saunders; 2001

[23] Jellinger K, Sunder-Plassmann M. Connatal intracranial tumors. Neuropadiatrie 1973;4:46–63

[24] Krieger MD, McComb JG, Levy ML. Surgical management of pediatric patients with CNS tumors. In Petrovich Z, Brady LW, Apuzzo ML, Bamberg M, eds. Combined Multimodality Therapy of Central Nervous System Tumors. New York: Springer-Verlag; 2000: 479–490

[25] Papavasiliou A, Levy ML, McComb JG. Pediatric intracranial neoplasms of the posterior fossa. In Nanda A, ed. Seminars in Neurological Surgery: Contemporary Treatments of Intracranial Tumors. New York: Thieme Medical Publishing; 2000:3–22

[26] Wakai S, Arai T, Nagai M. Congenital brain tumors. Surg Neurol 1984;21:597–609

[27] Solitare GB, Krigman MR. Congenital intracranial neoplasm. A case report and review of the literature. J Neuropathol Exp Neurol 1964;23:280–292

[28] Arnstein LH, Boldrey E, Naffziger HC. A case report and survey of brain tumors during the neonatal period. J Neurosurg 1951;8:315–319

索 引